W0260275

HANDBUCH DER UROLOGIE

BEARBEITET VON

R. BACHRACH-WIEN · V. BLUM-WIEN · H BOEMINGHAUS-MARBURG A.L. · H. BRÜTT-HAMBURG L. CASPER-BERLIN · TH. COHN-KÖNIGSBERG I. PR. · F. COLMERS-MÜNCHEN · H. FLÖRCKEN-FRANKFURT A. M. · P. FRANGENHEIM-KÖLN A. RH. · R. FREISE-BERLIN · H. GEBELE-MÜNCHEN G. GOTTSTEIN-BRESLAU · G. B. GRUBER-GÖTTINGEN · TH. HEYNEMANN-HAMBURG · H. HOLTHUSEN-HAMBURG · R. HOTTINGER-ZÜRICH · P. JANSSEN-DÜSSELDORF · W. ISRAEL-BERLIN E. JOSEPH-BERLIN · P. JUNGMANN-BERLIN · W. LATZKO-WIEN · A. LEWIN-BERLIN · A. v. LICHTENBERG - BERLIN · TH. MESSERSCHMIDT - HANNOVER · E. MEYER - KÖNIGSBERG I. PR. FR. NECKER-WIEN · F. OEHLECKER-HAMBURG · R. PASCHKIS-WIEN · E. PFISTER†-DRESDEN ED. PFLAUMER - ERLANGEN · H. G. PLESCHNER - WIEN · C. POSNER†-BERLIN · A. RENNER-ALTONA · P. F. RICHTER-BERLIN · O. RINGLEB-BERLIN · E. ROEDELIUS-HAMBURG · P. ROSENSTEIN - BERLIN · H. RUBRITIUS - WIEN · O. RUMPEL - BERLIN · C. R. SCHLAYER - BERLIN P. SCHNEIDER-DARMSTADT · O. SCHWARZ-WIEN TH. SCHWARZWALD-WIEN · R. SEYDERHELM-FRANKFURT A. M. · R. SIEBECK-BONN · F. SUTER-BASEL · F. VOELCKER-HALLE A. S. H. WALTHARD - BERN · E. WEHNER - KÖLN A. RH. · H. WILDBOLZ - BERN

HERAUSGEGEBEN VON

A. v. LICHTENBERG · F. VOELCKER
BERLIN HALLE A. S.

H. WILDBOLZ
BERN

ZWEITER BAND

ALLGEMEINE UROLOGIE II

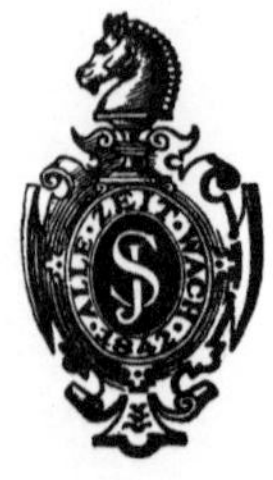

SPRINGER-VERLAG BERLIN HEIDELBERG GMBH 1929

ALLGEMEINE UROLOGIE

ZWEITER TEIL

ALLGEMEINE UROLOGISCHE DIAGNOSTIK TECHNIK UND THERAPIE

BEARBEITET VON

H. BRÜTT · L. CASPER · H. HOLTHUSEN · A. v. LICHTENBERG
P. F. RICHTER · O. RINGLEB · E. ROEDELIUS

MIT 163 ABBILDUNGEN

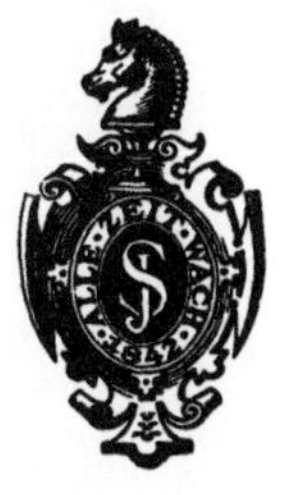

SPRINGER-VERLAG BERLIN HEIDELBERG GMBH 1929

ISBN 978-3-662-38699-6 ISBN 978-3-662-39573-8 (eBook)
DOI 10.1007/978-3-662-39573-8

URSPRÜNGLICH ERSCHIENEN BEI JULIUS SPRINGER IN BERLIN 1929
SOFTCOVER REPRINT OF THE HARDCOVER 1ST EDITION 1929

Inhaltsverzeichnis.

Berichtigung.

In dem Beitrag PASCHKIS (Bd. V) ist bei den Abb. 9, 10, 11 irrtümlicherweise die Quellenangabe [PLESCHNER-CZEPE (Z. urol. Chir. Bd. 23)] weggeblieben.

Allgemeine urologische Diagnostik und Symptomatologie.

Von

A. v. LICHTENBERG-Berlin.

Einleitung.

Die geschichtliche Entwicklung der urologischen Diagnostik ist fest verschmolzen mit der allgemeinen Entwicklung der Medizin. Sie nimmt ihren Anfang mit dem Beschauen des Harns und schreitet durch Nutzbarmachung aller wissenschaftlicher Methodik und technischer Errungenschaften der Heilkunde auf ihre derzeitige Höhe. Ausschlaggebend für ihren Fortschritt waren die Anwendung chemischer und physiologisch-chemischer Methoden und der Bakteriologie, unter den technischen Errungenschaften das Mikroskop, die Endoskopie und die Röntgenstrahlen. Außerdem gab es aber kaum eine neuentdeckte oder gepflegte Forschungsrichtung, welche die urologische Diagnostik nicht angeregt oder bereichert hätte. So kommt es, daß wir heute den Ausbau der urologischen Diagnostik in seinen Hauptzügen als etwas Abgeschlossenes betrachten können.

Die Vielgestaltigkeit der Methodik verlangt natürlich gründliche Kenntnisse in allen Zweigen der theoretischen und praktischen Medizin und erhebt den Fachmann über die Scheuklappen des engen Spezialistentums zum vollwertigen Kliniker. Denn nur dieser ist imstande aus dem Mosaik der Untersuchungsergebnisse die diagnostische Figur richtig zusammenzufügen.

Die Aufgabe dieses Abschnitts besteht darin, die allgemeinen Gesichtspunkte zu formen, welche bei dem Aufbau der urologischen Diagnose unbedingt in Betracht gezogen werden müssen. Dabei kann das, was im Laufe der Zeit als unnützer Ballast sich erwiesen hat, unberücksichtigt bleiben.

Nachdem im speziellen Teil des Handbuchs Diagnostik und Symptomatologie in jedem Abschnitt ausführlich berücksichtigt werden, handelt es sich hier — um Wiederholungen zu vermeiden — nur darum, diejenigen Grundzüge sozusagen als Torso wiederzugeben, welche dem klinisch geschulten Urologen bei allen Überlegungen maßgebend sein müssen, welche man bei der Untersuchung eines Nierenkranken anstellt. Es soll ein Schema der diagnostischen Denkweise des Urologen gegeben werden, welches einmal in synthetischer (Diagnostik), dann in analytischer (Symptomatologie) Zusammenfassung die Richtung anweist, welche bei der klinischen Bestimmung eines urologischen Krankheitsfalles eingehalten werden muß.

Es wird vielfach behauptet, daß die urologische Diagnostik derart entwickelt sei, daß sie imstande ist, jede Frage der Pathologie zu beantworten. Ich meine, daß die Fortschritte auf diesem Gebiet in den letzten zwei Dezennien sehr große waren, und wir tatsächlich in der morphologischen Begriffsbestimmung der Erkrankungsformen der Harnorgane wesentlich vorwärts gekommen sind. Diese bilden aber nur die Plattform für den weiteren Aufbau der urologischen

Diagnostik, welche sich auf der Grundlage der Systemzusammenhänge und des pathologisch-physiologischen Geschehens aufrichten muß.

Die Betrachtungsweise, welche abweichend von der bisherigen rein topographischen Zergliederung, die Erkrankungen der Harnorgane in ihrer gesamten Auswirkung auf das ganze Harnsystem erfaßt, ist noch zu jung. Ich habe in diesem Handbuch auf Grund der Erfahrungen, die ich mit einer ähnlichen Einteilung im Referatenteil der Zeitschrift für urologische Chirurgie gesammelt habe, versucht, sie nach Möglichkeit der vorhandenen Erkenntnisse durchzuführen, was mir bei einem Teil des verfügbaren Materials auch gelungen ist. Für den anderen wesentlicheren Teil der Pathologie der Harnorgane bleibt die Aufdeckung dieser Zusammenhänge noch der zukünftigen Forschung vorbehalten. Wenn es sich jedoch darum handelt, eine allgemeine Diagnostik zu umreißen, dann ist für mich selbstverständlich, daß diese, wenn sie klinisch brauchbare Richtlinien enthalten soll, nur auf einer solchen Grundlage entstehen kann. Jede andere Art der Betrachtung bringt nur Stagnation, die Aufdeckung der Zusammenhänge in der geschilderten Richtung jedoch die Möglichkeit einer weiteren Entwicklung. Ich bin mir darüber im klaren, daß zwischen meiner Auffassung und der Auffassung mancher Mitarbeiter des Handbuches Gegensätze bestehen, die bei dem Leser im ersten Moment Befremden erregen könnten. Bei genauerer Beachtung der Darstellungsweise wird er jedoch erkennen, daß diese Unterschiede sich nicht auf die Erfassung des Materials beziehen, sondern einzig und allein auf dessen Verwertung. Um sich durch einen Vergleich verständlich zu machen könnte man sagen: geben die Mitarbeiter der einzelnen Kapitel eine Sammlung des Materials, so gebe ich auf der Grundlage dieses Registers das Programm für die weitere Bearbeitung. Ich ziehe sozusagen das Resumée daraus, was 50 Jahre Detailforschung auf dem Gebiet der Urologie ergeben haben, und versuche die Richtung der zukünftigen Entwicklung anzudeuten. Da die Diagnostik den ersten und sichersten Schritt in der klinischen Medizin darstellt, so muß sie auch den Anstoß geben für die richtige Umgestaltung der klinischen Betrachtung.

Eine Definition der Diagnostik zu geben ist nicht ganz leicht. Wir Mediziner haben es uns längst abgewöhnt althergebrachte Begriffe zu zergliedern. Auch unsere Vorbildung ist nicht so eingerichtet, daß sie uns dazu anregen würde. Die Diagnostik ist eine Resultante analytischer Bearbeitung von Beobachtungen des Kranken und des Arztes und logischen synthetischen Denkens. Intuition und Erfahrung helfen zur Abkürzung der Denkprozedur in vielen Fällen mit. Zur Grundlage des diagnostischen Könnens gehören jedoch auch die theoretischen Kenntnisse des Beobachters, welche für die Wahl der Untersuchungsmethodik bestimmend sind. Die technische Durchführung der Untersuchung läßt schließlich persönliche Qualitäten nicht rein geistiger Natur ebenfalls zur Geltung kommen. Diese Vielfältigkeit der Komponenten weist bereits darauf hin, daß die Diagnostik keine Wissenschaft, sondern eine Kunst ist, welche zwar auf der Grundlage der theoretischen Erkenntnis fußt, sich jedoch durch Hilfe persönlicher Begabung und Eigenheiten darüber hinaus zu verbreiten vermag. Daß sich hier Objektives vielfach mit Subjektivem mischt, daß die Prozedur die Note der Persönlichkeit trägt, welche sie erschafft, erhöht den Genuß dieser Beschäftigung und erklärt, warum die wahre Arztnatur sich ihr mit Vorliebe zuwendet. Da sie außerdem die Grundlage des ärztlichen Handelns — des Heilens — bildet, sind ihre Ergebnisse schicksalbestimmend für den Kranken.

Auch die Definition der Diagnostik weist also darauf hin, was ich vorher erwähnt habe, daß sie als die Basis der klinischen Medizin zu betrachten ist, daß ich also mit Recht für dieses Kapitel die Befugnis in Anspruch nehme, die klinische Richtlinie der Entwicklung unseres Faches daraus abzuleiten.

A. Allgemeine urologische Diagnostik.

Wohl in keinem anderen Sonderfach der Medizin ist es von so überragender Wichtigkeit als in der Urologie, daß man über die diagnostischen Feststellungen, die sich auf das System der Harn- und Geschlechtsorgane beziehen, hinaus sich mit dem ganzen Menschen, mit allen Organsystemen befaßt. Handelt es sich doch bei den Erkrankungen der Harnorgane meistens um Störungen, welche sich auch in den anderen Organgebieten empfindsam auswirken. Insbesondere sind es die primären und sekundären Schädigungen der Nieren, die sich in dieser Hinsicht fühlbar machen. Die Zusammenhänge dieser Erkrankungen mit Störungen des Kreislaufs und des Stoffwechsels sind längst bekannt. Auch die Zusammenhänge von Erkrankungen des Nervensystems mit Veränderungen an den Harnorganen sind häufige Ereignisse, wobei die ursprünglich bloß funktionelle Veränderung bald zu morphologisch erfaßbaren Abweichungen führt und schließlich auch zu Störungen der Harnbereitung. Es besteht außerdem insofern eine Reziprozität, daß Erkrankungen des Stoffwechsels und des Kreislaufs sich auch auf die Harnorgane auswirken können, so daß es manchmal schwer fällt klinisch darüber zu entscheiden, ob es sich um eine primäre oder sekundäre Erkrankung der Niere handelt. Schon an dieser Stelle sei auf die vielfachen Beziehungen hingewiesen, welche zwischen den Geschlechts- und Harnorganen bei Frauen unter physiologischen oder pathologischen Bedingungen bestehen, und auch darauf, daß Symptome, die auf andere Organgebiete, namentlich auf das Magen-Darmsystem oder auf das zentrale Nervensystem hinweisen, häufig die einzigen klinischen Zeichen einer Erkrankung des Harnsystems sein können.

Es wäre in einem Handbuch der Urologie vielleicht überflüssig auf diese Momente hinzuweisen, wenn die praktische Erfahrung nicht so oft beweisen würde, daß sie vernachlässigt sind. Die Schuld daran trägt allerdings nicht der Urologe selbst, sondern die Einrichtung von seiten des inneren und chirurgischen Klinikers, diesen als Untersucher zu verwenden, dem die Kranken zum „Cystoskopieren" überwiesen werden. Kein Fachgenosse dürfte sich heute mit dieser Rolle mehr begnügen, und fordern, daß für eine Handlung, wofür er die volle Verantwortung trägt, ihm auch die Möglichkeit geboten wird, mit seiner Leistung sich dem heutigen Stand der klinischen Auffassung in der Urologie anpassen zu können.

Die drei Komponenten der urologischen Diagnostik sind: die Anamnese, die Untersuchung und die Krankenbeobachtung.

I. Die Anamnese in der Urologie.

Die Anamnese bei urologischen Erkrankungen zerfällt in zwei Hauptabschnitte. In die *allgemeine klinische Anamnese* und in die *urologische Anamnese*, welche alle speziellen Momente, die bei einer urologischen Erkrankung maßgebend sein könnten, in Betracht zu ziehen hat. Über die *allgemeine klinische Anamnese* ist verhältnismäßig wenig zu sagen. Ihre Grundlagen sind in der klinischen Medizin festgelegt und werden stets gleichmäßig berücksichtigt. Sie beziehen sich auf die Feststellungen über die Heredität und Umgebung, welche für die Erkrankungen an Tuberkulose und für Geschwulstleiden, ferner für Nerven- und Berufserkrankungen eine Bedeutung haben, und für die Festlegung einzelner konstitutionell-pathologischer Momente von Wichtigkeit sind. Ferner soll die allgemeine Anamnese die vorangegangenen Erkrankungen berücksichtigen, da wir wissen, daß eine anamnestische Verwertung mancher Allgemeinerkrankung, insbesondere der infektiösen Erkrankungen im Kindesalter, von Wichtigkeit ist. Bei Frauen sollen die Menses und die Ereignisse, welche mit der Schwangerschaft zusammenhängen, berücksichtigt und eventuelle Störungen genau festgestellt werden. Schließlich müssen auch die Art der Ernährung und die allgemeine Lebensweise und Lebensbedingungen bekannt sein.

Die *urologische Anamnese* muß vier Hauptmomente in den Vordergrund stellen. Diese sind die Fragen, die sich 1. auf die Harnentleerung, 2. auf die Harnbeschaffenheit und 3. auf eventuelle Störungen der Gesundheit beziehen, welche der Kranke an sich selbst vielleicht auch vor vielen Jahren schon beobachtet hat. Schließlich 4. muß man bei dem innigen Zusammenhang zwischen Harn- und Geschlechtsorganen den Störungen des Geschlechtslebens und den überstandenen geschlechtlichen Infektionen genau nachforschen.

1. Die Fragen, die sich auf die *Harnentleerung* beziehen, müssen in erster Linie die *Möglichkeit* derselben berücksichtigen. Unmöglichkeit der Harnentleerung, ob zur Zeit der Untersuchung oder früher, ob einmal oder wiederholt, aus welcher Veranlassung, die *Empfindungen beim Entleeren des Urins,* ob mit oder ohne Anstrengung, ob mit unangenehmen Gefühlen oder sogar mit Schmerzen verbunden, ob bewußt oder unbewußt, die *Art des Urinierens,* ob die Entleerung normal in einer Menge erfolgt, ob langsames Abfließen, ob Vor- oder Nachträufeln, ob mehrere Entleerungen hintereinander stattfinden, ob der Harnstrahl einheitlich oder geteilt ist, sind Einzelheiten, die schon aus der Anamnese hervorgehen müssen. Auch die *Zahl der Miktionen* muß bekannt sein, insbesondere die Unterschiede zwischen Tag und Nacht, die *Intervalle* zwischen den einzelnen Miktionen, auch die Zahl der nächtlichen Entleerungen. Nur eine gründlich aufgenommene urologische Anamnese kann uns, wie wir sehen werden, von schwerwiegenden Irrtümern bewahren.

2. Weitere anamnestische Fragen beziehen sich auf die *Harnbeschaffenheit.* Unvermeidlich sind Erkundigungen über *Geruch, Farbe, Klarheit* oder *Trübung,* auffallende *Beimengungen* des Urins. Hierher gehört auch die Feststellung, ob *Niederschläge* oder *Abgang* von *Sand* oder *Konkrementen* beobachtet worden sind.

3. Nachdem wir im Verlauf der meisten Harnleiden teils eine gewisse Periodizität, teils ein unrhythmisches Abwechseln von beschwerdefreien Zeiten mit Krankheitssymptomen zu beobachten pflegen, da Anfälle der Krankheit von jahrelang dauernder Ruhe abgelöst werden können, werden viele Kranke *vorausgehende Krankheitserscheinungen* gar nicht erwähnen, wenn sie nicht ausdrücklich danach gefragt werden. Sie glauben gar nicht, daß zwischen solchen früheren Beschwerden und der jetzigen Erkrankung ein Zusammenhang besteht.

4. Schließlich hat die Frage nach *Störungen des Geschlechtslebens* beim Manne (schmerzhafte, blutige Ejaculationen, Potenzabnahme usw.) und überstandenen *geschlechtlichen Infektionen* eine große Wichtigkeit. Luetische Infektion spielt dabei eine weniger gewichtige Rolle als die Gonorrhöe. Unmittelbare Erscheinungen der Syphilis an den Harnorganen sind im Verhältnis zur Häufigkeit dieser Erkrankung selten. Von größerer Bedeutung sind die mittelbaren Störungen, welche bei metaluetischen Erkrankungen des Nervensystems am Harntrakt auftreten. Sonst hat die Luesanamnese bei urologischen Kranken noch dieselbe Bedeutung, die ihr für die allgemeine Beurteilung eines kranken Menschen in der Medizin im allgemeinen zugesprochen wird. Eine weitaus schwerwiegendere und allgemeinere Bedeutung kommt der überstandenen gonorrhoischen Infektion zu. Wir wissen heute, daß primäre und sekundäre Störungen der oberen Harnwege bei dieser Infektion viel häufiger vorkommen als man es früher angenommen hat. Die primären Störungen, die — sicherlich falsch so bezeichnete — gonorrhoische Cystitis und die Pyelitis gonorrhoica im akuten

und subakuten Stadium der Erkrankung, sind als unmittelbare Krankheitsfolgen meist derart im Mittelpunkt des Bewußtseins solcher Kranken, daß sie von diesen ohne weiteres als Infektionsfolgen erkannt und bezeichnet werden. Anders steht es mit den Spätfolgen, da zwischen ihrem Auftreten und der überstandenen Infektion Jahre, sogar Jahrzehnte liegen können. Nachdem der Kranke, den man seinerzeit von der vollständigen Ausheilung der Gonorrhöe versichert hat, auf solche Zusammenhänge gar nicht eingestellt ist, und bei der allgemeinen Abneigung geschlechtliche Infektionen zuzugestehen, wird es häufig vorkommen, daß das direkte Befragen im verneinenden Sinne beantwortet wird. Indirekte Fragen über Ehe und Nachkommen, über Hodenentzündung, Mastdarm- und Blasenbeschwerden, Gelenk- und Augenerkrankungen werden uns wenigstens so weit führen, daß wir eine überstandene schwere Erkrankung anamnestisch nicht übersehen.

Genaue anamnestische Angaben bilden eine wichtige Stütze der klinischen und statistischen Forschung. Heutzutage haben solche Daten, abgesehen von ihrer Wichtigkeit für den Einzelfall, für das soziale und private Versicherungswesen und für die allgemeine Gesundheitsfürsorge eine große Bedeutung. Es ist schade, daß die Krankengeschichten der meisten Anstalten in dieser Hinsicht lückenhaft geführt sind. Da das Normierungswesen derzeit auch im Krankenhause Fuß gefaßt hat, wäre es denkbar, daß man die Initiative auch auf diesem Gebiet ergreifen und durch das obligatorische Ausfüllen mit genau formuliertem Vordruck versehenen für alle Anstalten gleichen Krankengeschichten eine brauchbare breite Unterlage für die klinische und statistische Forschung schaffen könnte.

II. Die Untersuchung der Harnkranken.

Ebenso, wie der speziellen Anamnese die allgemeine vorangeht, muß der spezialistischen Untersuchung bei Harnkranken die sorgfältige *allgemeine klinische Untersuchung* vorausgeschickt werden. Sie soll zunächst die allgemeinen Merkmale der Konstitution, dann das Integument berücksichtigen, dieses besonders auf Turgor, Farbe und auf das evtl. Vorhandensein von Naevi und Neurofibrome. Es folgt die Untersuchung der Augen, insbesondere der Pupillen, auch der Reflexe derselben und evtl. des Augenhintergrundes. Nebenbei überzeugt man sich über die Beschaffenheit der Schleimhäute und ganz besonders der Zunge. Wegen der Zusammenhänge, welche Harninfektionen und diese Organe betreffen, kümmere man sich stets um den Zustand der Zähne und des Rachens, ja selbst um die Nase mit ihren Nebenhöhlen. Dort wo irgendwelche Zeichen auf pathologische Veränderungen in diesem Gebiete hinweisen, versäume man nie, eine genauere spezialärztliche Untersuchung anzuordnen. Nun folgt erst die Exploration der Brustorgane. Lunge, Herz und großen Gefäße sollen untersucht, die peripheren Venen der Extremitäten müssen auf Varicen, die des Samenstranges auf Störungen im Gebiete der Vena spermatica und die Hämorrhoidalvenen wegen ihrer Zusammenhänge mit Prostataleiden besichtigt werden. Die Blutdruckmessung beschließt diese Untersuchung des Gefäßsystems. Abschließend folgt die Inspektion und Palpation des Abdomens, worüber Näheres im folgenden Abschnitt gesagt werden soll und schließlich die Prüfung der Reflexe an den unteren Extremitäten und der Reflexe am Cremaster und an den Bauchdecken. Die allgemeine klinische Untersuchung kann bezüglich der Konstitution, Sympathico- oder Vagotonie wertvolle Hinweise liefern über das Bestehen tuberkulöser, oder aber sonstiger chronischer Infektion, über eine evtl. vorhandene Störung der Nebennieren, oder über eine generalisierte Geschwulsterkrankung, auf ein zentrales Nervenleiden, auf Störungen des Herzens und des Gefäßsystems, auf einen evtl. bestehenden urämischen oder suburämischen Zustand. Schließlich aber bietet sie uns die Grundlage für die Beurteilung des Kranken im allgemeinen für die Abschätzung seiner Persönlichkeit, seines allgemeinen Ernährungs- und Kräftezustandes, seiner Psyche und Mentalität. Man darf nie durch die alleinige geistige Einstellung auf die Krankheit den Menschen vergessen. Das individuelle Eindringen in jede Persönlichkeit, die seiner Pflege überlassen ist, ermöglicht es dem Arzte erst, sich uneingeschränkt dem Wohle des sich ihm anvertrauenden Kranken zu widmen. Die derart gewonnene Bindung hilft erst über das Befremden und oft angeborenes Mißtrauen hinweg, welche ungewohnte und unverstandene ärztliche Maßnahmen bei den Patienten erwecken müssen.

Der allgemeinen klinischen Untersuchung vorangehen oder sich ihr anschließen soll die Aufnahme der *subjektiven Beschwerden* des Patienten, d. h. die Schilderung der Störungen seines Allgemeinzustandes. Diese soll auf alle Abweichungen eingehen, welche sich bei den innerhalb der Grenzen der Beobachtungsmöglichkeit sich vollziehenden Lebensfunktionen abspielen. Angaben über Appetit, Durst, Stoffwechsel, Schlaf, Geschlechtsleben gehen voran. Es folgen Störungen des Lebensgenusses und Arbeitsfähigkeit, schließlich die Perversionen normaler Empfindungen und das Schmerzgefühl. Auf eine sehr genaue Schilderung des letzteren kommt es besonders an, da es für die Beurteilung der Krankheitsfälle von besonderer Bedeutung sein kann.

Mit den subjektiven Angaben des Kranken ist die Aufnahme des allgemeinen Status für gewöhnlich erschöpft. Durch sie und durch die Anamnese haben wir oft bereits eine ganze Reihe wertvoller Schlußfolgerungen gewonnen, welche unserer Untersuchung eine bestimmtere Richtung geben. In anderen Fällen handelt es sich bloß um Vermutungen, die jedoch genügen, um manches mit Bestimmtheit auszuschließen und den Kreis der diagnostischen Betätigung beengen zu können. Der geschilderte Weg ist der sicherste, um auch nichts zu übersehen und sich auf der breitesten klinischen Grundlage in der Diagnostik zu bewegen. Diese muß logisch wie eine Pyramide aufgebaut sein, deren oberste Spitze die Diagnose krönt. Eine Abart der urologischen Diagnostik, die sich aus dem Mißbrauch entwickelt hat, den Urologen bloß als Untersucher heranzuziehen, die man in Amerika mit dem bezeichnenden Namen „routin diagnostic“ belegt, besteht darin, daß man den Kranken mit allen möglichen Mitteln der urologischen Technik durchforscht. Sie genügt sicherlich für viele Fälle. Aber abgesehen davon, daß sie eine überstrenge Inanspruchnahme der physischen Kräfte des Kranken bedeutet, wird sie uns auch gerade in denjenigen schwierigen Fällen im Stich lassen, bei denen uns die methodische Denkarbeit zum Ziele führt. Denn die urologische Untersuchung hat zahlreiche Klippen, über die uns selbst die entwickelteste Technik nicht hinweghilft. Es handelt sich oft um die schwierigsten Rätsel, welche die Natur dem Arzte vorlegen kann, um Kombinationen von Erkrankungen, die nur die größte Fachkenntnis und Gewissenhaftigkeit zu enträtseln imstande ist. Mit Recht kann die Urologie ihr technisches Rüstzeug stolz betrachten, und sich darauf verlassen. Doch der Arzt, der es handhabt, muß dessen stets bewußt sein, daß es bloß Mittel zum Zweck ist, an und für sich bloß ein lebloses Werkzeug, welches nur durch den klinischen Geist des Untersuchers zum nützlichen Leben erweckt und zu nutzbarem Gerät belebt wird.

Eine solche Mahnung dem Kapitel der *klinischen Untersuchung der Harn- und Geschlechtsorgane* vorauszuschicken ist nicht überflüssig. Wir alle wissen es aus vielfacher Erfahrung, wie oft die höchste Regel ärztlicher Zurückhaltung gerade auf diesem Gebiet verletzt wird, wie oft die *Ultima ratio,* die instrumentelle Untersuchung, hier allen übrigen Maßnahmen vorweggenommen wird.

Sie wird dadurch, daß sie unzweckmäßig und unbegründet ausgeführt wird, zur Ursache von Mißerfolgen und stiftet nur zu oft Schaden statt Nutzen.

Die klinische Untersuchung der Harn- und Geschlechtsorgane zerfällt in vier miteinander organisch fest verbundene Teile, deren Reihenfolge, durch den diagnostischen Gedanken bestimmt, nicht geändert werden darf. Diese Teile sind:

a) die äußere Untersuchung der Harn- und Geschlechtsorgane,
b) die Untersuchung des Urins und der Sekrete der großen Adnexe,
c) die instrumentelle Untersuchung des Harnsystems,
d) die Röntgenuntersuchung der Harn- und Geschlechtsorgane.

a) Die äußere Untersuchung der Harn- und Geschlechtsorgane.

Für die äußere Untersuchung der Harn- und Geschlechtsorgane stehen uns die Wege und Mittel zur Verfügung, die durch die Anatomie derselben bestimmt werden. Da wir dabei auf gröbere topographische und gewebliche Veränderungen angewiesen sind, haben sie keine allgemeine aufklärende Bedeutung und kommen als ausschlaggebend nur für vorgeschrittenere Erkrankungen und unter diesen auch nur für bestimmte Erkrankungsformen in Betracht. Normale *Nieren* kann man im allgemeinen nur in tiefer Inspiration am unteren Pol *palpieren,* die rechte, die gewöhnlich etwas tiefer liegt, mehr als die linke. Bei fettleibigen Kranken, bei solchen mit stärkerem Meteorismus und straffen Bauchdecken sind normale Nieren nicht palpabel. Die Befühlung unternimmt man entweder in Rückenlage oder in halber Seitenlage, stets bimanuell. Es wurde auch die Untersuchung in Knieellenbogenlage und im Bad für die Nierenpalpation empfohlen. Man kann durch diese Untersuchungsmethoden auf die Lageveränderung und auf die Vergrößerung der Niere schließen, evtl. aus der Konsistenz auch auf gewebliche Veränderungen (Tumor, Hydronephrose) und aus dem Mangel an Verschieblichkeit in günstigen Fällen auf entzündliche Vorgänge um die Niere herum. Vereiterte Steinnieren kann man als solche palpatorisch erkennen, man wird aber kaum in die Lage kommen, wie es sporadisch berichtet wurde, einzelne Steine palpatorisch festzustellen. Auch die Cystenniere kann man, wenn die Veränderungen genügend vorgeschritten sind, palpatorisch nachweisen. Bei doppelseitiger Vergrößerung der Nieren soll man stets an Cystennieren denken. Bei einigermaßen günstigen Bedingungen für die Palpation kann man die grobhöckerige, typische Beschaffenheit der Organoberfläche ohne weiteres erkennen. Angeborene Anomalien sind der Palpation nur in sehr beschränktem Maße zugänglich. Man wird selten vielleicht, wie es beschrieben wurde, die Brücke der Hufeisenniere feststellen, zumindest Verdacht auf eine solche schöpfen können, ebenso wie auf das Vorhandensein einer Nierendystopie. Bei Dystopie im kleinen Becken wird die rectale oder vaginale Untersuchung zuweilen Klarheit bringen. Wichtig ist die Befühlung der Lumbalgegend. Erhöhte Resistenz daselbst und selbst leise Druckempfindlichkeit sind von größerer diagnostischer Bedeutung. Insbesondere die Empfindlichkeit im Angulus costo-vertebralis ist von hohem Wert, da sie sich selbst bei geringgradigen entzündlichen Veränderungen der Nierenhüllen stets feststellen läßt. Man kann durch vergleichende Feststellung dieser Empfindlichkeit sogar vielfach die erkrankte oder mehr erkrankte Seite bestimmen. Selbst die *Inspektion* der Lumbalgegend ist wertvoll. Während wir von dieser Untersuchungsmethode diagnostisch für die Nieren wegen der versteckten Lage derselben kaum etwas erwarten dürfen, nur bei hochgradigen Vergrößerungen (Harnverstopfung, Tumoren) gibt sie augenfällige Ausschläge, zeigt sie durch die Vorwölbung der Lumbalgegend perinephritische Eiterungen im vorgeschritteneren Stadium deutlich an. Aber auch in früheren Stadien kann eine gleichsinnige Verkrümmung der Wirbelsäule auf ein derartiges Leiden hinweisen. Eine ausgesprochene Defense der Lendenmuskulatur ist ebenfalls ein fast stets vorhandenes Zeichen für entzündliche Vorgänge in der Niere und um dieselbe herum. Die Nieren lassen sich nach den Untersuchungen von KORÁNYI vom Rücken aus auch *perkutorisch* nachweisen. Da aber für diese Untersuchung eine besondere Übung gehört, und die Ergebnisse, welche sie liefert, wenig besagen, wird die Nierenperkussion im allgemeinen vernachlässigt. Perkutorisch lassen sich Störungen der Zwerchfellbewegung nachweisen durch verminderte Verschieblichkeit der Lungengrenze oder durch ihre Verschiebung nach oben. Diese Untersuchung gewinnt bei Geschwülsten am oberen Nierenpol, die sich nach der Zwerchfellkuppe zu entwickeln, oder bei subphrenisch gelegenen perinephritischen Eiterungen eine Bedeutung.

Ob eine Geschwulst der Bauchhöhle die normale bewegliche, oder eine ektopische, oder eine erkrankte Niere ist, steht nicht selten im Mittelpunkte der diagnostischen Erwägungen. Währenddem die bewegliche Niere leicht an ihrer Größe und Form erkannt und nach der Nierennische hin verschoben werden kann, bereitet die klinische Bestimmung der Nierenektopie oft große Schwierigkeiten, die durch die bisher angeführten Untersuchungsmethoden nicht immer bewältigt werden können. Genau so steht es mit den erkrankten Nieren. Es gibt kein Organ der Bauchhöhle, dessen Erkrankung unter Umständen differentialdiagnostisch nicht mit in Betracht gezogen werden müßte. Einen, meistens wertvollen Fingerzeig erhalten wir in dieser Hinsicht durch die Feststellung der Lagebeziehungen zwischen Dickdarm und einer solchen Geschwulst. Diese können durch die Aufblähung des Dickdarms mit Luft unter Zuhilfenahme der Palpation und Perkussion Klarheit bringen, da wir wissen, daß der absteigende Dickdarm stets median von der Niere verläuft und bei Vergrößerung des Organs mit der Umschlagsfalte des Bauchfells nach innen zu verschoben wird. Weniger klar und eindeutig sind die Verhältnisse rechts, da sie durch die wechselnde Topographie des Coecum und der rechten Flexur gestört werden. Aber auch hier findet man den aufgeblähten Darm meist vor die Geschwulst gelagert. Andere retroperitoneale Geschwülste zeigen ein ähnliches Verhalten und nur ihre große Seltenheit berechtigt uns, aus der Feststellung dieser Beziehungen auf die Niere zu schließen. Stets soll man jedoch, bevor man sich diagnostisch festlegt, insbesondere beim Fehlen sonstiger Nierensymptome, an die Möglichkeit des Vorhandenseins eines degenerierten Bauchbodens, oder an maligne Drüsenmetastasen denken.

Bei der versteckten Lage und Zartheit der *Harnleiter* ist es von vornherein klar, daß die Inspektion bei ihrer Untersuchung keine Rolle spielt. Nur bei exzessiven Fällen von Megaloureter, welche das ganze Retroperitoneum geschwulstartig ausfüllen und das Bauchfell medianwärts vorschieben, kann die hohe Flanke und Leiste als ein Hinweis auf diese Veränderung in Erscheinung treten. Mehr Anhaltspunkte gewinnt man durch die Palpation. Derselben sind diejenigen Abschnitte der Harnleiter, welche den vorderen Bauchdecken am nächsten liegen, am meisten zugänglich, also hauptsächlich die Partie über der Linea innominata in der Gegend der Kreuzung der Harnleiter mit der Arteria iliaca. Hier kann man unter günstigen Bedingungen den veränderten Harnleiter als solchen durchfühlen. Normale oder wenig veränderte Harnleiter fühlt man nicht. Die durch Druck in dieser Gegend verursachten Schmerzen oder Empfindlichkeit hat jedoch größere Bedeutung. Es verdient noch erwähnt zu werden, daß hyperplastische Formen von Harnleitertuberkulose, starke Harnleiterdilatationen (Megaloureter) naturgemäß gefühlt werden können. Bei den entzündlichen Erkrankungen des Harnleiters (Ureteritis, Periureteritis) kann man auch durch Druck oberhalb des Ligamentum inguinale Schmerzhaftigkeit feststellen. Die größte Wichtigkeit für die Harnleiterpalpation hat die rectale resp. vaginale Untersuchung. Über diese für die Urologie so ungemein wichtigen Untersuchungsmethoden wird noch im Zusammenhang berichtet. Hier möchte ich nur soviel vorwegnehmen, soviel sich auf die Befühlung des intramularen und juxtavesicalen Harnleiterteils bezieht. Bei einiger Übung kann man bei der Frau bei vaginaler Palpation selbst normale Harnleiter durchfühlen. Um sich in der Technik dieser Untersuchungsmethode zu üben, führe man sie bei eingeführtem Harnleiterkatheter aus, wobei man den Ureter im Septum vesico-vaginale ohne Schwierigkeiten durchfüblen wird. Man kann sich auf diese Weise über die Topographie des Harnleiterverlaufes Klarheit verschaffen. Leicht gelingt es so, die erkrankten Harnleiter durchzufühlen, wobei uns Stärke und Konsistenz des gefühlten Stranges über das Maß der Veränderung orientiert. Bei der oft frühzeitigen Erkrankung des unteren Harnleiterendes bei der Nierentuberkulose trägt diese Feststellung sogar zu der Lokalisatoin derselben bei. Ihre Bedeutung wurde in der vorcystoskopischen Ära hoch gewürdigt, ist aber später durch das Überhandnehmen der Endoskopie vielfach scheinbar in Vergessenheit geraten. Auch bei einfachen entzündlichen Erkrankungen kann die vaginale Palpation positive Befunde liefern. Tiefsitzende Harnleitersteine können durch diese Untersuchung dem Gefühl fast immer zugänglich gemacht werden, und es ist denkbar, daß auch eine im untersten Teil des Harnleiters sitzende Geschwulst gefühlt werden kann. Jedenfalls sind die Aufschlüsse der vaginalen Palpation bei der Frau derart wichtig, daß man ihre Ausführung nicht vernachlässigen darf.

Bei den häufigen Zusammenhängen zwischen Erkrankungen der wieblichen Geschlechtsorgane und des Harnsystems gehört die Aufnahme eines genauen Status derselben auch in die urologische Krankengeschichte. Man soll stets auf Geschwülste der Gebärmutter und der Adnexe, auf entzündliche Veränderungen im kleinen Becken und auf die Lageveränderungen gleichmäßig achten und die äußere Besichtigung der Vulva ebenfalls vornehmen. Manchmal ist eine Nierenvergrößerung auf eine den Harnleiter umwachsende Geschwulst der Gebärmutter zurückzuführen. Ja, ein großer Teil dieser Kranken stirbt an durch Harnleiterkompression durch das Carcinom verursachte Niereninsuffizienz. Schließlich vergesse man nie, auf Mißbildungen der Genitalien zu achten, da zwischen diesen und solchen der Harnwege häufige Beziehungen festgestellt worden sind.

Die rectale Palpation des vesicalen Harnleiterendes beim Manne ist lange nicht so auskunftsreich wie die analoge Untersuchung bei der Frau. Prostata und Samenblasen hindern das Abfühlen desselben in erheblichem Maße. Nur über die Adnexe ist das Harnleiterende erreichbar und wegen der großen Entfernung nicht jedem Finger zugänglich. Es sind daher auch nur gröbere Veränderungen, die beim Manne, bei günstiger Topographie, der Untersuchung nicht entgehen, wie größere Steine oder vorgeschrittene Tuberkulose, evtl. auch einmal eine Geschwulst. Nachdem aber die rectale Untersuchung beim Manne wegen Feststellung der Adnexerkrankungen eine hervorragende Bedeutung hat, gewöhne man sich stets daran, dabei auch auf die Harnleiter zu achten und diese bei der Aufnahme des Befundes mit zu berücksichtigen.

Die gefüllte kindliche *Blase* ist durch ihre hohe Lage und die dünnen Bauchdecken stets, die Blase des Erwachsenen nur bei Überfüllung zu palpieren. Bei chronischen Retentionen jeder Art kann man sie bald als eine cystenartige, bald als eine hartwandige Geschwulst, die über Nabelhöhe hinaufsteigen kann, vorfinden. Meistens liegt sie gleichmäßig um die Mittellinie des Körpers, manchmal bei Schlaffheit der Muskulatur auch nach der einen oder anderen Körperseite zu hinneigend. Es ist gar nicht so selten, daß sie von schlechten Beobachtern mit einer Bauchgeschwulst verwechselt wird. Meistens ist eine solche Blase auch der Inspektion zugänglich. Perkutorisch kann man auch noch bei geringerem Füllungsgrade eine Dämpfung oberhalb der Symphyse feststellen. Eine klinische Bedeutung gewinnt die äußere Untersuchung der Blase erst in Fällen von kompletter und inkompletter Retention. Über den ersten Fall braucht man hier kein Wort zu verlieren, im zweiten Fall bleibt die mehr minder verkleinerte Geschwulst auch nach der Miktion bestehen. Auch bei stark vorgeschrittenen Divertikelblasen kann man ähnliches beobachten. Außer bei Prostataerkrankungen und Retention bei zentralen Nervenleiden finden wir auch bei der großen Gruppe von Sphincterstörungen dieses Symptom. Geschwülste an der Blasenkuppe sind manchmal ohne weiteres fühlbar, sie werden aber der Palpation bei natürlicher oder künstlicher Überfüllung der Blase — soweit diese möglich ist — noch zugänglicher. Durch die *bimanuelle Palpation der Blase,* ganz besonders bei der Frau, lassen sich größere Blasengeschwülste auch in den Fundusteilen gut feststellen. Diese Untersuchung ist natürlich bei entleerter Blase vorzunehmen. Unter günstigen körperlichen Bedingungen gelingt es bei der bimanuellen Palpation, große endovesicale Geschwülste (Papillome), sowie Steine und Fremdkörper durchzufühlen. Beim Manne führt eine solche Untersuchung aus naheliegenden anatomischen Gründen und größere Straffheit der Bauchdecken nur selten zum Ziele. Schließlich sei noch erwähnt, daß man bei der Palpation auch auf die Empfindlichkeit der Blasengegend und des Blasenfundus achten soll.

Hat man auf diese Weise die äußere Untersuchung der oberen Harnwege beendet, so folgt die *Untersuchung des Penis und der Harnröhre.* Bei der Inspektion des Penis sind die Veränderungen an der Vorhaut und die Abarten der Harnröhrenausmündung, ferner das evtl. Vorhandensein von sog. paraurethralen Gängen zu beachten. Die Bedeutung der angeborenen Phimose wirkt sich meistens schon beim Kinde aus. Sie kann außer ihrer pathologischen Bedeutung auch Schwierigkeiten bei der Untersuchung bedingen, im einfachsten Fall deren Sauberkeit gefährden. Ebenso wie die angeborene enge Harnröhrenmündung soll sie bei Harnkranken zur Erleichterung und Sicherung der Untersuchung vorher beseitigt werden. Dasselbe gilt in erhöhtem Maße für die sogenannte entzündliche Phimose, welche in ätiologischer Hinsicht ebenfalls klargestellt werden soll. Bekannt sind die Veränderungen der Vorhaut bei Zuckerkranken. Außer der angeborenen Verlagerung der Harnröhrenmündung — Epispadie, Hypospadie — achte man auf das Vorhandensein der als chronischen Infektionsträger bekannten periurethralen Gänge und Harnröhrenverdoppelungen und der erworbenen Fisteln, welche eine entzündliche oder traumatische Genese aufweisen können. Formveränderungen aus ähnlichen Gründen, aber auch durch Cysten und Geschwülste verursacht, dürfen der Aufmerksamkeit des Untersuchers nicht entgehen, ebenso wie Krümmungen des Schwellkörpers, durch die Induratio penis plastica bedingt.

Die Inspektion des Scrotums wird naturgemäß gleichzeitig mit der Besichtigung des freien Penisteiles vorgenommen und wird noch durch die äußere Untersuchung des Dammes ergänzt. Veränderungen der Scrotalhaut, Fisteln daselbst und am Damm, Vermehrung des Scrotalinhaltes, Beschaffenheit des Anus und evtl. Deformitäten am Damm, wie Vorwölbung desselben, im Zusammenhang mit eventueller Empfindlichkeit beim Druck, müssen wahrgenommen werden. Wie bereits erwähnt, muß man auch bei der Frau auf das Aussehen und Lagerung der äußeren Harnröhrenmündung, auf SKENEsche Gänge, auf die BARTHOLINIschen Drüsen und die Beschaffenheit der Scheidenschleimhaut achten. Stets festzustellen ist bei der Besichtigung durch Aufforderung zum Pressen, ob keine Cystocele oder Rectocele besteht und ob der Blasenverschluß dichthält.

Die *Palpation des Penis und der Harnröhre* kann ohne instrumentelle Ergänzung oder auch in Zusammenhang damit vorgenommen werden. Daß augenfällige Veränderungen auch den entsprechenden Betastungsbefund darbieten, braucht man nicht weiter auszuführen. Führt man die Finger dem gespannten Penis entlang, so lassen sich Verhärtungen, sog. periurethrale Infiltrate auch ohne eingeführte Sonde feststellen, über denselben aber auch die feinsten Veränderungen der Gewebe. Dasselbe gilt bei der Frau bei Abtasten der vorderen Vaginalwand. Außer den entzündlichen und spätentzündlichen Veränderungen können wir durch die Palpation Steine und Fremdkörper der Urethra und auch die Divertikel derselben nachweisen. Für die Pars fixa der Harnröhre muß die Palpation bimanuell durchgeführt werden mit einem Finger im Mastdarm und mit der anderen Hand am Damme. So läßt sich die Harnröhre bis an die Pars prostatica gut durchuntersuchen. Man beachte bei der bimanuellen Palpation des proximalsten Teiles auch die Cowperschen Drüsen, die, wenn sie verändert sind, als empfindliche oder härtere, vergrößerte Knoten fühlbar werden. Auch Abscesse dieser Drüsen lassen sich auf diese Weise gut bestimmen.

Abgeschlossen wird die äußere klinische Erforschung der Harn und Geschlechtsorgane durch die *Befühlung der großen Adnexe, der Prostata und Samenblasen* und die *Untersuchung der Hoden, Nebenhoden und des Samenstranges.*

Die Ausbildung der persönlichen Technik in der rectalen Palpation durch ernste Übung muß jedem, der sich mit den Erkrankungen der Harn- und Geschlechtsorgane als Facharzt beschäftigt, dringend ans Herz gelegt werden. Diese Untersuchungsmethode hat für die Urologie dieselbe überragende Bedeutung wie das Touchieren für die Gynäkologie. Es gibt zunächst keine andere urologische Untersuchungsmethode, welche sie ersetzen, ja auch nur die Lücken ausfüllen könnte, die eine nachlässige rectale Untersuchung hinterlassen hat. Es kann nicht oft genug betont werden, daß gerade auf dem Gebiet der am häufigsten verkannten früheren und späten Folgen chronischer Harninfektion die Adnexerkrankungen eine ausschlaggebende Rolle führen. Dabei sei noch besonders auf die, meistens unberücksichtigten oder wenig und nicht in zielbewußter Weise untersuchte Samenblasen hingewiesen. Der rectale Befund eines jeden klinisch untersuchten Harnkranken muß enthalten:

1. Angaben über Größe, Beweglichkeit und Konsistenz (weich, hart, knotig, erweicht, fluktuierend usw.) der Prostata, über die Abgrenzbarkeit der Drüse von den umgebenden Geweben und den Samenblasen, über die Beschaffenheit des Gewebes im kleinen Becken im allgemeinen und über die Beziehungen zum Mastdarm, wie Verschieblichkeit und Beschaffenheit der Mastdarmschleimhaut.
2. Angaben über Größe, Konsistenz und Abgrenzbarkeit der Samenblasen.
3. Befunde über Blasengrund und Harnleiter, wie vorhin geschildert.
4. Das Untersuchungsergebnis über die Cowperschen Drüsen.

Man begnüge sich nie mit der Untersuchung in der Rückenlage. Am besten untersucht man nachher noch hintereinander in Knieellenbogenlage, welche die Prüfung der Beweglichkeit erleichtert und in Stehkniebeugelage, ähnlich wie es durch Picker gefordert wird, wobei man durch Entgegendrücken des Patienten mit dem Finger am weitesten vordringen kann, und die obere Abgrenzung der Samenblasen nur selten nicht erreicht.

Man soll, wie gesagt, die möglichste Genauigkeit auf die rectale Untersuchung verwenden, da sie für ein großes Gebiet der urologischen Diagnostik die einzig sichere Basis bildet. Ihre Ergebnisse beziehen sich, wenn wir das bereits Vorweggenommene unerwähnt lassen, auf die entzündlichen Erkrankungen der Prostata und Samenblasen mit ihren Endausgängen und auf die Geschwülste derselben gut- und bösartiger Natur. In diese sehr allgemein gehaltene Gruppierung sind Krankheitsbilder mit eingeschlossen, die zunächst klinisch nicht genügend erforscht sind, um selbst bei einer handbuchmäßigen Darstellung streng abgegrenzt werden zu können.

Die Untersuchung *der Hoden und Nebenhoden* wird insbesondere durch die Palpation Empfindlichkeit, Verhärtungen und Vergrößerung der letzteren ergründen lassen. Veränderungen der Hoden, Hydrocelen, Spermatocelen, Varicocelen sind hauptsächlich wegen Beziehungen zwischen Harn- und Genitaltuberkulose, Samenblasenleiden und Nebenhodenerkrankung, Nierengeschwulst und Erweiterung des Plexus pampiniformis wichtig. Bei Kindern sei auf den Zusammenhang zwischen Phimose und Hydrocele noch besonders hingewiesen. Die Entstehung der letzteren erkläre ich durch das Eindringen des Harns in die Ductus ejaculatorii und das Hervorrufen einer aseptischen Entzündung, verursacht durch eine durch die Phimose bedingte temporäre Behinderung der Harnentleerung.

Schwierigkeiten in der Diagnostik können bedingt sein in der Differenzierung tuberkulöser und unspezifischer Nebenhodenentzündung und anfänglich in der Unterscheidung beginnender Geschwülste und chronischer Entzündung. Auch macht es manchmal Mühe, hinter einer Hydrocele die bösartige Geschwulst zu entdecken. Auf alle diese Momente hier näher einzugehen ist keine Möglichkeit, sie sind im entsprechenden Kapitel dieses Handbuchs durchgesprochen. Ich muß mich im Rahmen der äußeren klinischen Untersuchung mit den gegebenen Hinweisen begnügen.

Veränderungen des *Samenstranges* haben, insofern sie auf das Bestehen von Erkrankungen der Vas deferens hinweisen, für uns eine Bedeutung. Sie zeigen chronisch entzündliche oder tuberkulöse Affektionen an. Selten handelt es sich um Geschwülste des Samenstranges, welche differentialdiagnostische Schwierigkeiten bereiten können. Aus demselben Gesichtspunkte sollen auch die Brüche nicht unerwähnt bleiben, welche manchmal auch in das Gebiet der Blasenpathologie hinüberspielen.

Hat man auf diese Weise alles, was an den Harn- und Geschlechtsorganen der Inspektion, Palpation und Perkussion zugänglich war, berücksichtigt, so fordert man noch den Kranken zum *Harnlassen* auf, damit man die Art der Urinentleerung aus persönlicher Anschauung kennen lernt. Aus der Art des Einsetzens, aus der Beschaffenheit des Harnstrahls, aus der Stelle resp. Stellen seiner Entleerung, aus der Art der Beendigung der Miktion lassen sich weitere klinisch brauchbare Folgerungen ableiten. Damit ist der erste Akt der Untersuchung abgeschlossen und es folgt der zweite, die

b) Untersuchung des Urins und der Sekrete der großen Adnexe.

1. *Urinuntersuchung.*

Dem Urin des Harnkranken drückt fast jedes pathologische Geschehen, welches die harnbereitenden Organe oder die harnableitenden Wege betrifft, seinen manchmal besonderen Stempel auf. Aus seiner chemischen und physikalischen Beschaffenheit lassen sich Schlüsse auf die Harnbereitung selbst — aus dem Produkt auf die Funktion — ableiten. Der Untersuchung des Urins muß also die größte Bedeutung zugesprochen werden, da sie mitbestimmend ist für den Fortgang und für den Aufbau der nachfolgenden diagnostischen Methodik.

Man soll sich stets den frisch gelassenen Urin reichen lassen. Nach Erkalten entstandene Niederschläge, oder durch Vermehrung der vorhandenen oder durch Verunreinigung hineingeratener Bakterien verursachte Trübung wirken störend. Während der Mann den Urin selbst entleeren soll, um die Harnwege selbst vor kleinsten Traumen und den Urin vor minimalsten Blutbeimengungen zu bewahren, muß die Blase der Frau, damit keine Verunreinigung von der Vulva aus geschieht, am besten mit einem weichen Nelaton vorsichtig entleert werden.

Die Untersuchung des Urins soll hintereinander berücksichtigen:

α) die durch Inspektion feststellbaren Eigenschaften und Abweichungen vom normalen,

β) die chemische Reaktion,

γ) von den physikalischen Eigenschaften das spezifische Gewicht,

δ) ob der Urin in seinen chemischen Eigenschaften verändert, ob er Eiweiß und ob er Zucker enthält,

ε) die Beschaffenheit des Sedimentes nach Zentrifugieren im 1. nativen, 2. im gefärbten Präparat, wobei ganz besonders auf das Vorhandensein von Mikroorganismen zu achten ist.

α) Durch *Inspektion* stellen wir die Farbe und die sonstigen für das Auge wahrnehmbaren Eigenschaften des frisch gelassenen Urins fest. Um gut sehen zu können, soll der Urin stets in ein dünnwandiges Glasgefäß entleert, mindestens darin beobachtet werden. Mit der Besichtigung gleichzeitig wird man feststellen können, ob der Urin irgendwie riecht, insbesondere ob der *Geruch* vom normalen abweicht. Verschiedene bakterielle Zersetzungen des Urins lösen nicht nur charakteristische chemische Reaktionen darin aus, sie rufen auch verschiedene osmische Eindrücke hervor, die sich bis zum unerträglichen Gestank steigern können.

Der normale Urin ist klar, von einer von seiner Konzentration abhängenden hellgelben bis orangegelben Farbe und ganz frei von irgendeiner sonstigen Beimengung. Jeder Abweichung von dieser Norm liegen pathologische Prozesse innerhalb der Harn- oder Geschlechtsorgane zugrunde. Sehr sinnfällig ist jede Beimengung von Blut. Schon geringe Mengen davon verändern sowohl Farbe als auch Transparenz in eindeutiger Weise. Ebenso steht es mit der Beimischung von Eiter, welche eine nach der Menge sich richtende Trübung verursacht. Bei starkem Bakteriengehalt ist die Trübung fast noch gleichmäßiger und im Falle von Gewebszerfall, wie manchmal bei der Tuberkulose, von wolkiger Beschaffenheit. Kleine weiße körnchenartige auf den Boden sinkende Beimengungen können auf eine Kokkeninfektion hinweisen. Grobe Verunreinigung verursachen schleimige Beimengungen. Läßt man den Urin nun in einem Spitzglas stehen, so klären sich bald die oberen Schichten und Blut, Eiter und Schleim sinken nach unten. Bei Bakterienbeimengung jedoch bleibt auch in den oberen Schichten eine Trübung bestehen. Da die Harnwege als Hohlorgane mit temporärer Entleerung wie Thermostate auf die Harnbakterien wirken, ist bei Abflußbehinderungen der Bakteriengehalt besonders augenfällig. Vollständigkeitshalber sei noch die milchige Trübung bei der Chylurie und die wolkige, lehmige bei der Phosphaturie erwähnt.

Obzwar sie eigentlich unmittelbar der instrumentellen Untersuchung vorangehen sollen, seien schon hier die Möglichkeiten der topischen Diagnostik erwähnt, welche man durch die Fraktionierung der Urinentleerung erzielen kann. Sie beziehen sich hauptsächlich auf die unteren Harnwege und sind gröberer Natur, als daß sie eine allgemeinere Gültigkeit beanspruchen könnten. Durch das Auffangen des Urins und der Spülflüssigkeit in zwei und mehrere Gläser (Zwei-, Drei-, Fünfgläserprobe) ist man bestrebt, die Lokalisation der Erkrankung innerhalb der Harnwege zu erfahren. In der ersten kleinen Harnportion haben wir den Urin aus der Blase, welcher bei seiner Entleerung den Inhalt der ganzen Harnröhre mitgerissen hat, im zweiten Glas folgt wohl ungemischter Blaseninhalt, im dritten bei Abschluß der Miktion Blaseninhalt mit eventuellem Sekret der Adnexe vermengt, welches durch die bei Schluß der Miktion erfolgte Kontraktion der Dammuskulatur herausgepreßt wurde. Nachdem man hierauf durch Katheter die Blase vollkommen sauber gespült hat, folgt bei der Entleerung einige Minuten später eine Mischung von Spülflüssigkeit mit frischem Nierenurin. Es ist klar, daß man durch diese Proben nur in seltenen Fällen eindeutige Befunde erleben wird. Vor Erfindung der Endoskopie hatten sie eine größere Bedeutung.

Verunreinigungen nur der ersten Portion, bei klarem zweiten Urin können nur aus der Harnröhre stammen. Bei klarer zweiter und trüberer dritter Portion handelt es sich um eine Erkrankung der Adnexe, bei gleichmäßiger Trübung beider letzten Portionen ist die Blase resp. die darüber liegenden Abschnitte der Harnorgane mitbeteiligt. Läßt sich bei starker Trübung die Blase leicht klarspülen, so spricht das ohne weiteres für eine renale Beteiligung; der Inhalt der nach einer kurzen Weile abgelassenen Spülflüssigkeit stammt mit großer Wahrscheinlichkeit aus der Niere.

Auf die Erkrankung der Harnröhre selbst kann man aus dem daraus stammenden eitrigen, oder blutigen, oder blutig-eitrigen Ausfluß schließen. Selbst die Besichtigung der Wäsche der Kranken hat hierbei eine Bedeutung. Sonst läßt sich die Harnröhre auch gut exprimieren, und der Inhalt derselben untersuchen. Weitere Einzelheiten darüber folgen bei der Untersuchung des Sekrets der großen Adnexe. Hierher gehört nur noch darauf hinzuweisen, daß man bei geringen Blutbeimengungen sich stets darüber vergewissern soll, ob diese nicht erst am Schlusse der Miktion hinzutreten. Diese sog. terminale Hämaturie hat eine besondere Bedeutung für Adnexerkrankungen, insbesondere für die Tuberkulose derselben.

β) Die *chemische Reaktion des Urins* soll stets am frisch gewonnenen Urin bestimmt werden, da diese durch äußere Verunreinigung oder Stehenlassen des Urins sich ändern kann. Sie wird klinisch durch die einfache Lackmusprobe festgestellt. Die Bestimmung der Wasserstoffionenkonzentration ist nur dann notwendig, wenn wir spezielle Ziele damit verfolgen, wie z. B. für die Kontrolle der aus irgendeinem Grunde erwünschten dauernden Umstellung der Harnreaktion. Der normale, frisch gelassene Urin soll stets sauer sein, aber auch amphotäre oder alkalische Reaktion hat keine pathologische Bedeutung, wenn sie nachweislich die Folge einer stark alkalisierenden Ernährung ist. Schließlich kann der Nierenurin sauer und der Blasenurin alkalisch sein, wenn in demselben alkalisierende chemische Prozesse infolge seltener oder behinderter, inkompletter Entleerung sich auswirken konnten. Blutbeimengung macht den Urin alkalisch. Stark saurer, trüber Urin kommt bei nicht mischinfizierten Formen der Tuberkulose vor, auch bei Coliinfektion ist der Urin oft sauer.

γ) *Das spezifische Gewicht des Harns* gibt uns eine allgemeine Orientierung über die Konzentrationsfähigkeit der Nieren. Kranke Nieren werden im allgemeinen einen dünnen Urin ausscheiden. Es genügt zu dieser Untersuchung nicht die alleinige Feststellung der einzelnen Urinprobe. Sie soll an der 24 stündigen Urinmenge vorgenommen werden, wodurch man vergleichbare Mittelwerte erhält. Blutbeimengung erhöht stark das spezifische Gewicht. In solchem Fall soll die Bestimmung erst nach Zentrifugieren des Urins vorgenommen werden, obzwar auch nach Vornahme dieser Prozedur die Werte noch nach oben verschoben sind.

δ) Auch die *Proben auf Eiweiß* sollen nur dann mit dem unzentrifugierten Urin ausgeführt werden, wenn dieser völlig klar erscheint. Sonst ist es methodisch richtig, zu zentrifugieren, da selbst kleine Trübungen für die allgemeine klinische Beurteilung des Falles von Wichtigkeit sein können. Man wende entweder die Kochprobe bei leichter Ansäuerung mit verdünnter Essigsäure, oder die Probe mit Sulfosalicylsäure an. Außer bei qualitativer Bestimmung lege man stets bei stärkerer Eiweißbeimengung zur quantitativen Feststellung einen Esbach an. Bei Blutbeimengung wird man selbst nach dem Zentrifugieren eine vom Serumeiweiß herrührende leichte Trübung erhalten, die man mit in Berechnung ziehen muß. Die Untersuchung auf *Zuckergehalt des Urins* hat aus allgemeinen klinischen Gesichtspunkten eine Wichtigkeit, und darf nie versäumt werden. Man muß jedoch wissen, daß die Zuckerausscheidung bei Harnretention (Prostatiker!) sehr verringert sein, ja ganz verschwinden kann, und nur nach Beheben der Stauung (Dauerkatheter, Blasenfistel) erst wieder in Erscheinung treten kann. Daher ist in solchen Fällen eine fortlaufende Kontrolle zu empfehlen.

Die sonstigen Abweichungen physikalischer und chemischer Harnbeschaffenheit haben für die allgemeine klinische Beurteilung Harnkranker keine wesentliche Bedeutung. Sie sind im entsprechenden Kapitel dieses Handbuches ausführlich geschildert.

ε) Besonders wichtig ist die *Untersuchung des* durch Zentrifugieren gewonnenen *Sedimentes*. Schon aus der Höhe der Sedimentsäule kann man bei stärkerer Beimischung auf die Menge des im Urin enthaltenen Eiters oder Blutes schließen, wobei das Eitersediment grau, das Blutsediment dunkelbraun erscheint. Im nativen Präparat achtet man auf das Vorhandensein von Blut, Eiterkörperchen, Epithelien, Nierenelementen, Bakterien und Krystallen der im Harn ausgeschiedenen Salze.

Nachdem Blutkörperchen im normalen Urin nicht enthalten sind, haben selbst ganz vereinzelte Erythrocyten im Harnbefund eine diagnostische Bedeutung, insbesondere, wenn sie bei wiederholten Untersuchungen festzustellen sind. Solche Befunde spielen bei der Diagnostik der Steinkrankheit und bei der der sog. infektiösen Nephritiden eine gewisse Rolle. Ist die Blutbeimengung zu stark, so verdeckt sie die übrigen Teile des Sedimentes vollständig. Als Kontrolle untersucht man in solchen Fällen einen aus dem unzentrifugierten Urin mit der Pipette entnommenen Tropfen.

Nach manchen Autoren sollen vereinzelte Leukocyten im Gesichtsfeld keine pathologische Bedeutung haben. Ich bin der Meinung, daß man gut tut, in jedem Fall, in welchem Leukocyten im Sediment festzustellen sind, an chronisch-entzündliche Prozesse der Harnwege zu denken, insbesondere, wenn auch der Befund auf Bakterien positiv ist. Bei klinischer Latenz einer Harninfektion sind diese Befunde ebenfalls minimal, sie dürfen jedoch nicht unbewertet bleiben. Es sind besondere Zählvorrichtungen für die Feststellung der absoluten Leukocytenzahl empfohlen. Sie sind für die Klinik entbehrlich, da der Grad der Trübung und die Höhe der Sedimentsäule genügend orientiert und wir durch die Feststellung der absoluten Zahl auch keine besondere klinisch achtbare Momente den bereits bekannten hinzufügen können. Analoge Zahlangaben der gewerblichen Urinalalysen sind nur mit größter Vorsicht zu bewerten. Die Unterscheidung, ob Leuko- oder Lymphocyten und in welchem Verhältnis zueinander im Sediment vorhanden sind, kann bei tuberkulösen Prozessen resp. bei solchen mit Gewebszerfall einen Fingerzeig geben. Durch die von Seyderhelm inaugurierten und in meiner Abteilung nachgeprüften Färbemethoden gelingt bis zu einem gewissen Grad die Unterscheidung akuter und chronischer Infektionen.

Die Unterscheidung von Blasen- und Harnleiter- resp. Nierenbeckenepithelien im Sediment beruht auf vollständig irrtümlichen Voraussetzungen. Die Harnwege sind durchwegs von Übergangsepithel bedeckt, dessen Bestandteile die größte morphologische Variabilität aufweisen, ja sogar ihre Form je nach dem Füllungszustand dieser Hohlorgane ändern. Einwandfreie histologische Studien haben diese Tatsache erwiesen. Flache, kubische und geschwänzte Zellformen findet man sowohl in der Blase wie in den oberen Harnwegen. Es geht daher nicht an, von dem Vorhandensein von geschwänzten Epithelien im Gesamturin, wie es auch heute noch gang und gäbe ist, auf eine Erkrankung des Nierenbeckens zu schließen. Dieser Feststellung kommt keine klinische, nur eine rein morphologische Bedeutung zu. Auch bei der Untersuchung der Epithelien hat die SEYDERHELMsche Färbung eine gewisse Zukunft bei besonderen klinischen Fragestellungen.

Die Feststellung von Nierenelementen zieht keine scharfe Linie zwischen Erkrankungen der Nieren und der ableitenden Harnwege, da diese, wie wir es heutzutage sogar für die entzündlichen Formen annehmen, meistenteils miteinander kombiniert sind. Sie wird aber doch ermöglichen, die reinen Formen der Nierenentzündung abzutrennen. Von den verschiedenen Formen der Cylinder (granulierte, hyaline, epitheloide) haben die Gebilde, die Blut, Eiter und Bakterienausgüsse der Nierenkanälchen darstellen, eine besondere Wichtigkeit. Auch hier hat die morphologische Forschung, insofern sie mitbestimmend für die klinische Beurteilung der einzelnen Erkrankungsformen einwirken wollte, bisher unüberbrückbare Hindernisse gefunden.

Eine besondere klinische Bedeutung kommt der Feststellung der im Sediment vorhandenen Mikroorganismen zu. Hat man sich daran gewöhnt, nach ihnen zu suchen, so entdeckt man sie bereits bei mittlerer Vergrößerung im nativen Präparat. Sie haften, wenn sie in großer Zahl vorhanden sind, den Epithelien der Harnwege und den Eiterkörperchen an, und bilden unter Umständen cylinderartige Gebilde. Solche „Bakterienrasen" sind für akut entzündliche Erkrankungen der oberen Harnwege typisch. Aber auch das spärliche Vorkommen der Bakterien kann klinisch bestimmend sein bei manchen akuten Formen renaler (Nierenabsceß, Nierenkarbunkel) und perirenaler Eiterung, und bei chronischen, klinisch-latenten Harninfektionen (chronischer Ureteritis, Periureteritis, Pyelonephritis, Perinephritis). Schließlich hat die Bestimmung, ob Kokken oder Stäbchen, eine weitere Wichtigkeit für die ätiologische und klinische Beurteilung der Infektion und der Erkrankung. Bei den sog. aseptischen Eiterungen, d. h. Eitergehalt des Urins ohne Bakterien muß man an Tuberkulose denken. Hierüber Näheres bei der Beurteilung des gefärbten Präparats.

Schließlich achte man noch auf das Vorhandensein und die Form der Salze. Diese können auf uratische, oxalsaure Diathese oder Steinerkrankung hinweisen, bei Vorhandensein von Phosphaten oder Tripelphosphatgebilden, bei Kalkkrümeln, die mit Kokken vermengt sind, besondere sekundäre Formen der Urininfektion in Zusammenhang mit der sonstigen Urinuntersuchung erhärten.

Zuletzt fertige man in jedem Fall ein mit Methylenblau gefärbtes Präparat des Sediments an, hauptsächlich, damit das Vorhandensein von Bakterien uns keinesfalls entgeht. Die Gründe dieser Maßnahme sind bereits mitgeteilt. Findet man gonokokkenverdächtige Gebilde, so ist die Gramfärbung unvermeidlich, hat man aus den bisherigen Untersuchungsmomenten Verdacht auf Tuberkulose geschöpft, so ist nach den üblichen Methoden auf Tuberkelbacillen nachzusehen. Daß man sich bei negativem Ergebnis dieser Untersuchung nicht beruhigen darf und mal zunächst in der 24 stündigen Urinmenge nachsehen soll, ist bekannt. Die sonstigen Möglichkeiten des Tuberkulosebacillennachweises siehe im entsprechenden Kapitel.

2. *Untersuchung der Sekrete der großen Adnexe der Harnwege.*

Die Methodik dieser Untersuchung ist noch nicht als vollständig abgeschlossen zu betrachten. Wir gewinnen die Sekrete durch Expression der einzelnen Adnexe und die Schwierigkeit der Entleerung derselben, ohne die Nachbargebilde in Mitleidenschaft zu ziehen, liegt auf der Hand. Außerdem erfolgt die Entleerung nur teilweise nach außen, und auch dann durch die Harnröhre, größtenteils nach der Blase zu, wobei eine Vermischung mit bereits verändertem Urin fast unvermeidlich ist. Was uns vor groben Irrtümern schützt, ist die sorgfältige vorherige Reinigung der Harnröhre und Blase einerseits, andererseits die schleimige Beschaffenheit dieser Sekrete, wodurch sie, nachdem sie sich mit dem Füllmittel im Gegensatz von Urin nicht mischen, als in diesem umherschwimmende Flocken sich präsentieren. Auch sind die pathologischen Beimengungen in das schleimige Sekret mit eingeschlossen, und haben dadurch eine Art schützende Hülle erhalten. Könnte man, ohne auf physische und moralische Bedenken Rücksicht zu nehmen, bei dieser Untersuchung verfahren, so müßte der künstlich konstruierten Methodik die Untersuchung des auf natürlichem Wege stets unvermischt und nach außen entleerten Spermas vorausgehen. Die Grundbedingung für die Durchführung dieses Vorgehens müßte zunächst eine bessere Ausbildung der Spermauntersuchung sein. Darin haben die wenigsten die notwendige Erfahrung, welche die richtige Deutung der Befunde und das Vermeiden von Irrtümern garantieren würde. Nachdem das Sperma die Sekrete sämtlicher Geschlechtsdrüsen (Hoden, Samenblasen, Prostata, Cowperdrüsen) enthält, würde man auf diese Weise zunächst zu einer klinischen Pathologie derselben gelangen, welche die weitere Entwicklung unserer spärlichen Kenntnisse auf diesem wichtigen Gebiet ermöglichen würde. Daß die Linie der Entwicklung der Urologie auch nach dieser Richtung hindeutet, ist klar, wenn man bedenkt, welche Bedeutung heute bereits die Zusammenhänge der Erkrankungen der Adnexe und der Harnwege erlangt haben. So hat die Schilderung dieser Untersuchung vorläufig eine mehr programmatische Bedeutung, wobei allerdings die bisher üblichen Wege nach Möglichkeiten berücksichtigt worden sind.

Die Untersuchung des Gesamtspermas müßte sich beziehen:

α) wofür die Methode heutzutage im allgemeinen verwendet wird, auf die Feststellung des Vorhandenseins von Spermien, und ob diese tot oder lebendig sind,

β) auf die Feststellung der physiologisch- und pathologisch-chemischen Beschaffenheit desselben

γ) und auf den Nachweis sonstiger normaler morphologischer Erzeugnisse der Prostata und Samenblasen,

δ) auf den Nachweis pathologischer Beimengungen, wie Blut, Eiter und Bakterien.

Man würde auf diese Weise zu ähnlichen Gesichtspunkten gelangen, wie bei der Untersuchung des Gesamturins und von vornherein Hinweise erhalten auf die Erkrankung der einzelnen Systemteile.

Erst auf dieser allgemeinen Grundlage dürfte die Untersuchung der accessorischen Drüsen erfolgen, wie sie heutzutage ausgeführt wird. Nachdem aber auch diese Methodik nicht allgemein geübt und bekannt ist, soll sie in allen Einzelheiten geschildert werden.

Obzwar die rectale Palpation bereits gewisse Hinweise auf die Erkrankung der einen oder der anderen Drüse liefert und bei manchen Erkrankungen der Samenblase, die klinischen Symptome auf das Kranksein einer bestimmten Seite hindeuten, scheitern meistens sowohl Palpationsbefund als auch die

Bewertung subjektiver Momente an der Geringfügigkeit feststellbarer Veränderungen. Deshalb ist die methodische Durchführung der Sekretgewinnung aus den einzelnen Drüsen unerläßlich. Es müssen dabei berücksichtigt werden: a) die Vorsteherdrüse, b) c) die beiden Samenblasen gesondert, d) die Cowperdrüse, insofern klinische Hinweise auf ihre Erkrankung vorhanden sind, oder die Untersuchung der großen Adnexe die Ursache einer nachweisbaren Erkrankung zu rechtfertigen nicht vermag.

Vorher und zwischen jeder Etappe der Untersuchung müssen Harnröhre und Blase, und zwar mit einer antiseptischen Flüssigkeit gründlich gereinigt und die Blase damit angefüllt werden, um Verunreinigung und Vermischung zu vermeiden. Auch der palpierende Finger muß die Organgrenzen genau beachten, um die Fehlerquellen nach Möglichkeit zu vermeiden. Inspektion und mikroskopische Untersuchung der gewonnenen Sekrete wird als weiterer Wegweiser in der Art und Lokalisation der Krankheit dienen. Ob man die Technik der Sondierung der Samenwege je so weit wird ausbilden können, daß sie zu einer Verbesserung der Methodik beitragen kann, erscheint mir bei den bestehenden großen physikalischen Schwierigkeiten für zweifelhaft. Darüber Näheres bei der instrumentellen Untersuchung.

Daß die genaue Durchführung dieser Untersuchung namentlich bei der Bekämpfung chronischer Harninfektionen des Mannes von ausschlaggebender Bedeutung ist, ist jedem Sachkundigen klar. Denn nur durch eine klare diagnostische Methodik kommen wir zu zweckdienlichen konservativen Behandlungsmethoden und zu einer sinngemäßen Erweiterung unserer operativen Maßnahmen. Diese Methodik muß eine analytische sein, auf dieselben Voraussetzungen aufgebaut, wie die übrige urologische Diagnostik. Gerne nimmt die Urologie dabei eine Anleihe von der Gonorrhöeforschung (PICKER) und überträgt die dadurch gewonnenen Erfahrungen, die sich auf den Verlauf dieser Infektionsart beziehen, auf den Verlauf der sonstigen aspezifischen und spezifischen Infektionen des Harntraktes. Hier ist die Grenze, an der sich diese beiden Krankheitsgebiete berühren, die aber nicht gezogen werden darf, wenn die Urologie an manchem, was für sie Wichtigkeit hat, sehr zu ihrem eigenen Schaden, nicht vorbeisehen will. Auch ein zweites, noch sehr im argen liegendes Grenzgebiet setzt an dieser Stelle an, die Sexualpathologie s. str. Dafür, daß auch für diese die klinischen Gesichtspunkte noch unentwickelt sind, muß man die große Lücke der Diagnostik verantwortlich machen. Spermauntersuchung und Hodenpunktion reichen auch hier nicht als alleinige Grundlagen aus. Auch hier müssen alle Veränderungen des Systems und darüber hinaus die Zusammenhänge der inneren Sekretion mit in Betracht gezogen werden.

Alles in allem, auf diesen Gebieten ist noch viel und nützliche Arbeit zu leisten.

c) Die instrumentelle Untersuchung.

Die instrumentelle Untersuchung soll den Abschluß der diagnostischen Maßnahmen bilden. Vor ihrer Ausführung müssen uns bereits alle Momente bekannt sein, die über die Persönlichkeit, die wir untersuchen und über ihre Krankheit durch die geschilderten Wahrnehmungen ermittelt werden können. Dazu gehört in vielen schwieriger liegenden Fällen auch eine Beobachtung des Kranken. Aus äußeren Gründen wird davon erst später die Rede sein.

Es ist nicht die Aufgabe dieses Kapitels, alle technischen Einzelheiten der Untersuchung, oder den Aufbau des Instrumentariums zu liefern. Es sollen hier nur die klinischen Gesichtspunkte der instrumentellen urologischen Untersuchung berücksichtigt werden.

Zweckmäßigerweise ist dieses Kapitel auf organtopographischer Grundlage zu zergliedern, und zwar in ascendierender Richtung. Es wird daher von der instrumentellen Untersuchung der

1. Harnröhre, 2. Blase, 3. Harnleiter und Niere, 4. der Adnexe die Rede sein.

Die instrumentelle Untersuchung der Harnröhre will die Durchgängigkeit derselben überhaupt prüfen, ferner, wenn diese gestört ist, feststellen, wo die Verengerung sitzt, ist sie einfach oder mehrfach, bis zu welchem Grade die Urethra verengt ist, ob es sich um eine narbige, harte oder entzündliche, weiche Verengerung, ob es sich um ein sog. Infiltrat handelt, ob ein Stein oder Fremdkörper in der Harnröhre sitzt. Weitere Untersuchungsbestrebungen gelten der Besichtigung der Harnröhrenschleimhaut, um die Veränderungen derselben festzustellen.

Die Klarlegung der freien Durchgängigkeit der Harnröhre ist bei Erkrankungen derselben Selbstzweck, bei allen sonstigen Fällen jedoch Mittel zum Zweck, da sie uns vermittelt, ob die Weite der Harnröhre genügt, um die Durchleitung unserer üblichen Untersuchungsinstrumente zu gestatten. Da diese eine Dicke von 21—23 Charrière besitzen, nimmt man eine der gebräuchlichen Metallbougies von diesem Umfang.

Merkwürdigerweise besteht keine absolute Einmütigkeit darüber, ob man für die instrumentelle Untersuchung eine künstliche Schmerzfreiheit erzielen soll oder nicht. Es ist höchstes ärztliches Gebot, den Kranken keine Schmerzen zu bereiten. Wenn man sich darüber auch bei schlagartig sich abwickelnden Encheiresen hinwegzusetzen vermag, darf und kann man es bei Untersuchungen, die längere Zeit in Anspruch nehmen, nicht tun. Zu solchen Untersuchungen braucht man Ruhe, die nur dann erzielt werden kann, wenn der Kranke nach Möglichkeit geschont wird. Manches hängt ja dabei von der Dexterität des Untersuchers ab, vieles aber auch von der Empfindlichkeit oder Beherrschtheit des Kranken. Nachdem aber diese letzteren Faktoren nicht vorher bekannt sein können, und man sich außerdem stets darauf gefaßt machen muß, daß die komplizierten Untersuchungen evtl. öfters wiederholt werden müssen, tut man gut, vor der instrumentellen Untersuchung stets zu anästhesieren.

Die Gründe, die man gegen die Anästhesierung anführt, sind gegenüber diesen Momenten nicht stichhaltig, zumal die mit den notwendigen Kautelen ausgeführte Anästhesierung ohne Gefahren ist. In seltenen Fällen ist es, um die Untersuchung überhaupt ausführen zu können, sogar notwendig, über die einfache Schleimhautanästhesie hinaus, welche durch vorsichtige Einspritzung geeigneter Mittel (Novocain, Tutocain) in die Harnröhre ausgeführt wird, zur totalen Anästhesierung der empfindsamen unteren Harnwege zu schreiten. Statt der die Nierenfunktion beeinträchtigenden und mit sonstigen Unbequemlichkeiten und Störungen verbundenen Allgemeinnarkose ist für solche Fälle die Verwendung der Sakralanästhesie, als Methode der Wahl, empfehlenswert.

Daß die maximale Weite der Harnröhre eine die 23 Charrière meistens weit übersteigende ist, ist wohl bekannt, trotzdem ist es überflüssig, über diese Weite bei der diagnostischen Untersuchung hinauszugehen, da einmal sicherlich individuelle Schwankungen in der Weite der Urethra bestehen, die sich über dieser Grenze abspielen mögen, dann, weil Verengerungen, die diesen Maßstab nicht überschreiten, ohne Folge für die Funktion der Harnröhre und für die oberen Harnwege sind. Es ist sicherlich falsch, wie von manchen Autoren gewünscht wird, Sonden bis 30 Charrière einzuführen und nur dann von normaler Durchgängigkeit zu reden, wenn diese maximale Dehnung gelingt. Aus demselben Grunde entfallen die Dehner als diagnostische Instrumente ganz dem Bereiche unserer Betrachtungen.

Daß Harnröhrenverengerungen viel häufiger diagnostiziert werden, als sie tatsächlich vorhanden sind, ist bekannt. Schuld daran ist die unkorrekte Vornahme der Untersuchung. Empfindlichkeit der Schleimhaut im allgemeinen, durch umschriebene entzündliche Prozesse bedingte Schmerzhaftigkeit im speziellen, können spastische Zustände der Harnröhre und der Dammuskulatur auslösen, die das Durchführen der Sonde verhindern. Schon aus diesem Grunde ist die gute Anästhesierung für die Untersuchung eine Vorbedingung.

Hat man eine Verengerung der Harnröhre gefunden, so wählt man zunächst immer dünnere Metallsonden, bis es gelingt, diese zu passieren. So zweckmäßig aber die dickeren Instrumente für die Einführung sind, so unzweckmäßig, sogar gefährlich können die dünneren werden, da sie keine sichere Handhabe mehr für Führung und Gefühl bieten und leicht verletzen können. Kommt man daher mit Nummer 12 noch nicht zum Ziel, so ist es empfehlenswert, weiche, geknöpfte Seidenbougies zu nehmen. Mit diesen fängt man gewöhnlich 1 bis 2 Nummern höher an, als man mit den Metallinstrumenten aufgehört hat und sondiert bis 6—8 Charrière weiter. Wenn auch diese Versuche nicht zum Ziele führen, wendet man die filiformen Instrumente an.

Bei der Feststellung der Verengerung ist zu berücksichtigen, daß nicht allein diese, sondern die oft vorhandene Verziehung und Abknickung der Harnröhre an der instrumentellen Undurchgängigkeit Schuld tragen kann. Letztere kann von der weichen Bougie eher passiert werden. Man soll bei diesen Versuchen stets reichlich Gleitmittel verwenden, evtl. die Harnröhre selbst mit sterilem Öl anfüllen, natürlich nur dann, wenn eine beträchtliche Verengerung erwartet wird, welche die weitere instrumentelle Untersuchung ohnehin vereitelt.

Über die Stelle der Verengerung gewinnen wir durch die Länge der eingeführten Instrumententeile eine Vorstellung. Vor dieser Stelle in der Harnröhrenwand sitzende Veränderungen lassen sich durch Befühlung über der Sonde feststellen. Das, was von den Abweichungen hinter einer nicht oder nur durch dünnste Instrumente passierbarer Striktur sitzt, entgeht natürlich zunächst unserer Beobachtung, und so begegnet die Feststellung multipler Strikturen manchmal großen Schwierigkeiten. Bei der Berücksichtigung der anatomischen Tatsache, daß die schlimmsten Verengerungen meistens in der Pars bulbosa resp. membranacea sitzen, können wir die diagnostischen Bemühungen für gewöhnlich als abgeschlossen betrachten, wenn wir über diese Region hinweggekommen sind.

Das Gefühl bei der Einführung der Sonde orientiert uns meistens darüber, ob wir es mit einer harten, narbigen oder weichen, entzündlichen Verengerung zu tun haben. Ebenso vermittelt uns die Sonde das Gefühl eines Fremdkörpers oder Konkrements. Weitere klinische Gesichtspunkte beziehen sich dann auf die Feststellung der Ätiologie und der besonderen Natur der vorgefundenen Hindernisse, die in den entsprechenden Kapiteln des Handbuchs nachzulesen sind.

So groß die Wichtigkeit der endoskopischen Methoden für die Urologie im allgemeinen ist, so gering ist die diagnostische Bedeutung der Urethroskopie der vorderen Harnröhre. Sie hat nur für die gonorrhoische Erkrankung eine gewisse Bedeutung, indem sie die Feststellung vereinzelter erkrankter Drüsen und Lakunen der Harnröhre ermöglicht, die man auf diese Weise einer lokalen Behandlung unterziehen kann. Eine weitere Anwendungsweise bezieht sich auf die Verengerungen, die man unter Umständen durch das Urethroskop einstellen und sondieren kann. Schließlich wendet man das sog. vordere Urethroskop noch für die Untersuchung der weiblichen Harnröhre an, wobei sich Veränderungen am Blasenhals, die manchmal Ursachen chronischer Beschwerden sind, gut beobachten lassen. Eine erhöhte Bedeutung ist jedoch der Besichtigung der hinteren Harnröhre zuzuschreiben. Diese stellt besonders in der Form der sog. Irrigations-Urethroskopie oder Cysto-Urethroskopie eine auch technisch gut entwickelte Untersuchungsmethode dar. Ihre Bedeutung hat sie dem Umstand zu verdanken, daß Blasenstörungen vielfach nur ein klinisches Zeichen von Erkrankungen, wie man sagt, der hinteren Harnröhre darstellen. In Wirklichkeit ist aber die Erkrankung der hinteren Harnröhre keine anatomisch vollwertige Bezeichnung, da sie nur eine Folge der Erkrankung der Prostata und Samenblasen darstellt. Es mag wohl vorkommen, daß bei chronischem Kranksein derselben auch in der hinteren Harnröhre sich Veränderungen einstellen, die eine gewisse Selbständigkeit für die klinische Beurteilung erlangen können, es wäre aber falsch, sie allein zu berücksichtigen und die Grundkrankheit unbeachtet zu lassen. Daß man diese Auffassung aber bei der Untersuchung voll honoriert, ist von besonderer Wichtigkeit. Es sind also die Erkrankungen der großen Adnexe, für deren endoskopisch wahrnehmbaren Folgen die hintere Urethroskopie resp. Cysto-Urethroskopie eine Beobachtungsmöglichkeit darbietet, die um so ausgiebiger ist, da man sie durch das letztgenannte Instrument auch noch auf die Veränderungen des sog. Blasenhalses ausdehnen kann.

Die Momente, die dabei hauptsächlich berücksichtigt werden müssen, sind: 1. Das Veru montanum, 2. die Ausführungsgänge der Prostata und der Ductus ejaculatorii, 3. die sog. Übergangsfalte zwischen Blase und Harnröhre, 4. die Form der prostatischen Harnröhre. Der Samenhügel ist bei Erkrankungen der großen Adnexe stets verändert. Chronische Stauung, Hyperämie, kollaterale Ödeme bewirken gewebliche Veränderungen, die sich in der Form einer wahrnehmbaren Hyperplasie dokumentieren. Auch sonstige Zeichen der Entzündung sind als oberflächliche Schleimhautveränderungen feststellbar. Man suche stets darauf oder daneben nach der Ausmündung der Ductus ejaculatorii. Die anatomische Lage derselben ist einer großen Variabilität unterworfen, sie können, falls sie im sog. Utriculus prostaticus münden, überhaupt nicht auffindbar sein. Dieser Umstand ist wichtig, weil dadurch die Sondierung der Ductus ejaculatorii von vornherein vereitelt werden kann. Ob bei dem Ausbau dieser zweifellos wichtigen Untersuchungsmethode sich Wege finden werden, um diese Schwierigkeit auszuschalten, ist fraglich. Vielleicht lassen sich jedoch funktionelle Momente in den Dienst der Untersuchung stellen, durch welche man diese Hindernisse umgehen kann. Es ist ferner auf die Beschaffenheit des evtl. an den Ausführungsgängen hängenden Sekrets, auf die Weite der prostatischen Ausmündungen, auf die Farbe der Schleimhaut in deren Umgebung zu achten. Die Beobachtung der Übergangsfalte gibt ein tadelloses Bild über die Morphologie des Blasenhalses, welche die cystoskopischen Wahrnehmungen wirksam ergänzt; schließlich kann man durch Entlangführen des Instrumentes allen Form- und Größenveränderungen der prostatischen Harnröhre nachgehen. Um nur die wichtigsten diagnostischen Möglichkeiten zu nennen, welche uns diese Untersuchung vermitteln kann, sei noch einmal auf die chronisch-entzündlichen Adnexerkrankungen, dann auf ihre in das Gebiet der Sexualpathologie hinüberspielenden Folgezustände, ferner auf die klinische Analyse der Störungen der Harnentleerung durch kleinste subvesicale Prostataadenome, durch die sog. Blasenhalssklerose, schließlich auf die Nachweisbarkeit sog. prostatischer Klappenbildungen hingewiesen. Ist ein Teil dieser Krankheitsformen auch verhältnismäßig selten, so sind doch die Fortschritte unverkennbar, welche der Diagnostik aus der methodischen Anwendung dieser Untersuchungsmöglichkeit in geeigneten Fällen erwachsen.

Im Falle der Durchgängigkeit der Harnröhre im Anschluß an diese Untersuchung, sonst vor der instrumentellen Untersuchung der Blase, muß die für die klinische Beurteilung hervorragend wichtige Tatsache, ob diese sich ganz oder nur teilweise bei der Miktion entleert, festgestellt werden. Der Umstand, ob *Resturin* vorhanden ist oder nicht, kann bestimmend einwirken auf die Auffassung des Falles. Der Resturin ist das klinische Zeichen eines pathologisch-physiologischen Vorganges, der Insuffizienz des Detrusors. Diese kann temporär und ständig, dekompensiert, leicht gestört und vollkommen unzulänglich sein. Sie besteht ganz im allgemeinen aus einer Gleichgewichtsstörung zwischen den dynamischen Leistungen des Detrusors und des Sphincters, wobei schließlich der erste den kürzeren zieht. Eine Ermüdung des Detrusors äußert sich zunächst darin, daß er nicht imstande ist, die Blase mit der physiologischen, einzigen bis zur völligen Entleerung anhaltenden automatisch regulierten Kontraktion zu entleeren. Eine solche Ermüdung kann auch dann erfolgen, wenn ein Mann mit gesunder Blase sehr lange gegen den Harndrang anzukämpfen genötigt ist. Bei nachlässiger Entleerung der Blase wird diese nicht mehr in einer, sondern in zwei oder mehreren dicht hintereinander erfolgenden Etappen, hervorgerufen durch unterbrochene zwei- oder mehrmalige Detrusorkontraktionen, erfolgen. Von diesen sozusagen physiologischen Graden der Insuffizienz kann diese sich bis zu der kompletten Retention, bis zu der Unmöglichkeit jedes Detrusoreffektes steigern. Je langsamer der Weg bis zu diesem Stadium, um so ungeheuerlicher kann die Überdehnung der Blase werden, auch um so größer die Menge des Restharns, welcher zuweilen viele Liter betragen kann.

Erscheint auch die klinisch erfaßbare Störung der Funktion als solche des Detrusors, so scheint es doch, daß die primäre Störung, wie auch sonst bei ähnlichen Zuständen in der Pathologie, im Sphincter sitzt. Sie besteht entweder in einer primären Innervationsstörung desselben, also in einer Hypertonie, oder in einer auf Gewebsveränderung lokaler Art beruhenden Funktionsstörung. Die erstere Möglichkeit ist einheitlich und klar erfaßbar und tritt in Erscheinung bei allen durch zentrale Innervationsstörung bedingten Formen mangelhafter Blasenentleerung, also, um die häufigsten Formen zu nennen, bei Tabes, multipler Sklerose und bei den Folgezuständen der Entwicklungsstörungen des Lumbalmarkes, bei der wahren Spina bifida occulta. Ob in diesen Fällen zu den früheren rein funktionellen später nicht auch sekundäre, degenerative Veränderungen hinzutreten, ist anatomisch nicht erforscht, dürfte aber auf Grund ähnlicher Erfahrungen der menschlichen Pathologie erwiesen sein. Dafür spricht auch, daß die Erfolge unserer operativ-therapeutischen Maßnahmen bei solchen Patienten, welche die Hypertonie durch Eingriffe am Sphincter beseitigen, nur von vorübergehendem Erfolg gekrönt sind, dessen Dauer natürlich im Maße der Progredienz der Krankheit individuellen Schwankungen unterworfen ist.

Die andere, noch größere Gruppe der Sphincterfunktionsstörungen, die durch lokale gewebliche Veränderungen, zerfällt in zwei Gruppen: in der ersten Gruppe handelt es sich um die Störung der Sphincterfunktion durch eine innerhalb dessen Bereiches sich entwickelnden Prostatageschwulst. Ob hier die Störung der Erschlaffung durch das Auseinanderzerren der Muskulatur, ob sie durch Veränderung der physiologischen Grundbedingungen der Funktion eintritt, oder ob auch entzündliche Vorgänge des Adenoms und deren Übergreifen auf die Muskulatur dabei eine Rolle spielen, läßt sich zunächst schwer analysieren. Die Tatsache ist durch alltägliche klinische Vorkommnisse erhärtet. Die zweite Gruppe umfaßt die Störungen bei akuten und chronischen Entzündungen der Adnexe. Hier ist zweifellos das Übergreifen der Entzündung die Ursache der Störung. Bei akuten Prozessen (Retention beim Prostataabsceß) ist das Ödem und die akute entzündliche Infiltration, bei chronischen Prozessen die Vermehrung des interstitiellen Bindegewebes, die manchmal zu wahren Strikturen, öfters zu der Sklerose des Blasenhalses und Unterdrückung der Sphincterfunktion führen muß. Daß bei dieser Vielfältigkeit der Ätiologie die klinische Analyse für den Einzelfall mehr besagt als die Blasenmanometrie, ist klar und auch mit die Ursache, daß diese Untersuchungsmethode sich nicht durchsetzen konnte. Auch für die Bestimmung der Therapie und Beurteilung ihrer Erfolge läßt sich zunächst diese rein klinische Gliederung verwenden.

Die instrumentelle Untersuchung der Blase stellt sozusagen das Hauptgebiet der urologischen Untersuchung dar. Die Sondenuntersuchung, die neben der rohen und nur für die weibliche Blase anwendbaren Methodik der digitalen Austastung in früheren Zeiten gut ausgebildet war, hat heutzutage nur noch für die Stein- und Fremdkörperdiagnostik eine gewisse Bedeutung. Die endoskopische Betrachtung der Blase, als die gründlichste, zuverlässigste und unmittelbarste Untersuchungsmethode, beherrscht die Diagnostik der Blasenerkrankungen und ist zur Vermittlerin der Erforschung der oberen Harnwege und der Nierentätigkeit geworden. Den theoretischen Grundlagen derselben und ihrer technischen Ausbildung ist das nachfolgende Kapitel gewidmet. Auch bei der Besprechung der Cystoskopie beschränken wir uns daher auf die rein klinisch-diagnostischen Gesichtspunkte.

Es darf nicht wundernehmen, wenn bei der werbenden Kraft der Idee, durch die Besichtigung der Blase alle diagnostischen Schwierigkeiten auszuschalten, die Cystoskopie vielleicht häufiger ausgeführt wird, als sie unbedingt notwendig wäre. Sie wird im allgemeinen und mit Recht für eine harmlose Untersuchungsmethode gehalten, die man ohne besonderes Risiko für den Kranken durchführen kann. Dem ist nicht ganz so, und bei der heutigen weit über die Kreise der Befugten reichenden Verbreitung dieser Untersuchungsmethode wird man nur durch die strenge Befolgung gewisser Regeln vermeiden können, daß zuweilen kein Schaden damit gestiftet wird. Denn Schaden kann gestiftet werden, und zwar durch die Art und Weise der Verwendung, durch die unzweckmäßige Wahl des Instrumentes und durch die Verwendung desselben überhaupt.

Als erste Regel gilt, daß die Cystoskopie, wie das bereits betont wurde, den Schlußakt der urologischen Untersuchung bilden soll. Bevor sich der Untersucher dazu entschließt, sie auszuführen, muß er alle sonstigen Untersuchungsmethoden und Möglichkeiten erschöpft haben, muß über die allgemeine klinische Eigenart des Falles vollkommen im Bilde sein.

Manche Fälle verlangen eine besondere Vorbereitung für die Blasenspiegelung. Schwierigkeiten entstehen bei schweren Störungen der Toleranz, wodurch eine für die Untersuchung notwendige minimale Anfüllung der Blase, und das Unterdrücken des Harndranges auf die für die Durchführung der Untersuchung notwendige Zeitdauer vereitelt werden können. Bei echten Schrumpfblasen kommt man über diese Schwierigkeiten kaum je hinweg, da das evtl. erzwungene Blasenbild durch die mangelnde Entfaltungsmöglichkeit unklar bleiben wird, bei allen anderen Formen der Toleranzstörung besitzen wir in der Sakralanästhesie ein wirksames Mittel zur Ermöglichung der Untersuchung.

Um die Blase nicht zu reizen, muß die für die Spiegelung zwecks Entfaltung derselben notwendige Füllung mit einem chemisch und physikalisch reizlosen, die optischen Bedingungen berücksichtigenden Medium gefüllt werden. Man nimmt am besten, nachdem die Versuche, die Blase mit Luft oder sonstigen Gasen auszufüllen, als unvorteilhaft sich erwiesen haben, und nur für die sog. Cystoskopie à vision directe noch in Gebrauch stehen, welche aber kaum je Verwendung findet, eine körperwarme reizlose Flüssigkeit, steriles Wasser, physiologische NaCl-Lösung, 3% Borsäurelösung dazu. Man läßt die sonst sterile Füllflüssigkeit langsam bei niedrigem Druck aus dem Irrigatorschlauch in die Blase einlaufen, um auch eine mechanische Reizung zu vermeiden und hört bei der Füllung, welche das Gefühl der vollen Blase erweckt, sofort auf. Die Füllung der Blase geschieht heutzutage nur noch durch die Vermittlung des Spülansatzes des eingeführten Cystoskopes. Für gewöhnlich gebraucht man eine Füllung von 150—200 ccm zur Untersuchung der Blase. Diese Menge genügt zur normalen Entfaltung. Liegt die Toleranzgrenze unterhalb solcher Dehnbarkeit der Blasenwände, so muß man sich mit einer geringeren Füllung begnügen. Bei Füllungen von 60—80 ccm kann man noch mit der wünschenswerten Sicherheit in der Blase manipulieren. Bei noch geringerer Dehnbarkeit erleichtern moderne kurzschnabelige Instrumente die Besichtigung. Die Beurteilung des Blasenbildes leidet jedoch, wie bereits erwähnt, an der geringen Entfaltungsmöglichkeit.

Um in der Blase sehen zu können, muß das Medium, womit sie gefüllt ist, klar sein und klar bleiben. Bei einem starken Kontingent der Erkrankungen, bei welchen wir die Blasenspiegelung in Anwendung bringen, ist der Urin durch die Beimengung von Eiter oder Blut getrübt. Ist diese Trübung stark, so geht es auch bei solchen Fällen nicht, die Untersuchung ohne Vorbereitung auszuführen. Man muß zunächst versuchen, die Blase klar zu spülen, was mit den modernen Spülvorrichtungen meistens gelingt. Die größten Schwierigkeiten bestehen bei vesicalen Blutungen und starken schleimig-eitrigen Niederschlägen in der Blase, währenddem man bei selbst heftigen renalen Blutungen und Pyurien leichter zum Ziele kommt.

Auch sehr große die Blase fast ausfüllende Geschwülste und Konkremente können die Spiegelung erschweren, sogar vereiteln.

Die beste Orientierung in der Blase gewährt uns ein sog. Untersuchungscystoskop mit möglichst weitem Gesichtsfeld. Aus Zweckmäßigkeitsgründen sind diese Instrumente so gebaut, daß sie mit einem Harnleitercystoskop kombiniert sind, um der Untersuchung der Blase ohne Instrumentenwechsel die Harnleiterkatheterung anschließen zu können. Wenn es die Verhältnisse zulassen, soll man also stets mit einem solchen Instrument die Untersuchung vornehmen. Gewiß hat das Bestreben zur Schonung des Kranken mit möglichst dünnen Instrumenten zu arbeiten, vieles für sich. Bei einfach liegenden Verhältnissen, insbesondere bei rein renalen Erkrankungen, besteht auch die Möglichkeit, in diesem Sinne vorzugehen. Bei der unvermeidlichen Verkleinerung des Gesichtsfeldes bei kleinkalibrigen Instrumenten wird jedoch die Besichtigung des Blaseninnern verlangsamt und die Möglichkeit, Veränderungen darin zu übersehen, erhöht. Die Wahl des Untersuchungsinstrumentes soll daher stets unter genauer Berücksichtigung der besonderen Umstände des Einzelfalles und nicht schematisch erfolgen. Bei der Frau kommen immer die Normaluntersuchungsinstrumente in Anwendung, da selbst bei der selten vorhandenen Verengerung oder Starrheit der weiblichen Harnröhre ihre Erweiterung durch Anwendung gerader Metallstifte (HEGARsches Prinzip) mit Leichtigkeit gelingt. Beim Manne kann die Verengerung der Harnröhre wesentliche Schwierigkeiten für die Ausführung der Cystoskopie bereiten, diese sogar solange vereiteln, bis die Striktur durch entsprechende konservative oder operative Vorbehandlung teilweise oder ganz beseitigt ist. Ebenso können Veränderungen in der prostatischen Urethra die Einführung des Instrumentes erschweren, ja unmöglich machen. Die größere Länge der Harnröhre bei Prostatikern kann durch die Verwendung längerer Cystoskopschäfte meistens wettgemacht werden. Bei hochgradigen intravesicalen Formen ist die Besichtigung der Blase stets sehr behindert, bei exzessiven Fällen unmöglich. Starke Verdrängung der hinteren Harnröhre durch ungleichmäßig entwickelte Adenome kann ebenfalls Schwierigkeiten bereiten. In solchen Fällen läßt sich die Einführung durch Leiten des Cystoskopes mit dem in das Rectum eingeführten Zeigefinger der linken Hand, evtl. im Stehen, oder durch das Anschrauben einer Leitsonde an den Cystoskopschnabel (Lampe) durchführen. Die moderne Technik ermöglicht schließlich die Fabrikation von ganz dünnen, kurzen Instrumenten, welche auch die Behandlung der kindlichen, sogar der Säuglingsblase möglich machen. Bei der Kleinheit des Gesichtsfeldes solcher Instrumente gehört zur Ausführung der Untersuchung eine größere Sicherheit und Übung, als beim Erwachsenen.

Aus diesen Erörterungen geht mancherlei hervor: erstens die Auswahl der Instrumente, die der Urologe unbedingt besitzen muß. Er kann nicht mit einem Instrument jede Situation meistern. Durch die zweckmäßige Wahl der Cystoskope kann uns der Erfolg der Untersuchung garantiert und Schädigungen des Kranken vermieden werden. Zweitens, daß eine gründliche Vorbereitung, bestehend in der Untersuchung und Bereitstellung der Harnröhre, in der Beherrschung und Ausnützung der Toleranz, in der Ermöglichung klaren Sehens unbedingt notwendig sind, um die Untersuchung zu gestatten. Die Art und Weise der Verwendung des Blasenspiegels muß zweckdienlich und genügend schonend sein. Aus diesen Momenten lassen sich die relativen Gegenindikationen der Cystoskopie ableiten. Eine absolute Gegenindikation bieten schwere Allgemeinreaktionen des Patienten bei jeder instrumentellen Berührung, bei klinisch nicht besonders in Erscheinung tretenden Erkrankungen der Adnexe, schwere klinisch feststellbare Adnexveränderungen, wie akute Entzündung und Absceßbildung in denselben, schließlich absolute Unmöglichkeit der Einführung des Instrumentes infolge Veränderungen der Harnröhre, in allen Fällen natürlich nur so weit, soweit die Hindernisse nicht abgebaut werden können. Erfordert irgendeine vitale Indikation die Untersuchung der Blase in solchen Fällen, so müssen wir im Falle entzündlicher Erkrankungen die Einführung doch riskieren, bei Unwegsamkeit durch die Eröffnung der Blase auf chirurgischem Wege ihre Besichtigung ermöglichen.

Es erscheint von vornherein für wahrscheinlich, daß bei der Eröffnung der Blase durch die Sectio alta ihre Besichtigung mit aller nur wünschenswerten Klarheit vorgenommen werden kann, daß bei dieser Art der Untersuchung unseren Blicken sich kaum je eine Veränderung verbergen könnte. Dem ist aber nicht so. Wir sehen das Blaseninnere mit dem vergrößernden, objektnahen optischen Instrument viel besser, beurteilen seine Veränderungen viel sicherer, wie bei eröffneter Blase, wobei die Entfaltung der Schleimhaut fehlt, wodurch Veränderungen, wie z. B. Einmündungen von Divertikeln verdeckt bleiben können. Deswegen muß dieses Vorgehen stets das Ultimum refugium bleiben, zumal wir nach seiner Ausführung für gewöhnlich nicht mehr in der Lage sein werden, die Untersuchung unter normalen Bedingungen zu ermöglichen. So beschränkt sich ihre Indikation für die Blasendiagnostik heute wohl nur noch auf die Klärung lebensbedrohender Blutungen der Blase bei Unmöglichkeit der Cystoskopie. Aber auch diese Indikation wird noch weiter dadurch eingeschränkt, daß die sonstige allgemeine klinische Untersuchung und der Röntgenbefund uns in manchen Fällen diagnostisch weiter helfen, in welchen die instrumentelle Erforschung der Blase versagt hat.

Der Ausbau der Blasenbesichtigung zur Blasenphotographie und Kinematographie (Kinemaskopie) soll hier, da er in diagnostischer Hinsicht kaum je Nennenswertes bieten wird, nur der Vollständigkeit halber erwähnt sein.

Besondere optische Konstruktionen ermöglichen die Besichtigung des Blaseneingangs von vorne, wie er sich für das gewöhnliche Cystoskop etwa bei der Untersuchung durch die künstlich angelegte Blasenfistel präsentiert. Außer diesen Instrumenten mit retrograder Optik sind jedoch auch solche im Gebrauch, welche durch Kombination verschiedener Optiken, evtl. durch die am ALBARRANschen Hebel angebrachten Spiegelfläche erzielten Spiegelbildes die restlose Besichtigung der Blasenwand gestatten.

Welches sind nun die hauptsächlichen klinischen Momente, die uns die Besichtigung der Blase ermittelt?

Das wichtigste klinische Moment liegt wohl in der Möglichkeit der Bestimmung, ob es sich um eine Erkrankung der Blase oder der Niere handelt, oder ob eine Kombinationsform der Erkrankungen beider Organe vorliegt. Diese Feststellung ist von richtunggebender Bedeutung in der urologischen Diagnostik. Demgemäß muß die Aufmerksamkeit des Untersuchers zunächst auf die Besichtigung der Blasenwände in ihrer Gesamtheit gerichtet sein. Am augenfälligsten sind die Veränderungen der Schleimhaut, welche uns die verschiedensten Formen akuter und chronischer Entzündung, deren aspezifische und spezifische Abarten in den verschiedensten Stadien ihrer Entwicklung in oft derart charakteristischer Weise wiedergeben, daß ein Blick des geübten, erfahrenen Untersuchers zur diagnostischen Orientierung genügt, Steine in der Blase oder in der Harnleitermündung, funktionelle oder auf Hypertrophie des Detrusors beruhende Balkenbildung sind ebenfalls leicht feststellbare Befunde. Ebenso wie die Feststellung der Harnleitermündungen, die nur bei gewissen komplizierenden Momenten Schwierigkeiten bieten kann. Ferner wird man auf das Vorhandensein abnormer Öffnungen in der Blasenwand achten, wobei man die Prädilektionsstellen der Divertikel am Fundus und Vertex der Blase besonders berücksichtigt. Schließlich richtet man auf eventuelle abnorme Kommunikationen zwischen den sonstigen Organen des kleinen Beckens und der Blase seine Aufmerksamkeit. Als letzte wichtige Gruppe der reinen Blasenerkrankungen ist noch die Gruppe der Geschwülste zu erwähnen, wobei man ihre makroskopische Gut- oder Bösartigkeit zu bestimmen bestrebt sein wird. Erkrankungen der Prostata gehen mit Veränderungen des Trigonums und der Gestaltung des Blasenhalses einher, ebenso die Senkung der vorderen Vaginalwand durch die Bildung einer Cystocele. Auch Erkrankungen des Zentralnervensystems sind nicht ohne Folgen auf das Bild des Blasenhalses und der Blasenwandung (Trabekelblase). Die Beobachtung der Harnleitermündungen, die sog. Meatoskopie, vermittelt wichtige Schlüsse über Intaktheit oder Erkrankung der Niere.

Wir müssen bei diesen Feststellungen bei ihrer Wichtigkeit etwas länger verbleiben, sie einzeln vornehmen und vom klinischen Standpunkt aus näher entwickeln:

Die entzündlichen Veränderungen der Blasenwand können einen diffusen Charakter haben, sich über die ganze Wandung ausdehnen oder sie können besondere Partien ergriffen haben, wobei die übrige Blase von solchen Veränderungen vollkommen frei geblieben sein kann.

Diffus sind die Veränderungen im allgemeinen bei akuten und vorgeschrittenen spezifischen Infektionen. In solchen Fällen lassen die allgemeinen klinischen Symptome auch keinen Zweifel über die Akuität der Erkrankung. Diffuse Blasenveränderungen ohne akute klinische Begleiterscheinungen kommen bei den von den oberen Harnwegen ausgehenden Infektionen des Harntraktes vor, bei allen Formen der Pyelitis resp. Pyelonephritis. Sie können während der Zeit der klinischen Latenz bis auf eine leichte Injektion des Blasenhalses ganz verschwinden. Umschriebene, auf eine bestimmte Partie der Blasenschleimhaut lokalisierte Veränderungen sind die Auswirkung beginnender spezifischer Infektion oder der Erkrankung eines Nachbarorgans der Blase. Es sind vor allem die Erkrankung der Umgebung der Harnleitermündung bei der Nierentuberkulose, und die Veränderungen der korrespondierenden Teile der Blasenkuppe bekannt. Weniger verbreitet ist die Bekanntschaft der isolierten Veränderung des Trigonums bei Entzündung der Adnexe. Perimetritis und Pyosalpinx gehen mit isolierter Injektion und Ödem der Schleimhaut einher, ebenso wie appendicitische Eiterungen, welche in der Nachbarschaft der Blase sich lokalisieren. Klinisch findet man bei allen diesen Erscheinungsformen die Symptome der sog. Cystitis. Geht man ihren Ursachen nach, so bleibt von diesem früher die Urologie beherrschenden Krankheitsbild wohl kaum noch etwas übrig.

Daß Injektion, Ödem, umschriebene follikuläre Herde, oberflächliche Geschwürsbildung, cystische Umwandlung — alles Veränderungen, die durch die endoskopische Betrachtung festgestellt werden können — nur verschiedene Ausdrucksformen der geweblichen Reaktion auf die Infektion darstellen und keine selbständigen Erkrankungsformen der Blase sind, ist ebenfalls bekannt. Damit wird auch die Einteilung in die vielen Formen der Cystitis, welche pathologisch-ätiologisch gar keine, und klinisch nur insofern eine Berechtigung hätte, daß schwere Veränderungen langsamer, geringe schneller ausheilen können, hinfällig. Schwierigkeiten kann manchmal bereiten die Unterscheidung tuberkulöser und aspezifischer Veränderungen, da follikuläre Gewebsverdichtungen Tuberkeln und chronisch-entzündliche Geschwüre tuberkulösen Ulceras sehr ähnlich sein können. Andererseits findet man auch bei der Tuberkulose zuweilen nur eine Injektion der Schleimhaut ohne sonstige Gewebsveränderungen, und selbst die für die Tuberkulose so charakteristischen Veränderungen des Harnleiterendes, wie wir weiter unten genauer ausführen werden, auch bei aspezifischen Infektionen vorzukommen pflegen.

Schließlich wären noch die solitären Geschwüre der Blase zu erwähnen, wie sie unter dem Namen des Ulcus simplex und elusive ulcer bekannt sind. Sie haben im cystoskopischen Bild eine schon durch ihre Einzigkeit typische Form der Erscheinung, und machen in diagnostischer Hinsicht weniger Schwierigkeiten als in therapeutischer Beziehung.

Die endoskopische Steindiagnostik bezieht sich der Hauptsache nach auf die Feststellung des Vorhandenseins von Konkrementen, ihrer Zahl und Größe, wobei jedoch auch Untersuchern mit Erfahrung Irrtümer unterlaufen können, Farbe und Oberflächenbeschaffenheit, kurz und gut auf die Feststellung aller morphologischen Eigenschaften derselben. Schwierigkeiten bereitet die endoskopische Feststellung von in echten und falschen Nebenhöhlen der Blase sitzenden sog. Divertikelsteinen. Es ist daher stets auch auf die Beweglichkeit der Konkremente zu achten. Kaum zu übersehen sind die kurz vor dem Geborensein sich befindenden Steine des Harnleiters.

Jede Detrusorkontraktion löst die Balkenbildung der Blasenwand aus. Diese funktionelle Balkenbildung ist fein gezeichnet, verschwindet, um während der Untersuchung öfters wiederzukehren. Bei ihrem Erscheinen gibt der Kranke, befragt, leichten Harndrang an. Sie ist nur als Zeichen der größeren Reizbarkeit der Blase oder einer relativ starken Entfaltung zu bewerten. Die richtige Balkenblase ist der morphologische Ausdruck der Hypertrophie der Blasenmuskulatur und die Folge einer gesteigerten funktionellen Inanspruchnahme derselben. Sie deutet also auf klinische Zustände, die bei Abflußbehinderungen aus zentralen und peripheren Gründen entstehen. Bei zentralen Störungen verrät sich jede Gleichgewichtsstörung zwischen Sphincter und Detrusorfunktion durch Balkenbildung. Selbst ohne ein zweites endoskopisch wahrnehmbares Zeichen der Innervationsstörung, welches in der Erschlaffung des Sphincters und die dadurch bedingte Ableuchtbarkeit des Anfangsteils der hinteren Harnröhre besteht, sog. SCHRAMMsches Phänomen, genügt diese, um unsere Aufmerksamkeit auf eine Erkrankung des zentralen Nervensystems zu lenken. Bei der multiplen Sklerose und bei manchen Formen der Rückenmarksschwindsucht können die Blasensymptome die ersten nachweisbaren Zeichen der Erkrankung darstellen und den sonstigen klinischen Symptomen lange vorausgehen.

Entsprechend der langsameren und länger dauernden Entwicklung finden sich bei Fällen von Prostataadenom die höchsten Grade der Balkenbildung. Ihre Deutung begegnet um so weniger Schwierigkeiten, da auch der Blasenhals in diesen Fällen endoskopisch typisch verändert zu sein pflegt. Die Balkenbildung ist oft mit der Entwicklung multipler kleinerer und größerer Blasenzellen, welche den Raum zwischen den Balken einnehmen, verbunden. Ähnliche Bilder findet man, wenn auch seltener, bei hochgradigen, vernachlässigten Strikturen der Harnröhre und bei chronisch-entzündlichen Störungen der Sphincterfunktion bei Adnexerkrankungen.

Eng an diese Befunde anschließend muß man die Blasendivertikel erwähnen. Die endoskopische Betrachtung derselben im Zusammenhang mit sonstigen klinischen Erscheinungen vermag vielleicht mehr Klärung auf ihre Genese zu werfen als histologische Untersuchungen. Daß ein Teil derselben als eine angeborene Mißbildung resp. Fehlbildung zu betrachten ist, unterliegt keinem Zweifel. Zu diesen gehören die Urachusdivertikel, nach denen man in der Blasenkuppe fahndet und zum größten Teil wohl auch die sog. Uretermündungsdivertikel, ferner diejenigen als große Seltenheiten vorkommenden Ausstülpungen, welche am Blasenhals und am Übergang der prostatischen Harnröhre liegen. Die bei der Mehrzahl der Divertikel stets vorhandene Sphincterhypertonie und Balkenblase weisen darauf hin, daß wir es in diesen Fällen mit einer auf angeborene Prädilektionsstellen lokalisierten Veränderung der Blase zu tun haben, welche auf den erhöhten Innendruck zurückzuführen sind. Daß Kombinationen dieser Erkrankungen und Übergänge vorkommen und daß exzessive Ausbildung jede morphologische und ätiologische Differenzierung vereiteln kann, tragen dazu bei, daß die für die Behandlung dieser Veränderung so notwendige Klarheit in der Pathogenese noch immer nicht erzielt werden konnte.

Divertikel können selbst erkrankt sein. Schwere entzündliche Prozesse, Steine und Geschwülste sind es, auf die man bei ihrer Besichtigung besonders achten muß. Endoskopisch kann Eiterabfluß und Blutung, evtl. Hervorragen der Konkremente oder der Geschwulst aus der Divertikelmündung auf diese Komplikationen hinweisen. Es werden auch kleine Lämpchen, die, am Sondenende angebracht, in den Divertikel hineingeschoben werden, zur genaueren Besichtigung derselben konstruiert. Ein Divertikel kann unserer Aufmerksamkeit dadurch entgehen, daß zur Zeit der Untersuchung seine Öffnung vollständig verschlossen ist. Die Kommunikation eines Divertikels mit der Blase kann durch die Kontraktion des sog. Divertikelsphincters von wechselnder Größe sein. Die Bewegungen eines solchen Sphincters können auch bei der Endoskopie wahrgenommen werden. Die am Übergang des Divertikels sichtbare Fältelung der Schleimhaut kann nicht zur Unterscheidung der angeborenen und erworbenen Divertikel verwertet werden.

Außer den angeborenen Divertikeln sind von den Blasenmißbildungen auch noch die sog. Vesica bipartita, die sagittal geteilte Blase und die sonstigen seltenen Formen der Doppelblase, die frontale oder transversale Faltung aufweisen können, feststellbar.

Seltenere Vorkommnisse, jedoch von größerer klinischer Bedeutung, sind die inneren und äußeren Fisteln der Blase. Insofern äußere Fistel die Folge ärztlicher Eingriffe sind, beschränkt sich die endoskopische Untersuchung auf besondere ihre Beseitigung ermöglichende Momente, ebenso wenn sie spontan entstanden sind. Bei den inneren Fisteln ist die Endoskopie oft die einzige

Möglichkeit, Klarheit in die obwaltenden Verhältnisse zu bringen. Pathologische Prozesse der Umgebung und operative Maßnahmen im kleinen Becken sind die Ursachen der inneren Fistelbildung. An den pathologischen Prozessen sind meistens der Darm, und zwar hauptsächlich Wurmfortsatz oder Sigmoideum, oder die weiblichen Adnexe mitbeteiligt. Es kann sich dabei um entzündliche Prozesse und Geschwulstbildung handeln. Über die letztere Möglichkeit Näheres bei der Besprechung der analogen Veränderungen der Blase.

Endoskopisch verrät sich die Fistelbildung durch eine als enge Öffnung in Erscheinung tretende Unterbrechung des Schleimhautbezuges. Die nähere Umgebung desselben ist gewöhnlich stark ödematös und gerötet, mit anhaftenden Schleim- und Eiterflocken belegt. Bei Absceßdurchbruch läßt sich die eitrige Absonderung evtl. auch ohne Druck auf die Absceßhöhle nachweisen. Darmfistel werden meistens durch die Beimengung von Kotpartikelchen oder Pneumaturie verraten.

Eine kurze klinisch-diagnostische Schilderung dieses Krankheitsbildes erscheint an dieser Stelle unvermeidlich. Klinisch lassen sich im allgemeinen zwei Perioden bei dieser Erkrankung unterscheiden. In der ersten treten im Anschluß an eine subakute abdominelle Erkrankung plötzlich mehr minder hochgradige Blasenbeschwerden auf, verursacht durch die Mitbeteiligung der Blasenwand durch die Entzündung. Auf diese Weise kann eine mit Absceßbildung im kleinen Becken einhergehende Appendicitis, eine eitrige Perisigmoiditis oder selten ein parametritischer Absceß, öfters eine Pyosalpinx verlaufen. Ein solches Ereignis muß eigentlich die Indikation zur Eröffnung solcher Abscesse abgeben. Versäumt man diesen Eingriff, so erfolgt der Durchbruch in die Blase. Dieser leitet sich mit plötzlicher massiger Pyurie, Temperaturabfall mit hochgradigen Blasentenesmen ein. Diese mildern sich, die Pyurie bleibt stark und läßt sich durch intravesicale Maßnahmen nicht beeinflussen. Die zweite Periode beginnt und verläuft in der Form chronischer Pyurie und Blasenstörungen solange, bis man die Ursache entdeckt und beseitigt hat. Es gibt auch Fälle von gemischten Formen von Eiter- und Blasendarmfisteln, wenn der Absceß nicht nur nach der Blase, sondern auch nach dem Darm zu durchgebrochen war. Auch intermittierende Formen mit zeitweiligem Verschluß der Fistelöffnungen sind bekannt. Durch Einführen einer Harnleitersonde kann man sich über die Ausdehnung der Eiterhöhle nur dürftig orientieren. Bessere Aufschlüsse gibt die Kontrastfüllung mit Röntgenaufnahme. Durch gefärbte Einläufe oder solche mit Kohlensuspension lassen sich die feinsten Kommunikationen zwischen Dickdarm und Blase nachweisen, rectoskopisch evtl. die Stelle und Ausdehnung der Veränderungen im Darm.

Innere Fisteln der Blase, die als Folge operativer Eingriffe eintreten, lassen sich meistens ohne weiteres durch das zeitliche Zusammentreffen mit der Operation erkennen. Eine Ausnahme bilden die durch die Durchwanderung eines bei der Operation in der Bauchhöhle zurückgelassenen Fremdkörpers entstandenen Störungen, die manchmal viele Jahre brauchen, bis sie klinisch in Erscheinung treten. Aber auch bei diesen verläuft die Zwischenzeit für gewöhnlich nicht symptomlos, wenn auch von seiten der Blase, so nicht von seiten des Abdomens. Selten wird in solchen Fällen die rectale resp. vaginale Untersuchung ergebnislos verlaufen.

Eine besondere klinische Bedeutung kommt der endoskopischen Untersuchung bei der Diagnose der Geschwülste der Blase zu. Sie bezieht sich auf die Feststellung der Lokalisation, der Größe, der Zahl und der Art der Geschwulst. Um den letzteren Umstand vorwegzunehmen, muß man sagen, daß es keine absolute Möglichkeit gibt, gutartige und bösartige Blasengeschwülste in jedem Fall voneinander endoskopisch zu unterscheiden. Wenn man über die besondere Biologie dieser Geschwülste unterrichtet ist, und an ihre morphologischen Besonderheiten denkt, die selbst den Pathologen manchmal über ihre wahre Natur in Zweifel lassen können, so wird man sich über diesen Umstand um so mehr hinwegsetzen können, da es doch eine Reihe klinisch-endoskopischer Momente gibt, nach denen man sich in der großen Mehrzahl der Fälle bei der Beurteilung richten kann. Feinzottige Beschaffenheit, gute Stielung, unverändertes Aussehen der Blasenschleimhaut sprechen ohne weiteres für klinische Gutartigkeit, flächenhaftes Anhaften, blumenkohlartige Oberfläche, dicke, aufgeworfene Ränder und deutliche Schleimhautveränderungen in der Umgebung für Bösartigkeit. Zwischen diesen beiden Extremen liegen die Fälle, die diagnostische Schwierigkeiten bereiten können. Wenn die sonst gutartig aussehende Geschwulst breit gestielt ist, wenn sie zu groß ist, um die Stielung beurteilen zu können, wird der Verdacht auf Bösartigkeit leicht aufkommen, ebenso wenn die Umgebung des sonst zarten Stieles erhaben, oder ödematös vorkommt. Weitere Schwierigkeiten in der endoskopischen Geschwulstdiagnose bedeuten starke Blutung, besondere Größe der Geschwulst, die fast das ganze Lumen der Blase ausfüllen kann, und große Intoleranz gegen Auffüllung der Blase in solchen Fällen. Es fällt auch manchmal schwer, die bösartige Geschwulst von einer chronisch-entzündlichen Veränderung zu unterscheiden, besonders wenn diese auf eine außerhalb der Blase gelegenen Ursache zurückzuführen ist (männliche oder weibliche Adnexe). Schließlich spielen spätluetische Veränderungen, wenn auch selten, differentialdiagnostisch eine Rolle. Alles in allem steht es mit der endoskopischen Diagnose einer Blasengeschwulst auch heute noch so, daß sie oft leicht, aber manchmal auch sehr schwer zu stellen ist und selbst dem Geübtesten wesentliche Schwierigkeiten bereiten kann. Bei dem häufigen multiplen Erscheinen der Papillome begnüge man sich nicht mit der Feststellung einer Geschwulst, sondern durchsuche die ganze Blase nach Geschwülsten. Auch denke man stets dabei auf die mögliche Kombination mit gleichartiger Erkrankung des Harnleiters und des Nierenbeckens. Insbesondere machen sich an der Harnleitermündung sitzende Geschwülstchen in dieser Hinsicht verdächtig. Die Feststellung der Größe und der Lokalisation haben vom Standpunkt der Therapie Bedeutung.

Die Veränderungen des Blasenhalses bei der Prostatahypertrophie haben bei vorgeschrittenen Fällen kein besonderes klinisches Interesse. Bei eindeutigen Fällen dieser Erkrankung tut man sogar gut, mit Rücksicht auf ihre eventuellen Schwierigkeiten und der Schädigungen, die daraus erwachsen können, von der Blasenspiegelung abzusehen. Wichtig jedoch kann der Befund sein bei der Differentialdiagnose zwischen Prostataadenom, und sonstigen Erkrankungen des Blasenausgangteiles.

Bei der Frau sind die klinischen Zusammenhänge zwischen Formveränderungen des Blasenbodens, Veränderungen des Blasenhalses und denen der Genitalien stets festzustellen. Sie werden uns weiter bringen wie die nichtssagende Diagnose Cystitis trigoni, welche in der Mehrzahl der aufgenommenen Befunde in solchen Fällen vorzufinden ist.

Zum Schluß dieses Kapitels soll die Bewertung der Befunde an den Harnleitermündungen behandelt werden. Diese führen uns in das Gebiet der Nierendiagnostik hinüber.

Die Wichtigkeit der *endoskopischen Beobachtung der Harnleitermündungen* ist schon in den Kinderjahren der Cystoskopie erkannt worden, später hat man dieser Untersuchung den Namen Meatoskopie gegeben, und schließlich in Verbindung mit der Chromocystoskopie weiter ausgebaut. Trotz der anerkannten Bedeutung dieser Untersuchungsmethode fehlt jedoch eine methodische Durcharbeitung bis auf wenige ungeachtet gebliebenen Versuche nach dieser Richtung hin.

Durch die Beobachtung der Harnleitermündungen lassen sich Aufschlüsse gewinnen

1. über morphologische Veränderungen an denselben,
2. über Abweichungen an der Beschaffenheit des entleerten Urins,
3. über Veränderungen an der Dynamik der Urinentleerung.

Gehört der erste Punkt noch ganz in das Gebiet des Kapitels über instrumentelle Untersuchung der Blase, so vermitteln uns die beiden letzten Punkte den Übergang zur Erforschung der Nieren- und Harnleitererkrankungen.

1. Die sichtbaren *Veränderungen an der Harnleitermündung* können sich auf a) die Form, b) die Größe, c) die Zahl, d) die Lage, e) auf die Beziehungen zu der quer nach innen verlaufenden sog. Harnleiterzwischenwulst, f) auf die Beziehungen zum schräg nach außen verlaufenden submukösen und intramuralen Anteil des Harnleiters, g) auf besondere das Lumen des Harnleiters betreffende Momente, und h) auf die Veränderungen der die Mündung umgebenden Schleimhaut beziehen. Schließlich i) ist auch die Ureterlage in bezug auf sonstige Blasenveränderungen zu bestimmen.

a) Normalerweise ist die Harnleitermündung länglich, schlitzförmig. Ihre Lage wird durch die mehr minder ausgeprägte endoskopisch stets wahrnehmbare Zwischenwulst bestimmt. Abweichungen von der Schlitzform haben mindestens die Bedeutung einer kongenitalen Formanomalie, die natürlich auch völlig ohne pathologische Folgen geblieben sein kann. Runde Harnleitermündungen ohne jedes Zeichen einer sonstigen Abweichung können jedoch der Ausdruck angeborener oder erworbener Verengerung der Harnleitermündung sein, im letzten Fall meistens, im ersten Fall nur selten einseitig. Eine solche enge kreisrunde Harnleitermündung genügt, um uns manche, von der dazugehörigen Niere ausgehende Beschwerden zu erklären. Nicht selten ist sie mit Verstopfungsniere gepaart, öfters auf beiden Seiten. Zur Beurteilung solcher Stenosen trägt die papillenartige Vorwölbung der Mündung unmittelbar vor Entleerung des Harnstrahles bei, wobei auch der submuköse Anteil des Harnleiterendes deutlich wulstartig vorzuspringen pflegt — ein Zeichen der vorübergehenden Stauung der Urinentleerung. Diese papillenartige Vorwölbung kann dann unabhängig von funktionellen Momenten als ständige morphologische Veränderung in Erscheinung treten und bildet so das erste Stadium der sog. cystischen Dilatation des vesicalen Harnleiterendes. Zu unterscheiden sind diese Zustände von entzündlichen Veränderungen der Harnleitermündung, bei welchen die Formveränderung auf Ödem der Schleimhaut zurückzuführen ist; auch dabei kann eine rundliche Form und sogar eine leichte mamillaartige Vorwölbung zustande kommen, nur weist die entzündliche Veränderung der Umgebung deutlich auf die Ursache der Formveränderung hin.

Normalerweise sind die Harnleitermündungen verschlossen. Nur bei Durchtritt des Harnstrahls öffnen sie sich, um nach dessen Entleerung sich wieder zu schließen. Eine weitere Formveränderung der Harnleitermündung besteht im Klaffen derselben. Sie ist stets geöffnet, wobei sie ganz bewegungslos sein kann, Ureterenstarre, oder leichte Formveränderungen zeigt. Das Klaffen kann sich bei normaler Größe der Harnleitermündung vollziehen, die Größe kann aber auch wesentlich zunehmen, worüber weiter unten die Rede sein wird. Andererseits kann die Harnleitermündung auch stets schlitzförmig verschlossen bleiben und sich auch nicht im geringsten beim Urindurchtritt öffnen, wie zugeschwollen sein. Es gibt außer diesen extremen Graden der Formveränderungen natürlich eine geschlossene Reihe von Übergängen bis zum Normalen.

Formveränderungen der Harnleitermündung können also der Ausdruck sein von angeborener Formanomalie, von angeborener oder erworbener Verengerung, von Entzündungen akuter und chronischer, spezifischer und aspezifischer Art. Wenn es sich um eine klaffende, eingezogene, kreisrunde Harnleitermündung mit entsprechenden Veränderungen der umgebenden Blasenschleimhaut handelt, ist die Diagnose der Tuberkulose leicht. Sie kann aber gegenüber sonstigen chronisch-entzündlichen Erkrankungsformen, wenn man die Veränderung der Harnleitermündung zur Grundlage der Entscheidung machen wollte, öfters schwer fallen, ja unmöglich sein und Irrtümer nach beiden Richtungen hin verursachen. Übertritt von Konkrementen verändert die Harnleitermündung in typischer Weise. Einrisse, Blutungen der Schleimhaut, leichtes Klaffen sind für gewöhnlich nachzuweisen.

b) Die Abweichungen der Größe in der Richtung der Verkleinerung sind bereits besprochen. In extremen Fällen werden die Harnleitermündungen punktförmig. Normalerweise sind die Schwankungen so gering, daß sie keine besondere Beachtung verdienen. Die Vergrößerung kann exzessive Formen annehmen bis Bleistift- und sogar Fingerdicke. Diese Formen sind meistens Kombinationen von angeborener Anomalie und komplizierten pathologisch-physiologischen Vorgängen. Sie bedingen eine Vernichtung der Barrière, welche zwischen Blaseninhalt und den Inhalt der oberen Harnwege durch den Verschlußmechanismus des vesicalen Harnleiterendes geschoben ist. Das sog. Refluxphänomen wird in diesen Fällen ohne weiteres feststellbar sein, und zwar als eine ständige Erscheinung. Temporär kann der Reflux bei allen sonstigen Graden des Klaffens der Harnleitermündung vorhanden sein. Seine Ursache besteht, wie bekannt, in funktionellen Störungen des Verschlußmechanismus, in entzündlicher Infiltration, oder in Zerstörung desselben durch Tuberkulose oder Tumor.

c) Abweichungen der Zahl der Harnleitermündungen sind stets als Entwicklungsstörungen zu bewerten. Sie beziehen sich auf ihre Verminderung auf eine einzige Ausmündung bei der angeborenen Solitärniere, bei abnormer, extravesicaler Ausmündungsstelle des einen Harnleiters (Samenblase, hintere Harnröhre usw.) und bei der außerordentlich seltenen supravesicalen Vereinigung beider Harnleiter zu einem Endstück. In solchen Fällen ist auch das sog. Trigonum verändert dadurch, daß die Interureterenfalte und die Ureterwulst an der Defektseite fehlen.

Häufig ist die einseitige oder beiderseitige Verdoppelung der Harnleitermündungen bei Nierenteilung oder, wie man zu sagen pflegt, Doppelnieren, wobei die Mündungen über oder selten ziemlich nebeneinander liegen, und nebenbei noch Formveränderungen im Sinne angeborener Formanomalien aufweisen können. Diese Abweichung ist so häufig, daß man bei jeder Blasenspiegelung daran denken muß, um so mehr, da sie oft als Ursache von Störungen bewertet werden muß, und so eine gesteigerte klinische Bedeutung besitzt.

d) Lageanomalien können angeboren und erworben ein- und doppelseitig sein und verursachen für gewöhnlich Schwierigkeiten bei der Untersuchung, insofern man an der sozusagen mathematischen Stelle die Harnleitermündung nicht vorfindet. Die Höhe des Trigonums schwankt zwar normalerweise in bestimmten Grenzen, immerhin läßt sich die Entfernung der Uretermündung von der Umschlagstelle zwischen Blase und hinterer Harnröhre mit zwei bis zweieinhalb Zentimeter berechnet angeben. Auffallende Nähe derselben geht mit einer Verlängerung und besonderer endoskopischer Deutlichkeit der Harnleiterwulst einher, ist öfters bei Frauen vorzufinden und besitzt keine besondere klinische Bedeutung. Auffallende Entfernung der Harnleitermündung von dem Blasenausgang ist ebenso wie der umgekehrte Fall als eine angeborene Formanomalie zu deuten und ist mit einer besonders senkrechten Einmündung in die Blase, unter Umständen mit einer Schwäche des Harnleiterverschlusses verbunden und läßt klinische Folgen außer dieser um so weniger vermissen, weil sie auch infolge erworbener Momente erzielt werden kann. Bei Frauen mit Verlagerung der Scheide finden wir das Trigonum öfters auffallend erhöht, wofür man in solchen Fällen den durch das Septum vesicovaginale vermittelten Zug der Cystocele beschuldigen muß. Bei Kindern findet man eine auffallende Entfernung der Einmündung (bis 4 cm) in Verbindung mit Bildung von Querfalten dahinter bei kleinen Harnleitermündungsdivertikeln. Eine einseitige Lageveränderung ist seltener angeboren als erworben. Ist sie angeboren, so deutet ihre harnröhrennahe Abart auf unentwickelte Grade abnormer Ausmündung hin, die harnröhrenferne ist wie die beschriebene doppelseitige Veränderung zu bewerten. Bei den erworbenen Formen spielt die Tuberkulose die wichtigste Rolle, welche mit hochgradiger Schrumpfung der erkrankten Blasenhälfte einhergehen und die Symmetrie der Ausmündung völlig aufheben kann. Seltener und für gewöhnlich geringgradig sind die Störungen, die durch die Formveränderungen der Blase sekundär bedingt sind. Besonders zu erwähnen wären auch noch die durch uretermündungsnahe Divertikel verursachten Verschiebungen. Wird die Mündung durch die Entwicklung des Divertikels in denselben hineingezogen, oder liegt sie infolge Entwicklungsstörung von vornherein darin, so ist sie im besten Fall durch indirekte Maßnahmen zu verifizieren.

e) und f) Die Ausbildung der Interureteralfalte zeigt normalerweise große Schwankungen. Sie wird, da sie als ein wahrnehmbarer Ausdruck der Ausbildung der trigonalen Muskulatur bewertet werden muß, die individuellen Unterschiede derselben vermitteln. In Ureternähe jedoch wird ihre Ausbildung beeinflußt durch die Veränderungen des Harnleiterendes selbst. Ebenso ist die Harnleiterwulst der Ausdruck für die anatomische Struktur des intramuralen Harnleiteranteils und seiner Veränderungen. Bei allen entzündlichen und mechanischen Störungen in diesem Abschnitt des Harnleiters sind die entsprechenden Partien der Ureterwulst und der Interureteralfalte verändert. Klinisch kommen für diese Veränderungen in Betracht: Konkremente im Endstück des Harnleiters, die eine unheimliche Anschwellung und hochgradige Verschiebung der Harnleitermündung bewirken können. Ist ihr Sitz etwas weiter nach oben, so verraten sie sich durch Vorwölben der Schleimhaut und kollaterales Ödem. Die Veränderungen bei Strikturen und bei cystischer Dilatation sind bereits geschildert worden, ebenso die bei Entzündungen. Hier ist auch der Ort, die sog. interureterale Barre zu erwähnen. Als diese ist eine exzessive Ausbildung der Interureteralfalte zu verstehen. Diese Falte kann so stark vorspringen, daß der Cystoskopschnabel sich darin verfängt. Anatomisch handelt es sich dabei mehr als um eine Schleimhaut- oder Muskelhypertrophie, um eine Faltenbildung durch chronisch entzündliche Vermehrung des submukösen Gewebes an einer anatomisch prädisponierten Stelle. So sind bei ihrer Bildung alle drei Faktoren, nur in verschiedenem Maßstab, beteiligt. Sie ist als Ursache von Störungen der Harnentleerung berüchtigt und kann bei entsprechender Ausbildung sicherlich als Verschlußklappe dienen, da sie durch ihren muskulären Anteil mit der übrigen Blasenmuskulatur in Verbindung steht und durch den Detrusor mit beeinflußt wird. Nur solche Überlegungen ermöglichen es, den günstigen therapeutischen Effekt ihrer Excision zu erklären, da sie ätiologisch zweifellos mit der chronischen Erkrankung der Adnexe in Zusammenhang gebracht werden muß.

g) Das Lumen des Harnleiters kann durch Schleim- oder Eiterpfropf verstopft sein, woraus man auf eine schwerere eiternde Affektion der betreffenden Niere schließen kann. Es können die Zotten eines kleinen Papilloms daraus herausragen, was man als Zeichen einer Nierenbecken- oder Uretergeschwulst bewerten muß. Selbst die Pyelitis cystica kann sich noch durch Cystenbildung am Harnleiterende verraten. Schließlich kann ein Stückchen eines Konkrementes aus dem vesicalen Ende des Ureters herausragen oder darin bei Erschlaffung der Mündung sichtbar werden.

h) Die Veränderungen der Blasenschleimhaut können bei verschiedenen pathologischen Prozessen einzig und allein auf die Umgebung der Harnleitermündung sich beschränken. Klinisch liegt die Bedeutung dieser Tatsache darin, daß uns von vornherein klar wird, daß es sich in dem betreffenden Fall nicht um eine Blasen-, sondern um eine Nierenerkrankung handelt und daß auch die Lokalisation der Erkrankung dadurch auf die betroffene Seite beschränkt werden kann. In dieser Weise verraten sich viele akute und chronische Formen der Niereninfektion, der Pyelitis, Pyelonephritis und Pyonephrose, die Nierentuberkulose häufig sogar in ihren Anfangsstadien, wie wir bereits gesehen haben, die Pyelitis cystica, die Steinerkrankung und manche Formen von Geschwülsten.

i) Schließlich hat man vom Standpunkt der Feststellung konsekutiver Nierenveränderungen stets auch auf die Beziehungen verschiedener Blasenveränderungen zu der Ausmündung des Harnleiters zu achten. Hier kommen in erster Linie die gut- und bösartigen Geschwülste der Blase und die auf dieselbe übergegriffene der Gebärmutter in Frage. Auch die Beziehungen der Divertikel zu den Harnleitermündungen sind von klinischer Wichtigkeit.

2. *Die Beschaffenheit des durch die Harnleiterausmündung in die Blase sich entleerenden Urins* zu beobachten und zu bestimmen ist eine weitere wichtige Aufgabe der endoskopischen Untersuchung. Sie ist mit dem heutigen gewöhnlich gebrauchten Instrumentarium, wenn der Untersuchende normale Augen hat und gute Beobachtungsgabe besitzt, restlos und mit jeder nur wünschenswerten Klarheit zu lösen und bedarf keiner besonders konstruierten Optiken und Farbfiltern. Je konzentrierter er ist, desto deutlicher ist der Urinstrahl bei seinem Eintritt in die Blase zu sehen, während sehr dünner Urin sich nur in Form eines durch seine Stoßkraft erzeugten Wirbels offenbart. Bestimmte Schlüsse auf die Funktion der Nieren aus diesen Tatsachen sind nur dann erlaubt, wenn wir die Untersuchung an durstenden Kranken vornehmen. Pathologische Beimengungen, Eiter und Blut, verraten sich bei der Untersuchung der mit klarer Flüssigkeit gefüllten Blase durch charakteristische Farbenunterschiede des Urinstrahls. Es muß hier wohl nicht besonders auf die hohe klinische Bedeutung der Feststellung einer ein- oder doppelseitigen Nierenblutung oder Niereneiterung hingewiesen werden. Auch aus der Intensität derselben sind wichtige Schlüsse zu ziehen. Sie kann sich zu einem Grade steigern, welcher uns die Beobachtung nur für Bruchteile einer Minute ermöglicht. Besonders zu erwähnen ist das wurmartige Hervorsickern dicken Eiters aus der Harnleitermündung, welcher sich, wie der herausgepreßte salbige Inhalt einer Tube in einem geschlängelten Haufen am Blasenboden festsetzt. Es ist für gewöhnlich das Zeichen schwerer eitriger Zerstörung der Niere, und, falls es auch durch Druck auf die Nierengegend hervorgerufen oder verstärkt werden kann, auch das Zeichen einer stärkeren Eiteransammlung darin und Erkrankung des Harnleiters. Beimengungen von größeren, sichtbaren Gewebspartikelchen im Eiterurin berechtigen schon während der Endoskopie die Vermutung eines destruierenden, mit schnellem Gewebszerfall einhergehenden Prozesses der Niere. Schließlich läßt sich in Fällen von Reflux auch das Zurück-

strömen des Blaseninhaltes in den Harnleiter gut beobachten, wenn in der Füllflüssigkeit kleinste körperliche Elemente (Flöckchen) enthalten sind.

3. Die durch das Cystoskop wahrnehmbaren *Veränderungen der Dynamik des Harnleiters* beziehen sich auf die Intervalle und auf die Art der Entleerung des Urinstrahls. Zweifellos werden diese Momente noch zu wenig berücksichtigt. Der Grund mag darin liegen, daß man bestrebt ist, die Untersuchung nach Möglichkeit zu verkürzen, um den Kranken zu schonen, und daß die Beobachtung dieser Momente längere Zeit in Anspruch nimmt. Um sie augenfälliger zu gestalten, ist diese Untersuchung mit gefärbtem Urinstrahl, durch die sog. Chromocystoskopie, vorzunehmen.

Die Chromocystoskopie, von Voelcker und Joseph gleich in ihrer vollen Bedeutung erkannt und ergründet, ist als die wichtigste Testprobe der Nierenfunktion zu betrachten, welche alle übrigen Konkurrenzmethoden, von sog. Farbproben, vom obsoleten Methylenblau angefangen bis zu dem modernen Phenolsulphophthalein, weit überflügelt.

Ich bin mir wohl bewußt, daß ich mich in meiner Auffassung und Bewertung der sog. funktionellen Nierendiagnostik mit den Begründern dieses Begriffes und gleichzeitig Bearbeitern derselben in unserem Handbuch in gewissem Gegensatz befinde. Deswegen sei es mir erlaubt, meinen Standpunkt an dieser Stelle zu präzisieren und auseinanderzusetzen, inwieweit diese Art der Diagnostik für die Klinik der Nierenerkrankungen und für die Urologie überhaupt von Bedeutung ist und in welchen Grenzen ihre Anwendung als gerechtfertigt erscheint. Da ich einen großen Teil meiner theoretischen und klinischen Arbeit dem Ausbau der anatomischen Nierendiagnostik gewidmet habe, fühle ich mich für die prinzipielle Sonderung und Abgrenzung beider diagnostischem Methoden auch als berufen. Eine solche Abgrenzung wird zweifellos die Gebiete der Kompetenz beider Methoden besser umformen, und sie nicht mehr als Konkurrenzmethoden, sondern als integrierende Bestandteile des soliden Baues der urologischen Diagnostik erscheinen lassen.

Mein erster Einwand gilt der Begriffsbestimmung. Die Benennung „funktionelle Nierendiagnostik“ würde logisch erwarten lassen, daß wir durch dieses Vorgehen in die Lage versetzt wären, auf Grund der Feststellung der Funktionsstörungen oder Veränderungen Nierendiagnosen zu stellen. Daß dem nicht so ist, braucht nicht weiter erörtert zu werden. Die Benennung ist also nicht richtig gewählt, da sie mit dem wahren Inhalt der Betätigung nicht in Einklang gebracht werden kann, und sie wesentlich überdeckt. In der Wirklichkeit handelt es sich nämlich um die „Prüfung der Nierenfunktion“ dabei. Diese leistet das, was man von ihr erwartet, die Erweiterung der diagnostischen Aufschlüsse nach der Richtung der Störungen der Nierentätigkeit. Nachdem aber durch die verschiedensten ätiologischen Momente dieselben Funktionsstörungen verursacht werden, kann man von der „Nierenfunktionsprüfung“ auch nicht irgendeine Spezifizierung der Diagnose in einer bestimmten Richtung erwarten; sie kann also nicht als eine Hauptmethode der urologischen Diagnostik, nur als eine Hilfsmethode gelten. Denn das Bestreben unserer Diagnostik, wie der Diagnostik überhaupt, besteht in erster Linie in der lückenlosen Ergründung spezifischer anatomischer Veränderungen der zu untersuchenden Organe. Diese bilden die solideste Grundlage für die Beurteilung jeder Erkrankung. Pathologisch-physiologische Forschung und Erfahrung erweitert und belebt die Morphologie und läßt die diagnostische Erklärung finden für Vorgänge, die die reine Organpathologie nicht zu klären vermag. Selbst für diese hochentwickelte Stufe der Diagnostik kommt der Nierenfunktionsprüfung noch keine wesentliche, keine bestimmende Bedeutung zu. Sie vermag vom Standpunkt der Nierendiagnostik die Funktionsstörung der Niere oder

der Nieren festzustellen, hat also für dieses Gebiet, für die streng genommene diagnostische Tätigkeit den Wert einer *Testprobe*. Ihre Anwendung lenkt unsere Aufmerksamkeit durch die Vermittlung der gestörten Funktion auf die Erkrankung der Niere, ohne dabei über die Art der Erkrankung etwas zu besagen, auch ohne anzuzeigen, ob es sich um eine primäre oder um eine sekundäre, durch periphere Systemveränderungen verursachte Erkrankungsform handelt. Die noch immer nicht genügend erforschte Nierenphysiologie verhindert, die Schlußfolgerungen aus den Prüfungsergebnissen mit der notwendigen Sicherheit zu ziehen, so daß man immer noch nicht imstande ist, eine Lokalisation der Störung innerhalb des Sekretionsapparates der Niere durchzuführen. Daraus folgt, daß, von vereinzelten Fällen abgesehen, die Methode auch in den Gebieten, in denen sie spezifizierte Ergebnisse erhoffen ließ, in den Gebieten der sog. inneren Nierenkrankheiten auch keine volle Aufklärung gebracht hat.

So steht die Bilanz der Nierenfunktionsprüfung, nachdem man 25 Jahre Arbeit darauf verwendet hat. Sie hat der Urologie trotzdem ausgezeichnete Dienste erwiesen, die aber hauptsächlich in einer gründlichen, mit der neuartigen Fragestellung zusammenhängenden Erforschung der Nierenphysiologie und Nierenpathologie bestehen und in der geistigen Propaganda, welche sie im Interesse unseres Faches entfalten konnte.

Die Hauptbedeutung der Nierenfunktionsprüfung hat uns jedoch die urologische Klinik gebracht. Sie liegt nicht auf rein diagnostischem Gebiet und merkwürdigerweise auch nicht auf dem Gebiet der reinen einseitigen, also chirurgischen, Nierenerkrankungen überhaupt, sondern auf dem Gebiet der doppelseitigen Erkrankungen der Niere und aller Erkrankungen des Harnsystems.

Auch bei einer doppelseitigen chirurgischen Nierenerkrankung interessiert uns zunächst die spezifizierte Diagnose. Zu dieser trägt die Funktionsprüfung auch nicht bei. Sie vermag auch hier nur darauf hinzuweisen, daß eine doppelseitige Funktionsstörung vorhanden ist und läßt den Grad der Erkrankung beider Nieren gegeneinander abwiegen. Aber schon hier verhilft sie uns zur Aufstellung einer Nierenbilanz, welche sich aus der Leistungsprüfung der Nierensekretion für ihre drei wichtigsten Funktionen, für die Wasser, Salz und Stickstoffausscheidung zusammensetzt, unter Berücksichtigung der Retention der harnfähigen Stoffe im Blut und deren Folgezustände, die uns im allgemeinen die Reststickstoff- und Indicanbestimmung im Blut und evtl. die Blutdruckmessung ermitteln. Dadurch erhalten wir eine Grundlage für die klinische Beurteilung des Krankheitsfalles im allgemeinen, für die Notwendigkeit und für die Möglichkeit therapeutischer Handlungen im besonderen, die Grundlage für die diätetische Vorbereitung und Nachbehandlung des Kranken. Es ist dadurch gerade in den schwierigsten Gebieten der Nierenchirurgie eine Sicherung der Indikationsstellung, eine Verbreitung der therapeutischen Basis und eine Zweckmäßigkeit der Behandlung erzielt worden, welche der Idee der Funktionsprüfung nicht hoch genug angerechnet werden kann.

Mutatis mutandis gilt das eben Gesagte auf alle durch lokale Störungen verursachte Systemerkrankungen der Harnwege, bei Strikturen, Adnexerkrankungen, Prostatageschwülsten, Blasentumoren und Divertikeln. Bei allen diesen Erkrankungsformen ist die Bilanz der Nierenfunktion bestimmend für die Indikationsstellung und für die Therapie.

Ich glaube, daß es mir in aller Kürze gelungen ist, die Leistungen der Nierenfunktionsprüfung vom Standpunkte des Klinikers zu präzisieren, und zu zeigen, welche Aufgaben sie zu erfüllen hat. Die eigentliche Diagnostik wird dadurch wenig berührt. Sie wird durch die ätiologischen und anatomischen Gesichtspunkte getragen, welche uns die geschilderte klinische Untersuchung und deren Abschluß durch die Röntgenuntersuchung liefert.

Hier soll der Chromocystoskopie nicht als Testprobe der Nierenfunktion, sondern als Behelf zur Beobachtung der Harnleiterdynamik gedacht werden. Durch die Färbung des Harnstrahls wird die cystoskopische Kontrolle desselben wesentlich erleichtert.

Normalerweise fördern die Harnleiter 3—4mal in der Minute Urin in die Blase. Diesem Ausstoßen des Urins geht eine deutliche Bewegung der Harnleitermündung, die Öffnung derselben voraus und es erfolgt die Urinabgabe durch einen kräftigen Stoß, der bis zur Gegenseite der Blase hinüberwirbelt. Abweichungen von der Norm geben sich kund durch die Störungen des Fahrplans, durch die Störungen der Kontraktionen und Verschiedenheiten in der Entleerung. Gewisse Einflüsse der Innervation können sich natürlich bei diesen Beobachtungen störend geltend machen. Man wird aber gut tun, denselben nicht allzu großen Einfluß einzuräumen und ihre Geltung nur anzuerkennen, wenn pathologische Momente sich gänzlich ausschließen lassen. Die Feststellungen orientieren uns im wesentlichen über Veränderungen der Harnleitermotilität und nur indirekt über die Erkrankung der Niere. Sie sind sehr verschiedenartiger Natur. Einmal sickert es nur aus der Harnleitermündung, wie bei Regenwetter der Rauch aus der Esse, ein Zeichen der Harnleiteratonie, ein andermal sind die Pausen zwischen den einzelnen Stößen viel zu lang und es erfolgen dann Serien von kurzen Stößen hintereinander, oder ein minutenlanges langsames Hervorsickern des gefärbten Urins. Ist man auch nicht immer imstande, die Ursachen solcher Störungen von vornherein anzugeben, sie bilden wichtige Merkzeichen von Erkrankungen im Gebiete der oberen Harnwege und oft einen Baustein der Diagnose, welcher uns bei Außerachtlassen desselben fehlen und eine Vervollständigung der Untersuchungsergebnisse vereiteln würde.

Die Untersuchung der Niere und der Harnleiter schließt die instrumentelle Untersuchung der Harnorgane ab und bildet den Höhepunkt der technischen Ausbildung des urologischen Instrumentariums. Sie wird vermittelt durch die cystoskopisch kontrollierte Einführung dünner Sonden und Katheter in die Harnleiter und durch diese in das Nierenbecken. Das Hauptergebnis dieser Untersuchung ist das Gewinnen des gesonderten Nierenharns, wodurch wir in die Lage versetzt werden, die Produkte beider Nieren in unvermischtem Zustand zu untersuchen.

Das Problem der Harnseparation ist eines der diagnostischen Grundprobleme der Urologie gewesen. Es zu lösen ist auf verschiedenen Wegen versucht worden. Alle Methoden, welche die Beteiligung der Blase nicht von vornherein vermeiden konnten (Tuchmannklemme, Harnsegregatoren) haben nur noch historisches Interesse. Die Katheterung des Harnleiters, welche mit bestimmten Kautelen und bis auf wenige Ausnahmen (Reflux) das Gewinnen nicht verunreinigten Nierenurins garantiert, ist mit Erfindung zweckdienlicher Instrumente trotz mancher kleiner Ungelegenheiten die Methode der Wahl geworden und geblieben. Ob neue technische Möglichkeiten hier neue bessere Wege finden lassen, ist fraglich.

Weitere Untersuchungsmöglichkeiten beziehen sich auf die Kontrolle der Wegsamkeit des Harnleiters, auf die Feststellung von Steinen, Verengerungen, Tumoren in demselben und auf eine gewisse Orientierung innerhalb des Nierenbeckens.

Bei jeder komplizierteren diagnostischen Methode gibt es Momente, welche die Breite ihrer Brauchbarkeit begrenzen. Bei der Harnleiterkatheterung ist dies glücklicherweise nur in sehr beschränktem Maße der Fall.

Zwei Grundbedingungen müssen allerdings erfüllt werden. Diese sind die Ausführbarkeit der Cystoskopie überhaupt und die Füllungsmöglichkeit der

Blase bis zu einem Grade, welche geeignet gebauten Instrumenten die für die Einführung des Katheters notwendige Bewegungsfreiheit gestattet. Die Kontraindikationen der Cystoskopie, welche bei der instrumentellen Untersuchung der Blase näher ausgeführt worden sind, gelten mutatis mutandis auch für die Harnleiterkatheterung, ebenso das, was über die Vorbereitung zur Untersuchung gesagt worden ist. Bei dringenden Indikationen müssen wir uns allerdings auch hier über alle Bedenken hinwegsetzen und die Hindernisse umgehen.

Bei Unmöglichkeit der Cystoskopie und fehlender Möglichkeit, die Hindernisse derselben aus dem Wege zu räumen, kommt auch hier die Eröffnung der Blase und die Katheterung des Harnleiters bei geöffneter Blase in Betracht. Wir müssen nur wissen, daß dieses Vorgehen gerade in den Fällen, in welchen es auch heute noch zuweilen in Betracht gezogen werden muß, bei schweren tuberkulösen Veränderungen der Blase auf erhebliche Schwierigkeiten stoßen kann. Man wird jedenfalls durch rechtzeitige, die evtl. lange Ausscheidungsdauer berücksichtigende Farbstoffinjektion wenigstens für die Auffindung der Harnleitermündungen Sorge tragen müssen. Wie groß die Schwierigkeiten manchmal sein können, wird durch den Vorschlag erhellt, die Untersuchung im Gebrauchsfall durch doppelseitige Ureterotomie vorzunehmen, oder nach Freilegung der einen Niere den Harnleiter derselben abzuklemmen, und den aus der möglichst klargespülten Blase aufgefangenen Urin der anderen Niere zur Untersuchung und Entscheidung zu verwenden. Auch die doppelseitige Nierenfreilegung bei doppelseitiger Erkrankung hilft uns nur darüber hinweg, daß wir nicht evtl. die anatomisch besser erscheinende Niere entfernen. Wenn man noch die evtl. nachfolgenden schweren Störungen der Blasenwundheilung zu den übrigen Schwierigkeiten hinzurechnet, so wird man ohne weiteres zu dem Schluß gelangen, daß diese chirurgische Harnseparation in allen ihren Formen nur ein Behelf ist, welcher nur im Falle äußerster Not verwendet werden darf.

In allen Fällen von Infektion der unteren Harnwege, aber auch in der Natur der Ausrüstung für die Harnleiterkatheterung begründet, liegt für manche für die Infektionsmöglichkeit günstig liegende Fälle — Stauungen im Nierenbecken und Harnleiter — die Gefahr der Verunreinigung des Nierenbeckens vor. Wenn diese auch beim klinisch geschulten und geübten Untersucher nicht allzu hoch anzurechnen ist, begründet sie eine gewisse Vorsicht und Zurückhaltung bei der Indikationsstellung für diese diagnostische Prozedur.

Die Benützung auskochbarer Instrumente setzt zwar die Möglichkeit äußerer Keimeinschleppung auf ein Minimum herab, aber wir müssen bedenken, daß die Harnleiterkatheter selbst, ihr Material und ihre Form, ihre Anwendungsweise und die für ihre Sterilisierung vorhandenen Möglichkeiten die Keimfreiheit nicht garantieren. Ohne mich hier mit den verschiedensten, meist sehr komplizierten Sicherungsvorschlägen auseinandersetzen zu wollen, stelle ich mich auf den, wohl von den meisten Urologen geteilten Standpunkt, daß man gut tut, sich nicht auf die Aseptik der Katheter zu verlassen und sich gegen eventuelle Schädigungen durch die Verwendung antiseptischer Maßnahmen zu sichern. Man soll die Untersuchung stets mit der Instillation einiger Tropfen einer 1% Argentum nitricum-Lösung in das Nierenbecken beenden und der Untersuchung stets eine intravenöse Urotropininjektion vorangehen lassen. Mit diesen Behelfen bin ich bei sorgfältiger Vorbereitung und Reinigung der Katheter, bei ihrer rechtzeitigen Ausrangierung, bei Verwendung neuer Katheter in aseptischen Fällen und eines Behälters, welcher die Adaption des Katheters in das Cystoskop ohne Berührung vermittelt und die Verwendung eines bereits angerührten Katheters ausschließt, auch im großen klinischen Betrieb gut ausgekommen. Dabei habe ich, obzwar man ex cathedra unbedingt für die auskochbaren Cystoskope plädieren soll, in der Hauptsache nicht auskochbare

Modelle verwenden lassen, und nur auf gute chirurgische Sauberkeit der Hände, meistens ohne Handschuhe, Gewicht gelegt.

Um die Infektionsmöglichkeit durch Berührung des Körpers des Kranken auszuschalten, ist die Verwendung steriler Strümpfe und Schlitztücher empfehlenswert. Die Katheter werden sofort nach Einführen des Cystoskops mittels an geeigneter Stelle angebrachte Bänder an dem letzteren befestigt, damit sie nicht in das Spülbecken hinunterhängen. Weiter ist schnelle und schonende Durchführung der Katheterung, keine Stocherung der Blasenschleimhaut, sondern direkte Einführung in die Harnleitermündung ohne Berührung der Blasenwand erwünscht, um weitere Infektionsquellen auszuschalten.

Ohne Frage liegt hier eine schwache Stelle in unserer Methodik, und es wäre zu begrüßen, wenn entsprechende Besserungen eine sichere Aseptik garantieren würden. Praktisch steht aber die Sache so, daß hunderte bakteriologischer Untersuchungen mir die Sterilität vorher reinen Nierenharns auch während und nach der Untersuchung ergeben haben. Daraus wäre zu schließen, daß das Haften eingeschleppter Mikroorganismen in den oberen Harnwegen mangels begünstigender Abflußhindernisse nicht zu erfolgen pflegt, und daß die Keime selbst im ungünstigsten Falle schnell in die Blase hinuntergefördert werden. Das ist die Erklärung dafür, daß die geschilderten Maßnahmen zur Ausführung der Harnleiterkatheterung im allgemeinen genügende Sicherheit gegen die Infektion des Nierenbeckens gewähren.

Die Harnleiterkatheterung kann ein- oder doppelseitig ausgeführt werden. Einseitig führt man sie aus, wenn die vorausgehende Untersuchung bloß Anhaltspunkte für eine einseitige Nierenerkrankung ergeben hat, und zwar in diesem Fall für gewöhnlich an der erkrankten Seite, um die *nähere Natur* und den *Grad der Erkrankung* festzustellen.

Eine Ausnahme bildet in manchen Fällen das Vorgehen bei der Nierentuberkulose. Bei Fällen, bei denen die Natur der Krankheit durch das typische Blasenbild, eventuell sogar durch den gelungenen Bacillennachweis geklärt und die Lokalisation aus den angeführten Umständen, insbesondere aus der Veränderung des vesicalen Harnleiterendes der betreffenden Seite gesichert erscheint, kathetert man vielfach die gesunde Seite, um sich von der anatomischen Intaktheit derselben zu überzeugen. Dieses Vorgehen erscheint für begründet, wenn man an das immerhin nicht seltene Vorhandensein spezifischer Veränderungen in der zweiten Niere bei vorgeschrittener Erkrankung des anderen Organs denkt. Es erleichtert auch die Indikationsstellung für die Nephrektomie. Es ist jedoch mit der, wenn auch ferne liegenden Gefahr der tuberkulösen Infektion einer bisher gesunden Niere verbunden, was manche Forscher veranlaßt — ich meine mit Unrecht — die Methodik ganz zu verwerfen. Bei dem immerhin sehr geringen weit hergeholten Risiko und dem vielfachen großen unmittelbaren Gewinn wird man wohl von Fall zu Fall entscheiden müssen, ob man auf die durch Katheterung der scheinbar gesunden Niere verschaffbaren Informationen verzichten kann oder nicht.

Für gewöhnlich lassen sich die Harnleitersonden bis in das Nierenbecken hochführen. Es kommt aber gar nicht so selten vor, daß man mit ihnen in geringer Entfernung von der Blase stecken bleibt. Es wäre falsch, aus diesem Umstand auf die Unwegsamkeit des Harnleiters zu schließen. Wenn klinische Momente nicht auf Veränderungen im Beckenteil des Harnleiters hindeuten, so soll man versuchen, mit der Sonde weiter vorzudringen. Dies kann ermöglicht werden durch stärkeres Anfüllen der Blase, wodurch der Bogen, den der Harnleiter nach Verlassen der Blasenwand beschreibt, gestreckt wird, durch Entfalten des Harnleiters, indem man durch den Katheter langsam und stetig beim Vorschieben Flüssigkeit durchspritzt, oder durch das Austauschen des Katheters mit einem festeren oder mit Mandrin versehenen, eventuell durch Liegenlassen desselben und Weitervorschieben nach einigen Minuten.

Im allgemeinen verwendet man die Harnleiterkatheter ohne Mandrin, man soll sich jedoch vor ihrer Inanspruchnahme stets über ihre Durchgängigkeit versichern. Da man einerseits aus dem Grunde der Verringerung des Traumas, andererseits um das Vorbeifließen der Füllflüssigkeit bei der nachfolgenden Pyelographie zu erleichtern, meistens sehr dünne Harnleiterkatheter (Charriere 4) verwendet, die bei kleinsten Störungen des Lumens leicht versagen, ist auf diesen Umstand besonders zu achten. Man benützt mit Rücksicht auf die meist unvermeidbare Röntgenuntersuchung stets für Röntgenstrahlen undurchlässige Harnleiterkatheter.

Es ist klar, daß man durch diese dünnen Katheter auf das restlose Auffangen des Nierenurins von vornherein verzichtet. Wir wissen jedoch, daß sichere quantitative Anhaltspunkte über die einseitige Nierensekretion zu gewinnen auch mit den dicksten Sonden nicht gelingt, da auch neben diesen Urin in die Blase vorbeifließen kann. Die absolute Bestimmung der gelieferten Urinmenge ist jedoch heute kein aktuelles Problem der Urologie mehr, und kommt nur in ganz vereinzelten Fällen noch in Betracht, wie z. B. bei der näheren Untersuchung einer hypoplastischen Niere, wenn man sich über die morphologische Feststellung hinaus auch noch für funktionelle Fragen interessieren sollte.

Bei der Ableitung des Urins durch den langen engen Katheter spielen physiologische Momente wie Capillarität und Heberwirkung eine große Rolle, die man während der Untersuchung berücksichtigen und durch Ansaugen und ähnliche Manipulationen unterstützen soll. Jedenfalls ist das gute Funktionieren des Harnleiterkatheters die Grundbedingung zur Gewinnung des Nierenurins und sonstiger für die Diagnose verwertbarer Unterlagen.

Das kontinuierliche Abtropfen des Urins zeigt an, daß man mit der Sonde in dem Nierenbecken angelangt ist. Nachdem der Inhalt desselben abgeflossen ist, wird das Abtropfen bald periodisch, ebenso wie bei den Fällen, bei denen der Katheter in dem Harnleiter liegt.

Doppelseitig ist die Untersuchung stets dann durchzuführen, wenn sich Verdachtsmomente für die Möglichkeit der Erkrankung beider Nieren aus der vorangehenden Untersuchung ergeben haben, oder wenn aus irgendeinem sonstigen Grunde ein Interesse für die Untersuchung beider Nieren besteht.

Die Aufschlüsse, die wir von der Verwendung des Harnleiterkatheters erwarten, beziehen sich auf die *nähere Natur* und auf den *Grad der Erkrankung* der Niere. Die erste Frage nach der näheren Natur der Erkrankung ist eine rein anatomisch-pathologische, die zweite zerfällt in eine anatomische, meistens dann von der Röntgenuntersuchung resp. Pyelographie erst zu beantwortende und eventuell in eine funktionelle Komponente, über welche uns am besten die bereits im Gange sich befindende Testprobe der Chromoureterenkatheterung orientiert.

Nachdem wir unseren Standpunkt über die praktische Anwendbarkeit der Nierenfunktionsprüfung bereits präzisiert haben, und diesem Forschungsgebiet außerdem ein besonderes anschließendes Kapitel im Handbuch gewidmet wird, können wir uns hier kurz fassen. Die Indigocarminprobe liefert uns bereits durch die Verzögerung der Ausscheidung Anhaltspunkte nicht nur dafür, daß eine Funktionsstörung überhaupt besteht, sondern läßt bereits Schlüsse auf die Größe derselben zu. Berücksichtigt man ferner auch die Abweichungen in der Intensität der Ausscheidung, eventuell im Vergleich mit der der anderen Seite, so werden uns selbst Abweichungen feinster Art, jedenfalls jede Abweichung von klinischer Bedeutung, gewahr. Für die heutige diagnostische

Praxis hat es keine Bedeutung, neben dieser Probe noch andere, die Ausscheidung körperfremder oder körpereigener Substanzen qualitativ oder quantitativ verfolgende Proben anzuwenden. Es ist natürlich auch Geschmackssache, ob man nicht statt der Indigocarminprobe eine andere Prüfung vornimmt. Jedenfalls gibt es in der langen Reihe der empfohlenen Proben (siehe entsprechendes Kapitel) keine, welche an Einfachheit der Durchführung und Sicherheit und Unmittelbarkeit der Ergebnisse dieser nahekommt.

Die Indigocarminprobe wird in der Form intravenöser oder intramuskulärer Injektion einer stets gleichbleibenden Menge und Konzentration der Substanz durchgeführt und es wäre an dieser Stelle noch zu erörtern, welche Art der Anwendung für unsere Zwecke richtiger erscheint. Ich bekenne mich für die intramuskuläre Anwendungsart, weil diese eine genauere Beobachtung ermöglicht. Bei dem schnellen, zusammengedrängten Verlauf der intravenösen Probe können kleine Ausscheidungsdifferenzen dem Beobachter vollkommen entgehen, und gerade auf diese kommt es bei einer Testprobe häufig an. Außerdem werden bei dieser Art der Untersuchung die extrarenalen Faktoren, die bei der Beurteilung des Kranken auch eine gewisse Rolle spielen, ganz vernachlässigt. Bei durch die sonstigen diagnostischen Feststellungen nicht begründetem schlechten doppelseitigen Ausfallen der Indigocarminprobe, welches meistens an der Verwendung ungeeigneten Materials gelegen ist, ist die Probe zu wiederholen. In das sorgsam aufgerichtete Gebäude der diagnostischen Feststellungen hineingefügt ist die Probe als durchaus zuverlässig zu bezeichnen.

Noch weniger als die alleinige Feststellung der Funktionsstörung eine Nierenoperation rechtfertigen würde, ist diese ein Maßstab für die Indikation der Nephrektomie. Im Entwicklungsgange der Nierendiagnostik und Nierenchirurgie gab es eine Periode, in der es gang und gäbe war, die Indikationsstellung auf dem Boden der Funktionsprüfung aufzubauen. Man hat damit eine gestörte Nierenfunktion als etwas Unabänderbares angenommen, sie gleichgestellt mit dem Begriff der Zerstörung der Niere. Heute wissen wir, wenn diese Kenntnis auch noch nicht allgemein ganz die diagnostische Betrachtungsweise beherrscht, daß das Ergebnis einer Funktionsprüfung nur als Ausdruck eines momentanen Zustandsbildes der Nierenfunktion zu gelten hat, daß es sich je nach Zustandsänderungen des Organs ändern kann, daß Nieren, die in gewissen Perioden der Krankheit eine miserable Funktion aufweisen, in anderen Perioden gut funktionieren können, und daß schlecht funktionierende Organe nach geeigneten Heilversuchen wenigstens qualitativ ihre volle Tätigkeit wieder aufgenommen haben. Eine Niere muß entfernt werden, weil sie tuberkulös ist, weil eine Geschwulst sie ergriffen hat, oder weil sie in einen Urin- oder Eitersack umgewandelt worden ist, aber nicht deswegen, weil sie schlecht funktioniert, d. h. die Indikationsstellung in der Nierenchirurgie steht auf anatomischer Grundlage, und kann nur durch die Entwicklung der anatomischen diagnostischen Methoden gefördert und zu einer konservierenden Therapie ausgebaut werden. Die Pyelographie hat die Nierenchirurgie deshalb gefördert, weil sie durch das Gewicht ihrer Ergebnisse die diagnostische Waage nach der anatomischen Seite ausschlagen und durch das erzielte Übergewicht dort festhalten ließ.

Nach diesen vorbereitenden, auf die Methodik und prinzipielle Bewertung der Untersuchung sich beziehenden Bemerkungen können wir an die Erörterung der Frage herangehen, in welchem Ausmaß uns die Durchführung der Harnleiterkatheterung in der Spezifizierung der Diagnose unterstützt.

Die Ausführung der Harnleiterkatheterung ermöglicht uns, wie bereits erwähnt, Aufschlüsse zu verschaffen:

1. über Veränderungen des Harnleiters,
2. über solche des Nierenbeckens,
3. ermöglicht sie uns, die Veränderungen des Nierenurins festzustellen.

1. Über Veränderungen des Harnleiters gibt uns die Harnleitersondierung eine nur sehr unsichere Orientierung und selbst die bezieht sich auf ganz beschränkte Gebiete der Harnleitererkrankungen. Sie wird noch wesentlich eingeengt durch die Unsicherheit, welche durch technische Unzulänglichkeiten in der Katheterführung geschaffen sind. Aus der Tatsache, daß ein Katheter oder eine Sonde nicht bis zum Nierenbecken vordringen kann, daß das Instrument eventuell innerhalb des Harnleiters Blutung auslöst, soll auf das Vorhandensein von Verengerung oder Verschluß des Harnleiters geschlossen werden. Ein solcher Schluß wäre natürlich nur dann stichhaltig und erlaubt, wenn man das störende Moment des Steckenbleibens aus durch die Art der Untersuchung bedingten mechanischen Ursachen mit Sicherheit ausschließen könnte. Dies kann man aber gerade im Anfangsteil des Harnleiters, wo die meisten pathologischen Veränderungen zu sitzen pflegen, nicht tun. So kommt diesem Befunde nur dann eine Bedeutung zu, wenn er mit sonstigen Ergebnissen der Untersuchung in Einklang gebracht, und von diesen bekräftigt werden kann. Wir kommen also nur in besonders günstig liegenden Fällen auf diese Weise diagnostisch weiter. Wenn man bedenkt, daß selbst neben großen Harnleitersteinen die Sonde störungslos in das Nierenbecken gelangen kann, hat man einen weiteren Beweis für die Schwierigkeiten, die uns auf diesem Gebiet begegnen. Das Gefühl des Untersuchers ist viel zu subjektiv und unsicher, als man sich darauf verlassen könnte, und die Verwendung von sog. Wachssonden oder geknöpfter Bougies haben diese Unsicherheit auch nicht beseitigt. So begegnet die Strikturdiagnose durch Sondierung einem wohlbegründeten Mißtrauen, das sich selbst in der Literatur der letzten Jahre reichlich vernehmen ließ. Die Harnleitersteindiagnose durch die Sondenuntersuchung steht auf denselben schwankenden Füßen, ebenso wie die Feststellung einer Harnleitergeschwulst mit dieser Methodik.

Durch langsames Vorschieben des Katheters und Beobachtung des abfließenden Urins kommt man in besonderen Fällen zu Schlußfolgerungen, welche eine sicherere Bewertung zulassen. Harnflut aus dem Anfangsteil des Harnleiters spricht für starke Dilatation desselben. Fließt statt Urin Füllflüssigkeit durch den Katheter ab, so handelt es sich um Insuffizienz des vesicalen Harnleiterendes. Ist der abtropfende Urin trübe und klärt sich bei weiterem Vorschieben des Katheters, so kann es sich um die isolierte Erkrankung des tieferen Harnleiteranteils oder aber um Bifidität des Harnleiters handeln, wobei der Katheter nach der gesunden Nierenhälfte zu vorgeschoben wurde. Gewinnt man bei der Katheterung während bestehender Blutung zunächst blutige, bei weiterem Vorschieben klare Harnportionen, so haben wir den an Sicherheit grenzenden Nachweis einer nach der Peripherie hin blutenden Harnleitergeschwulst erbracht.

Wir können also sagen, daß diejenigen Aufschlüsse, welche eine unbedingte klinische Bedeutung haben, bei Harnleitererkrankungen verhältnismäßig selten mit der Sondierung des Harnleiters allein zu erbringen sind, daß aber die Methode als Hilfsmethode trotzdem manche diagnostische Frage zu klären erleichtert.

2. Um sich über die Erweiterung des Nierenbeckens mit Sicherheit zu orientieren, erscheint zwar die Sondierung derselben von vornherein als ungeeignet, trotzdem gibt es zwei indirekte Symptome, auf die man sich dabei ziemlich verlassen kann. Diese sind die Hinaufschiebbarkeit des Katheters, bis dessen

Ende am Cystoskopmuff verschwindet, und das Erzielen einer Harnflut beim Eindringen des Katheterauges ins Nierenbecken.

Währenddem unter normalen Umständen das Katheterende an die Nierenbeckenwandung anstößt und nicht weiter vorzuschieben ist, rollt sich bei höheren Graden der Erweiterung der Katheter der Wand entlang gleitend im Becken auf. Wie es sich bei der Röntgenkontrolle herausstellt, gibt es bei nur gering erweiterten Becken auch öfters solche Schlingenbildungen, die jedoch nicht gut wahrnehmbar sind, da der Mehrverbrauch an Katheterlänge auch einer größeren Harnleiterlänge zugeschrieben werden kann. Diese ist normalerweise bereits etwas schwankend und kann durch Schlängelung vergrößert sein. Dieses indirekte Symptom ist daher nur bei hochgradigen Beckenerweiterungen zu erhalten. Die Menge des aus dem erweiterten Nierenbecken herausfließenden Urins ist abschätzbar, und so besitzen wir darin einen gewissen Maßstab für die Bestimmung der Kapazität desselben. Bei aseptischem, klaren Beckeninhalt allerdings ist die Bestimmung allein auf dieser Grundlage schwierig und kann sich nur auf mittlere Erweiterungen beziehen, da große Urinsäcke nicht ganz mit dem Katheter entleert werden können, da sie sich während dem verhältnismäßig langsamen Abfließen immer wieder anfüllen. Auch bei geringgradigen Erweiterungen ist die Grenze zwischen retiniertem und frisch ausgeschiedenen Harnanteil schwer zu bestimmen. Die Information ist also nur eine ungefähre und bezieht sich auf die Harnmenge, die sich nach der Einführung kontinuierlich aus dem Katheter entleert hat. Etwas besser sind wir daran, wenn der Inhalt des Beckens getrübt ist. Bei jeder renalen Pyurie ist die Trübung des Resturins stärker als des nachfließenden Urins. Deswegen ist auch dieser für den Nachweis pathologischer Bestandteile darin das günstigste Material, und man soll ihn, wie man oft sieht, nicht abtropfen lassen, sondern sofort auffangen. Bei infizierten Retentionen ist die Menge also auf Grund der stärkeren Trübung dieser Urinportion leichter abzuschätzen[1].

Die Orientierung, die wir durch die Sondierung des Beckens erhalten, bezieht sich auf Teilerscheinungen pathologischer Prozesse und ist nur mit gewissen Beschränkungen zu verwerten.

Bestrebungen, die auf den Nachweis von Harnsteinen im Harnleiter und Nierenbecken unter Zuhilfenahme modernster Fortschritte der Elektrizitätslehre zur Erzielung akustischer Wahrnehmungen gerichtet sind, stehen in ihren ersten Anfängen. Abschließendes darüber kann zunächst nicht berichtet werden.

Die Frage der Wahrnehmung von Störungen der Motilität der harnableitenden Wege ist bereits einmal gestreift worden. Auch auf diesem Gebiet werden neuestens Versuche unternommen unter Dienstbarmachung des Harnleiterkatheters. Dieses, Dynamoskopie genannte Verfahren bestimmt die ungefähre Kapazität des Beckens, füllt es mit einer gefärbten Flüssigkeit und stellt nach Entfernung des Katheters die Zeit der Entleerung fest. Zweifellos kann auch diese Untersuchungsmethode, in den sonstigen diagnostischen Apparat hineingefügt und methodisch durchgebildet, in geeigneten Fällen wertvolle Orientierung vermitteln. Bei der überwiegenden Häufigkeit der Erkrankungen der harnableitenden Wege mit sekundärer Nierenbeteiligung gegenüber den primären Nierenleiden haben diagnostische Bestrebungen der Zukunft nach Möglichkeit die Störungen bei den ersteren zu erfassen. Dabei wird die Diagnose der Motilitätsstörung die klinische Forschung mindestens so beherrschen, wie sie vor Auftauchen der Röntgenära die Frage der Nierenfunktion beherrscht hat.

[1] Weiteres über Kapazität und der damit zusammenhängenden Fragen siehe Kap. Röntgenuntersuchung.

3. Den Hauptgewinn aus der Harnleiterkatheterung ziehen wir aus dem Erwerb des separierten Nierenurins, dessen genaue Untersuchung unter denselben Kautelen vorgenommen werden wird, wie das in dem Abschnitt Urinuntersuchung für den Blasenurin geschildert worden ist. Hier wären noch die besonderen Gesichtspunkte denen hinzuzufügen, welche die Behandlung dieses Materials erfordert.

Wir wollen das Methodische vorwegnehmen. Nachdem die Frage der Infektion oder Sterilität des Nierenurins gegenüber dem aus der Blase eine erhöhte klinische Bedeutung hat, muß dieser so aufgefangen sein, daß das Material für eventuelle bakteriologische Untersuchung verwendbar bleibt. Die geschilderte Behandlung des Cystoskops und des Harnleiterkatheters genügt praktisch zur Sicherung des sterilen Auffangens. Der für die bakteriologische Untersuchung bestimmte Urin wird in sterile Reagensröhrchen geleitet, die sofort, nachdem der Harnleiterkatheter in sie hineingeführt ist, mit dem Wattepfropf abgeschlossen werden, damit man für die Zeit des Sammelns eine Luftinfektion vermeidet. Man nimmt für die Kulturen für gewöhnlich die erste oder zweite Portion des abgeflossenen Urins, ebenso wie zum Zwecke des Tierversuchs. Die Röhrchen werden am zweckmäßigsten ebenso am Decktuch befestigt wie die Enden des Harnleiterkatheters. Es werden daher in der Höhe des unteren Schlitzendes beiderseits je zwei Bändchen daran angenäht, die über das Reagensglas geknüpft werden können.

Das gesammelte Material wird folgendermaßen bearbeitet:

1. Zunächst bestimmt man die durch Inspektion feststellbaren Eigenschaften und Abweichungen vom Normalen,
2. die chemische Reaktion, evtl. das spezifische Gewicht.
3. Danach wird der Urin zentrifugiert.
4. Der Urin über dem Sediment wird abgegossen, und zur Feststellung des Eiweißgehaltes verwendet.
5. Aus dem Sediment wird ein natives und ein gefärbtes Präparat für die Untersuchung angefertigt.

Hat man auf diese Weise Urin für die angeführten Feststellungen gesammelt, so nimmt man, falls erwünscht, die im frischen sterilen Reagensglas gesammelte zweite Portion für die bakteriologische Kultur.

1. Auch hier sind Eiter- oder Blutbeimengung die beiden Momente, die am meisten ins Auge fallen. Die Blutbeimengung ist jedoch nur dann klinisch verwertbar, wenn die Untersuchung des Blasenurins bereits eine Blutbeimischung ergeben hat. Sonst ist die Blutung artifiziell, durch den Harnleiterkatheter verursacht. Dasselbe, was für die makroskopische Blutung gilt, gilt in noch erhöhterem Maß für die mikroskopische, da diese in der Mehrzahl der Harnleiterkatheterharne, wenn auch in geringem Maße, vorhanden ist. Das Epithel des Harnleiters kann bereits bei leisester Berührung ein die Blutung begründendes Trauma erleiden. So kommt man zur sicheren Feststellung einseitiger und doppelseitiger renaler Pyurien und Hämaturien und orientiert sich über den Grad derselben, evtl. in ihrem Verhältnis zueinander.

2. Die chemische Reaktion des Harnleiterkatheterurins kann von der des Blasenurins insofern abweichen, daß sie bei alkalischer Reaktion des letzteren sauer sein kann, was zu dem Schluß berechtigt, daß der sauer ausgeschiedene Urin in der Blase aus irgendeiner Ursache (für gewöhnlich bakterieller Art) seine Reaktion geändert hat. Blutung beeinflußt die Harnreaktion natürlich im Sinne der Alkalisierung. Liegt sie also vor, so muß sie auch in diesem Sinne in Betracht gezogen werden. Man sieht für gewöhnlich aus der Farbe des Nierenurins, ob er hochgestellt oder dünn ist, ganz besonders augenfällig kann der

Vergleich der beiden Nierenurine in dieser Hinsicht sein, und ohne weiteres auf Störungen der einen oder der anderen Seite hinweisen. Nur zu oft wird jedoch durch die Einführung des Katheters eine reflektorische Polyurie verursacht, wodurch alle Unterschiede verwischt werden können.

3. Beim Betrachten des Zentrifugenröhrchens kann man sich über die Menge des Sedimentes bereits orientieren, beim gut zentrifugierten Urin bereits auch darüber, ob und wieviel Blut und Eiter — da weiße und rote Blutkörperchen voneinander durch das Zentrifugieren gesondert werden — und in welchem Verhältnis zueinander im Urin vorhanden sind.

4. Nun wird der Urin über dem Sediment bis auf einen geringen Rest abgegossen und zur Bestimmung des Eiweißes benützt. Auch hier verwendet man die Kochprobe nach Ansäuerung oder die mit Sulfosalicylsäure, wobei zu bemerken ist, daß geringe Trübung stets vorhanden ist, wenn nur die minimalste Blutung durch die Katheterung zustande kam, was natürlich für die Beurteilung des Befundes beachtet werden soll.

5. Schließlich untersucht man das Sediment im nativen und mit Methylenblau gefärbten Präparat. Die darin enthaltenen, geschwänzten und kubisch rundlichen Zellelemente sind fast immer durch die Katheterung bedingt. Weder ihre Form noch ihre Zahl geben irgendeine Unterlage zur Annahme besonderer pathologischer Prozesse innerhalb der ableitenden Harnwege. Nur die evtl. feststellbaren Cylinder oder Cylindroide berechtigen uns, eine Nierenbeteiligung zu diagnostizieren. Ferner ist auf das Vorhandensein von Erythrocyten zu achten. Daß diese so häufig als Artefakt im Harnleiterkatheterurin erscheinen, erschwert ihre Bewertung im besonderen Maße, ermöglicht diese überhaupt nur in strengster logischer Koordination mit dem mikroskopischen Befund des Blasenurins. Es ist notwendig, daß derjenige, der die endoskopische Untersuchung vornimmt und für die Diagnose die Verantwortung trägt, die makroskopischen und mikroskopischen Urinbefunde stets mit den eigenen Augen kontrolliert, denn nur dann fügen diese sich zu einer verläßlichen Einheit zusammen und garantieren einigermaßen richtige Schlußfolgerungen. Diese Untersuchungen müssen daher stets im Untersuchungsraum selbst ausgeführt werden. Das Bearbeitenlassen des gewonnenen Materials in einem entfernten Laboratorium, wie es vielfach üblich ist, bildet die Quelle großer Unsicherheit und nicht selten verhängnisvoller Irrtümer.

Aus dem Mitgeteilten geht es klar hervor, daß für die Beurteilung kleinster, evtl. sogar intermittierender renaler Hämaturien wir auch bei Anwendung der Harnleiterkatheterung nicht recht vorwärtsgekommen sind. Solche bilden auch heute noch häufige Ursache diagnostischer Schwierigkeiten. Ich darf hier wohl auf die Klippen der Geschwulstdiagnose als Beispiel dafür hinweisen. Es muß auch an dieser Stelle vor einer Überschätzung dieser Untersuchungsmethode bei Klärung ganz geringer Hämaturien also gewarnt werden.

Viel günstiger liegen die Verhältnisse bei der Feststellung renaler Pyurie. Ein Leukocytenbefund im Harnleiterkatheterharn kann wohl stets als positiv in diesem Sinne aufgefaßt werden. Der Vergleich beider Nierenharne wirkt sich in diesem Punkte weiter als klärend aus. Schließlich ist dem Befund von Mikroorganismen eine besondere Bedeutung zuzusprechen. Diese lassen sich oft am ungefärbten Präparat mit stärkerer Vergrößerung bereits nachweisen. Auf alle Fälle sieht man sie gut am mit Methylenblau gefärbten Präparat mit Immersion. Auch der Bakterienbefund kann klinisch bestimmende Folgerungen zeitigen. Man unterlasse daher nie diese einfache und wenig zeitraubende Probe. Unter Umständen, bei Verdacht auf Tuberkulose oder Gonorrhöe, welcher sich manchmal allein auf die Tatsache einer aseptischen renalen Pyurie fixiert, sollen Spezialfärbungen auf Tuberkelbacillen und Gonokokken ausgeführt werden.

Daß auch gewisse Schlüsse auf die Akuität oder Chronizität eines Entzündungsprozesses auf Grund der Ergebnisse von Spezialfärbungen der Sedimente ermöglicht sind, ist bereits bei der Untersuchung des Blasenurins mitgeteilt.

Ist eine weitere ätiologische Orientierung notwendig, so ist diese durch Urinkultur oder durch Tierversuch zu gewinnen. Über die Methodik der Gewinnung des für solche Zwecke verwendbaren Urins haben wir uns bereits ausgesprochen.

Fassen wir zum Schluß kurz zusammen, welche klinische Fragestellungen durch die Anwendung der Harnleiterkatheterung beantwortet werden können, so sehen wir, daß diese uns behilflich ist, die klinische Analyse bis zu dem Punkte weiterzuführen, welcher durch die Beschaffung des von einer Niere abgesonderten Urins präzisiert wird. Durch die Untersuchung desselben können wir Anhaltspunkte gewinnen, die uns über Krankheit oder Gesundheit des untersuchten Organs in gewissen Grenzen orientieren. Außerdem sind noch Aufschlüsse möglich, welche Hinweise liefern auf Störungen der Dynamik und sonstiger Veränderungen des Nierenbeckens und Harnleiters. Erst durch das Hinzufügen der Röntgenuntersuchung wird die diagnostische Prozedur beendet, und die fertige anatomische Diagnose mit Klarlegung der ätiologischen Momente und aller Einzelheiten, welche eine richtige therapeutische Indikationsstellung erfordert, aufgebaut.

Hier müßte nun eigentlich die Darstellung der Röntgenuntersuchung als des 4. Teiles der klinischen Untersuchung folgen. Ich habe es jedoch vorgezogen, die Röntgendiagnostik, der ich mit Rücksicht auf meine besondere Erfahrung auf diesem Gebiet eine spezielle Röntgendiagnostik angegliedert habe, in einem besonderen Abschnitt darzustellen, welcher zum Schlusse nach dem Kapitel über die allgemeine Symptomatologie folgen soll. Damit die Einheitlichkeit der Darstellung nicht darunter leidet, kommt das Kapitel der funktionellen Nierendiagnostik, das sonst an dieser Stelle eingefügt werden müßte, erst nach Abschluß des ganzen von mir gelieferten Handbuchbeitrags.

Obsolete diagnostische Methoden habe ich mit Absicht nicht angeführt, um die Klarheit der gegebenen Richtlinien nicht zu gefährden. Es sei von diesen nur noch die Punktion erwähnt, die wir manchmal doch nicht entbehren können. Die nicht ganz ungefährliche diagnostische Punktion der Niere kann die Sicherung der Feststellung eines perinephritischen Abscesses bezwecken, evtl. die Entscheidung, ob eine große cystische Geschwulst des Bauches urinhaltig ist oder ob sie einem anderen Organ als der Niere angehört. Die Gelegenheit zu dieser Feststellung auf diesem Wege kann heute kaum noch begründet werden. Eher kann die Punktion, für die Feststellung großer retroperitonealer Cysten evtl. großer solitärer Nierencysten bei negativem Nierenbefund verwendet, entschuldigt werden. Ferner kann die diagnostische Punktion bei der Feststellung eines Prostataabscesses noch eine Rolle spielen. Sie soll unter rectaler Kontrolle vom Damm aus vorgenommen werden. Die neuerdings empfohlene Biopsie der Prostata, welche die Gewinnung von Gewebsproben daraus bezweckt, um die Diagnose einer malignen Neubildung sicherzustellen, ist wohl für die meisten Fälle entbehrlich, und dort, wo sie verwendet werden könnte, in ihren Resultaten zu unsicher, daß sie eine besondere Empfehlung verdienen würde.

B. Die Krankenbeobachtung bei Harnleiden.

Wenn die geschilderte Untersuchung meistens auch allein eine abgeschlossene klinische Diagnose ermöglicht, so liegt doch in der Natur der Sache, daß die Kompliziertheit derselben, die es nicht immer zuläßt, sie in einer Sitzung auszuführen, die Schwierigkeiten, die unter Umständen aus dem Wesen des Leidens erwachsen und technischer Art sind, und schließlich die klinischen Verwicklungen der Krankheit, die überhaupt nicht durch eine einzige Untersuchung enträtselt werden können, die Beobachtung eines Harnkranken unentbehrlich erscheinen lassen. Neben vielen anderen Gründen sind auch diese Tatsachen mitbestimmend für die Forderung stationärer Unterbringungsmöglichkeiten für Harnkranke.

Die vielfach übliche poliklinische Untersuchung ist ein Notbehelf. Sie kann nicht einmal bei größter Vorsicht und Zurückhaltung Schädigungen der Kranken vermeiden, ebensowenig, wie sie in der Ergründung der Diagnose nicht immer volle Erfolge verzeichnen wird. Das sind jedoch nur äußere Momente. Die innere Berechtigung und absolute Notwendigkeit für die Krankenbeobachtung liegt in dem herrschenden klinischen Prinzip, nach welchem diese mit der Untersuchung eine unzertrennbare diagnostische Einheit bildet.

Die allgemeinen Regeln der Krankenbeobachtung in der Urologie weichen nicht von denen der inneren oder chirurgischen Klinik ab. Sie beziehen sich auf die Feststellung der Temperatur, des Pulses, der Gewichtsschwankungen, der Stuhlentleerung und der Harnsekretion.

Temperatursteigerungen sind bei akuten, subakuten und sogar chronischen Harninfektionen und Eiterungen der großen Geschlechtsdrüsen ein fast normales Vorkommnis, sie sind für manche Formen dieser Krankheiten so typisch, daß das Verhalten der Temperatur eine klinische Stütze ihrer Beurteilung und Erkennung bietet. Die Ursache für dieses merkwürdige Verhalten ist in den Besonderheiten der pathologisch-physiologischen Momente zu suchen, welche die Kombination der infektiösen Erkrankung des Nierenparenchyms und der ableitenden Harnwege mit Stauung in denselben liefert. Eine detaillierte Darstellung dieser Zustände findet sich in der allgemeinen Symptomatologie. Hier nur so viel, daß Harnerkrankungen geradezu ein Prädilektionsgebiet für heftigste Schwankungen der Körpertemperatur darstellen. Dadurch gewinnt auch für sie die fortlaufende klinische Beobachtung der Temperatur eine besondere Bedeutung.

Die Feststellungen über die Qualitäten des Pulses bleiben in dem Rahmen, welcher in der Klinik für diese Beobachtungen in der Beurteilung des Allgemeinzustandes gezogen ist. Besonders erwähnenswert sind ausgesprochene Bradykardien, die man während plötzlicher Harnstauungen im Nierenbecken und Harnleiter beobachtet. Der langsame Puls bei manchen Nierenkoliken trägt dazu bei, diese Zustände von akuten abdominellen Schmerzanfällen abgrenzen zu können.

Gewichtsfeststellungen haben außer ihrem allgemeinen klinischen Wert eine besondere Bedeutung für die Erklärung durch Wasserretention oder stürmische Abgaben bedingten schnellen großen Gewichtsschwankungen, die mit Störungen der Nierentätigkeit zusammenhängen können.

Die unmittelbare retroperitoneale Lage der Niere und der ableitenden Harnwege in Verbindung mit der Nachbarschaft der großen sympathischen Ganglien bedingt, daß Störungen im Gebiete der Harnorgane sich auf den Darm auswirken können. So finden wir bei akuten Störungen Erscheinungen, welche klinisch in der Form eines mehr minder ausgesprochenen dynamischen Ileus auftreten können, bei chronischen Störungen ebensolche der Darmentleerung. Auch die Prostata- und Samenblasenerkrankungen wirken sich in diesem Sinne aus. Bekannt sind auch die Magen-Darmstörungen, welche oft das einzige klinisch wahrnehmbare Symptom von chronischer inkompletter Harnretention bilden. Schließlich seien diejenigen Störungen des Darms noch erwähnt, welche man bei großen Sacknieren und Nierengeschwülsten infolge Verdrängung und Raumbeengung und Geschwülsten der Blase und der Prostata infolge Übergreifens auf das Rectum beobachten kann. Alle diese Momente wirken verändernd auf die Stuhlentleerung ein.

Es liegt in der Natur der Sache, daß die Beobachtung der Harnentleerung von besonderer Bedeutung ist. Und zwar handelt es sich hier dabei um Feststellungen, die sich auf die Menge und auf die Konzentration des Harns beziehen. Durch die Beobachtung der Harnmengen gewinnen wir wertvolle Anhaltspunkte für die fortlaufende Beurteilung der Nierenfunktion.

Geringe Harnausscheidung, noch dazu bei allmählich oder schneller abnehmender Menge ist das sicherste Zeichen des drohenden Versiegens der Nierenfunktion, sehr große Harnmengen entweder einer schweren Störung derselben, welche sich im Ausfall der Konzentrationsfähigkeit äußert, oder einer Störung der inneren Sekretion. Auch die Verteilung der ausgeschiedenen Urinmengen zwischen Tag und Nacht, bei Bettruhe und Aufsein sind von Bedeutung und lassen außer auf die Harnorgane auch Schlüsse auf die Funktion der Zirkulation zu.

Weiter sind die Schwankungen der Konzentration des Urins ein Gegenstand der Beobachtung, ebenso die Bestimmung der chemischen Reaktion im Zusammenhang mit Regelung der Diät. Es ist klar, daß die Einflüsse der Ernährung zu berücksichtigen sind.

Fortlaufende Bestimmungen der Menge des ausgeschiedenen Albumens, Beobachtung der Blutung und der Eitermengen im Urin sind weitere Aufgaben, die der Krankenbeobachtung in der Urologie zufallen.

Auch über diese ganz allgemeinen klinischen Momente hinaus hat die Krankenbeobachtung als diagnostische Betätigung eine wesentliche Rolle zu erfüllen. Es soll hier versucht werden, ihre Aufgaben für die verschiedenen Arten urologischer Erkrankungen nach Organgebieten zusammenzufassen, wobei der Reihe nach die Erkrankungen der Nieren, der Blase, der Harnröhre und der großen Geschlechtsdrüsen berücksichtigt werden sollen. Es soll stets darauf hingewiesen werden, welche Momente die Krankenbeobachtung zu berücksichtigen hat, um die klinische Kontrolle richtig ausüben zu können. Schließlich sollen die Aufgaben der Krankenbeobachtung bei der Behandlung urologischer Leiden geschildert werden, insbesondere im Anschluß an Operationen.

Es kommt für die spezielle Krankenbeobachtung bei Harnleiden im allgemeinen in Betracht die fortlaufende Kontrolle von lokalen Veränderungen, ferner die der Harnbereitung, Harnbeschaffenheit und Harnentleerung.

Bei den Erkrankungen der *Nieren* sind es die Schwankungen der Lage, der Größe der Empfindlichkeit, welche fortlaufend kontrolliert werden können.

Die Schwankungen der Lage beziehen sich auf Feststellungen bei den sich ruhig verhaltenden, bettlägerigen Kranken und bei den sich bewegenden, und dienen zur Bestimmung der Beweglichkeit der Niere und ihrer Ausschläge. Die Bestimmung der Größe dient zur Kontrolle des Wachstums einer Geschwulst, zur Entdeckung intermittierender Größenschwankungen bei Harnverstopfung, zur Feststellung des Fortschreitens oder der Rückbildung entzündlicher Erscheinungen in der Niere und ihrer Nachbarschaft. Die Kontrolle der Empfindlichkeit läßt Aufflackern, Zunahme oder Verlöschen pyelonephritischer oder perinephritischer Prozesse klinisch gut verfolgen.

Die fortlaufende Kontrolle der Harnbereitung bezieht sich hier auf die Feststellung der Tagesmengen, auf ihre physikalischen und chemischen Eigenschaften. Wie bereits angedeutet, entsteht daraus die klinische Grundlage für die Beurteilung guter oder schlechter Nierenfunktion und früher Erkennung der Gefahr einer bestehenden oder drohenden Niereninsuffizienz oder Urämie. Hierher gehört auch die fortlaufende Kontrolle des spezifischen Gewichts und der chemischen Reaktion. Die Kontrolle der Harnbeschaffenheit bezieht sich auf die qualitative und quantitative Eiweißbestimmung, auf die Beobachtung der Blut- oder Eitermengen, auf die Bakterienausscheidung, evtl. die Bemühungen zum Nachweise von Tuberkelbacillen. Sie kann sich auch mit dem Nachweis besonderer chemischer Bestandteile wie Indican, besonders auch Harnsalze, wie Urate, Oxalate oder Phosphate befassen. Die Kontrolle der Harnentleerung bezieht sich auf die Schwankungen der subjektiven Störungen derselben, wie Nachlassen oder Heftigerwerden der Schmerzen, Veränderungen der Häufigkeit usw. Ferner ist auf die Schwankungen der Temperatur im Zusammenhang mit den sonstigen klinischen Symptomen zu achten und auf das Verhalten und Form der Schmerzen, die durch die Erkrankung ausgelöst werden. Ebenso sind alle weiteren Faktoren der Symptomatologie, die hier nicht einzeln angeführt werden können, zu beachten.

Die Krankenbeobachtung bei Nierenerkrankungen kann außerdem besondere Ziele verfolgen, wenn wir sie in den Dienst der Nierenfunktionsprüfung stellen. Bei jeder doppelseitigen, sowohl primären als auch sekundären Nierenerkrankung ist sowohl aus diagnostischen als auch therapeutischen Gesichtspunkten von größtem Interesse, die Bilanz der Nierenfunktion zu kennen, zu bestimmen, welche Störungen und in welcher Hinsicht vorliegen, und welche Funktionsqualitäten der Nieren und in annähernd welchem Ausmaß gestört sind. Diese, mit die wichtigste Aufgabe der Krankenbeobachtung wird im allgemeinen durch die Durchführung von drei Proben garantiert. Durch die sog. Wasserprobe, Salzprobe und Stickstoffprobe. Die Wasserprobe oder Verdünnungs- und Konzentrationsversuch vermittelt uns die Einengung dieser beiden Fähigkeiten der Niere. Sie hat die größte Bedeutung für die Diagnose, Therapie und Prognose bei urologischen Leiden im allgemeinen. Sie besteht in der Zuführung von 1—$1^1/_2$ Liter dünnen Tees nach nächtlichem Dursten frühmorgens und vorheriger Entleerung der Blase. Die spezifischen Gewichte des Morgenurins und die nachträglich während einer Durstperiode entleerten vier halbstündigen und zwei zweistündigen Harnportionen und die Menge dieser letzteren sechs Portionen addiert, gewähren uns Einsicht in die Störungen der Wasserbilanz. Die Salzprobe besteht in der quantitativen Bestimmung der 24stündigen Kochsalzausscheidung bei normaler Beköstigung. Darauf folgt völlige Entziehung des Kochsalzes und schließlich die Zuführung einer bestimmten Kochsalzmenge (5—10 g). Die letzte Bestimmung gewährt eine annähernde Orientierung über die Störung der Salzausscheidung, da die Methodik dieses Versuchs nicht ganz einwandfrei und der Einfluß extrarenaler Faktoren dabei viel wesentlicher ist, wie beim ersten Versuch. Ebenso steht es mit der Stickstoffprobe, bei welcher nach ähnlicher Vorbereitung, wie vorhin geschildert, 20 g Harnstoff verfüttert werden. Immerhin gewinnen wir auch durch diese beiden letzten Proben in zwei weitere wichtige Komponenten der Nierenfunktion, in die Kochsalz- und Stickstoffausscheidung, einen wesentlichen Einblick. Die Wichtigkeit dieser Bestimmungen liegt, wie leicht ersichtlich, nicht bloß auf diagnostischem Gebiet. Sie führen uns in das Grenzgebiet zwischen Urologie und Stoffwechselstörungen hinüber, und zeigen mit Deutlichkeit, wie eng die Probleme dieser beiden Wissenszweige miteinander verknüpft sind.

Weitere, noch stärkere Anknüpfungspunkte nach dieser Richtung bietet die Beobachtung des Steinkranken, deren Aufgabe nur deswegen nicht voll erfüllt werden kann, weil die theoretischen Grundlagen der Lehre von der Steinbildung noch nicht in genügender Sicherheit ergründet werden konnten. Hier bleibt uns zunächst die Bestimmung der Art der Diathese, ob es sich im wesentlichen um eine Harn- oder Oxalsäurediathese handelt, die Kontrolle der Zuführung dieser Stoffe, also diätetische Maßnahmen, eine physikalisch-chemische Beeinflussung, durch Umstellung der Wasserstoffionenkonzentration, und schließlich die Bekämpfung der die Steinbildung fördernden Infektion vorbehalten.

Mit diesen angeführten Punkten wäre die Aufgabe der Krankenbeobachtung bei Nierenkranken erschöpft. Es wären nur noch kurze Bemerkungen hinzuzufügen, welche die Beobachtung der Nierenoperierten betreffen.

Diese beziehen sich, wie bei jedem operativen Eingriff, auf den Wundverlauf, worauf nicht eingegangen zu werden braucht, und auf spezielle Momente, welche durch die Beteiligung der Niere als Sekretionsorgan bedingt sind. Die Voraussetzung der Entfernung einer Niere, daß die zurückgebliebene zweite die Aufgabe der Entschlackung des Organismus besorgen kann, wird ja im allgemeinen erfüllt werden können. Fälle von reinem Nierentod, wie sie früher öfters vorkamen, gehören heutzutage glücklicherweise zu den größten Seltenheiten. Daß sie nicht ganz ausgeschlossen sind, beruht außer der unerschöpfbaren Variabilität der klinischen Bedingungen darauf, daß Anästhesie und Zufälle des Eingriffs die zurückbleibende Niere stets in ungünstigem Sinne beeinflussen, und daß der Grad und Erträglichkeit dieser Wirkung nicht mit Sicherheit vorauszusehen und zu bestimmen ist. Daher die Bedeutung der Krankenbeobachtung in solchen Fällen. Hier sind in erster Linie Menge und Qualität des nach der Operation ausgeschiedenen Urins zu berücksichtigen. Die Blase eines jeden Kranken, der an der Niere operiert werden soll, ist unmittelbar vor der Operation zu entleeren, damit nur der während und nach der Operation produzierte Urin die Grundlage unserer Wahrnehmungen bildet. Zeigt dieser nach der angegebenen Richtung hin Veränderungen, die auf Grund der vor der Operation vorgenommenen Prüfungen hier nicht zu erwarten waren, so muß der ganze therapeutische Apparat eingesetzt werden, welcher für die Beseitigung solcher Zustände als zweckmäßig erkannt wurde. Nach jeder Nierenoperation pflegt die Urinmenge in den ersten Tagen etwas vermindert zu sein, je besser die operierte Niere gearbeitet hat, um so mehr. Der Grund dieser Verminderung ist nicht allein im Ausfall funktionierenden Nierenparenchyms zu suchen. Die Abnahme der Urinmenge wird noch hauptsächlich mitbedingt durch die Anästhesierung, postoperative allgemeine und lokale Störung der Zirkulation, und postoperative Störung des Stoffwechsels, mit den beiden hauptsächlichen Komponenten, der Einfuhrbeschränkung und des erhöhten Eiweißzerfalls nach der Operation, mit seinen toxischen Auswirkungen.

Die postoperative Krankenbeobachtung bei Nierenoperationen muß sich im speziellen auch mit den aus engnachbarlichen Beziehungen sich entwickelnden Darmstörungen besonders befassen. Schließlich muß sie auf die Harnentleerung bedacht sein und ihre Störungen sofort beseitigen.

Die Krankenbeobachtung bei Erkrankungen des *Harnleiters* bewegt sich auf demselben Gebiet, wie bei denen der Niere. Besonders zu erwähnen wäre hier nur die genauere Bewertung der subjektiven Beschwerden und daß Harnleiterverschluß die Entleerung der Blase zu hindern vermag. Daß intermittierender Verschluß durch intermittierende Harnflut, Hämaturie oder Pyurie klinisch ermittelbar ist, soll ebenfalls hervorgehoben werden, und die Schwierigkeiten, die aus der Kombination von Harnretention und mit Steinbildung einhergehender pyelonephritischer Infektion der Niere, die bei Prostatikern nicht selten sind, der Krankenbeobachtung erwachsen können.

Bei den *Blasenkrankheiten* ist die Krankenbeobachtung bereits für die klinische Bewertung unumgänglich notwendig. Diese Behauptung braucht nicht weiter ausgeführt zu werden. Ein Hinweis auf die Schwierigkeit der Abgrenzung primärer und sekundärer Blasenstörungen genügt. Ebenso verhält es sich bei der Beurteilung der Harnretention.

Auch hier wird in vielen Fällen die fortlaufende Kontrolle der lokalen Veränderungen, vielfach mit dem Cystoskop, eine Aufgabe der Krankenbeobachtung bilden, und für die therapeutrische Indikationsstellung maßgebend sein. Im Vordergrunde des Interesses steht jedoch bei der Blase die Beobachtung der Harnentleerung mit ihren mannigfachen Abarten. Nur die genauesten Feststellungen auf diesem Gebiet lassen manchmal eine genauere Differenzierung verschiedener Formen der Harnobstruktion zu. Die Abweichungen der Harnbeschaffenheit haben weniger objektives Interesse, und werden hier im allgemeinen als klinischer Maßstab der Besserung oder Verschlechterung einer Blaseninfektion bewertet.

Auch hier gibt uns die sekundäre Beteiligung der Niere die Notwendigkeit, uns um die Aufstellung einer Nierenbilanz zu kümmern, welcher dieselbe Bedeutung zuzumessen ist wie bei Fällen doppelseitiger Nierenerkrankungen. Sie gibt hier die einzig brauchbare klinische Grundlage für die operative Indikationsstellung bei allen Arten von Harnretention.

In diesem Punkte ist auch die klinische Bewertung der meisten Erkrankungen der *Prostata* und der *Harnröhre* vereinigt, nämlich denjenigen Leiden dieser Organe, die mit einer Harnstauung einhergehen. Die fortlaufende Kontrolle der lokalen Veränderungen durch Sondierung, Katheterung, rectale Palpation besitzt natürlich auch Bedeutung für eine weitere Orientierung. Bei den Erkrankungen der *Samenblasen* schließlich sind wir einzig auf die Kontrolle des lokalen Befundes und des Exprimats angewiesen.

Dieselben Maßnahmen, welche wir bei diesen Erkrankungen für die Krankenbeobachtung verwenden, dienen auch zur Kontrolle aller Formen der konservativen Therapie. Bei Blasenoperationen verdient die Urinableitung unsere besondere Aufmerksamkeit, da sie keine Störung erfahren darf, ebenso wie bei Operationen an der Prostata, Samenblase und Harnröhre. Bei Verwendung des Dauerkatheters ist stets auf den Zustand des Nebenhodens besonders zu achten. Nach allen perinealen und sakralen Operationsmethoden ist auch dem Darm besondere Beachtung zu schenken, um Störungen seinerseits durch entsprechende Maßnahmen rechtzeitig zu begegnen.

Ich mußte mich, um der allgemeinen Symptomatologie hier nicht allzuviel vorwegzunehmen, in diesem Kapitel sehr einschränken. Es soll auch nur als ein Grundriß der Krankenbeobachtung gelten, welcher nur im Zusammenhang mit der allgemeinen Diagnostik und Symptomatologie betrachtet werden darf und hauptsächlich bezweckt, auf die Punkte hinzuweisen, die der Arzt bei der stationären Beobachtung von Harnkranken unbedingt berücksichtigen muß, um diese mit Nutzen für die Patienten durchführen zu können.

C. Allgemeine Symptomatologie.

Während die allgemeine Diagnostik ihr Ziel auf dem Wege methodischer synthetischer Denkarbeit erreicht, trachtet die Symptomatologie auf dem Wege der Analyse die Diagnose zu ergründen, zumindest zu ihrer Ergründung beizusteuern und die Resultate der Synthese zu ergänzen. Das Material für diese Art diagnostischer Betrachtungen wird von den sog. Krankheitssymptomen geliefert, von subjektiven oder objektiven Wahrnehmungen des Kranken oder des Arztes, die sich auf sämtliche Momente beziehen, welche in der krankhaften Äußerung des Lebens begründet sind, die also von der normalen Empfindung und normalen Lebensreaktion des Individuums, d. h. von den normalen morphologischen und funktionellen Erscheinungsformen des Lebens Abweichendes bieten. Aus dieser Definition geht es bereits hervor, daß dieser Zweig der diagnostischen Tätigkeit höhere Qualitäten erfordert, wie der vorher beschriebene, da er nicht so sehr erlernt sein kann und auf Technicismen beruht, wie an geistigen Qualitäten und Intuition. Er ist am meisten mit der Arbeit des Detektivs zu vergleichen, der aus kleinen Wirkungen auf große Ursachen schließt, der aber, um keine Fehlschlüsse zu tun, ein ausgezeichneter Beobachter und ein Mann von reichen Kenntnissen und Erfahrung sein muß.

Als Receptor und Vermittler des Materials der Symptomatologie dient uns der Kranke, als Psyche und somatische Einheit von den denkbar größten individuellen Verschiedenheiten beherrscht. Auch die richtige Einschätzung der Persönlichkeit des Kranken spielt also bei der analytischen Art der Diagnostik eine wesentliche Rolle. Eine weitere Einschränkung, welche Eigenschaften erfordert, die nicht jedem Untersucher eigen sein können.

Sollte man nach solcher Einleitung fragen, ob unter solchen Umständen es überhaupt am Platze ist, hier der Symptomatologie einen besonderen Abschnitt zu widmen, so muß man darauf erwidern, daß ein Erfahrungsmaterial diesen analytischen Betrachtungen zugrunde liegt, welches auf alle Fälle zum Handapparat des Arztes gehören muß. Wird es von ihm gut, wird es schlecht verwaltet, kann man nicht bestimmen, gerade so wenig, wie ein Bildhauer es voraussehen kann, was aus dem Ton, den er in seines Schülers Hand gegeben hat, entstehen wird.

Es ist angebracht, die Symptomatologie in zwei Abschnitten zu behandeln. In dem ersten sollen die subjektiven Symptome, alles das, was durch die Wahrnehmungen des Kranken, als von der normalen Empfindung Abweichendes empfunden wird, im zweiten die objektiven Symptome, die durch die Wahrnehmungen des Arztes, als von den normalen morphologischen und funktionellen Erscheinungsformen des Lebens abweichend festgestellt werden können, besprochen werden.

I. Die hauptsächlich subjektiven Symptome bei Harnleiden.

Die Registrierung der subjektiven Symptome wird durch die Anamnese besorgt. Diese muß also bereits alle Momente erfassen, die dazu geeignet erscheinen, die Grundlagen unserer Analyse zu bilden und zu verbreitern.

Man wird von dem Kranken Angaben erhalten über Schmerzen, über Beobachtungen, welche die Miktion und den Geschlechtsapparat betreffen, über Beobachtungen, welche die Beschaffenheit des Urins und des Spermas berühren. Diese letzteren gehören jedoch bereits ebenso zu den objektiv feststellbaren Symptomen und sind nur insofern auch hier anzuführen, als sie anamnestische Daten darstellen. Schließlich sind die Angaben über Durst, Appetit und Schlaf noch hier mitanzuführen.

a) Der Schmerz bei den Harnleiden.

Spontane Schmerzen in den verschiedensten qualitativen und quantitativen Abstufungen zeigen bei Harnleidenden die denkbar größte Mannigfaltigkeit. Trotzdem kann man bei ihrer klinischen Analyse ihrem Charakter nach bestimmte Gruppen unterscheiden. Die Grundlage der Gruppierung bildet einmal die Lokalisation, dann die Art der Schmerzen.

Nach der Lokalisation unterscheiden wir:

1. *Schmerzen in der Nierengegend.* Diese werden in einem Teil der Fälle als ständige, bohrende, brennende Empfindungen in der Lende, entweder ein- oder doppelseitig vorhanden geschildert. Sie können in ihrer Intensität

schwanken. Sie können sich bei Bewegung steigern, bei der Bettruhe nachlassen, aber auch umgekehrt. Manchmal empfindet man nur das Gefühl der Schwere in der erkrankten Seite, oder hat die Empfindung von Schwäche in der Lendengegend. In einem anderen Teil der Fälle wechseln völlig schmerzfreie Perioden mit ganz besonders heftigen, anfallsweise auftretenden Schmerzen ab. Eine besondere Veranlassung für das Auftreten der Anfälle läßt sich oft nicht eruieren. In anderen Fällen werden besondere körperliche Anstrengungen, leichte Traumen oder Veränderungen in der Lebensweise damit beschuldigt, den Anfall ausgelöst zu haben. Diese Schmerzen sind kolikartig, haben den Charakter heftigster krampfhafter Schmerzen, welche sich in kürzeren und längeren Intervallen wiederholen, zwischendurch für Minuten bis Stunden ganz verschwinden können. Neben den Krämpfen berichtet man über ziehenden, ausstrahlenden Charakter solcher Schmerzanfälle, wobei die Empfindungen streng einseitig auf das Gebiet des Harnleiterverlaufs und der betreffenden Blasenhälfte lokalisiert sind und die Ausstrahlung nach den Geschlechtsorganen hin (Penis, Labien) oder auch nach dem Oberschenkel zu sich ausbreitet. Diese kolikartigen Schmerzen — *Nierenkoliken* — sind derart charakteristisch in ihrem Verlauf, daß sie einen sicheren Anhaltspunkt für die Erkrankung der Niere darbieten. Weniger Sicherheit bieten die Lendenschmerzen, da sie auf der rechten Seite mit Gallenbeschwerden, links mit Magenstörungen, bei Doppelseitigkeit mit von den Geschlechtsorganen herrührenden Gefühlsstörungen verwechselt werden können. Beim Fehlen sonstiger Anhaltspunkte für die Erkrankung der Niere kann die Diagnose auf Grund der Schmerzlokalisation Schwierigkeiten bereiten.

In der Splanchnicus- resp. Paravertebral-Anästhesie steht uns ein Mittel zur Verfügung, um eine Abgrenzung der verschiedenen Schmerzgebiete zu ermöglichen. Insbesondere läßt sich eine organspezifische Differenzierung im Oberbauch damit durchführen. Durch die Unterbrechung der Schmerzleitung im Nierengebiet (Dors. XII., Lumb. I.) hören nur Nierenschmerzen auf, Gallen- und Magenschmerzen bleiben bestehen, oder umgekehrt bei Anästhesierung der über Dorsalis X. liegenden Abschnitte. Nachdem die Technik dieser Untersuchung von derjenigen für die Anästhesierung bei Nierenoperationen verwendeten in keiner Weise abweicht, muß sie von dem Urologen eo ipso gut beherrscht werden. Um so mehr ist also die Ausführung dieser Untersuchung bei schwer beurteilbaren Fällen zu empfehlen. Man soll stets das Organgebiet auszuschalten versuchen, welches am wahrscheinlichsten der Urheber der Schmerzen zu sein scheint und evtl. eine Gegenprobe hinzufügen.

Eine merkwürdige, doch nicht häufige Erscheinung ist das sog. kontralaterale Schmerzphänomen, rechtsseitige Schmerzen bei linksseitiger Erkrankung und umgekehrt. Man muß daran denken und wissen, daß die Seitenlokalisation der Krankheit auf Grund der Schmerzen nicht in jedem Fall zutreffend ist. Im übrigen weisen die objektiven Symptome bei weiterer Untersuchung auf die richtige, erkrankte Seite hin und die kontralaterale oder gekreuzte Schmerzempfindung kann auch experimentell nachgewiesen werden, indem man das Nierenbecken bis zum Auftreten des Dehnungsschmerzes anfüllt. Dieser wird nunmehr vom Kranken auf die andere ungefüllte Seite bezogen.

Kolikartige Schmerzen, sog. Nierenkoliken, werden von den meisten Ärzten als ein Zeichen des Vorhandenseins von Nierensteinen oder Harnleitersteinen betrachtet. Diese Auffassung ist nur so weit richtig, daß die häufigste Ursache der Nierenkoliken tatsächlich die Steinerkrankung ist. Sie können jedoch außer diesem Grunde aus den mannigfaltigsten sonstigen Ursachen entstehen. Die Nierenkolik ist der gefühlsmäßige Ausdruck der ins Krankhafte gesteigerten Peristaltik des Harnleiters, vielleicht auch des Nierenbeckens. Ihre pathologisch-physiologische Grundlage besteht also in einem Krampf (crampus) der Muskulatur dieser Hohlorgane. Wenn wir nun die Bedingungen in Betracht ziehen, unter welchen solche Krämpfe entstehen können, so kommen wir zum Schluß, daß die wesentlichste Bedingung letzten Endes in einer erhöhten Reaktionsfähigkeit der glatten Muskulatur liegt, in einer Art Krampfbereitschaft. Diese reagiert auf die verschiedensten Reize, und zwar in einem Ausmaße, welches direkt proportionell ist mit der — individuell variablen — Reizbarkeit der Muskulatur. Auf dieser Grundlage ist nunmehr zu erklären, was auf rein klinischer Basis nicht erklärt werden könnte. Daß große Harnleitersteine fast symptomlos sich verhalten und sogar geboren werden können, während kleinste Konkrementkrümelchen die schwersten klinischen Erscheinungen verursachen können, ist die Folge der verschiedenen Reaktionsfähigkeit des Harnleiters, ebenso wie, daß ein weiches Blutkoagel oder Membranen bei der Pyelitis membranacea das klinische Bild der Nierenkolik hervorrufen können.

Es braucht der Anreiz des Anfalls nicht unbedingt in der Verstopfung des Harnleiterlumens zu liegen. Es sind auch andere Reize außer den mechanischen denkbar, welche von der Schleimhaut aus die Kolik auslösen können. In erster Linie kämen dafür physikalisch-chemische Reize in Betracht. Bei gewissen Veränderungen der Harnbeschaffenheit, bei uratischer und oxalsaurer Diathese dürfte es sich z. B. um eine Kombination geringster mechanischer und chemischer Reize handeln.

Der Reiz kann außerdem direkt von der Muskulatur ausgehen. Reizung des Nierenbeckens, zunächst der Schleimhaut desselben durch Steine, oder durch Einbringen differenter Substanzen, oder auch durch plötzliche Dehnung aus inneren pathologischen Gründen, oder durch Überfüllung von außen her, löst den Kolikanfall aus, und zwar dadurch, daß der den physiologischen Maßstab überschreitende Reiz die Koordination der Nierenbecken- und Harnleiterkontraktionen stört und die letzteren dadurch bis zum Krampfzustand steigert.

Es können also, falls eine gewisse Krampfbereitschaft der Harnleitermuskulatur vorhanden ist, die verschiedensten Erkrankungen der Niere Kolikanfälle auslösen: Steine der Niere und des Harnleiters, Blutungen, Eiterung, Diathesen, Harnverstopfung u. a. m.

Es ist nicht zu leugnen, daß eine theoretische Möglichkeit dafür besteht, daß Harnleiterkrämpfe als reine Innervationsstörung vorkommen können. So ließe sich vielleicht für manche Formen von Harnverstopfung eine Ätiologie ergründen, obzwar diese Krampfzustände nicht mit Schmerzen verlaufen dürften. Umgekehrt ließen sich Schmerzen auf dieser Grundlage erklären, die ohne wahrnehmbare Veränderungen an den Harnorganen sich manchmal einstellen.

Eine wichtige Rolle spielen für die Auslösung von Schmerzen in den Harnorganen im allgemeinen, für die Auslösung von Nierenkoliken im besonderen, die Erkrankungen der großen männlichen Adnexe. Ich möchte auf diese Erkrankungsformen mit besonderem Nachdruck hinweisen, weil sie sehr oft unberücksichtigt bleiben. Besonders die chronischen Formen der Adnexerkrankungen können als Schmerzauslöser bei Kolikanfällen mitbeteiligt sein. Hier will ich auf diese Tatsache nur kurz hinweisen, später bei der Besprechung der bei Adnexerkrankungen ausgelösten Schmerzen folgt die ausführliche Schilderung.

Einfache Einengung des Harnleiterlumens bedingt keine kolikartigen Schmerzen. Zur Striktur muß die Entzündung, zur Geschwulst die Blutung oder der entzündliche Reiz hinzutreten, um eine Nierenkolik hervorzurufen, ebenso zu der Periureteritis. Hingegen kommt diese bei der Ureteritis auch ohne begleitende Erkrankung vor, besonders bei den akuten Formen. Klappenmechanismus- und Peristaltikstörungen lassen es bei Fällen von Ureter bifidus bei leichtesten pathologischen Störungen bereits zu Kolikanfällen kommen, ebenso wie bei sonstigen Mißbildungen des Harnleiters und der Niere. Zweifellos spielen hier mechanische Momente eine wesentlich größere Rolle wie in allen anderen Gebieten der Nierenleiden. Auch die Erkrankungen der weiblichen Geschlechtsorgane kämen als Erzeuger von kolikartigen Schmerzen in Betracht in den Fällen, in welchen Harnleiterkompression mit entzündlichen Momenten innerhalb des Lumens desselben zusammentrifft.

Als klinische Nebenerscheinungen kolikartiger Schmerzanfälle seien erwähnt die Pulsverlangsamung bis zum ausgesprochenen Vaguspuls während des Anfalls und vielfach auch eine Défense musculaire der Lumbalgegend auch im Bereich der schrägen Bauchmuskulatur, die die Abgrenzung gegen den appendicitischen Anfall dann besonders erschweren kann, wenn sie von Temperatursteigerung begleitet wird. Darin liegt die Ursache, daß so viele Patienten mit chirurgischen Nierenleiden, die Appendektomie haben über sich ergehen lassen müssen.

Die Ursache des anderen Schmerztypus, der *Lumbalschmerzen,* in allen seinen Abstufungen und Formen besteht teils in lokalen Veränderungen im Nierenbecken und in den Nierenhüllen, teils in irgendeiner Form der Harnstauung. Auch hier ist die Intensität den erwähnten individuellen Schwankungen unterworfen und zeigt dieselbe Diskrepanz zwischen Ursache und Wirkung, wie bei den Koliken, ein Umstand, welcher der Indikationsstellung nicht selten die größten Schwierigkeiten bereitet.

Das Schmerzphänomen ist an und für sich ein äußerst nützliches Symptom der Erkrankung, da es mit dem größten Nachdruck darauf hinweist, daß im Organismus eine Störung vorliegt, und die Kranken am meisten dazu veranlaßt, ärztliche Hilfe aufzusuchen. Je früher und je intensiver, ja je nachhaltiger die Schmerzen bei einer Erkrankung auftreten, desto schneller und sicherer kommt der Kranke über die angeborene Indolenz und über die Furcht vor Arzt und Behandlung hinweg, desto leichter läßt er alle nebensächliche Rücksichten gegenüber der Wiederherstellung seines körperlichen Wohlbefindens fallen. Der Schmerz ist der mächtigste Antrieb des kranken Menschen, um Hilfe zu suchen. Der Schmerzcharakter ist bei urologischen Erkrankungen leider häufig so entwickelt, daß er für eine rechtzeitige Bekämpfung der Krankheit nicht förderlich sein kann. Denn nur verhältnismäßig selten hat er einen kontinuierlichen Charakter und vielfach tritt er überhaupt nicht mit der notwendigen Intensität in den Vordergrund.

In einem sehr wesentlichen Teil der urologischen Krankheiten hat der Schmerz den Charakter ausgesprochener Periodizität, wobei die Intervalle sich auf Jahre hinausstrecken können, insbesondere kann der freie Intervall zwischen der ursächlichen Erkrankung und der Folgekrankheit viele Jahre dauern und macht erst subjektiv wahrnehmbare Äußerungen, wenn diese bereits voll entwickelt ist. In einem anderen Teil der Erkrankungen kommt es überhaupt nicht zu Schmerzen. Ganz im geheimen verrichtet die Zerstörung ihr Werk und die Folgen sind bei ihrer Entdeckung irreparabel. Um nur wenige Beispiele anzuführen, sei auf die schmerzlos sich entwickelnden Sacknieren, Riesennierensteinen und Tumoren hingewiesen, ferner auf die Pyonephrosen, die außer einer Harntrübung früher nie klinische Erscheinungen gemacht haben.

Lumbale Schmerzen, wenn sie durch Veränderungen der Niere und der Nierenhüllen bedingt sind, können von den verschiedensten Erkrankungen verursacht werden. Ihre Vermittler scheinen die mit dem Gefäßstiel eindringenden und die in der Kapsel sitzenden Nerven zu sein. Daß bereits geringe Volumschwankungen des Nierenparenchyms befremdende Empfindungen hervorrufen können, sehen wir fast nach jeder Nephrektomie. Die einsetzende kompensatorische Hyperplasie, vielleicht in Verbindung mit der stärkeren funktionellen Inanspruchnahme, genügt bereits, ein vorübergehendes Spannungsgefühl, bei empfindlicheren Kranken leichte Schmerzen entstehen zu lassen, die ihnen Sorgen bereiten und dem Arzte offenbart werden. Wir können daraus den Schluß ziehen, daß Zunahme der Kapselspannung bereits dazu genügt, als Schmerz empfunden, zumindest als abnormes Gefühl wahrgenommen zu werden. Die Nerven des Nierenstiels sind die Receptoren der Reize, welche von der Schleimhaut des Nierenbeckens und der Kelche, vom peripyelitischen Gewebe und von dem bindegewebigen Gerüst der Niere ausgehen, wenn man von dem anatomischen Aufbau auf ihre Funktion schließen darf. Auf dieser Grundlage lassen sich auch die Nierenschmerzen einer, wenn auch beschränkten Analyse unterziehen, da eine Auswirkung der Veränderungen auf beide Receptorengruppen verhältnismäßig häufig erfolgt, wie sie bei den engnachbarlichen Beziehungen auch erfolgen muß. Aus der meistens vorhandenen Druckempfindlichkeit erkrankter Nieren muß man außerdem darauf schließen, daß bei den Nierenschmerzen der Erkrankung des die Niere umgebenden Gewebes, des Nierenbettes, auch eine Rolle zugeschrieben werden muß. Daß man in demselben bei Nierenoperationen oft sehr wesentliche gewebliche Veränderungen vorfindet, ist bekannt.

Der Lumbalschmerz kann also verursacht sein:

α) Von allen Erkrankungen, welche eine Vermehrung der Spannung innerhalb der Kapsel bedingen können. Je schneller diese Vermehrung erfolgt, um so nachdrücklicher, während bei sehr langsamer Spannungszunahme die Wahrnehmung ausbleiben kann: So können unter Umständen bereits plötzliche Zirkulationsstörungen dafür genügen. Anschoppung und Ödem, mit Vergrößerung der Niere einhergehende Formen von Nephritis, Pyelonephritis, Nierenabscesse, chirurgische Niere, Nierenkarbunkel, Geschwulst und Cystenentwicklung, mit einem Wort, alle Erkrankungsformen des Nierenparenchyms können hier in Betracht gezogen werden. Bei einer ganzen Reihe dieser Erkrankungen wird der Effekt durch die Miterkrankung des Nierenbeckens und dessen Umgebung und der Nierenhüllen verstärkt.

β) Von allen akuten oder chronischen Erkrankungen der Nierenhüllen, also von den eitrigen und nichteitrigen Formen der Perinephritis.

γ) Von allen Erkrankungsformen des Nierenbeckens, wie Entzündung, Stein und Erweiterung, bei diesen ist jedoch zu bemerken, daß es sich hier meistens um eine Kombination mit den durch Stauung verursachten Schmerzen handelt.

Sowohl mechanische als auch dynamische Störungen der Harnableitung aus dem Nierenbecken, also alle Formen der Harnverstopfung, führen zur Stauung und im Ausmaß der teils konstitutionell bedingten morphologischen und funktionellen Bedingungen zur Dilatation. Als physikalisches Moment ist dabei eine Druckerhöhung vorhanden, welche evtl. in Zusammenhang mit ihren Schwankungen den Stauungsschmerz verursacht. Sowohl bei der Pyelitis, als auch bei den Steinerkrankungen, besonders wenn sie mit Infektion gepaart sind, ist die Atonie, als ein dynamisches Moment, die Ursache der Stauung und Urheberin der Stauungsschmerzen. Sonst führt uns diese Form der Nierenschmerzen bis auf wenige Ausnahmen, die durch Störungen am Harnleiterabgang bedingt sind, in das Gebiet der Erkrankungen der tieferen Harnwege,

δ) zu den Erkrankungsformen, die sich morphologisch oder funktionell in einer Störung der Harnableitung offenbaren und eine Harnverstopfung bedingen. Solche sind alle Abflußbehinderungen im Verlauf des Harnleiters, also innere Stenosen, Tumoren, Steine, durch Druck von außen bewirkte Stenosen, alle in den Stadien, in welchen sie nicht verschließend, also kolikbedingend, wirken, bis auf die Hindernisse, die am Blasenausgang und in der Harnröhre gelegen sind, die entzündlichen Erkrankungen des Harnleiters, also die Ureteritis und Periureteritis und die Erkrankungen der großen Adnexe.

2. Die *Schmerzen im Verlauf des Harnleiters* haben nur eine sekundäre Bedeutung, da Erkrankungen desselben auch in dieser Beziehung sich zentralwärts auswirken. Verhältnismäßig selten hört man, meistens bei Steinen im Harnleiter, selten bei Strikturen, über ein wundes Gefühl in der Tiefe zu klagen, welches der Lokalisation des Konkrements entsprechen kann, und auf stärkere Veränderungen der Wandung und Periureteritis an dieser Stelle schließen läßt. Manche Kranke sind auch imstande, das Durchwandern eines Konkrementes gefühlsmäßig zu kontrollieren, wobei der Tiefenschmerz immer mehr blasenwärts wandert. Daß außer diesen Empfindungen starke nervöse Reaktionen in der Form hemmender Reflexe bei solchen Vorgängen ausgelöst werden können, beweist der bereits erwähnte Umstand von kompletter Harnretention bei tiefsitzenden Harnleitersteinen, und noch schlagender das Vorkommen echter reflektorischer Anurie. Auch bei diesen Zuständen ergeben solche, die schmerzlos verlaufen, die schwierigsten klinisch-diagnostischen Probleme.

3. *Blasenschmerzen*, die vom Kranken als solche erkennbar sind, sind für gewöhnlich auf die Blasengegend hinter und oberhalb der Symphyse lokalisiert. Ihrem Charakter nach müssen wir zwischen Schmerzen bei ruhender Blase und zwischen solchen unterscheiden, welche bei den Kontraktionen der Blase auftreten. Ebenso müssen wir zwischen Schmerzen bei natürlicher oder künstlicher Anfüllung und bei der Entleerung der Blase, und schließlich zwischen solchen am Anfang und am Ende der Miktion unterscheiden. Schließlich gibt es ausstrahlende Schmerzempfindungen, die nach der Harnröhre und Penisspitze zu sich beim Manne auswirken.

Schmerzen bei ruhender Blase sind seltener und weisen auf Krankheitsprozesse in der Blasenwand und im Innern der Blase hin. Krankheitsprozesse in der Blasenwand werden eher als Schmerz empfunden, wenn sie im freien Teil der Blase sitzen, aber auch hier können selbst schwere eitrige Phlegmonen der Wandung außer Druckempfindlichkeit keine weitere Schmerzen auslösen. Das Übergreifen solcher Prozesse in die Umgebung der Blase als Para- und Pericystitis vermittelt lebhaftere Schmerzempfindung durch die Beteiligung des Peritoneums, aber auch hier nur hauptsächlich beim Wechseln des Füllungszustandes. Wenn wir daran denken, wie schmerzfrei ausgedehnte Eiterungen im Douglas verlaufen können, wird dieses Verhalten nicht wundernehmen. Häufiger sind die Schmerzempfindungen bei pathologischem Blaseninhalt. Ein seit jeher bekanntes Symptom der Blasensteinkrankheit ist der Schmerz bei Erschütterung des Körpers. Auch dieses Symptom ist im Zeitalter der Gummiräder und guter Wege seltener geworden. Es ist manchmal sogar verwunderlich, daß selbst große, kantige Steine keine spontanen Blasenschmerzen verursachen. Auch sonstige stark raumbeengende Momente innerhalb der Blase, wie große Gewächse, können ohne jeden Schmerz ertragen werden, ebenso solche, welche die Blase von außen her zusammendrücken. Selbst chronische Geschwüre der Blase lassen Schmerzen im ruhenden Zustand meistens vermissen. Wenn solche vorhanden sind, beschränken sie sich auf ein Jucken oder Brennen in der Tiefe.

Anders steht es um die Schmerzen bei der Blasenkontraktion, also während der Entleerung der Blase. Alle die erwähnten Zustände können dabei die Ursache sehr schmerzhafter, krampfartiger Störungen sein, welche den armen Kranken während der Miktion, an die er mit tausend Ängsten herangeht, in sich zusammenkrümmen lassen. Alle geschwürige Prozesse der Wandung,

Ulcus simplex, carcinomatöses Geschwür, tuberkulöse Ulcera, einfache entzündliche Veränderungen in allen ihren Formen und Graden, Steine und Geschwülste können dabei die gleiche Rolle spielen, ja selbst der in seiner chemischen Zusammensetzung veränderte Urin, oder mit dicken Schleim oder Eiter vermischte, kann bereits zu solchen Störungen Veranlassung bieten.

Die Überdehnung der Blase bei Harnretention geht mit starken Schmerzen einher. Die Entleerung in solchen Fällen empfinden die Kranken als eine Erlösung. Die Schmerzen treten erst auf, nachdem das erste Stadium der Füllung. welches Harndrang hervorruft, vorübergegangen ist. Bei künstlicher Anfüllung gesunder Blasen kommt man über dieses Stadium nicht hinweg, da der imperatorisch einsetzende Drang weiteren Füllungsversuchen ein Ende bereitet. Bei Blasen mit erkrankter Wandung hingegen ruft die künstliche Anfüllung Schmerzen hervor.

Die Blasenschmerzen sind stets mit Störungen der Miktion verbunden, worüber in einem anderen Abschnitt berichtet werden soll.

4. Schmerzen werden ferner *bei den entzündlichen Erkrankungen der großen männlichen Adnexe* verursacht. Sind diese akut oder subakut, so überwiegen die lokalen nach dem Damm und nach dem Rectum zu ausstrahlenden Schmerzen in Verbindung mit starker lokaler Druckempfindlichkeit. Bei den chronischen Formen stehen oft die Fernschmerzen, die bereits erwähnt worden sind, in dem Vordergrund. Schmerzhafte Erektionen und Schmerzen bei der Ejaculation bilden eine weitere Ausdrucksform dieser Krankheiten. Über Miktionsstörungen weiter unten. Schließlich wären noch die bei der Cowperitis nie fehlenden Schmerzen am Damm zu erwähnen.

5. Zuletzt seien noch die *Schmerzen in der Harnröhre* angeführt. Da die Harnröhrenschleimhaut sehr empfindlich ist, können bereits Urinveränderungen chemischer und physikalischer Art darin unangenehme Empfindungen auslösen, ein Zeichen, welches für manche klinische Voraussetzungen eine gute Unterlage bietet. Sonst werden alle pathologischen Prozesse, welche sich in diesem Gebiet abspielen, von Jucken, Wärmegefühl, Brennen oder Schmerzen in der Harnröhre begleitet, manche hingegen von heftigsten reflektorischen Krämpfen in der Dammuskulatur. Daß bei Erkrankung der oberen Harnwege die Schmerzen in die Harnröhre ausstrahlen können, wurde bereits erwähnt.

Diese kurze Zusammenfassung hat bereits eine ungemeine Reichhaltigkeit der Symptomatologie der Schmerzen bei urologischen Erkrankungen ergeben. Sie hat auch auf eine ganze Reihe von wichtigen pathologisch-physiologischen Momenten hingewiesen, die im *allgemeinen* in der Klinik vielfach unberücksichtigt geblieben sind. Auch klinische Probleme, wie solche über die Periodizität der Harnleiden, über Späterkrankung der Niere und über die Auswirkung pathologischer Prozesse innerhalb des Organsystems konnten darin berührt werden. Alles in allem ergibt das Bild, welches skizziert wurde, die Notwendigkeit einer regeren Beschäftigung mit klinischen Problemen in der Urologie. Insbesondere sind die Fragen der Innervation, insofern sie die Zusammenhänge zwischen sensorischen, motorischen und sekretorischen pathologischen Rückwirkungen betreffen, mit besonderer Aufmerksamkeit weiter zu verfolgen.

b) Die Störungen der Miktion.

Die *Entleerung des Urins* ist in ihrem Ablauf weitgehend beeinflußt durch pathologische Vorgänge innerhalb der Harn- und Geschlechtsorgane. Deswegen hat auch die subjektive Schilderung seiner Störungen eine besondere diagnostische Bedeutung.

Bei einem wesentlichen Teil der Harnkrankheiten ist das erste vom Kranken erfaßbare Symptom der Krankheit die Störung der Miktion. Diese kann eine völlig schmerzlose sein und sich in der Zunahme oder Abnahme der Häufigkeit offenbaren, oder aber sind die motorischen Störungen mit sensorischen verbunden, wobei die Schmerzen der Harnentleerung vorangehen, sie begleiten oder nach der Entleerung der Blase auftreten können. Die Abweichungen können ferner die Art der Harnentleerung betreffen. Das Urinlassen kann erschwert sein, besondere Kraftanstrengung in Anspruch nehmen, sie kann zur unwillkürlichen Entleerung der Blase entartet sein, welche sich entweder in der Form ständigen Harnträufelns oder in der Form von mehr minder längeren Intervallen unterbrochener fraktionierter Entleerung vollzieht. Die Störungen können nach der Tageszeit wechseln, entweder tagsüber oder nachts mehr in Erscheinung treten, sie können Verschiedenheiten darbieten bei Ruhe und Bewegung des Körpers. Es kann die Entleerung verändert sein, indem die Blase sich nicht auf einmal, sondern erst in zwei oder mehreren kurz hintereinander folgenden Etappen entleert, oder daß die Blase sich nur teilweise oder gar nicht spontan entleeren läßt. Es können außer Schmerzen auch noch sonstige abnorme Empfindungen bei der Entleerung vorhanden sein, die sich in die Blase, aber auch außerhalb derselben lokalisieren. Der Harnstrahl bietet ebenfalls durch den Kranken feststellbare Veränderungen dar, die meistens in der Abnahme seiner Kraft, in der Veränderung seiner Form, oder in seiner plötzlichen Unterbrechung bestehen. Alle diese Störungen kommen in qualitativen und quantitativen Abstufungen und häufig in vielfacher Kombination miteinander vor.

Seit jeher tragen die Störungen der Harnentleerung ihre durch besondere Benennung fixierte klinische Bezeichnung, die jedoch die Symptomatologie dieser Störungen nicht voll erschöpft. Die schmerzlose Zunahme der Häufigkeit wird als Pollakisurie oder Pollakurie bezeichnet, die mit Schmerzen oder Krämpfen verbundene als Strangurie oder Dysurie, obzwar diese letztere Bezeichnung sich auch auf Harnstörungen jedweder Art beziehen könnte. Die Abnahme der Häufigkeit hat keine korrekte klinische Bezeichnung. Die häufig dafür verwendete Oligurie muß für die Fixierung der Abnahme der Urinmenge reserviert bleiben und nicht zum Ausdruck seltener Miktion oder, wie das häufig geschieht, kleiner Einzelportionen gebraucht werden. Es fehlen ferner eindeutige kurze Bezeichnungen für erschwertes Harnlassen und Harnträufeln, während die unwillkürliche portionenweise Entleerung Ischuria paradoxa genannt wird. Nykturie wird die Zunahme der Urinmengen während der Nacht benannt, ist also eine rein quantitative Bezeichnung, welche auf die Störungen der nächtlichen Urinentleerung nicht bezogen werden darf. Störungen in der Vollständigkeit der Entleerung haben eine klinische Präzisierung in dem Begriff der kompletten und inkompletten Harnretention und des Resturins, der Urinmenge, welche in der Blase nach spontanem Entleerungsversuch zurückbleibt. Für die Veränderungen des Harnstrahls stehen uns bloß die Begriffe der Drehung, der Unterbrechung und des sog. Coup de piston zur Verfügung. Daraus ist ersichtlich, daß die Begriffsbestimmung in diesem ganzen wichtigen Gebiet der Symptomatologie weder scharf noch erschöpfend genug ist. Daher verlohnt es sich, sich mit ihr hier ausführlicher zu beschäftigen.

Die Zunahme oder Abnahme der Häufigkeit der Miktion ist ein Produkt der Steigerung oder Abnahme der Momente, welche den Harndrang normalerweise auslösen. Diese Momente besitzen aber normalerweise eine individuell wechselnde Breite, welche sich nach Geschlecht, Gewohnheit und Lebensweise richtet. Auch spielen die verschiedene Größe der Blase und die nervöse Erregbarkeit im allgemeinen eine Rolle dabei. Demnach werden Störungen in dieser Richtung nur im Falle einer besonderen Beobachtung offenbart und muß ihre

Entdeckung durch das Hinlenken der Aufmerksamkeit des Kranken gefördert werden. Harndrang wird normalerweise erweckt durch den Füllungszustand der Blase, welcher durch den dadurch ausgelösten sensiblen Reiz den motorischen Impuls zur Entleerung der Blase erzielt. Daß dieser Vorgang ursprünglich ein automatischer war und sich erst im Laufe des Lebens zu einem willkürlich regulierbaren ausgebildet hat, ist bekannt, es ist also wichtig, zu bemerken, daß die Automatie der Blase unter bestimmten pathologischen Bedingungen ihre angeborene Pflicht wieder übernehmen kann.

Die Zunahme der Häufigkeit der Miktion kann auf dieser Grundlage erklärt werden durch ein schnelleres Auslösen des für das Erzeugen des Harndranges nötigen sensiblen Reizes, die Abnahme durch das Sinken der Reizschwelle. Die Zunahme kann bedingt sein durch Veränderungen der Blasenwand, durch Veränderungen des Blaseninhaltes, wodurch die Reizqualität sich ändert, durch Störungen der Receptoren der Nervenendigungen und sensiblen Bahnen und durch Veränderungen in anderen Teilen des Systems ausgelöster reflektorischer Vorgänge.

Bereits stärkere Hyperämie, wie sie entzündlichen Anreizen eigen ist, genügt, um durch Erhöhung des Reizes häufigere Entleerungen der Blase zu veranlassen. Eine alltägliche Erscheinung ist der durch Kälte bewirkte Reiz zur Entleerung, ebenso der durch gleichmäßige Wärme, welcher sogar therapeutisch Verwendung finden kann (warmes Sitzbad), d. h. Zirkulationsstörungen und Änderungen im Sinne einer stärkeren Durchblutung genügen schon, um den Entleerungsreiz auf die für die Miktion notwendige Schwelle zu erhöhen. Im selben, noch wesentlich stärkerem Sinne wirken sich natürlich alle pathologischen Veränderungen der Blasenschleimhaut aus, meistens jedoch nicht mehr in der reinen Form der Pollakisurie, sondern in einer Kombination mit anderen pathologischen Entleerungsformen. Auch Veränderungen der Blasenmuskulatur haben dieselbe Auswirkung, wenn auch zu bemerken ist, daß die Schädigung derselben durch anatomische und mechanische Momente, insbesondere die Störung ihrer Elastizität sich eher im umgekehrten Sinne, in der Abnahme der Häufigkeit, auswirken wird. Daß Lageveränderungen, Verziehungen der Blase infolge Prolaps oder Hernien ebenfalls eine Zunahme der Miktionszahl bedingen, ist eine alltägliche Erfahrung und oft das einzige Symptom, welches auf die Beteiligung der Blase bei diesen Veränderungen hinweist. Receptorstörungen wirken sich ebenso wie die Muskelstörungen eher im entgegengesetzten Sinne aus, doch kann auch hier der Abnahme der Miktionsfähigkeit ein Stadium des erhöhten Reizes vorangehen. Eiterung und Blutung in den oberen Harnwegen oder Eiterung aus den Adnexen, Steine, Fremdkörper und Schleim, also Veränderungen des normalen Blaseninhaltes gehen mit der Zunahme der Häufigkeit der Miktion einher. Was schließlich die Reflexstörungen anlangt, so können sie durch alle Teile des übrigen Harn- und Geschlechtssystems bedingt sein. Man findet sie teils hemmend, teils reizend bei vielen Fällen von Harnleiterverschluß, renaler oder ureteraler Genese und bei sonstigen Störungen der Harnableitung aus der Niere, also als Begleiterscheinung von Kolikanfällen und sonstigen anscheinend rein renalen Beschwerden. Die Erkrankung der großen Adnexe, besonders chronische Entzündung derselben, kann als einziges wahrnehmbares Symptom eine Zunahme der Miktionen verursachen, da vielfache reflektorische Reize bei der Blasenentleerung von der Schleimhaut der hinteren Harnröhre ausgehen, deren selbst leichte Veränderungen dafür mitverantwortlich zu machen sind. Ebenso verhält es sich mit der Schleimhaut der Harnröhre. Auch deren Reizung löst oft eine Vermehrung des Harndranges aus.

Auf verschiedene Momente, welche eine Herabsetzung der Miktionszahl resultieren, ist bereits hingewiesen. Im allgemeinen kann man sagen, daß es sich dabei um Vorgänge handelt, die in das Gebiet der Nervenpathologie gehören, also, falls sie primärer Natur sind, das Symptom einer Nervenkrankheit über urologisches Gebiet projizieren. Luetische und metaluetische Erkrankungen des Nervensystems und die multiple Sklerose seien hier besonders erwähnt.

Ist die Störung der Miktion mit Schmerzen verbunden, so spielen hier Umstände mit, welche wir bereits bei der Besprechung der Blasenschmerzen hervorgehoben haben. Gehen sie der Blasenentleerung voraus, ist die Dehnung der Blase dafür zu beschuldigen. Die Entleerung schafft Erleichterung. Diese Form ist mithin oft mit der Abnahme der Zahl der Miktionen vergesellschaftet. Häufiger sind die Miktionen bei Dehnungsschmerz, bei geschwürigen Prozessen der Blase. Der Unterschied zwischen beiden Gruppen besteht darin, daß die erste durch eine anhaltende, die letzte durch eine kurze Schmerzperiode eröffnet ist. Allerdings pflegen sich die Schmerzen bei dieser auch während der Miktion noch zu halten. Die Ursache der Schmerzen ist auf die Änderung der Spannung und Verschiebung der empfindlichen Schleimhaut zu beziehen. Schmerzen schließlich, die zum Schluß der Entleerung auftreten und nach Beendigung derselben anhalten können, werden meistens durch Veränderungen am Blasenhals und in der hinteren Harnröhre bei Erkrankung der großen Adnexe ausgelöst und hängen mit Funktionsstörung der die Miktion beendigenden Kontraktion der willkürlichen Muskulatur zusammen. Oft haben sie die Form eines schmerzhaften, krampfartigen Harndranges nach Entleerung der Blase. Daß über diese entzündlichen, geschwürigen Veränderungen hinaus auch noch andere Erkrankungen, wie Steine, Fremdkörper, Geschwülste, ähnliche Störungen verursachen können, sei nur erwähnt. Ihre Erklärung ist ja gegeben.

Die Art der Harnentleerung kann gestört sein, indem die Willkürlichkeit derselben besonders betont oder evtl. bis zum vollständigen Erlöschen geschwächt ist.

Besondere Kraftanwendung, die Inanspruchnahme der Bauchmuskulatur erfordert das Urinieren bei Vorhandensein von peripheren Hindernissen. Strikturen der Harnröhre und Erkrankungen der Vorsteherdrüse sind die häufigsten Erkrankungsformen, welche mit diesen Symptomen einhergehen. Auch die nervösen Blasenstörungen zeigen sie im Anfang der Erkrankung, doch nicht so ausgeprägt, da dabei die Abnahme sensorischer Momente mit der der motorischen Leistung parallel geht. Dem Kranken fällt es auf, daß trotz Pressens die Intensität des Urinstrahls geringer wird, seine Dicke und die Weite des Bogens abnimmt, daß überhaupt kein Strahl, sondern nur noch ein langsames Abfließen oder Träufeln des Urins zu erzielen ist.

Ist die Willkürlichkeit geschwächt, so kommt es zuweilen zur Ausbildung der sog. Inkontinenz, zum unwillkürlichen, unkontrollierbaren Harnabgang. Die Inkontinenz ist ein außerordentlich wichtiges, auf vielfachen Ursachen beruhendes Symptom der Störung der Blasenentleerung. Es verlohnt sich, sich mit ihrer Analyse eingehender zu beschäftigen. Sie wird vielfach mit den klinischen Begriffen des Harnträufelns und der Enuresis zusammengeworfen, daher ist eine genaue Abgrenzung dieses Begriffes erwünscht.

Unter Harnträufeln versteht man ein ständiges oder fast ständiges unwillkürliches Entweichen des Urins in kleinsten Mengen, welches Tag und Nacht andauert. Ein solches Harnträufeln hat nicht zur Vorbedingung, daß der Urin auf dem natürlichen Wege die Blase verläßt. Daher sind in diesen Begriff zusammenzufassen:

Das Harnträufeln aus *angeborener Ursache,* veranlaßt durch Blasenektopie und durch die abnorme Ausmündung eines Harnleiters außerhalb des Sphincters bei der Frau. Bei analoger Ausmündung des Harnleiters beim Manne in die hintere Harnröhre besteht bekanntlich kein Harnträufeln.

Das Harnträufeln bei *inneren Verletzungen,* wie es bei Frauen mit Blasen-Scheidenfistel oder Harnleiter-Scheidenfistel zu beobachten ist, also bei den sog. inneren Harnfisteln der Frau.

Das Harnträufeln bei *schwerer Schädigung des Sphincters*

a) bei exzessiven Graden des Geburtstraumas,

b) durch zerstörende Prozesse (Geschwulst, Operation),

c) durch Innervationsstörung, durch Lähmung des Sphincters infolge zentraler Nervenkrankheit.

Unter Enuresis versteht man willkürlich unkontrollierbare Entleerungen der Blase. Ihre leichteste, meist vorübergehende Form, die man am sichersten wohl auf neurotische Momente bezieht, ist die sog. *Enuresis nocturna,* das Bettpissen der Kinder und jugendlicher Personen. Ob dabei die sog. Myelodysplasie eine Rolle spielt, mag dahingestellt bleiben. Es ist fraglich, ob man dieser Form eine greifbare pathologische Bedeutung zumessen darf oder nicht. Anders bei allen übrigen Formen. Diese sind:

Die Enuresis bei schwerer Schrumpfung der Blase infolge geschwüriger oder narbiger Veränderungen, wie bei schwersten Formen der Schleimhautnekrose, parenchymatöser Cystitis, tuberkulöser Erkrankung und bei mancher sekundären Schrumpfblase, die mit einem fast völligen Verlust der Kapazität einhergeht.

Die Enuresis nach Sphincterverletzungen, bedingt durch mechanische Schädigung desselben, wie bei der Frau nach schweren Geburten, beim Manne infolge der Prostatektomie, meistens nach der perinealen Ausführung derselben.

Die Enuresis aus nervösen Ursachen, durch die Lähmung der Blase bedingt, in der Form der sog. Ischuria paradoxa sich offenbarend.

Aus dieser Klassifizierung geht es bereits hervor, daß die Begriffe des Harnträufelns und der Enuresis teilweise ineinander übergreifen, teilweise eng benachbart sind und evtl. sogar nur eine qualitative Abstufung gleichwertiger pathologisch-physiologischer Momente bezeichnen. Sie sind also für eine allgemeine klinische Grundlage der Klassifizierung des unwillkürlichen Harnabganges nicht in jedem Fall geeignet. Besser würde sich dazu eignen die genaue Begriffsbestimmung der *Inkontinenz.*

Die Inkontinenz ist eine Störung der Sphincterfunktion, welche die Gesamtheit aller wesentlichen Momente dieser Störung zusammenfassen läßt. Klinisch dient zur weiteren Zergliederung der Grad der spontanen Entleerbarkeit der Blase, ob diese eine totale oder unvollständige ist. So findet man die Möglichkeit einer lückenlosen Eingliederung aller Zustände unwillkürlicher Harnentleerung bis auf diejenige, die nicht auf natürlichem Wege erfolgen. Diese bleiben in einer besonderen Gruppe abgesondert, aber ebenfalls unter dem *klinischen* Begriff der Inkontinenz vereinigt. Die Begriffsbestimmung der Inkontinenz muß also lauten: *Unter Inkontinenz versteht man jede Form der unwillkürlichen Harnentleerung. Sie zerfällt in zwei Hauptgruppen: je nachdem die unwillkürliche Harnentleerung auf dem natürlichen oder einem angeborenen oder erworbenen unnatürlichen Wege erfolgt.* Die Enuresis nocturna kann als reine Neurose aus dieser klinischen Einheit ausgeschaltet werden.

a) Unwillkürlicher Harnabgang per vias naturales kann erfolgen:

α) bei *mechanischer Schädigung* des Verschlußapparates der Blase. Sie wird am meisten verursacht durch Geburtstraumen, selten durch Anwendung äußerer Gewalt, durch Verletzungen, öfter durch operative Eingriffe an der Prostata. Daß es sich im letzten Fall nicht so sehr um eine Schädigung des Sphincter internus, sondern des sog. Sphincter externus handelt, sei nur nebenbei erwähnt. Dabei bleibe als zunächst ungenügend erforscht dahingestellt, inwiefern die Muskel- oder Nervenschädigung oder eine Kombination dieser beiden dabei eine Rolle spielt.

Daß die Umgehung des Sphincter internus beim Manne nicht durch Inkontinenz gefolgt wird, beweisen zahlreiche Beispiele aus der Pathologie, u. a. die Ausmündung eines funktionierenden akzessorischen Harnleiters distal vom Sphincter internus, der Zustand nach jeder perinealer Prostatektomie bei früher subvesicaler Lage der Prostata und alle mit Sphinctererschlaffung einhergehenden nervösen Störungen, ja selbst das Abfließen des Samens nach der Blase zu, wenn der äußere Verschluß nicht erschlafft ist. Charakteristisch für diese Gruppe der Inkontinenz ist, daß die Blase, falls sie nicht durch die unwillkürlichen Entleerungen ganz trockengelegt ist — komplette und inkomplette Inkontinenz — willkürlich ganz entleert werden kann. Es handelt sich hier also um eine Inkontinenz ohne Retention.

β) Bei *schweren, die Kapazität der Blase vernichtenden Veränderungen,* wie oben geschildert. Eine solche Inkontinenz kann eine temporäre oder dauernde sein, sie tritt ebenfalls stets als eine Inkontinenz ohne Retention auf.

γ) Bei *nervösen Blasenstörungen*; ob es sich dabei um eine Gleichgewichtsstörung zwischen Detrusor und Sphincterfunktion handelt, oder um einen Lähmungszustand erscheint gleichgültig. Die Gleichgewichtsstörung, welche sich am ehesten mit einer Akkommodationsstörung der Pupille vergleichen läßt, und als Ataxie der Blase genannt werden könnte, offenbart sich stets als Inkontinenz mit Retention. Man findet sie außer den erwähnten zentralen nervösen Erkrankungen auch bei der wahren Spina bifida occulta, zuweilen bei den sog. Caudatumoren des Rückenmarkes. In Spätstadien dieser Erkrankungen nimmt die Retention bis zum völligen Erlöschen der spontanen Entleerungsfähigkeit zu und es entsteht der Zustand der Ischuria paradoxa oder des ständigen Harnträufelns. Auch hier wird die Rolle des äußeren Sphincters in gewissen Abstufungen der Formen der unwillkürlichen Entleerung sich bemerkbar machen.

Von besonderer klinischer Wichtigkeit ist also der Umstand der Kombination der Inkontinenz mit Retention, weil er mit geringen Ausnahmen auf das Bestehen einer nervösen Störung der Blasenfunktion hinweist. Bei caudalen Störungen finden wir sämtliche aus der neurologischen Diagnostik bekannten sensiblen und trophischen Störungen der Extremitäten als Begleiterscheinungen vor. Querschnittsläsionen begleitende Blasenstörungen sind klinisch durch die Grundkrankheit genügend präzisiert. Sie treten in der Form der kompletten Retention auf, ebenso wie die nach schweren hemiplegischen Insulten. die jedoch sich meistens ganz zurückbilden.

δ) Die letzte Gruppe dieser Form der Inkontinenz bilden die Fälle, die sich auf Grund chronischer Obstruktion am Blasenhals entwickeln, also bei manchen Formen der Prostatahypertrophie, der bösartigen Prostatageschwülste und bei chronischer interstitieller Entzündung im Sphinctergebiet bei Erkrankung der Adnexe. Diese Formen können als *muskuläre Inkontinenz* bezeichnet werden, da sie Folgen der chronischen Überdehnung und Elastizitätsschädigung der Blasenmuskulatur darstellen, teils in der Form einer Erlahmung, teils in der irreparablen der bindegewebigen Entartung mit Verlust der Kontraktionsfähigkeit.

b) Der unwillkürliche Harnabgang auf unnatürlichem Wege beschränkt sich:

ε) auf Fälle von *angeborener Inkontinenz* durch Blasenektopie oder abnorm außerhalb der Blase mündenden Harnleiters und

ζ) auf Fälle von *inneren Fisteln,* die teils durch die Geburt, teils durch operative Traumen verursacht werden können (Blasen-Scheidenfistel, Harnleiter-Scheidenfistel).

Bei der Vielfältigkeit und ätiologischer Verschiedenartigkeit des Materials ist eine klinische Zusammenfassung aller Formen der Inkontinenz natürlich schwierig. Die hier empfohlene entspricht wohl den meisten Anforderungen. welche man vom klinischen Standpunkt aus stellen kann, und wird vielleicht dabei behilflich sein, manche Unverständlichkeit, die durch die Unklarheit der Begriffsbestimmung verursacht worden ist, in der Zukunft zu vermeiden.

Lange bekannt sind die Unterschiede, welche die Häufigkeit der Urinentleerung bei den sog. cystitischen Beschwerden, der Tageszeit entsprechend, aufweist. Bei diesen ist die Zahl der Entleerungen nachts geringer, bei den Prostatikern häufiger. Die Störung der Nachtruhe pflegt den betreffenden Patienten sogar vor allen anderen Veränderungen aufzufallen. Man beschuldigt nächtliche Kongestionen damit, daß sie die häufigen Miktionen verursachen. Die Verschiedenheiten zwischen Ruhe und Bewegung wirken sich in dem Sinne aus, wie die zwischen Nacht und Tag, insofern die Ruhe meistens mit der Nacht zusammenfällt. Alle Faktoren also, die einen erhöhten Drang mitbedingen, wirken tagsüber nachhaltender, ebenso wie bei gesteigerter körperlicher Bewegung. Insbesondere bei Steinen und Fremdkörpern in der Blase, aber auch bei allen entzündlichen und geschwürigen Veränderungen, tritt dieses Symptom deutlich in Erscheinung.

Für gewöhnlich bildet die Miktion einen ununterbrochenen Vorgang, welcher mit der Erschlaffung des Sphincters beginnt, mit der Kontraktion des Detrusors fortgesetzt wird, und so lange dauert, bis der Blaseninhalt vollständig entleert ist. Willkürlich kann man den Akt der Miktion zwar unterbrechen, aber eine solche Unterbrechung ist ungewohnt und anstrengend, und da sie außerdem meistens unter einem besonderen psychischen Zwang sich vollzieht, auch noch unangenehm. Gerade so wie bei sonstigem Mangel an Training erfordert auch diese Handlung einen Überschuß an Innervation und Muskelleistung, welche sich in schmerzlich-krampfhaften Empfindungen im Damm äußern kann. Eine unintendierte Unterbrechung der Miktion ist stets ein Zeichen der Ermüdung des Detrusors oder seiner Kraftlosigkeit dem Sphinctertonus gegenüber, also ein Zeichen der Koordinationsstörung beider Muskelgruppen. In diesem Sinne kann sie auf eine nervöse Erkrankung oder aber auf eine primäre Funktionsstörung der Muskulatur hinweisen. Wir haben auf diese Momente bereits im Abschnitt über „Allgemeine Diagnostik“ hingedeutet und wollen hier die Ausführungen nicht noch einmal wiederholen, nur bemerken, daß solche Vorkommnisse, auch Blasenstottern genannt, nicht selten als Anfangssymptom ernster Erkrankungen beobachtet werden können. Etwas verschieden von diesen Vorgängen ist die Störung der Urinentleerung bei manchen Fällen größerer Blasendivertikel. Bei solchen kommt es vor, daß kurze Zeit nach der scheinbar völlig befriedigenden Miktion wieder Drang und eine nochmalige Entleerung eintritt. Die Erklärung dafür liegt wohl darin, daß durch die Blasenkontraktion ein Teil des Urins in den Divertikel hineingepreßt und nachher daraus wieder in die Blase entleert worden ist, oder noch wahrscheinlicher darin, daß die Öffnung des Divertikels während der Miktion verschlossen war (Divertikelsphincter) und erst bei Erschlaffung des Detrusors der Inhalt sich in die Blase ergossen und den physiologischen Reiz zum zweitenmal ausgelöst hat.

Unter *kompletter Retention* versteht man die völlige Unmöglichkeit des Harnlassens. Von diesem Grade der völligen Insuffizienz der Blasenfunktion bis zu kleinsten Resten nach erfolgter Miktion findet man quantitativ unterscheidbare Phasen der sog. *inkompletten Retention.* Die komplette Retention kann plötzlich, akut eintreten, akute komplette Retention, und zu einer ständigen Unmöglichkeit des Harnlassens führen, zur chronischen kompletten Retention. Eine andere Form der Erkrankung ist die mit der langsamen Ausdehnung der Blase verbundene, chronische inkomplette Retention, welche dadurch, daß die Urinentleerung dabei scheinbar quantitativ und qualitativ befriedigend ausfällt oder kaum gestört erscheint, zu schweren diagnostischen Irrtümern führen kann.

Diese Formen der Miktionsstörung sind hauptsächlich der adenomatösen Veränderung der Prostata eigen und besitzen eine große klinische Variabilität, welche das Inerscheinungtreten der einzelnen Formen und ihren Wechsel untereinander, meist evtl. mit Phasen der normalen evtl. wenig gestörten Entleerung betrifft. Aus diesem klinischen Verhalten ist bereits der wichtige Schluß zu ziehen, daß die adenomatöse Veränderung selbst nicht als mechanisches Moment allein für die Beurteilung der Retention maßgebend sein, sondern daß pathologisch-physiologische Momente der Muskelfunktion dabei die wichtigste Rolle spielen müssen.

Außer durch Prostataadenome sind auch sonstige Geschwülste derselben und entzündliche Veränderungen der Prostata und Samenblasen für alle Grade der Retentionen verantwortlich zu machen, außerdem sonstige periphere Hindernisse wie Klappen und Strikturen der Harnröhre, wobei das mechanische Moment der Abflußbehinderung schon mehr in den Vordergrund tritt. Aber auch hier ist schließlich die Störung der Muskelfunktion, welche dem Vorgang ihre besondere Bedeutung verleiht. Schließlich kommen noch alle Formen nervöser Blasenstörung für die Entstehung der Retention in Frage, deren Wesen und Bedeutung weiter vorne bereits gebührend gewürdigt worden ist.

Abnorme Empfindungen, welche *während der Entleerung der Blase* auftreten, können auf das Bestehen einer Verbindung zwischen Blase und Darm hinweisen. Besonders ist das Gefühl der Entweichung von Luft durch die Harnröhre, oder das Gefühl, daß während der Kontraktion Urin nach dem Mastdarm zu entleert wurde, zu erwähnen. Von abnormen Gefühlen kann die Blasenentleerung auch bei außerhalb derselben liegenden Erkrankungen im kleinen Becken, Abscessen, Adnexerkrankungen bei Frau und Mann, begleitet sein. Schließlich sei noch ein Phänomen erwähnt, das Auftreten von Druck und evtl. Schmerzen in einer oder beiden Lendengegenden bei langem Anhalten der Miktion oder während derselben. Ob bei langem Anhalten der Miktion das Druckgefühl auf einen temporären Reflux, auf Antiperistaltik des Harnleiters oder auf die vorhergehende Druckstauung im Nierenbecken zurückzuführen ist, läßt sich kaum entscheiden. Sicher ist es aber, daß Druck- und Schmerzempfindung während der Miktion die Insuffizienz des vesicalen Harnleiterendes, also ein auf eine ernste Krankheit hinweisendes klinisches Symptom darstellt. Sie kann ein- oder doppelseitig sein, der Ein- oder Doppelseitigkeit der Erkrankung entsprechend.

Die wahrnehmbaren *Veränderungen des Harnstrahls* werden entweder durch Erkrankungen der Blase im weiteren Sinne oder der Harnröhre verursacht. Über die Abweichungen bei der erstgenannten Krankheitsgruppe haben wir uns bereits ausgesprochen. Sie bestehen, wie geschildert, in der Abnahme der Stärke, der Dicke, der Form und der Kontinuierlichkeit desselben. Von den Erkrankungen der Harnröhre sind insbesondere die Verengerungen welche mit deutlichen Abweichungen in dieser Hinsicht einhergehen, die sich bis zum völligen Versiegen des Strahls, bis zum Harntröpfeln und bis zur kompletten Retention steigern können. Eine plötzliche ruckartige Unterbrechung des Harnstrahls kann durch ventilartigen Verschluß des Blasenhalses, der hinteren Harnröhre oder weiter im vorderen Teil der Urethra bedingt sein, und kann durch Konkremente, Klappen, Cysten oder durch eine sich in die Harnröhre einklemmende cystische Dilatation verursacht sein. Die Einklemmung solcher Gebilde wird in der Urethra der Frau durch Sichtbarwerden in der Vulva offenkundig. Steine in der Harnröhre verursachen dieselben Störungen wie Strikturen, zumal sie bei längerem Verweilen daselbst auch zu Veränderungen der Schleimhaut führen, Divertikel der Urethra Nachträufeln, deren Natur durch eine harngefüllte, ausdrückbare Anschwellung in der Nachbarschaft der Harnröhre völlig geklärt wird.

Schon unter normalen Umständen kommt es im Anschluß an den Harndrang zur Erektion des Penis, meistens im Halbschlaf in den Morgenstunden, wenn die starke Füllung der Blase allmählich in Erscheinung tritt. Schmerzhafte Erektionen können auch manchmal den pathologischen Harndrang begleiten und sind besonders bei Erkrankungen der männlichen Adnexe ein oft beobachtetes Phänomen.

Daß schließlich selbst die so unschuldig aussehende Phimose zur Ursache von Störungen der Harnentleerung werden kann, sei der Vollständigkeit halber erwähnt.

c) Die Veränderungen der Harnbeschaffenheit.

Obzwar im Abschnitt über subjektive Symptome nur die durch den Kranken selbst wahrgenommenen Veränderungen der Harnbeschaffenheit behandelt werden könnten, möchte ich, um Wiederholungen zu vermeiden, die ganze Symptomatologie der Harnveränderungen hier zusammenfassen. Dadurch bilden die nachfolgenden Ausführungen den Übergang zum nächsten, die objektiv wahrnehmbaren Krankheitszeichen enthaltenden Teil der allgemeinen Symptomatologie.

Bei dem periodischen Verlauf der Harnleiden kommt es häufig vor, daß Symptome, welche in einer vorangehenden Krankheitsphase im Vordergrund des Interesses gestanden sind, bei einer späteren Phase ganz verschwinden, oder fast unmerkbar werden können. Eine Hämaturie z. B. kann zu Anfang der Krankheit vorhanden gewesen sein, und sich in ihrer makroskopisch wahrnehmbaren Form auch nach Jahren nicht mehr zeigen usw. Deswegen ist es von Wichtigkeit, die anamnestischen Angaben über die Veränderungen der Harnbeschaffenheit lückenlos zu beschaffen. Über diese muß uns der Kranke ganz genau orientieren und der Arzt muß durch geeignete Fragestellung nach Möglichkeit auch das noch eruieren, was bei weniger eingehender Prüfung der Aufmerksamkeit des Kranken sonst entgehen könnte.

Die Punkte, die bei jedem Harnkranken teils anamnestisch, teils durch Selbstbeobachtung, teils durch die Untersuchung des Arztes, über die Veränderungen der Urinbeschaffenheit beachtet werden, beziehen sich ganz im allgemeinen darauf, welche physikalische oder chemische Veränderungen der Harn erlitten hat und ob in bezug der Quantität des entleerten Urins etwas Bemerkenswertes beobachtet werden kann oder bemerkt werden konnte.

Die Feststellung physikalischer Veränderungen betrifft die Wahrnehmungen des Kranken und des Arztes, ebenso wie die der Kontrolle der Harnmenge, die der chemischen Beschaffenheit naturgemäß nur die Wahrnehmungen des Arztes. In diesem Sinne sollen hier die Veränderungen der Farbe, der Klarheit und der Konzentration nach der Richtung der Sedimentbildung, des Geruches, der Menge und der chemischen Zusammensetzung der Reihe nach besprochen werden.

1. Die Farbenveränderungen des Urins.

Da im Kapitel über Urinuntersuchung alles Wissenswerte über die normale Urinfarbe mitgeteilt worden ist, auch über die Farbenveränderungen desselben im allgemeinen, so soll hier nur das erwähnt werden, was vom klinischen Standpunkt eine besondere Wichtigkeit hat. Genau so wie in diesem Abschnitt wird in dieser Hinsicht in dem nachfolgenden verfahren, es werden auch dort allein die pathologischen Veränderungen berücksichtigt.

Dem Kranken fallen meistens bereits Konzentrationsänderungen des Urins auf. Er berichtet über die Wasserähnlichkeit oder über besonders dunkler Farbe des Urins. Dabei wird der Urin oft als rot bezeichnet, auch in den Fällen, wo es sich nicht um eine Hämaturie handelt. Eine systematische Besprechung an dieser Stelle verdient allein die

Hämaturie.

Das Blutharnen ist stets als ein ernstes klinisches Symptom zu bewerten, da es auf Veränderungen in den Harnorganen hinweisen kann, die geeignet sind, das Leben zu vernichten. Auch vom Kranken wird die Hämaturie als ein solches Zeichen bewertet, als ein Wink der Natur, der zur Abwehr mahnt. Die angeborene respektvolle Furcht des Menschen vor dem eigenen Blut hat mit seltenen Ausnahmen zur Folge, daß Kranke mit blutigem Urin ohne Verzögerung die Hilfe des Arztes in Anspruch nehmen. Dessen Aufgabe besteht zunächst darin, den klinischen Charakter einer solchen Blutung zu ergründen. Dazu verhilft ihm die sorgfältige Berücksichtigung aller Momente, welche eine derartige Blutung begleiten. Es sind zu bestimmen: Die Dauer und die Intensität der Blutung und nach Möglichkeit ihre Lokalisation im Harnsystem. Diese Fragen, namentlich die letztere, werden natürlich selten ohne weiteres beantwortet werden können, auch dann nicht, wenn man zu ihrer Klärung alle sonstigen Beobachtungen hinzufügt, welche die gesamte Symptomatologie der Erkrankung nur aufbieten kann.

Die erste Erkundigung betrifft den Umstand, ob der Kranke diesmal zum erstenmal blutet, oder ob Blutungen bereits vorausgegangen sind und in welchen Zeiträumen und Intensität. Dadurch orientieren wir uns über die Dauer des Bestehens der Ursache der Blutung. Natürlich besagt uns diese Feststellung meistens nichts über die Dauer des Bestehens der Krankheit, da diese schon lange Zeit vorhanden sein kann, bevor sie zu einer Blutung Veranlassung gibt. Bei einer Purpura oder hämorrhagischen Form der Harninfektion kann die Blutung mit dem Anfang der Krankheit zusammenfallen, bei einer Geschwulst der Harnwege, einer Cystenniere kann die Krankheit vor der Blutung unbemerkt seit Jahren bestehen. Dauer und Intensität der Blutung bieten uns Handhaben für die Beurteilung ihres klinischen Wertes nur insofern, als diese den Allgemeinzustand des Kranken berühren. Sie sind also hauptsächlich als Momente der Dringlichkeit für die Ergründung der Diagnose und der therapeutischen Indikationsstellung zu bewerten. Es ist nämlich mit der Intensität und der Dauer einer Harnblutung so gestellt, daß diese Momente durchaus keine Folgerung auf die Dignität des sie verursachenden pathologischen Prozesses gestatten. Eine bereits inoperable Nieren- oder Blasengeschwulst kann erst im letzten Stadium und dann auch nur geringfügig bluten, während eine Blutung aus einem sog. kleinen Herd durch Dauer und Intensität lebensbedrohenden Charakter annehmen kann.

Weiter erkundigt man sich darüber, ob der Urin in den blutungsfreien Perioden keine Veränderungen gezeigt hat? Ist er zwischendurch vollständig klar, ohne Beimengung irgendwelcher abnormer Bestandteile gewesen, so läßt sich bereits eine Gruppe blutungsverursachender Erkrankungen ausschließen, nämlich die entzündlicher aspezifischer und spezifischer Genese. Eine folgende Feststellung gilt dem Umstand, ob der Kranke die Art der Blutbeimengung zum Urin besonders beachtet hat. Ob der gelassene Urin im ganzen gleichmäßig blutig war, oder ob etwa die Blutbeimengung erst bei Entleerung der letzten Urinportion erfolgt war. Im letzten Fall handelt es sich um eine sog. terminale Hämaturie, welche mit einer häufig tuberkulösen Erkrankung des

Blasenhalses oder großen Adnexe zusammenhängt. Oder umgekehrt, ob nicht nur die erste Urinportion stark blutig war und der Harnstrahl späterhin klar geworden ist, was für eine Blutung aus der Harnröhre spräche. Ist dabei auch kontinuierlicher Blutabgang ohne Miktion beobachtet worden, so sitzt die Quelle der Blutung in denjenigen Teilen der Harnröhre, welche peripher vom äußeren Sphincter liegen. Auch die Beobachtung ist von Wichtigkeit, ob die Blutung ständig gleichmäßig bestand, oder ob während einer Blutungsperiode die Intensität derselben merklich gewechselt hat, evtl. von Stunden völliger Blutfreiheit unterbrochen war? Wir wissen, daß solche Blutungstypen meist bei vesicalen Veränderungen bestehen, bei Papillomen und Steinen. Fallen die Perioden mit geringer Hämorrhagie oder ganz frei von Blut auf die Zeit der Nachtruhe, so gewinnt diese Vermutung eine weitere Stütze.

Weitere Fragen gelten den Wahrnehmungen des Kranken während früherer Blutungen und blutungsfreien Intervallen, falls es sich um die erste Blutung handelt, dann überhaupt, ob irgendwelche Schmerzen oder Störungen der Miktion beobachtet worden sind? Während völlig schmerzfreie Hämaturien ohne Miktionsstörungen innerhalb der ganzen Zeit der Beobachtung für kleinere Blasen- oder Nierengeschwülste sprechen, kann der Kolikschmerz deutlich auf die Niere, sogar auf die erkrankte Niere hinweisen, und uns die Wahl lassen zwischen Stein, Geschwulst und Verstopfungsniere. Bei Steinen liegt die Ursache der Schmerzen in der Natur der Krankheit, bei der Geschwulstblutung darin, daß Gerinnsel den Harnleiter zeitweilig verstopfen, bei der Verstopfungsniere, bei der die Blutung selten ist, entweder an dem Vorhandensein weiterer Blutungsursachen, wie Stein, oder Nierenbecken und Harnleitergeschwulst oder in einer plötzlichen Stauung durch Zirkulationsstörung, wie es bei den intermittierenden Formen bei Abklemmung durch akzessorische Arterien vorkommt. Währenddem aber bei der ersten Form die Blutung gleichzeitig mit dem Schmerzanfall eintritt und bei der Geschwulstblutung der Urin in der blutfreien Periode meistens vollkommen normal ist, ist er bei Steinfällen öfters eitrig getrübt, oder leicht bluthaltig, neblig, tritt die Blutung bei der Verstopfungsniere erst etwas später nach dem Schmerzanfall mit einer Harnflut verbunden auf und kann sich einige Tage hinterher ohne Schmerzen und durch blutfreie Perioden getrennt wiederholen. Wenn auch solche reine Typen der Harnblutung nicht ohne Ausnahme sind, so kommen sie doch oft genug vor, um die Orientierung durch die einfache Analyse der klinischen Symptome zu ermöglichen.

Wurmförmige Gerinnsel werden und dürfen im allgemeinen als ein Zeichen renaler, insbesondere einer Geschwulstblutung gelten. Die in der Blase sich bildenden Gerinnsel sind klumpig und können bei starker Blutung derartig massig sein, daß sie zu der sog. Tamponade der Blase führen, einem Zustand, welcher mit fast vollständiger Unmöglichkeit der Harnentleerung einhergeht. Die Retention ist in solchen Fällen nicht etwa durch die Verstopfung des Blasenausgangs, sondern in der Unmöglichkeit ausgiebiger Detrusorkontraktionen gegeben. Die Blase ist in diesen Fällen als harte Geschwulst oberhalb der Symphyse bis über Nabelhöhe zu tasten. Der Zustand ist außerdem durch fast kontinuierliche krampfartige, unerträgliche Schmerzen und das Abträufeln blutigen oder blutig tingierten Urins gekennzeichnet. Dieses Ereignis tritt meistens bei schweren Blutungen aus Blasen- und Prostatageschwülsten, ob gut- ob bösartig, nur selten bei renaler Massenblutung auf. Die Bedingungen der Gerinnselbildung in den Harnwegen sind noch nicht genügend studiert, um über die Art und Möglichkeit ihres Entstehens Sicheres sagen zu können. Möglicherweise haben die aus den Geschwülsten sich beimengenden Eiweißstoffe oder Fermente etwas damit zu tun. Zum Glück gehört eine so hochgradige Gerinnung, wie die zur Blasentamponade führende, zu den Seltenheiten.

Neben diesem höchsten Grad der Miktionsstörung helfen uns auch die sonstigen Veränderungen der Harnentleerung bei Hämaturie in unserer Analyse weiter. Bei allen Formen der Hämaturie, welche ätiologisch mit entzündlichen Erkrankungen der Harnorgane zusammenhängen, finden sich die bereits beschriebenen Miktionsstörungen vor. So wird man insbesondere die tuberkulösen Formen leichter erkennen und ausschalten, und durch die klinische Analyse der reflektorischen Störungen auch schwieriger liegende Fälle von Geschwulst- und Steinhämaturie voneinander unterscheiden können.

Hämaturie bei infektiöser Nephritis und bei den sonstigen hämorrhagischen Formen der Nierenentzündung macht sich bei Beachtung der Anamnese durch ihre sonstige Symptomlosigkeit und durch die Bakterien, Eiweiß- und Cylinderhaltigkeit des Urins erkennbar, worüber noch die Rede sein wird.

Wohl auf keinem anderen Gebiet der Symptomatologie der Harnleiden beherrscht die Eintönigkeit derselben so sehr die Situation wie gerade beim Blutharnen. Hämaturie kann sozusagen bei allen pathologischen Prozessen, welche die Harnorgane betreffen, beobachtet werden, sie kann außerdem auch als Ausdruck einer sonstigen Allgemeinerkrankung des Körpers oder einer hämorrhagischen Diathese in Erscheinung treten. Von dem klassischen Beispiel des Schwarzwasserfiebers angefangen, über die schweren, die Harnorgane in Mitleidenschaft ziehenden Allgemeininfektionen, über die Herz- und allgemeine und lokale Gefäßerkrankungen (Angiom, Varicen) begleitenden Blutungen bis zur Hämophilie liegt ein klinisch oft kaum enträtselbares Gebiet der Harnblutungen vor, welches das diagnostische Können auf die härteste Probe stellen kann. Der Hauptgrundsatz, der dabei zu befolgen ist, besteht darin, daß man, bevor man die großen Ursachen nicht mit völliger Sicherheit ausschalten konnte, sich nicht mit der Feststellung einer „kleinen“ Ursache der Blutung begnügt. Denn nur auf diese Weise wird man sich gegen das verhängnisvolle Übersehen einer ernsten lokalen Erkrankung der Harnorgane schützen können. Weitere wichtige Anhaltspunkte kann uns für die Lokalisation einer Harnblutung die allgemeine klinische Untersuchung bieten, in erster Linie dann, wenn palpatorisch nachweisbare Veränderungen vorhanden sind. Fühlbare Vergrößerung der Niere, Veränderungen ihrer Konsistenz und die sonstigen bereits beschriebenen Momente, Nachweis von ausgesprochener Druckempfindlichkeit in irgendeinem Bereich des Harnsystems klären oft die Diagnose. Über diese Maßnahme hinaus bleibt uns zur weiteren Klärung das ganze Gebiet der instrumentellen Untersuchung.

Für die Beurteilung einer Hämaturie leisten die angeführten Gedankengänge wohl die sichersten Grundlagen. Die klinischen Begriffe einer Früh- oder Spätblutung oder die der Massenblutung haben sehr wenig zu besagen, die der renalen oder vesicalen Hämaturie oder sonstige topographische Bezeichnungen bilden ein Ziel und nicht die Grundlagen der analytischen Betrachtungsweise. Über Ein- oder Doppelseitigkeit der renalen Hämaturie kann nur die klinische Untersuchung mit Sicherheit aufklären.

Schließlich sei hier die *Hämoglobinurie* noch erwähnt, da sie die Farbe des Urins in ähnlicher Weise verändert wie das Blutharnen, und weil es zuweilen Mischformen der beiden Prozesse gibt. Sollte die Hämoglobinurie schon nicht an der vorhandenen Transparenz bei dunkelster Verfärbung erkennbar sein, so wird das Fehlen oder geringe Menge der Erythrocyten bei mikroskopischer Betrachtung oder die entsprechenden chemischen und spektroskopischen Untersuchungen uns über die Natur dieser Veränderung Klarheit verschaffen.

2. *Die Veränderungen der Klarheit des Urins.*

Die Veränderungen der Klarheit des Urins können bei Erreichen der Sättigungsgrenze durch Ausfall normalerweise im Urin in Lösung enthaltener Elemente oder durch Beimengung sonstiger, meistens pathologischer, von einer Erkrankung der Harnwege herrührender und die Produkte pathologischer Vorgänge darstellenden Bestandteile herrühren. Die erste Gruppe kann die Trübung bereits im frisch gelassenen Urin bewirken, meistens erfolgt die Trübung erst nach Erkalten des Urins. Der Ausfall eines gröberen Sediments wird ebenfalls erst beim Auffangen und Absetzen desselben offenkundig. Hier interessieren uns diese Vorgänge deshalb, weil die erste Frage, die sich auf die Trübung des Urins bezieht, vielfach bejaht wird, auch wenn es sich um solche, meistens auf rein physikalisch-chemischer Grundlage beruhende Beobachtungen handelt. Man wird nun weiter fragen müssen, ob der frisch gelassene Urin klar ist, und hat bereits den größten Teil solcher Trübungen aus der weiteren Betrachtung ausgeschaltet. Weitere Klärung gibt die Anwendung der Erwärmung und einiger einfacher chemischer Proben zur Änderung der Harnreaktion, bei denen anorganische Urinelemente in Lösung übergehen und die Klarheit, wenn die Trübung allein auf diese zurückzuführen war, wieder hergestellt wird. Haben auch diese Momente im allgemeinen keine symptomatologische Bedeutung vom Standpunkt der Diagnostik chirurgischer Erkrankungen der Harnwege, so verdienen sie doch als Äußerungen gewisser Störungen des Stoffwechsels, welche teils mit der Ernährung, teils mit der Verarbeitung der Nahrungsmittel zusammenhängen und bei manchen pathologischen Prozessen eine Rolle spielen können, Beachtung. Außerdem muß auf die sog. *Phosphaturie* als häufigste Begleiterscheinung von chronischer Harninfektion bei neurasthenischer Konstitution hingewiesen werden, und daß Harnsalze, wenn sie konzentrierter ausgeschieden werden, unangenehme Gefühle und Reizerscheinungen der Blase und Urethra bedingen können. Reichliches, ziegelrotes Uratsediment bildet auch sonst ein anamnestisch und diagnostisch verwertbares Moment.

Hier müssen wir uns hauptsächlich mit der Beimengung organischer, abnormer Bestandteile und die durch diese bedingte Trübung beschäftigen, und zwar vornehmlich mit der durch Eiterbeimengung verursachten Trübung, mit der

Pyurie.

Die eitrige Beimengung des Urins kann von allen Teilen des Harnsystems und von den Geschlechtsorganen herrühren. Die klinische Analyse des Eiterharnens soll uns weitere Einblicke für die Lokalisation der Erkrankung verschaffen. Eiterung ist die Folge aller Formen der Harninfektion. Eine aseptische Pyurie existiert nur als klinischer Begriff zur Bezeichnung von Eiterungen, bei welchen die einfache mikroskopische Untersuchung des Urins zwar Eiter, aber keine Mikroorganismen ergibt. Die Pyurie bietet uns ein weiteres Beispiel für die erwähnte Eintönigkeit der Symptomatologie bei Harnleiden.

Die Gesichtspunkte, welche zur Schaffung einer Grundlage für die Analyse geeignet erscheinen, lassen sich aus der Bestimmung quantitativer und qualitativer Besonderheiten des Eiterharns ableiten, im Zusammenhang mit der Berücksichtigung sonstiger Abweichungen im Gefühl des Kranken und in der Miktion. Nachdem auch bei den infektiösen Erkrankungen der Harnwege die periodenweise wiederkehrenden Formen vorherrschen, fällt auch hier der genauen Anamnese eine wichtige Rolle zu, um so mehr, da die Infektion in den verschiedenen Perioden verschiedene Teile des Harnsystems sprungweise ergreifen kann.

Es wird also zunächst nach dem Beginn der Krankheit gefahndet und danach gefragt, wann eine Trübung des Urins zum erstenmal beobachtet wurde. Um den ätiologischen Möglichkeiten ganz von Anfang an nachgehen zu können, erkundigt man sich nach vorausgehenden geschlechtlichen Infektionen, insbesondere nach einer gonorrhoischen Infektion und eventuellen Folgekrankheiten derselben, überstandenen allgemeinen Infektionen, Halsentzündung, Darmstörungen, Erkrankungen des Mundes, der Nase, eitrigen Infektionen der Haut, Erkrankungen der Gelenke und des Auges und tuberkulösen Erkrankungen, womit man die Einbruchspforten einer Infektion der Harnwege ziemlich vollzählig berücksichtigt hat. Wir müssen in dieser Hinsicht sehr gewissenhaft vorgehen, da wir wissen, daß im frühen Kindesalter überstandene Harninfektionen nach jahrelanger Latenz bei der reifen Frau noch in Erscheinung treten können, oder daß eine Prostatitis gonorrhoica noch nach Jahrzehnten sich wieder bemerkbar machen kann.

Es wird festgestellt, ob die Pyurie kontinuierlich oder intermittierend verläuft, ob sie Beziehungen hat bei der Frau zu den cyclischen Veränderungen des Geschlechtslebens, oder zu der Defloration, zur Schwangerschaft oder zu der Geburt. Aus diesen anamnestischen Daten setzen sich allmählich die klinischen Umrisse der Infektionsform zusammen.

Weitere beachtungswerte Momente liefert die Stärke der Pyurie. Ob der Urin wenig oder stark getrübt, bei starker Trübung, ob er auch gelblich, eitrig verfärbt oder rein eitrig ist, ob diese Qualität eine ständige ist oder ob sie wechselt, ferner, ob es sich um eine gleichmäßig fein verteilte wolkige Trübung, oder um eine molkige Art derselben, ob um Beimengung corpusculärer Elemente kleineren oder größeren Formats, um die Beimengung von Gewebsfetzen oder Schleim handelt. Auf alle diese Einzelheiten hat man zu achten. Ergänzt werden diese Beobachtungen durch die klinischen Begleitumstände, wie Schmerzen, Temperatur, Miktionsstörung und durch die mikroskopische Untersuchung des Sedimentes, um sich über die Art der vorhandenen Mikroorganismen grob zu orientieren. Erst darauf folgt die allgemein klinische und evtl. die instrumentelle Untersuchung, welche die Lokalisation der Erkrankung genau präzisiert.

Welche Fragen können durch die Berücksichtigung aller dieser Umstände ihrer Beantwortung zugeführt werden, welche sind überhaupt vom klinischen Standpunkt für die Beurteilung und Bewertung der Pyurie resp. der Harninfektion — wir setzen hier die häufigste Ursache an die Stelle der Wirkung — von Wichtigkeit?

Außer der Frage nach der allgemeinen Ätiologie interessiert uns die nach der speziellen innerhalb der Harnwege und die Breite der Infektion, ferner, welche gewebliche Veränderungen dadurch verursacht worden sind.

Die Frage der Ätiologie geht auf die Entdeckung des primären Infektionsherdes aus. Da manche Infektionsarten ganz typische Erscheinungsformen haben, ist dieser Punkt von Bedeutung. Von Erkrankungen der Haut und der Tonsillen herrührende pyogene Kokkeninfektion greift mit besonderer Vorliebe das Nierenparenchym, manchmal auch die Adnexe des Mannes an. Diese Formen der Infektion gehen mit nur geringer, oder oft mit gar keiner Trübung des Urins einher. Bei chronischen Formen finden sich dabei kleine weiße Krümelchen, welche durch Kalksalze und Bakterienmassen gebildet werden. Dieser Befund ist so typisch, daß er bei Besichtigung des Urins bereits die Kokkeninfektion bestimmen läßt.

Pyogene Kokkeninfektionen der Harnwege sind stets Erscheinungsformen einer Allgemeininfektion und stellen eine in denselben haftende Phase der letzteren dar. Pathologisch-anatomisch äußern sich diese Infekte als infektiöse Nephritis und Pyelonephritis, paranephritischer Absceß mit und ohne Rindenabsceß, auch als Nierenkarbunkel, in den Adnexen als metastatische parenchymatöse Prostatitis, mit und ohne Absceßbildung und Spermatocystitis in akuter und chronischer Form. Bemerkenswert ist, daß von diesen Erkrankungen der paranephritische Absceß und der Nierenkarbunkel meistens gar keine, oder nur eine mikroskopische Pyurie aufweisen, und nur der Kokkennachweis im Urin führt zur Diagnose. Typische Urinbefunde ergeben jedoch alle übrigen Formen mit Pyurie und Krümelchen im Urin. Bei diesen Formen der Pyurie hat man die Möglichkeit, den ganzen Hergang und Entwicklung der Infektion diagnostisch zu verfolgen. Schwieriger ist ein solches Beginnen bei den Stäbcheninfektionen, da bei diesen die klinische und die pathologisch-anatomische Erscheinungsform keine solche Einheitlichkeit aufweist. Während die hämatogene Infektionsart bei den pyogenen Kokkeninfektionen als in jedem Fall geklärt anzunehmen ist, spielt hier neben der Möglichkeit der hämatogenen Entstehung die Infektion auf den Lymphwegen und selbst die sog. ascendierende, die kontinuierlich die Harnwege verfolgende Infektionsart eine Rolle. Klinisch stehen die Erkrankungsformen der Nierenbeckenentzündung rein oder in Kombination mit Erkrankung des Nierenparenchyms als Pyelonephritis, oder in Kombination sonstiger Erkrankungen der Harnorgane, wie z. B. mit Steinbildung im Vordergrund. Bei fast allen Formen der chronischen Erkrankung der Adnexe werden wir diese Art der Infektion vorfinden, ebenso wie, mit seltenen Ausnahmen, bei allen mit Stauung in irgendeinem Teil des Harnsystems einhergehenden Erkrankungen. Die Colipyurie geht mit mehr minder starker gleichmäßiger Trübung des Urins einher; diese pflegt bei Beteiligung der Adnexe und der Blase stärker zu sein, wie bei den reinen Formen der Pyelitis. Bei der großen Vielfältigkeit der Krankheitsbilder und der vielen Kombinationsformen wäre es jedoch irreführend, bestimmte Typen hier aufstellen zu wollen, und die pathognostische Bedeutung der Pyurie zu übertreiben.

Diese beruht hauptsächlich darin, daß wir berechtigt sind, im Falle ihres Bestehens das Vorhandensein einer Infektion in den Harn- oder Geschlechtsorganen anzunehmen. Da gewisse ätiologische Formen vielfach einer bestimmten Lokalisation und anatomischen Form entsprechen, soll die Art derselben bestimmt werden: Praktisch kommen dabei Eiterkokken und Gonokokken, Stäbchen, hauptsächlich Coli, manchmal Proteus und der Tuberkelbacillus in Frage. Seltener bedarf man aus diagnostischen Gründen einer genauen kulturellen Bestimmung. Diese Ursachen der Pyurie sind zwar endogen, doch in bezug auf ihr Eindringen und Festsetzen im Körper sekundär. Es soll daher der primäre Herd der Infektion nach Möglichkeit bestimmt werden. Exogen sind die Erreger der Pyurie, wenn man sie durch instrumentelle Manipulationen verimpft hat. Durch die Infektion können sonst gesunde Harnorgane getroffen werden, oder solche, bei welchen bereits eine Erkrankung (Dilatation, Stein u. a. m.) besteht. Für die klinische Manifestation ist es daher von Wichtigkeit, sich ein möglichst vollkommenes Bild des ganzen Organsystems zu verschaffen, in welchem sich die Infektion festgesetzt hat, denn nur ein solches kann uns die Beurteilung der Erkrankung ermöglichen. Es sind daher alle Fälle von Pyurie gründlichst systematisch mit allen Mitteln der urologischen Diagnostik zu untersuchen. Dieselbe Untersuchung orientiert uns gleichzeitig über die Ausdehnung der Infektion innerhalb des Systems und ermöglicht in vielen Fällen den primären Sitz der Infektion in den Harn- oder Geschlechtsorganen zu entdecken. So bekommen wir auch ein Bild über primäre und sekundäre Veränderungen und die Möglichkeit, mit der Behandlung auf der richtigen Stelle einzusetzen.

Das wichtigste Moment, welches wir bei Bestehen einer Pyurie zu beobachten haben, ist die Bewertung, daß es sich bei Harninfektionen stets um Systemerkrankungen handelt, sobald sich die Infektion in den Harnwegen richtig festgesetzt hat und daß die Infektion diejenige Erkrankungsform darstellt, welche am leichtesten vom Harnsystem auf die Geschlechtsorgane überspringt und umgekehrt. Leider haben wir noch nicht die notwendige klinische Erfahrung, um in solchen Fällen eine bestimmte Gliederung auf Grund etwa der Infektionsart, des Infektionsortes usw. häufiger vornehmen zu können.

Außer der Eiterbeimengung kann die Trübung des Urins durch das Vorhandensein von Mikroorganismen bedingt sein. Diese Erscheinung wird *Bakteriurie* genannt. Sie ist dadurch begründet, daß die Niere auch nach Abklingen aller klinischen Zeichen der Infektion für die Bakterien, die aus dem primären Herd im Körper ausgeschieden werden, durchgängig bleibt und diese sich im Urin noch stark vermehren. So kommt es häufig vor, daß wir neben ganz vereinzelten Leukocyten eine Unmenge von Bakterien feststellen können. Das Phänomen ist um so deutlicher, um so längere Zeit der Nierenurin für das Verlassen des Körpers braucht, wobei man sich geradezu des Beispiels eines Brutschranks bedienen muß. Es ist wahrscheinlich, daß eine klinisch wahrnehmbare Trübung, also eine *Bakteriurie,* sich überhaupt nur dort entwickelt, wo eine Stauung innerhalb der Harnwege besteht, also entweder im Nierenbecken und Harnleiter oder in der Blase. Folgt die Bakteriurie einer Erkrankung der männlichen Adnexe, so kann sie das einzig wahrnehmbare Symptom einer schlummernden Infektion sein.

Schleimbeimengungen durch das Vorhandensein schleimbildender Bakterien, schleimige Beimengung aus den Geschlechtsdrüsen, *geringe blutige Beimengungen* können die Klarheit des Urins ebenfalls beeinflussen, so wie die bei uns seltene *Chylurie.* Ihre klinische Dignität liegt in der Feststellung der sie verursachenden Veränderungen.

Geringe Grade von Blut- oder Eiterbeimengung können erst durch die mikroskopische Untersuchung des Sedimentes in die Reichweite unserer Betrachtungen gerückt sein. Diese *mikroskopische Hämaturie und Pyurie* haben natürlich eine recht beträchtliche Bedeutung. Nicht etwa nur deshalb, weil sie als Frühsymptom einer ernsten Erkrankung gedeutet werden könnten, sondern eher, weil sie darauf hindeuten, daß trotz der sonstigen vollständigen klinischen Ruhe eine Erkrankung, die man sonst für geheilt halten könnte, weiter fortbesteht. Mikroskopische Hämaturie kommt außer bei manchen Formen der Nierenentzündung bei Geschwülsten und Steinen vor, die mikroskopische Pyurie als ein Zeichen der Latenz einer Infektion der Harn- oder Geschlechtsorgane.

Die *Geruchsveränderungen* werden um so mehr vom Kranken wahrgenommen, als sie unangenehmer Art sind. Ätiologisch lenken sie erst überhaupt die Aufmerksamkeit auf die veränderte Beschaffenheit des Harns. Vom scharfen und faden Geruch bis zum ammoniakalischen und meist nach Fäulnis riechenden Gestank kommen hier alle Abstufungen vor. Stark stinkender Harn ist für gewöhnlich mit Stauung in den Harnwegen verbunden, ist meistens alkalisch und kann auch der Ausdruck einer Darmblasenfistel sein. Starke Eiter- und Bakterienbeimengung und Zersetzungsprozesse des Harns bilden die gewöhnliche Ursache osmischer Veränderungen.

Die Veränderungen der *Menge des Urins* haben insofern eine Bedeutung, da sie einen gewissen Einblick in den Wasserhaushalt des Organismus, bis zum gewissen Grade in die Nierenfunktion gestatten. Hier handelt es sich für gewöhnlich um die Wahrnehmung, daß die Urinmengen sehr groß oder auffallend klein seien, oder daß die Harnausscheidung fast aufgehört hat. Daß bei Pollakisurie häufig über Abnahme der Urinmenge geklagt wird, haben wir bereits gehört. Selten kann ein Mensch seine Harnmenge auch nur annähernd objektiv einschätzen. Harnflut ist allerdings eine zu auffallende Erscheinung, so daß sie nur selten der Aufmerksamkeit entgeht. Meistens wird dabei auch ungefragt angegeben, daß das Durstgefühl gesteigert und die Flüssigkeitszufuhr stark erhöht ist. Periodisch wiederkehrende Ausscheidung großer Urinmengen, wie es nach Kolikanfällen durch Steinverschluß und intermittierende Formen der Harnverstopfung der Fall sein kann, wird ebenfalls manchmal erwähnt. Die Abnahme der Harnmenge bis zum völligen Versiegen, ohne oder mit Harndrang, sind so auffallende Symptome, daß sie, falls Bewußtsein vorhanden, immer berichtet werden. Über ihre klinische Bedeutung braucht man hier kein Wort zu verlieren. Gegenüber diesen durch den Kranken vermittelten Angaben hat die Bestimmung der 24stündigen Urinmenge durch den Arzt eine absolute Verläßlichkeit und Bedeutung. Sie muß natürlich mit einer ungefähren Kontrolle der eingeführten Flüssigkeitsmengen verbunden sein, und bildet sonst, wie bereits geschildert, eine Kontrolle der Angaben des Kranken, eine wichtige Grundlage der Krankenbeobachtung.

Die Änderungen der *chemischen Zusammensetzung* festzustellen, ist die Aufgabe der Urinuntersuchung. In diesem Sinne ist die Prozedur bereits in dem Kapitel über die Untersuchung des Urins besprochen worden. Hier sei nur auf die symptomatologische Bedeutung der Acidität oder Alkalinität des Urins und auf die des Eiweißgehalts hingewiesen, welch letzteres Moment im allgemeinen die klinische Trennung der Erkrankungen des Nierenparenchyms im medizinischen Sinne von den chirurgischen Nierenerkrankungen ermöglicht.

d) Der Ausfluß aus der Harnröhre.

Erkrankungen mit Ausfluß aus der Harnröhre sind beim Urologen etwas in Mißkredit geraten und werden mit Vorliebe dem Spezialisten für Geschlechtsleiden überlassen. Und doch ist dem Ausfluß bei allen unbedingt in das Gebiet der Urologie fallenden Erkrankungen der großen männlichen Adnexe eine wichtige anamnestische und symptomatologische Rolle zuzumessen.

Anamnestisch ist die Feststellung als fast gleichbedeutend mit einer vorausgegangenen Gonorrhöe von Bedeutung, als einer häufigen Grundlage chronischer Infektion der Geschlechts- und Harnorgane.

Symptomatologisch hat der Ausfluß eine Wichtigkeit, weil er meistens auf das Bestehen einer Prostata- oder Samenblasenerkrankung hinweist, was für die Beurteilung vieler urologischer Erkrankungsformen von bestimmender Dignität sein dürfte.

Der Ausfluß kann eitrig, blutigeitrig oder blutig, schleimig oder wässerig sein. Uns interessiert er nur insofern, daß er, wenn er nicht von einer geschwürigen oder geschwulstartigen Veränderung der Harnröhrenschleimhaut oder einer sonstigen mit chronischer Reizung derselben einhergehenden Erkrankung von rein lokaler Bedeutung herrührt, den Ausdruck einer spezifischen oder unspezifischen eitrigen Infektion der Harnröhre im weitesten Sinne und der großen männlichen Adnexe darstellt. Selbst die Frage der Infektionsart ist vom Standpunkt der urologischen Symptomatologie nur von sekundärer Bedeutung. Ob es sich um eine gonorrhoische Infektion in dem Sinne handelt, daß die Infektionserreger noch nachzuweisen sind, oder ob irgendeine sonstige einfache oder gemischte Infektion vorliegt, spielt keine Bedeutung neben der Tatsache des Bestehens einer Infektion überhaupt.

Beim heutigen Stand unserer Kenntnisse über die chronische gonorrhoische Infektion beim Manne dürfen wir wohl annehmen, daß die Erkrankung der Prostata und der Samenblasen das Skelet dieser Krankheit bildet, und daß der Urethralausfluß nur ein sekundäres Symptom darstellt, welches mit der Aufflackerung der Entzündung in den großen Drüsen zusammenhängt. Das Verhalten anderer eitriger Infektionen ist analog. Finden sich daher diese

Anhaltspunkte in der Vorgeschichte der Krankheit, oder besteht der Ausfluß noch zur Zeit der Untersuchung, so haben wir unser Augenmerk auf die Feststellung der Veränderungen in den großen Adnexen zu richten.

e) Pollutionen und Veränderungen der Ejaculation und des Ejaculates.

Es würde zu weit führen, sich hier erschöpfend mit der Symptomatologie des erkrankten Geschlechtsapparates zu beschäftigen. Es seien nur die hauptsächlichen Formen dieser Veränderungen orientierungshalber hier angeführt. Krankhafte Steigerung und Abnahme der Erektionsfähigkeit, Samenabgang mit und ohne Erektion, frühzeitiger und schmerzhafter Abgang des Samens und blutige oder eitrige Beschaffenheit desselben sind die am häufigsten vorhandenen Abweichungen. Als mit den Erkrankungen der Samenblase und der Prostata zusammenhängend interessieren uns hauptsächlich die Schmerzen bei der Ejaculation oder Pollutionen und die Veränderungen der Beschaffenheit des Ejaculats. Diese letzteren werden für gewöhnlich nur bemerkt, wenn die Leib- oder Bettwäsche dadurch beschmutzt wird, und deuten auf entzündliche Erkrankungen der Samenblase, manchmal auf Tuberkulose hin. Ihre Entdeckung fordert zur Beschaffung und genauen mikroskopischen und bakteriologischen Untersuchung (Spermakultur) des Samens auf. Man muß gestehen, daß die klinische Bedeutung dieser Symptome, genau wie die der Erkrankungen der Prostata und besonders der Samenblasen, im allgemeinen noch zu wenig beachtet wird. Die immer gründlichere systematische Anwendung der diagnostischen Methoden in der Urologie und die neuen klinischen Fragestellungen, die daraus hervorgehen, weisen jedoch zwangsläufig auf die genauere Erforschung dieser Krankheitsformen hin.

f) Appetit und Durst.

Eingreifendere Störungen der Nierentätigkeit gehen stets mit anhaltender, unbeeinflußbarer Appetitlosigkeit, vielfach mit großem Widerwillen gegen jegliche Nahrungsaufnahme einher, worin man den Ausdruck der Abwehr des Organismus gegen eine weitere Zufuhr harnfähiger Schlacken und Erhöhung der unzulänglichen Anstrengung der Nieren erblicken mag. Vielfach ist auch eine ausgesprochene Abneigung gegen stickstoffhaltige Nahrung (Fleisch, Milch) vorhanden, während Kohlenhydrate noch gerne genossen werden. Auch hochfieberhafte Zustände, und solche welche zu Kachexie führen, hauptsächlich Geschwulstleiden und die durch besondere Schmerzhaftigkeit das Allgemeinbefinden stören, bedingen Appetitlosigkeit.

Eine besondere Form der Appetitstörung wird durch die chronische Harnvergiftung bedingt, wie wir sie z. B. bei unentdeckten chronischen Retentionen beobachten. Da viele Formen der Harnerkrankung mit schweren Störungen des Magens und Darms einhergehen, mit Übelkeit, Erbrechen, Meteorismus und Stuhlverhaltung, so ist eine vorübergehende Unterbrechung der Nahrungsaufnahme ein verhältnismäßig häufiges Ereignis; die belegte Zunge ist eine stete Begleiterscheinung dieser Störungen.

Das Durstgefühl untersteht einer automatischen Regulierung. Starke Steigerung desselben ist stets ein Zeichen gestörter Konzentrationsfähigkeit der Nieren und ein häufiges Ereignis bei allen durch mechanische Stauung verursachten Erkrankungsformen. Durst kann auch in den akuten Stadien der chirurgischen Nierenleiden vorhanden sein, und ist dem Bestreben zuzuschreiben, welches auf den Ersatz von Wasserverlusten durch Schwitzen, Erbrechen usw. gerichtet ist. Überhaupt fällt der Niere das Arbeiten mit geringer Konzentration leichter. Es ist also auch eine Art natürlicher Nierenschonung, welche auch leichter erkrankte Organe dazu bewegt, größere verdünnte Harnmengen auszuscheiden. Dieser Zustand ist von der Nierenstarre zu unterscheiden, da solche leicht erkrankte Nieren wohl imstande sind, wenn es sein muß, gut zu konzentrieren.

g) Schlafstörungen.

Urindrang und Schmerz stören bei Harnkrankheiten den normalen Schlaf, ohne etwas besonders Charakteristisches für solche Kranke zu bieten. Sie lassen daher nur auf die Schwere der Erkrankung eine gewisse Folgerung zu. Die Somnolenz ist ein Symptom, welches bei der chronischen und akuten Harnvergiftung und bei der Harnsepsis oft beobachtet wird.

II. Die hauptsächlich objektiven Symptome der Harnleiden.

Bereits die Darstellung der vorangehenden Abschnitte hat es bewiesen, daß eine strenge Trennung der Symptomatologie in einen subjektiven und objektiven Teil nicht gut möglich ist, da die meisten Beobachtungen des Kranken auch die Grundlage ärztlicher Observation bilden können, und umgekehrt, daß die Abweichungen von den normalen Erscheinungsformen des Lebens, die den Inhalt ärztlicher Wahrnehmungen bilden, vielfach mit abnormen subjektiven Empfindungen verbunden sind. Bei den in diesem Abschnitt wiedergegebenen Symptomen stehen jedenfalls die ärztlichen Wahrnehmungen im Vordergrund. Dadurch ergibt sich eine ziemliche Übereinstimmung der zu behandelnden Materie mit der der Diagnostik. Man wird sich also, um Wiederholungen zu vermeiden, sich nur auf die Betonung der allgemeinen klinischen Bedeutung der einzelnen Symptome beschränken müssen.

h) Die Abweichungen der Temperatur.

Die Temperatursteigerung ist im allgemeinen ein klinisches Zeichen einer Infektion. Harn- und Geschlechtsorgane haben die Eigentümlichkeit, daß sie, je nach anatomischer Lokalisation und pathologischer Bedeutung der Infektion und nach dem pathologisch-anatomischen Zustand des Urogenitalsystems verschieden, und in vielen Fällen in so konstanter und typischer Weise darauf reagieren, daß die Art ihrer Reaktion auf die oben angedeuteten Umstände Rückschlüsse erlaubt, d. h. eine klinisch-diagnostische Bedeutung besitzt. Zwei alte klinische Begriffe, das sog. Harnfieber und die Urosepsis verdanken solchen Überlegungen ihre Existenz, ebenso wie das sog. Katheterfieber, das auch im Zeitalter der Asepsis noch nicht ausgestorben ist. Das Coup foudroyant der alten Urologie hingegen scheint nicht allein auf infektiös-septischer Grundlage zu beruhen.

Wenn ich es hier unternehme, auf symptomatologischer Grundlage über Temperaturstörungen bei Harnkranken zu sprechen, so bin ich mir darüber wohl bewußt, daß, bei der komplizierten pathologisch-physiologischen Basis derselben, eine schematisierende Einteilung weder befriedigen kann, noch das Erfassen aller Eventualitäten ermöglicht.

Klinisch fällt zweierlei auf: Daß sehr hohe ständige Temperatursteigerungen lange Zeit sehr gut vertragen werden, und andererseits oft wenig alarmierende Temperaturschwankungen mit sehr schweren Allgemeinerscheinungen einhergehen. Ferner daß es neben Erkrankungsformen, die vom Standpunkt des Allgemeinbefindens einen gleichmäßigen, schwereren oder leichteren Verlauf haben, solche gibt, bei denen darin große tägliche Schwankungen vorkommen. Daß es in einem Teil zu Schüttelfrösten kommt, in dem anderen wieder nicht, ohne daß der Urinbefund dabei irgendwie voneinander abweichend wäre.

Chronische Urininfektion kann ständig ohne Temperatur verlaufen, richtiger gesagt, man findet eitrigen, bakterienhaltigen Urin und normale Temperaturen. Man folgert also daraus, daß zur Fiebererzeugung auch noch anderes gehört als infizierter Urin. Der erste Faktor, welcher in Kombination mit der Infektion zur Temperatursteigerung führt, ist die Stauung in den Harnwegen. Ob es sich um eine Retention in der Blase handelt, oder ob um eine solche im Nierenbecken, ob die Ursache ein mechanisches Hindernis oder eine nervöse oder dynamische Entleerungsstörung ist, stets sind die Temperaturschwankungen da, die nach der Entleeerung der Retention prompt verschwinden. Als häufigste Beispiele solcher Formen dienen die unkomplizierten Fälle von Pyelitis (Graviditätspyelitis) und infizierte Retentionsblasen. In solchen Fällen werden die Temperatursteigerungen, obzwar oft sehr hoch, auch lange Zeit gut vertragen und verursachen keine Schüttelfröste oder größere Tagesschwankungen. Das Bild ändert sich in dem Moment, in welchem ein parenchymatöser Prozeß zu diesen, sagen wir Schleimhautentzündungen, hinzutritt. Gehen wir im Harnsystem von oben nach unten, so finden wir, daß bei den parenchymatösen Infektionen der Niere es sich um drei Haupttypen zu handeln pflegt:

1. Die metastatische Niereninfektion. Sie ist hämatogen, meistens durch Eiterkokken, Anfang mit Schüttelfrost, dann gewöhnlich hohe kontinuierliche Temperaturen immer mit geringem, oft mit fast negativem Urinbefund. Wenn ab und zu Schüttelfröste hinzutreten, so ist das ein Zeichen für das Auftreten neuer Herde. Die Anfälle sind schmerzfrei, ohne Kolikbegleitung. Der Allgemeinzustand ist schwer beeinträchtigt. Das klinische Bild ist immer das einer schwerster Erkrankung, selbst wenn die Temperatursteigerung sich in mäßigen Grenzen hält. In dieser Weise verläuft der Nierenabsceß, das Nierenkarbunkel, der sog. paranephritische Absceß hämatogenen Ursprungs.

2. Die akute pyelonephritische Infektion. Wohl mit Sicherheit ebenfalls hämatogen, von verschiedenster bakteriologischer Ätiologie. Sowohl der erste, der allerdings der einzige bleiben kann, als auch jeder folgende Schub von Schüttelfrost begleitet. Das anatomische Substrat der Schübe bilden miliare Abscesse der Nierenrinde, stets auf das Gebiet eines Astes der Nierenarterie beschränkt. In der Folge kontinuierliche oder intermittierende Temperatursteigerungen, je nach dem Entleerungstypus und Kombination mit Harnstauung Urinbefund zeigt stets sehr ausgesprochene Pyurie. Die Anfälle sind auch hier oft schmerzfrei, jedenfalls kolikfrei. Die Verschlechterung des Allgemeinzustandes ist auf die Dauer der Schübe beschränkt. Diese Art der Infektion wird im allgemeinen besser vertragen. Während die erste Form das Leben durch die allgemeine akute Sepsis gefährdet, führt diese zur dauernden Schädigung der Niere, wirkt sich also mehr lokal aus. In dieser Weise verläuft die primäre akute Pyelonephritis bei Kindern und Erwachsenen, die Pyelonephritis bei Prostatikern, die akute Form der Nierenschädigung bei Infektion der großen Adnexe. Meistens geht diese Infektionsform in chronische oder klinisch latente Formen über, wie es im Abschnitt über die Pyurie besprochen wurde.

3. Die Niereninfektion bei akutem ureteralen Verschluß. Nicht mit Sicherheit zu entscheiden, ob auf Blut- oder Harnwege entstanden. Beginn gewöhnlich mit plötzlicher im Anschluß an den Kolikanfall auftretender hoher Temperatursteigerung, meistens mit Schüttelfrost. Das anatomische Substrat wird ebenfalls durch Rindenabscesse gebildet. Stets stark intermittierender Verlauf der Temperaturen mit ausgesprochener Pyurie, welche in der Intensität innerhalb 24 Stunden oft in auffallender Weise wechselt. Das Allgemeinbefinden stark beeinträchtigt, doch mit Intervallen der Erholung, wenn der Nierenprozeß nicht bösartig ist. Typisch ist dieser Verlauf bei der Infektion der Niere hinter

dem eingeklemmten Harnleiterstein. Er führt zur Zerstörung der Niere, wenn der Urinabfluß nicht gesichert ist.

Der typische Verlauf dieser Fieberformen kann gestört sein durch besondere schwere oder milde Form der Infektion, durch Kombination anderer Erkrankungen wie akute Adnex- und Niereninfektion — Prostatahypertrophie, Infektion und Harnleiterstein — Durchbruch der Nierenabscesse durch die Kapsel und dadurch bedingte perinephritische Eiterung. Die Beurteilung dieser Formen ist naturgemäß mit großen Schwierigkeiten verbunden.

Das andere parenchymatöse Organ des Urogenitalsystems, dessen Infektion ebenfalls von typischen Temperaturschwankungen begleitet sein kann, ist die Prostata. Hier finden wir bei der akuten parenchymatösen Prostatitis für gewöhnlich kontinuierliche hohe Temperaturen. Doch ist zu bemerken, daß selbst metastatische Prostataabscesse sich gänzlich ohne Temperaturstörung entwickeln und bestehen können.

Die infizierten Retentionen der Blase führen zu Temperatursteigerungen, teils durch die Infektion der Niere, deren Typus bereits besprochen ist, teils durch die Mitbeteiligung der Prostata und der Samenwege. Während die Mitbeteiligung der Prostata für gewöhnlich keine sonstigen ausgesprochenen klinischen Symptome bietet, finden wir den Ausdruck der Infektion der Samenwege in der Eiterung der Samenblase und der Entzündung des Nebenhodens. Diese Art der Infektion kann sich ebenfalls schleichend entwickeln. Trotz hoher Temperatursteigerung remittierender Art sind keine Schmerzen vorhanden. Nur die deutliche Verdickung des Nebenhodens deutet auf die Natur der Erkrankung hin. In anderen Fällen sind die Schmerzen hochgradig. Die Temperaturen können auch hier septischen Charakter annehmen und besonders bei der eitrigen parenchymatösen Orchitis mit Schüttelfrösten verbunden sein.

Die richtige Bewertung der Temperaturstörungen ist natürlich nur im Zusammenhang mit den anderen klinischen Symptomen möglich.

i) Magen-Darmstörungen.

Symptome, die auf den Magen und auf den Darmkanal hinweisen, sind bei Urogenitalerkrankungen auffallend häufig. Über die Störungen des Appetits haben wir bereits gesprochen. Hier wird über die in objektiver Weise feststellbare Auswirkung der Urogenitalerkrankungen auf den Digestionstrakt die Rede sein. Diese äußern sich in Aufstoßen und Erbrechen, in Schluchzen und in allen Formen der Darmparese von den habituellen Formen der Obstipation bis zum paralytischen Ileus.

1. *Aufstoßen und Erbrechen* sind die gewöhnlichen Begleiterscheinungen der Kolikanfälle. Sie können bei allen Formen des Harnleiterverschlusses in Erscheinung treten. Man muß wohl annehmen, daß sie bei den Fällen, welche ohne Infektion verlaufen, reflektorischer Natur sind. Bei Fällen mit akuter Infektion findet man stets eine ausgesprochene Entzündung des retroperitonealen Gewebes. Es liegt die Annahme sehr nahe, daß die Beteiligung des parietalen Bauchfells hier auch eine Rolle spielt. Ferner kann die eitrige Pyelitis, Pyelonephritis und eitrige Nieren- und perinephritische Prozesse, wenn sie nach der Vorderseite der Nieren, also dem Bauchfell zugewendet liegen, Erbrechen und Aufstoßen verursachen. Schließlich findet sich Aufstoßen und oft auch Erbrechen bei der chronischen Harnretention. Hier muß man wohl eine toxische Genese annehmen, ebenso wie bei dem bei vorgeschrittener Niereninsuffizienz bestehenden Erbrechen.

2. Das *Schluchzen* läßt bei akuten entzündlichen Erkrankungen des Urogenitalsystems auf eine Reizung des Douglasperitoneums schließen. Man findet

es bei phlegmonösen Prozessen, bei Blasenleiden, wie Pericystitis, eitriger Prostatitis und Spermatocystitis, bei den beiden letzten beim Übergreifen auf das Beckenbindegewebe. Aber auch bei Reizung des Zwerchfellperitoneums kommt es zu Schluchzen. Schwerere Formen der Perinephritis, selbst ohne Eiterung, oft bei Vorhandensein kleinster Rindenabscesse und perinephritischer Eiteransammlungen können als ursächliche Momente dafür in Betracht kommen. Schließlich gibt es Formen der chronischen Urämie, bei welchen ein unstillbares, anfallsweise auftretendes Schluchzen das klinische Krankheitsbild beherrscht. Auch nach Nieren- und Prostataoperationen kann man manchmal ohne besonders feststellbare Ursache das Schluchzen beobachten. Liegt der Grund an mechanischer Reizung des Douglas oder des Zwerchfells durch Tampons oder Drains, so hört das Schluchzen nach Entfernung derselben prompt auf.

3. Die akutesten *ileusartigen Formen der Darmparese* treten in Verbindung mit dem Harnleiterverschluß auf. Auch hier finden wir sie bei aseptischen Fällen, manchmal sogar mit Harnretention verbunden, aber noch nachdrücklicher bei den infizierten Formen, bei denen sie sich sogar bis zu klinisch feststellbaren peritonitischen Erscheinungen steigern können. Chronische Formen, als Obstipation und Meteorismus, sind häufige Begleiter chronischer inkompletter Harnretentionen, Harnleitersteinen, der chronischen Perinephritis und Periureteritis und chronischer Adnexleiden. Nicht selten findet man sie chronisch oder perakut bei der Urämie, wo sie mit der sog. urämischen Nekrose des Darmes zusammenhängt und sich bis zur Peritonitis steigern kann. Auch nach Operationen am Samenstrang und Hoden sieht man manchmal reflektorischen Ileus.

Währenddem bei den akuten rein reflektorischen Formen die Zunge für gewöhnlich keine besonderen Veränderungen zeigt, tritt bei den infizierten Kranken schnell die Trockenheit derselben hinzu, während uroseptische und urämische Fälle durch eine schwere Glossitis, borkige, braune, rissige, gerötete, trockene Zunge ausgezeichnet sind. Nicht selten ist bei diesen Fällen die diffuse Veränderung der Mundschleimhaut in ähnlichem Sinne feststellbar.

Wenn man nun der symptomatischen Bedeutung der Störungen des Magendarmtraktes nachforscht, so ist eine Einteilung derselben in folgende Gruppen möglich:

1. Reflektorische Störungen bei aseptischem Harnleiterverschluß, bei nicht infizierter chronischer Harnretention, bei manchen Formen der Douglas- oder Zwerchfellreizung, bei chronischer Entzündung des die Harnorgane umgebenden Bindegewebes und bei chronischer Urämie, schließlich nach Operationen.

2. Entzündliche Störungen bei allen mit akuter Infektion einhergehenden Formen der geschilderten Erkrankungen durch peritoneale Reizung.

3. Toxische Störungen bei Niereninsuffizienz.

4. Mechanische Störungen nach Operationen.

So ergibt z. B. plötzlicher Fieberanstieg, Druckschmerz und Erbrechen mit Meteorismus das klinische Bild der akuten Pyelonephritis, Kolikanfall mit Erbrechen und Meteorismus das der aseptischen Kolik, Erbrechen und Schüttelfrost das des infizierten Harnleiterverschlusses usw.

Differentialdiagnostisch verursachen diese Störungen oft besondere Schwierigkeiten, da sie akuten entzündlichen Baucherkrankungen und dem genuinen Darmverschluß sehr ähneln können. Besonders dann ist das der Fall, wenn man den Kranken auf der Höhe des Anfalls in Beobachtung bekommt, doch selbst während urologisch-klinischer Beobachtung können noch Zweifel über ihre urogene Natur auftreten. Dazu kommt noch, daß schwerste Formen von urogenem dynamischen Ileus sogar zu sekundärer Peritonitis führen können, ebenso wie plötzlich auftretende urämische Darmveränderungen und daß schließlich sich chronische Nierenkrankheiten mit akuten Erkrankungen der Bauchorgane kombinieren lassen. Bei der schier unendlichen Möglichkeit der Kombinationen werden diese Fälle selbst Erfahrenen große Schwierigkeiten und manchmal Enttäuschungen bereiten. Bei chronischer Urinretention und Harnvergiftung stehen oft Magen-Darmsymptome im Vordergrunde.

k) Störungen, welche durch biologische Besonderheiten des Weibes bedingt sind.

Menstruation, Schwangerschaft und Geburt spielen eine sehr beachtenswerte Rolle bei den Harnerkrankungen der Frau. Eine besonders auffallende klinische Tatsache ist das Einsetzen vieler und das Aufflackern fast jeder Harninfektion in Zusammenhang mit der Menstruation. Kommt es auch nicht immer zu fieberhaften Anfällen, so kommt es mindestens zu einer deutlichen Zunahme der subjektiven Störungen. So können Harndrang und die Häufigkeit des Urinierens zunehmen, sich ziehende Schmerzen in der Nierengegend, selbst Koliken einstellen, ja es kann nach scheinbar völliger Genesung noch zu plötzlichen hohen Temperatursteigerungen kommen. Die geringste Erscheinung ist noch die fast stets vorhandene Verschlechterung des Harnbefundes. Neben der zweifellos vorhandenen Abnahme der allgemeinen Resistenz gegen Infektion bei der Frau spielen die veränderten Zirkulationsverhältnisse in den Beckenorganen dabei zweifellos eine wichtige Rolle. Der letztere Faktor muß auch außer sonstigen sog. biologischen Schwangerschaftsreaktionen an den während der Schwangerschaft vorkommenden urologischen Erkrankungen mitbeteiligt sein. Auch mechanische Momente wie Druck auf die Blase, vielleicht auch auf die Harnleiter, spielen hier eine Rolle.

Diese stets gegebenen Zusammenhänge spielen teils ätiologisch eine beachtenswerte Rolle, teils kommen sie als unmittelbare ursächliche Momente in Betracht, sie sind daher bei der Anamnese, wie bei der klinischen Wertung zu berücksichtigen.

l) Augenstörungen.

Abgesehen von der blennorrhagischen Conjunctivitis, welche als eine besondere Lokalisation der gonorrhoischen Infektion bekannt und gefürchtet ist, sind die Augensymptome Fernsymptome, denen aber eine besondere pathognomonische und oft auch prognostische Dignität beizumessen ist. Sie beziehen sich auf die Veränderungen der Retina, der Iris und auf die Störungen der Pupille.

Retinale Veränderungen bilden eine Begleiterscheinung der Nierenentzündung und gehören zu ihren kardinalen Symptomen. Die Spiegelkontrolle der Netzhaut ist bei allen Fällen dieser Erkrankungsformen unerläßlich, auch dann, wenn der Kranke nicht über Sehstörungen klagt.

Iritis kommt bei schweren chronischen Entzündungen des Urogenitalsystems manchmal vor; sie kann sogar das einzige klinische Symptom einer Samenblaseneiterung bilden. Bei Kranken mit Iritis sollte der Augenarzt stets auch an urogenitale Erkrankungen denken.

Pupillenveränderungen sind uns oft die willkommene Bestätigung für die zentrale Natur einer Blasenstörung.

m) Gelenkerkrankungen.

Die symptomatische Bedeutung von Gelenkerkrankungen verdient ebenfalls kurz erwähnt zu werden. Wir finden solche am häufigsten bei gonorrhoischer Allgemeininfektion, meistens in der Form der akuten Erkrankung eines großen Gelenks (akute Monarthritis), seltener als subakute oder chronische Erkrankung vieler Gelenke (chronische Polyarthritis) bei Erkrankung der Samenblasen, und zuweilen gleichzeitig mit Steinbildung in der Niere in der Form chronischer Erkrankung vieler kleiner Gelenke, insbesondere der Wirbelsäule wohl als Ausdruck einer gemeinsamen, mit Sicherheit noch nicht erkannter Causa nocens. Jedenfalls verspricht die genaue Kontrolle des Urogenitalsystems bei chronischen Gelenkerkrankungen weitere Aufschlüsse über diese, bisher wenig gepflegte Zusammenhänge.

Erwähnt seien hier noch die hauptsächlich nach chronisch-gonorrhoischer Infektion der Adnexe vorkommende

n) Erkrankungen des Periosts, der Schleimbeutel und Sehnenscheiden,

die das klinische Bild ganz beherrschen können. Auch bei diesen ist die Untersuchung des Urogenitalsystems die Vorbedingung für die Erschaffung einer diagnostischen und therapeutischen Grundlage.

o) Hautveränderungen.

Pigmentanhäufungen in der Form von multiplen Naevi und als diffuse Bräunung der Haut können als Zeichen einer Störung im Adrenalsystem bei der Hypernephrombildung auftreten. An der Neurofibromatose kann auch die Blasenschleimhaut teilnehmen, was endoskopisch nachzuweisen ist. Sonst findet man manchmal bei chronischer Harnvergiftung große Trockenheit mit Abschilferung der Haut und Brüchigkeit der Nägel. Entzündliche Veränderungen des Praeputiums und der Vulva weisen oft auf Diabetes.

p) Veränderungen am Herzen und an den Gefäßen.

Daß Veränderungen am Herzen und an den Gefäßen teils als primäre, teils auch als sekundäre Erscheinungen neben der Nierenentzündung beobachtet zu werden pflegen, ist hier nur kurz zu streifen. Ebenso die nach Harninfektion, insbesondere Gonorrhöe, auftretenden Klappenerkrankungen, auch die häufige Myocarditis bei allen Arten der Harninfektion. Sie spielen jedoch bei der klinischen Beurteilung der Kranken eine wichtige Rolle. Weniger bekannt ist es, daß eine hochgradige isolierte Sklerose der Nierenarterie mit schweren lumbalen Schmerzanfällen einhergehen kann. Das Krankheitsbild ist außerordentlich selten, ebenso wie die Embolie der Arteria renalis oder Thrombose der Nierenvenen, welche unter alarmierenden Erscheinungen aufzutreten und mit Anurie zum Tode zu führen pflegt. Durch die pathologische Ruptur eines Nierengefäßes entsteht das sog. perirenale Hämatom, ein akutes mit Schmerzen, Anämie und Tumorbildung verlaufendes Krankheitsbild.

q) Störungen der Innervation

bilden das ergänzende Syndrom zu den nervösen Störungen der Harnentleerung und können auf die Erkrankung des Rückenmarks, evtl. der Cauda equina hinweisen. Nicht selten kommt auch die Abgrenzung dieser Krankheiten von spätluetischen Erkrankungen des Zentralnervensystems in Frage.

Hierher gehört auch die Unfähigkeit der Erektion als Folge einer Lähmung der entsprechenden Nerven. Neben peripheren (Adnexerkrankung, Cavernitis, Thrombose) Ursachen oder als Folge einer Erkrankung des blutbildenden Systems (Leukämie) kann die krankhaft gesteigerte, dauernde evtl. schmerzhafte Erektion, *Priapismus* genannt, auch als Folge eines nervösen Reizzustandes bei Erkrankungen des Rückenmarks auftreten. Was schließlich die

r) palpatorisch feststellbaren Abweichungen

des Urogenitalsystems anlangt, so sind diese im allgemeindiagnostischen Abschnitt ausführlich besprochen worden.

Die urologische Diagnose ist, wie wir aus der Behandlung des Materials ersehen konnten, keine spezifische Organdiagnose. Außer der Feststellung der Abweichungen der Harnbereitung, Harnbeschaffenheit und Harnentleerung, außer der zu erstrebenden genauesten Erforschung der lokalen anatomischen Veränderungen müssen dabei auch die übrigen Organe des menschlichen Körpers mitberücksichtigt werden. Die Untersuchung in Verbindung mit der Beobachtung des Kranken sichern nur für die Klinik brauchbare Befunde. Die Diagnose verfolgt nicht nur den Zweck, die Natur der Krankheit im allgemeinen festzustellen, sie dringt weiter in alle Einzelheiten, welche für die Behandlung maßgebend sind. Die Urologie ist ein klinisches Fach, das, nur klinisch betrieben, alle Voraussetzungen erfüllt, welche der Kranke von ihr bei ihrer heutigen Entwicklung erwarten darf. Aufbau und Bewertung der urologischen Diagnose hängen in ihrer Brauchbarkeit weitgehend davon ab, daß alle Momente, welche uns Diagnostik und Symptomatologie zu liefern vermögen, miteinander in Einklang gebracht und von einheitlichen klinischen Gesichtspunkten aus betrachtet werden. Diese darzulegen haben wir uns bemüht und wollen zum Schluß nur noch einmal auf diesen Umstand hinweisen.

Außer den sozusagen klassischen pathologisch-anatomisch streng definierten Formen der chirurgischen Nierenerkrankungen, die jedoch, im strengsten Sinne des Wortes genommen, auch nicht immer als primär in der Niere entstanden und auf diese begrenzt zu beurteilen sind, finden wir eine große Reihe urologischer Erkrankungen, bei welchen die Erkrankung der Niere sicher als eine sekundäre Erkrankung zu gelten hat. Diese Erkrankungsformen sind bisher nicht in genügender Weise präzisiert und bekannt. Die Aufgabe der weiteren Ausbildung der urologischen Diagnostik besteht in der Einführung einer Betrachtungsweise, welche alle diese Erkrankungsformen erfaßt. Ich glaube, daß dafür die Einführung des Begriffs der Systemerkrankung sich eignet.

Betrachtet man die Erkrankungen eines oder mehrerer Organsysteme von diesem Gesichtspunkt aus, so stellt man sich von vornherein darauf ein, daß in verschiedenen Abschnitten des Systems Abweichungen zu erwarten und vorzufinden sind. Weiterhin darauf, daß die Erkrankung des einen Systemteiles für die des anderen in Betracht gezogen werden muß, was auf die Zusammenhänge weiter klärend wirken wird. Noch ersprießlicher als die Ausgleichung der anatomischen Veränderungen auf einer geraden Linie erscheint mir die Feststellung der Reziprozität in dem Bilde der gegenseitigen Störung der Organfunktion, welche neue wirksame therapeutische Gesichtspunkte ergeben muß. Schließlich verbindet dieser Begriff langsam verlaufende, von großen Intervallen unterbrochene, oft sich in den verschiedensten Systemteilen sich offenbarende Erkrankungsformen zu einer pathogenetischen Einheit.

Allgemeine Röntgendiagnostik.

Von

A. v. LICHTENBERG-Berlin.

Mit 116 Abbildungen.

Allgemeiner Teil.

Die Anwendung der Röntgenstrahlen bedeutet für die Urologie einen wesentlichen Fortschritt. Mehr als die Diagnostik der Erkrankungen anderer inneren Organe hat die urologische Diagnostik dadurch gewonnen. Die Röntgendiagnostik bildet den Schlußstein der Untersuchung und bringt — in Zusammenhang mit den Ergebnissen der anderen Untersuchungsmethoden — meist volle Klarheit, sogar selbst bei sehr schwer zu deutenden Krankheitsbildern eine, allerdings in anatomischem Sinne begrenzte, Sicherheit.

Die Fortschritte in der Röntgendiagnostik der Harnorgane sind eng verbunden mit der großartigen Entwicklung der Röntgentechnik im allgemeinen, im speziellen aber mit der Anwendung der urologischen Hilfsmethoden, welche die Darstellung des ganzen Hohlsystems der Harnorgane und der größten akzessorischen Drüsen der Geschlechtsorgane ermöglichen.

Konnte man in Anfang nur manche Konkremente der Harnwege zur Darstellung bringen, so folgte bald durch Anwendung der Blenden (Kompressionsblende, Luffaschwamm) die Sichtbarmachung der Nierenkonturen und fast lückenlose Wiedergabe der Konkremente und durch die Ermöglichung kurzfristigster Aufnahmen eine schöne Klarheit derselben. Allerdings bedurfte man noch immer fünf Blendenaufnahmen um das ganze Harnsystem darzustellen. Als letzte und wesentlichste Vervollkommnung der Aufnahmetechnik ist die Buckyblende (Bucky-Potterblende) zu erwähnen, welche die einheitliche Darstellung des ganzen Harnsystems auf eine einzige Platte ermöglicht. Daß die heutzutage gebräuchlichen Blenden für Menschen mit über mittleren Körpermaßen nicht ganz ausreichen, d. h. daß bei solchen die Aufnahme entweder am oberen Nierenpol oder im letzten Harnleiteranteil zu kurz ausfällt, ist nicht der Methode, sondern der Fabrikation zur Last zu legen. Während die Breite der Blende voll ausreicht, müßte diese um 10—15 cm verlängert werden, um allen Anforderungen einheitlich gerecht zu werden.

Man würde über diesen Umstand nicht viel Worte verlieren, wenn er nicht eine Quelle unangenehmer Ungenauigkeiten wäre. Man kann nämlich bei nicht genügender Beachtung dieser Tatsachen Konkremente am oberen Nierenpol, und — was bei der Häufigkeit des Vorkommens noch schlimmer ist — solche am prä-, juxta- und intravesicalen Teil des Harnleiters leicht übersehen. Auch die für die Beurteilung mancher pathologischer Prozesse eminent wichtige Darstellung des kontrastgefüllten Harnleiterendes ist oft unvollständig, und muß häufig durch eine Ersatzaufnahme nachgeholt werden. Eine Umstellung der Fabrikation in dieser durch die Praxis gebotenen Richtung ist daher dringend erwünscht.

Während die in Deutschland durch die Firma Reiniger-Siemens-Veifa hergestellte Blende in ihrer ganzen Breite klare Bilder liefert, sind die Aufnahmen mit der amerikanischen Potter-Buckyblende nur in den mittleren Partien scharf, auf den Seiten etwas verschwommen.

Statt den ursprünglich angewandten Glasplatten verwendet man heutzutage fast ausschließlich doppelt bezogene Filme in der urologischen Röntgentechnik. Die Verstärkungsschirme, die seinerzeit Fortschritte brachten, sind selbst durch die Anwendung der Buckyblende nicht entbehrlich geworden.

Die große Leistungsfähigkeit moderner Röntgeninstrumentarien ermöglicht auch schräge und seitliche Aufnahmen der Nieren- und Blasengegend. Über deren diagnostische Bedeutung soll weiter unten berichtet werden.

Das ganze diagnostische Gebiet der urologischen Erkrankungen ist für die Anwendung der Röntgenstrahlen erst durch die von v. LICHTENBERG und VOELCKER erfundene Kontrastfüllung der Harnorgane erschlossen worden.

Während die gewöhnliche Röntgenaufnahme im besten Fall durch Wiedergabe der Nierenkonturen über Größe und Lage der Nieren, unter Umständen über Konturänderungen und Dichtigkeitsunterschiede in der Nierensubstanz und für gewöhnlich über die Anwesenheit von Konkrementen in den Harnwegen unterrichtet, beleuchten die Kontrastaufnahmen die ganze Vielseitigkeit pathologischer Veränderungen des Harnsystems.

Ursprünglich als *Cystographie,* zur Wiedergabe der Blasenform und *Pyelographie,* das Kontrastbild des Nierenbeckens, empfohlen, wurde die Methode alsbald auch zur Darstellung des Harnleiters — *Ureterographie* — verwendet. Durch das Hinzufügen der Sichtbarmachung der Harnröhre — *Urethrographie* — und der Samenblasen — *Vesiculographie* — umfaßt die *Urographie* heute das gesamte Urogenitalsystem. Zunächst wurde die Kontrastwirkung durch Auffüllung mit für die Röntgenstrahlen schwer durchdringbaren Substanzen erzielt, dann trachtete man durch Gasfüllung der Hohlräume eine Kontrastwirkung im entgegengesetzten Sinne zu erzeugen. Weitere Differenzierung sollte die Auffüllung des Bauchfellraumes durch Gase *(Pneumoperitoneum)* und die Insufflation von Sauerstoff in das perirenale und perivesicale Gewebe *(Peripneumoren, Peripneumocystographie)* bringen.

1. Vornahme der urologischen Röntgenuntersuchung.

Die Röntgenuntersuchung soll in der Hand des Fachmanns den letzten Akt der urologischen Untersuchung bilden. Nur auf diese Weise lassen sich unzweckmäßige, erfolglose Aufnahmen vermeiden und negative Aufnahmeresultate mit einiger Sicherheit mitverwerten. In diesem Sinne ist ein enges Zusammenwirken zwischen Urologen und Röntgenologen im beiderseitigen Interesse, aber noch mehr im Interesse des Kranken, sehr erwünscht. Bei größeren urologischen Arbeitsstätten ist die Angliederung eines zweckdienlich eingerichteten Röntgenlaboratoriums unvermeidlich. Die letzte Vollendung findet diese Forderung in der Einrichtung sog. urologischer Röntgentische, an welchen die Röntgenuntersuchung der urologischen Untersuchung unmittelbar nachfolgen kann. Solche Tische in mehr minder praktischer Ausführung sind vielfach vorhanden, und haben sich in wenigen Jahren von Improvisationen zu komplizierten, allen Bedürfnissen und Untersuchungsmöglichkeiten entsprechenden Höchstleistungen der medizinischen Apparatur entwickelt.

Die Vorbereitung der Kranken durch Entleerung des Darms, hauptsächlich der Darmgase, ist erwünscht. Allerdings hat die Entleerung der Gase bei gewöhnlichen Kontrastaufnahmen keine größere Bedeutung, bei Anwendung von gasartigen Kontrasten hingegen eine erhöhte. Sie stößt manchmal auf unüberwindliche Hindernisse, welche durch die Auswirkung der Grundkrankheit auf die Darmtätigkeit bedingt sind. Bei akuten Fällen und dringlicher Untersuchung wird die Vorbereitung durch die gegebenen Umstände verhindert. In diesen Momenten und nicht in der angewandten Methodik sind die Ursachen der Fehlschläge und die Schwierigkeiten zu suchen, welchen diese scheinbar so einfache Maßnahme nicht selten begegnet. Man wird bei chronischen Fällen ohne deutliche Darmsymptome mit Erfolg von oben abführen, bei Meteorismus innerliche Gaben von Kohle zufügen, und bei den akuten Fällen mit Einläufen und Darmrohr, eventuell in Kombination von Kohlengaben und Hypophyseninjektion vorbereiten, eventuell aber auf die Vorbereitung verzichten müssen.

Die Darreichung anästhesierender Mittel, insofern sie nicht für die Durchführung der urologischen Untersuchung erforderlich war, ist nicht nur überflüssig, sondern, wie wir es weiter unten ersehen werden, sogar mit gewissen Gefahren verbunden.

Nachdem die Darstellung der Konkremente in den von Flüssigkeiten entleerten Hohlräumen nicht nur besser gelingt, sondern bei weniger dichten Konkrementen überhaupt erst möglich wird, sind als Vorbereitung für die Aufnahme Nierenbecken und Blase zu entleeren. Insbesondere sind die Aufnahmen für Blasensteine stets bei flüssigkeitsleerer Blase vorzunehmen. Im Verlaufe der üblichen urologischen Untersuchung gewinnt man den erwünschten Aufschluß darüber, ob und in welchem Ausmaße die nachfolgende Röntgenuntersuchung erfolgen soll. Es bleibt daher der strahlenundurchlässige Harnleiterkatheter (man benutzt keinen anderen mehr) auf der zu untersuchenden Seite — eventuell beide Harnleiterkatheter — liegen und wird nach Entfernung des Blasenspiegels, welcher nur in ganz speziellen Fällen während der Röntgenuntersuchung liegen bleibt, am gleichseitigen Oberschenkel des Patienten befestigt. Hat man eine wesentliche Retention im Nierenbecken festgestellt, so wartet man mit der Röntgenaufnahme so lange, bis der Charakter des Abtropfens auf die Entleerung derselben schließen läßt.

Die Vornahme der Pyelographie erfolgt demnach im direkten Anschluß an die urologische Untersuchung. Um die Harnleiterkatheter vorher nicht wechseln zu müssen, bedient man sich schon von vornherein dünner Sonden für die Untersuchung. Sind diese richtig gepflegt, so hat man keine Schwierigkeit auch mit Katheter Nr. 4 den für die Untersuchung benötigten Nierenharn zu gewinnen. Für die Pyelographie sind unbedingt solche dünne Nummer zu gebrauchen, um die Möglichkeit des Rückflusses der Kontrastflüssigkeit nicht zu hemmen, und Schmerzen und Unzuträglichkeiten, die aus der Verlegung des Harnleiterlumens sich ergeben würden, zu vermeiden. Die Katheter werden bis ins Nierenbecken, jedenfalls so hoch wie möglich, eingeführt.

Mit Harnleiterkathetern, die bloß vier Charrière messen, vermeidet man Unannehmlichkeiten am sichersten. Selbst diese dünnen Instrumente können bei Krampfneigung des Harnleiters so fest umschlossen werden, daß ein Rückfluß daneben nicht möglich ist und die Einführung kleinster Kontrastmengen den typischen Kolikanfall auslöst. Wenn man aus irgendeinem Grunde für die urologische Untersuchung Katheter größeren Kalibers benötigt, sind diese vor der Vornahme der Röntgenuntersuchung auszuwechseln.

Mit diesen Maßnahmen ist die Vorbereitung für die Röntgenaufnahme sowohl im ärztlichen als auch im technischen Sinne beendet. Das auch noch heute vielfach geübte Vorgehen Kranke mit Nierenschmerzen ohne jegliche Fachuntersuchung dem Röntgenologen zuzuweisen, ist die Quelle von unzähligen Fehldiagnosen, jahrelanger unbehobener Beschwerden der Kranken, und die Ursache, daß viele Nieren, die bei rechtzeitigem Erkennen des Leidens zu retten gewesen wären, sozusagen unter ärztlicher Kontrolle zugrunde gehen.

Zunächst wird stets eine Übersichtsaufnahme gemacht. Man bekommt damit Form, Größe und Lage der Niere, den durch den strahlendichten Katheter markierten Verlauf des Harnleiters, bei kontrastreichen Bildern sogar die Blasenkonturen und meistens die eventuell vorhandenen Konkremente auf die Platte. Erst nachdem man diese Platte besichtigt hat, erfolgt die Vornahme der kombinierten Röntgenuntersuchung.

2. Die Technik der Urographie.

Die Darstellung des Nierenbeckens durch Kontrastfüllung hat als allgemein geübte und anerkannte Methode eine derartige Ausbreitung gefunden, daß man die technischen Regeln ihrer Ausführung als abgeschlossen betrachten kann.

Kontrastmittel: Für die Darstellung des Nierenbeckens ist man von den ursprünglich angewandten kolloidalen Mitteln völlig abgekommen. Man konnte sie, namentlich das Kollargol, für manche Unfälle verantwortlich machen, und auch die experimentelle Prüfung sprach dafür, daß man im Interesse der Methode auf ihren Gebrauch verzichten soll. Heute verwendet man fast ausschließlich die Halogene, am meisten wohl das Bromnatrium und das Jodlithium (Umbrenal). Eine lange Reihe anderer Mittel konnte sich, trotz mancher empfehlenswerten Eigenschaften und relativer Unschädlichkeit nicht allgemeiner durchsetzen.

Die Postulate, welche wir von einem brauchbaren Kontrastmittel für das Nierenbecken verlangen — möglichste Reizlosigkeit trotz hoher Konzentration, Ungiftigkeit durch geringe Resorptionsfähigkeit, oder trotz Resorption und gute Schattenbildung — sind bei den beiden erstgenannten Mitteln in praktisch bewährtem Maße erfüllt. Umbrenal gibt zwar stärkere Schatten als die 20%ige Bromnatriumlösung, scheint aber die Schleimhaut des Nierenbeckens etwas mehr zu reizen.

Reizlos müssen die Kontrastmittel nicht nur deswegen sein, damit keine Schmerzen nach der Pyelographie entstehen, sondern auch deswegen, weil durch die Reize Kontraktionen des Beckens und Harnleiters hervorgerufen werden können, die unter Umständen die Deutung der Bilder erschweren und sogar zu Fehldiagnosen Veranlassung geben können. Um selbst den Kältereiz zu vermeiden, soll man korrekterweise die Kontrastflüssigkeit aufgewärmt, körperwarm injizieren.

Schmerzen im Nierenbecken und Harnleiter können außerdem durch Überdehnung entstehen. Ist dieser Überdehnungsschmerz auch ein Zeichen für das Gelingen der maximalen Füllung, so soll man ihn nach Möglichkeit aus dem oben dargelegten Grunde vermeiden. Man wird ja durch Beobachtung des Abtropfens und eventuelle vorherige Eichung des Beckens sich ein ungefähres Bild über die Kapazität machen können, und das Überdehnen vermeidet man bei der Pyelographie am besten ganz.

Auch die Möglichkeit des sog. pyelovenösen Rückflusses, das Eindringen der Kontrastflüssigkeit in die die Fornices umgebenden Venengeflechte, und das Überfließen in die Blutbahn mit den darauffolgenden toxischen Erscheinungen rät zur äußersten Vorsicht bei der Injektion. Die manchmal sichtbare vor den Kelchen ausgehende Büschelbildung ist zweifellos das Resultat des Eindringens der Kontrastfüllung in die erweiterte oder forcierte Sammelkanäle und nicht ein Bild des pyelovenösen Rückflusses. Ich kann mir nicht vorstellen, daß bei dem schnellen Abtransport durch die Gefäße eine darstellbare Konzentration der Kontrastflüssigkeit in diesen zustandekommen könnte. Auch die Experimente an Leichennieren mit gefärbter Flüssigkeit sprechen eindeutig für die dargelegte Entstehungsweise. Man kann also die Büschelbildung nur als Ausdruck einer übergroßen unphysiologischen Spannung innerhalb des Hohlsystems bewerten, wobei natürlich auch ein Durchbruch der Gefäße gleichzeitig vorkommen kann. Der Büschelbildung ähnliche Bilder entstehen bei weichen leicht zerreißbaren, in das Nierenbecken durchgebrochenen Geschwülsten schon bei geringem Druck. Hier handelt es sich einfach um das Eindringen des Kontrastmittels in die Geschwulst. Keinesfalls darf also die Druckhöhe der Nierenvene, welche 40—60 ccm Wasser beträgt, überschritten werden. Beim Festhalten an dieser Tatsache hat es geringere Bedeutung darüber Vorschriften zu machen, ob man mit der Bürette oder mit einer guten, leichtgehenden Handspritze die Kontrastflüssigkeit einlaufen lassen soll. Die Röntgenaufnahme erfolgt, wenn man den Eindruck hat, daß das Nierenbecken annähernd gefüllt ist. Man tut gut während der Aufnahme langsam und vorsichtig weiter zu füllen.

Man bekommt auf diese Weise für gewöhnlich das Bild des Nierenbeckens und des Harnleiters. Sollte es aber erwünscht sein, die Harnleiterdarstellung zu vervollkommnen, so wird man unter Zugrundelegung des ersten Bildes den Harnleiterkatheter, welcher typischerweise bis in das Nierenbecken hinaufgeführt war, auf die gewünschte Distanz aus dem Nierenbecken zurückziehen und nach nochmaliger Injektion eine weitere Aufnahme ausführen. Um dabei sicher zu gehen, muß man wissen, wie hoch der Katheter ursprünglich gelegen ist, und wie weit man den Katheter bei der Entfernung des Cystoskops in der Blase nachgeschoben hat. Diese beiden Zahlen sind zu merken, da sie nach Vergleich mit der Platte eine ziemlich sichere Basis für das Zurückziehen des Katheters bilden. Die Uretermündung ist durch eine kleine, am Katheter angebrachte Vorrichtung für manche Zwecke mit Vorteil zu markieren. Durch entsprechend imprägnierte Katheter lassen sich genaue Messungen von Entfernungen auf der Platte vornehmen.

Sind die Aufnahmen beendigt, läßt man den Harnleiterkatheter so lange liegen, bis die Kontrastflüssigkeit aus dem Nierenbecken zurückgeflossen ist. Bei Erweiterung desselben kann man diese durch Spritze ansaugen. Die Prozedur wird durch die prophylaktische Einspritzung von einigen Kubikzentimetern 1%iger Argentum nitricum-Lösung beendet.

Behält man die dargelegten Grundsätze im Auge, so wird man mit der Pyelographie wohl wenig Unannehmlichkeiten erleben. Nachwehen kommen jedoch auch bei sorgfältigster Ausführung der Methode öfters vor, insbesondere bei zu Koliken veranlagtem Harnapparat und bei Fällen, die an Niereninfektion leiden, und bei welchen geringe mechanische Momente genügen, um diese aufflackern zu lassen. Abflußbehinderungen (Klappen, Stenosen) wirken im ähnlichen Sinne. Es kommt bei den beiden letzteren Gruppen auch zu vorübergehender Temperatursteigerung nach der Pyelographie. Eine intravenöse Urotropineinspritzung nach jeder vorgenommenen Nierenbeckenaufnahme hat sich auf meiner Abteilung seit Jahren günstig bewährt.

Sind aber einmal solche Schmerz- und Fieberzustände nach der Pyelographie möglich, so spricht diese Tatsache dafür, daß man die Untersuchung nur klinisch ausführen soll, um jeder Schwierigkeit und größerer Unannehmlichkeit aus dem Wege zu gehen. Pyelographierte Patienten gehören auf 24 Stunden ins Bett, nicht nur wegen der Nierenbeckenfüllung, sondern wegen ihrer Grundkrankheit, welche aufflackern und Beschwerden bereiten kann. Diese werden durch die nur bei klinischer Behandlung möglicher und vorhandener sachgemäßer ärztlicher Hilfe sofort unterdrückt. Deswegen rate ich stets von der von anderer Seite empfohlenen ambulanten Ausführung der Pyelographie ab.

Die von v. Lichtenberg und Dietlen zuerst ausgeführte Füllung des Nierenbeckens und Harnleiters durch Sauerstoff sollte eigentlich der Verfeinerung der

Steindiagnostik dienen, ist daher nicht als selbständige Methode, sondern als eine Ergänzungsmethode der Pyelographie anzusehen. Sie wird neuestens in der Form der Luftpyelographie als Ersatzmethode empfohlen. Zugegeben, daß die Lufteinblasung besser vertragen wird als die Auffüllung mit differenten Flüssigkeiten, die Bilder, welche die Luftpyelographie liefert, können an Deutlichkeit nicht mit den Bromnatrium- oder Umbrenalbildern konkurrieren. Wenn man aber weiß, auf welche Feinheiten es manchmal bei der Deutung der Bilder ankommt, so wird man darauf dringen müssen, daß die gasförmigen Kontraste nur für den ursprünglich angegebenen Zweck verwendet werden.

Die Luftfüllung nimmt man am besten mit der Spritze vor, die Sauerstofffüllung, indem man das Ende des Harnleiterkatheters an den Sauerstoffbehälter (nicht an die Bombe!) dicht anschließt. Der Druck wird am vorteilhaftesten durch Druck auf den Behälter gesteigert und reguliert. Die Blase muß, damit die Gase aus dem Nierenbecken leichter zurückfließen können, vor Beginn der Insufflation entleert werden. Allen Methoden der Gaszuführung haften Ungenauigkeiten an, welche durch die vorhandenen technischen Möglichkeiten sich nicht ganz beheben lassen. So wird die Füllung nicht immer gelingen, und man bedarf oft wiederholter Aufnahmen. Die Leitung durch den engen Kanal ist unsicher und die Möglichkeit den Druck völlig zu regulieren bei der Sauerstoffüllung beschränkt. Statt der sonst gebräuchlichen dünnen, nimmt man für die Gasfüllungen möglichst großkalibrige Harnleitersonden. Ernstere Gefahren bestehen bei der vernünftigen Anwendung der Gasfüllung des Nierenbeckens nicht.

Hier ist auch die Stelle, an der man einige Worte über die sogenannten Indikationen und Gegenindikationen der Pyelographie sagen soll. In ihren Kinderjahren wurde die Methode mit einer stattlichen Reihe von Todesfällen belastet, die bei größerer Verbreitung und Erfahrung schnell abgenommen haben und heute nur noch als drohendes Gespenst durch die kaum noch vorhandenen Gegner gegen ihre Anwendung mit ins Treffen geführt werden könnten. Es soll jedoch damit nicht gesagt werden, daß die Pyelographie als eine völlig harmlose Methode zu betrachten sei. Man hat zwar gelernt die Schädigungen zu vermeiden, die durch mechanische und chemische Momente verursacht worden sind. Durch Befolgung der Vorschriften bei der Vornahme der Injektion setzt man keine schwereren Traumen, wie Zerreißung der Niere oder des Nierenbeckens, umgeht man den pyelovenösen Rückfluß. Durch Anwendung krystalloider Salzlösungen in angemessener Konzentration tritt man den Schädigungen toxikologischer und kolloid-chemischer Art entgegen.

Eine Gefahrquelle, die merkwürdigerweise in der Literatur kaum beachtet wurde, bleibt aber weiter bestehen, und diese ist die reflektorische Shockwirkung, welche von der Schleimhaut und der Wandung des Nierenbeckens aus, ausgelöst werden kann. Eine bedeutende Pulsverlangsamung (Vaguspuls) ist bei der Pyelographie sehr häufig festzustellen. Es ist auch klinisch bewiesen, wie schwere Allgemeinerscheinungen bei der Verlegung der Harnwege — bei einem Prozeß, welcher nie so ohne jede Vorbereitung und mit der Plötzlichkeit der Nierenbeckenanfüllung einsetzt wie die Pyelographie — hervorgerufen werden können. Einer schweren Vagusreizung, sonst welcher Ursache, ist aber schon mancher Kranke mit Herz- und Gefäßschädigung erlegen. Die Mittel, um diese Reizung zu umgehen, sind ungenügend. Langsame und vorsichtige Auffüllung mit geringem Druck, Verwendung körperwarmer Füllflüssigkeit sind die einzige Möglichkeit den Reiz herabzusetzen, deren Schwelle individuell verschieden liegt, ebenso wie ihre Auswirkung, die unberechenbar ist. Aus solcher Ursache kann der Tod nach der Pyelographie schlagartig aber auch noch nach Erholung von der ersten Shockwirkung nach einigen Stunden eintreten. Aus diesem Grunde ist die Pyelographie bei allen Kranken mit schweren Herz-

und Gefäßstörungen, welche Belastungen nicht gewachsen sind, klinisch absolut kontraindiziert. Eine relative klinische Gegenindikation bilden akute pyelonephritische Krankheitsformen, welche auf die Pyelographie mit einem frischen Schub, zuweilen unter schwereren allgemein septischen Erscheinungen, antworten. Häufig verläuft jedoch bei diesen die durch fachkundige Hand ausgeführte Nierenbeckenfüllung ohne jede Reaktion. Die Blutung aus Niere oder Harnleiter erachte ich nicht als Gegenindikation für die Pyelographie, da ich seit über zwanzig Jahren die Methode ohne Ausnahme und Rücksicht darauf ohne Zwischenfall ausgeführt habe. Bei allen Geschwülsten, welche in das Nierenbecken eingebrochen sind, kann die Kontrastmasse in das weniger feste Tumorgewebe an der Einbruchstelle eindringen, was nichts weiter schadet.

Einige kurze anatomische Bemerkungen seien noch gestattet, deren Berücksichtigung die technischen Maßnahmen bei der Pyelographie fördern dürfte.

Man hat sich viel darüber unterhalten, ob eine normale Kapazität des Nierenbeckens existiert und wie groß sie zu veranschlagen ist. Es ist von vornherein klar, daß die Größe des Nierenbeckens individuellen Schwankungen unterworfen sein muß. Einmal gibt es geradeso Menschen mit größeren und kleineren Nierenbecken, wie Menschen mit größeren und kleineren Köpfen oder Händen, dann aber hat die Gestaltung des Beckens ebenfalls einen Einfluß auf die Größe der Kapazität. Es gibt ja bekanntlich Nieren ohne Nierenbecken, bei welchen die Verzweigung in das Kelchsystem sich unmittelbar am Harnleiterhals vollzieht. Daß sich die Kapazität des Beckens auch unter physiologischen Bedingungen ändert, ist ebenfalls bekannt. Sie kann z. B. bei Mehrgebärenden sich nicht unwesentlich vergrößern. Für die Nierendiagnostik ist es auch nicht wichtig wie groß das Becken resp. ihre Kapazität an und für sich ist, sondern die Feststellung ob eine pathologische Erweiterung des Beckens vorhanden ist oder nicht. Die Frage der Beckenkapazität ist also keine reine morphologische Frage und ist auch nicht allein aus dem Vergleich der pyelographisch gewonnenen Bildersammlung zu entscheiden, ebensowenig wie durch die Resultate der Eichung.

Unter dem normalen Nierenbecken ist klinisch eine anatomisch-physiologische Einheit zu verstehen, also ein Hohlraum, welcher unabhängig von seiner Form und seinem Fassungsvermögen sich in normaler Zeit, also nach Auffüllung innerhalb 2—4 Ureterkontraktionen, d. h. in etwa $1^1/_2$—2 Minuten entleert. D. h. die normale Kapazität ist die Resultante von zwei Faktoren: von einem rein morphologischen und einem funktionellen Faktor. Daher ist die Erweiterung des Nierenbeckens als pathologischer Begriff in dem Moment gegeben, in welchem die Entleerung des aufgefüllten Beckens verzögert erscheint.

In diesem Sinne ist der bisherige Streit darüber, ob das normale Becken eine Kapazität von $1^1/_2$—2 ccm oder 7 ccm hat, sinnlos, da das Fassungsvermögen allein nicht darüber entscheidet, ob wir ein normales oder pathologisches Becken vor uns haben, sondern nur das Fassungsvermögen in Verbindung mit der Entleerungszeit. Es kann aber ein 7 ccm fassendes Becken noch normal sein, wenn es sich mit 3—4 Harnleiterkontraktionen entleert, und ein viel kleineres schon pathologisch verändert, wenn seine Entleerung verzögert ist. Die Wichtigkeit dieser Feststellung wird aus den Ausführungen im diagnostischen Teil hervorgehen.

Eine für die Verfeinerung der Diagnosenstellung bei rein morphologisch nicht zu erklärenden Krankheitsprozessen wesentliche Bereicherung bringt die röntgenoskopische Betrachtung der mit Kontrastflüssigkeit gefüllten Harnwege, die man im allgemeinen als Pyeloskopie bezeichnet. Nachdem man aber unter Pyeloskopie die endoskopische Besichtigung des Nierenbecken durch eine Nierenbeckenfistel versteht (Wullstein), so wäre die Schirmbeobachtung des Nierenbeckens etwa analog demselben Vorgehen bei der röntgenologischen Blasenuntersuchung Pyeloradioskopie zu nennen. Zum erstenmal wurde diese Untersuchungsmethode im Tierexperiment von *mir* in Anwendung gebracht, nachher von Bachrach, Hietzenberger und Reich schließlich von Legueu, Fey und Truchot für die Untersuchung der menschlichen Niere weiter ausgebaut, nachdem ich auf Grund der Beobachtung der Entleerung intermittierender Hydronephrosen, welche den kollargolgefärbten Harn in Intervallen abgaben, auf die klinische Verwertbarkeit der Beobachtung der Nierenbecken und Harnleitermotilität hingewiesen habe. Hier sei nur die technische Seite der Frage erörtert.

Zu dieser Untersuchungsmethode braucht man neben einem leistungsfähigen modernen Röntgeninstrumentarium einen nach jeder Richtung hin verstellbaren Untersuchungstisch, welcher die Durchleuchtung von der Vorder-, sowohl wie der Hinterseite des zu untersuchenden Patienten ermöglicht, also eine Kombination des urologischen Röntgentisches mit dem Trochoskop darstellt. Nur auf diese Weise ist es möglich die Beweglichkeit der Niere bei den verschiedenen Körperlagen und das Verhalten des Harnleiters dazu und die Entleerung im Liegen und bei aufrechter Körperhaltung zu beobachten, und nur durch eine solche genaue Analyse können Beschwerden, die sonst nicht zu klären sind, in ihre Komponente zerlegt und beleuchtet werden. Die sogenannte Serienpyelographie, welche aus dem Vergleich der in bestimmten Zeitabschnitten wiederholten Aufnahmen des kontrastgefüllten Nierenbeckens besteht, kann naturgemäß nicht dieselben Aufschlüsse bringen, wie die viel gründlichere und ununterbrochene Schirmbeobachtung. Sie ist auch umständlicher und kostspieliger, und konnte daher aus diesen Gründen keine allgemeine Verwendung finden. Schon aus diesen wenigen technischen Bemerkungen, welche auf die zukünftige Weiterentwicklung der Röntgenuntersuchung der Harnorgane hindeuten, kann man ersehen, wie zu Recht das Postulat der Angliederung des Röntgenlaboratoriums an die urologische Klinik besteht. Denn nur ein auf dem Gebiet der Nierenpathologie voll versierter Untersucher wird aus der Schirmbeobachtung auch die richtige für die Klinik brauchbaren Schlüsse ziehen können. Es unterliegt keinem Zweifel, daß die Ergebnisse dieser Untersuchungsmethode die Pathologie der Nierenkrankheiten fördern, und auf die Urologie anregend sich auswirken werden.

Die normale anatomische Lage der Niere bedingt, daß wir bei der auf gewöhnlicher Weise in Rückenlage vorgenommenen Aufnahme eine etwas verkürzte Projektion des Organs auf der Platte erhalten. Eine richtige, frontale Projektion erhalten wir bei der von Sgalitzer und Hryntschak vorgeschlagenen etwas schräger Lagerung des Patienten. Diese Untersuchungsmethode hat jedoch im allgemeinen keine besondere Bedeutung, verbessert eventuell die Übersichtlichkeit des Bildes am Ureterabgang vom Nierenbecken. Wichtiger ist die von Sgalitzer propagierte seitliche Aufnahme der Niere, weil dadurch die Differenzierung zwischen Gallen- und Nierensteinen ermöglicht wird, da bei seitlicher Aufnahme Nierensteine über, Gallensteine vor die Wirbelsäule projiziert erscheinen.

Als weitere technische Hilfsmittel seien erwähnt die Füllung des Nierenbeckens mit gasförmigen Kontrasten, wovon an anderer Stelle ausführlicher berichtet wurde, und die Imprägnation sonst strahlendurchlässiger Steine durch wiederholte Spülung des Beckens mit kolloidalen oder auch Salzlösungen. Hier sei nur kurz vermerkt, daß manche, sonst unsichtbare Konkremente bei Kontrastfüllung als Auspaarungen am Bild sichtbar werden.

Wie gesagt, ist die *Ureterographie* in den meisten Fällen mit der Pyelographie vollendet. Die Untersuchung des Harnleiters vollzieht sich in besonderen Fällen durch die Verschiebung des Katheters und Füllung bei verschiedenen Stellungen, welche von Fall zu Fall sich zwangmäßig ergeben. Bei der Insuffizienz des vesicalen Harnleiterendes füllt sich der Harnleiter durch Anfüllen der Blase. Dieser Vorgang kann durch mäßige Beckenhochlagerung und durch das Vortäuschen der Miktion bei verschlossener Harnröhre gefördert werden.

Die Darstellung der Harnleiterfistel gelingt durch einen besonderen Kunstgriff. Lassen sich Sonden sowohl in die Fistel als auch in das Harnleiterende einführen, so wird man an der Kreuzungsstelle derselben die Höhe der Fistel, deren Bestimmung für die operative Methodik von Wichtigkeit sein kann, ablesen können. Läßt sich die Sonde in der Fistel nicht vorführen, so gelingt es durch langsame Injektion dickflüssiger, öliger Kontrastmasse den Fistelgang noch manchmal darzustellen. Die Katheter können im Röntgenbild ablesbare Einteilung haben. Die Uretermündung kann durch besondere Markierung sichtbar gemacht werden.

3. Technisches zur Röntgenuntersuchung der Blase.

Für die Diagnostik der Blasenkrankheiten hat die Röntgenuntersuchung lange nicht die Bedeutung wie für die der oberen Harnwege. Hier dient die Röntgenuntersuchung hauptsächlich als willkommene Hilfsmethode, welche die endoskopische Diagnose plastisch verbreitert und ergänzt, und uns hilft in den Fällen, in welchen die Endoskopie nicht durchführbar oder zu vermeiden ist, in der Richtung der anatomischen Diagnose doch noch etwas unternehmen zu können.

Die röntgentechnischen Einrichtungen sind für die Untersuchung der Blase genau dieselben wie für die Untersuchung der oberen Harnwege. Die einfache Blasenaufnahme kommt eigentlich bloß für die Darstellung der Konkremente in Betracht. Man sieht auf guten kontrastreichen Aufnahmen auch die Konturen der Blase selbst. Wie bereits vermerkt, soll man die Blase vor Steinaufnahmen stets entleeren.

Zur Schaffung künstlicher Dichtigkeitsunterschiede für die Steindiagnose kommt die Füllung der Blase mit gasartigen Kontrastmitteln (Luft, Sauerstoff) in Betracht. Die Methode hat, zumal die Technik sehr einfach ist, eine viel größere Verbreitung gefunden wie die Aeropyelographie. Man füllt die entleerte Blase durch den eingeführten Katheter entweder mit der Blasenspritze mit Luft oder durch die Verbindung des Katheters mit dem Sauerstoffbehälter mit O. Bei beiden Verfahren muß man darauf achten, daß die Füllung unter geringem Druck allmählich vor sich geht. Die Gefahr einer Luft- resp. Sauerstoffembolie besteht, ist aber nur sehr gering zu veranschlagen. Als Gegenanzeige für die Anwendung der Methode gilt im allgemeinen nur die Blutung.

Konkremente in der Blase, sowie solche in der Prostata zeichnen sich mit geringen Ausnahmen mit großer Schärfe bei diesem Vorgehen auf die Platte. Man sieht außerdem die Blasenkonturen sehr gut. Die Vorsteherdrüse, besonders in ihrem Verhältnis zum Blaseneingang und Blasenhöhle, also in ihrem intravesicalen Anteil, läßt sich einwandfrei darstellen.

Ein schärferes Bild der Blase wird durch Schaffung größerer Strahlendichtigkeit, durch Anfüllen mit strahlenundurchlässigen Flüssigkeiten erreicht. Bei dieser Methodik lassen sich aus den Veränderungen des Blasenumrisses Schlüsse auf pathologische Prozesse in der Blasenwand und in der Umgebung der Harnblase ziehen. Ganz besonderen Fortschritt hat man durch die Cystographie in der Diagnose der Blasendivertikel erreicht. Auch manche Blasengeschwülste sind durch die Cystographie darstellbar.

Da die Blasenschleimhaut, besonders wenn sie entzündet ist, gegen osmotische Einflüsse empfindlicher ist, wie die Schleimhaut des Nierenbeckens, soll man sich hüten krystalloide Lösungen von hoher Konzentration für die Cystographie zu verwenden. Wiederholt hat man danach schwerste nekrotisierende Cystitiden entstehen gesehen. Auch vom röntgentechnischen Gesichtspunkte ist es überflüssig höher konzentrierte Lösungen zu verwenden, da die große Menge des Kontrastmittels allein schon die notwendige Dichtigkeit des Schattens garantiert.

Benutzt man für die Cystographie eine krystalloide Salzlösung, so soll die Konzentration derselben unter der Hälfte der für das Nierenbecken gewählten Konzentration liegen. So wird man z. B. Bromnatrium nicht in über 10%iger Lösung für die Blasenaufnahme verwenden. Umbrenal kann, da schattendichter, auf das Vierfache verdünnt werden. Etwas Hg. oxycianat. setzt man zu der Kontrastflüssigkeit stets zu.

Hat man die kolloidalen Füllmittel für die Darstellung der oberen Harnwege auch verlassen, so besteht kein Grund, sie, insbesondere ihre wichtigste Repräsentantin, das Kollargol, bei der Blasendarstellung zu meiden. Kollargol wird in 1—2%iger Konzentration von der Blase anstandslos vertragen und gibt vorzügliche Schatten. Wir benutzen es nach wie vor am häufigsten für die Cystographie. Während die Blase nach der Cystographie mit Salzlösungen sofort zu entleeren, gegebenenfalls sogar zu säubern ist, kann das Kollargol in der Blase belassen werden.

Die Fähigkeit des Kollargols die rauhen unebenen Flächen von Tumoren zu imprägnieren, die große Oberfläche papillärer Geschwülste zu überziehen, führt zu einer besonderen Darstellungsart derselben, indem man die Blase zuerst mit Kollargol (50—100 ccm) anfüllt, und nach einiger Zeit (1/2—1 Stunde) sie entleert und mit Luft oder Sauerstoff nachfüllt. Die nun angefertigte Aufnahme zeigt die Geschwulst als kontrastreichen Schatten in der Luftblase.

Auch ölige Kontrastmittel haben die Eigenschaft an der Geschwulstoberfläche kleben zu bleiben. So lassen sich Xeroformöl, Jodipin usw. für ähnliche Zwecke wie Kollargol verwenden.

Besondere technische Maßnahmen erfordert ferner die Darstellung der Blasendivertikel. Bei der gewöhnlichen Blasenaufnahme sind die Divertikel, die nicht seitlich sich der Blase anlegen, verdeckt. Selbst durch Änderung der Aufnahmerichtung, also bei schräger oder axialer Einstellung läßt sich dieser Mangel nicht ganz abhelfen. Nachdem man aber weiß, daß nach völliger Entleerung der Blase das Divertikel zunächst noch gefüllt bleibt, so macht man mehrere Aufnahmen bei verschiedenen Entleerungsphasen von der Blase, und kommt so allmählich zur einwandsfreien Darstellung jeden Divertikels. Auch hier kann man zur besseren topographischen Orientierung die von der Flüssigkeit entleerte Blase mit Luft anfüllen, wobei das Divertikel mit der schattengebenden Flüssigkeit gefüllt verbleibt.

Um die Lage der Harnleiter zu markieren, kann man vor der Kontrastfüllung schattengebende Harnleiterkatheter in die Ureteren einführen, insofern die Mündung derselben aufzufinden ist. Bei Uretermündungsdivertikel ist es natürlich so gut wie ausgeschlossen den Harnleiter zu entrieren.

Man kann den Harnleiterkatheter ohne weiteres auch zur Darstellung des Blasendivertikels benutzen, wenn man ihn in die Divertikelöffnung einführt, und sich in der Divertikelhöhle aufrollen läßt. Schon das einfache Röntgenbild mit in den Divertikel eingeführten Katheter orientiert über die Größe des Divertikels. Ferner kann man das Divertikel durch den Harnleiterkatheter mit Kontrastflüssigkeit anfüllen, wobei die Blase durch Luft angefüllt wird. Wie wir sehen, läßt sich die Methodik der Divertikeldarstellung in der angegebenen Weise in mancher Hinsicht variieren. Es besteht sogar die Möglichkeit, daß durch zielbewußte Anwendung der Methodik man das eine oder andere Mal selbst eine Geschwulst in einem Divertikel zur Darstellung bringen kann.

Die anatomische Lage der Blase, welche von drei Seiten mit den breiten, schwer durchdringlichen Knochenmassen des Beckens umgeben ist, erschwert die Röntgenuntersuchung derselben nicht unbeträchtlich. Es hat auch lange gedauert bis man imstande war seitliche Aufnahmen von derselben anzufertigen. Heutzutage gelingen die Aufnahmen in der frontalen Achse (sagittalen Ebene) mit allen modernen Instrumenten. Derartige Aufnahmen haben für das Studium des Blasenhalses und der hinteren Harnröhre eine Bedeutung. Die schrägen Aufnahmen ergänzen die seitlichen Bilder. Eine dritte wichtige Aufnahmerichtung für die Blase ist die axiale, wobei der Hauptstrahl mit der Längsachse der Blase zusammenfällt, wodurch das Organ in den Beckenausgang hineinprojiziert wird.

Nachdem die röntgenographische Untersuchung der Blase nach mehreren Richtungen (frontal, axial, schräg, seitlich) einen großen Aufwand an Platten und Zeit bedingen würde, springt hier die röntgenoskopische Untersuchung (zuerst v. LICHTENBERG 1911), welche unter dem nicht ganz korrekten Namen der Cystoradioskopie bekannt und geübt wird, ein. Ihre Technik deckt sich mit der sonstigen in der Radioskopie üblichen, bedarf daher keiner weiteren Erläuterung.

Die technischen Maßnahmen bei der *Urethrographie* beschränken sich auf die Anfüllung der Harnröhre, welche durch Einspritzung der Kontrastflüssigkeit mittels kleinerer oder größerer Spritzen am Orificium externum geschieht. Der Überschuß der Kontrastmasse sammelt sich in der Blase an. Man verwendet entweder dickflüssigere, ölige Kontrastflüssigkeiten, wie Xeroformöl, Jodipin usw. oder auch hier Bromnatrium oder Umbrenallösungen in derselben Konzentration wie für die Blase. Um den ganzen Harnröhrenverlauf herzustellen sind schräge Aufnahmen angezeigt. Durch die Beobachtung der Miktion von eingeführter Kontrastflüssigkeit bei zugehaltener oder freier Harnröhrenöffnung entstehen weitere diagnostische Möglichkeiten.

Was schließlich die Technik der Darstellung der *Samenblasen* anlangt, so krankt diese an den Schwierigkeiten, welche der Katheterung der Ductus ejaculatorii begegnen. Ist jedoch einmal die Sonde in diese Gänge eingeführt, so läßt sie sich nach meinen persönlichen Erfahrungen auf etwa 8 cm hinaufführen, und die Füllung der betreffenden Samenblase samt Ampulle gelingt in jedem Fall einwandfrei. Auch hier läßt sich Bromnatrium für die Füllung gut verwenden. Hinter länger bestehenden Strikturen der hinteren Harnröhre füllen sich die Samenwege manchmal auch von selbst als Nebenbefund bei der Harnröhrenaufnahme.

Als technisches Hilfsmittel für leichteres und manchmal auch besseres Lesen der Platten ist die Herstellung stereoskopischer Aufnahmen zu nennen. Obzwar jede gute Röntgenplatte im Sinne ALEXANDERs eine räumliche Darstellung gewährleistet, führt uns das stereoskopische Bild doch Einzelheiten vor, die man ohne demselben nicht mit Klarheit erkannt und gedeutet hätte. Handelt es sich also um besonders schwer zu deutende Relationen, so ist diese Methode mit Vorteil anzuwenden.

Das *Pneumoperitoneum* erreicht die zur besseren Darstellung der Nierenkonturen notwendige Kontrastwirkung durch Gasfüllung des Bauchfellraumes. Als diagnostische Methode ursprünglich für die Differenzierung intraperitonealer Veränderungen empfohlen, hat man sie, da man an derartigen Aufnahmen eine schärfere Nierenzeichnung entdeckte, auch für die Darstellung der Nieren verwendet. Man hat die Methode sogar mit der Pyelographie kombiniert. Trotzdem die auf diese Art gewonnenen Bilder, besonders in Fällen von Nierengeschwülsten, eine sehr gute Orientierung ermöglichten, konnte die Methode keine größere Verbreitung finden. Das damit verbundene brutale Eindringen in das Heiligtum des Bauchfellraumes hat bereits Widerwillen erzeugt. Die Furcht vor Nebenverletzungen und peritonealer Shockwirkung konnte durch Mitteilung günstiger Erfahrungen nicht behoben werden. Einzelne, nach Anwendung des Pneumoperitoneums tödlich verlaufende Fälle wurden beschrieben, und es ist in den letzten Jahren ganz still geworden um die Methode. Es ist anzunehmen, daß sie in der Nierendiagnostik nur ausnahmsweise zur Anwendung gelangt.

Daß das Verfahren sich nicht einbürgern konnte, liegt außer seiner relativen Gefährlichkeit auch noch daran, daß es an Aufklärungen für die Nierendiagnostik nicht wesentlich mehr bietet als eine gute Übersichtsaufnahme mit einem modernen Apparat und daß die Bilder, welche es liefert, schwer zu lesen sind. Außerdem tritt noch der Umstand hinzu, daß durch die intraperitoneale Einblasung verursachte Umwandlung der intraabdominellen Druckverhältnisse das Nierengleichgewicht bei diesem Verfahren gestört wird und die durch die Aufnahme gewonnene Stellung des Organs nicht der Normalsituation entspricht. Genauere technische Angaben über die Ausführung des Pneumoperitoneums zu geben erübrigt sich daher an dieser Stelle.

Das unsympathische und gefährliche Moment der intraperitonealen Insufflation auszuschalten und die Darstellbarkeit der Nierenkonturen zu erhöhen, trachtet durch Erzeugung eines perirenalen Emphysems das sogenannte Pneumoren, die Pneumoradiographie Rosensteins (von Carelli und Sordelli nacherfunden).

Das Prinzip der Methode baut sich auf die Erfahrungstatsache auf, daß die Nierenkonturen sich schärfer abzeichnen, wenn die Niere durch einen stark strahlendurchlässigen Mantel umgeben ist. Daraus ist zu erklären, daß die Nierenbilder bei fetten Individuen außerordentlich klar hervortreten. Schon die starke Fettschicht genügt zum Erzeugen einer guten Kontrastwirkung. Bringt man Sauerstoff in diese Schicht, so erzielt man eine außerordentliche Aufhellung derselben und ein prägnantes Hervortreten der Nierenkonturen selbst am oberen Pol der Niere, wobei die Nebenniere ebenfalls öfters sichtbar gemacht wird.

Aus diesen theoretischen Grundlagen ist bereits ersichtlich, daß das Verfahren über Vorteile verfügt, welche ihre Anwendung empfehlenswert erscheinen lassen.

Die genauen technischen Vorschriften seien im nachfolgenden nach den Angaben Rosensteins wiedergegeben:

a) *Pneumonephrographie.* Lagerung des Patienten auf der gesunden Seite mit Rollen unter der gesunden Lendengegend, Desinfektion der Haut. Einstich in der Höhe des zweiten Lendenwirbeldornfortsatzes am lateralen Rand des M. erector trunci; Richtung der Nadel genau senkrecht zur Körperoberfläche, genau horizontal, weder kranial- noch caudalwärts abweichend. Anästhesierung durch Chlor-Äthylspray. Nadel, mit Mandrin und Absperrhahn versehen, von 8 cm Länge und 1,5 mm Dicke. Die Nadel wird so tief eingestochen, bis die Spitze mit einem deutlichen Ruck durch die Fascia retrorenalis gedrungen ist. Der Mandrin wird herausgezogen und darauf geachtet, ob etwa Blut oder Urin aus der Nadel dringt, und der Absperrhahn geschlossen.

Beschreibung der Apparatur für die Sauerstoffzufuhr (Pneumothoraxapparat nach Brauer). Zwei Gaswaschflaschen sind durch einen Schlauch verbunden, der am unteren Ende der einen und am oberen Ende der anderen mit einem Glasrohr durch einen Korken geführt ist. An die untere Öffnung der zweiten Gaswaschflasche ist durch einen Gummischlauch eine mit Reduzierventil versehene Sauerstoffbombe angeschlossen. Auf das obere Ende der zweiten Gaswaschflasche ist ein Ventilrohr aufgesetzt. Zwischen beiden Gaswaschflaschen ist ein Dreiwegehahn eingeschaltet, der es erlaubt, den Sauerstoff zu entnehmen. Die Füllung geschieht in der Weise, daß zwischen den beiden graduierten 2 Liter fassenden Flaschen ein Niveauunterschied von etwa 50 cm hergestellt wird; die untere Flasche wird mit 1 ‰iger Sublimatlösung gefüllt, der Sauerstoff aus der Bombe treibt die Sublimatlösung aus der unteren Flasche in die obere. Nachdem dieses völlig geschehen, wird die Sauerstoffzufuhr aus der Bombe eingestellt und es kann durch Umstellen des Dreiwegehahnes der Sauerstoff entnommen werden, der dann durch das Sublimat und den Niveauunterschied aus der unteren Flasche herausgetrieben wird.

Nachdem die eingestochene Nadel richtig sitzt, wird durch Öffnen des Dreiwegehahnes in der Richtung auf den Patienten noch einmal geprüft, ob der Sauerstoff gleichmäßig ausströmt. Das Ansatzstück wird auf die Nadel bei geschlossenem Hahn aufgesetzt. Wenn kein Sauerstoff weiter fließt, ist damit nachgewiesen, daß das ganze System gasdicht ist. Der Absperrhahn wird geöffnet und 400—450 ccm Sauerstoff in die Nierenfettkapsel einströmen gelassen. Es folgt dann Durchleuchtung und Röntgenaufnahme.

Pneumocystographie. Entleerung der Blase durch Katheter, Einstich mit der gleichen Nadel dicht oberhalb der Symphyse genau in der Mittellinie an der Rückwand der Symphyse entlang. Wenn die Nadelspitze die Fascie durchdrungen hat, kann man deutlich fühlen, daß sie im lockeren Fettgewebe des Cavum Retzii frei beweglich ist. Durch Herausziehen des Mandrin überzeugt man sich, daß keine Flüssigkeit (Blut oder Harn) herausströmt und füllt dann 600—650 ccm Sauerstoff ein. In die Blase werden mit der Blasenspritze, die durch Schlauch von der Bombe her mit Sauerstoff oder auch aus dem BRAUERschen Apparat gefüllt werden kann, 50—100 ccm, je nach dem Fassungsvermögen der Blase, durch den Katheter eingespritzt, nicht mehr, da die Kapazität durch die Füllung des Cavum Retzii vermindert ist. Der Katheter wird abgeklemmt oder bei ruhigen Patienten, die nicht über Harndrang klagen, auch herausgezogen.

Das Erzeugen eines perirenalen Emphysems gelingt in allen Fällen, in welchen keine intensivere perinephritische Veränderungen vorliegen, mit Leichtigkeit. Das Emphysem dehnt sich außerdem im Verlaufe der Musc. psoas nach unten aus, wodurch unter Umständen auch der Anfangsteil des Harnleiters sichtbar gemacht werden kann. Es tritt aber als unerwünschte Nebenerscheinung manchmal auch ein subphrenisches Emphysem auf, und davon ausgehend subpleural und mediastinal eine höchst unangenehme Gasansammlung, welche bis über die Schlüsselbeingruben nach dem Hals und Gesicht zu aufsteigen kann, hochgradige, subjektive Beschwerden verursachend. Diese an und für sich schon unerwünschte Beigabe ist die harmloseste der Komplikationen nach der perirenalen Einblasung. Größere Schwierigkeiten können entstehen durch das Eindringen des Sauerstoffes in das Gefäßsystem und durch das Anstechen der Niere resp. des Nierenbeckens. Gasembolien sind beim perirenalen Emphysem wiederholt beschrieben, und ich habe eine solche mit lang dauernden hemiplegischen Symptomen erlebt. Es tritt schlagartig Bewußtlosigkeit, Cyanose dabei ein, und der Tod am Untersuchungstisch kann nicht verhindert werden. Es wäre in solchen Fällen zur Entlastung des Kreislaufs die Punktion der rechten Herzkammer zu versuchen.

Beim Anstechen des infizierten Nierenbeckens ist eine perirenale Phlegmone zu erwarten, welche sich um so schneller ausbreitet, da ihr der Weg durch die gasgefüllten Gewebe freigemacht wird. Aus dieser Situation bringt nur die Freilegung der Niere Rettung.

Die Methode liefert, wie gesagt, außerordentlich klare Bilder. Nur sind die Nieren, da der Luftmantel nach dem Hilus zu etwas abnimmt, und der Druck im Retroperitonealraum stark zunimmt, nach vorne und medianwärts verschoben, also nicht in ihrer normalen Lagerung auf der Platte gezeichnet. Diese Verlagerung kann störend auf die Deutung der Bilder wirken.

Aus dem Gesagten geht klar hervor, daß das Erzeugen des Pneumoren keine harmlose Prozedur darstellt, und daß es nicht als Normalmethode empfohlen werden kann. Individuelle Geschicklichkeit, Übung und klinische Intelligenz tragen zwar viel dazu bei um die Gefahren der Methode herabzusetzen, aber selbst wenn wir diese Momente berücksichtigen, dürfen wir ihre Verwendung nur für ganz spezielle, besonders schwierig liegende Fälle zulassen. Kontraindiziert ist sie jedenfalls bei allen Fällen renaler und perirenaler Infektion. Über die diagnostischen Vorteile der Methode soll weiter unten berichtet werden.

Rosenstein hat es auch versucht, die Methode für die Röntgendiagnostik der Blase und der Prostata auszubauen. Die Insufflation erfolgt für die Blase aus Einstichen oberhalb der Symphyse, für die Prostata aus Einstichen am Damm, wobei der in dem Mastdarm eingeführte Finger der Nadel den Weg weist. Die Blase wird nach der Insufflation ebenfalls mit Sauerstoff gefüllt. Man erhält auf diese Weise, was nur durch diese Methode ermöglicht wird, das Röntgenbild der Blasenwandung und kann die Veränderungen derselben feststellen. Für die Prostatadarstellung die Methode anzuwenden, halte ich für mindestens überflüssig, da uns dafür harmlosere Möglichkeiten zur Verfügung stehen.

Sind auch die Fortschritte, die man durch die geschilderten Methoden in der Röntgendiagnostik der Harnorgane erzielt hat, als hervorragend zu bezeichnen, so muß man doch zugeben, daß die Methodik eine schwierige und nicht in allen ihren Einzelheiten harmlose ist. Ja man muß sogar in manchen Fällen seinem klinischen Gewissen Gewalt antun, um das Risiko, womit das Erlangen der Aufschlüsse verbunden ist, tragen zu können. Der wundeste Punkt der ganzen Methodik liegt darin, daß die zur Verfügung stehenden Kontrastmittel durch besondere instrumentelle Eingriffe in das Körperinnere eingeführt werden müssen, womit die Schwelle des physiologisch Erlaubten bereits zweifellos durchschritten wird. Haben wir uns an diese Methodik in der Urologie auch bereits gewöhnt, so ist sie für den Unvoreingenommenen doch nicht als eine in jeder Hinsicht ideale zu bezeichnen. Sie läßt sich jedoch bei der ascendierenden Erforschung des Harntraktes nicht umgehen.

Ließe sich die Röntgenuntersuchung der kontrastgefüllten Harnwege nicht in einer umgekehrten descendierenden Richtung vornehmen, wenn man als Quelle dafür die physiologische Ausscheidung der Niere benützen würde?

Die Idee ist derart naheliegend und verlockend, daß wir sie bereits bei unseren ersten Versuchen, die Harnwege auf der Röntgenplatte sichtbar zu machen, in Erwägung gezogen haben. Tierversuche in dieser Richtung fielen damals negativ aus.

Die Grundbedingung für diese Methodik ist die Lieferung einer schattengebenden Substanz, welche in großen Mengen in die Blutbahn gebracht, unschädlich ist, und durch die Niere in solcher Konzentration ausgeschieden wird, daß die Harnwege während der Zeit der maximalen Ausscheidung auf der Platte sichtbar werden. Nachdem es von vornherein klar ist, daß eine solche Substanz, sollte sie noch so unschädlich sein und noch so konzentriert in die Blutbahn eingeführt werden können, bei ihrer Ausscheidung die Nierenschwelle ihrer Ausscheidungsfähigkeit nicht überschreiten kann, d. h. daß sie auf alle Fälle nur eine bestimmte Konzentration im Urin erlangen kann, ist für die experimentelle Erprobung derselben eine gute Basis geliefert.

Die Amerikaner haben durch intravenöse Darreichung von Jodnatrium, welches, wie wir aus der Therapie der Adnexerkrankungen wissen, in großer Menge vertragen wird, erreicht, daß die Blase, in einzelnen Fällen und undeutlich auch die Harnleiter und das Nierenbecken sichtbar wurde. Die gewonnenen Bilder konnten jedoch mit denen durch die Cystographie, geschweige denn mit denen durch die Pyelographie gewonnenen, nicht konkurrieren.

Diese Versuche haben ich und ROSENSTEIN aufgenommen. Indem wir die schwache Stelle der Methodik in dem oben angedeuteten Sinne erfaßt haben, dachten wir daran durch Verschärfung der dadurch gewonnenen Bilder am Aufnahmegerät die Brauchbarkeit zu erhöhen. Die technisch-physikalische Frage besonders jod- resp. natriumempfindliche Platten herzustellen, konnte durch unsere fachmännische Berater nicht gelöst werden. Sie ist scheinbar überhaupt unlösbar. Daher haben wir, zur Schaffung schärferer Kontraste das perirenale Emphysem hinzugezogen. Die so erhaltenen Bilder waren zwar besser wie die der Amerikaner, reichten jedoch praktisch auch noch nicht aus. Auch VOLKMANNs Experimente führten zu keinem weiteren Ergebnis. Im übrigen ging die Voraussetzung eine weniger schädliche Methode, als die bisherige, zu finden, bei unseren kombinierten Experimenten ebenfalls verloren.

Wenn man bedenkt, daß — nachdem die Grundpfeiler der Methodik auf die Nierensekretion aufgebaut ist, diese aber bei der Erkrankung der Niere ganz im allgemeinen gesprochen abnimmt — nur bei normaler Nierenarbeit gute Bilder mit der Methode erhalten werden könnten, hat diese gerade für diagnostische Zwecke im rein anatomischen Sinne genommen, weniger Wert. Was aber dabei geleistet werden könnte, falls man die zunächst unüberwindbaren technischen Schwierigkeiten bezwingen kann, wäre eine funktionelle Testprobe der einzelnen Niere ohne Harnleiterkatheter. Man müßte nur die Intensität der beiden Nierenbilder untereinander und mit dem Bilde der Normalausscheidung vergleichen, um zu einem solchen Ergebnis zu gelangen. Daß diese Überlegung eine sichere theoretische Grundlage hat, beweisen die Erfahrungen, welche man neuerdings als Nebenbeobachtung bei der Darstellung der Gallenblase mit Tetrajodphenolsulfonaphthalein gesammelt hat.

Ist also der weitere Weg für den Ausbau der anatomischen Röntgendiagnose in dieser Richtung auch zunächst scheinbar verschlossen, so öffnen sich doch nicht allzu entfernte Aussichten zur Gewinnung eines wichtigen funktionell-diagnostischen Verfahrens durch die Röntgenuntersuchung.

4. Die diagnostischen Aufschlüsse der Röntgenuntersuchung.

Wie bereits betont, können die Aufschlüsse der Röntgenuntersuchung in der urologischen Diagnostik nur in Zusammenhang mit dem übrigen klinischen Befund voll und ganz bewertet werden. Der klinische Befund bildet auch die Grundlage für die Art und Ausdehnung der vorzunehmenden Röntgenuntersuchung.

Für gewöhnlich wird man mit der Anfertigung einer einfachen Übersichtsaufnahme des Harnsystems beginnen, selbst dann, wenn die urologische Untersuchung die Einseitigkeit des Leidens erwiesen hat. Die Übersichtsaufnahme wird stets mit eingeführten Harnleiterkathetern ausgeführt und orientiert über Größe, Form und Lage der Nieren, über den Verlauf der Harnleiter, über eventuell vorhandene Konkremente im ganzen Harnsystem und in der Vorsteherdrüse und über das Fehlen oder Vorhandensein von einer Spina bifida occulta, deren Bedeutung für Störungen im Harnapparat nicht genügend beachtet und gewürdigt wird. Sicher von klinischer Bedeutung sind die Bogenspalten im Bereich des untersten Lumbal- und des obersten Sakralwirbels

(Abb. 1). Achtet man besonders auf diese Veränderung, so wird man sie in Fällen unklarer Störungen der Harnentleerung und deren Folgezuständen immer vorfinden.

Nie soll man eine Kontrastaufnahme vornehmen, bevor die einfache Übersichtsaufnahme nicht angefertigt ist, da Konkremente durch die Füllung leicht verdeckt werden können, und übersehen werden. Umgekehrt erscheinen manche, durch die einfache Aufnahme nicht darstellbare Steinbildungen, als Aussparungen am Kontrastbild (Abb. 2).

Die Aufnahmen bei eingeführtem Harnleiterkatheter schalten diagnostische Irrtümer infolge körpereigener oder körperfremder schattengebender Gebilde,

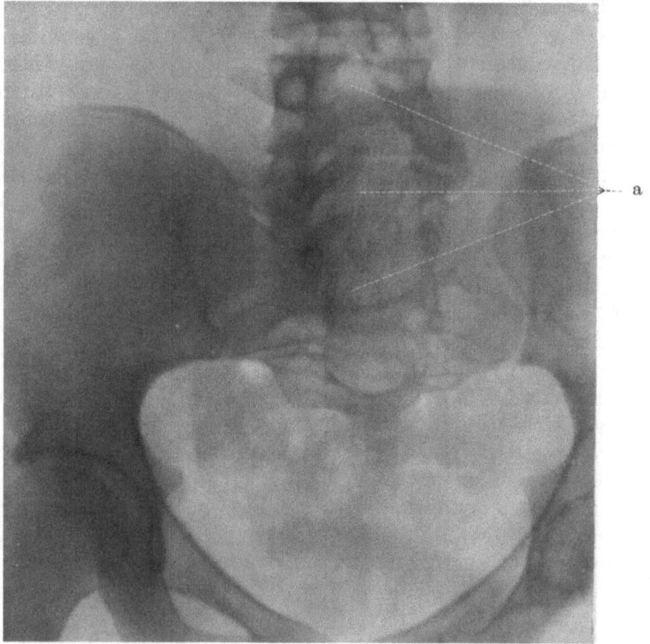

Abb. 1. Hochgradige Spina bifida occulta. Klinisch bestand Inkontinenz mit Retention. Heilung durch transvesicales Raffen des Sphincters. a Gespaltene Wirbelbögen.

welche sonst als Konkremente im Harnleiter gedeutet werden könnten, aus. Früher waren solche Schattenbildungen häufige Ursachen von Fehldiagnosen. Ihre Beschreibung nimmt einen ansehnlichen Teil der Literatur über Röntgendiagnostik der Harnorgane in Anspruch. Heute haben sie gerade durch die prinzipielle Benutzung des schattengebenden Katheters die Bedeutung in dieser Richtung verloren. Näheres darüber in den entsprechenden Abschnitten dieses Handbuches.

Während die meisten dieser Gebilde im kleinen Becken, resp. am Beckenboden liegen, daher die Bezeichnung Beckenfleck, finden sich höher dem sakralen resp. lumbalen Harnleiterverlauf entsprechend Schattenbildungen, die von verkalkten Retroperitoneal- oder Mesenterialdrüsen herrühren und von manchen Autoren als „falsche“ Uretersteine bezeichnet werden. Für den nur einigermaßen Erfahrenen ist ihre Deutung leicht. Trotzdem wurden sie sogar von autoritativer Seite in einem Fall von Hypernephrom für Metastasen desselben in der Beckenschaufel gehalten, und die Geschwulst für inoperabel erklärt (Abb. 3).

Nachdem die beweglichen Mesenterialdrüsen auf verschiedenen Aufnahmen auf verschiedenen Stellen liegen, erreicht man Klärung schon durch die Wiederholung der Aufnahme nach einiger Zeit. Über diagnostische Schwierigkeiten, welche sie verursachen können, im Abschnitt Harnleiter.

Eine häufigere Ursache von Fehldiagnosen können Gallensteine sein, welche sich in das rechte Nierenfeld projizieren. Zahl und Form, noch mehr ihre dichten Umrisse und durchlässiger Mittelteil erwecken von vornherein den

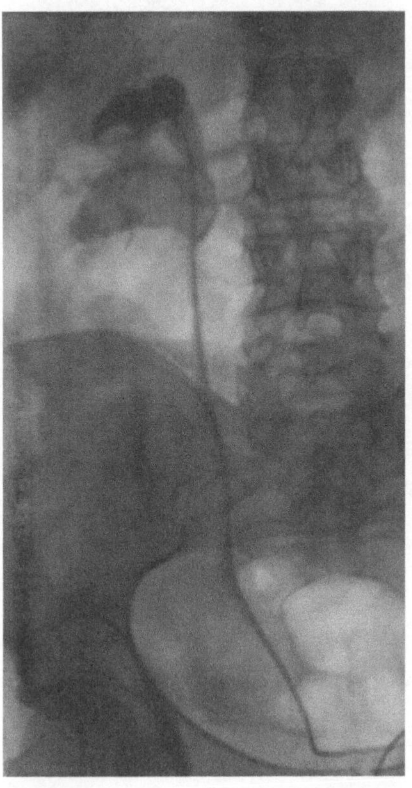

Abb. 2. Fast das ganze Hohlsystem der Niere ausfüllendes, am gewöhnlichen Röntgenbild unsichtbares Konkrement, welches am Pyelogramm klar hervortritt.

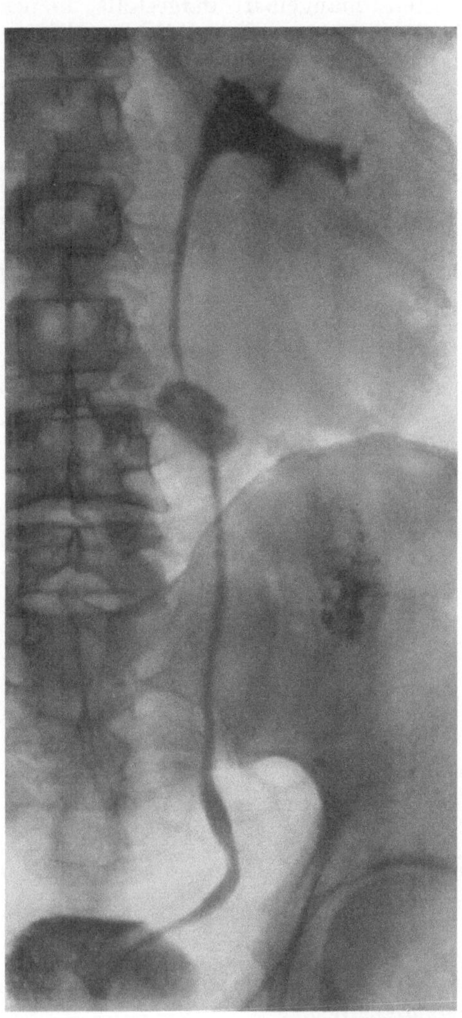

Abb. 3. Hypernephrom der linken Niere vom unteren Nierenpol ausgehend. Kippstellung der Niere. Zwei Drüsenschatten, einer am Querfortsatz des 4. Lumbalwirbels, einer über der Beckenschaufel.

Verdacht auf ihre Provenienz. Pyelographie oder seitliche Aufnahmen bringen weitere Klärung. Dichtigkeitsunterschiede im Nierengewebe lassen für gewöhnlich nur im Falle von Verkalkungsprozessen eine sichere Deutung zu (Abb. 4). Auch bei solchen ist es in manchen Fällen am einfachen Bild schwer zu entscheiden, ob es sich um Verkalkung oder besondere Formen von Konkrementbildung im Nierenparenchym handelt. Einwandfrei klar ist hingegen die Wiedergabe der sog. Mastixniere im Röntgenbild (Abb. 5).

Selbst auf guten Übersichtsaufnahmen sehen wir für gewöhnlich nur die Konturen der unteren $^4/_5$ der Niere scharf, die lateralen schärfer als die medialen, welche an der Ansatzstelle des Beckens und der Einmündung der Gefäße entsprechend etwas verschwommen sind. Der obere Nierenpol ist meistens mangelhaft dargestellt, keinesfalls so scharf, daß z. B. beginnende Geschwülste am oberen Pol, welche nur geringe Konturenänderungen verursachen, erkennbar wären. Manchmal sieht man als weniger dichten Schatten der Nierenfigur an der medialen Seite das Nierenbecken angeklebt, hauptsächlich, wenn es erweitert ist. Eine Dilatation des Beckens ist bei eingeführtem

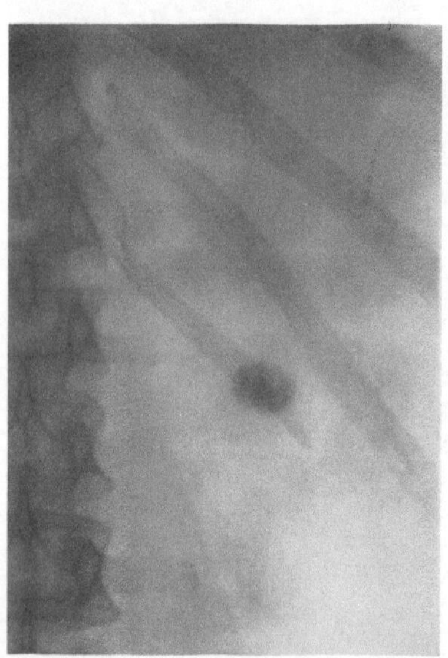

Abb. 4. Der Schatten über dem oberen Ende der 12. Rippe wurde bei dem Patienten, welcher kurze Zeit vorher ein größeres rundes Konkrement aus dem linken Harnleiter verlor, als Steinschatten gedeutet. Die stark geschrumpfte und dilatierte pyelonephritische Niere wurde entfernt. Die Verdichtung entsprach dem oberen Kelch, darin der abgegangene Stein gesessen war. Es bestand daselbst eine Verkalkung der Kelchwand.

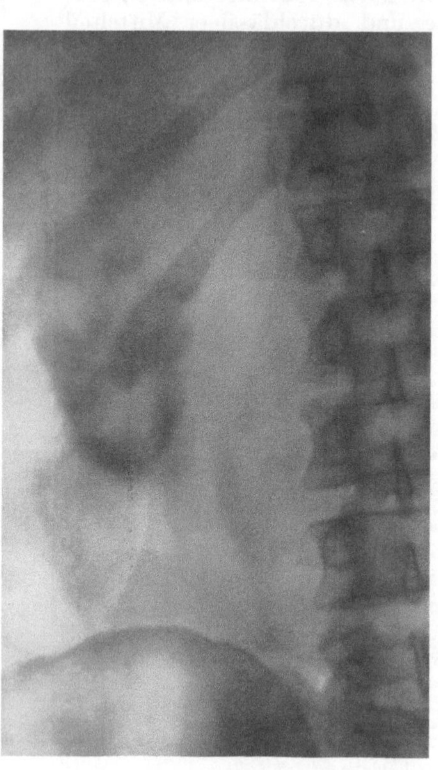

Abb. 5. Kittniere und Kittureter.

Katheter übrigens öfters durch das Aufrollen desselben in der Beckenhöhle gekennzeichnet.

Die Größe der Niere ist schon normalerweise nicht nur individuell absolut wechselnd, sie ist auch am Röntgenbild relativ, je nach Ernährungs- und physikalischem Aggregatzustand der die Niere umgebenden Gewebe verschieden. Man wird also nicht mit dem Zentimetermaß in der Hand die Vergrößerung der Niere feststellen können. Darin liegt eine gewisse Ungenauigkeit, da die Schätzung, ob normal, ob vergrößert, der Erfahrung des Untersuchers überlassen werden muß. Man hat zwar in dem Vergleich der beiden Nieren einen gewissen Maßstab für die Feststellung der Vergrößerung der einen, nur darf man nicht vergessen, daß es Hypoplasien und pathologische Schrumpfungen der Niere gibt, d. h., daß man manchmal nicht die Vergrößerung der einen, sondern die Verkleinerung der anderen Niere als das von der Norm abweichende Moment bezeichnen muß.

Wird man also feine Abweichungen vom Normalen nicht konstatieren können, so werden größere Veränderungen in dieser Hinsicht beim Lesen der Platte dem Untersucher nicht entgehen.

Man wird das Fehlen der Niere an der einen Seite, den einseitigen angeborenen Nierenmangel auf dem Röntgenbild, aus dem völligen Fehlen des Nierenbildes erkennen können. Auch die angeborene, hypoplastische oder erworbene Zwergniere wird, wenn auch nicht immer, festgestellt werden können. Merkwürdig ist es jedoch, daß bei Nephrektomierten öfters die Nierenkonturen an der entnierten Seite vorhanden sind. Ich könnte mir die Ursache dieser Erscheinung nicht einwandfrei erklären. Man käme, wenn man die Möglichkeiten dieser Erscheinung durchdenkt, schließlich zu der Überlegung, daß der Nierenschatten nicht so sehr durch das Nierengewebe selbst, wie durch die anatomischen und physikalischen Eigentümlichkeiten der umgebenden Gewebsschichten erzeugt wird. Die Tatsache ist aber zu beachten, um bei anderweitig Nierenoperierten aus dem Vorhandensein beider Nierenschatten am Röntgenbild nicht auf das Vorhandensein beider Nieren zu schließen.

Eine gleichmäßige einseitige Vergrößerung ergibt sich bei schwerer Pyelonephritis resp. eitriger Nierenentzündung, wo die Niere auf das 2—3 fache ihrer normalen Größe anschwellen kann, ebenso wie bei Nierenkarbunkel und bei manchen perinephritischen Prozessen. Hier trägt die Anschwellung der Nierenhülle zur Vergrößerung der Nierenbilder bei.

Hochgradige intrarenale Dilatationen vergrößern das Nierenbild konzentrisch, hydronephrotische oder pyonephrotische Säcke exzentrisch, wobei die mediane Grenze über die Wirbelsäule hinausgeschoben werden kann. Bei hochgradiger Vergrößerung überdeckt der untere Nierenpol die Beckenschaufel.

Bei allen diesen Formen der Nierenvergrößerung bleiben die Nierenkonturen gleichmäßig. Vorgebuckelt wird die Grenzlinie durch Abscesse und Geschwülste. Es kann, wenn für die Aufnahme günstig gelegen, ein Nierenkarbunkel oder Nierenabsceß oder die kavernöse Form der Nierentuberkulose im Zusammenhang mit den sonstigen klinischen Erscheinungen aus solcher Gestaltung der Nierenkontur diagnostiziert werden.

Auch die Nierengeschwülste verursachen Unebenheiten; da sie jedoch mit Ausnahme von besonders günstig liegenden Fällen erst in einem ziemlich späten Stadium die Ursache diagnostischer Erhebungen abgeben, ist hier die Vergrößerung des Nierenbildes das ausschlaggebende Moment für die Diagnose. Die Vergrößerung bezieht sich für gewöhnlich auf besondere Teile der Niere. Entweder eine der Polen oder die Mitte des Organs bilden den Ausgangspunkt der Geschwulstentwicklung und das Nierenbild ist dementsprechend verändert.

Doppelseitige Vergrößerung mit unebenen Konturen wird von manchen Formen der Cystennieren verursacht, während die sog. solitäre Nierencyste durch einseitige Veränderung des Nierenbildes in Erscheinung treten kann.

Aus diesen Ausführungen ist zu ersehen, daß bereits aus Veränderungen der Größe und der Form der Niere auf eine große Reihe von pathologischen Veränderungen sich Schlüsse ziehen lassen.

Bei angeborenen Mißbildungen der Niere finden wir für gewöhnlich Größen-, Form- und Lageveränderungen miteinander kombiniert. So bei den verschiedenen Formen der Verschmelzungsnieren. Unter diesen ist besonders bei der Hufeisenniere die Diagnosestellung auf Grund der einfachen Röntgenaufnahme wiederholt gelungen durch die Beobachtung der Umstellung der Nierenachse bei dieser Veränderung und der Verlegung des unteren, selten des oberen Nierenpols der einen Niere vor die Wirbelsäule, eventuell sogar durch die Darstellung des Verbindungsstückes. Bei der Nierendystopie ist die Veränderung der Nierenlage für die Diagnose bestimmend. Manchmal gelingt es auch auf Grund der

Formveränderung einen gewissen Verdacht auf das Vorhandensein einer angeborenen Verlagerung der Niere zu äußern, wobei man aber berücksichtigen soll, daß auch erworbene Verlagerungen der Nieren sich nicht in der üblichen Bohnenform, sondern je nach der Kombination der Verschiebung ihrer drei Hauptachsen, auf die Platte projizieren. Im allgemeinen gewährt nur die kombinierte Untersuchung für das Erkennen solcher Zustände die notwendige Sicherheit.

Man merke sich, daß die rechte Niere normalerweise etwas tiefer liegt wie die linke, und daß geringgradige Lageveränderungen an der linken Seite eine viel wesentlichere pathologische Bedeutung besitzen. Verlagerungen können in der Längsachse des Körpers, zuweilen aber auch in der Richtung des queren Durchmessers erfolgen. Im letzteren Falle sind sie entweder durch pathologische Prozesse in der Niere selbst als auch durch solche in der Nachbarschaft derselben verursacht.

Die in ihrem Verlauf am Röntgenbild durch schattengebende Katheter markierten Harnleiter liefern durch ihre Abweichungen vom normalen Bild manches für verschiedene Erkrankungen derselben und der Niere Charakteristisches. Der normale Harnleiter soll vom Nierenbecken nach der Blase zu in sanft gebogener Linie verlaufen, wobei der erste abgeflachte Bogen, durch den lumbalen Teil gebildet, bis in die Höhe des Dornfortsatzes des letzten Lumbal- resp. ersten Sakralwirbels reichen soll mit einer medianwärts gerichteten Konvexität. Der zweite Bogen mit lateraler Konvexität setzt unvermittelt an dieser Stelle an und verläuft ungefähr der Linie der Articulatio sacro-iliaca entsprechend nach dem kleinen Becken zu, wo er stark medianwärts verlaufend, dem vesicalen Ende des Harnleiters entsprechend, endet. Verläuft die obere Hälfte des Bogens oder der ganze Bogen auffallend steil, so kann man daraus auf periureterische Veränderungen entzündlicher Art schließen. Ist der Katheter am oberen Ende stark medianwärts verdrängt, so ist die Annahme eines am unteren Nierenpol sitzenden Tumors gegeben. Im Hydronephrosensack rollt sich der Katheter meistens auf, ebenso im erweiterten atonischen Harnleiter, wenn die Spitze auf ein Hindernis stößt und umbiegt. Das Steckenbleiben des Katheters in einer bestimmten Höhe, nach wiederholten Versuchen ihn hochzuführen, spricht mit einer ziemlichen Wahrscheinlichkeit für das Bestehen eines Hindernisses (Verengung) an dieser Stelle.

Um den normalen und pathologischen Verlauf vergleichen zu können, ist es ratsam, die Lagerung des Patienten am Tisch stets mit derselben Beckenstellung vorzunehmen. Biegungen in der sagittalen Ebene lassen sich durch stereoskopische Aufnahmen veranschaulichen.

Selten führen pathologische Prozesse in der Ureterwandung dazu, daß man sie am einfachen Röntgenbild streckenweise sichtbar machen kann. Bilharzia und insbesondere Tuberkulose sind Veranlassungen von Verkalkungen in der Ureterwandung (vgl. Abb. 5).

An guten Bildern sieht man auch die Blasenkonturen abgezeichnet, insbesondere wenn etwas Harn darin zurückgeblieben ist, ohne daß diesem Umstand eine besondere diagnostische Bedeutung zugemessen werden könnte. Verkalkungen in der Blasenwand resp. Schleimhaut können Verwechselungen mit Konkrementen verursachen. Einmal sah ich bei chronischer Entzündung eine derart dichte Inkrustierung der ganzen Schleimhaut bei einem Kinde, daß das Röntgenbild der Darstellung eines großen, die ganze Blase ausfüllenden Steines entsprach. Auch ein Bild von Eiweißstein der Blase ist von mir (SIEDNER) beschrieben worden, welches mit Leichtigkeit als Blasenstein hätte gedeutet werden können. Sonst ist die einfache Röntgenaufnahme nur zur Wiedergabe der Konkremente der Blase und der Prostata geeignet. Durch die Anwesenheit und richtige Deutung eines Divertikelsteines kann der indirekte Schluß auf das Vorhandensein eines Blasensackes gezogen werden (Abb. 6).

Die Verwendung der im technischen Teil näher beschriebenen kombinierten Methode der Röntgenuntersuchung leistet wesentlich mehr für die Diagnostik als die einfache Aufnahme. Allerdings erfordert die richtige Deutung der Bilder oft eine große klinische Erfahrung auf dem Gebiet der urologischen Erkrankungen.

Die Methode leistet über die Feststellung der anatomischen Veränderungen und im logischen Anschluß an diese Feststellung auch Wesentliches zur Sicherung der operativen Indikationsstellung, zur Kontrolle operativ behandelter Fälle, also zur Beurteilung der Dauerresultate unserer operativen Maßnahmen. Darüber hinaus gewinnen wir aber durch Vergleich der aus den verschiedensten Entwicklungsstadien der Erkrankungen gewonnenen Bilder immer mehr Einsicht in die Entstehungsart und Natur der urologischen Erkrankungen und wertvolle Kenntnisse der Pathogenese derselben. So liefert uns diese diagnostische Methode die Grundlagen und Richtlinien für die moderne Pathologie und Therapie der Nierenkrankheiten.

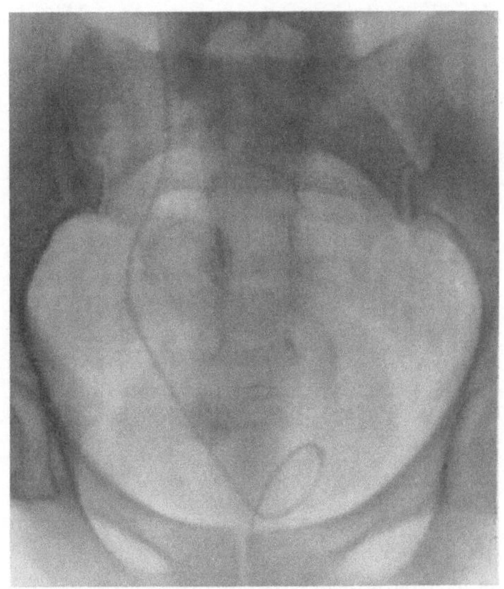

Abb. 6. Stein in einem falschen Blasendivertikel. Dieser ist nach dem Verschluß einer Blasenscheidenfistel entstanden. Man sieht auch die Blasenkonturen am Bilde.

Manches, was durch die klinische Beobachtung vermutet werden konnte, gewinnt durch sie sichere Umrisse. Klar und eindeutig zeigt sie uns die Zusammenhänge zwischen den Erkrankungen der großen Geschlechtsdrüsen und denen der Harnorgane. Man gewinnt dadurch Einsicht in die physiologischen und pathologisch-physiologischen Vorgänge in der Harnableitung beim Menschen. Und so bildet sie heute berechtigterweise die stärkste Basis des klinischen Handelns in der Urologie. Sie verschafft einem jeden, der sich damit eingehend beschäftigt, die freudige Perspektive des Forschers, und hebt ihn über die zermürbende Einseitigkeit des klinischen Handwerkes hinaus. Denn in keiner diagnostischen Methode treten die Zusammenhänge aller Grundlagen der Medizin, der Anatomie, der Physiologie und der Pathologie so klar hervor, wie bei dieser.

So begegnet es gewisser Schwierigkeiten, ohne die Kompetenz der Grenzen der allgemeinen Diagnostik zu überschreiten, eine umfassende Darstellung der Aufschlüsse und Ergebnisse der kombinierten Röntgenuntersuchung der Harnorgane zu entwerfen. Im Interesse der Zusammenfassung wird es sogar unvermeidlich sein, ein nach den Gesichtspunkten der speziellen Diagnostik geordnetes Kapitel diesem Abschnitt hinzuzufügen.

Daß ein gelungenes Kontrastbild der oberen Harnwege eine vollständige anatomische Orientierung über diese gewährt, ist ohne weiteres klar. Wir sehen daran die Gestaltung, die Form und Größe des Nierenbeckens, seine Lage zum Skelet und zur Muskulatur und zu der Nierensubstanz, also seine äußeren und inneren topographischen Beziehungen, die für die Beurteilung pathologischer Geschehnisse besonders wichtige Beziehungen am Harnleiterabgang, die Topographie und Gestaltung des Harnleiters bis zu seinem Eintritt in die Blase.

Die erste Frage, die bei der Besichtigung eines solchen Bildes an uns herantritt ist die, ob das Bild dem Normalen entspricht, oder ob es einen krankhaft veränderten Zustand darstellt, und worin die Abweichungen vom Normalen bestehen?

Am einfachsten und leichtesten ist die Frage zu entscheiden, ob das Nierenbecken eine normale oder abnorme Lagerung einnimmt oder nicht. In der Rückenlage muß das Becken der rechten Niere zwischen den Querfortsätzen des 12. Brust- und des 1. Lendenwirbels liegen, das Becken der linken Niere wird für gewöhnlich etwas höher liegend von der 12. Rippe geschnitten, wobei von der Steilstellung dieser Rippe es abhängt, ob der größte Teil des Beckens darüber oder darunter zu liegen kommt. Mit der Verschiebung in der Längsrichtung ist

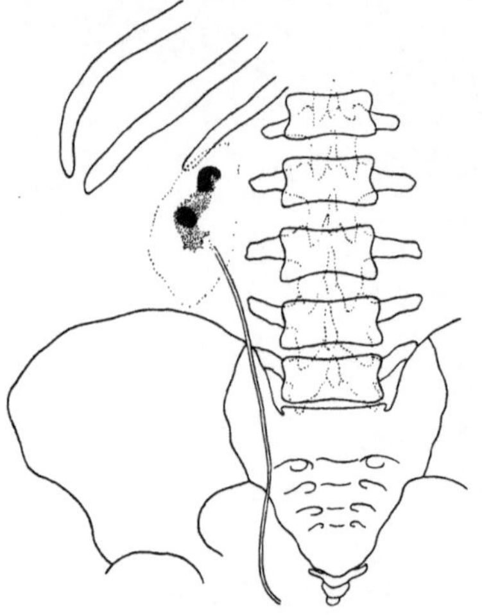

Abb. 7. Dystopische Niere mit Drehung um die Querachse. Die Kelche über das Becken projiziert. Das Becken befindet sich statt am medialen Rand in der Mitte des Nierenfeldes.

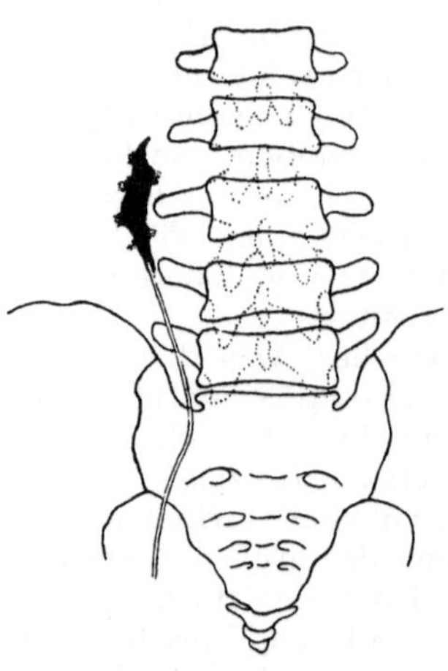

Abb. 8. Dystopische Niere mit Drehung.

für gewöhnlich eine solche von median- nach lateralwärts vorhanden, wobei die Größe derselben meistens durch die Breite des Musculus psoas major geregelt wird, indem die Niere an dessen Rand wie an einer schiefen Ebene nach abwärts zu gleiten scheint, und im selben Maße wie der äußere Rand dieses Muskels von den Querfortsätzen sich entfernt. Verschiebungen der Niere kommen jedoch nicht nur in der Längsrichtung zustande. Die Niere kann auch um ihre frontale und sagittale Achse verschoben werden. Wir wissen sogar, daß sowohl angeborene als auch erworbene Lageveränderungen der Niere für gewöhnlich mit der Richtungsänderung aller drei Achsen vor sich gehen. Eine Handhabe zur Beurteilung dieser Verschiebungen bieten die Projektionsänderungen der Beziehungen zwischen Becken und Kelchen (Abb. 7 u. 8).

Bei der normalen Röntgenaufnahme bei Rückenlage gibt das Nierenbild nicht die volle frontale, sondern eine etwas verkürzte Projektion, da die frontale Achse der Niere gegenüber der frontalen Achse des Körpers schätzungsweise um etwa 15—20^0 verschoben ist, wobei der mediane Nierenrand sich der Platte am nächsten befindet. Wollte man diese Verschiebung ausgleichen und die wirkliche frontale Projektion der Niere gewinnen, so müßte man zu der schrägen von Skalitzer und Hryntschak empfohlenen Aufnahme der Niere greifen. Nachdem es sich praktisch nur um eine geringe Verschmälerung handelt, ist diese Korrektur um so weniger dringend notwendig, da man in der vergleichsweisen Betrachtung der Aufnahmen die Korrektur doch sozusagen intellektuell vollzieht. Für die weitere Beurteilung der pathologischen Lageveränderung der frontalen Achse hingegen hat man in der Verschiebung der gegenseitigen Beziehungen von Becken- und Kelchprojektion eine vorzügliche Handhabe, um so mehr, da die frontale Achsenverschiebung infolge der stärkeren Befestigung des medialen Endes dieser Achse durch die Nierengefäße und der unverrückbaren Hinterlage des Organs immer nur im Sinne einer Drehung von hinten nach vorne sich vollzieht. Daraus ist ersichtlich, daß bei einer solchen Drehung die das Becken und Fornices miteinander verbindenden Kelcharme sich allmählich verlieren müssen, und daß schließich die Kelche über das Becken projiziert werden (Abb. 9).

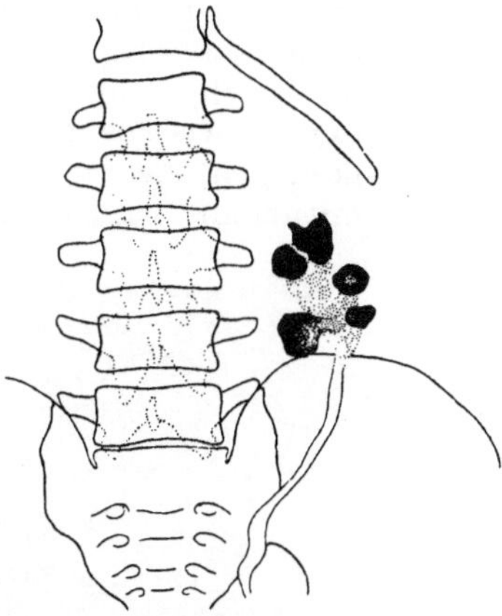

Abb. 9. Volle Verschiebung des Hilus nach vorne bei einem Fall von Beckenniere mit Stein und Dilatation.

Nachdem das Kelchsystem bei vielen Nieren nicht nur in einer, in der frontalen Ebene vom Becken abzweigt, so kommt es oft vor, daß manche Kelche schon normalerweise über das Becken oder in einen Kelchgang hineinprojiziert erscheinen, dann nämlich, wenn sie sagittalwärts gerichtet sind. Sie stellen dann Verdichtungen der Schattenbilder dar, die jedoch mit einiger Aufmerksamkeit richtig gedeutet werden können (Abb. 10 und 11). Eine Verwechselung mit Konkrementen kann auf diese Weise dem

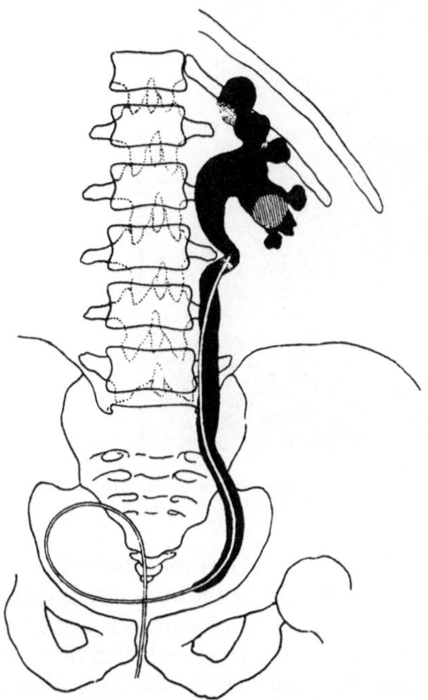

Abb. 10. Sagittal gerichteter Kelch, welcher mit Steinschatten verwechselt werden könnte, bei einem Fall von tuberkulöser Striktur des vesicalen Harnleiterendes. Man achte auf die Erweiterung des ganzen Hohlsystems. Kein Abfluß des Kontrastmittels in die Blase.

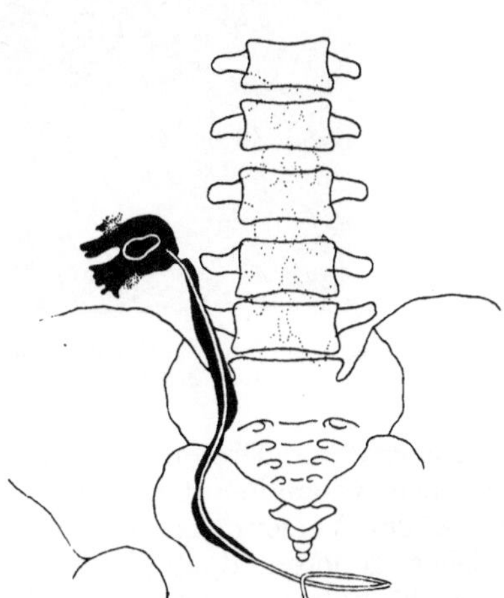

Abb. 11. Sagittaler Kelch über das Nierenbecken projiziert bei pyelitischer Wanderniere.

weniger geübten Untersucher unterlaufen, und umgekehrt, es kann einmal auch ein Konkrement als sagittal stehender Kelchausguß gedeutet werden.

Bei der Verschiebung in der Längsachse bleibt diese bei erworbenen Lageveränderungen meistens mit der Körperachse parallel. Nur bei exzessiver Beweglichkeit geht sie eine Drehung bis 90° und mehr ein. Da das Becken die Drehung mitmacht, wird die Deutung auch solcher Bilder nicht schwierig sein.

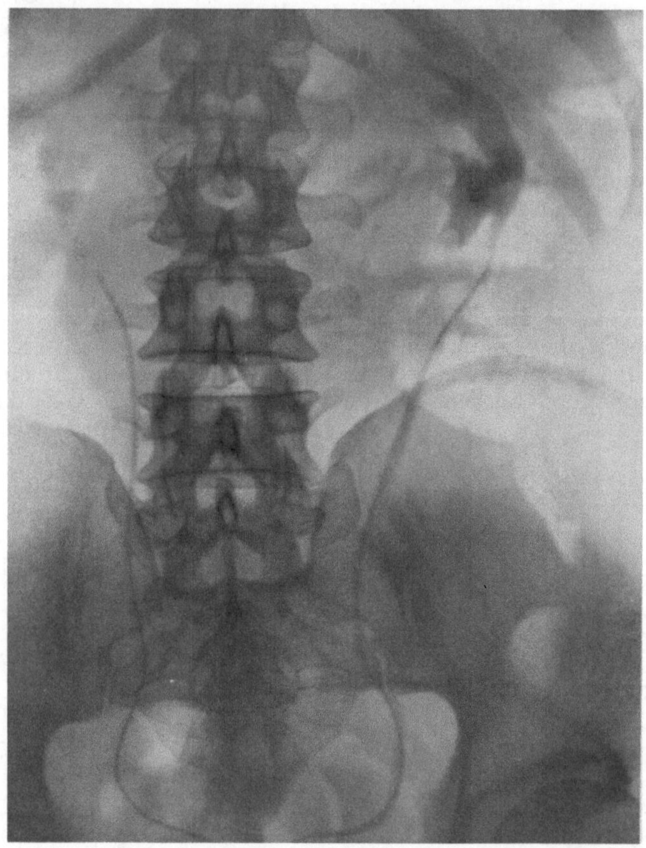

Abb. 12. Lumbale Dystopie mit vollständiger Drehung des Beckens von der medialen nach der lateralen Seite. Die andere Niere in normaler Lage und Form.

Hochgradige Drehungen und Lageveränderungen kommen bei den angeborenen Anomalien der Nieren vor, insbesondere bei der angeborenen Dystopie und bei den Verschmelzungsnieren, resp. bei den Kombinationsformen derselben.

Die angeborene dystopische Niere ist ein Organ, welches durch irgendwelche hier nicht näher zu erörternde Umstände am Emporklettern an der Stufenleiter der embryonalen Gefäßsprossen behindert wurde. Auch ihre Drehung in die normale Frontalrichtung ist unterbrochen. Die feststellbaren pyelographischen Veränderungen sind um so ausgesprochener, je stärker die Anomalie ist, d. h. je weiter die ektopische Niere von ihrer normalen Lage entfernt ist. Das trifft um so mehr zu, da bei solchen Organen nicht nur die Lage, sondern auch die Form und die Gestaltung des Beckens verändert ist, und im Laufe des Lebens durch äußere Beeinflussung sich noch prägnanter verändert. Allenfalls findet sich das Becken bei tiefliegenden ektopischen Nieren statt an der medialen, an der lateralen Seite des Nierenkörpers, manchmal sogar bei völliger Querstellung der klumpenförmigen Niere darüber. Für fast alle Dystopien im kleinen und großen Becken ist diese Lagerung typisch. Bei der lumbalen Dystopie (Abb. 12), einer Veränderung, welche wir pyelographisch weit häufiger diagnostizieren konnten, als man nach den pathologisch-anatomischen Kenntnissen zu erwarten hätte, finden wir neben der tieferen Lagerung der Niere eine Drehung des Drüsenkörpers und des Beckens, welches mit seinem größeren Anteil an der Hinterseite der Niere liegt und eine entsprechende Änderung in der Kelchprojektion, da die Kelche in ihrem Verlauf sich mehr weniger der sagittalen Körperachse nähern. Durch die operative Autopsie, welche stets akzessorische Gefäße, gelappte Nierenoberfläche, verkürzten hinteren Nierenrand und das völlige Fehlen

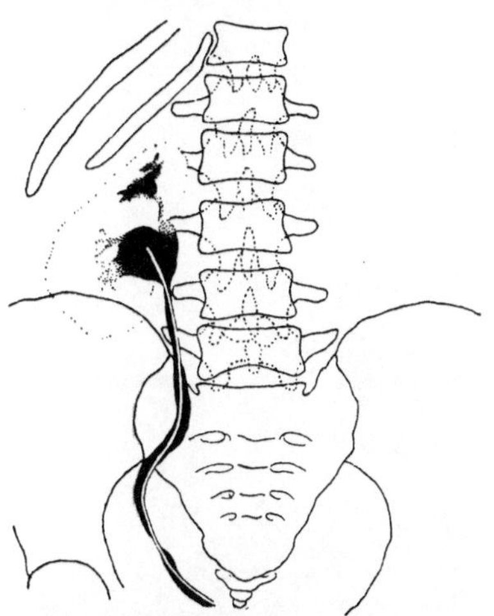

Abb. 13. Rudimentäre Form des Ureter bifidus. Der oberste Kelch ist mit einem extrarenal verlaufenden Verbindungsstück versehen. Niere tiefliegend, Becken erweitert.

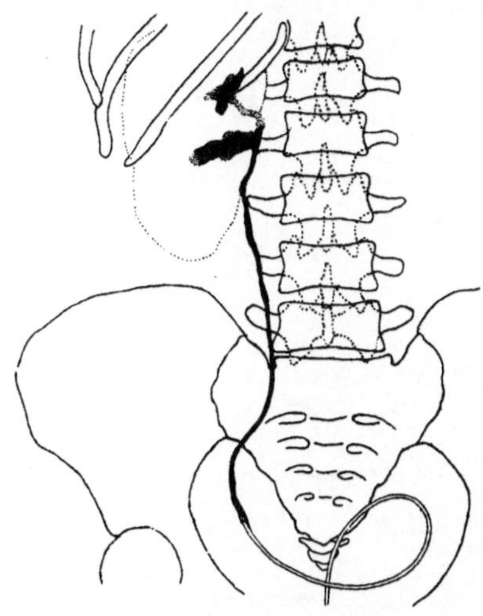

Abb. 14. Rudimentäre Form des zweigeteilten Beckens.

der Nierennische an normaler Stelle ergeben hat, wurde die Annahme dieser Anomalie stets bestätigt.

Die Verschmelzungsnieren zeigen neben der Lageanomalie entsprechende Verschiebung der Nierenachse und der Verlagerung des Beckens ähnliche Änderungen der Beckenprojektion, welche entweder bei beiden Organen gleichseitig, oder bei beiden umgekehrt verschoben oder abwechselnd bei dem nicht verlagerten umgekehrt und bei dem verlagerten normal oder nach der entgegengesetzten Richtung hin variiert sein kann. Dazu kommen die Formveränderungen des Beckens und die Änderungen am Abgang des Harnleiters.

Es ist kaum ein Organ des menschlichen Körpers von solch vielfältiger Gestaltung wie das Nierenbecken. Schon die klassischen Untersuchungen Hyrtls haben diesen zweifellos mit den komplizierten Vorgängen der Entwicklung der harnableitenden Wege zusammenhängenden Umstand beleuchtet. Daß eine derartige Vielfältigkeit nicht geeignet ist als Grundlage zu dienen, Normales und pathologisch Verändertes voneinander zu unterscheiden, erscheint ohne weiteres klar. So wird die äußere Form des Nierenbeckens bei der Mehrzahl der pyelographischen Bilder keine wesentliche Bedeutung für ihre Deutung haben. Man merke sich nur, daß es sich, wenn man das Hohlsystem der Niere mit einer hydrographischen Karte vergleicht, für gewöhnlich um ein Zusammenfließen von drei Stromgebieten in ein gemeinsames Staubecken handelt, wobei die Größe der einzelnen Stromgebiete und die Größe des Staubeckens sehr stark variiert. So kann das Staubecken von zwei Stromgebieten gebildet sein

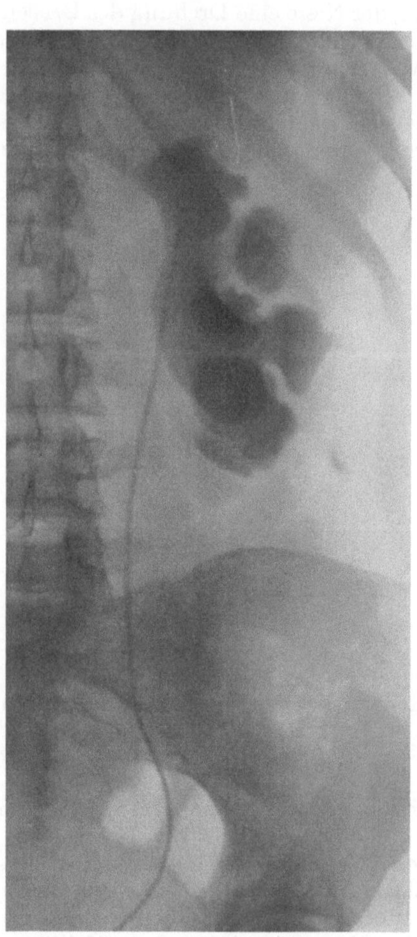

Abb. 15. Intrarenales Becken stark erweitert. Abflußbehinderung am Harnleiterabgang.

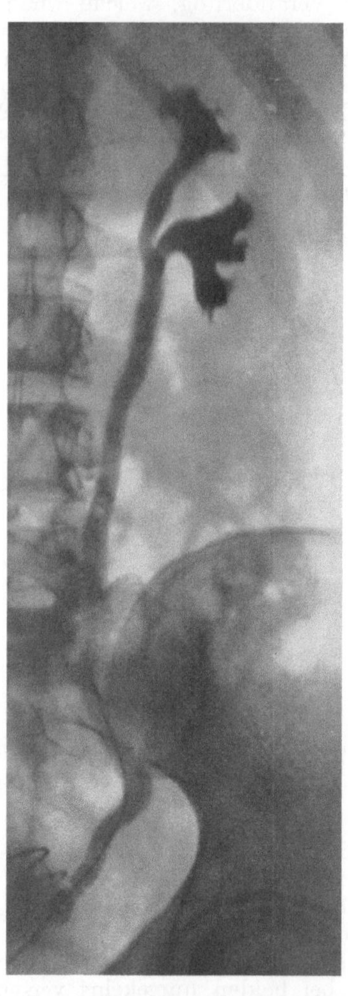

Abb. 16. Rudimentäre Form des Ureter bifidus. Einmündung des oberen Harnleiters in den pelvinen Anfang des Ureters. Stenose am vesicalen Harnleiterende mit deutlichen peristaltischen Einkerbungen darüber. Cystoskopisch kleine runde Harnleitermündung und deutliche Aufblähung des intramuralen Harnleiteranteils.

und das dritte besonders aufnehmen (Abb. 13 u. 14), das Staubecken ganz fehlen und das System die einfache Vereinigung dreier Nebenflüsse in einen Hauptfluß darstellen. Weitere Unterschiede ergeben sich aus den Lagebeziehungen des Staubeckens zum Nierenparenchym, d. h. ob es innerhalb der Drüse oder außerhalb derselben gelagert ist. Es kann diese Verschiebung nach außen so weit gediehen sein, daß sogar ein Teil der Nebenflüsse außerhalb der Niere verläuft (intrarenales, extrarenales, zweigeteiltes, dreigeteiltes Becken) (Abb. 15,

16, 17 u. 18). Durch Bildung zweier Staubecken, wobei meist das obere durch einen, das untere durch zwei Flußsysteme gebildet wird (manchmal umgekehrt), kommt das Bild des doppelten Nierenbeckens zustande, als dessen rudimentärste Form durch das Einmünden des obersten Flußsystems unterhalb des Staubeckens, die sog. zweigeteilte Niere HYRTLs, anzusehen ist. Der Zusammenfluß

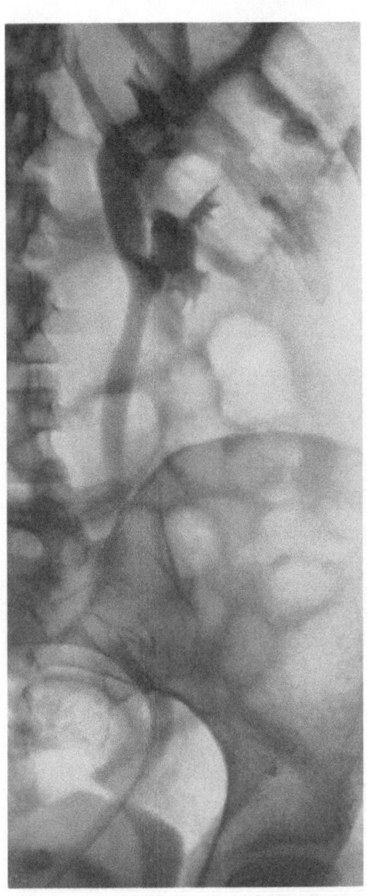

Abb. 17. Rudimentäres zweigeteiltes Becken mit Erweiterung beider Anteile.

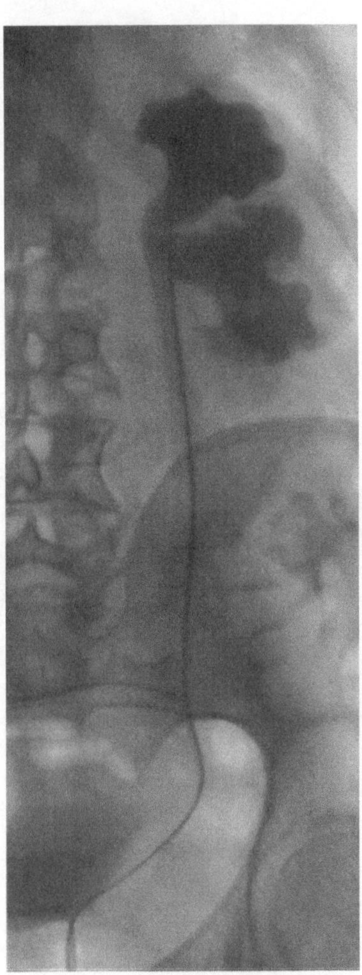

Abb. 18. Zweigeteiltes Becken mit keulenförmiger Erweiterung.

der beiden Stromsysteme kann dann blasenwärts in beliebiger Höhe erfolgen (Ureter bifidus) oder aber sie können sich gesondert in die Blase ergießen (Doppelniere) (Abb. 19, 20, 21 u. 22).

Viel mehr als für die morphologische Deutung haben diese Erscheinungsformen des harnableitenden Systems für die Entwicklung krankhafter Zustände der Niere zu bedeuten, da sie auf dieselben pathogenetischen Momente verschiedenartig reagieren. Es ist anzunehmen, daß bei Nieren mit extrarenalem Becken die Stauung lange Zeit ohne wesentliche Schädigung des Nierenparenchyms bestehen kann, während eine solche bei den intrarenalen Formen vom ersten

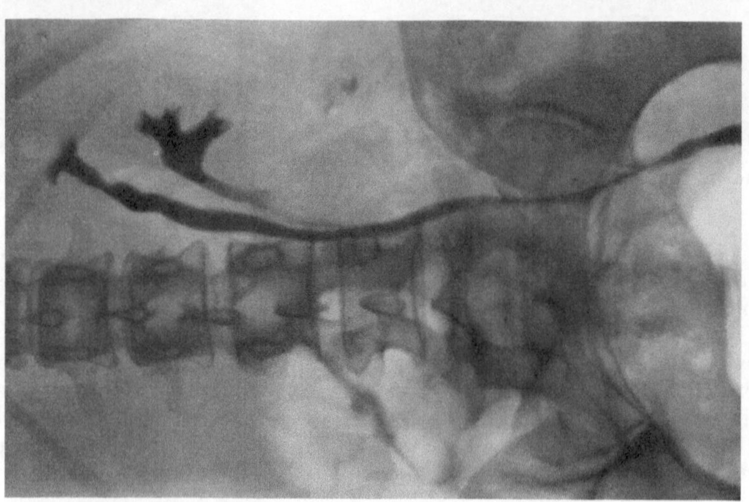

Abb. 19. Ureter bifidus, kleiner oberer Anteil.

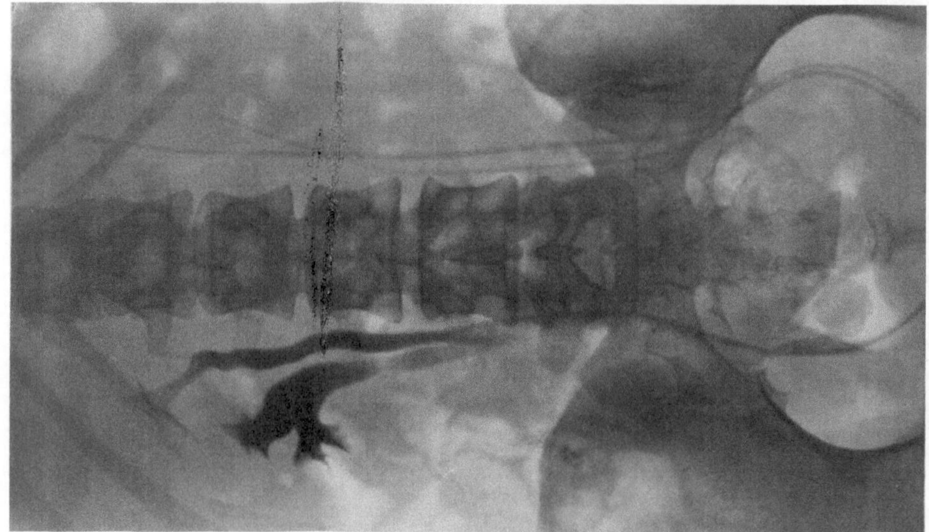

Abb. 20. Ureter bifidus rechts, Doppelniere links (nur durch Katheter markiert).

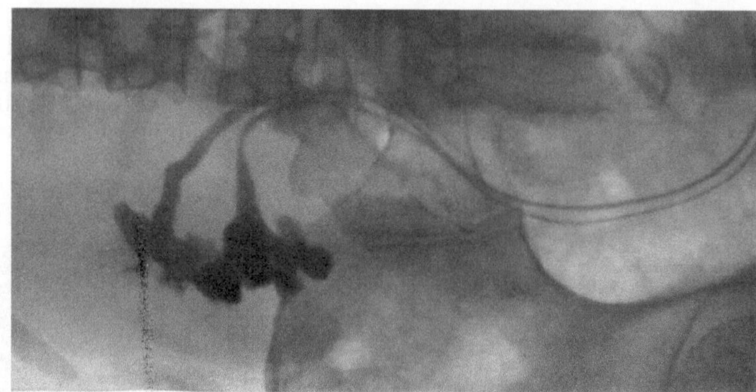

Abb. 21. Doppelniere und Doppelureter, Senkniere. Anteile ziemlich gleich.

Moment an gegeben ist (Abb. 23, 24 u. 25). Dieser Umstand ist für den so verschiedenen klinischen Verlauf der sog. Hydronephrose von Bedeutung und

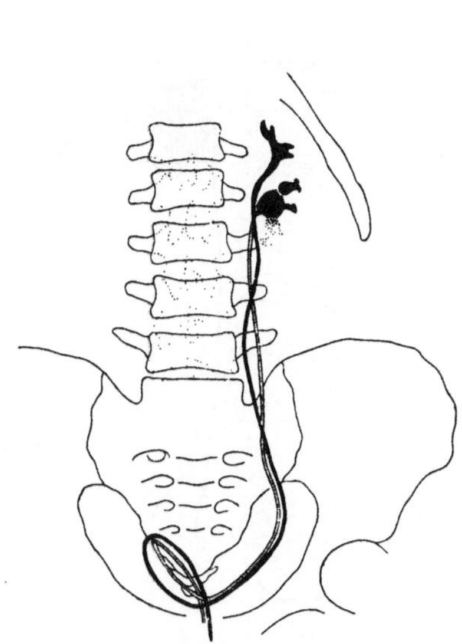

Abb. 22. Doppelniere mit Stein im untersten Kelch (punktiert).

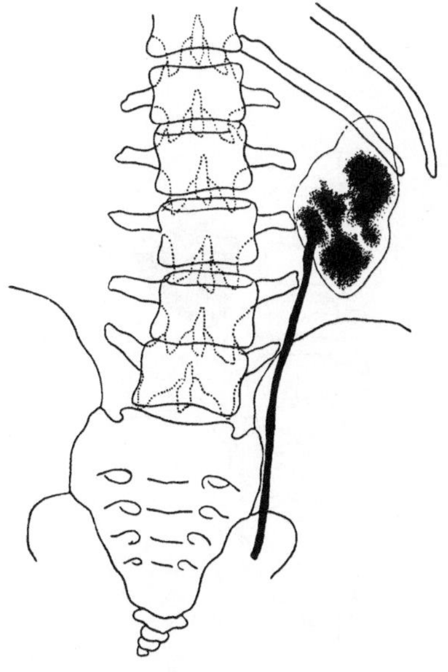

Abb. 23. Tuberkulöse Pyonephrose bei intrarenalem Becken. Die Entwicklung dieser Form ist durch die mangelnde Abflußmöglichkeit mitbedingt.

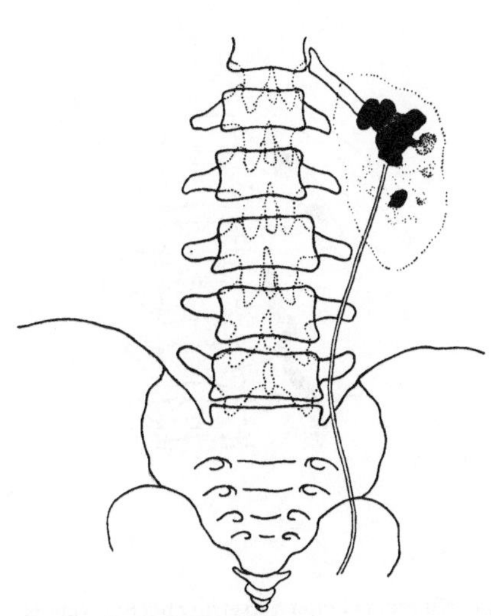

Abb. 24. Tuberkulöse Sackniere bei intrarenalem Becken; wie Abb. 23.

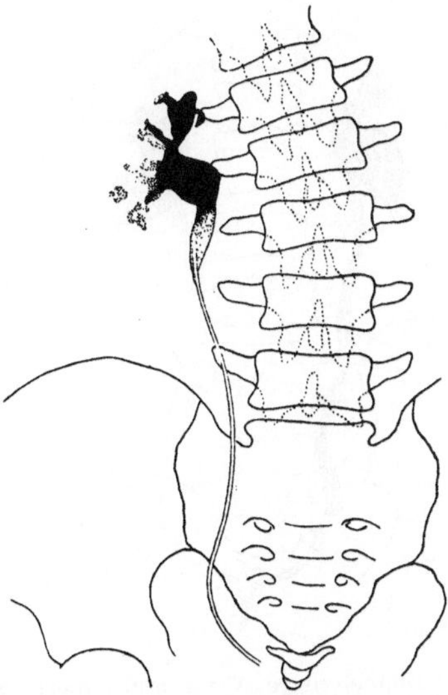

Abb. 25. Tuberkulös erkrankte untere Kelche. Bei extrarenal gelegenem Becken und guter Abflußmöglichkeit ist die Parenchymzerstörung wesentlich geringer.

auch für die operative Indikationsstellung von Wichtigkeit. Ebenso erklärt sich die verschiedene Auswirkung von Infektion bei Nieren mit engen und solchen mit verbreiterten Abflußwegen. Bei den ersteren überwiegen die deutlich nephritischen, bei den anderen die pyelitischen Formen.

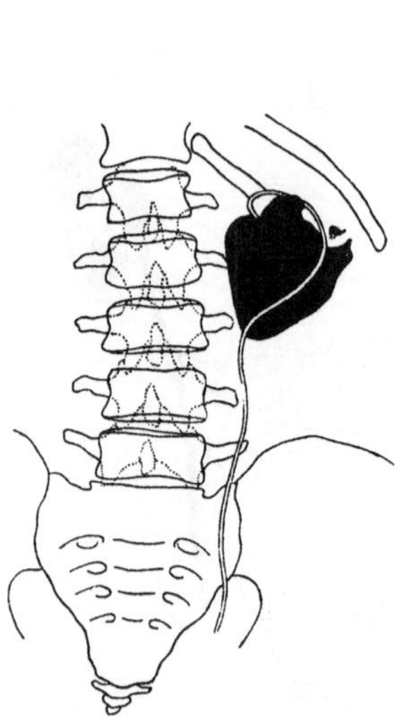

Abb. 26. Nierenbeckenvergrößerung bei Verstopfungsniere durch Verengerung des Harnleiters am Abgang. Kein Abfluß nach der Blase zu.

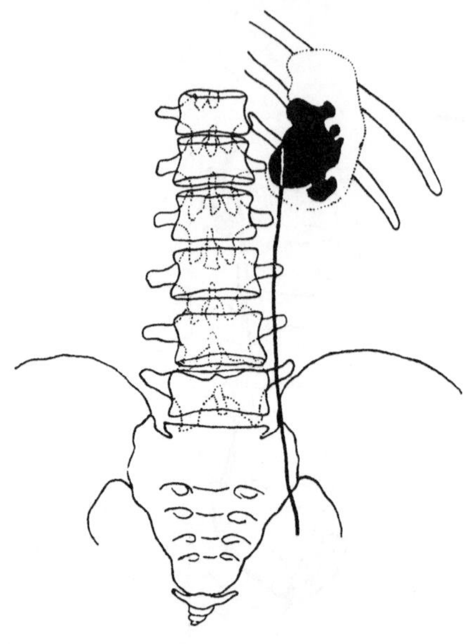

Abb. 27. Nierenbeckenvergrößerung bei Verstopfungsniere durch akzessorisches Gefäß. Kein Abfluß nach der Blase zu.

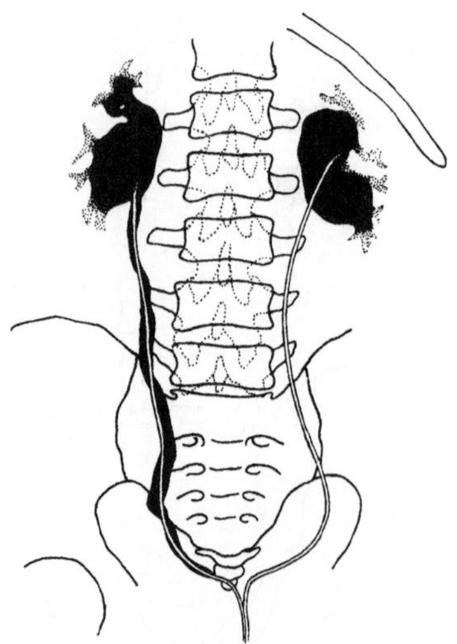

Abb. 28. Doppelseitige Verstopfungsniere bei doppelseitiger angeborener Stenose des vesicalen Harnleiterendes und Striktur des linken Ureters an der Abgangsstelle vom Nierenbecken.

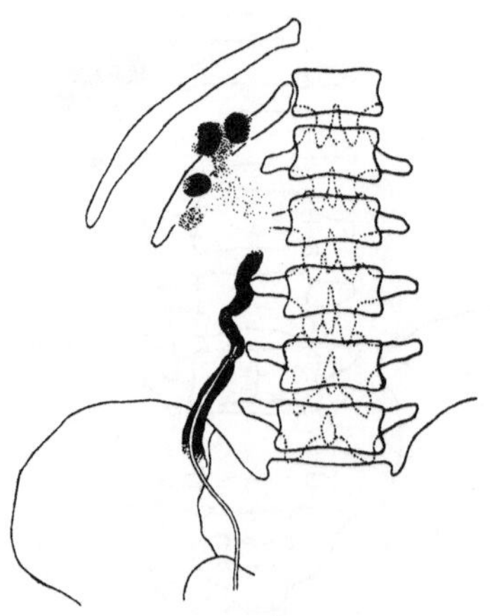

Abb. 29. Nierenbeckenerweiterung bei Schwangerschaftspyelitis. Auch der Harnleiter bis an die Linea innominata miterweitert.

Die morphologische Gestaltung des normalen Beckens hat demnach für die Entwicklung der pathologischen Formveränderungen eine ausschlaggebende Bedeutung.

Die erste Richtung der Formveränderung, welcher wir am häufigsten begegnen, ist die der *Vergrößerung des Nierenbeckens.* Weiter oben ist bereits darauf hingewiesen worden, daß die Feststellung, ob ein Becken vergrößert ist, nicht rein morphologisch zu entscheiden ist, da man dabei auch das pathologisch-physiologische Moment der Störung der motorischen Funktion mitberücksichtigen muß. Allerdings sind wir dieser Feststellung bei den häufigsten Formen, welche eine über jeden Zweifel erhabene Zunahme der Beckengröße aufweisen, enthoben (Abb. 26, 27, 28 u. 29). Wichtig ist jedoch die Analyse der beginnenden Stauung, die unter pyeloradioskopischer Kontrolle vorzunehmen ist.

Eine *Verengerung des Hohlsystems* kann bei eng angelegten Abflußwegen durch entzündliche Schwellung des Nierengewebes erfolgen. Die Folge wird in der Dilatation der Kelche bestehen. Ähnliche Verhältnisse obwalten bei schweren, schrumpfenden, peripyelitischen Prozessen (Abb. 30), bei welchen

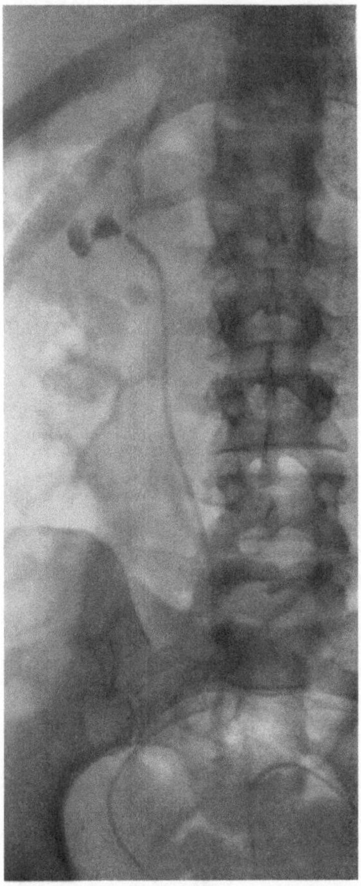

Abb. 30. Fast vollständiges Erdrücken des Beckens bei schwerer Peripyelitis und Pyelonephritis.

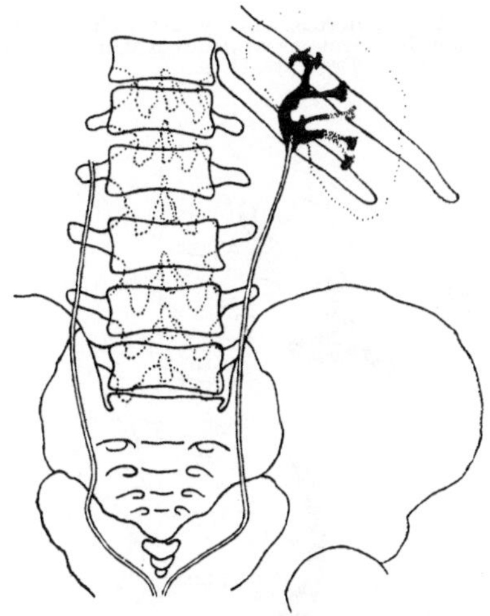

Abb. 31. Beginnende Cystenniere. Man beachte die Länge und Enge der Kelchgänge. Kelche kaum erweitert. Oberfläche gebuckelt.

die Stauung ebenfalls in den Kelchen in Erscheinung tritt. Nieren mit derartigen Veränderungen sind einer raschen Zerstörung preisgegeben. Auch bei der Cystenniere (Abb. 31) kann durch Kompression der Kelchgänge eine je nach Ausdehnung des Processes mehr minder allgemeine primäre Kelchdilatation zutage treten, während bei Tumoren diese Formveränderung auf die Kelche des durch die Geschwulst verdrängten Kelchganges beschränkt bleibt (Abb. 32 u. 33).

Durch Einwucherung von Geschwulstmassen geht ein Teil der Kelchzeichnung verloren, durch Ausbreitung im Becken kann dessen Hohlraum verschwinden, eventuell die Kommunikation mit den Kelchen auf enge, den äußeren Konturen der Geschwulst entsprechende Kanäle sich beschränken

(Abb. 34 u. 35). Geschwülste des Nierenbeckens verraten sich durch unregelmäßige Aussparung der Beckenkonturen und Füllungsdefekte.

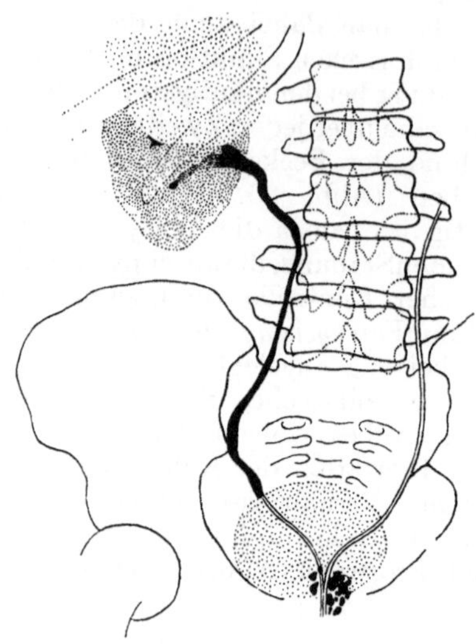

Abb. 32. Tumorniere mit fast vollständigem Verschwinden des Beckens und des Kelchsystems. Prostatasteine.

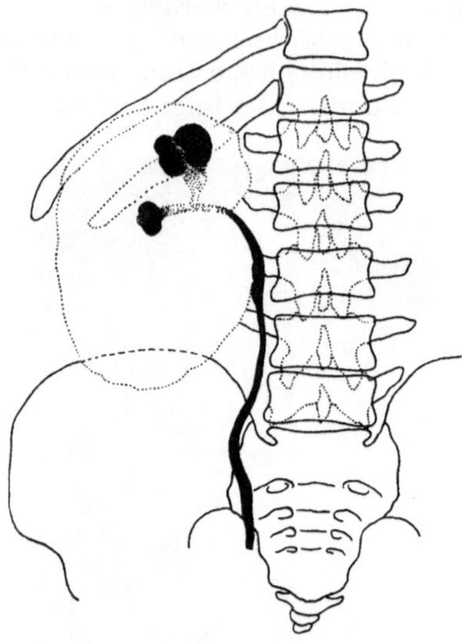

Abb. 33. Tumorniere mit Unterdrückung des Beckens und Erweiterung der Kelche im oberen Pol.

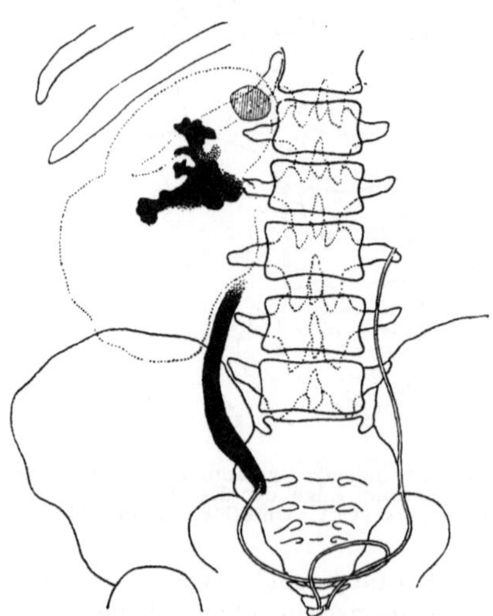

Abb. 34. Tumorniere mit Ausfall des Beckens und der unteren Kelche.

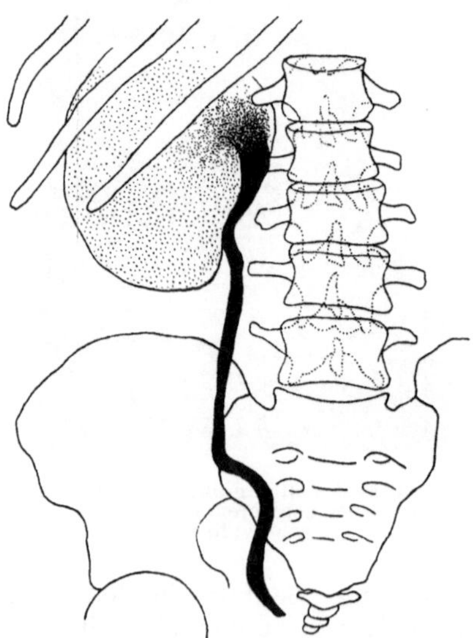

Abb. 35. Tumorniere mit Aussparung des ganzen Kelchsystems.

Weitere Einzelheiten möchte ich, um Wiederholungen zu vermeiden, im speziellen Teile geben, insbesondere noch über die typischen Veränderungen bei Tuberkulose und bei sonstigen Systemerkrankungen dort berichten.

Hier wäre der Ort, darauf hinzuweisen, daß, worauf bereits hingedeutet wurde, die morphologische Gestaltung des Nierenbeckens ein wichtiges konstitutionelles Moment in der Nierenpathologie darstellt, und daß die pyelographische Forschung die Grundlagen für den Aufbau einer Konstitutionspathologie der Nieren liefert. Es ist mir im Laufe der Beschäftigung damit klar geworden, daß die Erkrankung der Nieren an bestimmten Krankheitsformen, und der klinische Verlauf derselben im innigsten Zusammenhang steht mit ihrer angeborenen Gestaltung, und daß bei denselben morphologischen Typen die pathologischen Prozesse stets denselben Verlauf zu nehmen pflegen. Es besteht also ein an die Form gebundenes Ansprechen an bestimmte Noxen einerseits, andererseits aber auch eine weitgehende Übereinstimmung im Endresultat der pathologischen Veränderungen. Die zwei konstitutionspathologischen Grundtypen stellen das trichterförmige, mit einem am tiefsten Punkt desselben

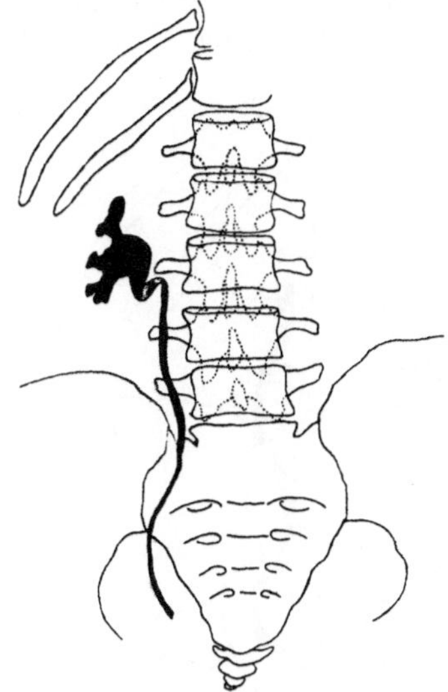

Abb. 36. Senkung der Niere mit Ureterknickung.

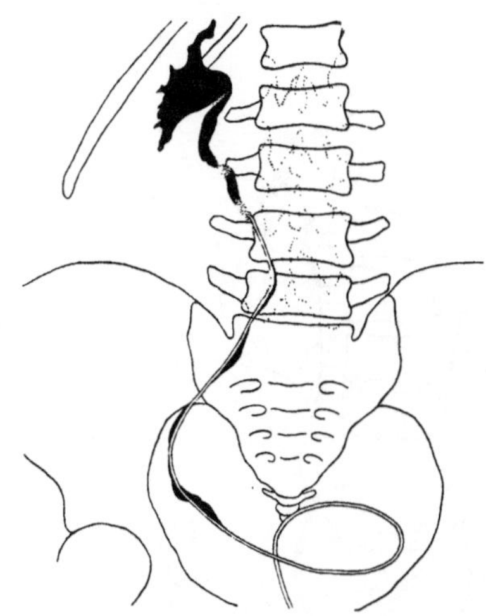

Abb. 37. Harnleiterstenose mit Verziehung und Schlängelung und spitzwinkeliger Abknickung am Halse.

liegenden Abfluß versehenes und das ampullenförmige Nierenbecken dar, bei welch letzterem der Harnleiteransatz bereits vielfach mechanisch unzweckmäßig angelegt sein kann. Eine Variation ist im intra- oder extrarenalen Becken zu ersehen, da ersteres eine schicksalsschwere Bedeutung beim Hinzutreten pathologischer Momente bedingt. Eine weitere Bereicherung der konstitutionspathologischen Momente bieten die bei den Nieren außerordentlich häufig vorkommenden Mißbildungen und rudimentäre resp. nicht voll entwickelte Erscheinungsformen dieses Organs. Auf solche Betrachtungsmöglichkeit muß man hinweisen, damit die urologische Röntgendiagnostik sich nicht zum seelenlosen Plattenlesen verflacht.

Senkungen und Drehungen der Niere beeinflussen ebenfalls die Form des Nierenbeckens, da es den Bewegungen der Niere folgen muß. So kommt es zu Knickungen in den am periphersten liegenden Beckenanteilen, welche durch den Umstand, daß am Beckenausgang eine gewisse bindegewebige Befestigung des Nierenbeckens an der Unterlage und mit den umgebenden Gefäßen besteht, begünstigt werden. Das wichtigste Kriterium für diese Knickungen wird durch das Verhalten des pelvinen Harnleiterendes geliefert, welches, da es ebenfalls stärker fixiert ist, in seinen Lagebeziehungen zum Becken verändert erscheint.

Statt der normalen geraden Linie können wir hier vom bogenförmigen bis zum spiraligen Verlauf, vom stumpfwinkeligen bis zum spitzwinkeligen Knick jede Lagerungsmöglichkeit beobachten (Abb. 36, 37).

Ausspaarungen am pelvinen Harnleiterende können durch kleine Konkremente (Abb. 38 u. 39), welche im Nierenbeckenhalse stecken, durch akzessorische Gefäße, welche den Ureter kreuzen, und durch wirkliche Verengerungen des Harnleiters, resp. des Ureterabganges verursacht werden. Vielfach sind sie mit einer unvollständigen Füllung des Nierenbeckens kombiniert, manchmal ist das Hinaufdringen der Kontrastflüssigkeit durch diese Momente vollständig vereitelt.

Am Harnleiter selbst können wir Veränderungen in der Form von Verlängerung und Verkürzung, von teilweiser oder vollständiger Verdoppelung, von Erweiterung und Verengerung und von Abweichungen der normalen Verlaufsrichtung feststellen. Diese letztere können in einer besonders schwunghaften Betonung der normalen

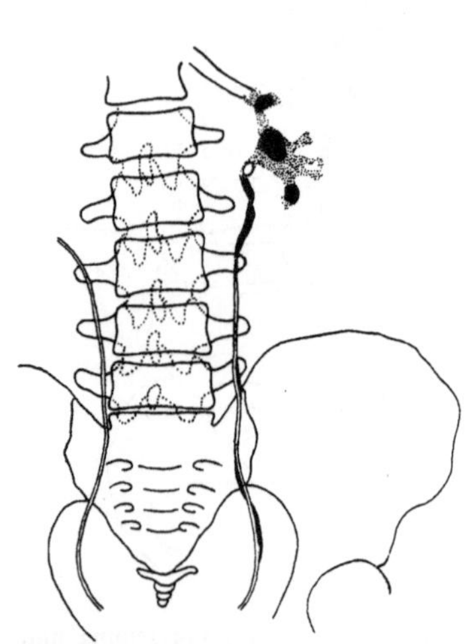

Abb. 38. Aussparung am Harnleiteranfang durch kleines Steinchen. Erweitertes Becken.

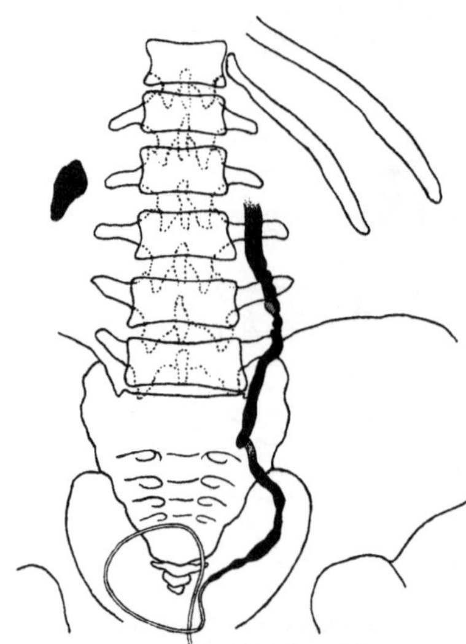

Abb. 39. Verhinderung der Beckenfüllung durch am Harnleiterabgang eingekeilten Stein. Darunter atonische Dilatation.

Biegungen, in abnormer Verbiegung resp. Verlagerung und in einer Starre der Verlaufslinie bestehen, welche sich bis zu vollständig geradliniger Direktion vom Nierenbecken bis zur Blase steigern kann. Schließlich kann es zur Abknikkung des Harnleiters kommen, zur Bildung des sog. Harnleiterknicks. Verlängert ist der Harnleiter (Abb. 40, 41 u. 42) stets in Fällen von chronischer Stauung, deren Ursache am vesicalen Harnleiterende oder noch distaler liegt. In diesem letzteren Fall ist die Veränderung doppelseitig. Naturgemäß ist der verlängerte Harnleiter auch erweitert, und kann besonders im distalen, häufig auch im proximalsten Drittel richtige Schlingenbildung aufweisen. Außer mechanischen Gründen (Striktur) (Abb. 43) kann eine solche Verbildung des Harnleiters durch entzündliche Prozesse, welche die Atonie eines Teiles oder des ganzen Harnleiters verursachen, bedingt sein (Abb. 44 u. 45). In dieser Beziehung ist auf die vielfach noch unberücksichtigten Veränderungen der oberen Harnwege nach Erkrankung der männlichen, mitunter auch der weiblichen Adnexe hinzuweisen. Außerdem ist als pathogenetisches Moment die Innervationsstörung heranzuziehen, welcher organische Veränderungen im Rückenmark und im Plexus lumbalis resp. sacralis zugrunde liegen können. Daß außerdem Tonusänderungen im Vagus und Sympathicus bei Harnleiterveränderungen eine Rolle spielen müssen, ist klinisch sehr wahrscheinlich. Auch auf die Möglichkeit einer

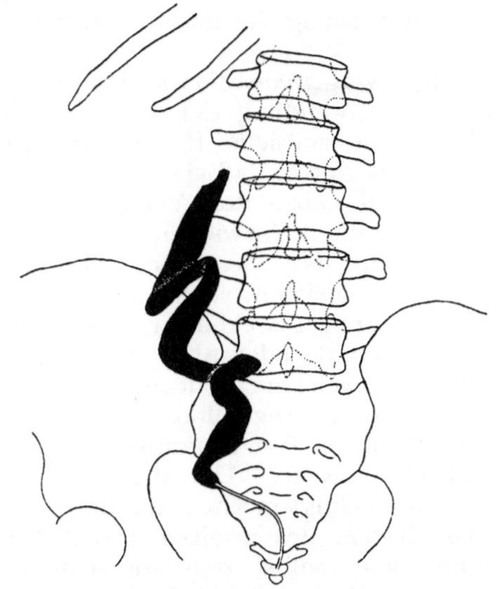

Abb. 40. Hochgradige Verlängerung des Harnleiters durch tiefsitzende Stenose bei Periureteritis infolge Adnexerkrankung.

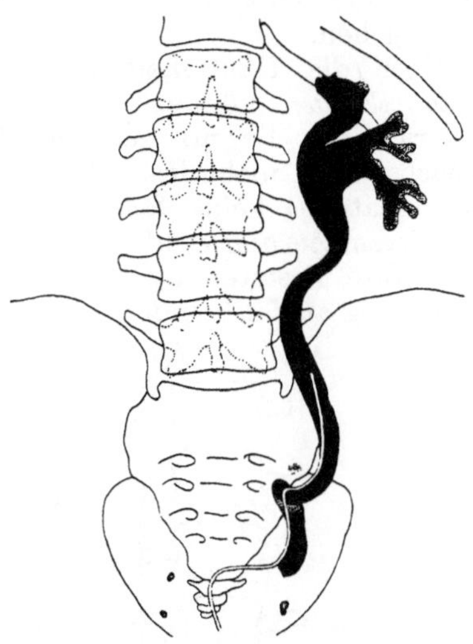

Abb. 41. Harnleiterschlängelung und Erweiterung durch Stenose am vesicalen Ende bei schwerer chronischer Prostatitis.

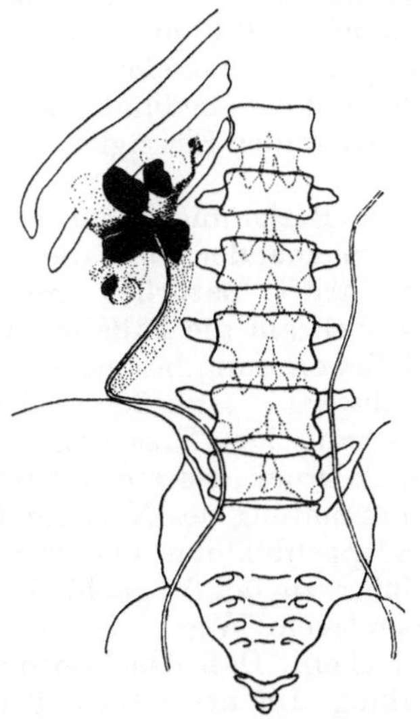

Abb. 42. Erweiterung und Schlängelung des Harnleiters bei tuberkulöser Striktur.

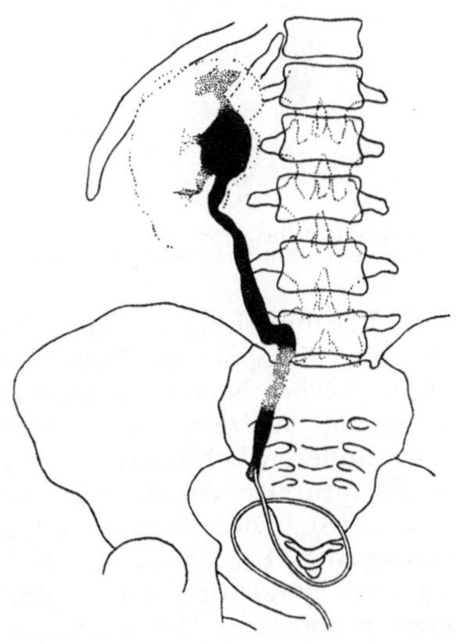

Abb. 43. Entzündliche Striktur des Harnleiters mit darüberliegender Dilatation und Verlängerung.

angeborenen Riesenbildung in der Form des Megaloureters sei kurz hingewiesen, obzwar es wahrscheinlicher erscheint, daß sie die Folge intrauterin einsetzender Erkrankungen im oben geschilderten Sinne sein könnte.

Verkürzt kann *der Harnleiter* als Begleiterscheinung angeborener Bildungsanomalien der Niere sein. Für diese Fälle gewinnen wir durch die Betrachtung des pyelographischen Bildes Klarheit. Außerdem aber verkürzt sich der Harnleiter infolge entzündlicher periureteritischer Veränderungen (Abb. 46). Auch hier kann die Verkürzung mit der Erweiterung atonischen Ursprungs, oder wie bei der Tuberkulose durch Starrheit und Stauung verursacht, Hand in Hand gehen.

Über die Häufigkeit des Vorhandenseins von *inkompletten Harnleiterverdoppelungen* können wir uns erst seit der Anwendung der Pyelographie den richtigen Begriff machen. Läßt sich ihre prozentuelle Häufigkeit auch zunächst noch nicht feststellen, so kann man doch sagen, daß sie bei größerem Nierenmaterial keine Seltenheiten darstellen, und neben den Veränderungen der Nierenlagerung wohl die am häufigsten festgestellten Entwicklungsstörungen sind. Ihre Feststellung ist indirekt möglich, wenn das Nierenbeckenbild unvollständig ausfällt, indem man bloß ein einfaches, meistens sehr hochliegendes nelkenförmiges Becken zur Darstellung gebracht hat, oder aber ein größeres Becken, welchem jedoch nur zwei Kelchsysteme angeschlossen sind, und dessen oberer Rand merkwürdig horizontal verläuft. Die direkte Darstellung gelingt meistens dadurch, daß das System des zweiten Harnleiters und dieser selbst sich aus dem injizierten Ureter rückläufig füllt. Eine Kommunikation zwischen den beiden Kelchsystemen besteht, außer am Zusammenfluß der Harnleiter, nicht. Die rückläufige Füllung ist durch einen Klappenmechanismus an der Einmündungsstelle bedingt, welcher sich dem retrograden Flüssigkeitsstrom öffnet.

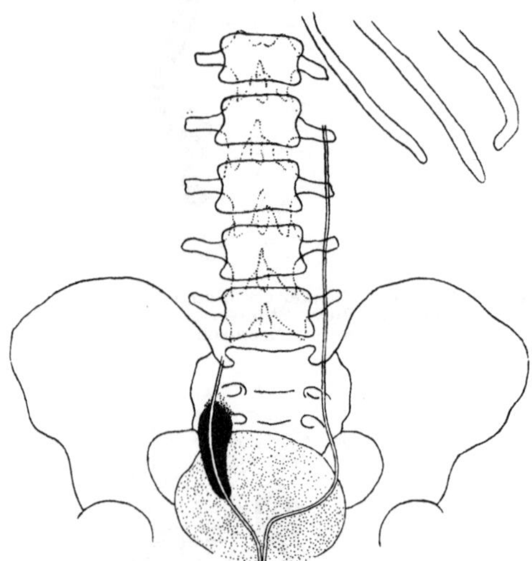

Abb. 44. Partielle Dilatation des Harnleiters bei schwerer chronischer Adnexerkrankung.

Aus den Beziehungen der beiden Harnleiter zueinander, und diese Beobachtung trifft natürlich mutatis mutandis auch auf die Fälle mit vollständiger Verdoppelung zu, aus Verengerung und Erweiterung besonderer Abschnitte kann man auf die Ursache mancherlei Beschwerden schließen, welchen die Träger solcher Nieren ausgesetzt sind. Die mechanischen Ursachen liegen zumeist darin, daß der Abfluß durch Kreuzung und Druck des einen Ureters durch den anderen behindert wird, oder daß die Einmündung des Nebenureters in den Hauptureter durch Winkelstellung oder Klappenbildung behaftet ist (Abb. 47 u. 48). Die genaue Analyse der Bilder führt zu der Möglichkeit der Beseitigung der Beschwerden auf konservativ operativem Wege, durch Entfernung oder Umgehung der ungünstigen Abflußstrecken. Daß das Bild durch Hinzutreten sonstiger Erkrankungen, wie Steinbildung, Infektion oder Tuberkulose weiter kompliziert werden kann, und daß unter pyelographischer Kontrolle die Katheterung und Untersuchung der beiden Nierenanteile einzeln gelingen kann, sei nur nebenbei bemerkt.

Die Erweiterung des Harnleiters kann mechanisch durch die Kraft der Stauung, ferner durch entzündliche Infiltration der Wand und schließlich dynamisch durch Störung der Innervation bedingt sein. Besondere Berücksichtigung verdienen die atonischen Erweiterungen unterhalb einer Stenose, die häufig beobachtet werden, ohne in stichhaltiger Weise erklärt werden zu können. Wahrscheinlich ist es, daß man auf die entzündliche Natur der Stenose aus diesem Umstand schließen kann. Die hochgradigsten Erweiterungen findet man bei den peripher liegenden Abflußbehinderungen (Abb. 49 u. 50). Eine Sonderstellung in dieser Gruppe nehmen die mit angeborener Innervationsstörung des Blasenhalses behafteten Kranken ein, bei denen sich eine Insuffizienz des vesicalen Ureterendes ausgebildet hat (Abb. 51). Bei diesen Kranken bilden die ableitenden Harnwege bis zum Blasenausgang ein einfaches communicierendes Röhrensystem, in welchem sich die durch die Hypertonie des Blasensphincters bedingten gesteigerten Druckschwankungen unbehindert auswirken können. Die Erweiterung des Harnleiters kann sich in solchen Fällen bis zur geblähten Dünndarmdicke steigern. Auch Stenosen am Ureterende, wie bei cystischer Dilatation, können zu exzessiver Erweiterung führen, welche durch

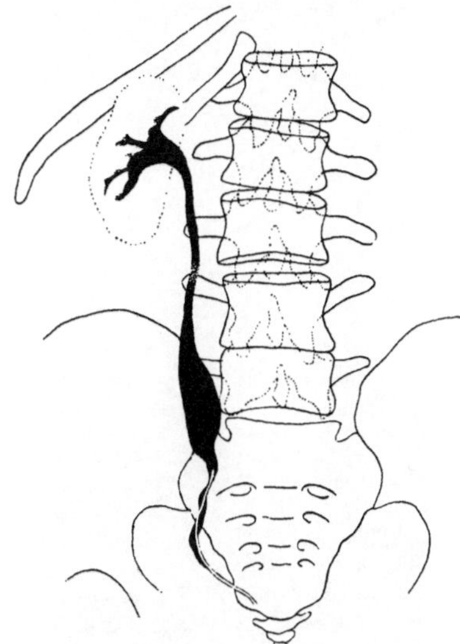

Abb. 45. Partielle atonische Dilatation bei Ureteritis chronica.

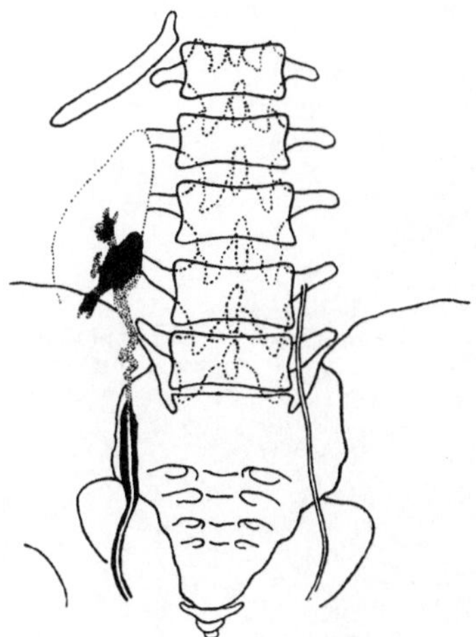

Abb. 46. Kurzer Harnleiter bei angeborener Beckenniere.

unzweckmäßige Behandlung solcher Stenosen noch zunehmen wird. Chronisch entzündliche Veränderungen der Prostata und Samenblasen, chronischer Prostataabsceß, führen durch Übergreifen der Infektion auf den Harnleiter mit nachfolgender entzündlich-dynamischer Störung der Harnableitung zur Stauung und Erweiterung des ganzen proximalen Harnsystems. Solche Veränderungen sind schließlich meistens doppelseitig, im Anfang jedoch öfters einseitig. Bei der Prostatahypertrophie kommt es öfters ebenfalls zu einer Erweiterung der Harnleiter. Allerdings halte ich die rein mechanische Behinderung des Harnabflusses durch Verschiebung und Abknickung des Harnleiters durch die Adnexe nicht für die einzige, sogar nicht für die Hauptursache dieser Stauung. Auch hier spielen entzündlich-dynamische Momente mit, sind sogar in erster Linie für die Entwicklung und Ausdehnung des Prozesses verantwortlich zu machen. Achtet man auf diesen Umstand, so läßt er sich auch pathologisch-anatomisch nachweisen. Aus dem gleichen Grunde, d. h. durch Erkrankung der Adnexe, kommt, wenn auch etwas seltener, auch bei der Frau Ureterdilatation vor. Auch hier ist ein Zusammenhang zwischen Entzündung und Stauung unverkennbar. Naturgemäß wirkt sich auch weiter distal im Verlaufe der Harnröhre liegende kongenitale (Klappen, Stenosen) oder erworbene (Strikturen) Abflußbehinderung auf die Harnleiter im Sinne der Dilatation aus.

Daß gut- und bösartige Geschwülste, teils der Blase, teils der Geschlechtsorgane, bei den nahen Lagebeziehungen ebenfalls zu Harnleiterdilatationen führen

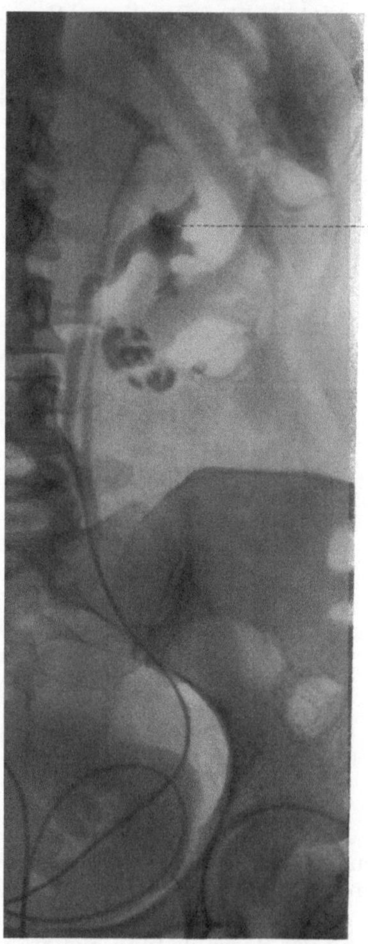

Abb. 47. Ureter bifidus mit Stein im unteren Becken. Kreuzung beider Ureteren am Halse des unteren Beckens. Durch zwei Eingriffe wurde der Stein entfernt und der Harnleiter der oberen Hälfte der Kreuzungsstelle entsprechend in den unteren Harnleiter implantiert (vgl. Abb. 48).

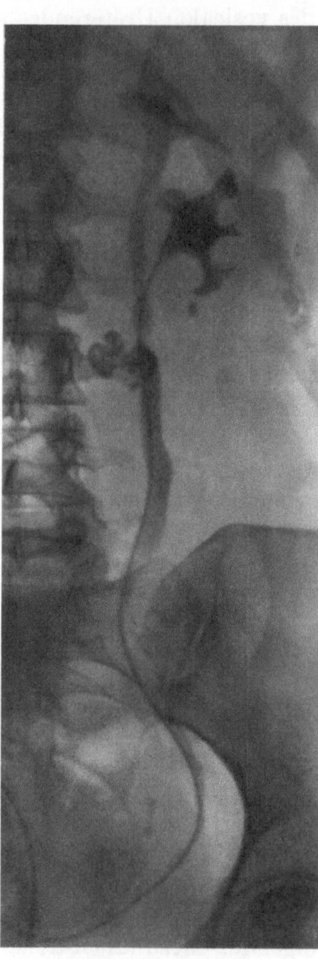

Abb. 48. Resultat der Operation bei dem auf Abb. 47 wiedergegebenen Fall.

müssen, ist ohne weiteres klar. Auf die Wichtigkeit dieses Moments zur Indikationsstellung und Prognose bei den Blasengeschwülsten habe ich wiederholt hingewiesen. Auch in der gynäkologischen Urologie sind die Beziehungen zwischen Gebärmutterkrebs und Harnleiter klargestellt. Auch hier handelt es sich nicht allein um mechanische Verlegung oder äußere Kompression, sondern auch um bösartige Infiltration der Ureterwandung. Es ist aber zu bemerken, daß namentlich beim Uteruscarcinom die Harnleiterscheide der krebsigen Infiltration lange Widerstand leistet.

Bei kongenitaler Mißbildung des distalen Harnleiterendes sind die harnabführenden Wege ebenfalls in den meisten Fällen dilatiert. So bei abnormer Ausmündung eines normalen oder überzähligen Harnleiters in die Harnröhre, in die Scheide oder in die Samenblase usw. oder beim kongenitalen Verschluß desselben.

Eine Erweiterung im Verlauf des Harnleiters kann verursacht werden durch totale oder teilweise Verstopfung des Lumens, durch Erkrankung der Wandung mit und ohne Ausbildung einer wirklichen Verengerung des Lumens, und durch Erkrankungen in der Nachbarschaft, die ebenfalls teils durch direkte, teils durch indirekte Auswirkung den Abfluß behindern können.

Die wohl am häufigsten zur Beobachtung gelangende Form der Harnleitererweiterung ist die bei der Steinwanderung vorkommende (Abb. 52). Selbst wenn das Lumen nur zum kleinen Teil verlegt ist (relative Stenose), bildet sich eine deutliche Erweiterung oberhalb des Konkrementsitzes. Sehr ausgeprägt ist diese beim Hinzutreten der Infektion. Auch unterhalb des Konkrementes kann eine atonische Dilatation sich bemerkbar machen. Solche

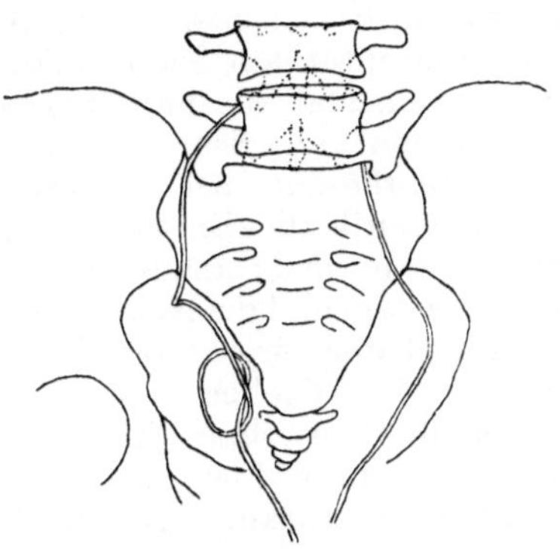

Abb. 49. Harnleitererweiterung bei tiefsitzender Stenose durch Schlingenbildung des Harnleiterkatheters angezeigt.

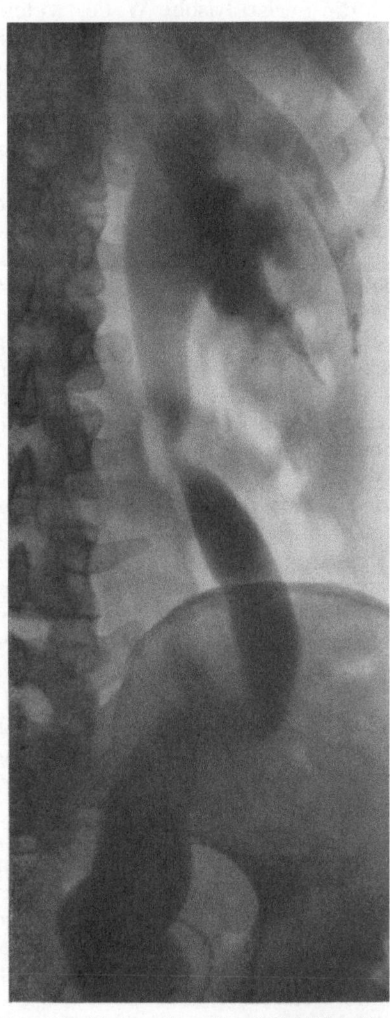

Abb. 50. Hochgradige Harnleiterdilatation bei Striktur am vesicalen Ende.

Dilatationen bilden sich meistens nach Abgang oder Entfernung des Konkrementes vollständig zurück, können allerdings durch Strikturbildung nach Schleimhautläsion (Decubitalgeschwür der Schleimhaut) an der Stelle, wo das Konkrement gelegen ist, stabilisiert werden. Auch Narbenschrumpfung nach technisch unzweckmäßig vorgenommener Ureterotomie hat öfters zum selben Ergebnis geführt.

Eine Schwierigkeit in der pyelographischen Beurteilung der Harnleitererweiterung liegt in der Grenze zwischen normal gedehntem und pathologisch erweitertem Harnleiter. Alle schlauchförmigen Ableitungswege des Körpers sind von der Natur mit einer bestimmten physiologischen Dehnbarkeit ausgestattet, welche ihrer Aufgabe entsprechend eine bestimmte Abwechselung ihres Füllungszustandes gestattet. Der Harnleiter besitzt als ein zu seiner Länge unverhältnismäßig engkalibriger Schlauch, nach physiologischen Versuchsbeobachtungen, durch die peristaltische Welle, welche den Harn darin weiterbefördert, ein stets nur dem jeweiligen Aufenthalt des Harntropfens entsprechendes Lumen. Daraus geht hervor, daß die zur Vornahme der Pyelographie benötigte Füllung des Harnleiters bereits eine übernormale, über die Grenzen des Physiologischen hinausgehende Belastung bedeutet. Das heißt so viel, daß das pyelographische Bild beim normalen Ureter nicht dem tatsächlich vorhandenen physiologischen Zustand entspricht. Das Bild gibt uns, insofern die Füllung den Harnleiter voll zur Entfaltung bringt, ein anatomisches Bild des vollgepumpten Organs. Nun kann man in der Leiche den Harnleiter tatsächlich mit Flüssigkeit bis an die durch die Elastizität des Gewebes gebotene Grenze anfüllen und eine anatomische Kapazität und die tatsächliche anatomische Weite erhalten. Beim Lebenden ist das jedoch nicht der Fall, da die innere Druckerhöhung ja schon den reflektorischen Reiz, welcher von einem gefüllten Ureterabschnitt ausgeht, die auf Zweckdienlichkeit eingestellte Automatie der muskulären Harnleiterwandung auslösen muß. Diese kann sich zu einer vollständigen peristaltischen Kontraktion steigern, es kann aber auch nur zu einer leichten Verengerung des Lumens dabei kommen.

Wie verschieden die Reizbarkeit des Harnleiters ist, davon haben wir uns an vielen Hunderten von Nierenoperationen überzeugen können. Damit, also ebenfalls letzten Endes mit konstitutionellen Ursachen hängt es zusammen, daß die Ureterogramme normaler Fälle so verschiedene Bilder liefern. Auch hier also gerade wie bei Bestimmung der Erweiterung des Nierenbeckens, wird das pyelographische Bild allein nicht ausschlaggebend sein können für die Beurteilung, ob wir mit einer Ureterdilatation zu tun haben oder nicht. Auch hier müssen wir die Beobachtung der Harnleitermotilität am Schirmbilde zu Rate ziehen. Wir müssen aber dabei darüber klar sein, daß die Fälle normaler Entleerung, also die Fälle, bei welchen es zur normalen peristaltischen Entleerung des Harnleiters kommt, auch solche mitenthalten, bei welchen die kompensierende Kraft durch Verstärkung der Peristaltik die Entleerung noch ermöglicht. Diese Fälle jedoch sind nicht mehr als normale anzusehen.

Selbstverständlich bildet die Entleerung des Harnleiters und des Nierenbeckens eine physiologische Einheit. Störungen am Harnleiter, wie morphologisch bereits ausgeführt, werden Entleerungsstörungen im Becken verursachen. Umgekehrt jedoch können Störungen am Nierenbecken ohne Störung der Harnleiterfunktion vorkommen. Welche wichtige Punkte hier sich für die Abgrenzung der isolierten Nierenbecken und Harnleitererkrankungen ergeben, ist ohne weiteres klar.

Für das Lesen der pyelographischen Bilder aber muß man aus diesen Überlegungen den Schluß ziehen, daß nicht jede Stelle eines Füllungsdefektes als Stenose, und jede Stelle stärkerer Anfüllung als Erweiterung gedeutet werden darf. Stenosen können durch peristaltische Kontraktion und Erweiterungen durch Erschlaffung vorgetäuscht werden. Spricht das klinische Bild nicht eindeutig für die Möglichkeit solcher pathologischer Zustände, so bedarf es der Kontrolle wiederholter Aufnahmen oder der Schirmkontrolle.

Ebenso wie Konkremente können Geschwülste des Harnleiters zur Erweiterung desselben oberhalb der Geschwulst führen. Allerdings ist es meistens nur einem Zufall — wenn nicht zielbewußter wiederholter Bemühungen — zu verdanken, wenn die Füllung auch in die über die Geschwulst liegenden Harnleiterpartien vordringt. Meistens findet man nur den atonischen, unterhalb des Tumors liegenden Harnleiterabschnitt gefüllt, welcher am Bilde wie abgeschnitten oder mit einem kurzen bajonettförmig aufsitzenden Fortsatz endet (Abb. 53 u. 54). Gelingt es, die oberen Harnleiterteile zu füllen, wird die Erweiterung manifest und die Geschwulst selbst stellt sich als unregelmäßige Aussparung zwischen beiden angefüllten Teilen dar.

Weitaus am häufigsten kommt die Erkrankung der Harnleiterwandung infolge entzündlicher Prozesse vor. Bei der anatomisch-physiologischen Anordnung des Organes können geringfügige lokale Störungen an kurzen, ja

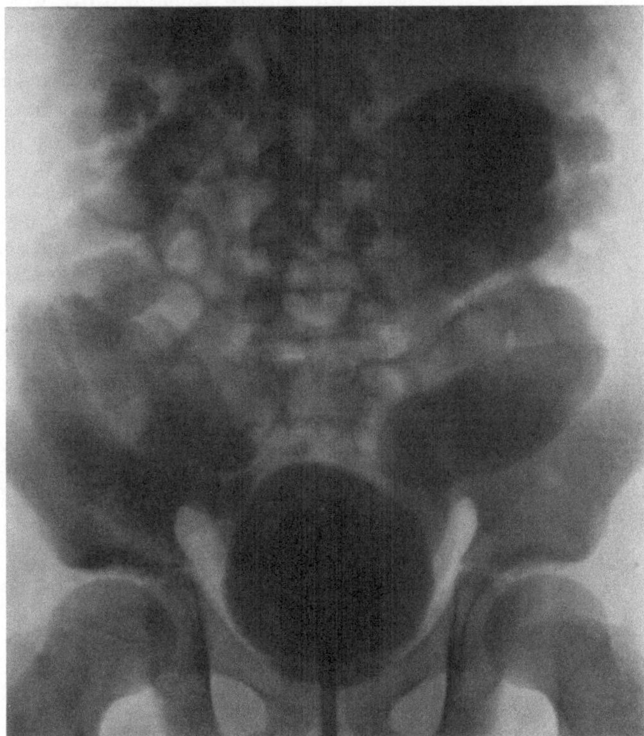

Abb. 51. Doppelseitiger Reflux bei Insuffizienz des vesicalen Ureterendes.

kürzesten Strecken desselben zu schweren Veränderungen am ganzen Ureter führen. An die sekundäre Stenosenbildung bei der Steinerkrankung mit ihren Folgen wurde bereits hingewiesen. Auch an den infektiösen Erkrankungen des Harntraktes kann der Harnleiter in der Form einer Ureteritis teilnehmen. Namentlich die durchaus nicht so seltene Gonorrhöe der oberen Harnwege wirkt sich öfters auf diese Weise aus. Es kommt dabei zu submuköser Infiltration der Wand, der Muskelhaut, und als Folge zur Dilatation darüber. Der chronische Prozeß kann dann zur richtigen Strikturbildung und zur Kombination des dynamischen Effektes mit dem mechanischen führen.

Bei Erkrankung der Nachbarschaft können Erweiterungen entstehen bei retrocöcalen perityphlitischen und paranephritischen Eiterungen. Ein Senkungsabsceß kann sich auch gelegentlich in diesem Sinne auswirken. Weiter kann die chronisch entzündliche, tuberkulöse oder carcinomatöse Erkrankung retroperitonealer Drüsen eine Harnleitererweiterung hervorrufen.

Wie wir aus der Zusammenstellung ersehen haben, kommen Erweiterungen mitunter auch ohne einer Verengerung zustande. Diese letztere Formveränderung des Harnleiterlumens ist also die seltenere. Normalerweise hat man bereits drei anatomische Engen am Harnleiter unterschieden. Diese liegen am Abgang vom Nierenbecken (Nierenbeckenhals) im lumbalen und schließlich im juxta-vesicalen Harnleiteranteil. Hinzuzufügen dieser Einteilung wäre noch, daß auch die untere Ausmündung des Harnleiters häufiger verengt zu sein pflegt als es im allgemeinen angenommen wird. Gar oft beobachtet man, daß das Orificium vesicale ureteris nicht schlitzförmig, sondern rund ist, und daß die intramuralen Harnleiterteile sich vor der Entleerung deutlich aufblähen. Daß es sich in solchen Fällen um wirkliche Stenosen handelt, ist dadurch erwiesen, daß die vorhandenen Beschwerden nach Erweiterung der Mündung verschwinden. Bei der Kontrastaufnahme ist in solchen Fällen der Harnleiter entweder ganz oder in den untersten Partien erweitert. Ob diese letztere Veränderung als eine angeborene zu betrachten ist oder ob sie die Folge von entzündlichen Prozessen ist — man findet sie häufiger bei Frauen als bei Männern — kann nicht sicher entschieden werden.

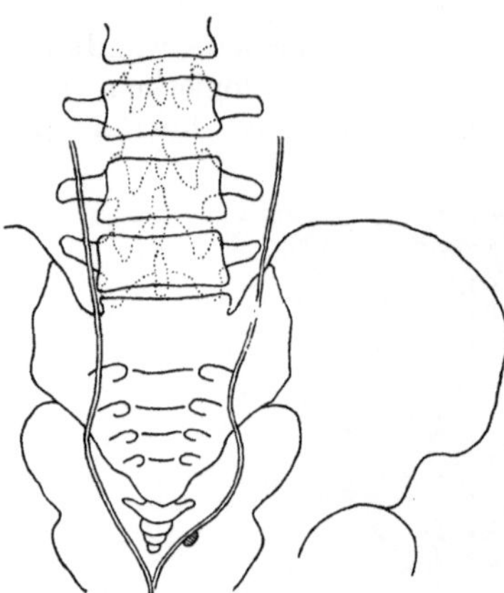

Abb. 52. Konkrement im intramuralen Harnleiteranteil.

Die Ursachen der Entstehung richtiger Harnleiterverengerungen gehen aus dem bei den Dilatationen Gesagten hervor. Hier seien nur einige Bemerkungen

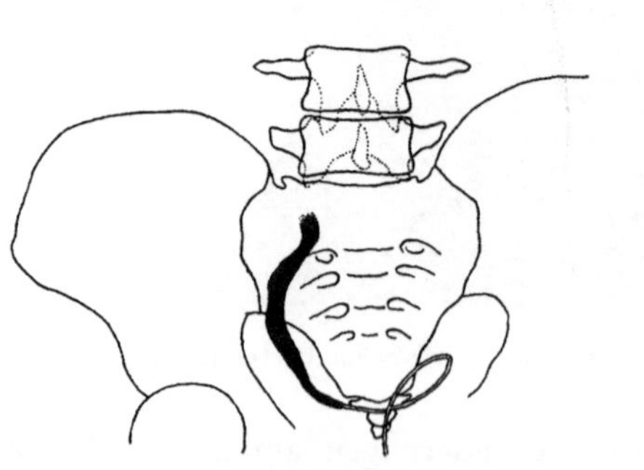

Abb. 53.

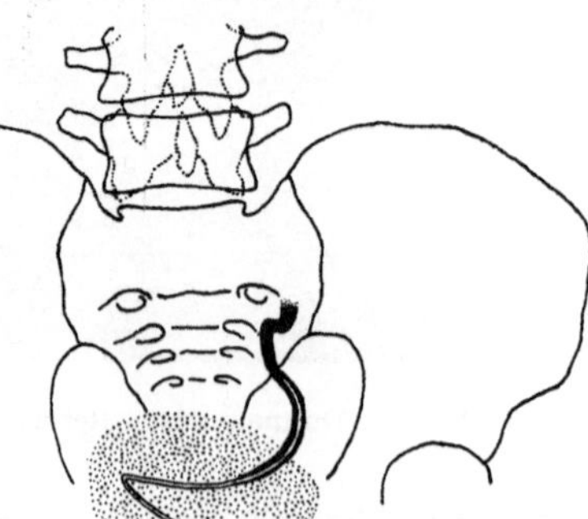

Abb. 54.

Abb. 53 und 54. Harnleitergeschwulst. Füllung nur unterhalb der Geschwulst gelungen. Man beachte die Auffaserung am oberen Ende.

über die pyelographische Beurteilung und über die Häufigkeit ihres Vorkommens gestattet.

Es unterliegt keinem Zweifel, daß eine Harnleiterveränderung im Sinne der Striktur seit der allgemeinen Verwendung der kombinierten Röntgenuntersuchung viel häufiger in Erwägung gezogen wird als früher. Es fragt sich jedoch, ob auch alle derart diagnostizierten Fälle als solche anzunehmen sind und ob nicht Irrtümer in der Diagnose es verursachen, daß manche Beobachter über exorbitante Zahlen dieser Veränderung berichten. Denn es muß befremden, wenn einzelne Autoren über vielhundertfache Erfahrungen verfügen, und andere Erfahrene dieselbe Erkrankung als größte Rarität bezeichnen. Die Quelle des Mißverständnisses kann einmal daran liegen, daß von dem einen jeder Füllungsdefekt mit darüberliegender Erweiterung am pyelographischen Bild, ja vielleicht auch jede vorhandene Erweiterung auf eine Verengerung zurückgeführt wird, von dem anderen jedoch nur die wirkliche anatomisch abgeschlossene narbige Veränderung des Harnleiters als Striktur desselben angenommen wird. Es sind also zwei Punkte zu klären: zunächst der allgemeine Begriff der Harnleiterstriktur. Dieser muß richtig begrenzt werden. Dann aber müssen die pyelographischen Kriterien dieses begrenzten Begriffes festgelegt werden. So werden die Diskrepanzen in den Ergebnissen der verschiedenen Beobachter verschwinden.

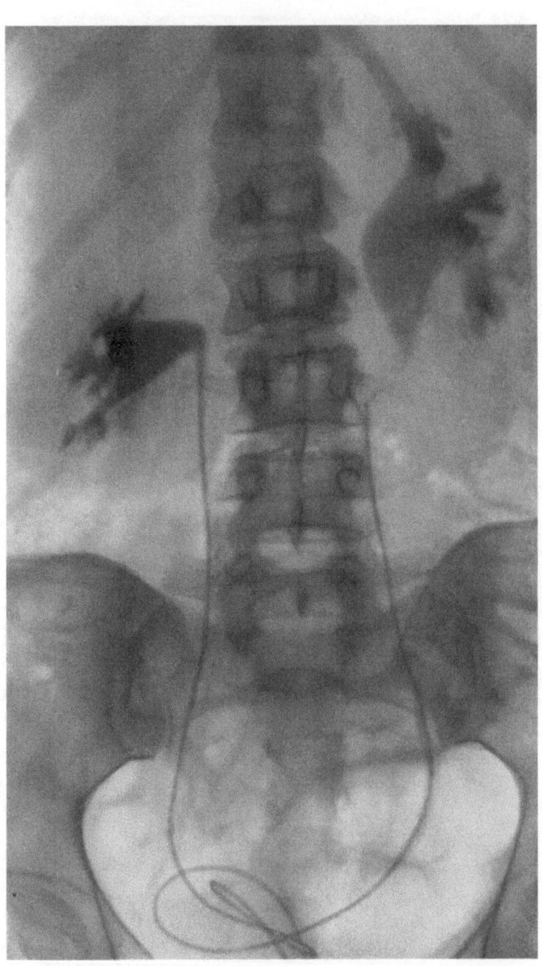

Abb. 55. Doppelseitige Infektion. Rechts Senkung und Drehung der Niere mit Abknickung des Harnleiters. Links Verengerung des Ureters am Abgang vom Nierenbecken mit Erweiterung desselben. Die verengte Stelle des Harnleiters wurde reseziert und der Harnleiter in das Nierenbecken verpflanzt. Der Fall heilte mit guter Funktion der Niere aus.

In die Gruppe der wirklichen Harnleiterverengerungen sind nur die auf die Harnleiterwandung selbst begrenzten entzündlichen Erkrankungen des Ureters einzubeziehen. Bei diesen aber ist es nebensächlich, ob man es mit einer entzündlichen Infiltration oder mit bereits eingetretener Vernarbung zu tun hat (Abb. 55—58). Daß erstere mit eventuell sogar ohne Behandlung zur Ausheilung kommen können, während letztere als stabile betrachtet werden müssen, tut vom Standpunkt der Diagnose nichts zur Sache. Von der Diagnose aber muß man verlangen, daß die anatomische und funktionelle Störung durch eingehende röntgenographische eventuell röntgenoskopische Untersuchung klar gestellt wird. Aus dem indirekten Beweis, daß nach einfacher Dehnung durch eingeführte Sonde die subjektiven Beschwerden schlagartig verschwinden, darf man noch nicht das Vorhandensein einer Harnleiterverengerung ohne weiteres annehmen. Wie die Röntgenkontrolle sich gestaltet, ist weiter oben bei den Überlegungen über normale und abnorme Lichtung des Ureters geschildert worden. Hier sei nur noch hinzugefügt, daß bei besonderer Krampfbereitschaft desselben durch pharmakologische Beeinflussung die Möglichkeit besteht, diese Fehlerquelle auszuschalten. Auch auf diesem Wege ist es vielleicht möglich, neben der allgemeinen durch spezielle Prüfung der harnableitenden Wege auf Vago- resp. Sympathikotonie für Diagnose und Therapie mancher Nierenbeschwerden Fortschritte zu erzielen. Beim häufigen Versagen des operativen Prinzips der Enervation sind weitere Forschungen in dieser Richtung sehr erwünscht.

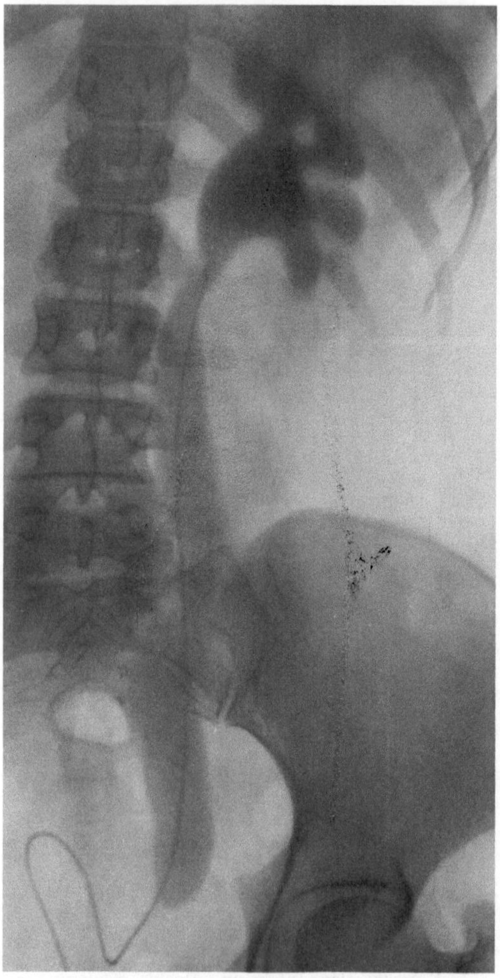

Abb. 56. Striktur des Harnleiters im juxtavesicalen Teil mit hochgradiger Dilatation desselben und des Beckens. Nephroureterektomie.

Die Änderungen der Verlaufsrichtung des Harnleiters stellen größtenteils indirekte Symptome von Veränderungen an den Harnwegen dar. Daß die Verlängerung mit Dilatation und Schlingenbildung, die Lageveränderung der Niere mit Änderung der Verlaufsrichtung verbunden ist, nebst vielen anderen Zusammenhängen zwischen Nierenerkrankung und Harnleiterverlauf, wurde bereits geschildert. Hier sei nur besonders darauf hingewiesen, daß die Verlagerungen am renalen Ureterende, welche durch Nierensenkung, Geschwulst und paranephritischen Absceß bedingt sind, die größte praktische Wichtigkeit besitzen (Abb. 59).

Die Streckung der normalen Krümmungen spielt bei der Diagnose der Periureteritis und der Harnleiter- resp. Nierentuberkulose eine wichtige Rolle. Schließlich ist die Abknickung des Harnleiters für die Beurteilung mancher Krankheitssymptome von Wichtigkeit. Unter dem wahren Ureterknick verstehen wir eine winklige Abknickung im Ureterverlauf im pyelographischen Bild. Ein solcher Prozeß kommt meistens bei den primären oder sekundären infektiösen Erkrankungen des Harnleiters vor und ist anatomisch durch deutliche Fixierung des Knicks von oft ödematösen, bindegewebigen, periureteritischen Verwachsungen erhärtet (Abb. 60 u. 61). In der Umgebung lange Zeit eingekeilter Harnleitersteine finden sich ähnliche autoptisch feststellbare Veränderungen. An pyelographischen Bildern ist man dadurch Irrtümern ausgesetzt, daß der vorgeschobene Katheter, welcher an Falten oder auch an Stenosen stecken bleibt, den beweglichen evtl. sogar verlängerten Harnleiter im ganzen emporhebt und zur Abbildung eines falschen Knickes führen kann. Also auch hier gilt große Umsicht in der Deutung des pyelographischen Bildes. Die meisten Abknickungen kommen im proximalen Anfangsteil des Harnleiters vor und werden vielfach durch die entzündliche

Verklebung des Harnleiters mit der Rundung des unteren Nierenpols verursacht. Meines Erachtens führen solche Zustände zur allmählichen Verödung der Niere. Ihre rechtzeitige Klärung ist also von eminenter Bedeutung.

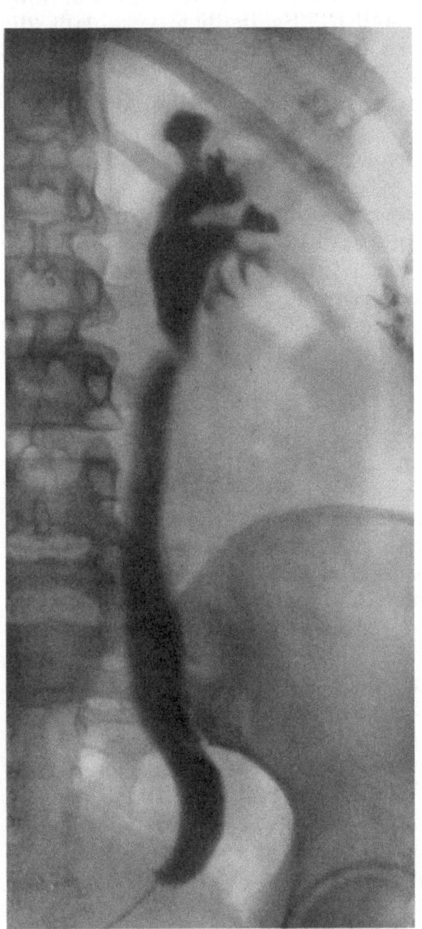

Abb. 57. Harnleiterstriktur unbekannter Ätiologie mit starker Dilatation des Ureters und Beckens. Nephroureterektomie.

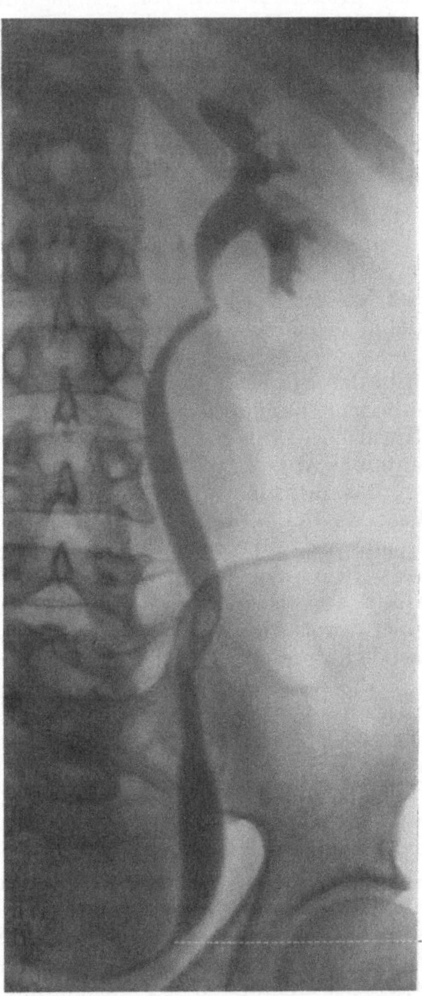

Abb. 58. Striktur des Harnleiters bei chronischer Spermatocystitis und Perispermatocystitis. Die Entfernung der Samenblase konnte die Niere nicht retten. Diese mußte ein Jahr später entfernt werden. a Strikturierte Stelle.

Den weitaus einfacheren anatomischen und physiologischen Grundbedingungen entsprechend sind die Aufschlüsse der Cystographie und ihrer Hilfsmethoden zwar viel eindeutiger, aber auch nicht so vielgestaltig und befruchtend wie die der Pyelographie. Durch die leichte Ausführbarkeit der Schirmbeobachtung der Kontrastblase kann die Methodik als vollentwickelt betrachtet werden.

Lageveränderungen der Blase haben infolge der anatomischen Struktur des Organs geringe Entwicklungsmöglichkeiten. Der Blasenboden ist am Beckenboden fest fixiert, die beweglichen Teile des Organs ändern ihre Lage im Ausmaße ihrer Füllung und der Relationen zu den umgebenden Organen. Es kommen Verschiebungen der Blase bei Geschwülsten in der Umgebung, bei der Schwangerschaft, bei sonstigen raumbeengenden pathologischen Prozessen im kleinen und großen Becken vor. Auch durch Bruchentwicklung wird die Blase, wohl infolge des Zuges an den mit Peritoneum verlöteten Scheitelpartien verlagert. Es läßt sich auf diese Weise auch das Beteiligtsein der Blase an der Bruchbildung (parietale und wirkliche Blasenbrüche) feststellen. Schließlich veranlaßt die krankhafte Nachgiebigkeit des Beckenbodens bei Vorfall der weiblichen Geschlechtsorgane eine Mitbewegung der Harnblase, welche sich bei den großen sog. Totalprolapsen sich zur Verlagerung fast der ganzen Blase nach außen steigern kann. Auch entzündliche Prozesse in der Umgebung üben eine gewisse Verschiebung auf die Blase aus, welche sich in einer Änderung der Blasenform kundgeben kann.

Alle diese Lageveränderungen sind mit entsprechenden Formveränderungen der Kontrastblase verbunden, die sich in der Gestalt von Verziehung oder Eindellung das nach oben gleichmäßig rund, nach unten zu stumpfwinklig begrenzte Bild der Frontalprojektion der Normalblase umgestalten. Das seitliche Bild der Blase entspricht einem mit der breiteren Hälfte nach vorne und oben mit dem schmäleren nach hinten und unten gelagerten Ovoid. Der Abgang der Harnröhre fällt etwas vor die Grenze des vorderen und mittleren Drittels der unteren Abgrenzungslinie dieser Figur.

Das Bild der ruhenden Blase ändert sich im Laufe des Alterns. Bei Kindern liegt sie höher und steigt schon bei geringem Füllungszustande hoch über die Symphyse empor. Bei Erwachsenen bleibt sie bei normaler Füllung dahinter verborgen. Die bei jugendlichen Individuen manifeste Verjüngung der unteren Hälfte verschwindet in den mittleren Lebensjahren ganz, gibt beim Manne sogar einer durch die Vergrößerung der Prostata bedingten Eindellung Raum, welche bei höheren Graden der Prostathypertrophie entsprechend zunimmt.

Kontrahiert sich die Blase zur Entleerung, so verlängert sich ihr Längsdurchmesser sehr beträchtlich. Der Querdurchmesser verkürzt sich dementsprechend. Die Abbildung entspricht einem mit der Schmalseite auf den Beckenausgang gestellten Ei. Während der Entleerung, wie man es am Schirm beobachten kann, wie es aber auch an kinematographischen Aufnahmen von uns festgestellt wurde, verkürzt sich zunächst schneller die Längsachse und erst nachdem deren Länge ungefähr der Länge der langsam abnehmenden Querachse entspricht, gegen Ende der Miktion, setzt sich ein konzentrisches Verschwinden des Lumens ein. Wird die Blase nicht restlos entleert, so markiert das zurückgebliebene Kontrastbild die Menge des Residualurins. Hoffnungen, die man ursprünglich gehegt hat, durch Beobachtung der Entleerung bei pathologischen Zuständen der Blasenfunktion die Diagnostik und Klinik derselben fördern zu können, haben sich nicht erfüllt. Es konnte jedoch die sog. Blasenhalsfrage, welche mit der Bestimmung der Stelle des normalen Blasenverschlusses identisch ist, endgültig in dem Sinne entschieden werden, daß ein Blasenhals normalerweise nicht existiert, daß also der sog. innere Schließmuskel den Verschluß der Blase bereits besorgt. Daß aber an dem Verschluß auch das ganze Gebiet des äußeren Sphincters mit beteiligt ist, ist daraus zu ersehen, daß beim Anfüllen der Blase ohne Katheter, mit der Spritze, das ganze Gebiet der hinteren Harnröhre als Füllungsdefekt bestehen bleibt. Hier wäre ein Moment gegeben, dessen Verfolgung vielleicht Klarheit in das Wesen des sog. Schrammschen Phänomens bringen könnte, zumindest aber graduelle Unterschiede gestatten würde, die die Verwertbarkeit desselben fördern könnten. Das positive Schramm müßte am Röntgenbild den Blasenhals zeigen. Ist es nur im cystoskopischen Bild, also bloß nach Einführung eines starren Instrumentes durch den Sphincter vorhanden, so kann es sich auch nur um eine vorübergehende Tonusänderung des Schließmuskels handeln. Man könnte auf diese Weise Fälle von Lähmung resp. Hypotonie von solchen mit beginnenden Tonusstörungen resp. von solchen, bei denen die Reaktion ein rein konstitutionelles Moment darstellt, abgrenzen. Weiterhin ließe sich die Methode zur Unterscheidung rein nervöser und rein mechanischer Störungen der Blasenentleerung ausbauen (Abb. 62 u. 63).

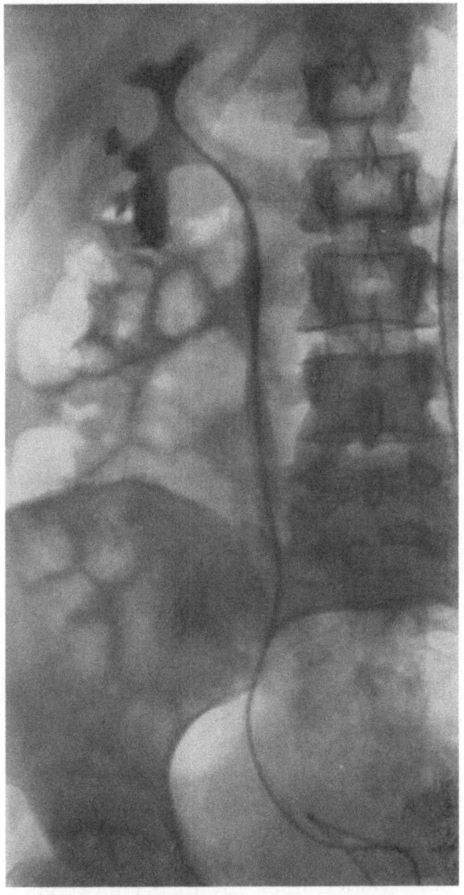

Abb. 59. Verlagerung des proximalen Harnleiterteiles durch Absceß am unteren Nierenpol.

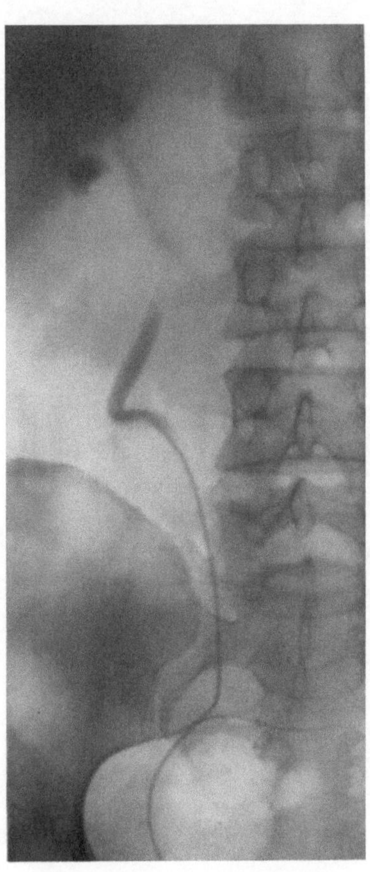

Abb. 60. Durch schwere Periureteritis bedingte Abknickung des Harnleiters mit Füllungsdefekt des Nierenbeckens.

Harndrang äußert sich daran, daß die Form der Blase aus der Ruhefigur in die Entleerungsfigur übergeht. Geringere Grade derselben sind am Schirm als partielle Formveränderungen zu beobachten. In Fällen von Veränderungen der Blasenwand durch chronisch entzündliche Prozesse entspricht die Form der geringen Kapazität entsprechend der der geringeren Anfüllung. Bei der Blasentuberkulose, wenn die Erkrankung der Blase noch hauptsächlich auf die erkrankte Nierenseite beschränkt ist, zeigt die Figur eine deutliche Assymmetrie nach dieser Seite hin.

Ähnliche Veränderung, welche am Schirmbilde auch zu beobachten ist, hinterläßt die krebsige Infiltration der Blasenwand, wenn sie nicht nur auf den

Blasenboden beschränkt ist. Geschwülste werden sonst durch Aussparung der Blasenfigur sichtbar, wobei es jedoch nicht immer gelingt die Veränderung in der frontalen Projektion darzustellen. Man muß bei Geschwülsten Aufnahmen in mehreren Richtungen, eventuell Durchleuchtung, mit zur Ergänzung des Untersuchungsresultates heranziehen (Abb. 64 u. 65).

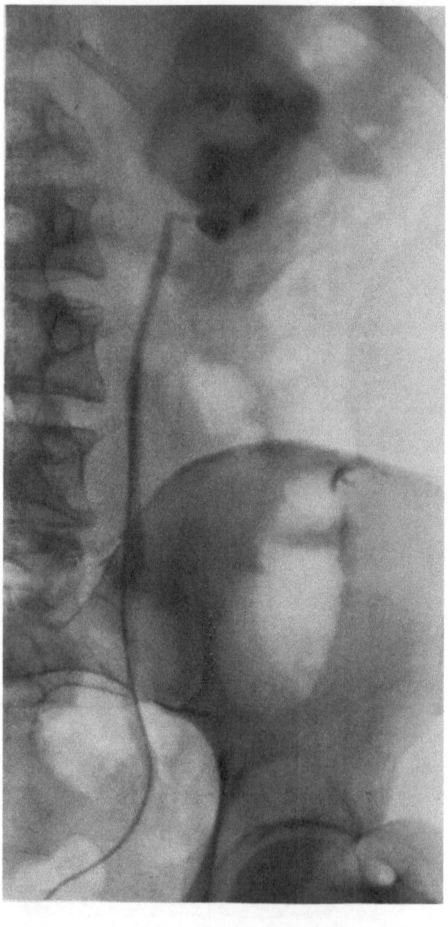

Abb. 61. Knick am Abgang des Harnleiters durch Periureteritis mit Narbensträngen verursacht. Defekte Füllung des Beckens.

Angeborene Formveränderungen, Mißbildungen der Blase, Urachusdivertikel und Taschen und Divertikel bilden auch ein brauchbares Feld für die Cystographie. Die Ausführung der Untersuchung wurde im technischen Teil geschildert.

Für die Darstellung innerer Fistelgänge liefern Abb. 66 und 67 Beispiele. Auf Abb. 66 ist eine Harnleiterscheidenfistel durch den in den Fistelgang eingeführten und aufgerollten Katheter dargestellt. Auf Abb. 67 ist eine Blasentubenfistel entriert und der Eitersack mit Kontrastmittel gefüllt.

Die Röntgenuntersuchung der Prostata orientiert uns hauptsächlich nach zwei Richtungen: über das Vorhandensein einer Vergrößerung und über das von Konkrementen. Auch über den Zustand des Blasenausganges nach Prostatektomie über die sog. Prostatanische und über eventuell vorhandene Divertikel können wir auf diese Weise Auskunft erlangen.

Indirekt orientiert uns über die Größe der Prostata die Abflachungs- resp. Eindellungslinie am unteren Ende der Kontrastblase. Bei Gasansammlung im Mastdarm sieht man dabei häufig eine kastanienförmige Schattenbildung am Blasenausgang, welche nur als Prostataschatten gedeutet werden kann. Bei Gasfüllung der Blase bekommt man schöne Bilder über die intravesical gelegenen Partien der Drüse. Es läßt sich auf dieser Weise öfters die Form der Hypertrophie — ob intra- oder subvesicale Entwicklung — entscheiden. Durch die Vornahme einer sachgemäßen Röntgenuntersuchung läßt sich die Cystoskopie vielfach ganz vermeiden, was für viele Prostatiker dienlich sein dürfte. Dabei liefert uns das Röntgenbild oft brauchbarere Aufschlüsse als die durch technische Schwierigkeiten begrenzte Besichtigung.

Prostatakonkremente sind durch ihre Lagerung, die durch sie gebildete Figur durch ihre Multiplizität und Form leicht erkennbar (vgl. Abb. 32).

Störungen des Heilverlaufes nach der Prostatektomie, namentlich die Entwicklung narbiger Strikturen, Klappenbildungen und Nebenhöhlen, manchmal auch Rezidive des Adenoms bringen uns zuweilen in die Lage auch in diesen

Fällen die Röntgenuntersuchung heranzuziehen. Naturgemäß wird uns in solchen Fällen die schräge und seitliche Projektion mehr behilflich sein als die frontale.

Die Erfahrungen über die Bilder der erkrankten Samenwege sind noch sehr gering. Neben den schwierigen und sehr wechselnden anatomischen

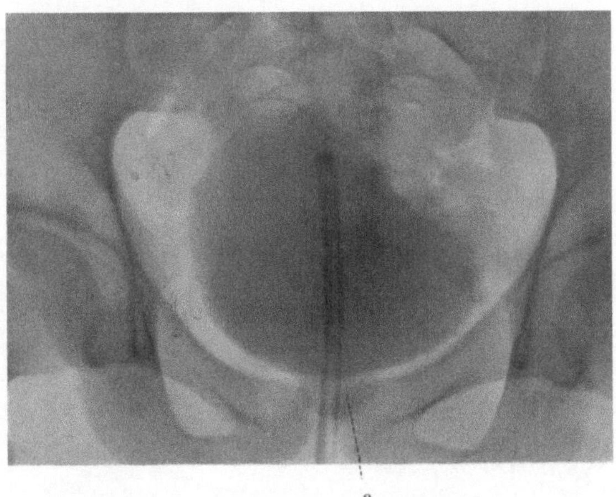

Abb. 62. Röntgenpositives Schramm (a) beim Patienten mit Retentionsblase infolge Spina bifida occulta.

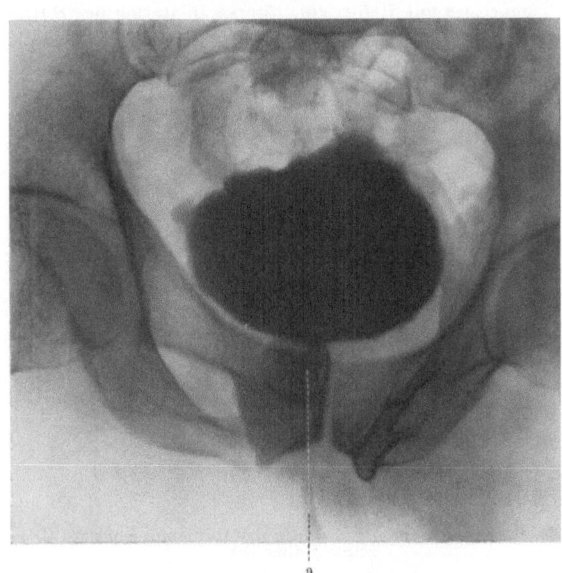

Abb. 63. Schramm-Phänomen (a) im Röntgenbild. Beginnende Divertikelbildung bei Störung der Blaseninnervation.

Verhältnissen am Samenhügel und der großen Variabilität in der Art der Ausmündung der Ductus ejaculatorii wird dieser Umstand durch den Mangel geeigneter Instrumente zur Katheterung des Ductus begründet. Es ist aber zu erwarten, daß, sobald die technischen Schwierigkeiten auf diesem Gebiet überwunden sind, die Röntgendiagnostik hier außerordentliche Fortschritte ermitteln wird, und daß neben den Geschlechtsorganen auch die Pathologie und Therapie der Blasen- und Nierenkrankheiten eine wesentliche Bereicherung erfahren werden. Nachdem die normale Form der Samenblasen am Röntgenbilde allerdings nach Untersuchungen an Leichenblasen und ohne exakte histologische Kontrolle,

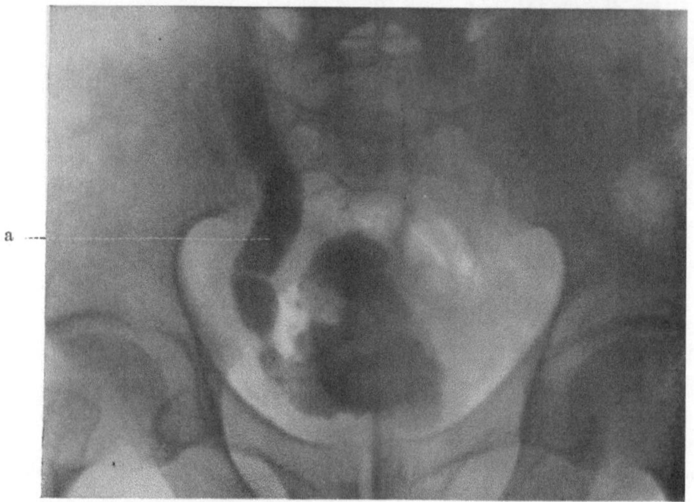

Abb. 64. Tumorblase mit Reflux (a). Starke Dilatation des Harnleiters.

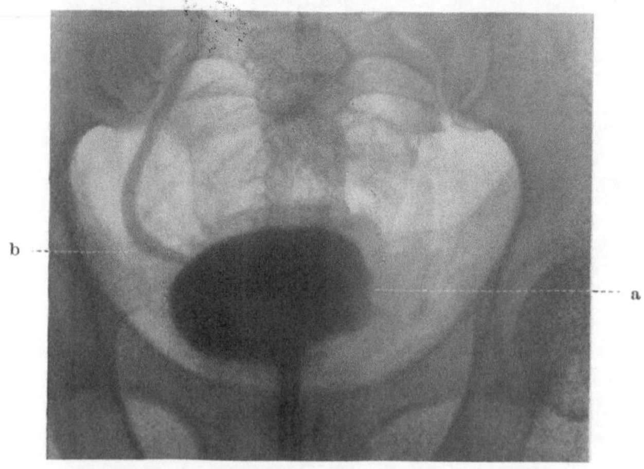

Abb. 65. Geschwulstblase mit Ausspaarung durch das Carcinom bei a. Der rechte Harnleiter zeigt Reflux (b).

wodurch zwischen die Bilder auch pathologische sich einschmuggeln konnten, reichlich belegt erscheint, hat man bereits eine ausreichende Grundlage für die Beurteilung pathologischer Veränderungen.

Abgesehen von den verhältnismäßig seltenen Mißbildungen und Cystenbildungen wird es sich in diesem Untersuchungsgebiet um die Feststellung entzündlicher und tumorartiger Veränderungen handeln, und um Untersuchungen, welche die Darstellung der Durchgängigkeit und der Stenosenbildung in den

Samenwegen betreiben, um die Wiederherstellung der Samenableitung zu ermöglichen. Die Lehre und Behandlung der männlichen Impotenz würde durch die Möglichkeit derartiger Feststellungen eine Förderung erfahren.

Ein Instrument, welches die Sondierung der Ductus ejaculatorii verhältnismäßig leicht gestattet, wurde unter Mitarbeit des Herrn W. HEYNEMANN angefertigt. Zur Illustration von dem Gesagten sei ein damit gewonnenes Bild beigefügt (Abb. 68).

Die Samenwege füllen sich manchmal, wie aus der Abbildung Seite 138 zu ersehen ist (Abb. 69), auch dann, wenn sie durch Stauung in der hinteren Harnröhre erweitert werden. Welche Momente zum Zustandekommen einer solchen Auswirkung der Stauung gehören, ist noch unbekannt. Auch die Existenz einer solchen Möglichkeit weist auf die komplizierten physiologischen Vorgänge hin, welche sich am Zusammentreffen der Harn- und Samenwege abspielen müssen, und noch so gut wie ganz unerforscht sind.

Am distalsten Teil des Harnapparates, an der Harnröhre, kann die Röntgenuntersuchung zur Klärung angeborener Anomalien, also kompletten und inkompletten Harnröhrenverdoppelungen und Gängen am Penis, verwendet werden. Auch angeborene und erworbene Taschen und Divertikel der Harnröhre gelangen damit zur Darstellung. Schließlich wird die Untersuchung der Harnröhre selbst durch Feststellung ihrer Verengerungen und Erweiterungen gefördert.

Die Darstellung der Harnröhrenstrikturen kann erfolgen durch Injektion der Kontrastflüssigkeit am distalen Ende, aber auch durch Füllung der Harnröhre auf dem natürlichen Wege nach intravenöser Kontrastzufuhr, oder bei retrograder Füllung durch eine Blasenfistel, durch Abklemmen der Harnröhre am äußeren Ende bei der Miktion. Es gelingt, denselben Effekt auch dadurch zu erzielen, daß man die Blase zunächst stärker anfüllt und dann gegen die vorne abgeschlossene Harnröhre pressen läßt. Gegebenenfalls gibt die Kombination der mit verschiedener Methodik angefertigten Bilder genügenden Aufschluß.

Während die Verengerungen durch Strikturen sich durch Einführung der Kontrastflüssigkeit von vorne gut darstellen lassen, füllen sich prästrikturale Erweiterungen auf dem entgegengesetzten Wege. Auch diese Untersuchungsmethoden sind technisch und klinisch noch nicht so weit verfolgt, daß ihre Ergebnisse als abgeschlossen betrachtet werden könnten. Mit Rücksicht auf die Schwierigkeiten, welche die instrumentelle Untersuchung der Harnröhre begegnet, die infolgedessen oft ungenaue und unvollständige Resultate liefert, sogar vielfach zur irrtümlichen Auffassung der Krankheitsbilder führt, ist eine weitere Verfolgung und Entwicklung der röntgenologischen Methodik sehr erwünscht.

Angewandter Teil.

Zur vollen Auswertung der Möglichkeiten und Ergebnisse der Röntgenuntersuchung erscheint die Angliederung eines speziellen Abschnittes an die vorangehenden Ausführungen für unvermeidlich. Dabei sollen neben den Tatsachen, welche die rein diagnostische Betrachtungsweise betreffen, auch alle anderen Gesichtspunkte Berücksichtigung finden, welche für die Klinik der einzelnen Erkrankungsformen von Bedeutung sind.

Eine Schilderung auf Grund der topographischen oder Organ-Einteilung ist deswegen unzulänglich, weil dadurch die Fernwirkungen, welche durch die Erkrankung des einen Teiles auf die anderen Teile des Harnsystems ausgeübt werden, unberücksichtigt blieben, oder aus dem Zusammenhang gerissen, weniger verständlich wären. Ein wesentlicher Anteil der pathologischen Prozesse spielt sich an den Harn- und Geschlechtsorganen in der Form von Systemerkrankungen ab, und kann auch diagnostisch nur dann voll erschöpft werden, wenn dieses wichtige Moment der Untersuchung zugrunde liegt. Auch diese spezielle Schilderung soll daher auf einer Einteilung aufgebaut sein, welche diese Tatsache gebührend berücksichtigt. In diesem Sinne müssen die einzelnen Kapitel über Mißbildungen, Entzündungen, Tuberkulose, Steinbildung, Harnverstopfung vorangehen, während Abschnitte, die pathologische Zustände rein lokaler Bedeutung behandeln, im Rahmen der üblichen topographischen Gliederung nachfolgen können.

1. Die Röntgendiagnostik der Mißbildungen der Harnorgane.

Für den Begriff der Mißbildung ist klinisch die angeborene Formabweichung vom Normalen bestimmend. In diesem Sinne sind die Mißbildungen besonders geeignet, eine reiche röntgendiagnostische Ausbeute zu liefern. Wie hier die diagnostischen Aussichten standen, ist in *meiner* mit ADRIAN gemeinschaftlich veröffentlichten Arbeit über die Mißbildungen der Harnorgane dargelegt, daraus zu ersehen war, in welchem Mißverhältnis die diagnostischen Resultate zu der angewandten Sorgfalt und Mühe früher gestanden sind. Seit der prinzipiellen Verwendung der Röntgenuntersuchung ist es auf diesem Gebiete anders geworden. Es wird einem heute schwer, eine Mißbildung zu übersehen, wenn man sich der Mühe der gründlichen Erforschung jedes anvertrauten Falles unterzieht.

Praktischerweise teilt man vom diagnostischen Standpunkt die Mißbildungen des Harnsystems so ein, daß man in der ersten Gruppe die Fälle von Fehlen und Minderentwicklung (Aplasie und Hypoplasie) der einen Niere mit den Doppelbildungen (Dreinierigkeit, Doppelniere) vereinigt und in der zweiten Hauptgruppe die reinen Nierenverlagerungen mit den verschiedenen Formen der Verschmelzungsniere zusammenfaßt. In einer dritten Gruppe können dann die von den Nierenanomalien unabhängige angeborene Veränderungen des Harnleiters, der Blase und der Harnröhre eingeschlossen werden. *Erworbener einseitiger Nierenmangel* gibt sich durch das Fehlen des Nierenschattens der betreffenden Seite kund. Dieses Symptom ist sicherer wie der cystoskopische Befund, da wir wissen, daß trotz zwei normaler Harnleitermündungen einseitiger Nierenmangel bestehen kann, und trotz einer Harnleitermündung durch Gabelung des einzigen Harnleiters, oder noch häufiger durch abnorme Ausmündung der Ureteren, zwei Nieren. Daß von zwei Harnleiteröffnungen der eine nicht funktioniert, kann bei den durchaus vielfältigen pathologischen Erklärungsmöglichkeiten dieses Ereignisses nur den entfernten Verdacht eines Nierenmangels erwecken. Daher ist der röntgenologische Nachweis von besonderer Beweiskraft, insbesondere wenn er sich mit den sonstigen Untersuchungsergebnissen vereinbaren läßt. Das ist so zu verstehen, daß ein Fehlen des Nierenschattens nicht allein auf Nierenmangel, sondern auch auf zufällige physikalische Momente, die hauptsächlich durch die Darmfüllung bedingt sind, bezogen werden kann. Entsprechende Vorbereitung und wiederholte Aufnahmen helfen über diese Fehlerquelle hinweg. Hier ist auch die Pneumoradiographie der Niere mit Erfolg zu verwenden. Daß umgekehrt ein Nierenschatten zuweilen bei Fällen vorhanden zu sein scheint, bei welchen die Niere entfernt wurde, haben wir bereits erwähnt.

Es sei mir hier ein kleiner Abstecher in das Gebiet der Praxis gestattet, welcher in einem Handbuch vielleicht nicht ganz am Platze ist, möglicherweise aber dazu beitragen kann, einem Mißstand abzuhelfen, welcher namentlich bei uns in Deutschland der urologischen Untersuchung Hindernisse stellt. Es handelt sich um die Schwierigkeiten, welche die soziale Krankenversicherung bereitet, indem sie die Röntgenuntersuchung Harnkranker von einer besonderen Bewilligung abhängig macht, andererseits stets nur eine beschränkte niedrige Plattenzahl dafür bewilligt. Zwei vollständige Aufnahmen des Harntraktes, die eine mit, die andere ohne Kontrastfüllung gehören typischerweise zu fast jeder Untersuchung. Darüber hinaus verlangt die volle Aufklärung schwerliegender Fälle weitere Aufnahmen, deren Zahl die im Einzelfall gestellten diagnostischen Erwägungen zugrunde liegen. Die Fachärzte müßten daher von der Geschäftsführung der sozialen Krankenversicherung autorisiert sein, die Röntgenuntersuchung im Rahmen ihrer sonstigen diagnostischen Bestrebungen nach eigenem Ermessen und bestem Wissen auszuführen. Man kann wohl mit Recht behaupten, daß nur diese Möglichkeit, die schnelle, reibungslose und erfolgversprechende Durchführung der Untersuchung, welche allein die Interessen sämtlicher Beteiligten berücksichtigt, garantiert. Ein weiterer Auswuchs der derzeitigen Bestimmungen, welcher sich besonders in den Großstädten fühlbar macht, ist die Beschränkung der Untersuchungsmöglichkeit an bestimmte Röntgenbetriebe, und Verweigerung der Gewährung von Krankenhausaufnahme zwecks urologischer Untersuchung. Daß solche Bestimmungen der Krankenkassen, trotz jahrelanger Anfechtung auch heute noch bestehen, muß man der ungenügenden Sachkenntnis der die Kassen beratenden Stellen zuschreiben. Das Verhalten ist um so unverständlicher, da es gegen alle sozialen und ethischen Grundsätze verstößt, denen die Krankenkassen ihre Existenz und ihr Blühen verdanken.

Auch für die Diagnose der *angeborenen Hypoplasie* der Niere ist die gelungene Röntgenaufnahme beweisend. Hier wird das einfache Bild durch die Pyelographie weitgehendst unterstützt. Daß die funktionellen Methoden für die Diagnose dieses Zustandes versagen, im besten Fall, trotz vieler Mühe unsichere Ergebnisse liefern, ist bekannt. Ob es sich um eine angeborene oder erworbene Hypoplasie handelt, läßt sich fast immer aus dem pyelographischen Bild entscheiden, da die angeborene hypoplastische Niere ein entweder verkleinertes oder verfeinertes Beckenbild mit Ausfall einiger Renculi und teilweisem oder vollständigem Fehlen der Kelchzeichnung liefert, während die erworbene Hypoplasie die Merkzeichen desjenigen pathologischen Zustandes zur Schau trägt, welcher für ihre Entwicklung verantwortlich zu machen ist (Abb. 70).

Die Verwendung der Röntgenuntersuchung schützt uns daher im weitgehendsten Maße vor verhängnisvollen diagnostischen Irrtümern auf dem geschilderten Gebiet.

Die Diagnose der *Nierenverdoppelung* ist mit dem sonstigen Rüstzeug der Urologie nur dann zu stellen, wenn eine gesonderte Ausmündung der harnableitenden Wege in der Blase besteht. Daß aber drei Uretermündungen etwa auch drei Nierenbecken entsprechen, läßt sich nicht mit voller Sicherheit behaupten, da, wenn auch selten, vorkommt, daß die zwei gesondert mündenden Harnleiter sich oberhalb der Blase zu einem einzigen Kanal vereinigen. Also selbst die endoskopisch positiven Fälle bedürfen einer röntgenologischen Bestätigung. Außerdem besagt uns ja der Umstand der Feststellung des Vorhandenseins einer Doppelniere noch nicht viel, da uns ja in diesen Fällen, wie überhaupt in allen, die wir zu untersuchen in die Lage kommen, die Ursache der Beschwerden interessiert. Diese können wir jedoch nur durch die Darstellung der morphologischen Verhältnisse unserer Beurteilung näher rücken.

Sollte es von vornherein nicht klar gewesen sein, so wird es durch diesen kurzen Hinweis geklärt, daß die Darstellung der Mißbildungen der Harnwege kein Selbstzweck ist. Wir gehen bei der Untersuchung unserer Kranken stets den Beschwerden nach, welche von diesen geäußert werden. Das diagnostisch Besondere bei den Mißbildungen liegt darin, daß mißbildete Harnorgane nicht nur leichter erkranken wie normale, was auf das Vorhandensein einer besonderen Disposition hinweist, sondern auch daran, daß in der Art der Mißbildung selbst Momente geliefert werden, welche im Laufe des Lebens, also der funktionellen Inanspruchnahme der mißbildeten Organe zu ihrem Versagen führen. und die Ursache der Beschwerden darstellen. Diese Momente sind es, denen wir durch die pyelographische Forschung nachgehen, und deren Feststellung meist der Beseitigung derselben eine Handhabe bieten kann.

Die sehr seltenen Fälle, in denen es sich um das Vorhandensein von drei getrennten Nieren handelt, sind der röntgenologischen Diagnose ebenso zugänglich, als die einfachen verschmolzenen Doppelnieren. Auch bei diesen *überzähligen*

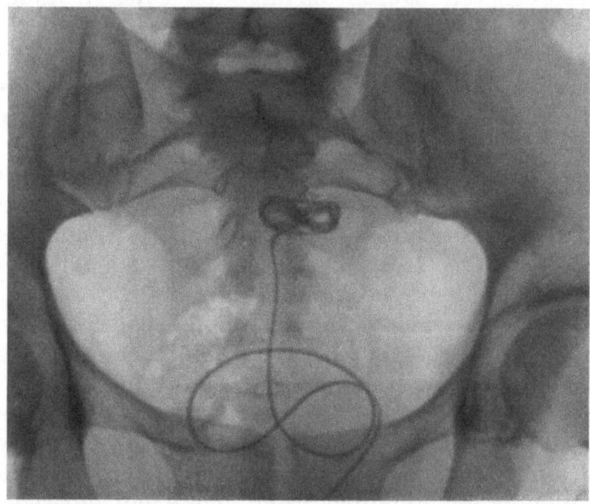

Abb. 66. Harnleiter-Scheidenfistel. Katheter durch die Fistel geführt und in der Fistelhöhle aufgerollt.

Nieren kann es sich um völlig getrennte, oder abgespaltene harnableitende Wege handeln.

Aus den röntgenologischen Erfahrungen ergibt sich ohne weiteres, daß die Zahl der unvollständigen Harnleiterverdoppelung, die der vollständigen wesentlich übersteigt. Fälle von Ureter bifidus kommen in allen Abstufungen vor, von der besonderen extrarenalen Einmündung des obersten Kelches in das einfache Nierenbecken angefangen, bis zur Vereinigung der beiden Harnsysteme dicht oberhalb der Blase, selbst im intramuralen Teil des Harnleiters (Abb. 71).

Gelingt es eine banale Erkrankung der *Doppelniere* festzustellen, so liefert uns die Pyelographie bei gesonderter Uretermündung bloß die willkommene Bestätigung der Art und Ausdehnung derselben. Auch dieses Ergebnis hilft uns wesentlich bei der Aufstellung der therapeutischen Indikation in dem Sinne, daß wir uns z. B. auf die Vornahme einer Nierenresektion einstellen können. Sehr oft handelt es sich jedoch um Beschwerden, die in der Mißbildung der Harnwege selbst begründet sind. In diesen Fällen können wir die Natur der Störung meistens aus den Besonderheiten des Harnleiterverlaufes, aus den gegenseitigen Beziehungen beider Harnleiter zueinander und aus den Veränderungen des Beckenbildes feststellen (Abb. 72, 73 u. 74).

Was wir, um Wiederholungen zu vermeiden, hier nun kurz skizziert haben, wollen wir bei den nachfolgenden diagnostischen Erwägungen über Fälle mit

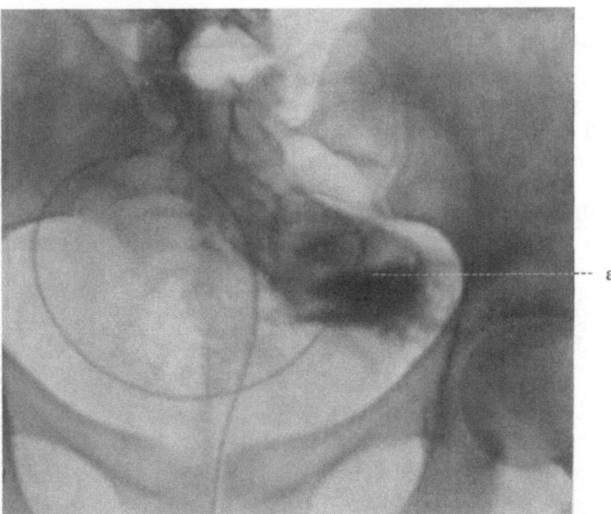

Abb. 67. Pyosalpinx (a), in die Blase durchgebrochen und durch einen durch die Fistel geführten Katheter gefüllt.

Ureter bifidus ausführlicher besprechen. Mutatis mutandis treffen diese Feststellungen auch auf die vorangestellte Gruppe zu.

Welche diagnostische Schwierigkeiten erkrankte Nieren mit Ureter bifidus verursachen können, ist aus der einschlägigen Literatur zur Genüge bekannt. Dadurch, daß nur die eine Hälfte der Niere erkrankt ist, was meistens der Fall sein dürfte, vereiteln sie die „funktionell-diagnostischen“ Bestrebungen ohne Harnleiterkatheter, der Harnleiterkatheter kann stets in die Bahn der gesunden Nierenhälfte gleiten und liefert ebenfalls irreführende Angaben. Durch die pyelographische Darstellung wird der Fall schlagartig geklärt. Selbst wenn die Füllung nur der einen Nierenhälfte zunächst gelingt, kann man aus den Besonderheiten der Beckenform auf das Vorhandensein der Anomalie sichere Schlüsse ziehen, die uns dann veranlassen werden, durch Wiederholung der Aufnahme mit weniger hochgeschobenem Katheter die Mißbildung in ihrer ganzen Vollständigkeit darzustellen.

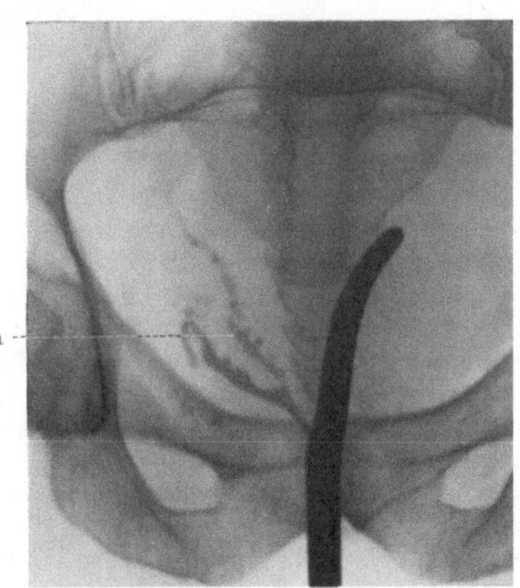

Abb. 68. Mit dem v. LICHTENBERG-HEYNEMANNschen Instrument gewonnene Darstellung der rechten Samenblase (a) samt Ampulle und Ductus ejaculatorius. (Vgl. Z. urol. Chir. 25, H. 3/4, 286.)

Zur weiteren Analyse des Falles gehört die Feststellung der Art und Umfang der Erkrankung in der befallenen Nierenhälfte. Indem wir nach Hochschieben des Katheters durch Röntgenkontrolle feststellen, in welcher Nierenhälfte wir uns befinden, wird ein einfacher Vergleich der Befunde dieser Untersuchung mit den aus dem gemeinsamen Trakt gewonnenen Erfahrungen dieses Resultat liefern. Meistens genügt für diese Fälle schon das pyelographische Bild allein.

Fast häufiger als durch eine banale Erkrankung (Stein, Eiterung, Tuberkulose) werden die Beschwerden durch die Mißbildung als solche verursacht. In diesen Fällen spielt die Stauung in einem oder in beiden Becken die Hauptrolle, eventuell mit einer Harninfektion gepaart. Am pyelographischen Bilde offenbart sich die Erkrankung in der Dilatation des Beckens und der Kelche der betreffenden Nierenhälfte und in der entsprechenden Veränderung des Harnleiters. Man sieht die Ursache der Stauung in der Kreuzung des einen Harnleiters mit dem Beckenhals oder beider Ureteren miteinander. An solchen

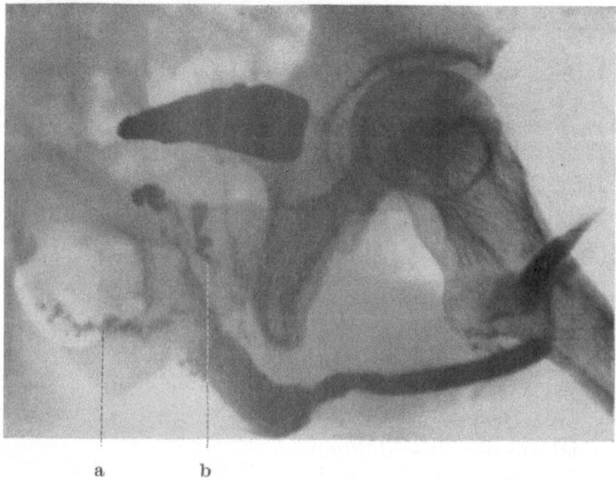

Abb. 69. Eindringen der Kontrastflüssigkeit in die erweiterten Prostatadrüsen (b) und Samenblasen (a) bei hochgradiger prästrikturaler Stauung.

Stellen sind nicht selten Füllungsdefekte zu sehen. Durch Schirmkontrolle kann die verlangsamte Entleerung der einen oder anderen Beckenhälfte festgestellt, durch pharmakologische Prüfung eventuell die Innervationsstörung als Ursache der Stauung ausgeschaltet werden. Auf diese Art und Weise kommen wir zur Bestimmung des störenden Momentes und der Ausdehnung desselben. Ist die Stelle der Abflußstörung an der Stelle der Vereinigung der Harnleiter festgestellt, so ist die Ursache in zu spitzwinkeligem Zusammenstoßen oder in einer Art Klappenbildung bedingt. Kann eine Kreuzungsstelle beider Harnleiter oder des oberen Harnleiters mit dem Beckenhals beschuldigt werden, so ist eine Anastomose zwischen beiden Becken, oder die Einpflanzung des oberen Harnleiters in das untere Becken vorzunehmen. Die Anastomosen sind stets so anzulegen, daß dem Trakt mit freier Abflußmöglichkeit der andere an gefahrloser Stelle neu eingefügt wird. Auf dieser Grundlage vorgenommene Operationen haben mir wiederholt gute Erfolge gezeitigt. Ist die Erkrankung der einen Nierenhälfte zu weit vorgeschritten, handelt es sich z. B. bereits um hochgradige Druckatrophie durch die Stauung, so soll man nach Möglichkeit zur Nierenresektion greifen. Diese läßt sich bei Doppelnieren in typischer Weise durchführen, wenn man die Operation mit der Isolierung und Unterbindung der zur Hälfte wegfallenden führenden Gefäße beginnt.

Die Röntgendiagnostik der *angeborenen Verlagerungen* wäre außerordentlich einfach, wenn diese nicht verhältnismäßig häufig mit *Verschmelzungsmißbildungen* kombiniert wären. Nachdem diese letztere stets eine Kombination mit Verlagerung mindestens der einen Niere darstellen, ergibt sich die praktische Notwendigkeit der gemeinsamen Erörterung von beiden Formen. Eine weitere Komplikation der Beurteilung liegt in der außerordentlichen

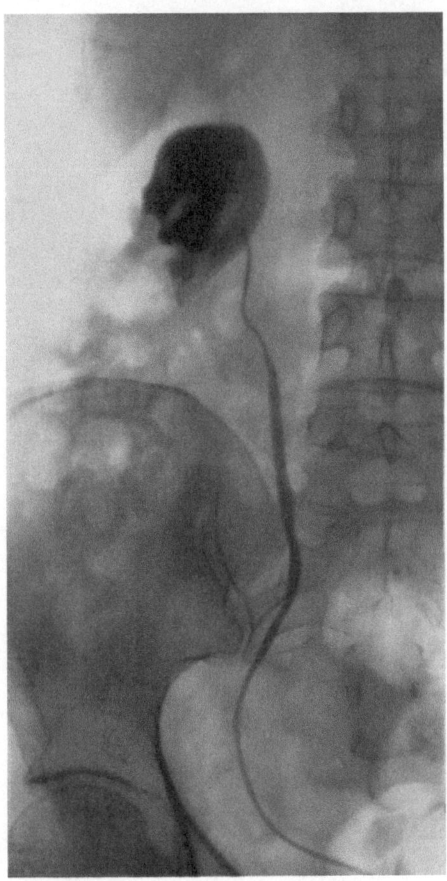

Abb. 70. Sog. Zwerghydronephrose bei kongenital hypoplastischer Niere, die dem erweiterten extrarenal liegenden Kelchsystem (dreigeteiltes Becken) kappenförmig aufsitzt.

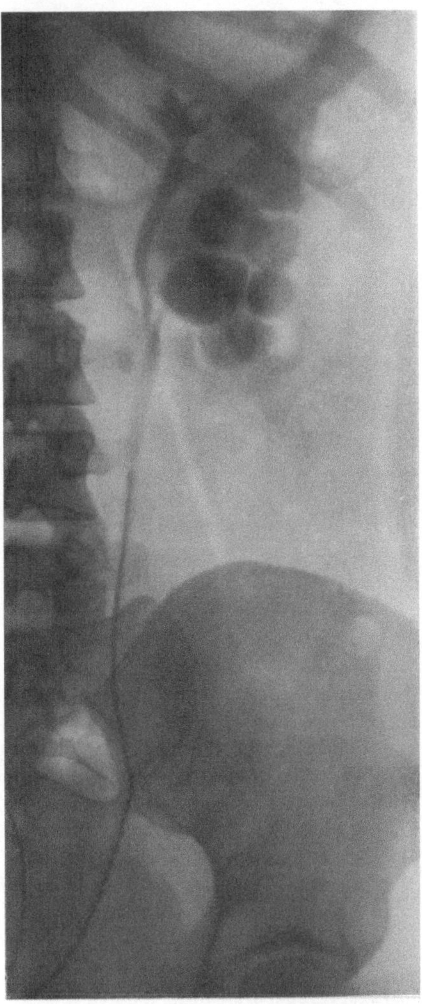

Abb. 71. Ureter bifidus mit Verstopfungsniere durch akzessorisches Gefäß, welches den unteren Ureter abgeklemmt hat.

Häufigkeit der erworbenen Verlagerungen der Niere. Diese sollen jedoch hier nur insofern berücksichtigt werden, als es vom Standpunkt der Differentialdiagnose notwendig erscheint, da eine eingehendere Schilderung dieser Veränderung im Kapitel Wanderniere erfolgen wird (Abb. 75, 76 u. 77).

Maßgebend für die Differenzierung angeborener und erworbener Verlagerungen ist der Umstand, daß während die erworbene Verlagerung ein normal entwickeltes Organ mit normaler Gestaltung betrifft, es bei der kongenital verlagerten Niere sich stets außer der Lageanomalie um ein Organ handelt, deren Entwicklung rudimentär geblieben ist. Diese Nieren sind an einer früheren Stufe der Entwicklung stehen geblieben und tragen die morphologischen Merkmale dieser Tatsache. So findet man auch bei ihnen stets ausgesprochene embryonale Lappung und eine Formveränderung, welche auf die unterbliebene Vollendung der letzten embryonalen Drehung hinweist, und darin besteht, daß

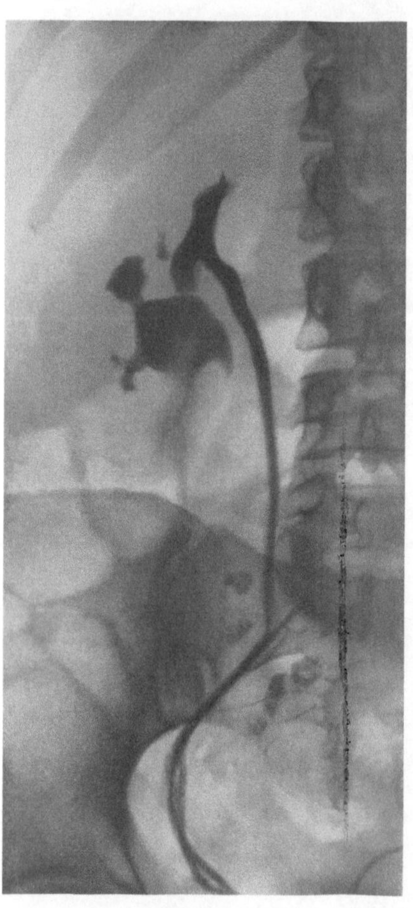

Abb. 72. Hydronephrose in der unteren Hälfte einer Doppelniere.

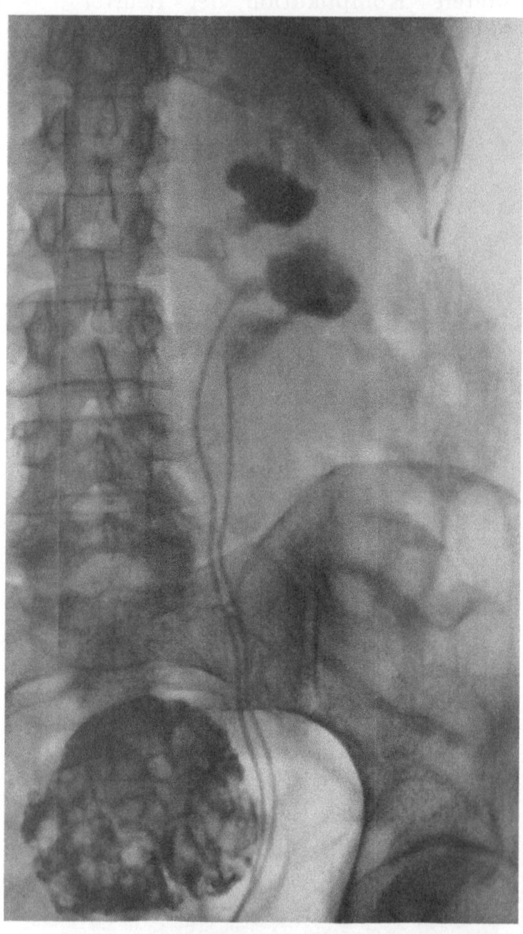

Abb. 73. Doppelniere mit Doppelureter. Hypernephrom der unteren Nierenhälfte. Verkalktes Myom der Gebärmutter.

der hintere Hilusrand sich stärker vorwölbt als der vordere. Demgemäß ist das Becken an der Hinterseite der Niere so gut wie ganz bedeckt und liegt mehr an der Vorderseite zutage, also umgekehrt wie bei der normal entwickelten Niere. Solche Nieren haben meistens intrarenal gelegene Becken. Aus diesem Zustand möchte ich darauf schließen, daß diese Beckenform einer niedrigeren Entwicklungsstufe entspricht. Sie spielt, wie schon bemerkt, in der Konstitutionspathologie der Niere eine wichtige Rolle. Es kommt hierbei auch eine diskusartige Veränderung der Nierenform vor, wobei das Becken vom medialen Rand nach der Mitte der Hinterseite zu verschoben ist.

Außer der Verlagerung pflegt eine bestimmte Veränderung in der Form des Nierenbeckens in Erscheinung zu treten, welche darin besteht, daß die Kelche diesem schmalen, länglichen, wurstförmigen Becken an kurzen Stengeln aufsitzen. Die prominente Kürze der Kelchgänge hängt mit der starken Drehung der Niere um die Querachse zusammen, welche ihre Projektion verkürzt. Während bei erworbener Verlagerung die Querachse sich von hinten nach vorne verdreht, verdreht sie sich hier von vorne nach hinten, d. h. nur in bezug auf die Projektion. In Wirklichkeit hat die Niere sich nicht verdreht, sondern die für die Einnahme ihrer normalen Lage notwendige Drehung nicht vollendet. Es liegen also bei der erworbenen Verlagerung die Kelche über, bei der angeborenen unter dem Beckenbild projiziert. Stereoskopische Kontrolle ermöglicht also unter Umständen die sichere Differenzierung beider Formen.

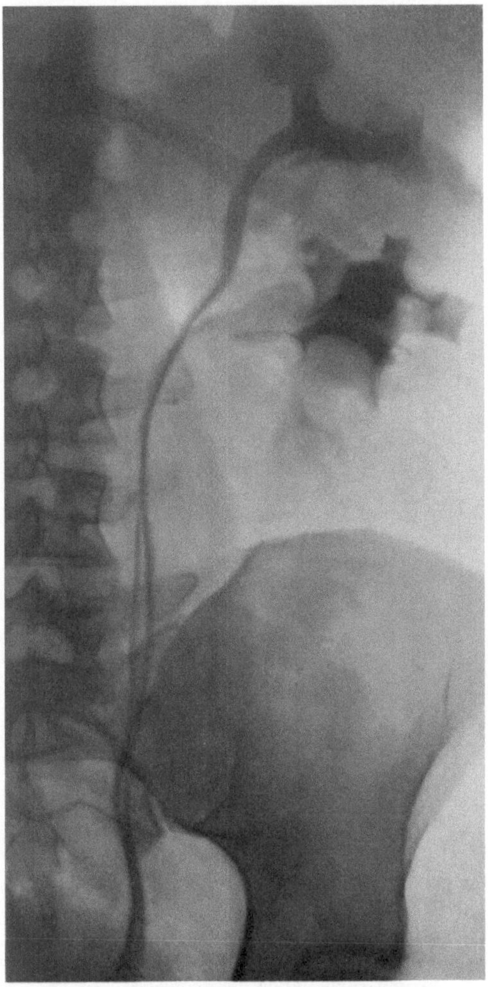

Abb. 74. Kombination von Cystenniere und Doppelniere.

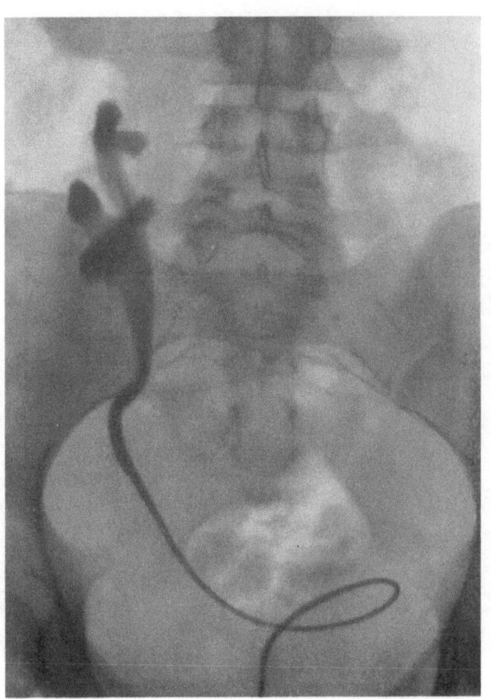

Abb. 75. Ektopische Beckenniere.

Schließlich ist bei manchen Formen die Nierenform derart verändert, daß das Verhältnis zwischen Längs- und Querachse zugunsten der letzteren etwas verschoben ist. Je stärker die Verlagerung ist, um so mehr vergrößert sich die Querachse, wobei der Ureter von der Kante der Niere auf die Fläche derselben verschoben ist. Mit anderen Worten: die frontale Achse verkürzt sich, die sagittale verlängert sich und beide wechseln ihre Verlaufsrichtung dermaßen, daß die ursprünglich sagittale Achse in der frontalen, die frontale in der sagittalen Ebene liegt. Dadurch ist das Becken an die Hinter- oder Vorderseite der Niere gerückt und der Harnleiter entspringt nicht an der medialen, sondern an der lateralen Seite der Niere.

Berücksichtigt man diese Momente, so wird man sich in der Deutung der Bilder, welche bei der angeborenen Nierenverlagerung entstehen, zurechtfinden. Man mache sich aber zur Regel, sie alle peinlichst zu beachten, da sie nur in ihrer Gesamtheit entscheidend sind.

Die Länge des Harnleiters am pyelographischen Bild hat keine ausschlaggebende Bedeutung für die Differentialdiagnose. Freilich ist der Ureter bei den exzessivsten Formen der pelvinen Dystopie stark verkürzt, aber diese Formen machen uns auch keine diagnostischen Schwierigkeiten. Bei den Grenzfällen jedoch, insbesondere bei der lumbalen Dystopie, kann man sich auf die Ureterlänge nicht verlassen, da sie sekundär durch atonische oder Stauungsvorgänge vergrößert sein kann.

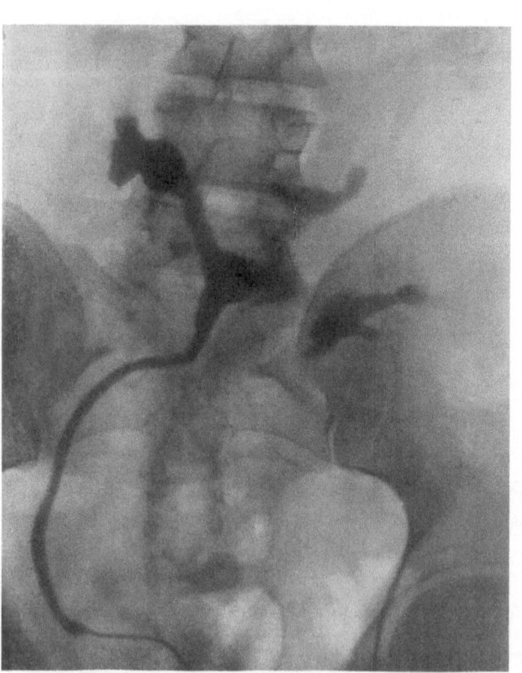

Abb. 76. Rechte Hälfte einer gekreuzten Dystopie mit Verschmelzung (Sigma-Niere).

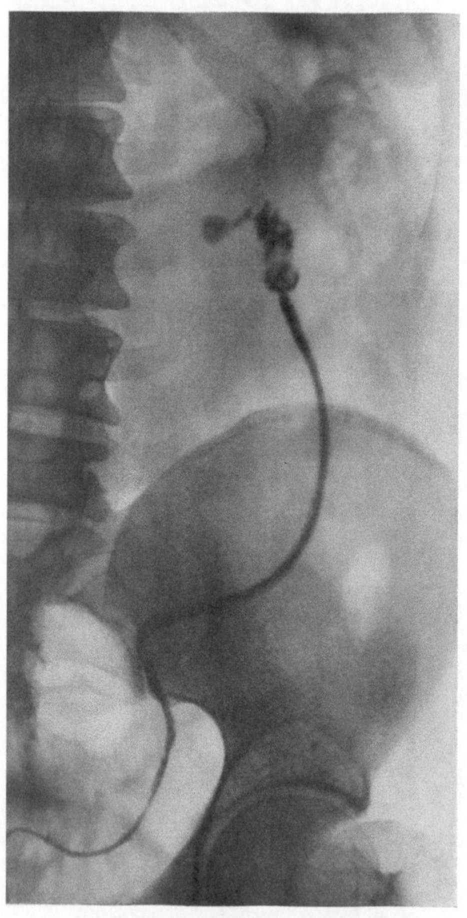

Abb. 77. Linke Hälfte der Sigma-Niere mit Steinbildung im Nierenbecken.

Auch der Grad der Beweglichkeit ist kein Unterscheidungsmerkmal, da erworbene Dystopien durch sekundäre Vorgänge unverschieblich werden können, während in geeigneten Fällen, d. h. wenn die Gefäßverbindungen nicht zu kurz sind, zu der angeborenen Verlagerung eine erworbene und damit eine gesteigerte Beweglichkeit hinzutreten kann.

Nachdem bei den angeborenen Verlagerungen die Nierennische ständig fehlt, dürfte vielleicht das genauere Studium des Verhaltens des Wirbelsäulen-Rippenwinkels weitere diagnostische Anhaltspunkte erbringen.

Da hochgradige erworbene Verlagerungen meistens an der rechten Seite und häufiger bei Frauen als bei Männern vorkommen, dürfte die Lageveränderung an der linken Seite, insbesondere beim Manne mit einem großen Grad von Wahrscheinlichkeit auf eine angeborene Anomalie hinweisen.

Diese Ausführungen bilden auch die Grundlage für die Röntgendiagnostik der Verschmelzungsniere. Nur kommt bei diesen als neues Moment die Relation der gegenseitigen Verlagerung der beiden Nierenbecken hinzu. Liegen beide Becken an der rechten Körperseite, so ist das Vorliegen einer derartigen Anomalie auch ohne Berücksichtigung sonstiger Momente gesichert; in Fällen, wo das eine Becken vor die Wirbelsäule verlagert ist, kann es sich aber bereits um eine einfache Dystopie handeln und man muß umsichtig vorgehen, um das Vorhandensein der Verschmelzung feststellen zu können. Wichtig ist es, ob sich am Bilde der scheinbar normalen Niere nicht die Merkmale des rudimentären Organs nachweisen lassen, wichtig auch der Nachweis der Verbindungsbrücke oder wenigstens die exzessive Annäherung beider Nierenpole. Auch hier sind die hochgradigen Anomalien mit Verlagerung beider Nieren aus den ausgesprochenen Formveränderungen leichter zu diagnostizieren, während manche Formen der Hufeisenniere, welche ein annähernd normales pyelographisches Bild ergeben, eher zu übersehen sind, wenn auf die Stellung der Längsachse und auf den Verbindungsschatten nicht besonders geachtet wird. In den allermeisten Fällen aber lassen der konträre Ursprung des Harnleiters, wenigstens der einen Seite und die Formveränderungen des Beckens mindestens den Verdacht auf das Bestehen der Anomalie aufkommen. Vom diagnostischen Standpunkt genügt auch die Feststellung der bloßen Tatsache der Verschmelzung, da diese allein bereits sowohl die Indikationsstellung, als auch die Vornahme unserer operativen Maßnahmen in die richtigen Bahnen lenkt. Denn aus diesen Gesichtspunkten macht es zunächst keinen Unterschied aus, ob es sich um eine Hufeisenniere oder um eine Langniere oder Sigmaniere handelt. Die Hauptsache ist und bleibt, daß man bei der Freilegung des Organs den besten Zugang wählt, und psychisch auf das Vorhandensein der Anomalie und die sich daraus ergebenden Schwierigkeiten und auf die Besonderheiten der Gefäßversorgung eingestellt ist.

Auch hier, wie in der ersten Gruppe spielt natürlich bei Feststellung der auf die Anomalie aufgepfropften Erkrankung eine wichtige Rolle, neben der Feststellung, ob die Beschwerden nicht allein der Besonderheit der Anomalie zuzuschreiben sind. Von diesem Gesichtspunkte betrachtet, ist es z. B. in bezug auf die Hufeisenniere wichtig, daß ihr Vorhandensein klargestellt wird, damit man, falls es notwendig erscheint, planmäßig an die Trennung ihrer beiden Hälften herangehen kann. Genauere Anhaltspunkte in dieser Richtung gibt uns die durch die Wirbelsäule charakterisierte Lagerung, während Lang- und Sigmaniere vollkommen oder größtenteils nach der einen Körperseite verschoben sein müssen (Symphyse rénale unilaterale). Die sog. Kuchenniere, welche das Stehenbleiben auf der niedrigsten Stufe der Entwicklung darstellt, vereinigt höchstgradige Verlagerung mit vollständiger Verschmelzung und ist dadurch genügend gekennzeichnet, um leicht erkannt zu werden.

Im allgemeinen kann man sagen, daß je höher die Verschmelzungsniere liegt, um so größer die diagnostischen Schwierigkeiten sind, da die formale Entwicklung der Niere in diesen Fällen in der normalen Richtung fast vollendet ist und nur wenige Merkmale zur Feststellung der Anomalie zur Verfügung stehen.

Eine Sonderstellung nimmt die seltene sog. gekreuzte Dystopie der Niere ein, welche schon durch die Darstellung der sich kreuzenden Harnleiter verraten wird.

Die *Cystenniere* sei an dieser Stelle nur kurz erwähnt. Im Beginn sind die lang ausgezogenen unregelmäßigen Kelche, welche am Röntgenbild auf ihr

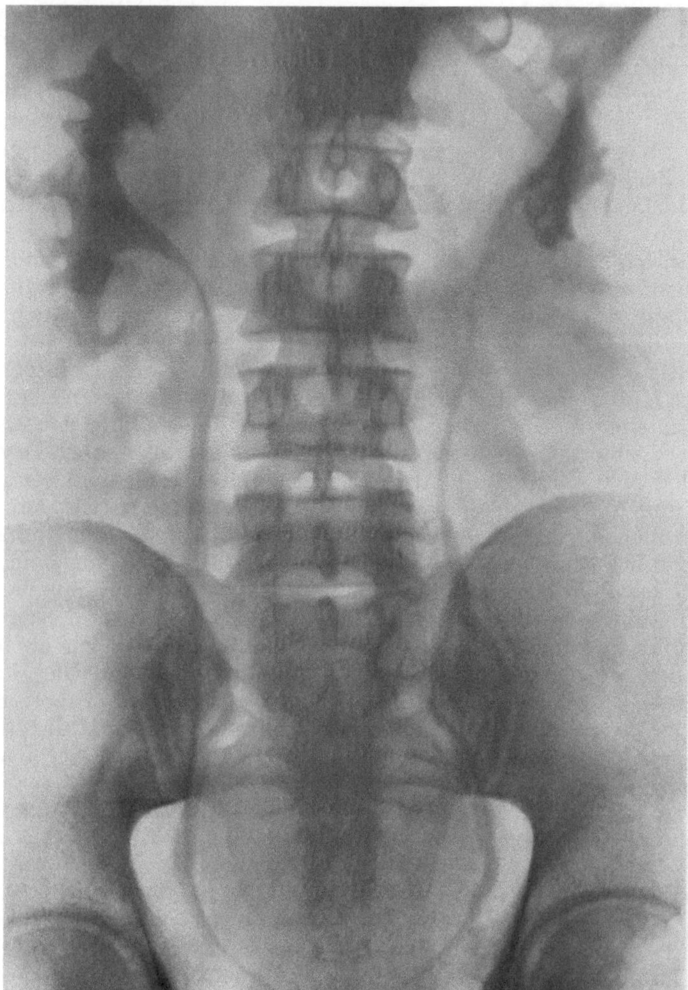

Abb. 78. Doppelseitige Cystenniere, rechts mehr entwickelt als links. Das rechte Nierenbecken ist stark in die Länge gezogen.

Bestehen hinweisen. Später ist die Länge des Beckens, welche besonders ins Auge fällt, oft verbunden mit Deformierung der Kelche. Außer den in den vorangehenden Abschnitten gebrachten Abbildungen sei hier noch die Wiedergabe einer solchen Verbildung mittleren Grades gestattet (Abb. 78).

In die dritte Gruppe haben wir alle sonstigen kongenitalen Veränderungen des Harntraktes und der Geschlechtsorgane vereinigt. Wir wissen, daß Kombinationsmißbildungen, welche beide Organsysteme betreffen, häufig vorkommen.

Ihre diagnostische Auswertung wird aber selten das eben behandelte Gebiet berühren. Hierzu gehören aber die bei den Doppelnieren noch nicht berücksichtigten *abnormen Ausmündungen des Harnleiters,* die so gut wie eine Doppelniere auch eine Niere von sonst normaler Entwicklung betreffen können. Ist die Stelle der Ausmündung auffindbar, handelt es sich also um eine Kommunikation mit den Harnwegen oder freie Ausmündung an die Körperoberfläche (Vulva) und nicht um die Einmündung in die inneren Geschlechtsorgane (z. B. Samenblase, Tube) und ist die Mündung mit einem Katheter zu entrieren, so läßt sich das dazugehörige Hohlsystem darstellen. Das Bild orientiert uns weitgehendst darüber, auf welchem Wege wir an die Beseitigung der störenden Anomalie herangehen sollen, ob eine Ausrottung des ganzen Systems, ob eine neue Anastomose zwischen Harnleiter und Blase oder ob sonstige Maßnahmen am zweckmäßigsten vorzunehmen sind.

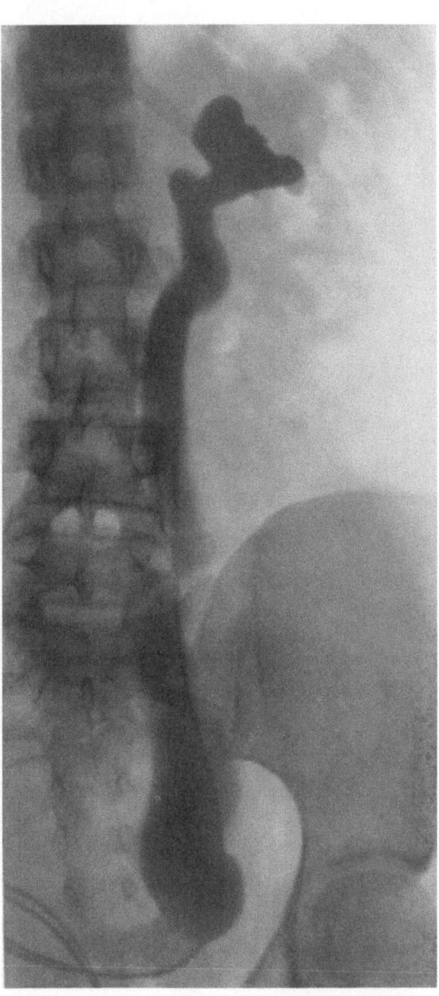

Abb. 79. Doppelniere mit cystischer Dilatation der allein dargestellten oberen Hälfte. Mächtige Erweiterung bei starker Verengerung der Harnleitermündung.

Auch bei der *sog. cystischen Dilatation des vesicalen Harnleiterendes* können wir der Röntgenuntersuchung nicht entraten. Nach unseren Erfahrungen sind in dieser Gruppe in ihrer Auswirkung auf das Harnsystem recht verschiedenartigeKrankheitsformen vereinigt. Das gemeinsame Moment bildet eine Verengerung des vesicalen Ureterendes, eine Striktur des Orificium vesicale. Ob eine solche Verengerung immer als kongenital zu betrachten ist, erscheint uns fraglich. Die Möglichkeit, daß Krankheitsprozesse intra vitam zu einer solchenVerengerungführenkönnen, halten wir nach unseren Erfahrungen für wahrscheinlich. Die Folge der Verengerung ist eine Drucksteigerung im ganzen darüber liegenden Harnsystem, welche teils zu Dilatation desselben, teils zu einer „cystenartigen“ Vorwölbung des vesicalen Harnleiterendes führt. Diese Vorwölbung kann von Andeutung derselben, welche sich in einem leichten Aufblähen des intramuralen Ureterteils sich offenbart, bis zur Ausbildung großer geschwulstartiger Gebilde, welche an ihrer Spitze die enge Harnleiteröffnung tragen, sich steigern. Zweifellos spielt bei der Entwicklung des Prozesses die Art der intramuralen Befestigung der Ureterscheide und die Verlaufsrichtung derselben eine besondere Rolle. Außer diesen müssen aber noch weitere konstitutionelle Momente mitspielen. Sonst könnte man sich nicht erklären, daß das eine Mal eine exzessive Erweiterung hinter der cystischen Dilatation liegt, und daß das andere Mal der Harnleiter nur auf einem kurzen Stück am unteren

Ende, oder gar nicht dilatiert erscheint. Ich kann nicht annehmen, daß es sich dabei um rein graduelle Unterschiede handelt, d. h. daß z. B. für die starke oder geringe Ausbildung der Dilatation etwa die Zeit ihres Bestehens maßgebend wäre. Diese Lösung wäre zwar die einfachste, da sie auch die kongenitale oder erworbene Art der Veränderung entscheiden könnte. Ich glaube aber, daß

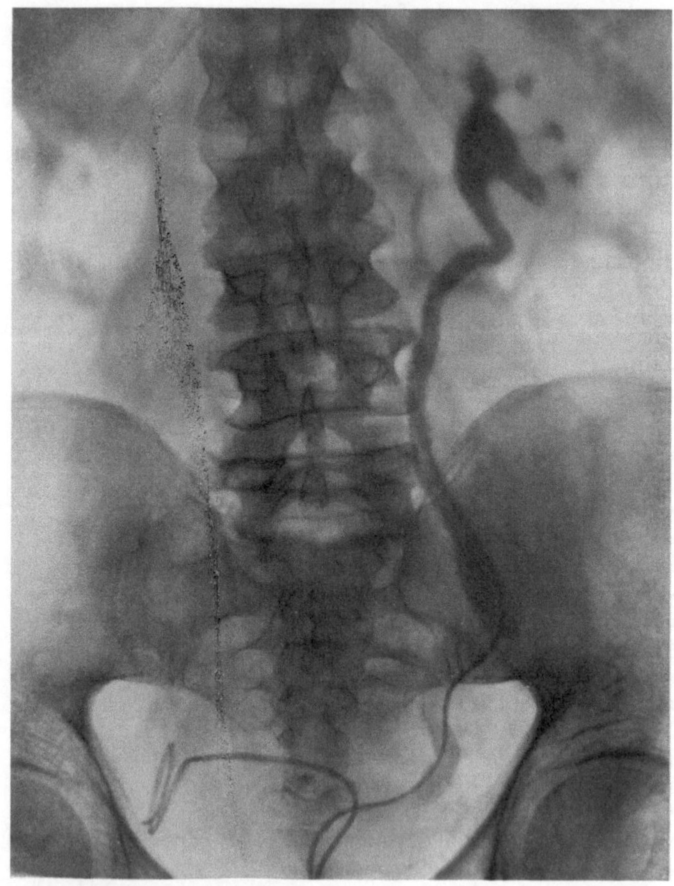

Abb. 80. Cystische Dilatation des Harnleiterendes durch Thermokoagulation beseitigt. Zustand der Harnwege durch Kontrastfüllung dargestellt. Dilatation mäßigen Grades. Nebenbefund, Blasendivertikel durch aufgerollten Katheter gekennzeichnet.

Innervationsstörungen, welche den außerordentlich feinen Mechanismus beeinflussen, mit im Spiele sein müssen, und daß auch hier dieselben Momente zur Erklärung mit heranzuziehen sind, die man bei den übrigen Prolapserkrankungen berücksichtigt (Abb. 79 u. 80).

Für die Therapie jedoch wäre die Entscheidung der Fragen, ob es sich um kongenitale oder erworbene Formen, ob solche mit oder ohne Dilatation der oberen Harnwege handelt, nicht nur von rein kasuistischer Wichtigkeit, sondern von grundsätzlicher Bedeutung, weil dadurch für sie erst neue Wege gewiesen werden könnten. Der Fragenkomplex ist noch nicht völlig lösbar. Unser Handeln richtet sich zunächst nach dem Resultat der Röntgenuntersuchung, welche uns deutlich vor die Augen führt, ob und mit welchen Konsequenzen die Veränderung am unteren Harnleiterende verbunden ist.

Daß die cystische Dilatation häufig bei Harnleiterverdoppelung vorkommt, spricht deutlich für ihre kongenitale Genese. Ich zweifle nicht daran, daß die weitere kasuistische Verfolgung der oben dargelegten Gesichtspunkte Klarheit in diese Fragen bringen kann.

Ich konnte mich noch nie mit Sicherheit davon überzeugen, ob richtige *angeborene Harnleiterdivertikel* tatsächlich existieren. Falsche Divertikel, die nach Durchbruch und Stabilisierung pathologischer in der Nachbarschaft des Harnleiters entstandener Hohlräume entstehen, sind veröffentlicht. Da schon zu dem morphologischen Begriff des Divertikels auch die enge Kommunikation zwischen Hohlorgan und Nebenhöhle gehört, kann man umschriebene Erweiterungen des Harnleiters nicht als Divertikel bezeichnen. Insbesondere läßt sich dieser Schluß aus dem Bilde des im Harnleiter umgeschlagenen Ureterkatheters nicht ziehen.

Die wenigen bekannten Fälle von sog. angeborenen Harnleiterdivertikel stellen rudimentäre Formen des Ureter bifidus dar, welche sich als schlauchartige, mit dem Harnleiter communicierende Gebilde diesem aufsitzen.

Die kongenitalen *Mißbildungen der Harnblase* ergeben für gewöhnlich klare Bilder. Die Darstellung von Urachusdivertikeln, von der in der queren oder frontalen Richtung geteilten Blase, ist einfach und überzeugend. Auch die kongenitalen Fistelbildungen zwischen Blase und Darm, evtl. hinterer Harnröhre und Darm sind darstellbar. Ein weiteres dankbares Gebiet der Röntgenuntersuchung geben die Fälle mit *kongenitaler Insuffizienz der vesicalen Harnleitermündung* ab, bei welchen durch die Blasenfüllung, falls die Anomalie doppelseitig ist, das ganze Harnsystem zur Darstellung gelangt. Schließlich ist das Studium des *kongenitalen Blasendivertikels* durch die Röntgenuntersuchung wesentlich gefördert. Außer allen morphologischen Besonderheiten können wir uns über die pathologische Physiologie des Entleerungsmechanismus der Divertikelblase Aufklärung verschaffen. Zweifellos erfährt auch die Entscheidung der Frage, insofern man die Divertikel überhaupt für kongenital betrachten kann, und welche unter ihnen im besonderen, durch die Röntgenuntersuchung eine gewisse Förderung. Ich glaube, man täte gut, gewisse Fragenkomplexe, die dabei auftauchen, auf dem Wege der Analogie mit sonstigen scheinbar mit kongenitalen Momenten zusammenhängenden Prozessen am Harntrakt zu entscheiden. Ich denke dabei an die eben erwähnte Insuffizienz der Harnleitermündung und an die ausführlicher behandelte cystische Dilatation. Alle diese Erkrankungsformen haben es gemeinsam, daß sie sowohl kongenital als auch erworben vorkommen können. Ließe sich nicht die für die einzelnen Formen teils intra- teils extrauterin sich auswirkende Ursache für ihre Entstehung verantwortlich machen? Denn zweifellos gehört z. B. zur Entwicklung des Divertikels auch im extrauterinen Leben eine angeborene anatomische Disposition (Abb. 81 u. 82). Auch diese Fragen harren noch der Lösung, wobei die Ergebnisse der Röntgendiagnostik eine wesentliche Rolle spielen dürften.

Daß für die Aufstellung des Operationsplanes bei Divertikel das Röntgenbild unvermeidlich ist, sei nur nebenbei erwähnt. Man kann durch die Schirmuntersuchung auch auf sonstige Qualitäten des Divertikels, wie z. B. auf das Bestehen schwerer Verwachsungen mit der Umgebung Schlüsse ziehen.

Bei Harnröhrenmißbildungen gewinnt die Erforschung der kompletten und inkompletten Harnröhrenverdoppelung durch die Röntgenuntersuchung eine wesentliche Stütze, da ihr Ergebnis die durch einfache Einführung von Sonden gewonnene meist überbietet. Auch sonstige angeborene Fistel und Divertikel der Harnröhre sind durch die Röntgenstrahlen darstellbar.

Schließlich kann ab und zu auch eine kongenitale Anomalie der Samenwege zur Darstellung gebracht werden. Hier soll nachgeholt werden, daß die Kontrastdarstellung außer auf natürlichem Wege, auch durch Injektion in das Vas deferens (nach Freilegung desselben) gelingen kann, insbesondere wenn

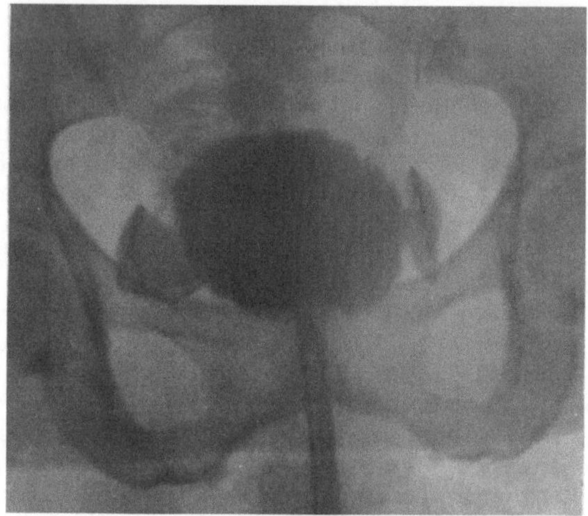

Abb. 81. Harnblasendivertikel bei einer mit Verengerung der Harnröhre behafteten Frau.

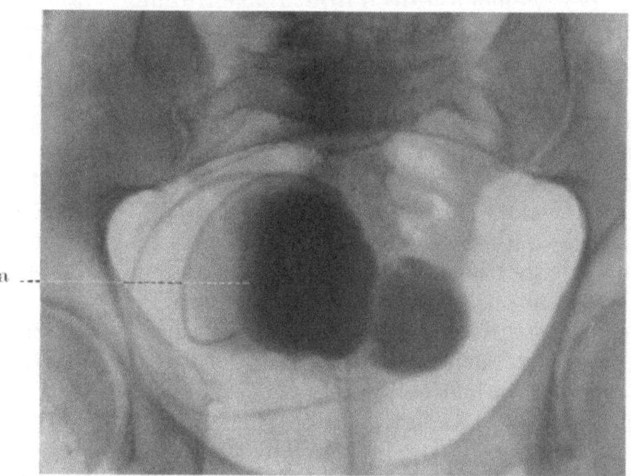

Abb. 82. Zwei größere Divertikel der Blase durch den in die Nebenblasen geführten Harnleiterkatheter gefüllt. a Spina bifida occulta mit chronischer Sphincterstörung.

eine Verengerung am Ductus ejaculatorius besteht und die eingeführte Kontrastlösung nicht mit Umgehen der Samenblase und der Ampulle direkt in die Harnröhre abfließen kann.

2. Die Röntgendiagnostik der entzündlichen Veränderungen am Harnsystem.

Die entzündlichen Veränderungen am Harnsystem betreffen einmal die Wandung des Hohlsystems, dann das Nierenparenchym selbst, schließlich die diese Organe umgebenden Gewebe. Ihre Auswirkung ist je nach Art, Intensität und Dauer der Infektion eine sehr verschiedene. Daraus ergibt sich eine Vielgestaltigkeit der Bilder, die dem weniger Geübten Schwierigkeiten bereiten kann. So klar und eindeutig diese bei schweren Prozessen sind, so geringfügig können die Veränderungen bei den milden Formen sein.

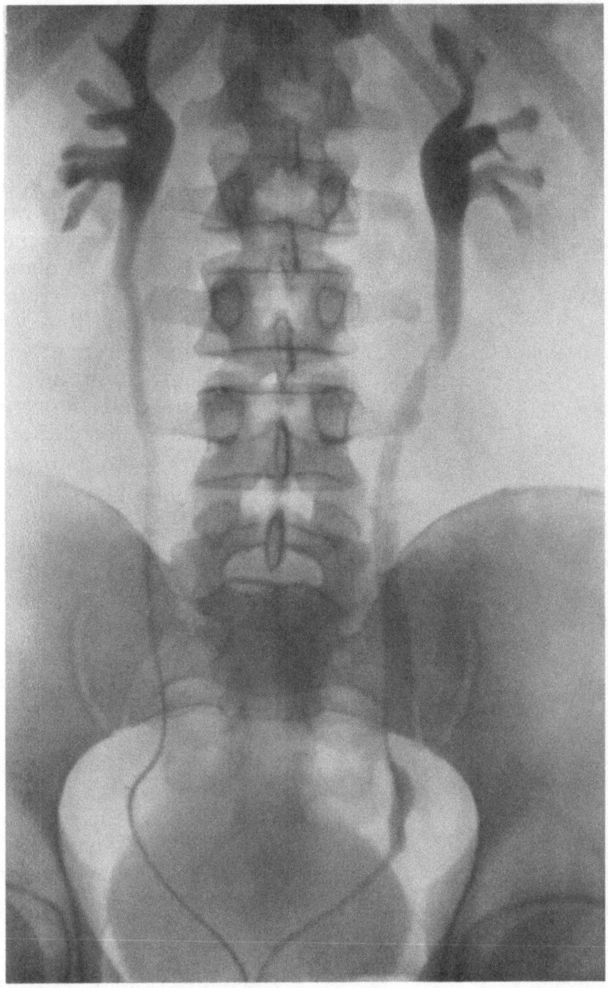

Abb. 83. Doppelseitige chronische Pyelonephritis und Ureteritis bei chronischer Erkrankung der Adnexe beim Mann.

Das Gemeinsame bei allen Fällen infektiöser Erkrankung ist, daß der Krankheitsprozeß nicht auf die Einbruchspforte der Infektion beschränkt bleibt, sondern daß er allmählich das ganze System in Mitleidenschaft zieht. Ausgesprochener wie bei den descendierenden Erkrankungsformen begegnen wir dieser Tatsache bei solchen, die ihren Anfang am distalen Ende des Harnsystems nehmen. Während wir also bei primären Infektionen der Niere die hauptsächlichsten Veränderungen an dieser selbst vorfinden werden, finden wir bei Erkrankung der großen akzessorischen Geschlechtsdrüsen die Veränderungen auf das ganze Harnsystem ausgedehnt (Abb. 83 u. 84). Sind außerdem die vorgenannten Erkrankungen meistens — Ausnahme machen nur die Fälle mit primärer doppelseitiger Infektion, und solche, die sich allmählich auf die Gegenseite ausdehnen — einseitig, so sind die Erkrankungsformen der zweiten Gruppe fast immer doppelseitig. Graduelle Unterschiede können zwischen den Veränderungen beider Seiten naturgemäß bestehen. Es kommt auch selten vor, daß nur die eine Seite nachweisbar erkrankt ist.

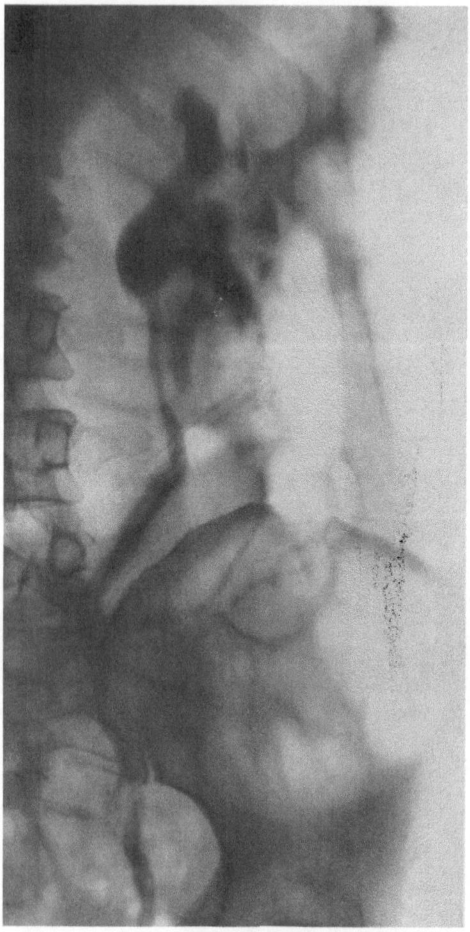

Abb. 84. Schwere abscedierende Pyelonephritis bei chronischer Prostatitis.

Aus dieser Tatsache geht klar hervor, daß es für die Klinik richtiger ist, die Infektionen des Harnsystems statt nach der üblichen Weise nach Ascension und Descension nach dem Prinzip des primären Krankheitsherdes einzuteilen. Einmal deswegen, weil die Symptomatologie eine ziemlich klare diagnostische Scheidung zwischen beiden Gruppen ermöglicht, dann aber hauptsächlich deswegen, weil man nur auf diese Weise zu einer kausalen Therapie gelangen kann. Unsere klinischen Erfahrungen geben der Richtigkeit dieser Anschauung die breiteste und sicherste Grundlage. Erst wenn es festgestellt ist, daß der primäre Erkrankungsherd in der Niere sitzt, gewinnt es klinische Wichtigkeit klarzustellen, woher die Infektion herrührt, ob ihre Quelle auf dem Blut- oder auf dem Lymphweg zu verfolgen ist. Nur auf diese Weise lassen sich die letzten therapeutischen Konsequenzen ziehen und das Rezidivieren des Leidens verhindern. Mit einem Wort, man muß bereits in dem Aufbau der Diagnostik auf die großen pathologischen Zusammenhänge Rücksicht nehmen, welche das Entstehen und den Verlauf der Harninfektionen bestimmen.

Bei einem großen Teil derselben gewinnen wir durch die von der Röntgenuntersuchung vermittelte genaue Wiedergabe der pathologischen Veränderungen eine ausgezeichnete Klarheit in dieser Hinsicht. Darin möchte ich den größten Fortschritt erblicken, welcher auf diesem Gebiet durch die Anwendung der Röntgenstrahlen erzielt wurde.

Primäre infektiöse Prozesse der Niere können hauptsächlich die Nierensubstanz oder hauptsächlich das Nierenbecken, oder beide gleichmäßig oder in verschiedenem Grade betreffen. Der röntgenologische Gradmesser besteht darin, daß die Veränderungen im ersten Fall die Niere, im zweiten das Becken, schließlich im dritten alle beide betreffen. Akute Entzündung geht stets mit wesentlicher Vergrößerung der Nierenbilder ohne besondere Veränderung der Beckengröße einher. Bei gutartigen chronischen Prozessen geht die Veränderung in beiden Komponenten gleichmäßig vor, bei den bösartigen ist die Vergrößerung auf die Ausbreitung des Hohlsystems zu beziehen. Mit anderen Worten: Nierenkarbunkel, Nierenabsceß, die sog. aposthematöse Nephritis oder chirurgische

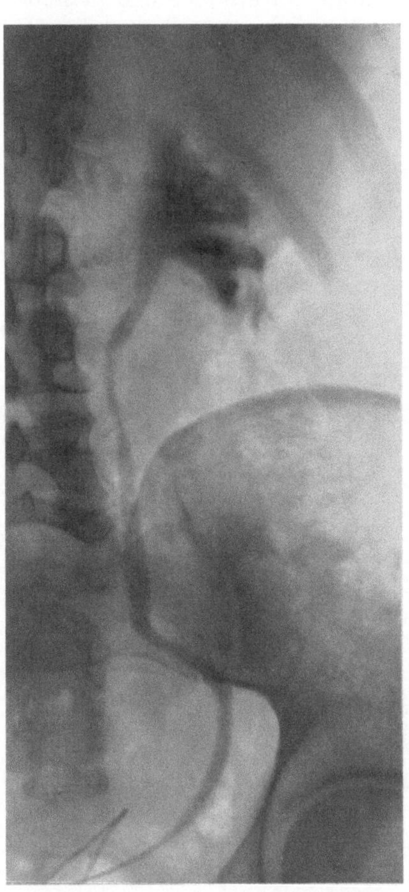

Abb. 85. Nephritis aposthematosa mit bis kirschgroßen Abscessen der Rinde.

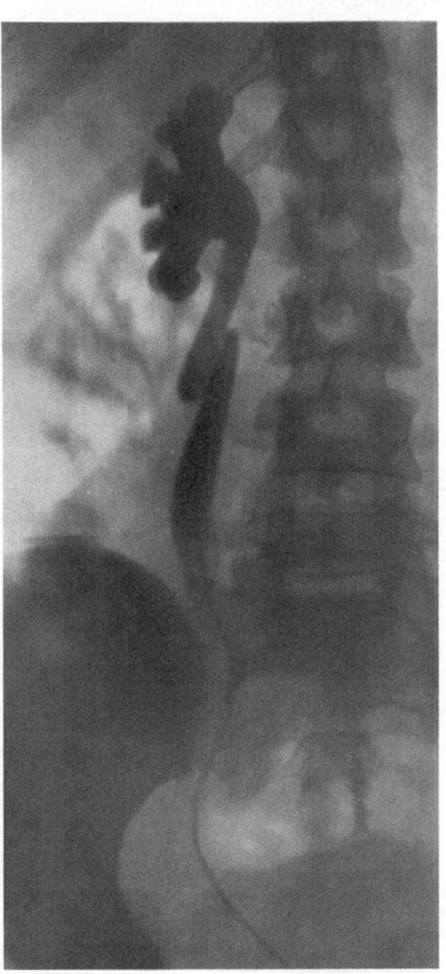

Abb. 86. Pyelitis gravidarum mit gleichmäßiger atonischer Dilatation des Harnleiters und Beckens vom lumbalen Teil ab. Deutliche Schlingenbildung.

Niere stehen am einen, die echte Pyonephrose am anderen Ende dieser Bilderreihe. Weitere Details ergeben sich aus der Lokalisation und Ausbreitung des Prozesses. Die akuten eitrigen, parenchymatösen Prozesse können einmal in der Form exzentrischer, einmal in der konzentrischer Vergrößerung des Nierenbildes in Erscheinung treten. Kommt es zur eitrigen Einschmelzung, so wird durch Durchbruch der Eiterherde das Beckenbild umgestaltet (Abb. 85). Deutliche Veränderungen in der Form des Harnleiters treten mit Ausnahme der primären entzündlichen Atonie und der dadurch bedingten mäßigen totalen oder partiellen Dilatation selten auf. Schwierigkeiten kann der Umstand bereiten, daß auch ein vorher chronisch von den Adnexen aus erkranktes Organ von akuter oder chronischer metastatischer Infektion der Niere heimgesucht werden kann, wodurch zwar hochgradige, jedoch nicht mehr ohne weiteres erklärbare Kombinationsformen beider Erkrankungen entstehen können. Genaue anamnestische Erhebungen können solche Schwierigkeiten unter Umständen klären.

Auch hier sei auf das wichtige konstitutionspathologische Moment, welches sich aus der Gestaltung des Nierenbeckens und der Kelche ergibt, nochmals nachdrücklichst hingewiesen. Es kann uns allein erklären, warum eine und dieselbe

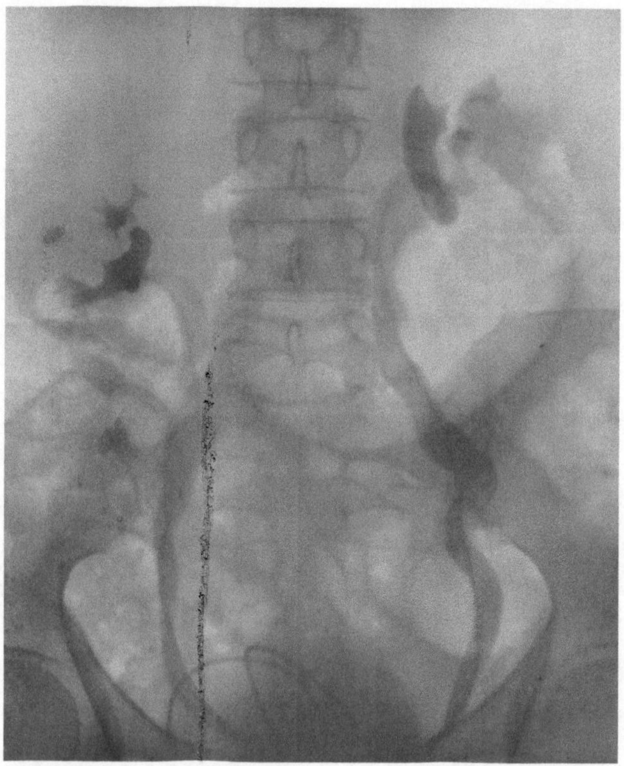

Abb. 87. Schwerste Veränderungen bei chronischer Erkrankung der weiblichen Adnexe als Folge kombinierter Atonie und Stauung.

Infektion in einem Fall zur totalen Zerstörung der Niere führt, im anderen bloß zu einer eitrigen Pyelitis. Schon Voelcker hat es auf Grund gemeinsam gewonnener Erfahrungen versucht, auf morphologischer Grundlage eine gewisse Aufklärung dieser Verhältnisse zu bringen. So entstand die Einteilung in Formen mit Dilatation und solcher mit Retention, wobei die beiden Begriffe sich in der Pathogenese und Auswirkung gegenseitig ablösten. Durch ihre Wechselwirkung konnten die Formen der Dilatationspyelitis, der Retentionspyelitis, mit nachfolgender Pyonephrose unterschieden werden. Hierbei wurde aber nur auf die gegenseitigen Beziehungen zwischen Becken und Kelche und dies auf Grundlage des Bildes, welches als Resultat des pathologischen Prozesses entstand, Rücksicht genommen. Durch die stichhaltige Annahme, daß bei bestimmten Becken und Kelchformen die Erkrankung in gleicher Weise stets günstig oder stets ungünstig verläuft, gewinnen diese Überlegungen erst eine allgemeine Bedeutung. Bei sackförmigem Becken mit breiten Kelchen ist der Verlauf gutartig. Ein eventuell entstandener Nierenabsceß kann sich leicht entleeren, bei diesen Formen spielt sich der Prozeß im wesentlichen im Hohlsystem ab, bei den verzweigten Formen mit engem Becken hingegen im Nierenparenchym. Zu erwähnen wäre nur als Ausnahme, daß ein schwerer schrumpfender peripyelitischer Prozeß durch Erdrücken des Nierenbeckens zu denselben Ergebnissen führen kann.

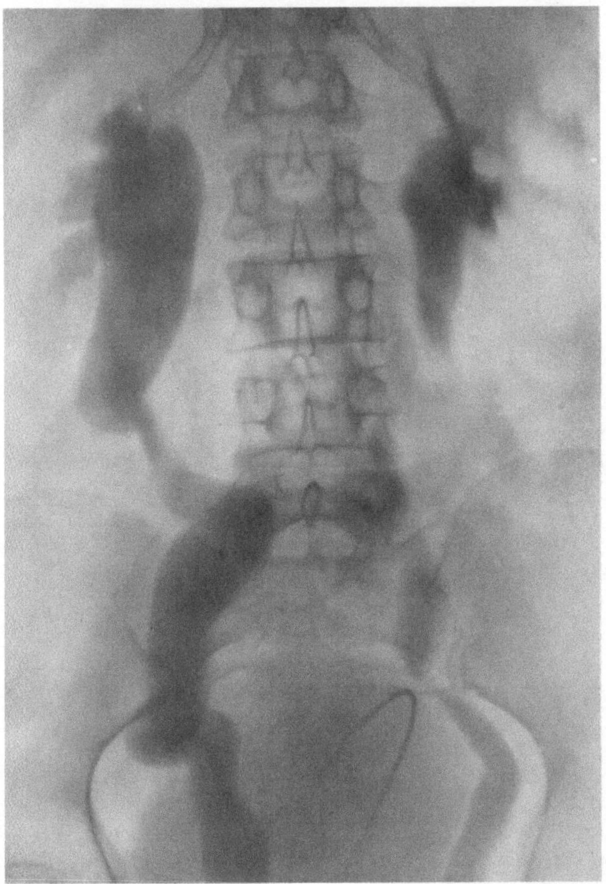

Abb. 88. Schwerste Veränderungen bei chronischer Erkrankung der männlichen Adnexe.

Was nun die Bilder anlangt, welche uns die Pyelographie liefert, so finden wir bei der Pyonephrose eine ungleichmäßige Vergrößerung des Beckens, wobei die Begrenzung der Nebenhöhlen asymmetrisch, ihr Zusammenhang mit dem Becken selbst sogar fehlen kann. Oft sind auch nicht sämtliche Nebenräume gefüllt. Ein anderes Mal hängen die erweiterten Kelche an langen Stengeln am verengten Becken. Leicht sind diese Formen von Bildern zu unterscheiden, welche infizierte Retentionsgeschwülste der Niere (Pyohydronephrosen) ergeben.

Pyelitische Becken geben für gewöhnlich eine gleichmäßig vergrößerte Figur des normalen wieder. Daher erscheint das Hohlsystem bis auf die Kelche gleichmäßig dilatiert. Die Erweiterung kann auch auf den Harnleiter übergehen, wobei es sich aber meistens nicht um eine wirkliche Dehnung, sondern nur um eine Atonie handelt. Bei der von einer primären Infektion der Niere ausgehenden Erkrankung des Harnleiters spielt die Dilatation keine wesentliche Rolle, ja man findet zumeist normales oder gar verengtes Lumen. Das wichtigste

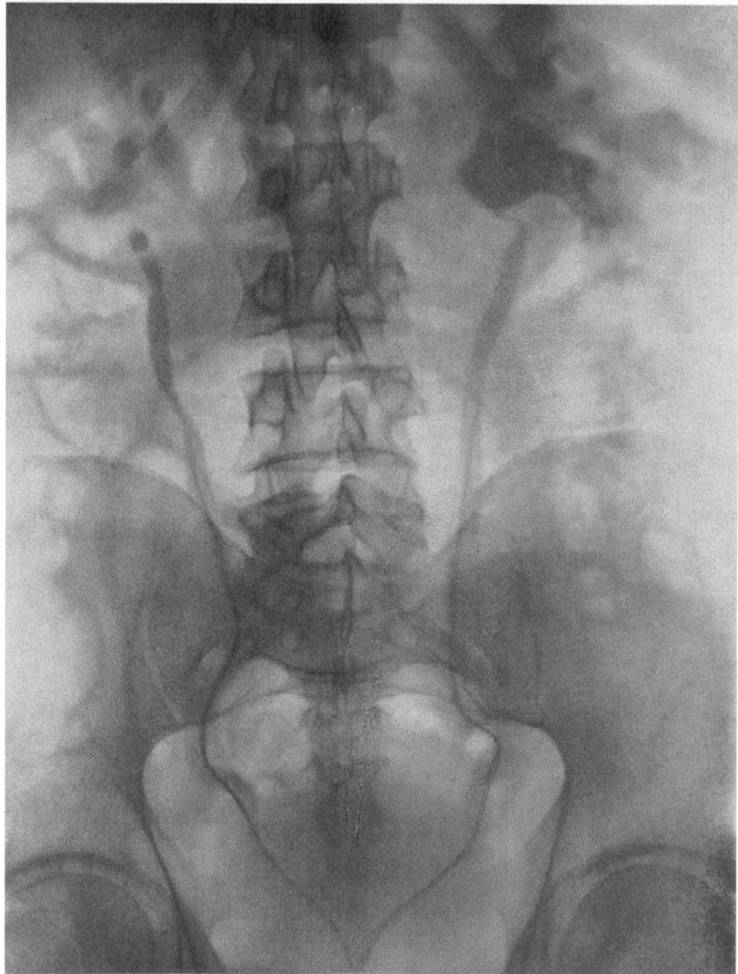

Abb. 89. Prostataabsceß. Chronische Pyelitis und Ureteritis.

pyelographische Symptom ist die Abflachung der normalen Biegungen des Harnleiters, der mehr minder gestreckte Verlauf desselben. Diese sehr deutliche Formveränderung ist die Folge einer Entzündung des periureteralen Gewebes und kann das einzige darstellbare Symptom einer Infektion der Harnwege sein. Umgekehrt ist es bei den Erkrankungsformen, welche ihre primäre Ursache im distalen Teile des Harnsystems beherbergen. Hier finden wir stets hochgradige Dilatation des ganzen Hohlsystems, da hier zu der entzündlichen Atonie vielfach noch mechanische Momente hinzutreten, welche sich in der Form der Stauung auswirken. Auch scheint zum Entstehen wirklicher Dilatation der periphere Sitz des Hindernisses **nicht** ohne Bedeutung zu sein. Neben Erweiterung finden wir hier auch Schlängelung des Harnleiters (Abb. 86, 87 u. 88).

Über entzündliche Abknickung und Strikturbildung haben wir bereits das Notwendige gesagt. Hier seien sie nur als Folge der Entzündung des Ureters resp. des periureteralen Gewebes erwähnt.

Die entzündliche Reizbarkeit der Blase gibt sich an der Gezacktheit der Kontur des kleinen Blasenbildes (geringe Kapazität) kund. Bei der Schrumpfblase finden wir ein verkleinertes verzerrtes Abbild des Normalen.

Zur Diagnose des Prostataabscesses ist die Röntgenuntersuchung bisher nicht systematisch herangezogen worden. Zweifellos sind aber die lokalen Veränderungen dabei darstellbar, insbesondere wenn die Lufteinblasung zu Hilfe genommen wird. Die Veränderungen in den oberen Teilen des Harnsystems erreichen dabei vielfach eine überraschende Ausdehnung (Abb. 89).

Schließlich seien noch die entzündlichen Prozesse in der Umgebung der Niere berücksichtigt. Die chronische Perinephritis läßt sich u. a. aus negativen Momenten bei der Pneumoradiographie feststellen. Auch für das Vorhandensein eines perinephritischen Abscesses können im Röntgenbilde direkte und indirekte Zeichen sprechen. Näheres darüber im allgemeinen Teil.

3. Röntgendiagnose der Tuberkulose des Harnsystems.

Es wäre an dieser Stelle überflüssig, über die Notwendigkeit oder Entbehrlichkeit der Pyelographie bei der Nierentuberkulose zu sprechen, wenn diese Frage nicht immer wieder und selbst noch in der neuesten Zeit in die Diskussion gezogen worden wäre. Selbst die besondere Gefährlichkeit der Methode bei dieser Erkrankung ist gegen sie mit ins Treffen geführt worden. Daß man die Nierentuberkulose oft mit einem einzigen Blick in das Cystoskop diagnostizieren kann, ist ebenso bekannt, wie daß manchmal Wochen und Monate vergehen, bis man zu einem bestimmenden positiven oder negativen Ergebnis der Untersuchung gelangen kann. Liegen aber die Verhältnisse so, so ist es klar, daß schon dieser Umstand allein den Wunsch nach einer Verbesserung der diagnostischen Möglichkeiten erwecken und wachhalten muß. Suchen diese die einen vielleicht auf bakteriologisch-biologischem Gebiet, so ist es den anderen nicht zu verübeln, wenn sie dasselbe Ziel durch die einfache Ausdehnung der Röntgenuntersuchung auch auf diese Erkrankungsgruppe erreichen wollen. Einen Fingerzeig in dieser Richtung kann man schon darin ersehen, daß manche chronische Formen der Harntuberkulose infolge ihrer Neigung zur Verkalkung auch ohne weiteres eindeutige Zeichen am Röntgenbild hinterlassen. Solche Bilder von Kittnieren und Ureteren sind manchmal von verblüffender Klarheit und Vollständigkeit, manchmal sind es aber nur Spuren solcher Veränderungen, welche auf das Bestehen einer Tuberkulose hindeuten. Berücksichtigt man, welche Veränderungen die Tuberkulose der Harnorgane an diesen hinterläßt, so erscheint die Anwendung der Pyelographie besonders vielversprechend, nicht nur in der Richtung, daß man durch sie in die Lage versetzt wird, eine Harntuberkulose überhaupt zu diagnostizieren, sondern deswegen, weil man eine Möglichkeit gewinnt, durch sie die Art und die Ausdehnung des tuberkulösen Prozesses festzustellen. Man kann die Gegner der Methode mit Recht fragen, ob für sie etwa der Befund von Bacillen im Urin einer oder beider Nieren in Verbindung mit der Störung der Funktion volle Klarheit über den Stand der Krankheit bedeutet, oder der negative Bacillenbefund völlig über die Harmlosigkeit einer Blasenreizung oder Hämaturie beruhigen kann. Schon die große Vielgestaltigkeit der urologischen Symptomatologie fordert den systematischen Ausbau aller diagnostischen Möglichkeiten.

In diesem Sinne ist die Anwendung der Pyelographie bei der Nierentuberkulose nur zu begrüßen, da daraus außer der Diagnostik auch die therapeutische Indikationsstellung manches profitiert. Diesen Standpunkt muß jeder einnehmen, der mehr leisten will als bloß das diagnostische Torso zu entwerfen, und daran denkt, daß die Frage der Therapie auch nicht so ohne weiteres einzig und allein auf das Vorhandensein von Tuberkelbacillen aufgebaut sein dürfte.

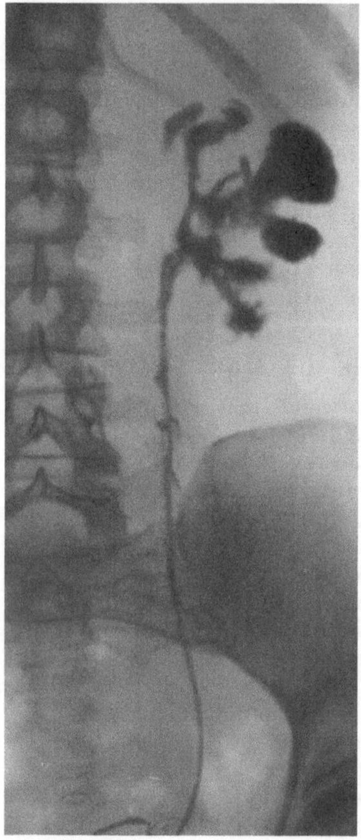

Abb. 90. Ulceröse Form der Nieren- und Harnleitertuberkulose.

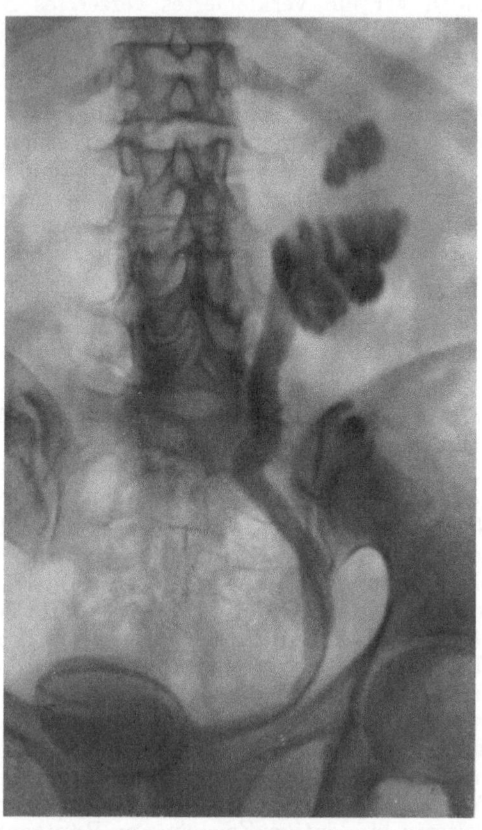

Abb. 91. Tuberkulöse Pyonephrose mit Verkalkung. Schwere Harnleitererkrankung.

Schließlich dürfte die Ausführung der Untersuchung und die gewonnenen Ergebnisse für manche Fälle doppelseitiger Erkrankung allein richtunggebend sein.

So habe ich in dieser Frage dem nichts zuzusetzen, was ich vor annähernd zwanzig Jahren in meiner Arbeit mit DIETLEN ausgeführt habe. Hauptsächlich die zerstörende Form der Tuberkulose läßt sich in allen ihren Phasen wunderbar darstellen (Abb. 90 u. 91).

Das Röntgenbild der Blase wird durch die Ausdehnung der tuberkulösen Erkrankung derselben bestimmt. So finden wir für gewöhnlich ein durch die verminderte Kapazität bedingtes kleines querovales Bild, welches nach der Seite der erkrankten Niere zu verzogen ist.

Käsig-kalkige Veränderungen in den akzessorischen Geschlechtsdrüsen sind oft am Röntgenbild beobachtet worden.

4. Röntgendiagnostik der Konkremente im Harnsystem.

Die erste Anwendung der Röntgenstrahlen in der urologischen Diagnostik galt naturgemäß den Konkrementen. Daß das im Anfang gesteckte Ziel, ein jedes Konkrement zur Darstellung bringen zu können, trotz aller Fortschritte der Technik auch heute noch nicht erreicht ist, beleuchtet die Schwierigkeiten der Konkrementdiagnostik am nachdrücklichsten. Es muß dieser Tatsache eine Variationsfähigkeit der physikalischen Bedingungen zugrunde liegen, welcher auch noch das heutige hochentwickelte Instrumentarium und die gediegenste Aufnahmetechnik nicht voll gewachsen sind.

Rein theoretisch möchte man annehmen, daß die Darstellbarkeit der Konkremente allein mit ihrer Dichtigkeit für Röntgenstrahlen zusammenhängt. Diese ist bei Konkrementen von gleicher chemischer Zusammensetzung gleich und so hat man eine Skala konstruiert, deren oberste Stufen von den verschiedenen Kalksteinen und Oxalaten, die untersten durch die Harnsäurekonkremente belegt waren. Wenn es im allgemeinen auch stimmt, daß die Dichtigkeit und die Größe der Konkremente in ihrer Darstellbarkeit eine wesentliche Rolle spielen, so lehrte uns die Erfahrung bald, daß man sich nicht allein auf diese Momente verlassen kann. Auch wurde es bald klar, daß nur ein mit Ausschluß aller Fehlerquellen gewonnener positiver Befund für die Konkrementdiagnose verwertbar ist. Um die bei der Darstellung störenden Einflüsse der Umgebung auszuschalten und die Zahl der positiven Resultate zu erhöhen, hat man eine Reihe von Hilfsmethoden in die Steindiagnostik eingeführt.

Sie beruhen alle auf dem Prinzip, der Schaffung einer stärkeren Kontrastwirkung als der von Natur aus vorhandenen. Eine solche kann erreicht werden durch Imprägnierung der Konkremente mit stark strahlenundurchlässigen Mitteln, oder dadurch. daß man sie entweder mit einem physikalisch sehr dünnen oder sehr dichten Mantel umgibt. Die Imprägnation erreichen wir dadurch, daß wir das Hohlsystem wiederholt und in kurzen Abständen mit einer der für die Nierenbeckendarstellung geeigneten Lösungen spülen, die zweite Möglichkeit ist durch Aufnahmen bei Gas- oder Kontrastfüllung des Harnsystems gegeben. Im letzten Fall erhalten wir das Bild der Konkremente in der Form einer Aussparung (Abb. 92 u. 93). Die Zahl der Fehldiagnosen in negativer Hinsicht läßt sich aber nur dann vermindern, wenn diese Darstellungsmöglichkeiten in allen Fällen, in welchen begründeter Verdacht auf das Vorhandensein eines Konkrementes besteht, auch richtig erschöpft werden.

Vom Standpunkt des Urologen hat die Röntgenaufnahme der spezialistischen Untersuchung nachzufolgen. Wenn nicht jede Nierenkolik, wie das auch heute noch vielfach der Fall ist, vorbehaltlos als Steinerkrankung angesehen und geröntgt wird, wird die Zahl der negativen Fälle, die wohl im Material des Röntgenarztes stets die Mehrzahl bilden, bald abnehmen.

Fehldiagnosen kommen nicht nur dadurch zustande, daß ein tatsächlich vorhandenes Konkrement sich nicht zur Darstellung bringen läßt, sondern auch durch falsches Lesen der Platten, wobei irgendein konkrementähnlicher Schatten als Stein gedeutet wird. Im allgemeinen lassen sich diese Fehlerquellen bei genügender Erfahrung und Hinzuziehung von Hilfsmethoden, welche die Lokalisation im Harnsystem sichern oder ausschließen, oder durch Aufnahmen in verschiedener Richtung (schräge, seitliche Aufnahme) vermeiden. Trotzdem wird man auch in dieser Hinsicht selbst bei größter Erfahrung manchmal noch die Tücke des Objektes verspüren. Wie am anderen Ort bereits ausgeführt, sind besonders im Bereich des Beckens viele Möglichkeiten für die Fehldeutung vorhanden. Die Methode durch die bei Füllung der Blase wechselnde Stellung des im untersten Harnleiterabschnitte sich befindenden Konkrementes differentialdiagnostisch auszuwerten, wird nicht allen Verhältnissen gerecht. Am sichersten scheint uns das Verfahren von Doppelaufnahmen mit Verschiebung des Fokus bei liegendem Harnleiterkatheter.

Wir erwarten von der Röntgendiagnostik heutzutage mehr als die bloße Darstellung des Konkrementes. Sie soll uns nicht nur über den Harnstein,

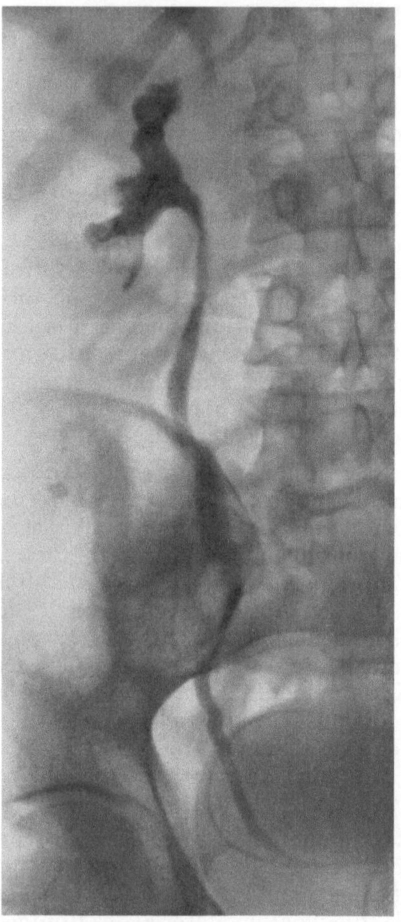

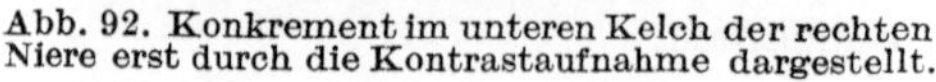

Abb. 92. Konkrement im unteren Kelch der rechten Niere erst durch die Kontrastaufnahme dargestellt.

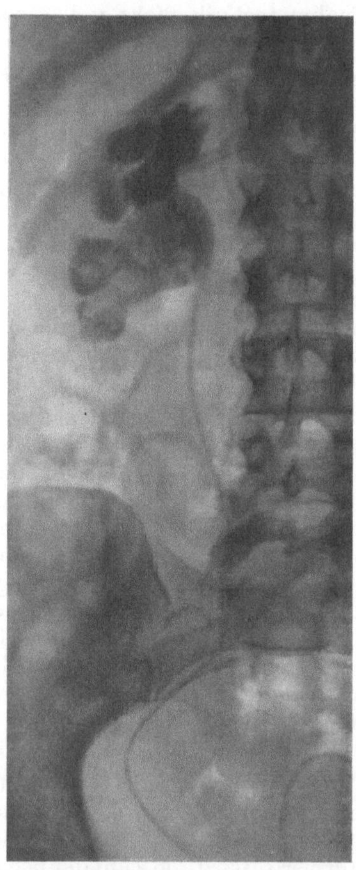

Abb. 93. Großes Konkrement der rechten Niere, welches nur die oberen Kelche frei ließ, erst durch Kontrastaufnahme darstellbar.

sondern über die Steinerkrankung des Harnsystems orientieren. Wir erstreben dabei einmal die genaue Lokalisation des Konkrementes, dann aber auch die Aufdeckung der durch die Erkrankung und ihrer Komplikationen verursachten Veränderungen im gesamten Harnsystem. Denn so gewinnen wir nur eine richtige Vorstellung von dem Stand der Krankheit und Aufschlüsse, die für die therapeutische Indikationsstellung von größter Bedeutung sind. Beschränkt sich das Vorhandensein von Konkrementen auf die Niere allein, so ist die Feststellung, ob die Erkrankung ein- oder doppelseitig ist, die Zahl der Konkremente und ihre Lokalisation, nebst den Veränderungen, welche die Konfiguration des Nierenbeckens und des Ureters aufweist, von Bedeutung. Die Bedeutung der Feststellung einer doppelseitigen Erkrankung liegt auf der Hand. Viel mehr aber als bloß diese Tatsache zeigt uns das Röntgenbild, wenn wir aus den

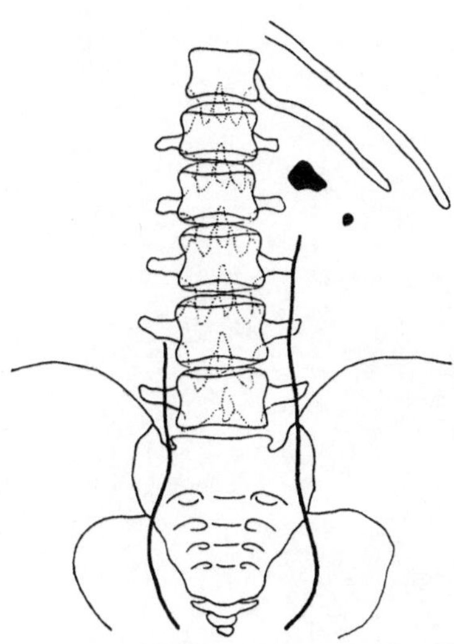

Abb. 94. Steinchen im Becken und im unteren Kelch.

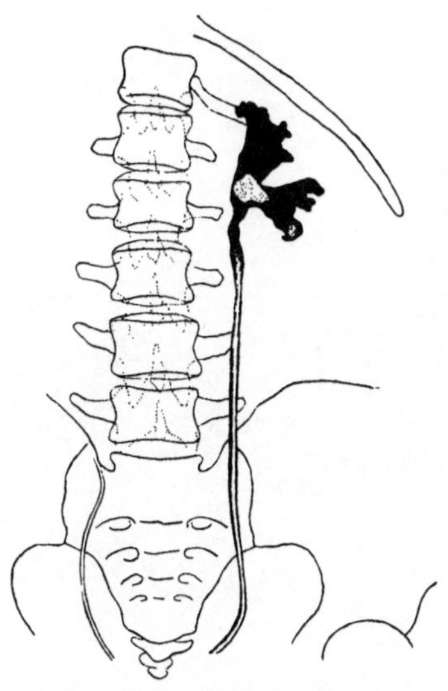

Abb. 95. Pyelogramm bei derselben Patientin, welches die hochgradigen atonischen Veränderungen des Nierenbeckens zeigt.

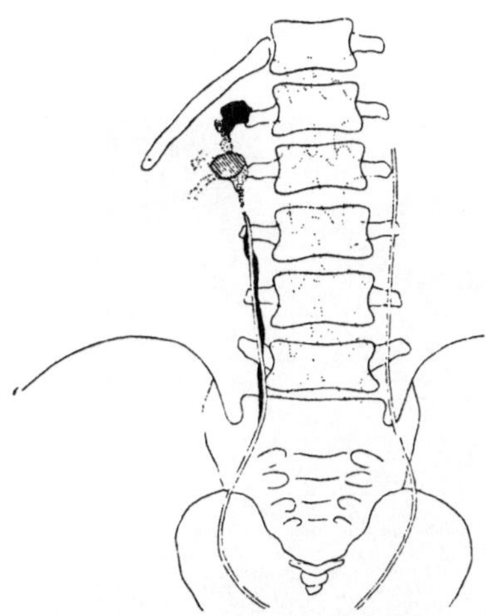

Abb. 96. Hochgradige Kelchveränderung bei kleinem Beckenstein. Periureteritis.

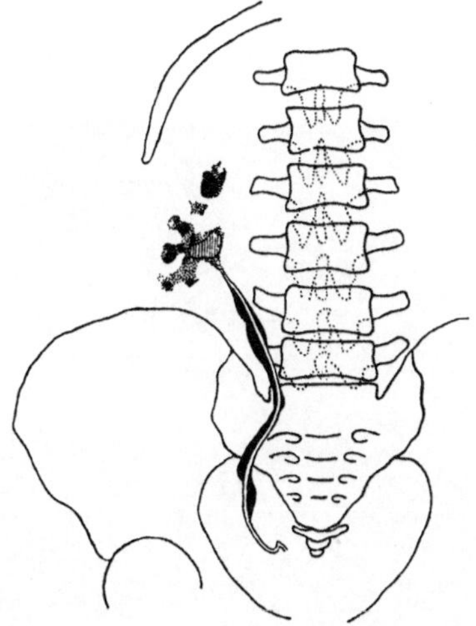

Abb. 97. Becken- und Ureteratonie bei herzförmigem Beckenstein.

Veränderungen des Beckenbildes die Folgen der Erkrankung ablesen können. Wir werden so die konservativ oder abwartend zu behandelnden Fälle von solchen absondern können, bei welchen schon allein auf Grund des anatomischen Befundes die operative Entfernung des Steines zwecks Konservierung des Organs dringend notwendig erscheint. Mutatis mutandis treffen diese Bedingungen auch für die einseitige Erkrankung zu (Abb. 94, 95, 96, 97, 98 u. 99). Nebenbei

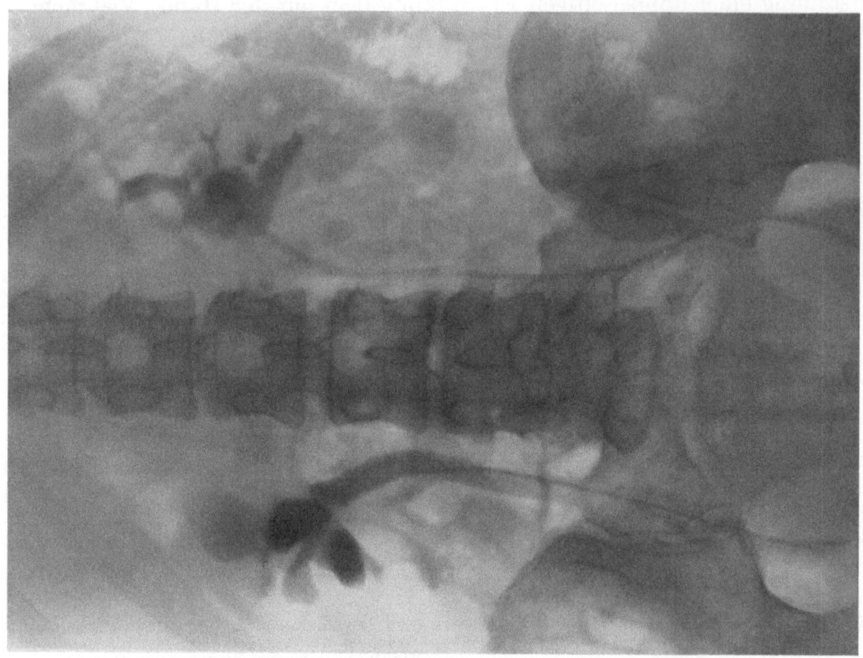

Abb. 99. Pyelogramm des durch Abb. 98 wiedergegebenen Falles. Rechts beginnende Pyonephrose und starke atonische Dilatation des Harnleiters. Links für das kleine Konkrement hochgradige Erweiterung des Nierenbeckens. Doppelseitige Infektion.

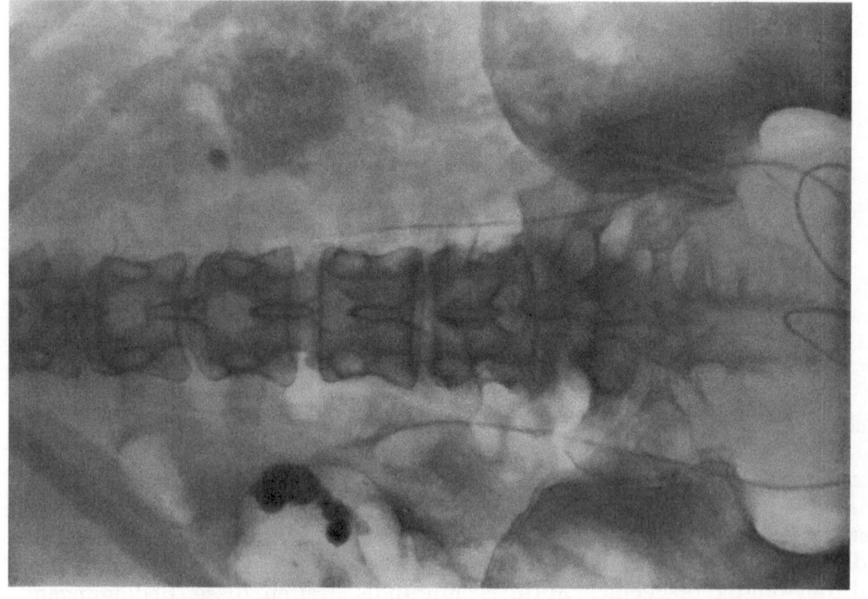

Abb. 98. Aneinandergereihte facettierte Steine in der rechten Niere. Kleines Steinchen im linken Nierenbecken.

liefert uns das Bild Handhaben, die zweckmäßigste Form der Operation zu wählen. Selbst während der Operation hilft es aus beim Aufsuchen des Konkrementes. Da sich kleinere Konkremente manchmal innerhalb der Niere verschieben, ist es ratsam, kurz vor der Operation stets eine Kontrollaufnahme zu machen.

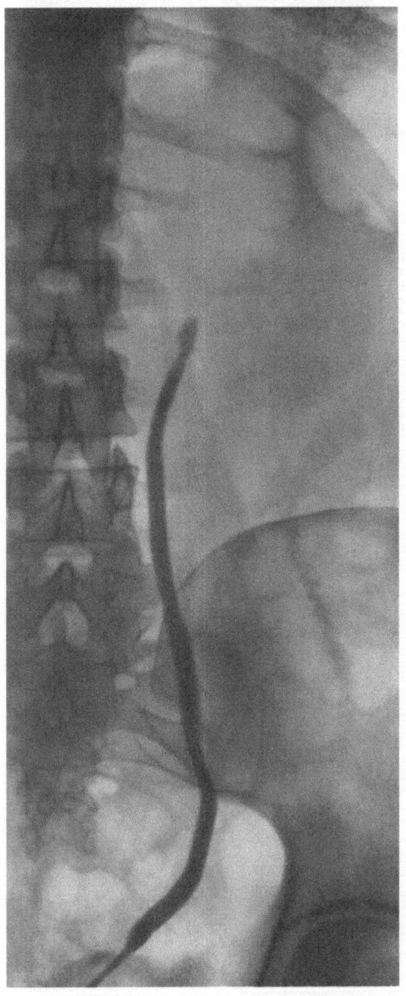

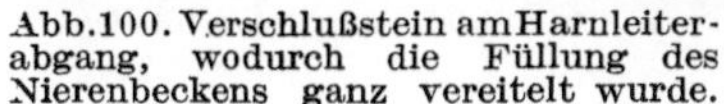

Abb. 100. Verschlußstein am Harnleiterabgang, wodurch die Füllung des Nierenbeckens ganz vereitelt wurde.

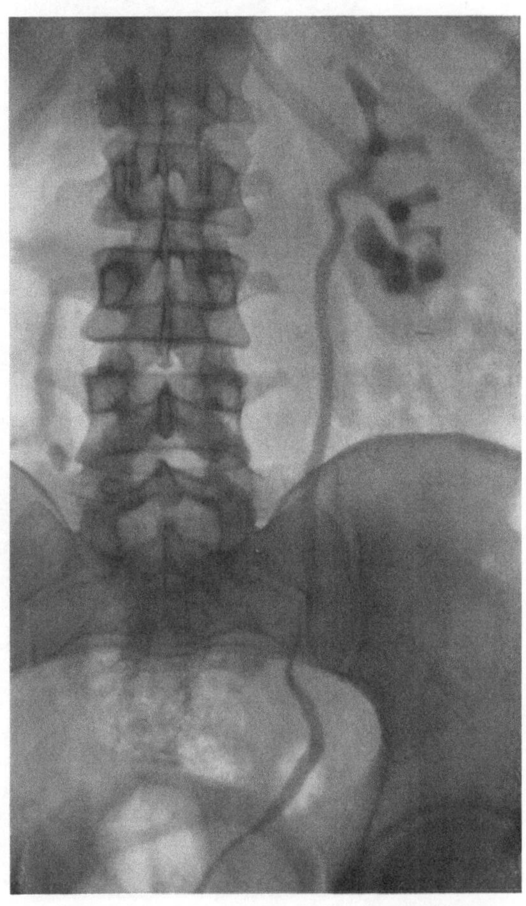

Abb. 101. Viele kleine Konkremente in den unteren erweiterten Kelchen der linken Niere durch Resektion der Niere entfernt. Rechts Konkrement im Harnleiter oberhalb des Querfortsatzes des 5. Lendenwirbels.

Während des Operierens ermöglicht uns bei besonderen Einrichtungen die Röntgendiagnostik außerdem das Vorhandensein von kleinen und kleinsten Konkrementen festzustellen, oder die völlige Ausräumung der nachgewiesenen Steine zu kontrollieren. Dies geschieht durch Aufnahme oder Durchleuchtung der freigelegten Niere. Wir können uns also vor ergebnislosen Eingriffen und vor Entstehung von Rezidiven, namentlich von sog. falschen Rezidiven, die durch Zurückbleiben von Konkrementteilen verursacht werden können, auf diese Weise mehr schützen.

Die Lokalisation der Steine innerhalb der Niere erlaubt uns Schlüsse von prognostischer und therapeutischer Bedeutung. Sie liefert die Erklärung für symptomatologische Besonderheiten des Einzelfalles und läßt vielfach den Verlauf des Krankheitsfalles voraussehen. Wir können sicherer disponieren, wenn wir sehen, ob ein einziges Kelchsteinchen vorhanden ist, ja wenn wir wissen,

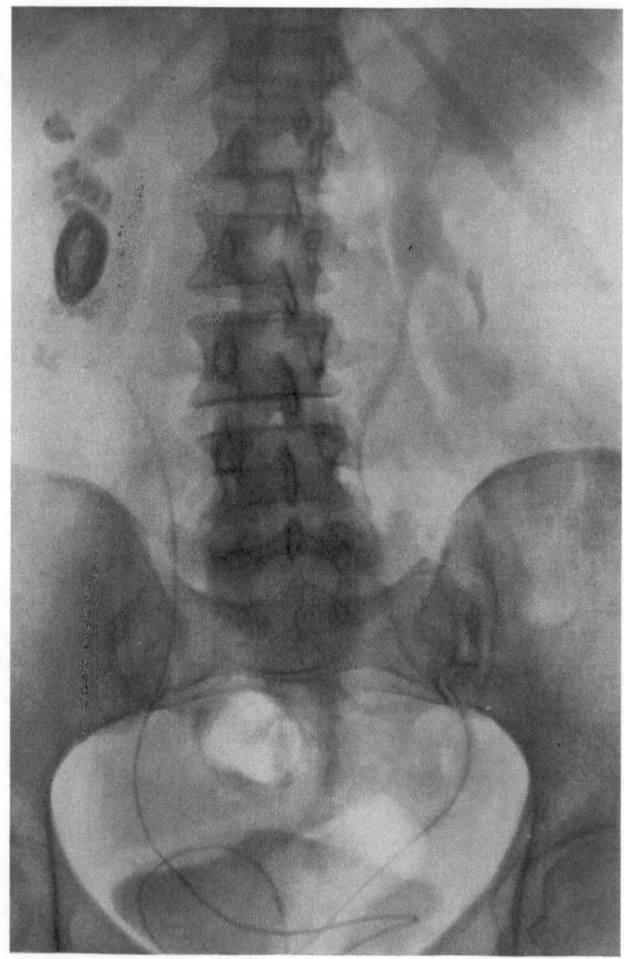

Abb. 102. Röntgenbild einer Steinpyonephrose. Beachtenswert die Schichtung des größten Konkrements.

ob dieses im obersten oder untersten Kelche steckt oder wenn wir z. B. einen verhältnismäßig schon größeren Stein im Beckenhals eingekeilt vorfinden. Ja selbst über dem Grade dieser Einklemmung erlangen wir Sicherheit aus dem unvollständigen Ausfall der Nierenbeckenfüllung (Abb. 100).

Die Zahl der Konkremente verlangt, solange es sich um einige größere Steine handelt, keine besondere Beurteilung. Anders steht es mit den Fällen, wo es sich um unzählbare kleinste Steinchen handelt, die außerdem sich noch in einem, meist im untersten Kelchsystem versammelt befinden. Es ist klar, daß es sich hier um eine Spielart der lokalen Disposition zur Steinbildung innerhalb der

Niere handelt, welche nur durch Entfernung des betreffenden Nierenteils beseitigt werden kann. So erhalten wir die Indikationsstellung zur Nierenresektion bei der Steinkrankheit durch das Röntgenbild (Abb. 101).

Daß unsere operativen Maßnahmen bei einer Erkrankung, deren letzten Gründe noch unbekannt sind und bei welcher wir nur die Folgen, nie die Ursache der Krankheit beseitigen können, vorsichtig erwogen werden müssen, liegt auf der Hand. Die genaue Röntgenuntersuchung liefert allein die Handhaben dafür. Die Ausführungen sollen bezeugen, wie sehr die Röntgendiagnostik der Steinkrankheit mit der Möglichkeit der konservierenden chirurgischen Therapie der Nephrolithiasis verschmolzen ist. Daß schließlich auf demselben Wege die Notwendigkeit der Entfernung einer Niere klar erwiesen werden kann, sei nur nebenbei bemerkt (Abb. 102).

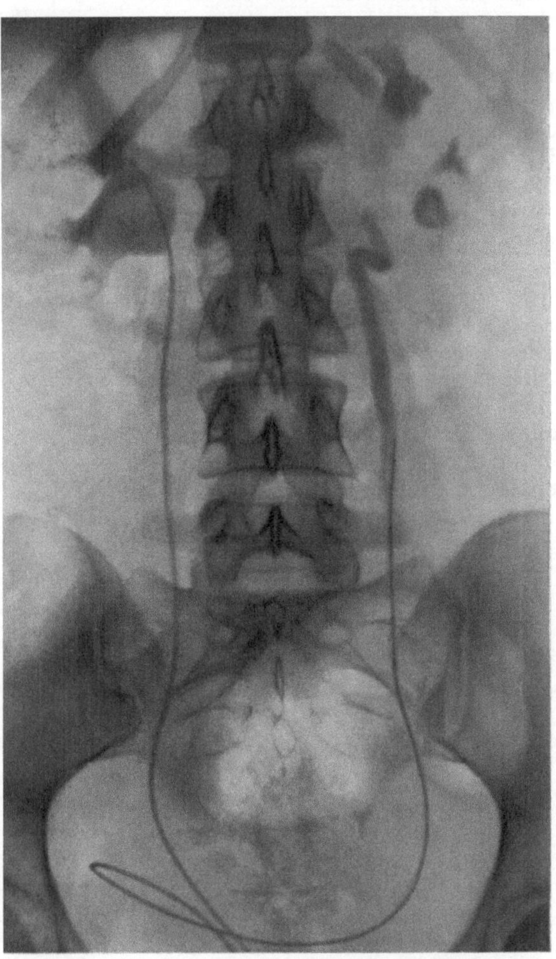

Abb. 103. Kleinstes Harnleitersteinchen mit Dilatation und Schlängelung des obersten Harnleiteranteils und mangelnde Füllung der Niere. Beträchtliche Peripyelitis und Periureteritis.

Für das Kapitel der Harnleitersteine hat die Röntgenuntersuchung eine womöglich noch größere Bedeutung. Diese ist darin begründet, daß jeder Harnleiterstein durch eine Reihe von Folgezuständen dem Harnsystem sozusagen seinen besonderen Stempel aufdrückt (Abb. 103, 104 u. 105). Auch hier werden Zahl, Größe und Lokalisation und die Veränderungen am Harnleiter und Beckenbild die maßgebenden Momente für die Diagnose und gleichzeitig für die Therapie liefern. Nebenbei wird die Beobachtung des Patienten durch die röntgenologische Verfolgung des Steines gesichert, und Erfolge konservativ-therapeutischer Maßnahmen dadurch kontrolliert.

Um die ganze Bedeutung der Auswirkung der durch die Röntgenuntersuchung vermittelter diagnostischer Fortschritte auf diesem Gebiet zu erfassen, sei auf die Unklarheit hingewiesen, welche in der Beurteilung der Harnleitersteinerkrankung auch heute noch vorherrschend ist. Daß dem so ist, geht aus der großen Divergenz der therapeutischen Indikationsstellung ohne weiteres hervor und daraus, daß manche Autoren auch heute noch als einzigen Zweck der Behandlung den Abgang des Steines per vias naturales betrachten, wobei sie vielfach Methoden anwenden, welche sehr gut dazu geeignet sind das Gleichgewicht der Harnableitung auf Lebensdauer zu schädigen.

Welche Momente müssen es sein, welche die pathologische Bedeutung eines Harnleitersteines bestimmen? An und für sich ist die Art der Harnleiterdurchwanderung für die Entscheidung dieser Frage maßgebend. Gleitet ein Stein aus der Niere, ohne länger als über Stunden oder wenige Tage lang sich im Ureter aufgehalten zu haben, in die Blase, so kann man eigentlich nicht von einer Harnleitersteinerkrankung sprechen. Daraus ergibt sich, daß die erste Grundbedingung der Krankheit durch das Moment der Zeit geliefert wird. Das zweite Moment liegt in der Größe des Steines, da die Zeit des Durchschlüpfens durch Zunahme derselben immerhin mindestens verlängert, in manchen Fällen sogar unmöglich wird. Das dritte Moment ist bedingt durch die normale Weite und Dehnungsfähigkeit des Harnleiters. Handelte es sich bisher um rein physikalische Momente, so kommt in der Reizbarkeit der Ureterwandung ein viertes funktionelles Moment hinzu, welches je nach der Krampfbereitschaft dieses Organs sehr großen individuellen Schwankungen unterworfen ist. Ein Nebenmoment bedeutet in dieser Hinsicht die glatte oder gezackte Oberfläche des Konkrementes, wodurch dessen Bedeutung als Reiz ab- oder zunimmt. Durch das Konkrement wird das Lumen des Harnleiters verstopft. Um einen totalen Verschluß handelt es sich fast nie. Je nachdem aber der Verschluß dicht oder undicht ist, tritt die Stauung oberhalb der Verschlußstelle stärker oder weniger ausgeprägt hervor. Harnleiterverschluß und Stauung bilden zwei für den Verlauf der Erkrankung bestimmende patho-

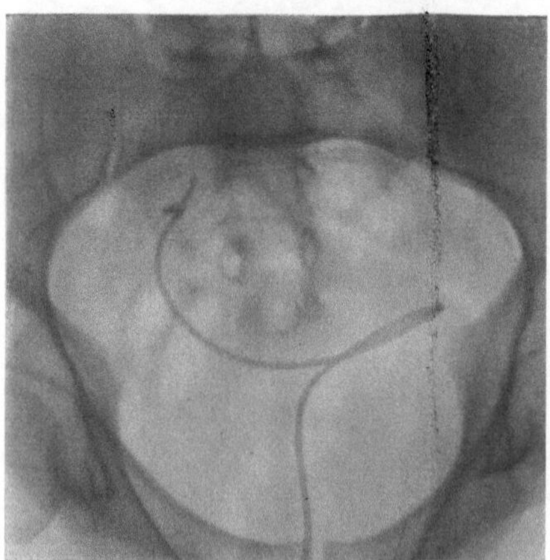

Abb. 104. Kleineres Konkrement im Beckenteil des Harnleiters.

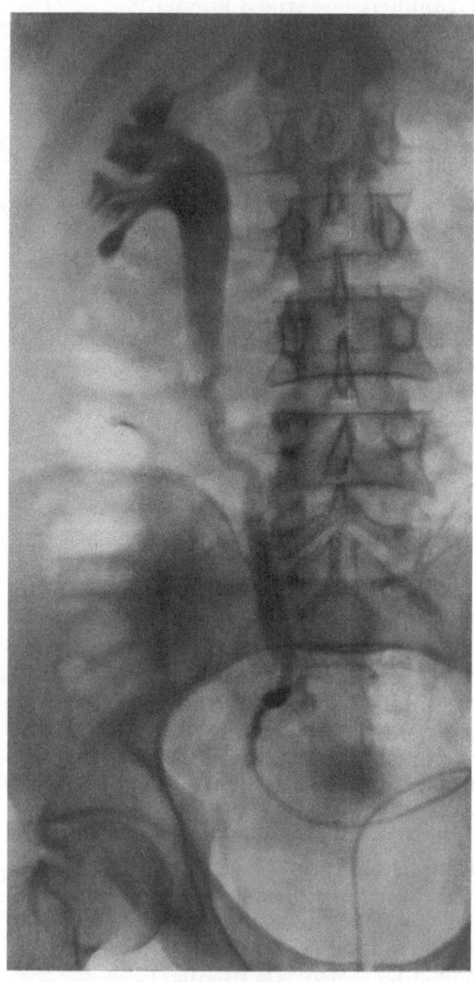

Abb. 105. Schwere Veränderungen hinter dem in Abb. 104 abgebildeten Steinchen.

logisch-physiologische Faktoren. Ihre Auswirkung ist vom Harnleitertonus und von der Gestaltung des Nierenbeckens abhängig. Schließlich tritt als komplizierendes Moment der Erkrankung die Infektion hinzu, welche im ganzen Gebiet der Stauung sich blitzartig ausbreitet oder langsam schleichend sich entwickelt. Sie verursacht ausgedehnte periureteritische Veränderungen mit Verwachsung und Abknickung.

Aus der individuell riesig abwechselungsreichen Auswirkung dieser Momente setzt sich die Steinerkrankung des Harnleiters zusammen.

Aus dieser Zusammenstellung ist zu ersehen, auf welche Einzelheiten sich die Diagnostik der Harnleitersteinerkrankung zu erstrecken hat, daß sie nur dann als befriedigend bezeichnet werden kann, wenn sie die Auswirkung aller dieser Momente berücksichtigt und daraus die therapeutische Bilanz konstruiert. Wenn man bedenkt, daß für die operative Indikationsstellung bisher meistens nur die Momente der Dauer der Erkrankung und die Größe des Konkrementes herausgegriffen worden sind, wird es klar, daß man nicht zu einem einheitlichen Resultat gelangen konnte, auch darüber nicht, welche Fälle diejenigen sind, die nur für die operative Angriffnahme sich eignen.

Sehen wir nun, welche Möglichkeiten auf diesem Gebiet uns die Röntgendiagnostik der Harnorgane beschert hat.

Das Röntgenbild orientiert uns über die Größe, Zahl und Beschaffenheit des Konkrementes, und über die Lokalisation desselben. Wir können ferner aus dem Bild des Harnleiters die Veränderungen ablesen, welche dieser erlitten hat, schließlich sehen wir die Form und die Veränderungen der Niere dargestellt.

Natürlich ist die Größe eines Harnleitersteines in extremen Fällen bereits für die Indikationsstellung bestimmend. Solche Fälle sind aber sehr in der Minderzahl. Meistens handelt es sich um Konkremente, die den Abguß eines Kelches darstellen, also ungefähr erbsengroß sind und die an und für sich bei der alleinigen Betrachtung der räumlichen Verhältnisse für den natürlichen Abgang geeignet erscheinen. Ist uns, was nicht immer der Fall sein dürfte, bei solchen Konkrementen die Dauer ihres Aufenthaltes im Harnleiter bekannt, so lassen sich aus diesem Umstand für die Abgangsmöglichkeit gewisse Schlüsse ziehen. Es läßt sich aber kaum mit irgendwelcher Sicherheit bestimmen, wie lange man auf ein solches Ereignis etwa ohne Gefährdung der Niere warten darf. Der Ausfall der Funktionsprüfung wird ja dafür auch gewisse Anhaltspunkte ergeben. Wir wissen aber, daß der Funktionsausfall bei Störungen, deren Ursache im Harnleiter liegt, stets ein ziemlich beträchtlicher ist, und zwar in einem Maßstab, welcher der tatsächlichen Schädigung des Nierenparenchyms nicht entspricht. Die Störung täuscht also eine ernstlichere Schädigung als die tatsächlich vorhandene vor. Meistens handelt es sich bloß um Ausfälle der Funktion, welche nach Abgang oder Entfernung der Steine in kürzester Zeit verschwinden. Eine Unterscheidung von solcher vorübergehender von einer dauernden Störung gelingt durch die Funktionsprüfung nicht. Eine bessere Grundlage für die Beurteilung der konsekutiven Veränderungen des Harnsystems wird uns durch die Röntgenuntersuchung vermittelt. Aus dem Grade der Dilatation des Harnleiters, aus der Möglichkeit die Beweglichkeit oder Fixiertheit des Konkrementes zu bestimmen, aus der Darstellung der periureteritischen Veränderungen, eventuell Abknickungen gewinnen wir eine ganze Reihe wichtiger Anhaltspunkte für Art und Aussichten der Behandlung. Durch die Veränderungen am Nierenbecken werden diese Anhaltspunkte wirksam ergänzt, ganz besonders, wenn man die Form des Beckens und die Art der Dilatation berücksichtigt. Denn auch hier ist diesen Momenten dieselbe Bedeutung zuzumessen, wie bei den Infektionen beschrieben. Ist auch noch keine Harninfektion vorhanden, so ist die Gestaltung des Beckens als wichtiges prognostischesMoment zu berücksichtigen, besteht aber eine solche, dann kann sie für die Indikationsstellung entscheidend sein.

Man würde den Rahmen dieses Kapitels weit überschreiten, wenn man hier weitere Einzelheiten über die Indikationsstellung bei der Harnleitersteinerkrankung aufzählen würde. Ich will mich daher darauf beschränken, zu schildern, wie sich unser klinisches Vorgehen auf dem Röntgenbefund gestützt, gestaltet. Nachdem das Vorhandensein eines Harnleitersteines durch Röntgenaufnahme bei eingeführtem schattengebendem Katheter sichergestellt ist, zunächst innere Therapie. Wenn kein Steinabgang erfolgt ist, nach acht Tagen Wiederholung der Aufnahme. Ist Wanderung des Steines dadurch festgestellt, so Fortsetzung der inneren Behandlung. Wenn keine Veränderung, so erschöpfende Untersuchung zur Feststellung der Veränderungen am Harnleiter und an der Niere. Sind diese geringgradig, so ist die konservativ instrumentelle Behandlung, wobei wir uns aber übermäßiger Dehnung enthalten, absolut angezeigt, und wird in achttägigen Abständen unter steter Röntgenkontrolle bis zum Abgang des Steines fortgesetzt. Wenn kein Abgang innerhalb acht Wochen erfolgt, so stellen wir den Kranken die operative Entfernung in Aussicht. Sind die Veränderungen am Harnleiter und an der Niere hochgradig, so empfehlen wir nach ein bis zwei Versuchen konservativer Behandlung die Operation. Zu dieser entschließen wir uns bei alten und besonders bei dickleibigen Kranken auch dann, wenn das Konkrement im lumbalen Teil des Harnleiters sitzt um das Risiko des Eingriffes herabzusetzen, da dieses beim Sitz des Steines in den distalen Harnleiterpartien bei solchen Patienten zweifellos ein viel größeres ist. Große Konkremente, bei denen der Abgang auf natürlichem Wege ausgeschlossen erscheint, werden ohne weiteres der operativen Behandlung zugeführt. Ebenso solche Fälle, bei denen eine schwere akute Infektion das Zuwarten für riskant erscheinen läßt. Darüber, ob man sich auf die Entfernung des Konkrementes beschränken soll oder die Drainage des Harnleiters oder der Niere hinzufügen oder die Niere entfernen soll, gibt uns die Röntgenuntersuchung ebenfalls genügende Anhaltspunkte. Fälle mit ausgebildeter Pyonephrose und solche mit schwerer eitriger Nephritis, welche mit Sepsis drohen, müssen nephrektomiert werden. Handelt es sich um bloße eitrige Pyelonephritis, so genügt die Drainage des Nierenbeckens durch die Niere, welche bei chronischer Infektion durch die Ureterotomiewunde geleitet wird. Bei annähernd aseptischen Fällen wird die einfache Ureterotomie ausgeführt. Geringe Abweichungen von diesen Richtlinien können dadurch bedingt sein, daß das klinische Verhalten des Krankheitsbildes von der Norm irgendwie abweicht. Im großen und ganzen werden sie aber genügen, um für jeden Fall das richtige Vorgehen zu sichern. Daß man bei gut kontrollierten Krankheitsfällen auch ruhig längere Zeit bei der konservativen Therapie verbleiben kann, ist selbstverständlich. Man muß nu das Prinzip stets im Auge behalten, daß das Hauptziel der Behandlung in der Erhaltung einer funktionstüchtigen Niere besteht. Für die Darstellung der Folgezustände nach Abgang eines Harnleitersteines, also für die Darstellung einer Striktur des Harnleiters, oder sonstiger Veränderungen des Harnleiters und der Niere besitzen wir ebenfalls in der Röntgenuntersuchung ein Verfahren, welches uns die volle diagnostische Orientierung gewährt.

Unter den *Blasensteinen* sind solche, welche sich in einem Divertikel gebildet haben, nur durch die Röntgenuntersuchung darzustellen. Die Methode verdient bei alten, womöglich mit Vergrößerung der Prostata behafteten Patienten als die schonendere den Vorzug vor der Endoskopie zur Feststellung der Steinerkrankung der Blase überhaupt. Die Diagnose des Prostatasteines kann oft nur durch die Röntgenuntersuchung gestellt, die des Harnröhrensteines dadurch gesichert werden.

5. Angewandte Röntgendiagnostik der Harnverstopfung.

Unter diesem Begriff fasse ich alle Zustände zusammen, welche mit einer Stauung im Harnsystem einhergehen. Eine derartige Zusammenfassung ist notwendig, um diese Erkrankungsformen auf die Grundlage ihrer Pathogenese zurückführen und um bei ihrer Behandlung das kausale Moment berücksichtigen zu können. Die diagnostische Vertiefung, welche die Möglichkeit einer solchen Zusammenfassung ergibt, ist für die oberen Harnwege nur mit Hilfe der Röntgenuntersuchung zu erlangen.

Grundlegend für die Beurteilung der Notwendigkeit einer solchen Zusammenfassung ist der Umstand, daß die Bezeichnung einer jeden Nierenbeckenerweiterung als Hydronephrose, oder, wenn Infektion besteht, als Pyonephrose, jeder Uretererweiterung als Hydro- oder Pyoureter unmöglich unsere klinischen Bedürfnisse befriedigen kann, daß sie sogar zu Unklarheiten verhängnisvollster Art führen muß. Nimmt man aber diese Bezeichnung für die hochgradigsten pathologischen Veränderungen in Anspruch, degradiert sie gewissermaßen vom qualitativen zum quantitativen Begriff, so ist die Bestimmung der Grenze der individuellen Beurteilung unterworfen. Für die pathologische Bewertung hat eine solche Nomenklatur gar nichts übrig, da sie im besten Fall die, für das Endstadium verschiedenartigste Prozesse bezeichnende, morphologische Übereinstimmung festlegt. Ein Ausweg aus solchen störenden Ungenauigkeiten kann nur gefunden werden, wenn man die pathologische Physiologie als Grundlage der Umgruppierung dieses Krankheitsbildes nimmt. Mit Vorteil wird man es nach den vier Organeinheiten des Harnsystems in urethrale, vesicale, ureterale und renale Harnverstopfung einteilen können. Die weitere Differenzierung besorgt dann das Hinzufügen der Krankheitsursache. So können wir erreichen, daß bereits unsere diagnostischen Bestrebungen auf die volle Erforschung der Krankheit gerichtet werden müssen.

Wenn wir heute bei einer Harnröhrenstriktur oder Prostatahypertrophie die Nierenfunktion bestimmen, so tun wir bereits sozusagen instinktiv dasselbe, was hier gefordert wird. Die klinische Notwendigkeit hat uns dazu geführt, neben der lokalen Veränderung die Auswirkung auf das System weitgehendst zu berücksichtigen, denn auch der Begriff der Krankheit ist nicht mehr allein auf das erkrankte Organ, sondern auf das Harnsystem geheftet.

Es wäre verfehlt, wenn man annehmen würde, daß diese Überlegungen einzig und allein eine Verbesserung der Nomenklatur erzielen könnten. Denn sie sind aus dem klinischen Bedürfnis erwachsen. Die klinische Erfahrung hat uns gezeigt, welche Unzuträglichkeiten und Hemmungen die bisherige Einteilung in sich trägt. Wie jeder Fortschritt in der Pathologie und Therapie dadurch verhindert sein kann, wenn man alle möglichen Erkrankungsformen über eine von vornherein bestimmte Leiste zieht. Man wird auch nicht sagen können, daß hier statt einer Leiste, mehrere geboten werden, obzwar auch diese Tat bereits eine Verbesserung bedeuten würde. Denn hier handelt es sich darum, daß man den rein morphologischen Boden verläßt, und zur Grundlage der Betrachtungsweise statt des Organs das System, statt der reinen pathologisch-anatomischen Offenbarung das pathologisch-physiologische Geschehen bestellt. Daß eine solche Betrachtungsweise allen Anforderungen der Klinik gerecht wird, daß sie höhere didaktische Werte einschließt, da sie Anschluß an die allgemeine Medizin fordert und findet, liegt auf der Hand. Sie führt auch zu neuen Aufschlüssen und neuen Möglichkeiten für die Therapie bei den Harnkrankheiten.

Während bei den urethralen und vesicalen Formen der Harnverstopfung es sich um ziemlich bekannte Krankheitsbilder handelt, sind die Bedingungen der ureteralen und renalen Harnverstopfung noch nicht völlig erschöpft. Hier greifen die Erfahrungen, die uns die Röntgenuntersuchung geboten hat, hauptsächlich mit ein. Diese sind in den betreffenden Abschnitten bereits eingehend gewürdigt. Um die Darstellung weiter zu vereinfachen, soll zumindest die Nomenklatur klargestellt werden.

Die renale Verstopfung kann begründet sein in einer Erkrankung, welche das Nierenbecken selbst betrifft, oder in einer, welche den Abfluß aus demselben hindert. Ein Abflußhindernis aus dem Nierenbecken kann rein anatomisch sein oder mechanische und dynamische Momente in sich vereinigen, muß jedoch am Nierenbeckenhals selbst sitzen. Sitzt das Hindernis tiefer im Verlaufe des Harnleiters, so handelt es sich um eine ureterale Verstopfung, welche ebenfalls mechanisch oder dynamisch sein kann. Die Benennung fügt diesen beiden lokalisatorischen Begriffen die Ursache des Prozesses hinzu, wie renale Verstopfung durch akzessorisches Gefäß (Abb. 106), durch Stenose am Harnleiterhals, durch falsche Insertion des Harnleiters (Abb. 107), oder ureterale Verstopfung durch Harnleiterstriktur, oder durch mechanische Stauung oder dynamische Harnleiteratonie hinzu. Schon aus diesem kurzen Hinweis läßt sich die analytische Möglichkeit abschätzen, welche durch diese Art der Begriffsbestimmung geboten wird.

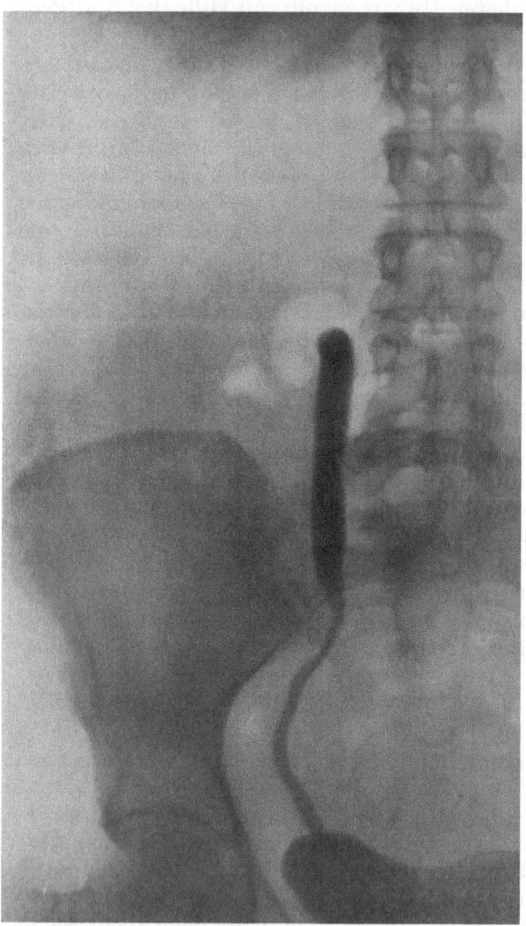

Abb. 106. Durch akzessorisches Gefäß verursachter Verschluß des Harnleiters.

Nachdem die renale Harnverstopfung einen funktionellen Begriff darstellt, kann sich auch die Röntgenuntersuchung nicht allein auf die Darstellung des Nierenbeckens beschränken. Man wird hier die Schirmbeobachtung zu Rate ziehen müssen, um die Entleerung des Beckens zu studieren. So wird man aus der Verzögerung der Entleerung schon frühzeitig auf eine Harnverstopfung schließen können. Als rein renal wird die Verstopfung dann bezeichnet, wenn überhaupt keine Entleerung festgestellt werden kann, also bei gefülltem Becken der Harnleiter leer bleibt, oder bei wesentlicher Beckenerweiterung der Harnleiter normales Kaliber aufweist. Bei ureteraler Verstopfung findet sich stets eine entsprechende Veränderung am Harnleiterbild (Abb. 108). Die häufigste Form der renalen Verstopfung ist die entzündlich-dynamische, wie wir sie bei der Nierenbeckenentzündung vorfinden, dann kommt die mechanisch bedingte, welche durch anatomische Veränderungen am Halse verursacht ist wie durch akzessorisches Gefäß, falsche Insertion, angeborene oder erworbene Striktur.

Bei Verstopfungen, welche entzündlichen oder dynamischen Ursprung haben, ist der Harnleiter in der Regel mitbeteiligt, sie sind also meistens nicht rein renaler Natur.

Auch bei ureteraler Verstopfung liegen vielfach mechanische Momente wie Stein, Geschwulst, Verengerung vor, sehr häufig handelt es sich um eine

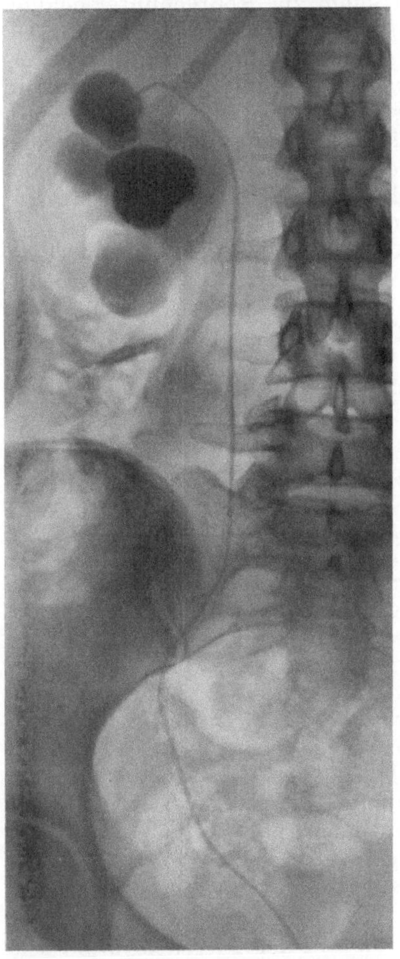

Abb. 107. Verstopfungsniere bei hoher Insertion des Harnleiters.

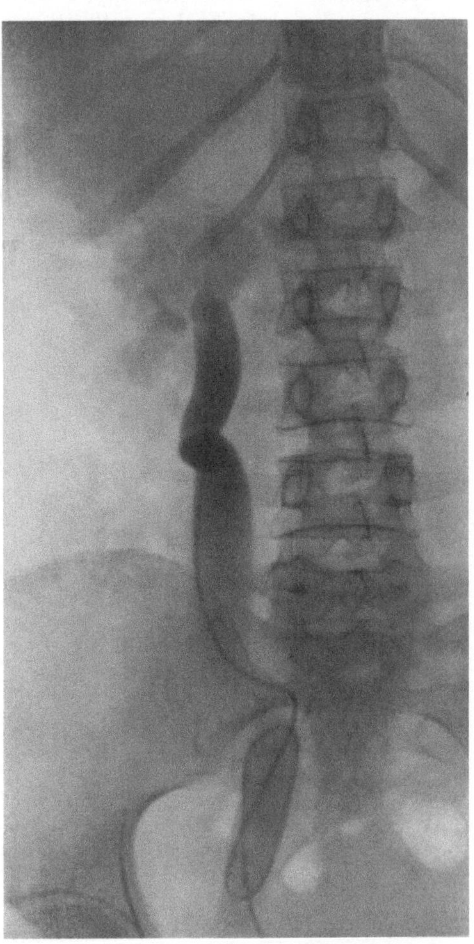

Abb. 108. Ureterale Verstopfung bei tiefliegender Striktur.

entzündliche Erkrankung der Harnleiterwand und um nervöse Störungen toxischer oder organischer Art. Welche wichtige Rolle hier die Lokalisation der Erkrankung spielt, ist eben besprochen worden. Während die heutige Therapie im allgemeinen auf die Beseitigung der mechanischen Hindernisse eingestellt ist, müssen für die Behandlung atonischer Prozesse neue Wege gefunden werden. Viel ist schon dadurch gewonnen, wenn die verschiedenen Formen diagnostisch voneinander abgrenzbar sind.

Ist es uns mit Hilfe der Röntgenuntersuchung gelungen, Klarheit über die geschilderten Momente zu gewinnen, so sind den therapeutischen Erwägungen die richtigen Schranken gestellt. Ein planmäßiges Vorgehen tritt an Stelle des explorativen Eingriffes.

6. Ergänzende Bemerkungen zur Röntgenuntersuchung einzelner Erkrankungen der Harn- und Geschlechtsorgane.

Bei frischen *Nierenverletzungen* wird man kaum zur Röntgenuntersuchung greifen, da die einfache Darstellung uns nichts besagt, und die kombinierte, da es sich vielfach um Kontinuitätsunterbrechungen im Hohlsystem handelt, zum Heraustreten der Kontrastflüssigkeit in das freie Gewebe führen würde, dann auch zwecklos und schädlich wäre. Bei den Spätfolgen der Verletzungen leistet sie uns auch nicht wesentliche Dienste, da nur die Verlagerung des Nierenbeckens durch das organisierte perirenale Hämatom, oder perirenale Hydronephrose dargestellt werden kann. Dieses Bild weist keinen prinzipiellen Unterschied gegenüber Bilder bei Geschwulst oder perinephritischem Absceß auf. Gelegentlich kann ein traumatischer Nierenstein oder eine traumatische Striktur des Harnleiters festgestellt werden. Größere Bedeutung hat die Röntgenuntersuchung dadurch gewonnen, daß sie zur objektiven Kontrolle der Verletzungsfolgen herangezogen werden kann, insbesondere wenn es sich um gutachtliche Äußerung darüber handelt, ob irgendwelche Beschwerden nach einer Verletzung der Niere auf den Unfall zurückgeführt werden dürften oder nicht, und ob überhaupt ein Gebrechen an dem Organ nach der Verletzung zurückgeblieben ist. In diesem Zusammenhang hat sie auch die Untersuchungen über die sog. traumatische Wanderniere gefördert.

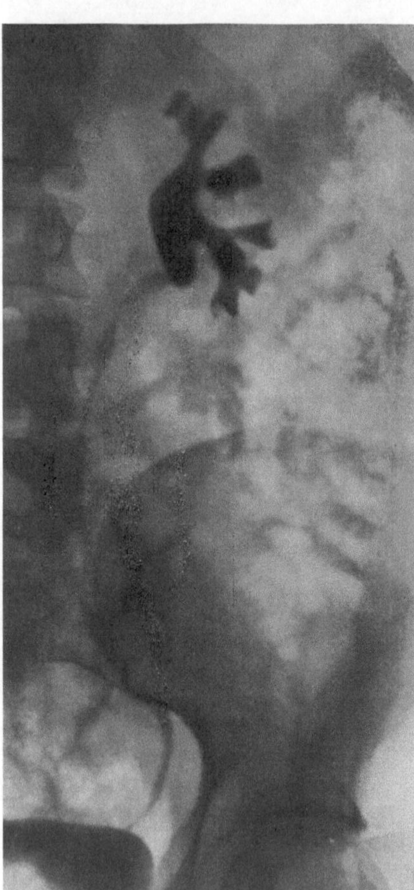

Abb. 109. Tiefstand der linken Niere mit Schlingenbildung des Harnleiters und geringer Erweiterung des Beckens und der Kelche.

Die sog. *Wanderniere,* in der ersten operativen Ära der Nierenchirurgie sehr in Mißkredit geraten, konnte durch die folgerichtige Anwendung der Röntgenuntersuchung in diagnostischer Hinsicht wesentlich abgegrenzt werden. Man hat die angeborenen Verlagerungen von den erworbenen zu unterscheiden gelernt, die Merkmale entzündlicher Fixiertheit der Wanderniere feststellen können, die Art des Lagewechsels nach allen Achsenrichtungen bestimmt, die Folgen der Lageveränderung für die Harnableitung abzuschätzen gewußt. Aus allen diesen Momenten hat man Schlüsse ziehen können, welche für die therapeutische Indikationsstellung neue Wege eröffnet haben, die auf die objektive Betrachtung des Röntgenbildes aufgebaut sind. Auch zur Kontrolle und Vergleich therapeutischer Resultate nach Anheftung der Niere ist die Röntgenuntersuchung herangezogen worden (Abb. 109, 110, 111 u. 112).

Will man die alte Bezeichnung *Hydronephrose* oder *Pyonephrose* behalten, so läßt sie sich für die Gruppe der rein renalen aseptischen und infizierten Verstopfung noch verwenden. Daß diese Prozesse ganz besonders günstige Untersuchungsobjekte für die Röntgenologie darstellen, erscheint schon durch ihre Maße gesichert. Was diagnostisch bei der Beurteilung dieser Zustände in Betracht gezogen werden muß, haben wir bereits geschildert. Ist ein akzessorisches Gefäß die Ursache der Verstopfung, so gelingt manchmal die Füllung des Beckens nicht. Nachzuholen wäre nur noch, daß auch die operative Indikationsstellung der Untersuchungsresultate nicht entraten kann, und daß man die Resultate der konservierenden Operationen dadurch zu kontrollieren imstande ist.

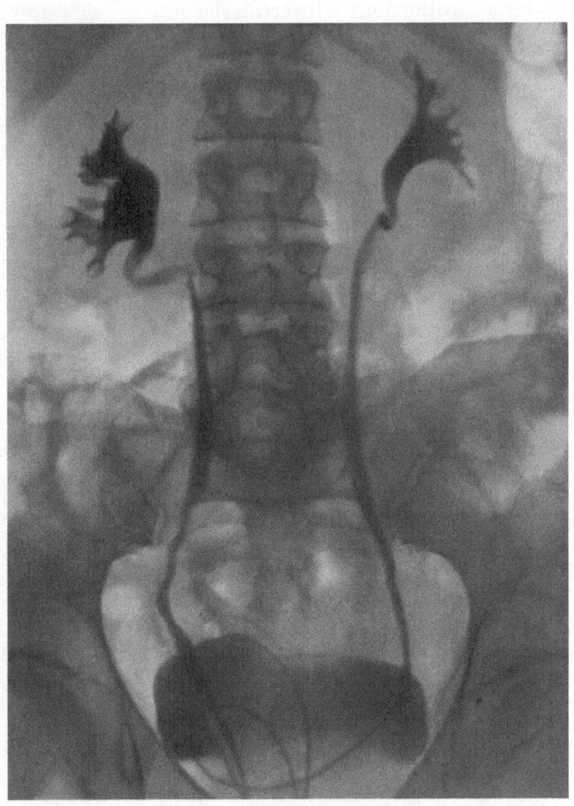

Abb. 110. Doppelseitige Senkniere mit Schlingenbildung des Harnleiters und Erweiterung des Beckens.

Daß allmählich die Diagnose der *Nierengeschwülste* eine wesentliche Bereicherung durch die Röntgendiagnostik erfahren hat, erscheint nach den vorangegangenen Schilderungen fast überflüssig zu betonen. Nur darauf sei hier noch besonders hingewiesen, daß die Formveränderung des Nierenbeckens, insofern sie ein Ausdruck der Projektionsänderung, also der Verschiebung aus der Normalstellung ist, nichts Charakteristisches für die Geschwulstentwicklung darstellt, da sie in derselben Weise bei anderen Prozessen, welche die Niere verdrängen oder an normaler Stelle umlagern, ebenfalls vorkommt, so namentlich beim perinephritischen Absceß, oder bei pararenalen Geschwülsten, und bei Cysten und Echinokokkus. Bei Geschwulstfällen ist die Projektionsänderung durch die Kippung der Niere bewirkt, die infolge der durch das exzentrische Wachstum der Geschwulst bedingte Gewichtsverschiebung eintreten muß (Abb. 113 u. 114).

Geschwülste des Nierenbeckens sind so gut wie immer der diagnostischen Feststellung durch die Röntgenuntersuchung zugänglich. Es ist sogar denkbar, daß selbst die als außerordentlich selten geltende Anomalie des angeborenen *Nierenbeckendivertikels* im gegebenen Falle dargestellt werden könnte.

Die technischen Möglichkeiten der Darstellung von *Harnleiterfisteln* sind bereits erörtert worden. Hier handelt es sich nicht so sehr um die Feststellung derselben, sondern darum, daß man sich ein Bild vom anatomischen Zustand der Niere machen kann. Ob man die Niere konservieren oder opfern soll, läßt sich nicht allein auf Grund der Zeit des Fistelbestehens entscheiden. Auch hier spielen dieselben Momente mit, die wir im Kapitel der Harninfektion ausführlich erörtert haben. Auch die Länge und Verlauf des Fistelganges und die Stelle der Harnleiterläsion sind nicht ohne Interesse.

Schwierigkeiten werden der Kontrastdarstellung des Harnleiters bei allen möglichen Arten des *Ureterverschlusses* bereitet. Beim kompletten Verschluß kann natürlich nur der distale Teil des Harnleiters dargestellt werden. Nachdem aber solche Verschlüsse selten absolut, meistens außerdem intermittierend sind, gelingt es oft nach wiederholten Versuchen auch die proximalen Teile zu füllen. Auch bei inkompletter Füllung erhalten wir gelegentlich brauchbare diagnostische Aufschlüsse. In solchen Fällen ist die Entscheidung, ob es sich um eine Striktur mit Abknickung oder um einen Stein, oder um Geschwulst handelt, manchmal schwierig. Keinesfalls soll aber der Umstand, daß es nicht gelungen ist, den Harnleiterkatheter über eine bestimmte Stelle vorzuschieben, daran hindern, die Ureterographie auszuführen, da die eingeführte Kontrastflüssigkeit sich vielfach auch noch dort den Weg bahnt, wo das starre Instrument stecken geblieben ist.

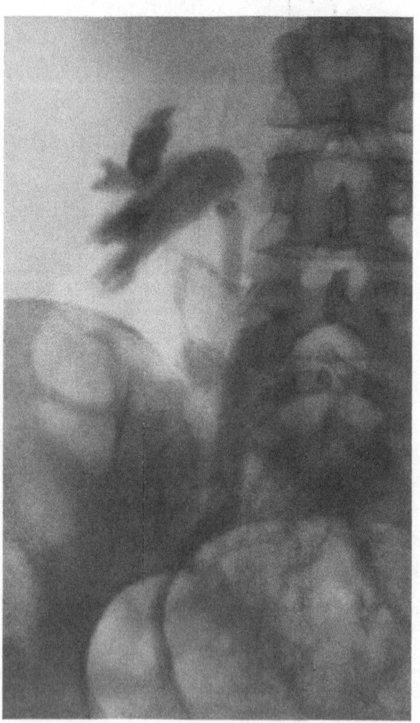

Abb. 111. Infizierte fixierte Senkniere mit atonisch erweitertem Harnleiter.

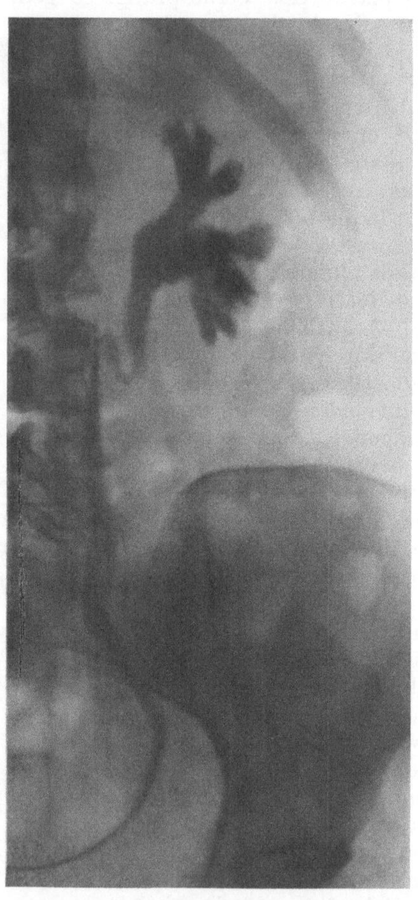

Abb. 112. Die linke Niere derselben Patientin (Abb. 111) mit Harnleiterschlinge und Beckenerweiterung.

Bei starker Krampfbereitschaft der Uretermuskulatur kann die Füllung des Harnleiters völlig vereitelt werden. In solchen Fällen ist eine medikamentöse Vorbereitung der Untersuchung unerläßlich.

Die *Insuffizienz des vesicalen Ureterendes* ergibt sich bereits aus der endoskopischen Untersuchung der Blase. Nachgewiesen wird sie durch das Aufsteigen der in die Blase eingeführten Kontrastflüssigkeit in den Harnleiter. Erworbene

Insuffizienz beobachten wir häufig nach unzweckmäßig ausgeführten Eingriffen am Ureterostium. Es lassen sich die ständigen und die temporären Formen der Insuffizienz voneinander unterscheiden. Manchmal werden die klaffenden Harnleiteröffnungen mit Divertikeleinmündungen verwechselt und die Kontrastaufnahme klärt die Diagnose. Bei allen diesen Zuständen ist stets dem Verhalten

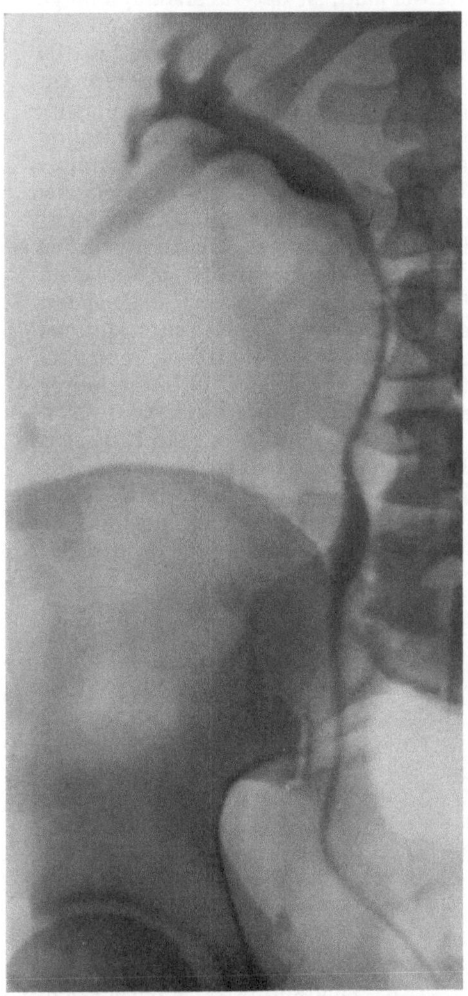

Abb. 113. Seitliche Kippung der Niere durch eine an der Vorderseite des unteren Pols liegenden Geschwulst. Harnleiter stark nach der Mittellinie verschoben.

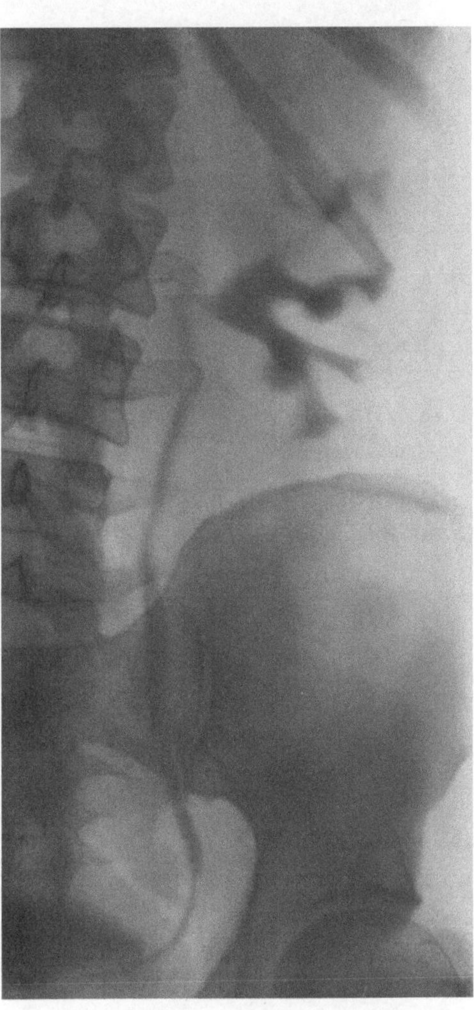

Abb. 114. Geschwulst des oberen Nierenpols. Aussparung des oberen Kelches, Niere nach unten verschoben.

der Wirbelsäule eine besondere Aufmerksamkeit zu schenken, da sie im Falle des Bestehens einer Spina bifida occulta im Bereich des untersten Lumbal-, eventuell obersten Sakralwirbels einer kausalen Therapie zugänglich sind.

Eine Röntgenuntersuchung soll in allen Fällen von bösartiger *Blasengeschwulst* ausgeführt werden. Sie sagt uns oft mehr als die im Falle schwieriger Orientierung unvollkommenen Resultate der Endoskopie. Für diese und für die *Divertikeldarstellung* ist die Röntgendiagnostik eine unentbehrliche Methode, die nicht nur den diagnostischen Gesichtskreis wesentlich erweitert, sondern auch vom Standpunkt der Indikationsstellung und der Wahl der operativen Technik unentbehrlich ist.

Daß schließlich auch bei der *Prostatahypertrophie* wertvolle Aufschlüsse durch die Röntgendiagnostik zu erhalten sind, ist bereits erschöpfend geschildert worden. Es erscheint mir auch die Hoffnung nicht unberechtigt, daß durch genaues röntgenologisches Studium der verschiedenen Formen der vesicalen Harnverstopfung differentialdiagnostische Gesichtspunkte gewonnen werden können, die für die Unterscheidung dieser Störungen einen wesentlichen Fortschritt bedeuten werden.

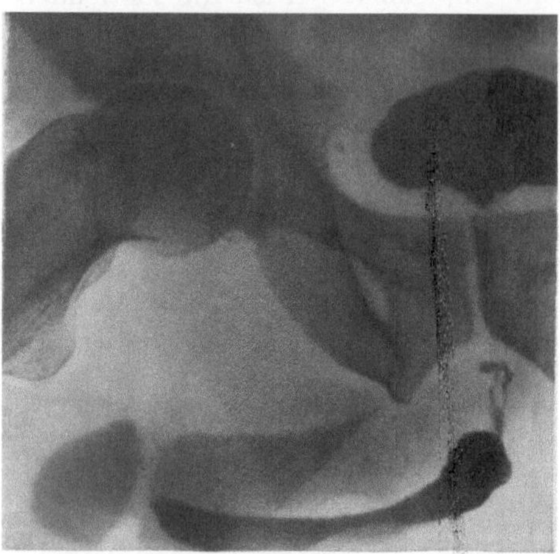

Abb. 115. Striktur in der Pars membranacea. Es scheint eine Drüse, vielleicht die Bulbourethraldrüse mit abgebildet zu sein.

Die ersten Schritte zur röntgenologischen Diagnostik bei *Samenblasenerkrankung* sind bereits unternommen. Auch dieses Gebiet würde dem weiteren Ansehen der Röntgenuntersuchung viel verdanken.

Zuletzt sei noch erwähnt, daß die Darstellung der *Harnröhrenverengerung* durch Kontrastfüllung die Strikturdiagnostik wesentlich gefördert hat. Anbei zwei Beispiele für die Aufschlüsse, welche durch diese Untersuchungsmethode zu erhalten sind (Abb. 115 u. 116).

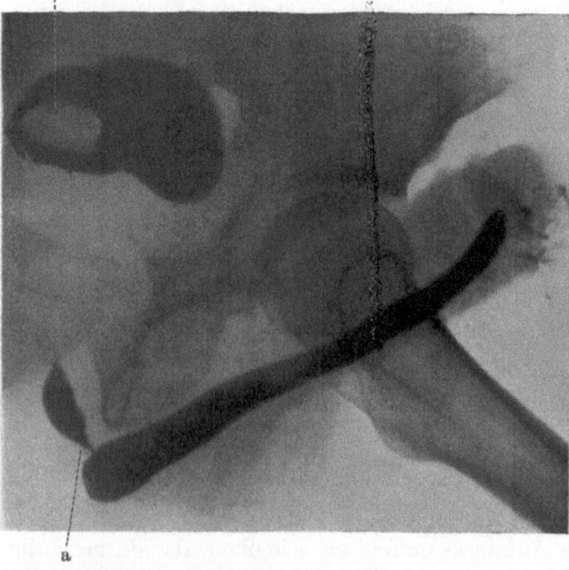

Abb. 116. Traumatische Striktur der Pars membranacea (a), davor divertikelartige Ausstülpung. In der Blase bei b ein auf dem Bild als Aussparung erscheinender Stein.

Wenn ich bei diesem Kapitel die Grenzen einer allgemein-diagnostischen Schilderung vielfach überschritten habe, so hat mich dazu der Umstand gezwungen, daß hier in einem urologischen Handbuch zum erstenmal Gelegenheit geboten wurde, über die Möglichkeiten der Röntgendiagnostik im Zusammenhang zu berichten. Daraus erstand die Notwendigkeit, alle Gesichtspunkte zu berücksichtigen, die zu einer Umstellung mancher Krankheitsbilder in der klinisch-urologischen Auffassung geführt haben. Auch die Wege zukünftiger Forschung sollten dabei beachtet und angedeutet werden. So hoffte ich das gesetzte Ziel, die Bedeutung der Röntgendiagnostik in der Urologie über die engen Grenzen der Morphologie hinausheben und diesen verhältnismäßig jungen Zweig unserer Forschung organisch in das stattliche Gebäude der urologischen Diagnostik hineinfügen zu können, am besten zu erreichen.

Funktionelle Nierenuntersuchung.

Von

L. CASPER und P. F. RICHTER-Berlin.

Einleitung.

Wir glauben als Beginn dieser Abhandlung in einem Werk, das berufen ist, ein Standardwerk der Urologie zu sein, die kurze Mitteilung setzen zu sollen, mit welcher wir vor nunmehr 29 Jahren die funktionelle Nierendiagnostik in die Medizin eingeführt haben.

„Wenn die Grundlage einer jeden Diagnostik auch die *anatomische* sein muß, d. h. die Kenntnis des *Zustandes* eines Organs, so sind damit unsere diagnostischen Aufgaben durchaus nicht erschöpft. Gerade für therapeutische Zwecke erscheint es oft weit wesentlicher, Prüfungsmethoden zu haben, die uns über das Maß der *Arbeitsleistung* eines Organs aufklären, neben die anatomische also die *funktionelle Diagnostik* zu setzen. Diesem Prinzip zur Anerkennung verholfen und es für eine Reihe von Erkrankungen, an erster Stelle von Magen und Herz, nutzbar gemacht zu haben, ist vor allem das Verdienst O. ROSENBACHS. Wenn aber irgendwo dieser Zweig der Diagnostik Früchte tragen kann, so ist dies der Fall bei den Erkrankungen der Nieren. Handelt es sich bei den Nieren doch um ein paariges und in dem Sinne lebenswichtiges Organ, daß bei der Ausschaltung des einen Teils der andere die Gesamtfunktion übernehmen muß, und ist doch die Beantwortung der Frage, ob diese Funktion eine ausreichende sein kann oder nicht, nicht nur prognostisch wichtig, sondern von ausschlaggebender Bedeutung für unser therapeutisches Handeln.

Nun sind aber, wie früher bereits kurz betont, zwei Dinge bei Beantwortung dieser Frage streng auseinanderzuhalten:

Erstens müssen wir uns darüber zu orientieren suchen: Wie steht es mit der *Arbeitsleistung der Nieren überhaupt? Genügt dieselbe für den Fortbestand des Organismus oder nicht?* Diese Frage konnte aus der Untersuchung des Produktes der Nierentätigkeit, des Nierensekretes, allein bislang nicht immer mit Sicherheit beantwortet werden. Inwieweit die Feststellung der molekulären Konzentration des *Blutes* nach A. v. KORANYI eine Methode, die sich theoretisch als hinreichend begründet herausgestellt hat, auch eine größere praktische Wichtigkeit erlangen wird, muß noch weiteren, insbesondere chirurgischen Erfahrungen vorbehalten bleiben.

Die zweite Frage lautet: *Was leistet jede einzelne Niere?* Darüber Aufschluß zu erlangen, ist mindestens ebenso wichtig, wenn man erwägt, daß bei Fällen, die zur Operation bestimmt sind (Nephrektomie oder Nephrotomie), eine ursprüngliche Suffizienz der Nierenleistung zu einer Insuffizienz werden kann, wenn das operierte Organ etwa die Hauptleistung der Arbeit vollbracht hat und die restierende für funktionsfähig gehaltene Niere die zur Erhaltung des Lebens notwendige Leistung nicht mehr genügend zu verrichten vermag.

Hier setzt nun der *Ureterenkatheterismus* ein. Er ermöglicht nicht nur das getrennt aufgefangene Nierensekret auf abnorme chemische oder mikroskopische

Beimischungen zu untersuchen, sondern er *verschafft uns auch einen Einblick in die Größe der Arbeit jeder einzelnen Niere.* Gerade diese Seite der diagnostischen Bedeutung des Ureterenkatheterismus weiter auszubilden, ist unser Bestreben gewesen, und wir möchten in kurzem die Resultate mitteilen, die von uns in dieser Beziehung an einem größeren, zahlreiche Fälle umfassenden Material in einem Zeitraum von etwa 2 Jahren gewonnen worden sind.

1. Als unerläßliche Vorfrage für unsere Untersuchungen war zu bestimmen, ob in einer gewissen, nicht zu langen Zeit die gesunden Nieren gleichzeitig die gleichen Mengen fester Harnbestandteile sezernieren. Die von französischen Autoren geübte Methode, die 24 stündigen, von jeder Niere aufgefangenen Harnportionen miteinander zu vergleichen, ist zwar unstreitig idealer; aber man müßte hierzu den Katheter 24 Stunden im Ureter liegen lassen und dadurch wird die praktische Durchführbarkeit der Methode außerordentlich erschwert, wenn nicht illusorisch gemacht. Unsere Untersuchungen in zahlreichen normalen Fällen haben nun ergeben, daß *entgegen der bisherigen meist aus Tierexperimenten gewonnenen Anschauung die gesunden Nieren in den Zeitraum von etwa 30 bis 60 Minuten „gleichzeitig" fast absolut die gleichen Mengen fester Bestandteile ausscheiden. Gleich ist der Harnstoffgehalt, gleich der Gehalt an Salzen, so gut wie gleich endlich der Gehalt an festen Stoffen* überhaupt, gemessen durch die molekuläre Konzentration, wie wir dies, allerdings auf Grund wesentlich geringerer Erfahrungen schon im Jahre 1898 mitteilen konnten.

2. Bei *einseitigen Nierenerkrankungen* (Tumoren, Steine, Pyelonephritis, Pyonephrose) *blieb auf der kranken Seite so gut wie jedesmal die Harnstoffausscheidung* und, konform den Untersuchungen ALBARRANs und KÜMMELLs auch die *molekuläre Konzentration* beträchtlich *gegenüber der gesunden zurück.*

3. Bei *Erkrankungen beider Nieren,* wie sie durch die mikroskopische und chemische Untersuchung des getrennt aufgefangenen Nierensekrets wahrscheinlich gemacht wurde, *verwischte sich dieser Unterschied* mehr oder weniger.

4. Mit ungefährer Sicherheit läßt sich auf diesem Wege bestimmen, *wie sich die Gesamtarbeit, gemessen am Harnstoff und der molekulären Konzentration des Harns, auf die beiden Nieren verteilt,* wieviel davon auf die eine, wieviel auf die andere entfällt.

5. Wir haben nun — und das halten wir für den wichtigsten Punkt unserer Untersuchungen — darüber hinaus uns noch ein Bild von dem *Grade der Leistung der einzelnen Niere zu verschaffen* gesucht. Es war wünschenswert, an einem Stoffe, der durch *aktive Tätigkeit der Nieren* selbst gebildet und nicht als bloßes Zerfallsprodukt durch sie aus dem Körper herausgeschafft wird, die Arbeit der Niere zu messen. Wir haben dabei in erster Linie an die Hippursäure gedacht, bekanntlich das einzige Beispiel einer Substanz, die durch Synthese in den Nieren selbst entsteht. Leider war für unsere Zwecke infolge der großen, zur chemischen Analyse benötigten Urinmengen dieser Weg nicht gangbar. Einen Ersatz dafür haben wir auf andere Weise gefunden. Wir kennen einen Stoff, dessen Einfuhr in den Körper die Nieren zu einer aktiven Tätigkeit reizt, und wobei das gelieferte Produkt mit Leichtigkeit quantitativ bestimmt werden kann, das ist das von v. MERING in die Wissenschaft eingeführte *Phloridzin.* Auf die Einführung von Phloridzin reagiert der Körper mit einer Zuckerausscheidung, deren *„Entstehungsort"* — das ist heute über allen Zweifel erhaben — die Nieren sind. Einer Anregung von G. KLEMPERER folgend, haben vor kurzem ACHARD und DELAMARE eingehend die Wirkung des Phloridzins bei Erkrankungen der Niere studiert. Wir haben nun mit Hilfe des Ureterenkatheterismus untersucht, wie sich die Zuckerausscheidung nach Phloridzin bei jeder von beiden Nieren verhält und sind dabei zu folgenden hochinteressanten Resultaten gelangt:

a) *Gesunde Nieren scheiden nach subcutaner Phloridzin-Einverleibung,* wenn man *„gleichzeitig"* in dem Zeitraum von $^1/_2$—1 Stunde aus beiden Nieren den Urin auffängt, die *gleichen Mengen Zucker* aus.

b) Die *kranke* Niere verrät sich durch *eine deutlich verringerte Zuckerausscheidung gegenüber dem gesunden Schwesterorgan.*

c) Bei *hochgradiger Erkrankung der Niere,* die sich über einen ausgedehnten Teil des Nierenparenchyms erstreckt (großes Neoplasma, Pyonephrose, schwere Nephritis) kann die Zuckerausscheidung ganz minimal werden oder *vollständig fehlen.*

d) *Veränderungen in Eintritt und Ablauf* der Zuckerausscheidung können bei der erkrankten Niere gegenüber der gesunden vorhanden sein, sind aber weniger ins Gewicht fallend.

e) Bei *doppelseitiger Nierenerkrankung verwischen sich die Unterschiede* in ähnlicher Weise wie wir dieses bei der Harnstoffausscheidung gesehen haben. Als Regel gilt aber hierbei, daß die Zuckerausscheidung beiderseits abnorm gering ist oder, hochgradige Erkrankungen der Niere vorausgesetzt, ganz fehlt.

f) Von ganz vereinzelten Ausnahmen abgesehen, *gehen Größe der Zuckerausscheidung, der Harnstoffausscheidung und der molekulären Konzentration einander parallel.* Liegt somit ein hoher Wert in der Übereinstimmung dieser drei Indicatoren, so scheint, allein für sich betrachtet, die *Phloridzinuntersuchung das feinste Reagens für die Beurteilung des Grades der Nierenfunktion abzugeben.*

Wir glauben auf diese Weise in der Beurteilung der Funktionstätigkeit der Nieren einen wichtigen Schritt vorwärts getan zu haben; auf die theoretisch wie praktisch gleich wichtige Bedeutung unserer Resultate werden wir unter Mitteilung der einschlägigen Beobachtungen, wie unter genauer kritischer Würdigung der bisher existierenden diagnostischen Methoden für die Nierenuntersuchung, in einer ausführlichen Studie demnächst zurückkommen."

Diese zugesagte ausführlichere Studie erschien im Jahre 1901 als Monographie[1]. Seitdem hat sich eine Flut von Publikationen über den Gegenstand ergossen, deren Fazit wir im folgenden ziehen wollen. Historisch sei festgestellt, daß in theoretischen Ausführungen zuerst VIRCHOW auf die *Bedeutung der funktionellen Betrachtungsweise* hingewiesen hat. Er führte aus, daß eine rein anatomische Betrachtung der Krankheiten notwendig einseitig sein müsse, und daß sie notwendigerweise durch eine auch die Funktion ins Auge fassende berichtigt und ergänzt werden müsse. In dem Aufsatz „Specifica und Spezifisches" schrieb er die denkwürdigen Worte: „Man kann vor den anatomischen, morphologischen, histologischen Studien noch so hohe Achtung haben, man kann sie für die unumgänglich notwendigen Grundlagen jeder weiteren Forschung halten, allein muß man sie deshalb für die einzig sichere, für die allein zu verfolgende, für die ausschließlich gültige erklären? Viele und große Erscheinungen am Körper sind rein funktioneller Art, und wenn man sie auch durch eine mechanische Hypothese aus feinen materiellen molekularen Änderungen zu erklären trachtet, so darf man doch nie vergessen, daß die Methode ihrer Betrachtung niemals anatomisch sein kann." Nächst VIRCHOW haben dann ROSENBACH und STOKES den Anspruch, als erste derjenigen genannt zu werden, die praktisch den Begriff der Organfunktion in die Medizin eingeführt haben. STOKES hielt die Prüfung der Herzfunktion, seine physiologische Leistungsfähigkeit und ROSENBACH die des Verdauungsapparates in praktischer Hinsicht für bedeutungsvoll. Er war es, der zuerst den Begriff der *„Mageninsuffizienz"* in die Betrachtung der Störungen des Verdauungstractus eingeführt hat. ROSENBACH hatte hierbei hauptsächlich therapeutische Gesichts-

[1] Verlag von Urban & Schwarzenberg: Wien-Berlin.

punkte im Auge. Er führte mit Recht aus, daß man sich bemühen müsse, gewisse Störungen in der Funktion der Organe zu erkennen, ehe es bereits zu ausgebildeten, oft irreparablen Gewebsstörungen gekommen ist, und daß sich daraus möglicherweise eine zweckentsprechendere und leistungsfähigere Therapie ergeben könne. Wenn wir auch diesen Gesichtspunkt, wie sich später zeigen wird, nicht aus den Augen verloren, so war es uns doch hauptsächlich um diagnostische und prognostische Erkenntnisse zu tun.

Daß diese nur schwierig zu gewinnen waren, mußte demjenigen klar sein, der sich bewußt war, daß es galt, Abweichungen von der Norm zu erkennen, die noch nicht zu einer Erkrankung in anatomischem Sinne geführt hatten. *Nicht jede anatomische Abweichung von der Norm ist eine Krankheit.* Wenn ein Gewebsdefekt, sagen wir, in einer Sehne bestanden hat und die Wunde ist durch eine bindegewebige Narbe verheilt, so ist das eine Abweichung von der Norm, aber der Träger dieser Sehne ist nicht krank. Diese Sehne funktioniert nach Schluß des Defektes genau wie vorher, obwohl sie in anatomischem Sinn von der normalen abweicht. *Krankheit und Störung in der Funktion eines Organs gehen auch nicht immer parallel.* Das Organ kann anatomisch und physiologisch betrachtet gesund sein, und trotzdem kann die Funktion oder das, was als solche in die Erscheinung tritt, gestört sein, und umgekehrt kann ein krankes Organ ausreichend funktionieren. So kann ein partiell tuberkulös entarteter Hoden gesundes Sperma erzeugen, eine Niere kann eine circumscripte Erkrankung, z. B. ein kleines Neoplasma oder eine tuberkulöse Infiltration aufweisen und dennoch normalen Harn in normaler Menge produzieren. Aber mit dem Worte „ausreichend" treffen wir den schwierigsten Punkt der Frage. Wenn das Herz so arbeitet, daß sein Träger keinerlei Störung in den Lebensäußerungen empfindet, wenn die Niere die übliche Nachaußenbeförderung der Stoffwechselschlacken besorgt, so sagen wir, sie sind in ihrer Arbeitsleistung suffizient. Wird die *Herzsuffizienz* so gestört, daß Herzbeschwerden bestehen (der Kranke kann nicht Treppen steigen oder zeigt Atemnot), oder ist die Elimination der Stoffwechselabfälle so beeinträchtigt, daß es sich in urämischen Attacken manifestiert, so sprechen wir von einer *Insuffizienz.* Es ist einleuchtend, daß diesen extremen Stadien solche vorausgehen müssen, in denen noch keine Störung manifest wird, in denen aber dennoch ein Funktionsausfall oder eine Funktionsverminderung vorhanden ist. Diesen Zustand bezeichnen wir dann mit *relativer Insuffizienz.* Ihre Erkennung wird von größter Wichtigkeit sein, und um diese Erkennung handelt es sich vornehmlich, denn daß ein Organ seine Tätigkeit bis zur totalen oder absoluten Insuffizienz eingestellt hat, dies zu erkennen, dazu bedarf es keiner besonderen Methoden, dazu reichen die altbekannten klinischen Untersuchungsmittel aus.

Sind schon die Schwierigkeiten der Funktionsbeurteilung in den genannten und anderen Organen, deren Tätigkeit wir kennen und erwarten, nicht unerheblich, so häufen sie sich bei den Nieren, weil es sich um ein paariges Organ handelt, deren beider Arbeitsprodukt in ein Sammelbecken, die Harnblase, fließt. Erst seitdem es uns gelungen war, ein Instrument zu konstruieren, mit dem man die Möglichkeit hatte, den Harn jeder von beiden Nieren gesondert aufzufangen, erst dann wurde es möglich, die Tätigkeit jeder von beiden Nieren einzeln zu beurteilen. Die Aufgabe, welche eine funktionelle Nierendiagnostik hat, konnte nunmehr so gegliedert werden, daß es in einem gegebenen Fall zu entscheiden galt: welches ist die Gesamtfunktion des harnsezernierenden Apparats, und wie verteilt sich dieselbe auf das eine und das andere Organ? Fällt die erste Aufgabe hauptsächlich in das Gebiet der inneren Medizin, so ist für den Urologen und Chirurgen oft von Wichtigkeit, sowohl über das eine wie über das andere informiert zu sein.

Allein mit dieser Feststellung sind die Aufgaben und die Ziele, mit welchen sich die funktionelle Prüfung befaßt, noch nicht erschöpft. Das wäre dann der Fall, wenn Funktion und Leistung sich mit Funktions- und Leistungsgröße oder -kraft decken würden. Wenn ein Organ in einem bestimmten Maße arbeitet, so ist damit nicht gesagt, daß es nicht anders, besonders stärker, arbeiten kann. *Die Arbeitsfähigkeit, die Arbeitskraft einer Niere ist verschieden von der Arbeit, die sie gemeinhin leistet.* Wie der Armmuskel unter gewissen Bedingungen ein bestimmtes Maß an Kraft leistet, das er bei gesteigerten Ansprüchen erhöhen kann, so arbeitet die Niere verschieden je nach dem Grade des Anspruchs, der an sie gestellt wird. Ein Teil der Nierenarbeit ist die Entwässerung des Körpers. Es ist allgemein bekannt, daß unter gewissen Einflüssen (Angst, Aufregung) diese Wasserabsonderung sehr viel stärker ist, als wenn diese Einflüsse nicht obwalten, obwohl dem Körper nicht mehr Wasser zugeführt worden ist. In solchen Fällen ist also dieser Funktionsanteil erhöht. Die Aufgabe, sich einer bestimmten Menge fester Bestandteile des Körpers zu entledigen, besorgt die Niere unter normalen Verhältnissen, indem sie in 24 Stunden etwa 70,0 fester Stoffe (N. $\overset{+}{\text{U}}$. Salze) in 1500 ccm Harn gelöst absondert. Ist bei der Schrumpfniere oder bei der polycystischen Nierendegeneration ein Teil der Nierensubstanz zugrunde gegangen, so arbeitet die restierende Substanz mit erhöhter Kraft, indem sie statt 1500 ccm Wasser 2—3—4 Liter absondert, in welcher Menge prozentual weniger, aber in Summa fast ebensoviele feste Bestandteile eliminiert werden (Zwangspolyurie).

Es kann somit als ausgemacht gelten, daß die Nieren gemeinhin nicht so arbeiten, wie sie zu arbeiten vermögen. Ihre Leistung, die wir unter gewöhnlichen Umständen messen, entspricht also nicht derjenigen, die sie zu leisten imstande sind. Das ist eine Erfahrung, die wir in der Biologie und Pathologie bestätigt finden. Man hat bei Sektionen Nieren gefunden, die zum größten Teil zerstört waren, ohne daß die Träger derselben während des Lebens irgendwelche Beschwerden gezeigt haben. Man hat das experimentell an Tieren nachgeprüft und gefunden, daß tatsächlich der Organismus mit einem Minimum von Nierensubstanz auszukommen vermag, wie man es nicht für möglich gehalten hätte. Wissen wir doch, daß Menschen mit Schrumpfnieren lange Jahre leben können. Ich habe Fälle mit polycystischer Nierendegeneration, die in bezug auf Funktion Schrumpfnieren gleichzusetzen ist, über 20 Jahre verfolgt, Fälle, in welchen sich nur in gewissen Zwischenräumen und konstant erst in letzter Zeit die Symptome einer Niereninsuffizienz gezeigt hatten. Die Perioden, in welchen Kopfschmerz, Erbrechen, kurz urämische Erscheinungen auftraten, waren an irgendwelche Schädlichkeiten geknüpft. *Daraus folgt also, daß Individuen mit insuffizienter Niere existieren können und existieren, solange sie nicht aus ihrem Gleichgewicht herausgebracht werden.* Tritt aber ein störendes Moment, sei es eine Erkältung, eine Infektion oder auch nur eine erhöhte Anstrengung hinzu, dann versagt das Organ, die relative Insuffizienz wird zu einer absoluten, mit welcher das Fortbestehen des Lebens nicht vereinbar ist, die Kranken gehen zugrunde. Wir haben auch in der klinischen Beobachtung oft genug die Erfahrung gemacht, daß ganz *gesunde Nieren unter Umständen ihre Tätigkeit einstellen.* Wir haben wiederholt hysterische Anurien bei Personen mit ganz gesunden Nieren auftreten sehen. Die Nieren, die vordem ganz normal funktioniert hatten, stellten plötzlich ihre Tätigkeit ein. Reflektorische Anurien in gesunder Niere bei einer Steineinklemmung der anderen Seite sind nicht gar so selten. Gelegentlich des Ureterenkatheterismus kann man beobachten, daß plötzlich zufolge des Reizes der Gegenseite die Tätigkeit der anderen Niere aufhört. Wird der Katheter entfernt, so beginnt die Niere wieder zu sezernieren.

Auf der anderen Seite sieht man, daß Kranke mit präurämischen, ja urämischen Erscheinungen, die erhöhten Reststickstoff im Blut und eine erhebliche Oligurie aufweisen, unter geeigneter Therapie sich wieder so erholen, daß die Harnmenge und auch das Gewicht der mit ihr ausgeschiedenen festen Bestandteile erheblich ansteigt und der Blutstickstoff sinkt, daß also die Arbeitskraft und Arbeitsleistung wieder gewachsen ist.

Wenn wir diesen Gedankengang auf uns wirken lassen, so wird ersichtlich, daß es oft viel mehr darauf ankommt, festzustellen: was vermag eine Niere zu leisten, wenn an sie gesteigerte Ansprüche gestellt werden? — als darauf: was leistet die Niere unter gewöhnlichen Umständen. Wir wollen nicht vergessen, daß es nicht Aufgabe der Kliniker ist, sei es physiologisch oder pathologisch, die Leistung der Niere in exakt mathematischer Weise zu messen. Das wäre Aufgabe der Physiologie oder physiologischen Pathologie. Unsere Ziele sind ganz andere. Gilt es in der inneren Medizin vom Gesichtspunkt der Diagnose und Prognose aus, sich ein Bild darüber zu verschaffen, ob bereits vor der Feststellung anatomischer Veränderungen eine *Störung in der Funktion des Organs* stattfindet, oder wie weit eine solche Störung bei erkennbarer anatomischer Grundlage *vorgeschritten* ist, wie weit das Organ trotzdem noch *arbeitsfähig* ist, ob *seine Leistungen wieder zur Norm gebracht* oder wenigstens der Norm genähert werden können, so kommt bei chirurgischen Nierenaffektionen noch der Wunsch hinzu, eine weitere Frage von großer Wichtigkeit zu beantworten. *Wenn die Erkrankung einer Niere eine Operation notwendig oder auch nur wünschenswert macht, wie ist das Schwesterorgan beschaffen?* Ist es mitergriffen? Wenn ja, welcher Art ist dieses Mitergriffensein? Arbeitet diese zweite Niere so, daß, wenn man die eine Niere entfernt, die restierende ausreichen wird, die für die Erhaltung des Organismus unerläßliche Tätigkeit zu entfalten? Ist das nicht der Fall, so entsteht die Frage: ist die vorhandene Störung in der Funktion so groß, daß eine Erholung unwahrscheinlich oder gar ausgeschlossen ist, oder handelt es sich nur um eine vorübergehende, vielleicht durch die Krankheit der anderen Niere veranlaßte Störung, die sich nach der Operation ausgleichen kann?

Nachdem wir so die Ziele kennen gelernt haben, die der klinischen funktionellen Diagnostik gesteckt sind, wollen wir sehen, welches die Wege sind, auf denen man versucht hat, diese Ziele zu erreichen, und inwieweit dies gelungen ist.

I. Die Funktionsprüfungen von Blut.

Die Kryoskopie des Blutes.

Von alters her war es üblich, aus der Höhe des *spezifischen Gewichts* im Vergleich zur ausgeschiedenen Harnmenge auf das Arbeitsmaß der Niere zu schließen. Während das spezifische Gewicht einer Lösung die *Schwere der gelösten Stoffe* mißt, gibt die molekulare Konzentration einer Lösung, gemessen an ihrem Gefrierpunkt, Aufschluß über die *Zahl der gelösten Moleküle,* unabhängig von der Natur derselben. Es gründet sich das auf die van't Hoffsche Theorie, daß sich in Lösungen die gelösten Stoffe wie Gase verhalten und denselben physikalischen Gesetzen folgen. Gelöste Moleküle üben gleich Gasen einen Druck aus, den osmotischen Druck, demzufolge zwei Flüssigkeiten, die durch eine durchlässige Wand getrennt sind, ihre festen Bestandteile so lange austauschen, bis Konzentrationsgleichheit eingetreten ist. Diesen der Konzentration proportionalen Druck mißt man durch Verdampfen oder Gefrieren des Lösungsmittels. Man wählt der Bequemlichkeit halber zur Bestimmung den Gefrierpunkt, der um so tiefer unter dem des Wassers liegt, je größer die

Konzentration der Lösung ist. Nachdem DRESER als erster diese Gesetze der physikalischen Chemie auf die Nierentätigkeit angewendet hatte, war es KORANYI, der den Nieren die Aufgabe zuwies, den osmotischen Ausgleich zwischen Blut und Niere herbeizuführen. Wird das normale osmotische Gleichgewicht gestört, so markiert sich das durch eine Erniedrigung des Blutgefrierpunktes als Ausdruck im Blute retinierter fester Moleküle und ein Sichnähern des Harngefrierpunktes an den Nullpunkt als Folge weniger ausgeschiedener fester Bestandteile. Wir kommen auf den Wert der *Kryoskopie* des Harnes später zurück und beschäftigen uns hier nur mit derjenigen des *Blutes*.

Die Methodik der Untersuchung glauben wir nicht auseinandersetzen zu sollen, da sie sich in allen Lehrbüchern befindet und von jedem ausgeübt werden kann, der sich den Apparat zur Gefrierpunktsbestimmung anschafft.

Voran muß noch die bemerkenswerte Tatsache gestellt werden, daß tatsächlich der *Blutgefrierpunkt bei allen gesunden Menschen fast immer konstant ist*. Er wird δ bezeichnet und beträgt *0,56*. Schwankungen zwischen 0,56 und 0,58 können noch als normal gelten. KORANYI erklärte diese Konstanz aus dem Gegeneinanderarbeiten des Stoffwechsels und der Nierentätigkeit in osmotischem Sinne. Durch den Stoffwechsel werden die großen Eiweißmoleküle in zahlreiche kleine Zerfallsprodukte zerlegt, die an sich den Gefrierpunkt des Blutes erniedrigen würden. Dieser Verdichtungstendenz arbeiten die Nieren entgegen, indem sie das Blut verdünnen und den Überschuß der Zerfallsprodukte fortschaffen. Die *osmoregulatorische Tätigkeit der Niere hält also die molekulare Konzentration des Blutes konstant.*

Kommt es zu einer Störung der Sekretionsarbeit der Nieren, leidet die eliminatorische Fähigkeit derselben, so entsteht eine Retention von festen Stoffen, teils Eiweiß, teils Salzen. Hierdurch wird die molekulare Konzentration des Blutes erhöht, der Gefrierpunkt entfernt sich also weiter vom Nullpunkt. Dieser anscheinend so bestechenden und theoretisch wohl begründeten Methode hat sich besonders KÜMMEL angeschlossen. Er ist ihr eifrigster Verfechter geworden. Er kommt durch zahlreiche, an einem großen Material gesammelte Erfahrungen zu dem Schlusse, daß dieses *Messen des Blutes allein zur Entscheidung der Frage, ob eine Niere noch genügend arbeitet, ausreicht.* Liegen die Werte zwischen 0,56 und 0,58, so arbeiten die Nieren normal, eine Erhöhung bis 0,6 würde eine Störung andeuten, die noch ausgleichbar ist. Sinken die Werte noch weiter, gehen sie unter 0,6 herunter, so ist die größte Wahrscheinlichkeit vorhanden, daß der Träger dieser Nieren eine Nephrektomie nicht mehr überstehen würde, es besteht höchste Gefahr, daß sich nach der Operation eine *Niereninsuffizienz* entwickelt. Diese Schlußfolgerungen KÜMMELLs haben weder unseren eigenen Erfahrungen noch denen anderer Untersucher standgehalten. Schon theoretisch betrachtet, müßte ja die Konzentration des Blutes gesteigert werden, ganz gleich, ob lebenswichtige oder lebensunwichtige Stoffe retiniert werden. So ist auch von den verschiedensten Seiten eine Veränderung des Blutgefrierpunktes nach oben wie nach unten gefunden worden, ohne daß eine Nierenaffektion vorliegt. Bei Anämien, Kachexien, bei hohem Fieber, bei unkompensiertem Herzfehler, bei Diabetes, Typhus, bei Lebercirrhose, bei Carcinom wurde eine Erhöhung des Blutgefrierpunktes gefunden, obwohl eine Nierenerkrankung nicht vorlag, bei Pneumonien fand NEUDÖRFER im Gegensatz dazu Verminderung der Gefrierpunktswerte bis zu 0,52 (LIPPMANN, LINDEMANN, ENGELMANN, KORANYI, RUMPEL). Wird auch bei Nephritis im allgemeinen die molekulare Konzentration erhöht befunden, so sind doch Fälle bekannt geworden, in welchen eine Urämie ohne Erhöhung des Gefrierpunktes einherging. Endlich *kamen ausgesprochene Niereninsuffizienzen bei normalem Gefrierpunkt vor.* Da es schwierig, ja manchmal unmöglich ist, die extrarenalen

Einflüsse, die den Gefrierpunkt des Blutes beherrschen, auszuschalten, so ist derselbe zahlenmäßig in der von Kümmell gedachten Weise nicht zu verwerten. Durch Hunger, Durst, erhöhte Abgabe von Wasser und Salzen durch die Haut, Durchfälle, Erbrechen, Exsudat- und Transsudatbildung, Ödeme kardialer Genese können die aus der Blutgefrierpunktsprüfung sich ergebenden Werte so alteriert werden, daß äußerste Vorsicht und Skepsis in ihrer diagnostischen und prognostischen Verwertung geboten ist.

Die Bestimmung der *elektrischen Leitfähigkeit* im Blute kann zur Ergänzung der Blut*kyroskopie* herangezogen werden (über die Methodik s. nähere Daten bei Harn). Namentlich über das Verhältnis der Werte in Blut und Harn sind von Bromberg größere Untersuchungsreihen veröffentlicht und eine zahlenmäßige Bestimmung der Nierenfunktion daraus abgeleitet worden, auch weitgehende Schlüsse aus diesen Zahlen über Operabilität oder Nichtoperabilität von Nierenaffektionen daraus gezogen worden. Da indessen die praktischen Ergebnisse von anderen Seiten nicht bestätigt worden sind, und von vornherein theoretisch sich gegen die Methode einwenden läßt, daß sie eben nicht mehr, sondern noch weniger aussagt als die Kyroskopie, d. h. nur etwas über die Retention von Elektrolyten, gehen wir nicht näher darauf ein.

Der Bestimmung der *Blutgerinnungszeit* für die Beurteilung der Nierenfunktion sei nur kurz gedacht, weil sie einen neuen Gesichtspunkt einführt: In Fällen ungenügender Nierenfunktion ist nach Bachrach und Tittinger die Blutgerinnungszeit verzögert, ohne daß bis jetzt dafür eine sichere Ursache festgestellt werden konnte. Die dafür angenommene Zunahme des Kochsalzgehaltes im Blute erscheint — bei den gerade entgegengesetzten Eigenschaften, die das Kochsalz auf die Blutgerinnung hat — wohl kaum als genügender Grund.

Immerhin erscheint, namentlich seitdem die Methodik der Gerinnungsversuche verbessert, eine weiter Verfolgung dieser Tatsache aussichtsvoll.

Als Hauptrepräsentant der im Blute zurückgehaltenen Schlacken des Stoffwechsels hat von jeher der *Stickstoff* gegolten. Wir können ihn bestimmen als Gesamtstickstoff, d. h. die Summe aller eiweißhaltigen Abbauprodukte, oder aber ihn in seine verschiedenen Summanden zerlegen und dieselben einzeln im Blute untersuchen.

Was zunächst den ersteren betrifft, d. h. den im Blute nach Entfernung des Eiweißes noch enthaltenen, so hat auf die Bedeutung dieses von ihm „Reststickstoff" genannten, richtiger wohl als „Retentionsstickstoff" bezeichneten Faktors für die Diagnose einer Niereninsuffizienz zuerst H. Strauss aufmerksam gemacht.

Er hat gezeigt, daß von den normalen Werten von 30—40 mg der Reststickstoff unter Umständen bis auf 100—200 mg in 100 ccm Blut steigen kann. Die höchsten Werte werden bei *Urämie* erreicht; man sieht des weiteren, daß mit zunehmender Niereninsuffizienz auch die Zahlen für den Reststickstoff zunehmen. Besonders das rasche Ansteigen derselben muß als ein prognostisch ungünstiges Zeichen gelten.

Ist diese N-Retention nun immer ein sicheres Anzeichen oder sogar ein zahlenmäßiger Indicator der Niereninsuffizienz?

Diese Frage muß allerdings bei aller Wertschätzung der Bedeutung der Probe verneint werden.

Dazu ist die Zahl der Einflüsse, die sich schon in *der Norm* auf die Höhe des Reststickstoffes im Blute geltend machen, zu groß.

Einmal sind es solche *alimentärer Natur*. Wassergehalt des Blutes und Eiweißgehalt der Kost beeinflussen schon beim Gesunden den Stickstoffgehalt des Blutes, in viel höherem Grade beim Nierenkranken mit schon vorhandener

Niereninsuffizienz und hohem Gehalt des Blutes an Reststickstoff. Weiterhin kann die Reststickstofferhöhung auch ohne *Beteiligung der Niere,* durch *extrarenale* Faktoren zustande kommen. Unter ihnen spielt der *erhöhte Eiweißgehalt* eine besondere Rolle. Daher erklärt sich, warum bei fieberhaften Infektionskrankheiten, auch ohne nachweisbare Störung der Nierenfunktion, der Reststickstoff erheblich erhöht ist. Aber auch bei Niereninsuffizienz, und besonders ihrem höchsten Grade, der Urämie, sind die gefundenen Werte oft trügerisch, denn bei Urämie wie bei den präurämischen Stadien ist ein erhöhter toxischer Eiweißzerfall vorhanden und er beeinflußt die gefundenen Zahlen oft ganz erheblich.

Der theoretische Haupteinwand, der der Methode gemacht werden kann, ist der mangelnde Parallelismus zwischen N-Retention im *Blute* und N-Retention in den Geweben.

Wir können nicht der Meinung der Autoren beipflichten, die die Unterschiede in beiden für irrelevant halten. Dazu liegen doch zu viel Untersuchungen zuverlässiger Experimentatoren vor, wonach schon in der Norm Gewebs-Rest-N und Blut-Rest-N erheblich voneinander abweichen, diese Differenzen sich aber bei der Niereninsuffizienz noch steigern. Es kann eine abnorme Zurückhaltung des Rest-N bei Nierenkranken im Gewebe vorkommen, und kann andererseits, namentlich in den Endstadien der Niereninsuffizienz, die Fähigkeit der Gewebszellen erloschen sein, die Schlacken des Eiweißstoffwechsels zu retinieren und dadurch eine vermehrte Abgabe derselben an das Blut stattfinden. Auch hier sind also, wie bei dem vermehrten Eiweißzerfall, es extrarenale Momente, die die Höhe der Rest-N-Zahlen und damit die aus ihnen für die Nierentätigkeit zu ziehenden Schlüsse in undurchsichtiger Weise beeinflussen.

Dazu kommt, daß der Blut-Rest-N noch abhängig ist vom Wassergehalt des Blutes und dem Eiweißgehalt der Kost, daß also *alimentäre* Einflüsse von großer Bedeutung sind. Das ist schon bei normaler Tätigkeit der Nieren der Fall, in viel höherem Grade noch bei Nierenkranken, namentlich, wenn die N-Retention schon groß ist. Andererseits spielt auch der diuretische Reiz des im Rest-N enthaltenen Harnstoffes eine nicht zu unterschätzende Rolle: es kann unter seinem Einfluß eine temporäre Ausschwemmung des Harnstoffes stattfinden und damit zahlenmäßig eine momentane Besserung der Nierenfunktion vorgetäuscht werden, die in Wirklichkeit nicht vorhanden ist.

Immerhin lassen sich manche für die *Praxis* wichtige Schlüsse aus hohen Rest-N-Zahlen ziehen: Namentlich bei *chronischen* Nephritiden zeigen Werte über 80 mg einen erheblichen Grad von Niereninsuffizienz an, der sich bei höheren Werten (bis 150 mg und darüber) steigert und so gut wie immer ein Signum mali ominis darstellt. Allerdings gilt das nur für die chronischen Nephropathien, während bei akuten Glomerulonephritiden auch hohe Werte für den Rest-N zurückgehen können. Und auch für erstere nur unter Berücksichtigung der sonstigen klinischen Symptome, während allerdings da, wo dieselben nicht zu eruieren sind, wie bei schwer besinnlichen oder bewußtlosen Kranken, die Rest-N-Bestimmung *allein* die richtige Beurteilung des Falles ermöglicht.

Von manchen Autoren wird der Bestimmung des prozentual wichtigsten Anteils des Gesamtstickstoffs, des *Harnstoffes,* der Vorzug gegeben.

WIDAL gibt an, daß unter Werten von 0,5 g pro Liter eine bedenkliche Funktionsstörung beider Nieren nicht vorliegt, daß wiederholte Befunde von 0,5 bis 1 g, noch dazu mit der Tendenz zur Propagation, ungünstig sind und daß bei einem Befunde von über 1 g die Dauer der Krankheit nur nach Wochen zählt. Indessen tragen diese schematischen Angaben den Tatsachen nicht Rechnung.

Zugunsten der Harnstoffbestimmung ist anzuführen, daß mit zunehmender Niereninsuffizienz der Harnstoff-N einen immer größeren Anteil des Gesamt-N ausmacht, daß er also, je geringer die Nierenleistung wird, ein um so feineres und früheres Anzeichen des Defizits darstellt.

Nach ROSENBERG beträgt der Anteil des Harnstoffstickstoffes bei:

Bei Rest-N-Werten von	
46—60 mg %	50—75%
60—100 „ „	60—88 „
100—150 „ „	70—91 „
über 150 „ „	75—95 „

Dazu kommt nach ROSENBERG noch die verhältnismäßig leichte und rasche Bestimmung des Harnstoff-N durch die Bromlaugenmethode, die darauf beruht, daß frische Bromlauge in alkalischer Lösung den Stickstoff als Gas freimacht und daß das Volumen des gebildeten Gases abgelesen werden kann. Nach Tabellen wird der ihm entsprechende Harnstoffwert berechnet. Die Methode, die in 10—15 Minuten anzustellen ist, gibt nach ROSENBERG klinisch benutzbare Resultate, trotzdem dabei nicht nur der Harnstoff-N, sondern auch der des Ammoniaks, zum Teil auch der der Harnsäure und des Kreatinins mitbestimmt wird.

Von stickstoffhaltigen *Abbauprodukten* ist zunächst das *Kreatinin* zur Nierenfunktionsprüfung herangezogen worden, und zwar sowohl für einseitige, als auch für doppelseitige Nierenerkrankungen, teils als bloße Bestimmung des im Urin ausgeschiedenen und im Blut zurückgehaltenen Kreatinins, teils als Belastungsprobe nach (intravenöser) Darreichung bestimmter Kreatinmengen, teils als Vergleichung zwischen Blutkreatinin und Harnkreatinin nach Art der AMBARDschen Konstante.

Die Resultate sind wechselnd: Nach manchen Autoren geht die Kreatinämie der allgemeinen Stickstoffretention voran, was von anderen wieder bestritten wird. Auch werden bestimmte Skalen aufgestellt: Die Werte im Blute sollen in pathologischen Fällen zwischen 25 und 50 mg ‰ schwanken, über 50 mg prognostisch ganz ungünstig sein. Manche Autoren finden eine weitgehende Übereinstimmung mit der AMBARDschen Konstante. In den meisten Fällen wird die Probe nichts anderes aussagen, was nicht auf einfacherem Wege durch die Indicanbestimmung ermittelt werden konnte. Für die Praxis kann sie entbehrt werden.

Von anderen N-haltigen Stoffen hat neuerdings die Bestimmung des *Indicans* im *Blute* Bedeutung erlangt (TSCHERTKOFF-ROSENBERG).

Die damit erhaltenen Resultate gehen nicht ganz den mit der Prüfung des Rest-N oder des Harnstoffs gewonnenen parallel: Bei der durch akute Nephropathien entstandenen Niereninsuffizienz steigt — mit Ausnahme der akuten Sublimatvergiftung — der Indican wenig oder gar nicht an, während bei Niereninsuffizienz durch chronische Nephritiden der Indican frühzeitig, schon vor dem Rest-N erhöht ist — und bedeutende Erhöhung aufweisen kann. Weiterhin spielen die Einflüsse der Ernährung bei der Indicanprobe weniger mit, als bei der Untersuchung auf Gesamtstickstoff oder Harnstoff. Eine gewisse prognostische Bedeutung ist also — darin stimmen fast alle Beobachter mit ROSENBERG überein — der Indicanprobe bei inneren Nierenerkrankungen zuzuerkennen, und ihr Wert wird auch durch vereinzelte Ausnahmen — unter ihnen sei z. B. die Hyperindicanämie bei Schwangerschaftstoxikosen auch ohne Nierenbeteiligung erwähnt — nicht herabgesetzt. Neuerdings ist sie von EICK auch für chirurgische Zwecke, speziell die Feststellung einer Niereninsuffizienz bei Prostatikern, angewendet worden.

Ihr positiver Ausfall ist aber jedenfalls beweisender im Sinne einer vorhandenen Niereninsuffizienz, als der negative im Sinne des Fehlens einer solchen.

Die Technik ist einfach und — allerdings nur als Schätzungsmethode — vom Praktiker in kurzer Zeit auszuführen (cfr. ROSENBERG).

Eine Erweiterung der Indicanprobe auf die im Blut enthaltenen Phenole, Diphenole und *aromatische Oxysäuren* stellt die von BECHER angegebene und von ihm und seinen Mitarbeitern experimentell und klinisch geprüfte *Xanthoproteinreaktion* dar.

Im großen und ganzen sind die Ergebnisse damit denen der Indicanprobe gleich, doch ist der Parallelismus kein vollkommener.

Bei der Niereninsuffizienz nach akuten Nephritiden findet man trotz hohem Rest-N den Xanthoproteinwert wenig oder gar nicht erhöht. Die akute Nephritis läßt die aromatischen Oxysäuren gut durch. Bekanntlich findet sich bei akuter Nephritis, wenn nicht Anurie eintritt, auch selten, wirkliche Urämie.

Anders bei der Niereninsuffizienz bei *Schrumpfnieren.* Hier steigt der Xanthoprotein-, ebenso wie auch der Indicanwert, früh und relativ stark an. Es besteht ein deutlicher Parallelismus zwischen den Erscheinungen der *echten* Urämie und der Höhe der Blutphenole. Der Wert der Probe ist also nach zwei Richtungen zu suchen:

Einmal ist ein hoher Xanthoproteinwert ein *Frühsymptom* der Niereninsuffizienz, wenigstens bei chronischen Nierenkrankheiten, dann aber steht er in einer Beziehung *zur Pathogenese der echten Urämie* und kann, wenn sich die BECHERschen Untersuchungen in großem Umfange bestätigen, zur *Unterscheidung zwischen echter und Pseudourämie* dienen. Die echte Urämie scheint viel mehr durch die Retention der im Darm gebildeten aromatischen Fäulnisprodukte bewirkt zu werden, als durch die intermediären Eiweißabbauprodukte.

Die Probe ist verhältnismäßig einfach: Plasma oder Serum wird mit 20% Trichloressigsäure enteiweißt. Zu 2 ccm des Filtrates werden im Reagenzglas 0,5 ccm konzentrierte Salpetersäure gesetzt, $^1/_2$—1 Minute aufgekocht und nach dem Abkühlen 1,5 ccm $33^1/_3$% Salpetersäure hinzugefügt. Normalerweise tritt eine schwache, bei Niereninsuffizienz eine intensive Gelbfärbung ein.

Die Intensität der Färbung kann durch Vergleichung mit einer Kaliumbichromatlösung im AUTENRIETHschen Colorimeter quantitativ bestimmt werden. Die Probe wird am besten im Serum angestellt, da sie, ebenso wie die Indicanprobe, im Serum früher positiv wird als im Gesamtblut.

Die Bestimmung von *Kochsalz* im Blut:

Als Hauptvertreter der anorganischen Stoffe ist das *Kochsalz* von besonderer Bedeutung für die Regelung des osmotischen Druckes im Organismus. Für die Frage der Suffizienz oder Insuffizienz der Nierentätigkeit spielt es nur eine geringere Rolle. Das liegt vor allem daran, daß nur bei der *beginnenden Nieren*insuffizienz eine — meist auch nur geringe — Kochsalzretention im Blute zu konstatieren ist. Mit fortschreitender Schädigung der Nierenfunktion fließt das Kochsalz nach Haut und Geweben ab und aus der Hyperchlorämie entsteht die Hypochlorämie. Da indessen genaue Beziehungen zwischen dem Grade der Niereninsuffizienz und der Hypochlorämie nicht festzustellen sind, die sog. Historetention des Kochsalzes auch mehr durch extrarenale als durch renale Faktoren bestimmt wird, und es demgemäß auch nicht gelingt, einen Schwellenwert des Kochsalzes im Blute und damit Beziehungen zwischen Kochsalzretention und Ausscheidung zu ermitteln, ist die Probe unnötig.

Weniger mit extrarenalen Fehlerquellen behaftet und darum für die Feststellung einer Niereninsuffizienz brauchbarer erscheinen nach neuerlichen Untersuchungen die Bestimmungen anderer Elektrolyte im Blute, vor allem von *Calcium* und *Kalium*. Im allgemeinen scheinen die Störungen in der Ausscheidung derselben auch mit Störungen der Stickstoffausscheidung Hand in Hand zu gehen und ein gewisser Parallelismus mit den Rest-N zu bestehen (H. Zondek, Nelken und Steinitz). Nach H. Zondek, Pethow und Siebert sinkt der Calcium- und steigt der Kaliumgehalt; bei echter azotämischer Urämie kann der Blutkalziumspiegel bis auf den dritten Teil des Normalwertes sinken (Nelken und Steinitz). Die Ursachen dieser Störungen des Elektrolytenhaushaltes scheinen im wesentlichen in den *Nieren selbst* zu liegen; sie fehlen bei den Nephrosen, sind dagegen bei der Niereninsuffizienz durch andere als nephritische Ursachen, z. B. Zerstörung der Nieren durch Nierentuberkulose, auch nachweisbar. Zur methodischen Verwendung dieser Tatsache für die funktionelle Nierendiagnostik — hierher gehört auch ein ähnliches antagonistisches Verhalten zwischen Calcium und Phosphor — sind die Beobachtungen noch nicht zahlreich genug. Immerhin sieht es so aus, als ob die Untersuchung der Calciumausscheidung — namentlich auch mit Belastungsversuchen — mehr Aufschlüsse über die Funktionsschädigung der Nieren ergibt, als die des *Kochsalzes*.

Störungen der *Harnsäureausscheidung* resp. die Feststellung der im Blute *retinierten* Harn*säure* haben insofern als Funktionsprüfung eine gewisse Bedeutung, als sie häufig die ersten Zeichen einer beginnenden Niereninsuffizienz sind, jedenfalls die Hyperurikämie der Anhäufung des Restharnstoffs im Blute vorangehen kann. Indessen steigt der Wert im Gegensatz zum Rest-N nicht mit Zunahme der funktionellen Nierenschädigung, ist also wohl als ein frühes diagnostisches Symptom, aber nicht als Gradmesser derselben, und nicht als prognostisches Zeichen zu verwerten. Am häufigsten scheint die Hyperurikämie bei den Nephroklerosen in die Erscheinung zu treten. Selbstverständlich müssen alle Zustände, die zu einem erhöhten Nucleinzerfall und dadurch zur Vermehrung der Harnsäure im Blute führen, bei der Würdigung derselben auszuschließen sein.

Zahlenmäßige Beziehungen zwischen Blutharnsäure und Urinharnsäure (nach Analogie der Ambardchen Konstante) ergeben schwankende Werte: Normal zwischen 0,037—0,051. Bei Niereninsuffizienz zwischen 0,066—0,095. Zur allgemeinen Funktionsprüfung in der Praxis ist die Harnsäureprobe nicht geeignet, einmal weil sie wohl einen Indicator der beginnenden, aber nicht der sich steigernden Niereninsuffizienz abgibt und dann aus methodischen Gründen, weil eine einfache und dabei zuverlässige Bestimmung der Harnsäure im Blute nicht existiert.

II. Die Funktionsprüfungen am Harn.

Neben der Retention im *Blut* kann die Ausscheidungsfähigkeit der Nieren für eine Reihe von Substanzen durch den *Harn* bestimmt werden. Vervollkommnet können diese Untersuchungsmethoden dadurch werden, daß man die Ausscheidungsfähigkeit der Nieren nicht nur absolut, sondern *relativ,* d. h. nach einer bestimmten Belastung mit diesen Substanzen bestimmt.

Solche Prüfungsmethoden sind zahlreich angegeben worden. Wir übergehen diejenigen, deren praktische Ergebnisse unbedeutend sind und führen hier nur die wichtigste an. Wir bemerken dabei von vornherein, daß sie an Wichtigkeit zum größten Teil hinter den Retentionsprüfungen zurückstehen.

Von den *Belastungsproben* liegt es am nächsten, den Stickstoff selbst oder den *Harnstoff* zur Prüfung auf die maximale bezw. variable Leistungsfähigkeit der Nieren heranzuziehen. Die Probe, wie sie von Mac Leen, Strauss, Steinitz u. a. angegeben ist, besteht darin, daß der Patient eine bestimmte Menge Harnstoff erhält (15 g und darüber) und daß innerhalb der ersten 3 Stunden in stündlichen Intervallen der Urin auf Harnstoff untersucht wird. Bei Gesunden soll in der zweiten Stunde über 2—4% Harnstoff im Urin enthalten sein, bei Nierenkranken entsprechend der Schwere des Falles resp. der fortschreitenden Zerstörung des Parenchyms entsprechend weniger. Der Probe wird differentialdiagnostische Bedeutung — für die Unterscheidung der einzelnen Nephritisformen — und prognostische — als Maßstab für die Größe des untergegangenen Nierenparenchyms — nachgerühmt. Die Probe kann erweitert werden, durch den Vergleich zwischen Harn-N und Blut-N (s. später AMBARDsche Konstante). Eine besondere Bedeutung vermögen wir ihr nicht zuzuerkennen, schon mit Rücksicht auf die Fehlerquellen, die die diuretische Eigenschaft des Harnstoffes, deren Größe man im einzelnen Falle nicht bestimmen kann, schafft.

Statt des *Harnstoffes* empfiehlt LEBERMANN neuerdings die *Belastungsprobe* mit *Pepton:*

Vergleicht man beide, so ergibt sich folgendes: bei leichten Nierenschädigungen zeigt der Rest-N des Blutes nach Harnstoffbelastung nach etwa 3 Stunden seinen Ausgangswert, während bei Peptondarreichung es länger dauert, bis er wieder zur Norm zurückkehrt.

Der Harnstoff tritt rascher in das Blut über, kann aber in demselben nicht lange verweilen, weil er infolge seiner diuretischen Eigenschaften aus demselben eliminiert wird.

Pepton tritt infolge seiner schweren Löslichkeit langsam in die Blutbahn, wird aber auch schwerer daraus entfernt.

Extrarenale Momente spielen sowohl bei der Harnstoff- als bei der Peptonprobe eine Rolle.

Der Vorteil der Peptonbelastungsprobe ist darin zu erblicken, daß bei ihr der Diuresereiz des Harnstoffes wegfällt.

Differentialdiagnostisch zur Unterscheidung der verschiedenen Nephropathien ist mit der Peptonprobe nicht viel anzufangen.

Prognostisch ist sie bis zu einem gewissen Grade zu verwerten, da, je leichter die Erkrankung der Niere, um so mehr die Kurve des Rest-N nach der Belastung sich der Norm nähert.

Ausführung der Peptonprobe: Dem Patienten werden nach im nüchternen Zustande erfolgter Blutennahme 20—40 g Pepton in 200 ccm Wasser mit etwas Himbeersaftzusatz verabreicht. Dann wird in einstündigen Abständen bis zu 3 Stunden untersucht.

Eine vereinfachte Form der *Belastungsproben* hat LICHTWITZ angegeben: Er prüft den Einfluß, den die Belastungszulagen auf *Harnmenge* und *spezifisches Gewicht* ausüben, die in einem umgekehrten Verhältnis zueinander stehen. Um bei den wechselnden Harnmengen einen Vergleichswert zu bekommen, rechnet LICHTWITZ das spezifische Gewicht auf die Tagesmenge von 1000 ccm um und erhält so eine Zahl, die ausdrückt, wie groß das spezifische Gewicht an Normal- und Belastungstagen wäre, wenn immer gleichmäßig 1 Liter Harn ausgeschieden würde. Beträgt die Harnmenge z. B. 1500 ccm bei einem spezifischen Gewicht von 1020, so ist, auf 1000 umgerechnet, die Normalzahl

$$1500 : 1000 = x : 20,\ x \text{ also } \frac{20 \cdot 1500}{1000} = 30.$$

Aus dem Steigen dieser Zahl an den Belastungstagen läßt sich nach Tabellen die Mehrausscheidung von Harnstoff und Kochsalz schätzen.

Das Verfahren ist einfach und gibt eine gute Übersicht über die Nierenbilanz, hat aber, wie LICHTWITZ selbst zugibt, den Fehler, daß es den Einfluß, den die einzelnen Zulagen auf ihre gegenseitige Ausscheidung ausüben, nicht in Rechnung stellen läßt. Zur bloßen Orientierung ist es für die Praxis empfehlenswert.

Die Bestimmung von Kochsalz im Harn. Die Ausscheidungsfähigkeit der Nieren für Kochsalz ist nur für eine bestimmte Reihe von Nierenaffektionen gestört, nämlich für die mit Ödemneigung bzw. mit Ödemen einhergehenden. Sie wird am besten mittels einer der vielen angegebenen Belastungsproben festgestellt, durch eine quantitativ bestimmte tägliche Kochsalzzulage, nachdem die Patienten bis zur Erreichung einer minimalen Kochsalzausscheidung eine möglichst chlorarme Diät zu sich genommen haben. Der Gesunde setzt sich auf diese Weise nach einigen Tagen wieder in das Gleichgewicht; bei bestimmten Nierenkranken kommt es je nach Lage des Falles zu mehr oder minder langer Retention von Kochsalz.

Störend fallen ins Gewicht bei diesen Proben, daß sie

1. bei vorhandenen Schädigungen der Kochsalzausscheidung nicht ganz ungefährlich sind,

2. daß sie allein für sich betrachtet, zu falschen Schlüssen führen können. Es besteht in der kranken Niere — vielleicht im Gegensatz zu der gesunden — eine gewisse Reziprozität zwischen N-Ausscheidung und Kochsalzausscheidung. Unter Umständen kann ein geschädigter Teil der Niere die Funktion der anderen mitübernehmen. Die Kochsalzausscheidung ist also als „Partialfunktion" für eine etwaige topische Nierendiagnostik nicht verwertbar, wie denn überhaupt diese Tatsache beweist, daß die Ausscheidung einzelner Stoffe durch die Nieren nicht in so getrennten Bahnen erfolgt, wie man früher angenommen hat. Damit werden aber auch die Ergebnisse, die sich auf Feststellung solcher „Partialfunktionen" stützen, vieldeutiger, als es anfänglich schien.

3. Sind die extrarenalen Einflüsse für die Zurückhaltung von Kochsalz in Blut und Geweben (Historetention) besonders groß (s. früher), jedenfalls größer als bei anderen Proben. Das mindert natürlich erheblich ihre diagnostische Bedeutung. Von der therapeutischen wird noch die Rede sein.

1. Der Wasser- und Konzentrationsversuch.

Da die Ausscheidung des Wassers aus dem Körper eines der hauptsächlichsten und sichtbarsten Zeichen der Nierentätigkeit ist, so lag es nahe, Störungen der Wasserausscheidung zur Beurteilung der Nierenfunktion heranzuziehen. Das geschah zuerst durch Kövesi und Roth. Diesen folgte Albarran, dann Strauss, Schlayer und schließlich Volhard, an dessen Namen sich der jetzt so allgemein bekannte Wasserversuch knüpft. Der normale Wasserhaushalt besorgt, wie bekannt, eine Entleerung von etwa 1500 ccm Harn mit einem spezifischen Gewicht von 1020 in 24 Stunden. Ebenso bekannt ist, daß gewisse Nierenschädigungen sich in einer Schädigung dieses Wasserhaushalts bemerkbar machen. Wir erinnern beispielsweise an die Oligurie bei akuter Glomerulonephritis und die Polyurie bei Schrumpfnieren. Eine andere Frage ist aber, wieweit sich die Abweichungen für die Beurteilung der Funktion verwerten lassen. Die Verhältnisse liegen hier so kompliziert, daß schon die größten Schwierigkeiten für die Entscheidung der Frage entstehen, welchem Nierenanteil die Schuld an einer Verminderung, welchem die Schuld an einer Vermehrung der Harnausscheidung zuzuschreiben ist. So unsicher wie die topische Diagnostik ist, ob mehr die tubulösen oder die Glomerulusanteile der Niere Ursache der Störung sind, zumal die beiden Parenchymbestandteile sich in der Arbeit wechselseitig unterstützen und vertreten können, ebenso unsicher, ja noch unsicherer sind Schlüsse, die man lediglich aus einer Beachtung des Wasserhaushalts ziehen wollte. In voller Erkenntnis dieser Unsicherheit schlugen eben Kövesi und Roth vor, den Nieren große Wassermengen zuzuführen und zu prüfen, wie sich die Nieren gegenüber dieser forcierten Wasserzuführung verhalten, das nämliche, was ALBARRAN später mit der Polyurie experimentelle und VOLHARD mit seinem Verdünnungsversuch anstrebten. Man verbindet am besten den *Wasserversuch* mit dem Konzentrationsversuch und verfährt in folgender Weise:

Der nüchterne Patient bekommt frühmorgens 1500 ccm Flüssigkeit in Form von Limonade oder dünnem Tee, ohne feste Speise zu sich zu nehmen. Vier Stunden lang wird der halbstündlich entleerte Harn in bezug auf Menge und spezifisches Gewicht gemessen. Die gesunde Niere scheidet diese $1^1/_2$ Liter in etwa 4 Stunden aus, die Hälfte meist schon innerhalb der ersten beiden Stunden. Dabei sinkt das spezifische Gewicht bis auf 1000. Ändert sich der Ausscheidungsmodus derart, daß nicht mehr die ersten Harnproben die größten sind, sondern daß in den 4 Stunden ziemlich gleichmäßig etwa 350—400 ccm Harn ausgeschieden werden, so bedeutet das bereits eine leichte Störung der Wasserausscheidung. Je weniger Flüssigkeit im Verhältnis zu der zugeführten Menge ausgeschieden wird, um so größer ist der Ausfall der Störung in bezug auf die Wasserausscheidung. Sinkt die gesamte ausgeschiedene Menge bis auf 300 oder gar 200 ccm, wobei das spezifische Gewicht ziemlich gleich bleibt und meist nicht unter 1010 heruntergeht, so darf man eine schwere Störung im Wasserhaushalt der Niere annehmen.

Als Gegenpart schließen wir am nächsten Tage den *Konzentrationsversuch* an. Der Kranke muß 24 Stunden lang dursten, erhält keine Flüssigkeit und tunlichst keine wasserhaltigen Nahrungsmittel. Es wird nun das spezifische Gewicht verschiedener Portionen festgestellt. In normalen Fällen steigt es bis zu 1025, ja 1030. Geht es nicht über 1020 hinaus, so bedeutet das eine Verminderung des Konzentrationsvermögens.

Welche praktischen Schlüsse kann man nun aus diesen Wasserversuchen ziehen? Für die Beantwortung dieser Frage ist vorerst zu bemerken, daß *extrarenale Einflüsse* die Wasserausscheidungsart der Niere mannigfach variieren können. Wir kennen verschiedene Blasenaffektionen bei Personen mit gesunden Nieren, bei denen sich eine beschleunigte Wasserausscheidung und andere, bei denen sich eine Verlangsamung beobachten ließ, Fälle, in denen man eine reflektorische Beeinflussung der Nierenfunktion von der Blase aus annehmen muß. Bei Neurasthenikern und Hysterikern sieht man nicht selten bald beschleunigte, bald verlangsamte Wasserausscheidung und Beschränkung der Konzentrationsbreite nach oben, bei organischen Nerven- und Gehirnerkrankungen sind Störungen in der Wasserausfuhr nicht selten, die Polyurie bei Diabetes insipidus ist eine Regelmäßigkeit. Schwäche, erhöhte Abgabe von Salzen durch die Haut, Durchfälle, Erbrechen, Entzündungen, Fieber, Blutungen, Exsudat- und Transsudatbildungen, Herzschwäche, Ödeme kardialer Natur, kurz eine Reihe extrarenaler Momente beeinflussen den sicht- und meßbaren Wasserhaushalt derart, daß ein Urteil nur mit größter Vorsicht abgegeben werden kann. Nicht zu vergessen auch, daß erhöhte Abgabe von Wasser als ein kompensatorischer Vorgang bei mangelhaftem Konzentrationsvermögen zur Sekretionsbeförderung der festen Stoffe anzusehen ist. Das spezifische Gewicht ist um so weniger maßgebend, als es sich ändert, je nachdem die schwereren oder leichteren festen Stoffe im Harn überwiegen. Diese können lebenswichtige (Eiweißstoffe oder Zucker) oder unwichtige (Salze) sein, demnach gibt es keinen Aufschluß über die Selektionsarbeit der Niere.

Trotz aller dieser Einwände und Ausnahmen ist die geschilderte Prüfung der Wasserausfuhr und der Größe der Harndichte doch eine der besten Funktionsprüfungen, sobald sie im Zusammenhang mit den übrigen noch zu besprechenden und mit richtiger Würdigung der Resultate verwendet wird. Wir legen den größten Wert auf die „*Akkommodationsfähigkeit der Niere*" gegenüber den gestellten Ansprüchen. Diese gibt sich dadurch zu erkennen, bis zu welchem Grade der Harn verdünnt und bis zu welchem er verdickt werden kann. Bei gesunden Nieren geht die *Akkommodationsbreite* von 1000 bis 1030. Je schlechter die Niere arbeitet, um so mehr wird sie eingeengt. Am schlechtesten ist ihre Funktionskraft, wenn das spezifische Gewicht oder auch der Gefrierpunkt bei Flüssigkeitsüberschwemmung und -entziehung unverändert bleibt, wenn also eine ausgesprochene *Nierenstarre* besteht. Hierbei ist aber nicht zu vergessen, daß diese Prüfung nur Aufschluß über die Gesamtfunktion beider Nieren nach der besprochenen Seite hin gibt, ohne Rücksicht auf den Funktionszustand der Einzelniere, ohne Rücksicht darauf, daß möglicherweise die eine von der anderen in ungünstigem Sinne beeinflußt wird. So Gutes sie also leistet, so macht sie darum andere Prüfungen nicht überflüssig.

Aus diesem Grunde hatte schon Albarran vorgeschlagen, sie mit dem Ureterenkatheterismus zu verbinden. Er will in jeden Ureter einen Katheter einlegen, etwa 500 ccm Mineralwasser zuführen und in kurzen Intervallen die abgesonderte Harnmenge in bezug auf Menge, spezifisches Gewicht und Gefrierpunkt vergleichen. Abgesehen von der großen Belästigung des Kranken, längere Zeit zwei Ureterkatheter beherbergen zu müssen, haften dem Verfahren zahlreiche Fehlerquellen an. Technische Unzulänglichkeiten und Ungenauigkeiten, die Beimengung von abgeschürften Ureterepithelien, von Blut, die reflektorische Polyurie, die ausgelöst wird, machen das Verfahren zu einem praktisch nicht verwertbaren.

Die Bestimmung der Aschenbestandteile des Harnes. Eine recht sinnreiche Methode zur Prüfung der Nierenfunktion hat Pregl angegeben, um die Nachteile der geschilderten Albarranschen Methode zu vermeiden und kleinste Harnmengen zur Prüfung benutzen zu können. Er hat vorgeschlagen, von kleinen Mengen Harns jeder von beiden Nieren den Trockenrückstand zu bestimmen und das Verhältnis der gelösten zu den anorganischen Stoffen zu messen. Das Verfahren gestaltet sich folgendermaßen: durch Wägung bestimmter kleiner Mengen Harns jeder von beiden Nieren mittels einer Präzisionswage wird das spezifische Gewicht festgestellt. Dann werden die letzten beiden Zahlen desselben mit den Haeserschen Koeffizienten 2,33 multipliziert (siehe Caspers Lehrbuch der Urologie, S. 51), woraus sich die Menge der gelösten Bestandteile errechnen läßt. Nun wird 1 ccm des Harns verascht und das Aschegewicht von dem der gelösten Bestandteile subtrahiert, woraus sich die Menge der organischen Stoffe ergibt. Wenn man nun die Menge der in der Zeiteinheit getrennt aufgefangenen Urine mit dem Gewicht der Aschereste und der gelösten organischen Bestandteile multipliziert, so glaubt Pregl damit eine quantitative Vergleichung der beiden Nierenleistungen vornehmen zu können, da man das Verhältnis der gesamten gelösten Stoffe im Verhältnis zu den anorganischen kennt. Pregl und mit ihm Haberer haben auch eine Reihe von Nierenfällen mitgeteilt, in welchen das Gesetzmäßige dieses Verhaltens gezeigt wird. Daran ist auch nicht zu zweifeln, ebensowenig daran, daß in ausgesprochenen Fällen die Verhältniszahlen beider Nierenharne zeigen werden, welche mehr und welche weniger organische Stoffe aus dem Blute herausarbeitet. Das ist aber auch alles, und das allein genügt nicht. Abgesehen von der Umständlichkeit des Verfahrens sagt die Methode ja niemals, welcher Art die organischen Stoffe sind, die von der einen Niere in größerer Menge als von der anderen ausgeschieden werden, sie belehrt uns also auch nicht über die Selektionstätigkeit der in der Niere vorhandenen verschiedenen Parenchymbestandteile. Vor allem aber entspricht, worauf wir wiederholt aufmerksam gemacht haben, die Menge des in der Zeiteinheit durch den Ureterkatheter aufgefangenen Harnes durchaus nicht immer der tatsächlich produzierten Menge. Oft geht ein Teil daneben, oft fließt die ganze Menge in die Blase, oft bleibt der Harn im Nierenbecken gestaut zurück. An dieser Klippe scheitert diese wie andere Methoden, die versuchen, die Funktionsleistung der Niere zahlenmäßig niederzulegen. Sie gibt uns nur eine *verhältnismäßige Schätzung, was jede von beiden Nieren vergleichsweise an organischen Bestandteilen in der Zeiteinheit ausscheidet.*

LEHMANN (Rostock) hat in richtiger Erkenntnis dieser Mängel einen Vorschlag gemacht, der recht plausibel erscheint. Er empfiehlt, während der PREGLschen Prüfung eine Belastungsprobe der Niere nach Art des Wasserverdünnungsversuchs vorzunehmen. Er hat aus der Wasserversuchskurve eine Phase herausgeschnitten und aus dieser die Einzelurine genommen. Er katheterisiert die Ureteren etwa in der dritten oder vierten Stunde nach dem Wasserstoß, d. i. dann, wenn die Nieren nach der starken Verdünnung wieder anfangen, Konzentrationsarbeit zu leisten, und mißt in dieser Phase auf dem Wege der Veraschungsberechnung die beiderseitigen Nierenbestandteile des Harnes. Aber auch bei diesem Verfahren ist, wie LEHMANN in lobenswerter Selbstkritik hervorhebt, zu bemängeln, daß wir von Zufälligkeiten, die unberechenbar sind, abhängen. Wir können nicht wissen, was in jeder Zeit die Nieren zufällig an Salzen, was an veraschbarem Material ausscheiden. Das aber ist als ein Fortschritt zu bezeichnen, daß die Methode von PREGL gestattet, die vergleichsweise Dichte der beiden Nierenharne mit minimalen Mengen vorzunehmen.

Demselben Prinzip wie die *Belastungsproben* gehören die sog. *„Reizmahlzeiten"*, nach Analogie der Probemahlzeiten für den Magen an, die gewissermaßen Belastungen der Nieren in konzentrierter Form darstellen, und die natürlichen Verhältnisse nach Möglichkeit nachahmen. Sie sind von SCHLAYER und HEDINGER eingeführt und haben sicherlich den Vorteil, daß sie die Variabilität der Nierenfunktion nicht nach *einer* Richtung, sondern nach vielen untersuchen. Insofern sind sie natürlich dem einfachen Wasserversuch überlegen.

Sie schließen aus der Art und Weise, wie sich die Nierenfunktion den verschiedenen an sie gestellten Ansprüchen anpaßt, auf die Suffizienz bzw. Insuffizienz derselben.

Leider entsprechen die praktischen Resultate nicht den theoretischen Voraussetzungen, da die Deutung im einzelnen Falle bei der komplizierten Versuchsanordnung schwierig ist und extrarenale Faktoren sich ebensowenig ausschalten lassen wie bei den meisten der erwähnten Proben.

Die Prüfung auf *Fermentausscheidung*. Sie fußt auf der von WOHLGEMUTH zuerst gefundenen Tatsache, daß Fermente, wie die Diastase, von der erkrankten Niere in geringen Mengen ausgeschieden werden. In Verbindung mit dem Ureterenkatheterismus kann die quantitative Bestimmung der Diastasenausscheidung in ähnlicher Weise, wie die der Farbstoffe, zum Vergleich beider Nieren benutzt werden.

Einen Vorzug vor anderen Methoden besitzt sie nicht, zumal sie ja eine sehr gleichgültige Funktion der Niere mißt und ein Schluß aus ihr auf wichtigere Nierenleistungen nicht zu ziehen ist.

Dazu kommt noch, daß extrarenale Faktoren, vor allem die Tätigkeit des *Pankreas,* auf ihren Ausfall von entscheidender Bedeutung sind, daß die Nahrungsaufnahme die Resultate wesentlich beeinflussen kann, daß auch gegen die Technik mancherlei Einwände erhoben worden sind, so daß sowohl für einseitige wie doppelseitige Nierenerkrankungen die Methode wohl von wissenschaftlichem Interesse aber ohne praktische Wichtigkeit ist.

Dagegen ist es nicht ausgeschlossen, daß für die *Nephritiden* die Bestimmung anderer *Fermente* Bedeutung gewinnen kann. BLOCH und EINSTEIN haben festgestellt, daß bei gewissen Formen von Nierenkrankheiten sowohl eine Erhöhung der Serum-, als der Harnlipase stattfindet. Ob dadurch eine Unterscheidung der mehr degenerativen von den mehr entzündlichen Formen möglich sein wird, müssen weitere Untersuchungen lehren. Von anderen Autoren werden gegenüber den lipolytischen mehr die Veränderungen der proteolytischen und amylolytischen Fermente im Urin Nierenkranker in den Vordergrund gestellt. Inwieweit diese Untersuchungen der Differentialdiagnose der einzelnen Nephritisformen zugute kommen werden, ist noch nicht abzusehen. Jedenfalls liegt ihr Wert mehr nach dieser Richtung als nach der rein funktionellen Seite.

Die Methoden nach Schlayer: Schlayer ist von der Tatsache ausgegangen, daß die meisten der bisher besprochenen Nierenfunktionsprüfungen nur *erhebliche* Abweichungen von der Norm aufdecken, bei feinen Störungen dagegen versagen. Infolgedessen hat er zunächst versucht, gegenüber den sonst mehr in den Vordergrund gestellten Bemühungen, die *Quantität* der Nierenarbeit zu messen, mehr dem *qualitativen* Ablauf der Nierenarbeit seine Aufmerksamkeit zu schenken und die Anspruchsfähigkeit der Nieren auf gewisse Reize, ihre leichtere Ermüdbarkeit u. dgl. festzustellen.

Zweitens hat er eine Verfeinerung der Nierenfunktionsprüfungen dadurch angestrebt, daß er weniger eine *Teilfunktion*, als die *Funktion gewisser Teile* prüft und damit eine topische Diagnostik, nach mehr vasculären und mehr tubulären Schädigungen zu begründen versucht.

Auf diesem Prinzip beruht die *Milchzuckerprobe* (intravenöse Injektion von Milchzucker), die mehr die Schädigung des vasculären Anteils und die *Jodkaliprobe*, die Veränderungen des tubulären Anteils festzustellen gestattet.

Wir können uns bei ihrer Kritik kurz fassen, da sie, wie der Autor auch selbst betont hat, Funktionsproben im eigentlichen Sinne des Wortes nicht darstellen. Aber auch gegen ihre Bedeutung als gewissermaßen „biologische“ Methoden zur Prüfung der Tätigkeit der einzelnen Nierenabschnitte lassen sich Bedenken nicht unterdrücken. Erstens ist eine Differenzierung in dieser Richtung weder nach physiologischer noch nach pathologischer Richtung bisher gelungen. Zweitens sind die Ergebnisse bei Nierenkranken durchaus nicht so eindeutig wie im Tierexperiment, von dem Schlayer ausgegangen ist. Eine scharfe Scheidung vasculärer und tubulärer Formen ist aber in der Klinik nicht möglich. Und endlich entgeht auch die Schlayersche Methodik nicht dem Übelstande, den wir bisher immer die Ergebnisse beeinträchtigend fanden, daß *extrarenale* Momente nicht auszuschließen sind. So ist der *praktische* Wert dieser Methoden bisher noch gering.

Den Proben nach Schlayer nahe stehen Versuche, die Nierenarbeit durch *pharmakologische Reize* zu messen, speziell nachzusehen, wie die erkrankte Niere auf Sekretionsanregung durch *Diuretica* reagiert.

Als solche sind die verschiedensten diuretischen Mittel, Coffein, Euphyllin, Diuretin, Pituitrin versucht worden. Die Methoden haben vor der Anregung experimenteller Polyurie durch den Wasserversuch den Vorteil, daß sie einen viel stärkeren Reiz als die bloße Wasserzufuhr auf die Nieren ausüben und dadurch einen Maßstab für die Reservekräfte abgeben, über welche die erkrankten Nieren noch verfügen. Sie haben den Nachteil, daß sie keine ganz ungefährliche Prüfung darstellen, und daß neben den renalen Wirkungen auch extrarenale in Frage kommen. Im Prinzip sind sie jedenfalls den meisten anderen Funktionsprüfungen überlegen und für die Zukunft aussichtsvoll.

2. Die Funktionsprüfung der Niere durch Farbstoffe und Phloridzin.

Der erste, der die Idee hatte, einen Farbstoff und zwar das *Methylenblau* zur Prüfung der Nierenfunktion zu benutzen, war ROBERT KUTNER, der im Jahre 1892 vorschlug, diesen Farbstoff einzuverleiben, um aus dem Auftreten der Blaufärbung des Harnes Aufschluß über die Ausscheidungsfähigkeit der Nieren zu gewinnen. Er wollte die Ausscheidung aus den beiden Ureteren mit dem Cystoskop beobachten, ist also der Vater der sog. *Chromocystoskopie*. Später benutzte dann ACHARD und CASTAIGNE das Methylenblau zur systematischen Prüfung bei Nierenkrankheiten und ALBARRAN empfahl 1900, den Ureterenkatheterismus mit der Blauprüfung zu verbinden. Es stellte sich aber bald heraus, daß das Methylenblau für den gedachten Zweck unbrauchbar war, weil es im Körper zuweilen in eine farblose Leukoverbindung übergeführt wird und sich dadurch dem Nachweis für das Auge entzieht. LÉPINE schlug deshalb vor, statt des Methylenblau das *Rosanilin* zur Farbprüfung zu benutzen, ein rosanilintrisulfosaures Natron, das den Harn rosa färbt und keine Entfärbung auf seinem Wege bis zur Ausscheidung durch die Niere erfährt, ja sogar die im Harn erscheinende Menge auf colorimetrischen Wege zu messen gestattet. Doch auch dieser Farbstoff konnte sich nicht einbürgern, weil er zu mancherlei Fehlschlüssen Veranlassung gab. Blutbeimischung im Harn, Färbung desselben durch Rheum, Senna, Phenolphthalein, Urorosein und Uroerythrin bei Alkoholikern, Gichtikern und alten Leuten ließen es als ungeeignet erscheinen. Erst durch VOELCKER und JOSEPH wurde die Chromocystoskopie aktuell, als sie 1903 das *Indigcarmin* als gut, sicher und unveränderlich färbenden Blaustoff empfahlen. Ursprünglich wollten sie sich mit der Beobachtung der Ureterenmündungen, wie und wann an diesen das Blau erschiene, begnügen. Zur Erkennung großer Unterschiede in der Ausscheidung, wenn z. B. auf der einen Seite gar kein Farbstoff, auf der anderen deutliches Blau austritt, mag das auch genügen, allein feinere Differenzen der Farbnuancierung gehen in der mit Wasser gefüllten Blase verloren. Sie konnten natürlich nur in dem mit dem Ureterkatheter gewonnenen Urin wahrgenommen werden. So wendet man denn jetzt allgemein die Indigcarminfärbung in Verbindung mit dem Ureterenkatheterismus an, wie das von uns, ALBARRAN, KÜMMELL, ISRAEL u. v. a. geschieht und empfohlen wurde.

Zunächst wurde die allgemein übliche Tablette in Stärke von 0,8 (Brückner, Lampe & Co.), in 20 ccm Wasser aufgekocht und *intramuskulär* injiziert. In normalen Fällen tritt danach in 5—10 Minuten die Blaufärbung des Urins auf, die nach etwa 20 Minuten ihren Höhepunkt erreicht und nach etwa 12 Stunden abgeklungen ist. Im ganzen wird etwa $^1/_4$ der eingespritzten Farbstoffmenge ausgeschieden, $^3/_4$ gehen in unbekannter Weise im Körper verloren. Um schneller und bequemer arbeiten zu können, empfahl man später, den Farbstoff *intravenös* einzuverleiben, wodurch die Ausscheidung des Blaus schon nach 2 Minuten beginnt. Wir müssen das auf das energischste widerraten, da die intravenöse Injektion des Farbstoffes, selbst wenn er sterilisiert und filtriert ist, nicht ungefährlich ist. Wir sahen einmal nach einer sorgfältig ausgeführten mit sterilisiertem und zweimal filtriertem Blau vorgenommenen intravenösen Injektion einen schweren Kollaps auftreten, was nicht wunderlich ist, wenn man sich vergegenwärtigt, daß die Farblösung keine wirkliche Lösung in physikalischem Sinne sondern eine Aufschwemmung darstellt. Zudem liegt gar keine Notwendigkeit vor, das Blau in die Venen zu spritzen, die intramuskuläre Injektion erreicht denselben Zweck auf ganz unbedenkliche Weise.

Durch die mit dem Harnleiterkatheter aufgefangenen Harne kann man nun entscheiden, einmal, nach welcher Zeit vergleichsweise die Farbstoffausscheidung beginnt, welche Intensität sie auf jeder von beiden Seiten entwickelt, eventuell ob sie überhaupt ausbleibt. An diese allseitig festgestellten und unleugbaren Tatsachen schließt sich nun die Frage an: welche Schlüsse gestatten uns die gemachten Beobachtungen in bezug auf die Funktion und Funktionsfähigkeit der Niere zu ziehen?

Wir wissen heute noch nicht, in welchem Teil der Niere das Indigcarmin ausgeschieden wird, die einen meinen, in den Harnkanälchen (Heidenhain), die anderen in den Glomeruli, noch andere in beiden. Wir wissen nur, daß ebenso sicher wie der Farbstoff von gesunden Nieren im Harn erscheint, daß er ebenso sicher von zerstörten Nieren nicht durchgelassen wird. Das mag für manche Fälle in diagnostischer Hinsicht von Bedeutung sein, aber es trifft nicht den Kernpunkt der Frage. Es gilt meistenteils nicht zu erkennen, ob eine Niere zerstört ist und gar nicht mehr arbeitet, sondern es gilt vielmehr festzustellen, wie weit ist sie verändert, sowohl anatomisch als auch in bezug auf ihre Funktion. Wenn sie auch vermindert arbeitet, arbeitet sie noch genug, das Leben des Individuums bei Fortnahme der anderen zu gewährleisten? Für ausgesprochene Fälle gibt also die Differenz der Farbstoffausscheidung Aufklärung. Aber gibt sie sie auch für die weniger ausgesprochenen, die bei der jetzt vorgeschrittenen Diagnostik und Verbreitung der urologischen Kenntnisse glücklicherweise die häufigeren sind?

Wir müssen leider voran die Beobachtung stellen, daß auch schwerkranke Nieren zuweilen das Blau in fast normaler Weise durchlassen, wir haben das in vielen Fällen von *akuten Nephrosen* und auch bei *chronischen parenchymatösen Nephritiden* im alten Sinne feststellen müssen, was von mehreren Internisten bestätigt wird (Roth). Weiterhin sahen wir, daß zuweilen ein gewaltiger Zwiespalt besteht zwischen der Größe der anatomischen Veränderung und der Intensität der Blauausscheidung. Wir sahen Fälle, in denen die Farbstoffausscheidung sehr gering war, während die Operation nachher ganz geringfügige tuberkulöse Veränderungen aufwies. Es handelte sich um doppelseitige Tuberkulose: hätte man der Farbstoffelimination allein vertraut, so hätte man die andere schwer erkrankte Niere nicht entfernen dürfen, während in Wirklichkeit der Kranke durch die Operation gerettet wurde, da er nach der Nephrektomie mit der anderen, zwar auch tuberkulös angegriffenen aber noch gut arbeitenden Niere noch anderthalb Jahrzehnte lebte. Wir kommen demnach zu dem Schlusse, daß die Farbstoffmethode eine gute Orientierungsmethode ist, um schnell die erkrankte Seite herauszufinden, daß sie uns auch über grobe Verhältnisse in bezug auf die Funktion orientiert, daß sie aber für die Mehrzahl der Fälle zur Beurteilung der Funktion und Funktionsfähigkeit *allein nicht ausreicht,* daß sie uns nur ein Bild gibt über die Ausscheidungsverhältnisse, über die Durchlässigkeit der Niere für den Farbstoff, nicht aber über deren Gesamttätigkeit. Daß wir es demnach vollkommen ablehnen, den Autoren zu folgen, die gar zahlenmäßig aus der Menge des ausgeschiedenen Farbstoffs ihre Indikation und Kontraindikation für eine Operation ziehen, bedarf keiner weiteren Ausführung.

Was für die Indigcarminprobe gesagt haben, gilt in gleicher Weise für die anderen Farbstoffe. Nach dem sensationellen Erfolg, den Voelcker und Joseph mit der Einführung des Indigcarmins hatten, ließ es viele andere geistige Arbeiter nicht schlafen, sie gaben andere Farbstoffe an, von denen jeder den seinigen den anderen überlegen glaubte. So empfahl Lépine das *Rosanilin,* H. Strauss das *Uranin,* Leschke das *Ferrocyan* (Berliner Blaureaktion), Seyderhelm und Lampe das *Trypanrot,* Bennhold das *Kongorot,* Rowntree und Geraghty das *Phenolsulfophthalein.* Sie alle erkannten nicht, daß es ganz gleichgültig ist, ob man roten, gelben, grünen oder blauen Farbstoff einspritzt, daß sie mit ihren Methoden immer nur die Ausscheidung der Niere für diese Farbstoffe. nicht aber die wirkliche Gesamtfunktion der Nieren maßen.

Nur der *Phenolsulfophthaleinprobe* müssen wir noch einige Worte widmen, weil sie in ziemlich lauter Weise den Anspruch erhebt, den anderen Farbstoffmethoden überlegen zu sein und zwar deshalb, weil man die ausgeschiedene Farbstoffmenge colorimetrisch in einfacher Weise bestimmen könnte. Wenn man von diesem Stoff 1 ccm intramuskulär injiziert, so werden normalerweise in der ersten Stunde 43—70%, nach zwei Stunden im ganzen 55—95% ausgeschieden, nach zwei Stunden sind meßbare Mengen nicht mehr nachweisbar. Diese Angaben sind insofern zu modifizieren, als nach anderen Autoren die Ausscheidungsdauer bis zu 4 Stunden währte. Richtig ist, daß die Eliminationsbeobachtungen uns ein gewisses Bild über grobe anatomische und schwere Funktionsstörungen geben, ähnlich wie es das Indigcarmin tut, aber nicht mehr und nicht weniger. Ja man kann sagen, daß die Empfehlung, colorimetrisch die ausgeschiedene Farbmenge messen zu wollen, eher zur Irreführung neigt, denn wir haben mit anderen die Beobachtung gemacht, daß bei schweren Nephritiden, die präurämisch waren, das Phenolphthalein in fast normaler Menge ausgeschieden wurde, und FOSTER hat das gleiche sogar in einem Falle von Urämie kurz vor dem Tode beobachtet. Man kann demnach eine Überlegenheit dieser amerikanischen Methode gegenüber unserer deutschen nicht anerkennen. Wie diese möge man sie mit den Parallelmethoden zusammen verwerten, um mit ihnen zusammen zu einem Urteil über die Gesamtfunktion der Niere zu kommen.

Auf dem letzten internationalen Urologenkongreß ist die Bedeutung der Phenolsulfophthaleinprobe ausführlich diskutiert worden. CHABANIER u. a. konstatierten, daß schon technische Unstimmigkeiten die Deutung der Probe erschwerten. Das Präparat ist ungleich in seiner Zusammensetzung, das Fabrikat der einen Firma gibt andere Resultate als das der anderen. Es muß oft erneuert werden, weil es anscheinend nicht gleichmäßig wirksam bleibt, es müßte, um konstante Ergebnisse zu erzielen, intravenös angewendet werden (MARION). BEER (New York) hält es für weniger dauerhaft und deshalb für weniger sicher in seiner Anwendung als das Indigcarmin. Im allgemeinen gehen die mit ihm gewonnenen Daten der Wasserausscheidung und der Harnstoffausscheidung parallel. Da aber diese sich durch verschiedenen Einflüsse in oft nicht kontrollierbarer Weise ändern, so trifft der Vorwurf der Variabilität der Resultate in gleicher Weise das Phenolsulfophthalein. So sah selbst MARION, der ein Anhänger dieser Farbstoffprobe ist, manchmal paradoxe Resultate, indem die kranke Niere mehr Farbstoff absonderte als die gesunde. Vor allem aber beeinflusssen *extrarenale* Momente wie Fieber, Herz-, Gefäßerkrankung, Leberaffektionen die Ausscheidung, so daß der Anspruch, in seiner Ausscheidung ein zahlenmäßiges Mittel für die Beurteilung der Nierenfunktion zu haben, nicht aufrecht zu erhalten ist. Man kann MARIONs Ansicht insoweit beipflichten, daß die Nieren um so besser arbeiten und die übrigen Organe um so gesunder sind, je besser das Phenolsulfophthalein ausgeschieden wird, und daß infolgedessen aus dem Vergleich des Ausscheidungstypus beider Nieren hervorgeht, daß die eine Niere besser arbeitet als die andere, und daß bei stärkerer Ausscheidung, die Intaktheit der Nieren vorausgestzt, auch die anderen Organe gesunder sind als bei geringerer Elimintion. Alles in allem ist das Phenolsulfophthalein ebenso gut und ebenso schlecht wie die anderen Farbstoffe, speziell wie das Indigcarmin. Es wird dem wertvolle Dienste leisten, der es in richtiger Würdigung und in Kombination mit den anderen bewährten Methoden gebraucht.

3. Die Phloridzinmethode.

Das Phloridzin ist ein aus der Wurzelrinde von Apfel-, Birn-, Kirsch- und Pflaumenbäumen hergestelltes Glykosid. 1885 machte VON MERING die Entdeckung, daß es, beim Menschen einverleibt, eine Zuckerausscheidung im Harn hervorruft. Wie diese Wirkung zustande kommt, darüber besteht noch keine Einigkeit. Während v. MERING meinte, daß die Zuckerausscheidung im Harn ohne verstärkte Zuckeransammlung im Blut eintrete, glauben andere, daß stets eine Hyperglykämie vorangehen müsse und daß durch den Harn nur der Zuckerüberschuß eliminiert wird. Diese Ansicht hat weder bei den Nachforschungen anderer Autoren (ZUNTZ, DELAMARE, KLEMPERER, MINKOWSKI), noch in unseren eigenen Untersuchungen eine Stütze gefunden. Schon MERING fand, daß nach der Phloridzineinverleibung der Blutzucker nicht nur nicht erhöht sondern wiederholt sogar erniedrigt war, und wir fanden, daß der Blutzucker vor wie nach der Einspritzung gleich blieb. Da aber der vorher zuckerfreie Harn später Zucker enthielt, so schlossen wir daraus, daß die Nieren den Zucker aus dem vorbeifließenden Blut extrahieren müssen. Die fehlerhaften Versuche MAGNUS LEVYS, der mit toxischen Dosen arbeitete, können füglich vernachlässigt werden. Viel mehr ist beweisend dafür, daß die Nieren der Ort der Zuckerbildung sind, der Versuch von ZUNTZ, der Phloridzin in die eine Nierenarterie einspritzte und aus der zugehörigen Niere früher Zuckerausscheidung bekam als aus der anderen.

Auch darüber, in welchem Teil der Niere die Zuckerausscheidung vor sich geht, gehen die Meinungen auseinander. SEELIG und MERING verlegen sie in die Tubuli contorti, NUSSBAUM, HABERER und SENATOR in die Glomeruli. Wir haben Ursache, die letztere Annahme als die zu Recht bestehende anzunehmen, da, worauf wir noch zurückkommen, wir die sichere Beobachtung gemacht haben, daß Nieren mit Nephrose und vorwiegend parenchymatöser Nephritis den Zucker durchlassen, während er bei Schrumpfnieren um so geringer in der Quantität und um so verzögerter ausgeschieden wird, je weiter der Schrumpfungsprozeß vorgeschritten ist. Ausgesprochene Schrumpfnieren lassen den Zucker überhaupt nicht mehr durch. Dagegen sieht man Zuckerausscheidung sowohl bei der arteriosklerotischen Glomerulonephritis als bei der circumscripten Herdnephritis. Inwieweit extrarenale Momente die Zuckerausscheidung nach Phloridzin beeinflussen, bleibt noch zu eruieren. Es wird behauptet, daß sie auch bei vorgeschrittener Arteriosklerose, Carcinom und Leberkrankheiten fehlen kann. Ja, ISRAEL und ROWSING wollen sie auch bei Abwesenheit solcher Affektion und gesunden Nieren haben ausbleiben sehen. Wir können dem nicht zustimmen. Die Zuckerelimination erfolgt bei intakten Nieren mit solcher Sicherheit und Regelmäßigkeit, daß man aus ihrem Fehlen mit Bestimmtheit auf eine schwere Schädigung der Nieren schließen kann. Wenn trotzdem sorgfältige Beobachter ein gelegentliches Ausbleiben der Reaktion beobachtet haben, so erklärt sich das aus folgendem. Sehr häufig hat die Phloridzininjektion eine Polyurie zur Folge, und da wir mit ganz kleinen Mengen (dem Schwellenwert von 0,01) arbeiten, so wäre es denkbar, daß bei starker Harnverdünnung der Zuckergehalt so gering war, daß er nicht nachweisbar wurde. Ferner kommt es vor, daß Schrumpfnieren bestehen, ohne daß sie klinisch in die Erscheinung treten. Es konnte sich also in den wenigen beobachteten negativen Fällen um latent verlaufende chronische Nephritiden mit Schrumpfungsprozessen gehandelt haben.

Wir legen Wert auf die Tatsache, daß es sich bei der Phloridzinprobe im Gegensatz zu anderen Funktionsprüfungen, die mit der Einverleibung körperfremder Substanzen arbeiten, um eine *aktive Arbeit* der Nieren handelt. *Es wird Phloridzin eingespritzt und Zucker von den Nieren ausgeschieden.* Es werden also die Nieren vor eine Aufgabe gestellt, sie spielen nicht wie bei den anderen Proben nur eine Rolle als Ausscheidungsorgan, sondern sie werden zu aktiver Tätigkeit veranlaßt. Diese ist also der Ausdruck einer wirklichen Leistung, wobei wir uns aber bewußt sind, daß diese Nierenarbeit nur an einer einzigen, unter normalen Verhältnissen der Niere fremden Funktion gemessen wird, und daß es nicht ohne weiteres feststeht, daß diese Leistung an sich der Gesamtarbeit und der Arbeitsfähigkeit kongruent ist. Wieweit diese Kongruenz zutrifft, darüber kann nur die Erfahrung entscheiden, ein Punkt, auf den wir bei der Schlußkritik aller Funktionsprüfungen zurückkommen.

Was die Ausführung der Probe betrifft, so hatten wir vorgeschlagen, zur Injektion diejenige kleinste Menge Phloridzin zu benutzen, die noch regelmäßig die Zuckerausscheidung bewirkt, d. i. 0,01, und an dem gleichzeitig durch Ureterenkatheter aufgefangenen Harn die Zuckerausscheidungsquote beider Nieren miteinander zu vergleichen. Es ergab sich, daß dann immer die kränkere und schlechter arbeitende Niere weniger Zucker in der Zeiteinheit produziert als das bessere oder gute Schwesterorgan. Wir sind dieser Methode bis auf den heutigen Tag treu geblieben. Die frisch aufgekochte oder einer Ampulle entnommene sterile Lösung wird subcutan injiziert, der Kranke hat einige Stunden vorher ein regelrechtes Frühstück, bestehend aus zwei Tassen Milch, einem Brötchen und einem Ei eingenommen, damit auch die Niere etwas zu verarbeiten hat. Die intravenöse Injektion, die vorgeschlagen worden ist, ist überflüssig. Denn nach der subcutanen erscheint der Zucker stets nach 15—20 Minuten. Man entnimmt kleine für die Zuckerreaktion zu benutzende Mengen am besten auf der Höhe der Phloridzinverarbeitung, etwa zwischen der 30. und 40. Minute nach der Einspritzung. Auf die Gleichmäßigkeit der Entnahme ist besonders zu achten.

Mit dieser quantitativen Prüfung der beiderseitigen Zuckermenge verbindet man zweckmäßig nach dem Vorschlag von KAPSAMMER die Beobachtung der Zeit, nach welcher die Zuckerausscheidung einsetzt. Normalerweise geschieht das nach 15—20 Minuten. Je nach dem Grade der Verspätung kann man auf eine Verminderung der Funktionstätigkeit der betreffenden Niere schließen. Erscheint der Zucker erst nach 30 Minuten, so bedeutet das bereits eine geringe Beeinträchtigung der Nierenarbeit. Tritt überhaupt keine Reaktion ein, so bedeutet das — sind extrarenale oder durch andere bekannte Ursachen wie Kachexie, Fieber sich erklärende Einflüsse auszuschließen — eine schwere Nierenschädigung. Dies gilt uns als so sicher, wie wir später durch unsere praktische Erfahrung belegen werden, daß eine Nephrektomie unter solchen Umständen kontraindiziert ist. Nicht so sicher aber ist das Umgekehrte, daß nämlich eine Niere noch befriedigende Zuckerelimination zeigen und nach der Operation doch versagen kann. Wir selbst haben einen derartigen Fall nicht erlebt, aber KAPSAMMER berichtet von einem. Nach allem gilt uns daher die Phloridzinprobe als ein wichtiger Indicator der Nierenfunktion. Aber eingedenk der besprochenen Ausnahmen, eingedenk der Tatsache, daß sie uns nur *eine* Funktion der Niere, nämlich die, auf Phloridzin zu reagieren, zeigt, raten wir, sich nicht allein auf sie zu verlassen, sondern die anderen Methoden, die uns Aufklärung über andere Funktionen der Nieren verschaffen, bei der Entscheidung wichtiger Fragen mitheranzuziehen.

III. Die Funktionsprüfung der Niere durch physikalische Methoden.

1. Kryoskopie des Harnes.

Wenn man auf die Kryoskopie des Gesamtharnes für die Beurteilung der Nierenfunktion große Hoffnungen gesetzt hatte, und sich diese Hoffnungen nicht erfüllt haben, so liegt das daran, daß die ursprüngliche Publikation Koranyis mißdeutet worden ist. Zeigt uns *das spezifische Gewicht des Harnes die Schwere der gelösten Moleküle, so gibt uns der Gefrierpunkt Aufschluß über die Zahl derselben, ohne Rücksicht auf Natur, Größe und Schwere der festen Bestandteile.* Der Gefrierpunkt geht daher nicht parallel mit dem spezifischen Gewicht, da bei jenem Moleküle mit hohem wie mit niedrigem Gewicht gleichmäßig in Betracht kommen. Die Beeinflussung durch Eiweiß ist daher geringer beim Gefrierpunkt als beim spezifischen Gewicht. Jedoch sind beide nur im Zusammenhang mit der Harnmenge zu verwerten. So variieren auch die normalen Werte, die von den verschiedenen Forschern gefunden worden sind, zwischen 1,2—2,5 unter Null. Sie hängen ferner im weitestem Maße von der Nahrungsaufnahme ab. Wird viel Flüssigkeit zugeführt, so kann sich der Gefrierpunkt ähnlich wie das spezifische Gewicht dem Nullpunkt nähern. Bei ammoniakalischer Harngärung erhöhen sich die Fehlerquellen, kurz, man darf sagen, aus dem Gefrierpunkt an sich ist für die Nierenfunktion ebensowenig zu schließen wie aus dem spezifischen Gewicht. Daß die Nephritiker, besonders diejenigen, bei denen der Schrumpfungsprozeß beginnt, Harn von geringerer molekularer Konzentration liefern als in der Norm, ist ebenso selbstverständlich wie die Tatsache, daß dort auch das spezifische Gewicht unter der Norm zu liegen pflegt. Die Gefrierpunktsbestimmung bringt uns also nur einen neuen physikalischen Ausdruck für bekannte klinische Tatsachen.

Etwas günstiger liegt es, wenn man die Gefrierpunktsbestimmung in Verbindung mit dem Ureterenkatheterismus vornimmt, wie wir es ursprünglich empfohlen haben. Eine Vergleichung der beiden gleichzeitig aufgefangenen Harne gestattet gewisse Rückschlüsse auf die Gesamtfunktionen beider Nieren in bezug auf ihre Fähigkeit, feste Stoffe aus dem Blut herauszuarbeiten. Allerseits wurde unsere Angabe bestätigt, daß im allgemeinen die anatomisch kranke oder schlechter funktionierende Niere eine geringere molekulare Konzentration aufweist als die bessere, daß, je schwerer die Erkrankung oder Funktionsstörung ist, um so größer die Unterschiede sind. Alle weitergehenden Schlüsse aber, besonders der *Gedanke, durch den Gefrierpunkt zahlenmäßig die Funktion messen zu können, sind abzulehnen.* Hängt doch dieser in weitestem Maße von der gleichzeitig abgesonderten Harnmenge ab, von der wir wissen, daß sie ein- und doppelseitig gelegentlich des Ureterenkatheterismus durch nervöse und andere Einflüsse, durch technisch unvermeidbare Schwierigkeiten in nicht auseinander zu haltender Weise variiert werden kann. Wissen wir doch, daß die Tätigkeit der Niere besonders in bezug auf die Wasserabsonderung in jedem Moment wechseln kann. Man müßte also die Harne, um diese Fehlerquelle auszuschalten, längere Zeit, wohl stundenlang, aus beiden Nieren getrennt auffangen, eine Untersuchung, die wegen der Belästigung des Kranken zu widerraten ist. Dazu kommt, daß schwere Anämien und Kachexien, Neurosen (Diab. insipidus) vielfach sehr dünnen Harn aufweisen. Nur soviel kann man sagen, daß *große* Differenzen beider Nierenharne, bei welchen die Harnmengen entsprechend in Berechnung gezogen sind, einseitige Erkrankungen aufdecken und Schlüsse auf Funktionsbeeinträchtigungen gestatten, daß diese Schlüsse um so sicherer werden, wenn sich herausstellt, daß die Variabilität des Gefrierpunktes erheblich gelitten hat, daß also die Niere nicht mehr imstande ist, bei Flüssigkeitsentziehung oder -einschränkung Harn von tieferer Gefrierpunktserniedrigung zu erzielen als ihr Gegenpart. Je geringer die Differenzen bei Flüssigkeitszufuhr und -entziehung sind, je *größer also die Nierenstarre ist, um so größer ist die Funktionseinbuße,* welche die Niere erlitten hat. Demnach wird man niemals allein auf den Ausfall der Harnkryoskopie bauen, sondern ihm für die Beurteilung der Nierenfunktion nur in Kombination mit den anderen Methoden eine gewisse Bedeutung beimessen können.

2. Die Leitfähigkeit des Harns.

Der Gefrierpunktsbestimmung gleichzusetzen soll die elektrische Leitfähigkeit des Harnes sein, deren Prüfung LOEWENHARDT (Breslau) im Jahre 1902 zur Feststellung der Nierenfunktion empfahl. Diese Idee geht auf die physikalischen Gesetze von ARRHENIUS zurück, dessen Ionentheorie besagt, daß sich die Moleküle gewisser Stoffe, wenn sie gelöst werden, *als Elektrolyte* spalten (elektrische Dissoziation). Die *geteilten Moleküle heißen Ionen.* Eine Kochsalzlösung zerfällt beispielsweise in die Ionen Na und Cl. Im Harn zerfallen die Salze in solche Ionen, die die Träger der Elektrizität sind, in positive und negative Ionen (Anionen und Kationen). Diese Elektrolyte haben nun die Eigenschaft, den elektrischen Strom zu leiten, und die *Größe der Leitfähigkeit ist abhängig von der Zahl der Ionen,* so daß man aus der Bestimmung der Leitfähigkeit einen Schluß auf den Gehalt an Elektrolyten ziehen kann. Je weniger dissoziierbare Salze in dem Harn vorhanden sind, um so geringer ist die Leitfähigkeit. Daher werden Nieren, welche die Salze mangelhaft herausarbeiten, also einen relativ salzarmen Harn bereiten, geringere Leitfähigkeit aufweisen als der salzdichtere Urin. Zur Messung der Leitfähigkeit hat LOEWENHARDT einen bequemen Apparat angegeben. Die Nachuntersuchungen haben ergeben, daß diese Tatsachen richtig sind, denn im allgemeinen stimmen Leitfähigkeit und Gefrierpunktserniedrigung des Harnes überein. Bei schwerkranken oder schlechter funktionierenden Nieren findet man entsprechend der niedrigen Zahl für den Gefrierpunkt einen niedrigen Wert für die Leitfähigkeit. Allein die Anwesenheit von Harnstoff beeinflußt die Leitfähigkeit kaum, wie RENNER an hundert Untersuchungen nachgewiesen hat. Es haftet also der Methode der große Fehler an, daß gerade die wichtigen Bestandteile, die organischen Stoffe, in bezug auf ihre Menge vernachlässigt werden. Folglich kann man mit ENGELMANN ihren Wert nur darin sehen, *daß sie es ermöglicht, mit geringen Mengen von Harn eine Kontrolle für den Gefrierpunkt zu geben.* Und wir möchten hinzufügen, daß auch das nur dann Geltung hat, wenn man die Harne beider Nieren miteinander vergleicht, und zwar die Harne, die *gleichzeitig* aufgefangen worden sind.

3. Die Reaktionsumschlagsprüfung des Harns.

Es ist seit langem bekannt, daß die Nieren als Ausscheidungsorgane für die Erhaltung des Säure- und Alkaligleichgewichts im Blut, in Gewebe und Körperflüssigkeiten eine wichtige Rolle spielen, und daß die Zusammensetzung der Nahrung, der Blutbeschaffenheit und mancherlei anderer Dinge von wesentlichem Einfluß auf die Säurung oder Alkalisierung des Harnes sind. Davon ausgehend, daß die Nieren mit ihrem sezernierenden Parenchym diese wichtigen Regulationsvorgänge der Lebensfunktionen beherrschen, haben REHN und GÜNZBURG eine Funktionsprüfung der Nieren aufgebaut. Sie wollen die Änderung der Wasserstoff-Ionenkonzentration (HJ) bei plötzlicher Störung der Säureverhältnisse im Blut als Gradmesser für die Funktionskraft der Niere benutzen und empfehlen zu diesem Zweck die Bestimmung der Wasserstoffionen nach Michaelis. Der nüchterne Patient erhält 20 Tropfen Ac. hydrochlor. dilut. in 300—400 ccm Wasser. Mittels des Ureterenkatheterismus wird nun der Harn beiderseitig aufgefangen und die HJ beider Harne in verschiedenen Zeitabständen gemessen. Nach einer intravenösen Injektion von 50 ccm 4%iger Natronbicarbonat-Lösung werden die Harne wiederum alle 2—5 Minuten auf ihre Reaktionsänderung untersucht. Die Verfasser konnten mitteilen, daß die kranke Niere sich auf die Alkalisierung des Harnes langsamer einstellt als die gesunde, etwa in gleicher Weise, wie die Farbstoffausscheidung nach Indigcarmineinspritzung verzögert wird. Kurz, die *Umschlagsfähigkeit des Harnes geht hier der Farbstoffelimination ziemlich parallel.* Bei Gesunden fällt die p_H auf die Salzsäureverabreichung sofort ab, um seinen tiefsten Wert nach 15—20 Minuten zu erreichen. Auf die Bicarbonatlösung wird der Neutralpunkt nach 3—4 Minuten überschritten, die höchste p_H wird in 10 Minuten erreicht. Je nach Art und Schnelligkeit der Säure- und Alkaliausscheidung und Umstellung unterscheidet Rehn nun verschiedene Typen der Funktionsstörung. Der Grad der Umstellungsfähigkeit der Niere auf Säurung nach HCl und Alkalisierung nach Bicarbonat ist ihm ein Maß für die Schwere der Funktionsstörung. Seiner Ansicht schließen sich Allemann und Popescu an.

Der Vorschlag Rehns ist sinnreich, wohldurchdacht und fußt auf gesunder physiologischer und pathologischer Basis. Wissen wir doch, daß eine Verschiebung des Wasserstoffionengehalts im Blut nach der sauren Seite auf schwerste Krankheit hindeutet und bei ernsten Nierenentzündungen im Stadium der Urämie und Präurämie gefunden wird. Es ist das der Erhöhung des Rest-N im Blute in seiner prognostischen Bedeutung gleichzusetzen. Allein zwei Momente sind geeignet, die optimistische Hoffnung, die man auf diese Methode gesetzt hatte, etwas herabzudrücken.

Einmal ist es nach den bis jetzt vorliegenden Erfahrungen nicht gestattet, weitergehende Schlüsse aus dem Ergebnis der Säuren- und Basenausscheidungsprüfung zu ziehen als *die, daß eine Verminderung der Funktion der Niere vorliegt.* Welchen Grad diese erreicht, und bei welchem Grade mit einem Versagen der restierenden Niere nach einem Eingriff zu rechnen ist, darüber sagt die Methode nichts. Mißt sie doch nicht die Gesamtfunktion der Niere, sondern nur eine ganz spezielle. Wieweit aber das Gestörtsein dieser einen Funktion einer essentiellen Gesamtstörung kongruent ist, bleibt ungewiß. Ja der Parallelismus mit dem Reststickstoffbefunde läßt sogar besorgen, daß die Methode ebenso wie diese nicht empfindlich genug ist, um uns feinere Störungen rechtzeitig zu verraten. Im Beginn ausgesprochener präurämischer und urämischer Zustände bedürfen wir keiner Funktionsprüfung mehr, diese verraten sich auf andere Weise. Die *sonst nicht erkennbaren funktionellen Störungen sollen* uns offenbar werden, das ist der Kernpunkt, um den es sich handelt.

Dazu kommt noch ein zweites Moment, das sind *extrarenale Einflüsse,* welche die aus dem Verfahren zu ziehenden Schlüsse unsicher machen. Beeinflussungsmöglichkeiten liegen in nervösen, psychischen Momenten, vor allem aber in dem Verhalten der Magensäure. Das wechselnde Verhalten der Magenacidität verursacht auch wechselndes Verhalten des Säureumschlagsvermögens der Niere. Superacidität im Magen kann ebenso wie Mangel oder Verminderung der freien Salzsäure Nierenfunktionsstörungen vortäuschen, die gar nicht vorhanden sind (Starke). Pfeffer und Hemmerling prüften die Säure- und Alkaliausscheidung des Harnes gemeinsam mit dem Magensaft. Bei gesunden Personen nähert sich der zuvor saure Urin etwa eine halbe Stunde nach der Bicarbonatinjektion dem Neutralpunkt, um dann sofort nach Einspritzung von Säure (saure Mononatriumphosphatlösung) auf einen viel niedrigeren p_H-Wert herunterzugehen. Der Magensaft verhält sich gerade umgekehrt, seine Acidität steigt, wenn die des Urins abnimmt und umgekehrt. Während ein Teil der Nierenkranken wie die Gesunden reagierten, zeigten andere eine Verzögerung oder ein Ausbleiben der Säuerung oder Alkalisierung des Urins. Bei Nephrose lag der Urin stets im Alkalischen, bei einer entzündlichen Affektion im Stadium der Insuffizienz im Sauren.

Unter Berücksichtigung aller dieser Umstände hat es den Anschein, als ob die Methode geeignet ist, uns wertvolle Fingerzeige für die Nierenfunktion zu liefern. Sie bedarf noch weiterer Prüfung, aber das kann man schon jetzt sagen, daß sie allein nicht ausreicht, sondern im Konbination mit den anderen bewährten Methoden geübt werden muß, um zu denjenigen sicheren Schlüssen bezüglich der Nierenfunktion zu kommen, die vom praktischen Gesichtspunkt aus für die Nierenchirurgie erforderlich sind.

Die *Säuren- und Basenbelastung* ist als Funktionsprobe von REHN ursprünglich nur für *einseitige* Nierenerkrankungen angegeben. In der neuesten Zeit hat sie aber auch Eingang in die Diagnostik innerer, doppelseitiger Nierenerkrankungen gefunden (BECKMANN, STRAUB und MEIER u. a.). Nach Verabreichung einer sauren Lösung (meist Salzsäure) per os oder intravenös und ebenso nach intravenösen Gaben von Natriumbicarbonat wird in kurzen Abständen die Wasserstoffionenkonzentration des Urins bestimmt: Es zeigt sich dabei im Gegensatz zur normalen bei der schwer entzündlich erkrankten Niere eine *Unfähigkeit zur Alkaliausscheidung*, die mehr oder weniger groß ist.

LEBERMANN hat ebenso, wie ROSENBERG und HELFORS, die Methode für den Praktiker zu vereinfachen gesucht, indem er sich auf die perorale Zufuhr der Säuren oder Basen beschränkte.

Nach LEBERMANN gestaltet sich die Versuchsanordnung folgendermaßen: Die nüchterne Versuchsperson erhält um 8 Uhr morgens 10 ccm einer 10%igen HCl-Lösung in 300 ccm Wasser (des besseren Geschmacks wegen mit Zusatz von Himbeersaft), dann werden in halbstündlichen Intervallen p_H-Bestimmungen (nach MICHAELIS) im Urin bis 10 Uhr ausgeführt. Es folgt die Verabreichung von 15 g Natriumbicarbonat und 100 ccm Wasser und die Bestimmung des p_H in Urin in derselben Art und Weise wie nach der Säuredarreichung.

Auch in dieser vereinfachten Form zeigt die Probe, im Gegensatz zum Nierengesunden beim schweren Nephritiker das annähernde Gleichbleiben der Wasserstoffionenkonzentration trotz Säure- und Basenbelastung, eine „Isosthenurie der Säuren und Basenausscheidung“ (LEBERMANN).

Die Probe ist als Gradmesser für die *Schwere der Erkrankung* zu gebrauchen; sie hat weiterhin, da sie anscheinend nur bei entzündlichen Prozessen in dem geschilderten Sinne ausfällt, bei Stauungsniere dagegen die Verhältnisse wie in der Norm liegen, auch einen gewissen *differentialdiagnostischen* Wert.

Für die Entdeckung der gestörten Nierenfunktion in ihren Anfängen kommt sie nicht in Betracht, da die Starre der Wasserstoffionenkonzentration eben nur das Zeichen einer *hochgradigen* Reduktion des sezernierenden Nierenparenchyms darstellt.

Ebensowenig kommt sie als *allgemeiner Indicator* einer Nierenfunktionsstörung in Betracht und kann in dieser Hinsicht mit der Bestimmung der Retention lebenswichtiger Stoffe im Blute oder dem Wasserversuch keineswegs konkurrieren.

Trotz ihrer Ungefährlichkeit — in dieser Beziehung unterscheidet sie sich vorteilhaft von manchen anderen Belastungsproben — und der verhältnismäßig kurzen Zeitdauer ihrer Bestimmung — sie nimmt nur wenige Stunden in Anspruch, während der Wasserversuch 24 Stunden und länger dauert — erscheint sie uns bisher als keine wesentliche Bereicherung funktionell-diagnostischen Rüstzeuges.

Die sog. Ambardsche Konstante.

Weitere Untersuchungsmethoden gipfeln darin, aus dem Verhältnis zwischen Angebot eines Stoffes an die Nieren und seiner Ausscheidung durch dieselben ein Maß der sekretorischen Nierenarbeit herzuleiten, das quantitativ in Zahlen ausdrückbar ist.

Auf dieser Grundlage beruhen alle diejenigen Verfahren, *die den sog. „hämorenalen" Index messen wollen.* Sie sind auf die verschiedensten Stoffe ausgedehnt worden, haben aber eine gewisse Bedeutung nur für den *Stickstoff* resp. *seinen Hauptrepräsentanten,* den Harnstoff, erlangt als die sog. Ambardsche Konstante. Trotzdem dieselbe heute nicht mehr die Wichtigkeit für die funktionelle Nierendiagnostik besitzt, die ihr von Ambard und manchen anderen Autoren, z. B. Guggenheimer zugeschrieben worden ist, müssen wir des *prinzipiellen* Interesses wegen, das diese — und alle ähnlichen Verfahren — für sich beanspruchen müssen, kurz darauf eingehen.

Ambard stellt für das Verhältnis von Bluttharnstoff zu Urinharnstoff eine Formel auf, die folgendermaßen lautet:

$$\text{K (Konstante)} = \frac{\text{Ur}}{\sqrt{\dfrac{\text{D} \cdot 70 \cdot \sqrt{\text{c}}}{\text{p} \cdot \sqrt{25}}}}$$

In dieser Formel bedeutet Ur den Bluttharnstoff, ausgedrückt in g pro Liter, D die in 24 Stunden ausgeschiedene Harnstoffmenge in g, c die Harnstoffkonzentration des Harnes in g pro Mille, p das Körpergewicht der untersuchten Person in kg, 70 das durchschnittliche Normalgewicht, $\sqrt{25} = 5$ die Quadratwurzel aus der durchschnittlichen normalen Konzentration des Urinharnstoffes in g pro Mille.

Theoretisch lassen sich gegen die Gültigkeit dieser Formel verschiedene Einwände erheben: Zunächst als wichtigsten (Monakow), daß im Zähler und Nenner zwei ganz inkommensurable Größen miteinander verglichen werden: Harnstoff pro Volumen im Blut, Harnstoff pro Zeit im Urin. Eine richtige Formel müßte im Zähler die in der Zeiteinheit an die Nieren herantretende, aus Konzentration und Blutströmungsgeschwindigkeit zu errechnende, im Nenner die in der Zeiteinheit ausgeschiedene Harnstoffmenge enthalten. Als Fehlerquellen kommen weiterhin die vorher geschilderten extrarenalen Einflüsse, besonders der Harnstoffgehalt der Gewebe in Betracht.

Es kann der Gehalt des Blutes an einer bestimmte Substanz nicht maßgebend für ihre Ausscheidungsgröße sein, da dieselbe von einer Reihe regulatorischer Einflüsse abhängt. Zum Teil kennen wir Momente, die störend einwirken, wie abundante Wasserzufuhr, Störungen der Kochsalzzufuhr, Harnstoffbelastung, zum Teil vermuten wir regulierende Faktoren im Nervensystem, namentlich dem autonomen, ohne daß uns dieselben in ihren Einzelheiten bereits bekannt sind.

Praktisch fallen allerdings alle diese Bedenken nicht so ins Gewicht, wie man vermuten sollte. Es ist, wie Volhard mit Recht betont, wunderbar, daß trotz aller berechtigten Einwände, innerhalb gewisser Grenzen die Ambardsche Formel konstante Werte ergibt. Nur darf man nicht, wie dies geschehen ist, rechnerisch aus den gefundenen Zahlenwerten auch Schlüsse auf die Größe des Nierenausfalles ziehen.

AMBARD nahm den Normalwert der Konstante bei 0,07 an, nach NYISI und BAUER und ROSENBERG liegt er zwischen 0,03—0,09. Bei 0,09—0,14 kann nach ROSENBERG die Nierenfunktion geschädigt sein, ohne daß dies sicher ist. Erst bei Werten über 0,15 ist nach ROSENBERG mit Sicherheit eine Schädigung der Nierenfunktion festzustellen. In solchen Fällen ergibt aber die bloße Bestimmung des Blutharnstoffs schon so hohe Wertes, daß die AMBARDsche Konstante nur als Bestätigung derselben dient und eigentlich überflüssig wird. Andererseits hat WIDAL schon vor einer Reihe von Jahren darauf hingewiesen, daß in zahlreichen Fällen, die durch Jahre hindurch verfolgt waren, die AMBARDsche Konstante bei normalem Harnstoffspiegel im Blute sogar beträchtlich erhöht war, ohne daß eine Verschlechterung des klinischen Befundes eintrat. Zur Frühfeststellung geschädigter Nierenfunktion bei Nephritiden ist die AMBARDsche Konstante ungeeignet und bei hohen Zahlenwerten höchstens eine willkommene Bestätigung der mit anderen Methoden gefundenen Resultate.

Für die *Nierenchirurgie* ist sie nur von untergeordneter Bedeutung. Von den beiden Fragen, die dabei in Betracht kommen, kann sie höchstens als Prüfung der Gesamtfunktion beider Nieren in Betracht kommen, ist aber nach dem eben Erörterten den anderen Methoden dafür bei ihren vielen Fehlerquellen unterlegen.

Für die Ermittlung, wie sich beide Nieren in die Arbeit teilen, d. h. also für die Bestimmung der Funktionsgröße jeder Niere, vermag sie nichts auszusagen.

Allgemeine Kritik und Schlußfolgerung.

Überblicken wir nun, nachdem die Methoden von irgendwelchem Belange geschildert worden sind, das Arbeitsfeld der funktionellen Nierendiagnostik, so darf man sagen, daß es seit jener Anregung, die wir vor 30 Jahren dazu gaben, reich beackert worden ist. Es bleibt nun zu erörtern: welche Früchte hat dieser Acker getragen, mit anderen Worten: inwieweit hat die funktionelle Nierendiagnostik die ihr gestellten Aufgaben gelöst? Diese Aufgaben sind vielfach verkannt worden. Kein Wunder, daß so mancher enttäuscht worden ist, der das nicht fand, was er zu finden erwartete. Don't expect and you won't be dissapointed. Die Aufgabe des Klinikers, sowohl des Internen wie des Chirurgen, ist es nicht, die Arbeitskraft der Niere *in mathematischem Sinne* zu messen, eine Aufgabe, die vielleicht unlösbar ist, weil es sich um in jedem Moment wechselnde Tätigkeit eines Organs handelt, das kein Einzelleben für sich führt, sondern in den Betrieb des Gesamtorganismus eingespannt ist und in diesem von den verschiedensten anderen Organen in seinem Leben, Werden, Arbeiten und Ruhen auf das mannigfachste beeinflußt wird. Wir schneiden aus dem Leben der Niere während einer gemessenen Beobachtungszeit nur einzelne Phasen heraus, *wir geben und können nur geben Momentaufnahmen,* und erst wenn wir diese Aufnahmen von verschiedenen Gesichtspunkten aus und unter verschiedenen Bedingungen betrachten, können wir die Einzelbilder zu einem Gesamtbild gestalten, von dem zu hoffen ist, daß es uns einen ausreichenden Einblick in die Tätigkeit der Niere gestattet. Das ist so schwer, weil, wie wir wiederholt auseinandergesetzt haben, sich die Tätigkeit der Niere aus verschiedenen Einzelfunktionen zusammensetzt, von denen die eine eine höhere Bewertung verdient als die andere. Solange aber eines der Hauptanzeichen der gestörten Nierentätigkeit, die *Urämie,* nicht geklärt ist, solange wir nicht mit Sicherheit anzugeben vermögen, welcher Eliminationsstörung dieser sichtbarste Ausdruck der Niereninsuffizienz zuzuschreiben ist, ist auch die Wertung der Einzelfunktion nicht abschließend sicher. Dazu kommt, daß wir zwischen den verschiedenen Graden der Suffizienz und Insuffizienz zu unterscheiden haben. Das Vermögen der Niere, die harnfähigen Stoffe zu eliminieren, kann nur verzögert oder vermindert sein, und diese Verzögerung und Verminderung hat wiederum verschiedene Stufen. Das Äußerste ist erst derjenige Moment, in dem dies Unvermögen der Niere zu einer Anhäufung der Extraktionsprodukte in den Körpersäften führt, die mit dem Leben nicht mehr verträglich ist. Doch dieser meist nicht verkennbare Zustand interessiert uns weniger. Für uns handelt es sich darum, die *Vorstadien* zu erkennen, in welchen die Nierenfunktion nicht ganz daniederliegt, sondern nur hinter den Bedürfnissen des Organismus zurückbleibt. Die Bewertung dieser *relativen Insuffizienz* liegt uns ob. Ob sie so groß ist, daß bei Störung des allgemeinen Gleichgewichts Gefahr für den Kranken droht, ob bei Fortnahme des Schwesterorgans die Tätigkeit der einen Niere allein ausreicht, das zu ergründen und festzustellen ist unsere Aufgabe. Des weiteren ist zu berücksichtigen, ob es sich um akute, der Rückbildung fähige Funktionsstörungen handelt oder um solche, die stabil und einer Besserung nicht fähig sind. Es darf nicht vergessen werden, daß wir mit unseren Bestimmungen nur die *momentane Tätigkeit der Niere* widerspiegeln, die sie während der Zeit der Prüfung ausübt. Erst wenn man eine Reihe von Einzelresultaten, die aus den jeweiligen Beobachtungszeiten gewonnen sind, zusammensetzt, kann man erwarten, einen Einblick in die Gesamttätigkeit der Niere zu gewinnen, soweit dies überhaupt möglich ist. Denn neben der augenfälligen Tätigkeit der Niere, der Schlacken- und Wasserelimination, besteht noch eine andere Arbeit, eine aufbauende, wie der eine von uns (Richter) schon früher ausgeführt hat. Es ist nur zu wahrscheinlich, daß die Nieren auch eine innere Sekretion ausüben, deren Beeinflussung der Nierentätigkeit bisher in keiner Weise erkannt ist. Es steht noch gar nicht fest, ob sie nicht bei dem Höchstgrade der Niereninsuffizienz, der Urämie, eine wichtige Rolle spielt. Also auch in dieser Beziehung bleibt bislang eine unausgefüllte Lücke der Erkenntnis bestehen.

Wenn wir also heute wiederum wie vor 30 Jahren Wert darauf legen, zu betonen, *daß es eine ideelle und souveräne Nierenprüfungsmethode nicht gibt, wenn es noch heute richtig ist, daß allen diese oder jene Mängel anhaften, so wäre es ebenso unrichtig, in der Negation zu verharren und nicht diejenige Förderung hervorzuheben und ins rechte Licht zu setzen, die unser praktisches Handeln durch die Funktionsuntersuchung erfahren hat.*

Konnten wir dartun, daß es mit den gemachten Einschränkungen möglich ist, sich durch verschiedene Methoden ein Gesamtbild über die jeweilige Leistung einer Niere und ihre Leistungsfähigkeit zu verschaffen, so liegt es nahe, zu fragen: Was sagt denn die Erfahrung dazu, hat sie unsere Voraussetzungen bestätigt? Wie haben sich denn in praxi die Verhältnisse der Nierenpathologie gestaltet, und wie haben sich in ihr die mit den Funktionsprüfungen gesammelten Erfahrungen ausgewirkt? Wie vielfach in der Medizin sind wir auch hier in letzter Instanz auf die Erfahrung angewiesen. Könnten wir nachweisen, daß die Nieren. denen wir zufolge der Prüfung eine noch ausreichende Tätigkeit zugebilligt hatten, sich auch später als ausreichend erwiesen und daß umgekehrt die Nieren, deren Insuffizienz dargetan war, tatsächlich nach der Operation versagt haben, und würden diese Feststellungen in ausreichender Menge und von verschiedenen vertrauenswürdigen Beobachtern bestätigt, so ist wohl der Schluß erlaubt, daß die funktionelle Nierenuntersuchung die Nierenpathologie in günstiger Weise beeinflußt hat.

Wenn wir zunächst unsere *eigenen Erfahrungen* besprechen, so sei vorausgeschickt, in welcher Weise wir gearbeitet haben. Für manche Fälle ist die einfache *Chromocystoskopie* ausreichend. Hat man es mit einer einseitigen

Erkrankung zu tun und zeigt die nicht anzugreifende Niere klaren, eiweißfreien, normalen Harn, und beweisen das Gesamtbild des Kranken und die übrigen klinischen Beobachtungen, daß diese Niere gesund ist, so wird das im Cystoskop sichtbare Ausscheiden tiefblauen Farbstoffs nach Indigcarmininjektion zur rechten Zeit ausreichen, um diese Niere für ausreichend leistungsfähig zu halten. Da ja aber zum Nachweis, daß die Niere normalen Harn absondert, der Ureterenkatheterismus gehört, so verbindet man besser diesen gleich mit der Farbstoffprüfung.

Wir verfahren deshalb in allen Fällen so, daß wir dem Kranken, der ein Normalfrühstück aus Milch, Ei und Butterbrot erhalten hat, zunächst eine Phloridzininjektion verabfolgen (0,01 intramuskulär). 5—10 Minuten darauf wird das Blau eingespritzt und nun der Ureterenkatheterismus ausgeführt. Man darf das Blau nicht vor dem Phloridzin einverleiben, weil SEELIG (Königsberg) die Beobachtung gemacht hat, daß dadurch zuweilen die Zuckerreaktion hintangehalten wird. Das Indigcarmin muß also *nach* dem Phloridzin verabfolgt werden. 10 Minuten nach der Injektion wird an dem durch Alypin anästhesierten Kranken vermittels des Ureterenkatheterismus der Harn beider Nieren gleichzeitig aufgefangen und 1. beobachtet, nach welcher Zeit auf jeder von beiden Seiten die Färbung eintritt, 2. welche Intensität sie beiderseits annimmt. Normalerweise wird der Harn grün nach der muskulären Einspritzung nach etwa 5—10 Minuten. Nach 15 Minuten pflegt die Färbung tiefblau zu sein. 3. Wird von der 20. Minute an der Eintritt der Zuckerreaktion in beiden Nieren geprüft. Bei Gesunden pflegt nach der intramuskulären Injektion der Zucker sich nach 16—20 Minuten einzustellen. 4. In Fällen, in welchen beiderseits Zuckerreaktion auftritt, die aber nicht ohne weiteres klar liegen, muß die jeweilig ausgeschiedene Zuckermenge der gleichzeitig ausgeschiedenen Harne *quantitativ* bestimmt werden. Diejenige Niere, die krank ist oder schlechter arbeitet, weist weniger Zucker auf. Nieren, die gar keinen Zucker mehr herausarbeiten, können als schwerkrank gelten (siehe Phloridzinprobe). 5. Auf die Bestimmung des Harngefrierpunktes verzichten wir, da es sich herausgestellt hat, daß er immer der $\overset{+}{U}$-Elimination parallel geht. Auch die stärkere $\overset{+}{U}$-Ausscheidung findet immer auf der relativ besser funktionierenden Seite statt. Die gleichzeitige Auffangung der beiden Harnmengen ist von Wichtigkeit. 6. Verbinden wir mit diesen Prüfungen die Bestimmung der Gesamttätigkeit beider Nieren, indem wir Verdünnungs- und Konzentrationsfähigkeit in der geschilderten Weise feststellen (siehe diese). Je größer die Differenz zwischen beiden ist, um so größer ist die Leistungsfähigkeit der Nieren. Am ungünstigsten ist eine vollkommene Nierenstarre, bei welcher das spezifische Gewicht konstant bleibt, also weder beim Trinken ab- noch beim Dursten zunimmt.

Um zunächst von unseren eigenen Erfahrungen zu sprechen, so haben wir (CASPER) schon im Jahre 1914 über 338 operierte Fälle berichtet. Die Zahl derselben, die funktionell beobachtet und durch die Operation verifiziert worden sind, hat sich beträchtlich erhöht. Wir referieren heute über 550 operierte Fälle. Von den *einseitig Nierenerkranken* (Steine, Tuberkulose, Nierentumoren, Hydronephrose, Pyonephrose, circumscripte Glomerulonephritis, diffuse Nephritis, Wanderniere, kryptogenetische Nierenblutungen) mit völlig gesunder und normal funktionierender zweiter Niere, bei denen die Nephrektomie gemacht wurde, sind 28 gestorben. Als Todesursache sind verzeichnet Herzschwäche, Shock, Sepsis, Darmblutung (Thrombose der Art. mesaraica) und Darmparese. Bei keiner der vorgenommenen Sektionen wurde eine wesentliche Erkrankung der zweiten vorher als gesund angesprochenen Niere gefunden. In denjenigen Fällen, die nicht seziert werden konnten, wies weder der klinische Verlauf noch die

Todesursache darauf hin, daß die zurückgelassene Niere in ihrer Leistung versagt hätte. In den am Leben gebliebenen Fällen hat die Tätigkeit der zweiten Niere niemals in bedrohender Weise versagt. Wenn die Arbeitsleistung kurz nach der Operation zu wünschen übrig ließ, so geschah dies auf Kosten der Narkose, der daniederliegenden Herzkraft und der mangelnden Nahrungsaufnahme. Die wahrnehmbare Oligurie hob sich schnell und machte sehr bald einer normalen Harnentleerung Platz.

Im Verhältnis noch mehr ist die Zahl der *doppelseitigen Nierenerkrankten* gestiegen, bei welchen die zweite Niere zwar krank aber noch als arbeitstüchtig befunden, und bei denen eine Nierenoperation ausgeführt worden ist. Damals konnten wir nur über 8 solcher doppelseitig operierten Kranken berichten, heute übersteigt die Zahl 50. Das erklärt sich daraus, daß man im Beginn der Ära des Ureterenkatheterismus bei Feststellung einer doppelseitigen Erkrankung mit einer Operation zögerte. Erst die Einführung der funktionellen Untersuchung ermutigte dazu, auch doppelseitige Erkrankungen, bei denen die zweite nicht gesunde Niere noch gut arbeitete, operativ anzugehen. In allen diesen Fällen wurde bei verschiedener Erkrankung der zweiten Niere (Nephritis, Pyelitis, Steine, Tuberkulose) operiert, sobald die Funktion im Sinne der früheren Ausführungen als ausreichend befunden worden war, und in allen mit einer Ausnahme hat sich die Funktion der Niere nach der Operation als genügend erwiesen. In dem einen einzigen Fall kam es zur Exacerbation der schon vorher vorhandenen Nephritis, die dem Leben des Kranken ein Ziel setzte. Es ist nicht unwahrscheinlich, daß dieses Ereignis auf Rechnung der Narkose zu setzen ist, bei der wir damals noch Chloroform verwendeten. Heute kann das nicht mehr passieren, weil das Chloroform als bekanntes Herzgift ausgeschaltet ist. Unvermeidbar aber sind Fälle, in denen nach der Operation auch ohne Anwendung von Chloroform in einer vorher ganz gesunden Niere eine Nephritis acutissima einsetzt, die zum Exitus führt. Derartige Fälle, die auf unbekannte nach der Operation eingetretene toxische Einflüsse zurückgeführt werden müssen, sind zwar sehr selten, aber sie kommen gelgentlich vor. Es leuchtet ein, daß sie in keinem ursächlichen Zusammenhang mit dem Thema stehen.

Fälle aber wie der mitgeteilte, bei denen kranke Nieren sich nach der Operation als nicht ausreichend erwiesen, obwohl sie vorher gut gearbeitet zu haben schienen, sind geeignet, die Schwierigkeit der Entscheidung bei sog. Grenzfällen ins rechte Licht zu setzen. Sie führen uns zum Bewußtsein, daß es, wie wir schon vorher mit Nachdruck betont haben, keine zahlenmäßigen Beweise für die Tauglichkeit oder Untauglichkeit einer Niere gibt, daß bei vorhandener anatomischer Läsion und bei gleichzeitiger Verminderung der Funktion eine eingreifende Operation beträchtlich gefährlicher ist als bei tadelloser Funktionierung. Sie mahnen uns immer von neuem dazu, sich bei der Beurteilung nicht auf die eine oder andere Methode der Untersuchung zu verlassen, sondern zu versuchen, sich durch die verschiedenen Methoden ein Bild über die Arbeitsfähigkeit zu verschaffen. Dieser Fall bemerkenswerter Verminderung der Funktionen liegt vor, wenn der Farbstoff nach der Indigocarminausscheidung stark verspätet ausgeschieden wird, wenn die Intensität des Farbstoffs nicht bis zum Blau geht, wenn die Zuckerausscheidung nach Phloridzin sehr verzögert auftritt und wenn endlich eine beträchtliche Verminderung der Spanne zwischen höchstem und niedrigstem spezifischem Gewicht besteht. Diese Merkmale sind aber nur Schätzungswerte, die wir aus der Erfahrung gewonnen haben. Sie stellen keine unveränderlichen Größen dar. Sie werden begreiflicherweise zu um so besseren Resultaten führen, je mehr man die Eliminationskraft der Niere von den verschiedensten Gesichtspunkten aus prüft, mit anderen Worten, mit um so verschiedeneren Mitteln man in die Tätigkeit des Nierenparenchyms Licht zu werfen versucht.

Gehen wir nun zu denjenigen Fällen unseres Materials über, in denen bei *doppelseitiger Erkrankung die zweite Niere so schlecht funktionierte, daß ein übler Ausgang der an der ersten Niere vorzunehmenden Operation vorausgesehen wurde,* so konnten wir 1914 über 9 Fälle berichten (3 Tuberkulosen, 2 Steinpyonephrosen, 1 Pyelonephritis calculosa, 1 perinephritischer Absceß, 1 cystische Nierendegeneration und 1 Hypernephrom), bei denen 7 mal die Nephrektomie, 2 mal die Nephrotomie ausgeführt wurde. Von diesen 9 sind 8 im Anschluß an die Operation gestorben. Ein Fall ist trotz der infaust gestellten Prognose noch $1^1/_2$ Jahre am Leben geblieben. Von diesen 8 Exitus handelte es sich 6 mal um einen typischen Nierentod, ein Fall endete im Kollaps, doch zeigte die übriggebliebene Niere eine schwere parenchymatöse Nephritis und der 8. Fall zeigte bei der Sektion eine eitrige Zerstörung der fraglichen Niere. In dem 9. Fall, der trotz der infausten Vorhersage noch $1^1/_2$ Jahre nach der Operation gelebt hat, bestand eine ausgesprochene chronische Urämie, die unter Hydropserscheinungen unaufhaltsam zum Tode führte.

Zu diesen 9 Fällen sind weitere nicht hinzugekommen, da wir es nach diesen Ergebnissen niemals mehr gewagt haben, doppelseitige Fälle, bei denen unsere Funktionsprüfung die Unzulänglichkeit der zweiten Niere festgestellt hatte, operativ anzugreifen. Es geht aus ihnen zur Genüge hervor, daß die *Exstirpation einer Niere unter solchen Umständen ein großes Wagnis ist. Die Operation an solchen Kranken ist im höchsten Grade gefährlich.* Es dürfte nur ausnahmsweise vorkommen, daß eine in unserem Sinne als insuffizient bezeichnete Niere noch imstande ist, postoperativ das zu leisten, was für die Erhaltung des Lebens notwendig ist.

Diese Ansicht hat eine weitere Bestätigung erfahren durch die Beobachtung, die wir bei einer Nichtnierenkrankheit, der *Prostatahypertrophie* gemacht haben, bei welcher aber die Suffizienz der Niere eine hervorragende Rolle spielt. Wie bekannt, kommt es durch den jahrelangen Druck, dem bei der Prostatahypertrophie mit dauernd gefüllter Blase die Ureteren und mit ihnen die Nieren ausgesetzt sind, zu einer Einschmelzung des Nierengewebes. Dieser mehr oder weniger fortgeschrittenen Druckatrophie geht ein Stadium der Stauung in den Nieren voraus, welche ihre Arbeitsfähigkeit zwar nicht aufhebt, aber doch einschränkt. So findet man in solchen Fällen, ohne daß eine Infektion am Nierenbecken besteht, eine mangelhafte Funktion beider Nieren (schlechte Blau-, mangelnde oder verzögerte Zuckerausscheidung, mehr oder weniger ausgeprägte Nierenstarre). Wenn man solche Fälle in der Absicht einer späteren Radikaloperation in der Weise vorbehandelt, daß man für Wochen oder gar Monate die Stauung beseitigt, indem man entweder einen Verweilkatheter oder eine Blasenfistel anlegt, so kann zweierlei eintreten: entweder die Nierenfunktion bessert sich nach allen den genannten Richtungen hin, oder sie bleibt so schlecht wie sie war. Die ersteren Fälle ergeben eine günstige Prognose mit Rücksicht auf die Nierenfunktion, die letzteren Fälle sind uns sämtlich zugrunde gegangen, weshalb sie nach unseren Anschauungen eine *strikte Kontraindikation* gegen die Prostatektomie bilden.

Im großen und ganzen haben unsere Anschauungen, die wir soeben auseinandergesetzt haben, auch von anderer Seite Bestätigung erfahren. Daß diejenigen Nieren, welche auf Grund der genannten Untersuchungsmethoden als gesund und funktionstüchtig erklärt worden waren, in allen Fällen auch nach der Operation sich als gesund und arbeitskräftig erwiesen, wird zufolge der Literatur und persönlicher Benachrichtigung von so sachkundigen Autoren wie Barth, Kümmell, Wildbolz, Fedoroff, Zuckerkandl, Suter, Marion, Peters (Klinik Garré), Levy-Dreyfuss (Straßburg) u. a. berichtet. Nur Brongersma teilte uns einen Fall mit, in welchem nach der Nephrektomie die andere vorher als gesund und gut funktionierend erkannte Niere ihre Tätigkeit einstellte. Diese Niere wurde bei der Sektion als absolut gesund gefunden. Wir verzeichnen diesen Fall als eine unaufgeklärte Ausnahme von der Regel. Dazu kommen zwei Fälle von Anschütz (Kiel), die nach der Operation durch Nierentod zugrunde gingen, obwohl die zweite Niere vorher als funktionstüchtig erkannt worden war. Das eine Mal entstand eine akute fettige Degeneration, das andere Mal eine frische hämorrhagische Nephritis der zurückgebliebenen Niere. Payr verlor einen Fall an Urämie, in welchem eine Thrombose in die Vena renalis der restierenden Niere hineingewuchert war und diese verlegt hatte, Kielleuthner (München) einen Fall durch Anurie, weil ein Stein in den Ureter der anderen gesunden Niere sich eingeklemmt hatte, Wildbolz einen Fall durch Herzschwäche. Das sind unvermeidbare Zufälle, die zu vermeiden ebenso wenig in unserer Macht liegt wie etwa eine Pneumonie oder Embolie, Fälle, von denen aber ohne weiteres ersichtlich ist, daß sie mit dem Thema in keinem Zusammenhang stehen.

Nicht ganz so einhellig sind die Urteile über jene Fälle, in welchen eine *doppelseitige Affektion* bestand, in welchen aber die zweite auch angegriffene Niere noch als so ausreichend funktionierend erklärt wurde, um eine Operation wagen zu können. Hier hat ähnlich wie in den von mir skizzierten Fällen mehrfach die Prognose sich als unrichtig erwiesen. Es handelte sich meist um *Nephritiden* der anderen Niere, deren Widerstandsfähigkeit überschätzt wurde, die so recht geeignet sind, die Schwierigkeit der Entscheidung ins rechte Licht zu setzen. Wie wir vorher bei Erwähnung der Prostatahypertrophie auseinandergesetzt haben, kann sich eine nicht kranke in ihrer Funktion gestörte Niere bei richtiger Therapie wieder erholen. Das gleiche gilt auch von Nephritiden. Viele Autoren haben ebenso wie wir die Beobachtung gemacht, daß die nephritisch erkrankte sog. zweite Niere sich in ihrer Funktion bessert, nachdem die erste kränkere entfernt worden ist. Gleichzeitig mit dem Geringerwerden oder auch vollkommenen Verschwinden der auf anatomische Läsion zu beziehenden körperlichen Harnbestandteile, wie Zylinder, rote, weiße Zellen und Albumen, wird die Farbstoff- und Zuckerausscheidung der Zeit und Menge nach ebenso wie die Anpassungsfähigkeit der Niere eine günstigere gegenüber den bei früheren Prüfungen gefundenen Werten. Das wird allgemein so verstanden, daß die von der kranken Niere ausgehende Noxe eine toxische Nephritis der anderen Niere hervorgerufen hatte und unterhält, die ihren Ausdruck in Albumen- und Zylinderausscheidung und entsprechend verminderter Leistungsfähigkeit findet. Das sind keine irreparablen Schäden. Mit der Entfernung der Noxe beginnt die Gesundung und steigende Funktionskraft. Die Schwierigkeit liegt in der Entscheidung: welche Nephritis kann als toxische, reparable und welche muß als ein irreparabler, unaufhaltsam fortschreitender Prozeß angesehen werden. Zugegeben, daß die Schwierigkeit der Entscheidung zuweilen sehr groß, ja unlösbar sein kann, hilft uns doch in den meisten Fällen eine kritisch vorgenommene Beurteilung des Ausfalls der verschiedenen Funktionsprüfungen. Erinnern wir uns, daß die Zucker- und Blauausscheidung bei parenchymatösen Nephritiden kaum gestört ist, während Schrumpfnieren diesen Stoff um so weniger durchlassen, je weiter der Schrumpfungsprozeß vorgeschritten ist. Da erwiesenermaßen viele toxische Nephritiden ausheilen, Schrumpfnieren aber niemals, können wir schließen, daß die toxischen im wesentlichen parenchymatöser Natur sind. Nun bilden aber auch schwere parenchymatöse Nephritiden, wie wir sahen, eine Kontraindikation gegen die Operation. Diese zeigt uns aber fast immer der Harnbefund an. Man findet bei der schweren Form der parenchymatösen Nephritis große Mengen Eiweiß und alle Arten Zylinder. Halten sich diese Ausscheidungsprodukte in engen Grenzen und arbeitet die Niere die körperfremden Stoffe (Blau und Zucker, gut heraus, so würden wir, ermutigt durch eine ausreichende Variabilität des spezifischen Gewichts des Harns, die Nephritis für reparabel oder wenigstens besserbar ansehen, so daß eine Operation zu wagen ist. Ist das aber nicht der Fall, fehlen Blau und Zucker, oder werden sie nur in minimalen Mengen und sehr spät ausgeschieden, und besteht zudem noch eine Nierenstarre, dann muß von einer Operation abgeraten werden, da zu befürchten ist, daß die Niere nach der Operation den an sie gestellten Anforderungen nicht gewachsen ist. Wir möchten aber nicht unterlassen, nochmals hervorzuheben, daß alle die genannten Merkmale Schätzungswerte darstellen, die aus der Erfahrung gewonnen sind. Sie stellen keine unveränderlichen Größen dar. Deshalb ist es nicht zu verwundern, wenn mal die Voraussage versagt. Selbst alle Vorsicht und Sorgfalt angewendet, wird es Fälle geben, wo in unserem Wissen eine Lücke bleibt.

Ganz die gleichen Gesichtspunkte und Überlegungen haben bei der Frage obzuwalten, wann man mit Rücksicht auf die Beschaffenheit der Niere eine Prostatahypertrophie radikal operieren darf. Nur ist hier die Lage eine günstigere, weil eine Vorbehandlung uns die Besserbarkeit der Nierenfunktionen rechtzeitig erkennen läßt. Über diese Bedeutung der funktionellen Nierenuntersuchung für die Fortschritte der Prostatachirurgie herrscht Einmütigkeit in der Literatur.

Es erübrigt die Besprechung derjenigen Fälle, in welchen die Niere als unfähig zur Weiterfunktionierung beurteilt und die trotzdem operiert wurden. An die von uns mitgeteilten 9 eigenen Fälle schließt sich ein ähnlicher von Zuckerkandl: doppelseitige Steinniere, beide eitrig, schlecht funktionierend. Einige Tage nach der Operation Exitus unter urämischen Symptomen. Wildbolz bemerkt: „Ich habe mich in einem einzigen Fall zur Nephrektomie verleiten lassen, obwohl die funktionelle Untersuchung beider Nieren eine schlechte Funktion beider Organe ergeben hatte. In diesem einzigen Falle starb die Patientin an *Urämie* acht Tage nach der Operation. Es ist dies der einzige Fall von Urämie, den ich bei über 250 Nephrektomierten erlebt habe.“ Schwarz berichtet aus der urologischen Abteilung der Wiener allgemeinen Poliklinik, daß unter 24 operativen Todesfälle zwei an Urämie zu verzeichnen sind, bei denen die ausgeführte Funktionsprüfung eine mangelhafte Tätigkeit der zurückbleibenden Niere anzeigte. Suter hat in einem doppelseitig erkrankten Fall mit schlechter Funktion der zweiten Niere vor der Operation gewarnt. Die Patientin wurde dennoch operiert und starb *urämisch*. Peters (Garrésche Klinik) verlor eine doppelseitige Steinniere nach der Operation an urämischen Symptomen, bei welchen die reduzierte Funktion der zweiten Niere „eine beredte Warnung“ sein mußte. Ähnliche Fälle teilen mit Rehn aus der Lexerschen Klinik, Illyes (Budapest), Blum aus der Abteilung von Frisch (Wien). In allen diesen Fällen, die gegen die Lehren der funktionellen Prüfung nephrektomiert wurden, trat der Tod durch Niereninsuffizienz ein. Endlich hat in neuester Zeit Levy-Dreyfuss (Straßburg) drei weitere Fälle doppelseitiger Erkrankung mitgeteilt, die zufolge ungenügender Funktion der besseren Seite nach der Operation an *Anurie* zugrunde gingen. Diese Beispiele ließen sich sicherlich durch die mitgeteilten Beobachtungen und durch weitere Umschau in der Literatur vermehren. Allein sie genügen, um zu demonstrieren, quod erat demonstrandum.

Mit Recht aber könnte man einwenden: ist nicht auch das Umgekehrte beobachtet worden, daß Fälle, die auf Grund der Funktionsprüfung als inoperabel galten, nach der Operation dennoch am Leben blieben? Dieser Art sind allerdings einige Fälle beschrieben und auch als Beweis gegen die Verläßlichkeit der funktionellen Nierenuntersuchung angeführt worden. So von J. Israel, Baetzner, Rovsing. Es bleibe dahingestellt, wieweit die angestellten Funktionsprüfungen den Anforderungen entsprachen, die wir als unerläßlich halten, um ein maßgebliches Urteil über die Arbeitsleistung einer Niere zu gestatten. Die nur kursorisch erwähnten Krankengeschichten ließen den Schluß zu, daß nicht alle die notwendigen Untersuchungsmethoden verwertet worden sind. Das ist auch verständlich, da sie aus einer Zeit stammen, wo es noch nicht so offensichtlich war, daß man die Eliminationskraft der Niere von verschiedenen Gesichtspunkten aus prüfen muß. Aber selbst wenn man unterstellt, daß sie nach unseren Grundsätzen untersucht worden sind, beweisen sie dann das, was die Autoren damit beweisen wollten? Mit nichten. Wenn eine Niere keinen Zucker und kein Blau ausscheidet und sich der Belastung nicht mehr anpassen kann, so kann sie trotzdem ausreichen, das Leben zu erhalten. Das geht ja schon daraus hervor, daß Kranke mit einer solchen zweiten Niere, deren andere durch eine schwere Erkrankung ausgeschaltet ist, unoperiert noch eine gewisse Zeitlang lebe. Das geht ferner daraus hervor, daß Menschen mit doppelseitigen Schrumpfnieren und doppelseitiger polycystischer Nierendegeneration viele Jahre existieren, obschon die Nierentätigkeit wesentlich beeinträchtigt ist.

Daß aber die Träger solcher Nieren eine eingreifende Operation vertragen, daß sie die nötige Widerstandskraft zeigen, wenn der Organismus durch einen großen Eingriff, der nicht einmal eine Nierenoperation zu sein braucht, aus dem Gleichgewicht gebracht wird, das ist nicht der Fall oder kommt nur ausnahmeweise vor, wie die große Erfahrung zahlreicher urteilsfähiger Beobachter erwiesen hat. Daran können auch vereinzelte Ausnahmen nichts ändern. Sie sind auch mit den von uns vertretenenen Anschauungen durchaus vereinbar. Denn wie wir wiederholt betont haben, so stimmen wir mit dem sehr negativistisch eingestellten Baetzner darin überein, daß die erkundeten Funktionswerte für eine Niere nur Schätzungswerte darstellen, nicht aber, wie kritiklose Beurteiler meinen, absolute Zahlen, die uns einen mathematisch sicheren Aufschluß über Leistung und Leistungsfähigkeit einer Niere geben. Die Hauptsache ist aber, daß eine vorurteilslose und kritische Verwertung dieser Schätzung im Rahmen der übrigen klinischen Merkmale fast ausnahmslos zu einer richtigen Beurteilung der schwierigen Sachlage geführt hat, *so daß die früher unvermeidbaren Nierentode ganz aus der Literatur verschwunden sind.* Das ist eine durch vielfache Erfahrung erprobte Tatsache, die jedem klar wird, der die einschlägigen Verhältnisse studiert. Aber selbst wenn man zugibt, daß bei dieser Einstellung zur praktischen Verwertbarkeit der funktionellen Nierenuntersuchung es mal vorkommen kann, daß ein operabler Fall unoperiert bleibt, so wird dieser Schaden, der durch das falsche Menetekel der Untersuchung angerichtet wird, sicherlich viel kleiner sein, als wenn man unbekümmert um die funktionellen Untersuchungsresultate den Kranken eine Operation zumutet, der sie nicht gewachsen sind.

Dies kommt auch zum Ausdruck in den *Statistiken* der Nierenoperationen vor und nach der Einführung der funktionellen Untersuchungsmethode. Es mag richtig sein, daß Statistiken immer etwas Willkürliches und Persönliches enthalten. Deshalb würden geringe Differenzen auch nichts beweisen, aber die große Aufbesserung, welche die Nierenpathologie und Therapie seit der Einführung der neuen Methode erfahren hat, spricht doch eine deutliche Sprache. Wir wollen nur einige übersichtliche Beispiele anführen. Die große *Bonner* Sammelstatistik von Schmieden der letzten drei Jahrzehnte vor dem Ureterenkatheterismus ergab eine Mortalität von 26,9% bei 1118 Fällen von Nephrektomie.

Czerny hatte bei . . .	33	Nephrektomien	51 %	Mortalität.
Tuffier hatte bei . . .	8	„	37,5 „	„
Küster hatte bei . . .	14	„	28,5 „	„
Bardenheuer hatte bei	37	„	21,6 „	„
Schede hatte bei . . .	38	„	21,6 „	„
Thornton hatte bei . .	23	„	20 „	„

Berücksichtigt man die Jahre nach dem Vorbild von O. Schwarz, so hatten

Schmieden zwischen	1880—1890	35	% Mortalität.
Brodeur bis	1890	38	„ „
Palet bis.	1893	40	„ „
Schmieden zwischen	1890—1900	24,5	„ „
Pousson bis	1902	33,7	„ „
Garceau bis	1902	29,4	„ „
Küster bis	1902	18,85	„ „

Vor 1901 hatte Rovsing	14,2%,	nach 1901	3,3%	Mortalität.
„ „ „ Israel	28,5 „	„ „	10,0 „	„
„ „ „ Morris	22,7 „	„ „	15,0 „	„

Eine Sammelstatistik von 408 Nephrektomien bis zum Jahre 1903 zeigt

	Zahl	Todesfälle
bei Frisch-Wien	42	5
„ Albarran-Paris	101	4
„ Barth-Danzig	31	2
„ Rovsing-Kopenhagen	110	9
„ Rotter-Berlin.	37	7
„ Kümmell-Hamburg	43	6
„ Casper-Berlin	44	6
	408	39 = 9,5%.

Seit dieser Zeit, seitdem man zu dem Ureterenkatheterismus noch die Funktionsuntersuchung hinzugefügt hat, ist eine noch weitere Verminderung der Mortalität eingetreten. So schwankt bei Suter, Wildbolz, Zuckerkandl und Casper je nach der Art des ursächlichen Leidens (die Tumoren ergeben die schlechtesten Zahlen) die Mortalität zwischen 2 und 5%.

Selbst wenn man anerkennt, daß Fortschritte der Technik, Vermeidung von Antisepticis bei der Operation, Einschränkung des als Nierengift bekannten Chloroforms, frühere und sicherere Diagnosestellung infolge besseren Einblicks in die Nierenpathologie an sich eine gewisse Verminderung der Mortalität herbeizuführen geeignet waren, so bleibt doch noch ein großes Plus, das auf Konto der Funktionsuntersuchung zu buchen ist.

Um aber den Beweis hierfür noch sicherer zu gestalten, dient der Nachweis, daß diejenigen Todesfälle, die druch *Nichterkennen der Funktionsuntüchtigkeit der zweiten Niere erlitten worden sind, daß gerade diese seit der Einführung der Funktionsuntersuchung abgenommen haben,* daß also die Besserung der Statistik in ursächlihem Zusammenhang mit diesen Untersuchungsmethoden steht.

Daß die Zahl der Nierentode, um die es sich hier handelt, vor Einführung des Ureterenkatherismus und der funktionellen Nierendiagnostik eine erhebliche war und eine große Rolle in der Statistik der Nierenoperationsmortalität spielt, ist durch Mankiewicz schon im Jahre 1900 nachgewisen worden. Er stellt 16 Nephrektomien und 11 Nephrotomien aus der Literatur zusammen. Von den ersten starben alle bis auf einen Fall kurze Zeit, meist einen bis wenige Tage nach der Operation. Der eine Fall ging 4 Monate später zugrunde. Von den 11 Nephrotomierten starben 9 sehr bald, der 10. zwei Monate, der 11. 4 Monate nach der Operation. Siebenmal war die zweite Niere degeneriert, viermal zeigte sie Druckatrophie, viermal war sie in eine mit Cysten durchsetzte Masse verwandelt, dreimal lag parenchymatöse, einmal interstitielle Nephritis vor. In den übrigen Fällen wurden Geschwulstmetastase, Tuberkulose, amyloide Prozesse und Steine in der nicht operierten Niere gefunden. Von 5 in der Küttnerschen Klinik in Breslau letal verlaufenen Nephrektomien aus der vorfunktionellen Zeit war zweimal = 40% *Urämie* die Ursache des Exitus. Zuckerkandl verzeichnet drei *Nierentode* nach Nephrektomien ohne vorherigen Ureterenkatheterismus. Bei Payr-Leipzig starben von 8 Patienten 2 = 25% ohne Ureterenkatheterismus Nephrektomierter an *Urämie* und *Oligurie.* Bei Kümmell kommen 5 Nierentode = 29% auf 17 letal verlaufene ureterenkatheterismuslose Nephrektomien. An der Kieler Klinik werden von 12 Exitus 3 = 25% der Niereninsuffizienz zugeschrieben. Aus der Graserschen Klinik in Erlangen werden 5 = 36% Nierentode durch *Urämie*, 1 durch *Anurie*, 1 durch *Oligurie* berichtet. J. Israel, wohl einer der erfahrensten und erfolgreichsten Nierenchirurgen, verlor von 19 Pyonephrosen aus der vorfunktionellen Zeit 6; davon waren 2 = 33,3% Nierentode. Von 32 Nierentuberkulösen, die nephrektomiert wurden, starben 9, darunter 4 = 44,4% an *Niereninsuffizienz*.

Demgegenüber sagt Kümmel: Seit der Einführung des Ureterenkatheterismus ist kein einziger Nierentod mehr vorgekommen; Voelcker: er habe keine Niereninsuffizienz mehr erlebt. Kielleuthner und Schlagintweit hatten keinen Versager, Schmieden keinen Nierentod mehr. Bei Hildebrand hat der Ureterenkatherismus in 30 Fällen, in denen er ausgeführt wurde, kein einziges Mal versagt. Auch in Erlangen bei Graser gibt es, seitdem Pflaumer die Untersuchung ausführt, keine Nierentode mehr. Bei Hochenegg-Wien hat die postoperative Niereninsuffizienz aufgehört. Gleiches berichtet Wildbolz und O. Schwarz. Der Skeptiker aus Wien muß bekennen, „daß wir an unserer Abteilung in 14 Jahren, und zwar inklusive jener kritischen Zeit, in der die Funktionsdiagnostik erst eingeführt wurde, keinen einzigen Patienten an Niereninsuffizienz verloren haben“. Dasselbe können wir selbst mit Genugtuung konstatieren.

Selbst wenn wir also alle Minderungen, die für die Statistik in Betracht kommen, abziehen — dazu gehören neben den früher angeführten die großen diagnostischen Fortschritte, die uns die *Pyelographie* Voelckers und v. Lichtenbergs gebracht hat —, so ist der Einfluß der funktionellen Untersuchungsmethode unverkennbar. Wenn schlecht gerechnet früher 25% aller letalen Nephrektomien Nierentode waren und es jetzt solche nicht mehr gibt, so sind mindestens 25% Besserung in der Statistik auf den unmittelbaren Einfluß der Funktionsuntersuchung zurückzuführen. Ein Teil davon kommt schon der Einführung des Ureterenkatheterismus an sich zugute. Dieser hat aber durch die funktionelle Nierendiagnostik eine ebenso notwendige wie erfreuliche Ergänzung erfahren. Beide zusammen haben uns das Eindringen in Art und Weise vieler Nierenkrankheiten erleichtert, sie haben die Diagnostik verfeinert, sie haben vordem nicht stellbare Frühdiagnosen ermöglicht und dadurch die Zahl der Nierenkranken, denen man Hilfe bringen kann, vermehrt. Sie haben die *Indikationsstellung für die Nephrektomien auf eine sichere Basis gestellt und dadurch die Mortalität der Nephrektomien herabgedrückt. Sie haben der postoperativen Niereninsuffizienz viel von ihren Schrecken genommen*, so daß der Operateur vor dem schwerwiegenden Vorwurf bewahrt bleiben kann, den Organismus um die Hälfte eines lebenswichtigen Organs infolge mangelnder Indikationsstellung beraubt zu haben.

Im vorangehenden ist fast ausschließlich von der Bedeutung der funktionellen Diagnostik für die Nierenchirurgie die Rede gewesen. Unstreitig tritt dagegen der praktische Wert für die inneren Nierenkrankheiten, im wesentlichen die Nephritiden, zurück und wir haben dieser Tatsache schon dadurch Ausdruck gegeben, daß wir von den zahlreichen hierfür angegebenen Methoden nur die wichtigsten ausgewählt und auch sie verhältnismäßig kurz behandelt haben.

Immerhin ist auch ihr Wert kein ganz gering zu veranschlagender, vorausgesetzt, daß die Grenzen ihrer Leistungsfähigkeit richtig gezogen werden. Was sie allerdings von vornherein gegenüber den chirurgischen Methoden ungünstiger stellt, ist die Tatsache, daß es sich hierbei nicht um einen in Zahlen und Formen ausdrückbaren Vergleich handelt, wie bei der Bestimmung der Arbeit *jeder* Niere. Hier ist die *Retention* von Bedeutung; ein *absolutes* Maß der Nierenarbeit, d. h.

der beiden Nieren, gibt es bis jetzt nicht und das wäre für die inneren Nierenkrankheiten das Postulat.

Was hat man nun von der funktionellen Nierendiagnostik für die innere Medizin erwartet und wieweit sind diese Erwartungen erfüllt worden?

1. Man hat ursprünglich geglaubt, für die Nephritiden in einer *rein funktionellen* Beobachtungsweise einen Fortschritt zu erblicken und gegenüber der anatomischen Diagnostik, d. h. dem Nachweis der anatomischen Gewebsläsion, also einem starren und unveränderlichen Zustand, die veränderliche Arbeitsleistung in den Vordergrund zu stellen. Aber das Bestreben, an *Stelle* einer anatomischen eine funktionelle Diagnostik zu setzen, beruht auf einem falsch konstruierten Gegensatze beider. Die Funktion der Nieren wechselt in den verschiedenen Stadien der Nephritis; ihr Nachweis kann immer nur eine augenblickliche Phase angeben. Wasserretention, Stickstoffretention, Kochsalzzurückhaltung z. B. sind durchaus keine konstanten Abweichungen, sondern sie können in den einzelnen Stadien miteinander alternieren.

Das funktionelle Bild wird also kaleidoskopisch wechseln und durchaus nicht gestatten, funktionelle differente Formen voneinander abzugrenzen, also niemals als *einseitiges* Einteilungsprinzip dienen können. Ganz gewiß nicht bei den akuten und subakuten Formen, schon wegen der Neigung zur Rückbildung, aber auch nur cum grano salis bei den mehr chronischen Nephritiden. Hier wird eben nur die Feststellung möglich sein, daß es Nierenkrankheiten gibt, bei denen im augenblicklichen Zustand die funktionelle Minderwertigkeit der Nieren im Vordergrunde steht, und solche, bei denen sie temporär zurücktritt. Voraussetzung für die Richtigkeit dieser Feststellung ist aber stets, daß die Prüfung der Nierenfunktion in der Richtung der Ausscheidung oder Zurückhaltung wirklich *lebensfähiger* Stoffe geschieht.

2. Damit kommen wir zu dem zweiten wichtigen Punkte: Wie sind die verschiedenen Nierenfunktionsprüfungen zu bewerten und welche sind die empfehlenswertesten für die Praxis? Schon die Tatsache, daß fortwährend neue ersonnen werden, beweist, von allen theoretischen Bedenken ganz abgesehen, daß keine allein billigen Ansprüchen genügt.

Dabei stoßen wir auch auf die Schwierigkeit, daß ein Vergleich der einzelnen Prüfungsmethoden untereinander nicht möglich ist, weil sie viel zu heterogen sind. Man kann weder eine durch die andere kontrollieren, noch Übereinstimmung zwischen ihnen erwarten. Jede gibt nur einen mehr oder weniger großen Ausschnitt aus der Gesamtleistung und erst die mosaikartige Zusammenfassung der einzelnen festgestellten *wichtigen* Teilfunktionen kann ein annäherndes Gesamtbild der Nierenarbeit zeigen. Vorzuziehen sind diejenigen Methoden, welche a) einen möglichst allgemeinen Indicator der Nierenarbeit im ganzen abgeben und b) sofern sie nur die Ausscheidung *einzelner* Substanzen bestimmen, wenigstens solche wählen, die für den Organismus von Bedeutung sind.

Trifft man nach diesen Gesichtspunkten eine Auswahl, so kommt von älteren Proben in erster Reihe die Reststickstoffbestimmung im Blute, mit und ohne Stickstoff- bzw. Harnstoffbelastung, die Konzentrations- und Verdünnungsproben, die Bestimmung der molekularen Blutkonzentration und allenfalls die AMBARDsche Konstante in Betracht.

In dieser Beziehung hat uns, wie erwähnt, die Bestimmung des Indicans im Blut und vor allem die der Blutphenole durch die Xanthoproteinreaktion sicherlich einen Schritt vorwärts gebracht. Es ist möglich, daß die letztere uns für die Pathogenese der Urämie auch wertvolle Aufschlüsse gibt. Inwieweit allerdings die durch sie nachgewiesenen aromatischen Produkte der Darmfäulnis *früher* die Niereninsuffizienz anzeigen, als die Bestimmung der Eiweißabbauprodukte, ist bei den noch schwankenden Resultaten sehr fraglich.

Wie soll der Praktiker, da eine *einzige* funktionelle Methode ihm keinen genügenden Überblick gewährt, die möglichst richtige Kombination verschiedener Methoden treffen? Es kommt für ihn ja vor allem auf die Einfachheit der Ausführung an.

Wir schlagen zunächst den Verdünnungs- bzw. Konzentrationsversuch als allgemeinste Probe auf die großen oder geringen Schädigungen der Nierenarbeit vor. Er zeigt uns in großen Zügen an, ob die Anpassungsfähigkeit der Nieren an die Verhältnisse des Stoffwechsels noch besteht oder verloren gegangen ist, und gibt uns, wo Verdünnungs- und Konzentrationsfähigkeit ein gleichsinniges Manko zeigen, mit Sicherheit das Bestehen einer Niereninsuffizienz an. Schwierigkeiten ergeben sich nur da, wo eine Differenz zwischen den Ergebnissen beider besteht. Ein Übelstand der Probe liegt darin, daß extrarenale Momente nicht mit Sicherheit auszuschließen sind und daß die Anstellung der Konzentrationsprobe, wo Anzeichen einer Stickstoffretention bestehen, weil gefährlich, kontraindiziert ist.

Wenden wir uns nun zu den Proben auf *Retention einzelner* Bestandteile, so werden für die Praxis wenige genügen. In Frage kommen hauptsächlich der Rest-N oder Harnstoff-N — mit und ohne Belastung —. Welche von beiden man wählt, ist ziemlich gleichgültig. Hohe Werte geben, die früher erwähnten Fälle ausgenommen, mit Sicherheit das Bestehen einer Niereninsuffizienz an. Niedrige schließen sie nicht immer aus. Bestimmungen anderer Eiweißabbauprodukte wie Kreatinin, Harnsäure u. dgl. sagen über die Prognose nicht viel mehr aus. Dagegen bieten die Bestimmung des Indicans und die Xanthoproteinreaktion doch eine wesentliche Erweiterung.

Von neuen Methoden erscheint die Indicanprobe als wertvolle Ergänzung der Rest-N-Bestimmung. Wichtige Aufschlüsse verspricht für die Zukunft — bis jetzt noch zu wenig erprobt — die Xanthoproteinprobe. Keinesfalls ist es aber möglich, sich auf *eine* dieser Proben allein zu verlassen; die Kombinaion von mehreren wird unerläßlich sein. Außerdem wird es notwendig sein nach dem oben Erwähnten über den Wechsel der Funktion in den einzelnen Stadien, die Proben in verschiedenen Zeitabschnitten wiederholt anzustellen.

3. Alle genannten Proben enthalten mehr oder weniger große Fehlerquellen, da bei keiner derselben extrarenale Faktoren mit Sicherheit auszuschließen sind. Das nimmt ihnen natürlich einen Teil ihres Wertes.

4. Welches sind nun — bei Anlegung eines kritischen Maßstabes — ihre Leistungen und lohnen dieselben die große Mühe, die auf ihre Erfindung und Durchführung verwandt worden ist?

Die Frage ist durchaus zu bejahen. Nicht nur nach der Richtung der Klassifikation der Nephritiden, die heute bekanntlich von der Kombination anatomischer und funktioneller Gesichtspunkte ausgeht. Das wäre weniger wichtig, denn nach dem bekannten Ausspruch O. Rosenbachs wollen wir ja nicht nur klassifizieren, sondern auch heilen.

Können wir mit den funktionellen Methoden eine Frühdiagnose der relativen Niereninsuffizienz stellen in einem Stadium, wo dieselbe noch reparabel ist? Das ist für manche Methoden, namentlich für die Ambardsche Konstante, behauptet, für keine mit Sicherheit bewiesen.

Alle unsere Prüfungen erweisen zahlenmäßig nur eine *fortgeschrittene* Störung der Nierenarbeit.

Erweisen sie aber auch das *Fortschreiten* der Niereninsuffizienz? Mit anderen Worten, sind sie auch prognostisch zu verwerten? Bis zu einem gewissen Grade ja. Vor allem gilt dies für fortlaufende Untersuchungen des Blutharnstoffes, resp. Retentionsstickstoffes. Freilich trifft auch dies nicht immer zu, nicht einmal bei der echten als azotämisch bezeichneten Form der Urämie. Urämische

Erscheinungen sind, wie wir heute wissen, nicht immer einseitig auf die Harnstoffüberladung des Blutes zu beziehen.

Die Untersuchung auf Säure- und Basenausscheidung erscheint, da sie in der Erhaltung des Säure- und Basengleichgewichtes im Körper eine *wichtige* Funktion prüft, vielleicht aussichtsreich. Bis jetzt ist es allerdings noch nicht gelungen, extrarenale Faktoren, speziell den Einfluß der Magensekretion, mit Sicherheit auszuschalten.

Die Ausscheidung von *Farbstoffen,* sowie sonstigen körperfremder *Stoffe,* spielt für die *Prognose* keine *Rolle.*

Der *Hauptwert* der funktionellen Untersuchungsmethoden liegt für die internen Nierenkrankheiten nicht in der *Diagnose* und *Prognose,* — in beiden Fällen, sind sie nur im Zusammenhange mit dem klinischen Gesamtbild zu verwerten — sondern in der *Therapie,* wie dies schon bei Begründung der funktionellen Nierendiagnostik A. v. KORANYI richtig erkannt hat.

Die Feststellung der Variabilität der Nierenfunktion und ihrer Bedeutung für den Organismus hat es uns ermöglicht, die Diät diesen verschiedenen Schwankungen anzupassen und sie aus dem dogmatischen Banne des Schlagwortes „Nierenschonung" zu erlösen.

Die Diät ist heute keine starre, einseitige mehr, sondern sie muß in ihren einzelnen Bestandteilen je nach dem Ergebnisse der Nierenfunktionsprüfungen Änderungen erfahren. Wir regeln heute die Stickstoffzufuhr nach dem Grade der Azotämie, wir beschränken die Kochsalzufuhr nur in den Fällen oder sogar nur in den Stadien mit Hypochlorurie, und wir haben einen sicheren Maßstab für die größere oder geringere notwendige Wasserzufuhr in dem Ausfall des Verdünnungs- oder Konzentrationsversuches, d. h. in dem Befund, ob die Ausfuhr der Stoffwechselschlacken mit großen oder geringen Mengen von Wasser möglich ist. So ergänzen sich Bestimmung von Schlackenretention und Wasserversuch wechselseitig; die eine gibt nur die Tatsache bzw. den Grad an, der andere die Möglichkeit ihrer Bekämpfung und damit die Feststellung der größeren oder geringeren Gefahr für den Organismus. Endlich dürften sich auch die Ergebnisse der Säuren und Basenbelastungsprobe in der richtigen Auswahl saurer oder alkalischer Kost für die einzelnen Stadien der Nephritis auswerten. Hier stehen wir allerdings erst am Anfang unserer Kenntnisse.

In letzter Instanz besteht also bei den inneren Nierenerkrankungen, wie bei den chirurgischen die Tatsache, daß die Ergebnisse der funktionellen *Diagnostik* trotz *mancher theoretischer Bedenken* die Praxis außerordentlich gefördert haben.

Literatur.

ACHARD et DELAMARE: C. r. Soc. Biol. 1900. — ACHARD et DELAMARE: La glycourie phloridzique. Paris 1899. — ALBARRAN: Fonctions renales. Paris 1905. — AMBARD: J. Physiol. et Path. gén. **1910**. — C. r. Soc. Biol. **1911**.

BACHRACH und TITTINGER: Wien. klin. Wschr. **1910**. — BAETZNER: Chirurgische Nierenkrankheiten. Springer 1921. — BARK: Arch. klin. Chir. **1913**. — BECHER: Arch. klin. Med. **1925/1926**. — Med. Klin. **1926** u. a. a. O. — BECKMANN: Z. exper. Med. **1922** und Münch. med. Wschr. **1923**. — BEER: J. d'Urol. **1927**. October. — BENNHOLD: Münch. med. Wschr. **1924**. — BLOCH und EINSTEIN: Z. exper. Med. **1921**. — BODE: Bruns' Beitr. **3**, H. 1 (1918). — BOENINGHAUS: Dtsch. med. Wschr. **1927**, Nr 6. — BONAMARE: J. d'Urol. **1927**. October. — BROMBERG: Bruns' Beitr. **85**, H. 2 (1913). — Dtsch. med. Wschr. **1903**, Nr 25.

CASPER: Berl. klin. Wschr. **1905**, Nr 18. — Z. Urol. **8** (1914). — Lehrb. d. Urol. — CASPER und RICHTER: Funktionelle Nierendiagnostik. Berlin-Wien: Urban & Schwarzenberg 1901. — CHABANIER: J. d'Urol. **1927**. October. — CHEVAUX: J. d'Urol. **1927**.

EICK: Dtsch. Z. Chir. **1925**. — ELFELDT: Grenzgebiete 1921, H. 3. — ENGELMANN: Grenzgebiete 1913, H. 2 u. 3.

Geraghtry: J. amer. med. Assoc. **1911**. — Arch. int. Med. **1912**, H. 9. — The Phthalein Test. Chicago 1912. — Glaser: Münch. med. Wschr. **1926**, Nr 47. — Guggenheimer: Z. exper. Path. u. Ther. **21** (1926). — Biochem. Z. **99**, H. 4/5 u. 6. — Berl. klin. Wschr. **1920**. — Günzburg: Klin. Wschr. **1923**.

Haberer: Wien. klin. Wschr. **1925**, Nr 24; **1926**, Nr. 1. — Hemmerling: Dtsch. med. Wschr. **1927**, Nr 5

Israel, J.: Berl. klin. Wschr. **1902**. — Mitt. Grenzgeb. Med. u. Chir. **2** (1903). — Z. Urol. **1921**, H. 9. — Chirurgie der Nieren. 1925.

Joseph: Münch. med. Wschr. **1903**, Nr 48. — Joseph und Voelcker: Chromocystoskopie. Wiesbaden 1906.

Kairis: Mitt. Grenzgeb. Med. u. Chir. **39** (1926). — Kapsammer: Nierendiagnostik. Wien 1907. — Keyes: J. d'Urol. **1927**. Oct. — Klemperer, G.: Verh. d. Ver. inn. Med. Berlin 1896. — Knack: Nierenfunktion. Dtsch. med. Wschr. **1917**, Nr 31. — v. Koranyi: Berl. klin. Wschr. **1899**. — Mitt. Grenzgeb. Med. u. Chir. **1899**, Nr 5. — Berl. klin. Wschr. **1901**. — Moderne ärztliche Bibliothek. 1904, Nr 1. — Verh. d. Kongresses für Stoffwechselkrankheiten. Wien 1927. — v. Koranyi und Richter: Physikalische Chemie und Medizin. Leipzig 1908 und an vielen anderen Orten. — Kövesi: Wien. klin. Wschr. **1904**. — Kümmell: 30., 32., 34. Chirurgenkongreß zu Berlin. — III. Internat. Urologenkongreß. Berlin 1914. — Berl. klin. Wschr. **1920**, Nr 21. — Z. Chir. **1920**, Nr 41. — Berl. urol. Ges. 1921 u. a. a. Orten. — Kutner, R.: Dtsch. med. Wschr. **1892**, Nr 48. — Z. ärztl. Fortbildg **1912**, Nr 8.

Lebermann: Med. Klin. **1927**, Nr 18 u. Nr 28/31 (dort ausführliche Literatur). — Legueu: J. d'Urol. **1927**. October. — Lehmann: Dtsch. Ges. f. Chir. 50. Tagung. — Lemoine: J. d'Urol. **1927**. October. — Levy-Dreyfuss: Z. Urol. **1928**. — Leschke: Münch. med. Wschr. **1914**. — Lichtwitz: Praxis der Nierenkrankheiten. Berlin 1921. — Lindemann: Arch. f. exper. Path. **59**. — Litzner: Z. klin. Med. **1922**. — Loewenhardt: Chirurgenkongreß 1902. — Urologenkongreß 1909.

Mac Lean: Brit. J. exper. Path. **1920**. — Machwitz: Berl. klin. Wschr. **1917**, 16/17. — Marion: J. d'Urol. Oct. 1927. — Minkowski: Kongreß f. inn. Med. 1914. — Monakow: Dtsch. Arch. klin. Med. **1918**.

Narath: Mitt. Grenzgeb. Med. u. Chir. **1921**, Nr 1. — Nicolih: J. d'Urol. **1917**. Oct.

Oeconomos: J. d'Urol. **1917**. October.

Peters: Bruns' Beitr. **128**, H. 2. — Münch. med. Wschr. **1914**, Nr 50. — Pfeffer: Dtsch. med. Wschr. **1927**, Nr 5. — Pflaumer: Z. urol. Chir. **5** (1922). — Pirudini: J. d'Urol. **1913**. — Popesku: Zbl. inn. Med. **1923**, Nr 30. — Pregl: Wien. klin. Wschr. **1925**, Nr 24.

Rehn: Klin. Wschr. **1923**, Nr 1. — Dtsch. med. Wschr. **1923**, Nr 19. — Reimer: Berl. urol. Ges. 1921. — Z. Urol. **1922** u. **1925**. — Bruns' Beitr. **91**, H. 3. — Richter, P. F. (s. auch Casper): Dtsch. Klin. **1901**. — Dtsch. med. Wschr. **1912**. — Z. Urol. **6**. — Funktionelle Nierendiagnostik bei Kraus-Brugsch 1916. — Nierenchirurgie und physikalische Chemie in Koranyi und Richter. Dtsch. med. Wschr. **1921**, Nr 15. — Roedelius: Nierenfunktionsprüfungen usw. Berlin 1923 (daselbst Literatur). — O. Rosenbach: Funktionelle Diagnostik. 1890. S. auch Dtsch. med. Wschr. **1900**, Nr 18 u. 19. — Rosenberg: Berl. klin. Wschr. **1916**, Nr 46/47. — Münch. med. Wschr. **1916**, Nr 4 u. 26. — Dtsch. Arch. klin. Med. **1917**. — Dtsch. med. Wschr. **1924**, Nr 30. — Klinik der Nierenkrankheiten. Berlin 1927. — Roth: Dtsch. med. Wschr. **1901**, Nr 41. — Z. Urol. **1911—1913**. — Dtsch. med. Wschr. **1909**, **1913**, **1917**. — Wien. klin. Wschr. **1914**, Nr 13. — Rowntree: Amer. J. med. Sci. **1914**. — Arch. int. med. **1912**. — J. med. Assoc. **1911**.

Schlayer: Dtsch. med. Wschr. **1909**, **1910**, **1912**. — Dtsch. Arch. klin. Med. **1910**, **1914**. — Münch. med. Wschr. **1918**. — Berl. urol. Ges. **1921**. — Dtsch. med. Wschr. **1924**. — Schwarzwald: Wien. klin. Wschr. **1926**, Nr 40. — Senator: Dtsch. med. Wschr. **1900**. — Serés: J. d'Urol. **1927**. October. — Starke: Zbl. inn. Med. **1924**. — Steinitz: Dtsch. med. Wschr. **1925**. — Straub und Meier: Biochem. Z. **1921**. — Strauss, H.: Chronische Nierenentzündung. 1902. — Berl. klin. Wschr. **1913**. — Jkurse ärztl. Fortbildg **1914**. — Die Nephritiden. Berlin und Wien 1920. — Berl. urol. Ges. **1921**.

Tschertkoff: Dtsch. med. Wschr. **1914**.

Virchow, R.: Verh. d. med. Ges. Berlin. 1899. — Voelcker: Münch. med. Wschr. **1903**. — Voelcker und Joseph (s. diese). — Volhard: Doppelseitige Nierenerkrankungen. Berlin 1918. — Berl. urol. Ges. 1921.

Walker: J. d'Urol. **1927**. October. — Widal: Presse méd. **1914** und a. a. Orten. — Wohlgemuth: Z. Urol. **1911**.

Zondek, H., Petow und Siebert: Z. klin. Med. **1923**.

Urologische Technik.

Von

O. RINGLEB-Berlin.

Mit 33 Abbildungen.

1. Urologische Technik im Altertum. Zur Schilderung der urologischen Technik im Altertum halten wir uns kurz an E. GURLTs Zusammenstellung, auf die wir verweisen, wenn einer unserer Leser nähere Auskunft zu erhalten wünscht.

Wir beabsichtigen nicht, an dieser Stelle näher auf die alte Geschichte einzugehen, weil es nur einem geschulten Geschichtsforscher der Medizin gelingen dürfte, die Wünsche und Träume der häufig nicht ausübenden berichtenden Ärzte der Renaissance von dem tatsächlichen Stand der meist verachteten Wundärzte einigermaßen zu trennen, und weil nun gar bei wirklichen Fundstücken aus dem griechischen Altertum sehr schwer zu entscheiden ist, was bei der Deutung von unserer heutigen Kenntnis den alten Ärzten untergelegt wird.

Worauf wir von unserem Standpunkt Wert legen müssen, ist das Vorhandensein einer Schule der *Röhren-* und *Höhlenforschung* mit gesicherter Überlieferung und stets weiter gebildetem Werkzeug. Davon aber kann erst im 19. Jahrhundert die Rede sein, und die folgenreichsten Anregungen kommen uns in den ersten beiden Dritteln dieses Zeitraumes aus der Schule der Pariser Urologen.

Schildern wir nunmehr die Maßnahmen an Harnröhre und Blase, so ist zunächst hervorzuheben, daß man Sonden aus Pflanzenstengeln, Kerzchen[1]), Metallröhren und -stäbchen schon früh zur Bekämpfung von Harnröhrenengen und zur Zurückdrängung von Harnröhrensteinen verwandt hat. In welcher Weise die alten Fundstücke (aus Pompeji z. B.) solcher Hohlsonden verwandt wurden, entzieht sich unserer Kenntnis im einzelnen. Daß man Harnröhrensteine im vorderen Abschnitte mit einem löffel-, einem haken- oder einem zangenartigen Gerät zu entfernen suchte, wird berichtet, ebenso von Versuchen, Steine in der Harnröhre nach Durchbohrung zu zerdrücken. — Verengerungen wurden erweitert, geätzt und geschnitten. Da aber alle diese Behandlungsformen in Paris im 19. Jahrhundert neu ausgebildet wurden, so werden sie schwerlich vorher schon im Besitz einer Schule gewesen sein.

Was die Blase angeht, so hat man sie nach den Schriften des CELSUS schon lange kathetert, aber es erweckt unsere Verwunderung, daß man dann den Abfluß des Harns durch eine Art Saugventil befördern zu müssen glaubte. Über Einspritzungen in die Blase ist berichtet worden; doch fesselte besonders die Entfernung der Blasensteine, die durch Tasten festgestellt und von Gewächsen

[1] Es ist mir unverständlich, warum man zur Übersetzung der lateinischen Kunstwörter candela, cereolus, die J. FR. TH. HAEGER 1796 ganz unbefangen mit Kerzen wiedergab, das französische „bougie“, wählte. Wahrscheinlich ist dafür eine Bequemlichkeit bei der Übersetzung französischer Werke und bei der Bestellung französischer Waren verantwortlich zu machen und eine mangelnde Freude am Gebrauch unserer Muttersprache.

(Vergrößerungen der Vorsteherdrüse) unterschieden werden sollten. Freie und eingesackte, leicht und schwer zerbrechliche Steine hatte man — jedenfalls nach der Leichenöffnung — zu unterscheiden gelernt. Der noch lange von wandernden Schnittärzten geübte Steinschnitt wird vom Damm aus gemacht und schon früh empfohlen, einen dabei vorgefundenen zu großen Stein mit Zangen durch die Wunde hindurch zu verkleinern; auch der hohe Steinschnitt an der (künstlich oder natürlich) gefüllten Blase wird beschrieben; von einer Vereinigung der Wundränder sah man ganz richtig damals wegen der ständig auftretenden Eiterung ab. Trotz vielen Heilungen gab es aber auch häufig Fisteln. Daß man in Byzanz um die Zeit Karls des Großen auch Steine durch die natürlichen Wege zertrümmert hätte (die Bröckel seien ausgeharnt worden), wird berichtet, doch hat das — und darauf kommt es an — keine Schule gemacht.

2. Urologie und Chirurgie[1]. Die Ausübung der urologischen Kunst wurde im Mittelalter verachteten Fachleuten (Steinschneidern) überlassen. Erst im 17. Jahrhundert zeigen sich ganz allmähliche Fortschritte, und im 18. Jahrhundert nimmt sich die allgemeine Chirurgie auch der Harnkrankheiten an. Man findet in den einschlägigen Lehrbüchern schon den Steinschnitt, die Harnfisteln, die Harnröhrenverengerungen und die Blasenerkrankungen behandelt.

Fortschritte darüber hinaus kamen langsam, da man die Hinterlassenschaft des 18. Jahrhunderts zunächst als klassisch betrachtete. Doch zeigen sich eine Reihe von wirksamen Verfahren, z. B. die Steinzertrümmerung, Verfahren zur Behandlung der Harnröhrenverengerungen, die stets auf neuen Werkzeugen beruhten und von Fachleuten außerhalb der Fakultät gemacht worden waren.

Die Aufnahme dieser Neuerungen in die allgemein zugestandene Lehre ist peinlich und enthält sehr viel Menschliches, Allzumenschliches, doch kann man ein wachsendes Bestreben erkennen, die mit Hilfe der ausgezeichneten Pariser Fachleute entwickelten Werkzeuge weiter und weiter zu verbessern und die Verfahren im einzelnen durch die wachsende Erfahrung sicherer zu machen. Freilich wurden die blutigen Eingriffe der schulgerechten Wundärzte durch die überall drohende Wundeiterung gehemmt, so daß zu Zeiten die Kranken größeres Zutrauen zu den einigermaßen im Gegensatz zur Fakultät stehenden (sozusagen wilden) Fachärzten hatten, die auf unblutigem Wege vorgingen. Mit der Zeit aber fanden sich auch damals unter den schulgerechten Chirurgen einsichtige Männer, die solche neuen Verfahren aufnahmen, zumal deren Erfindern als schulgerechten Ärzten nicht mehr der üble Ruf des alten Heilgehilfen anhaftete. Man gelangt ganz allmählich auch auf unserem Gebiete zur Aufstellung einer allgemein gültigen Lehre. Mit Hilfe der pathologischen Anatomie kommt man zur Feststellung der Rätlichkeit des Eingreifens, und auch die Werkzeuge für die Einführung von Röhren in die Blase werden immer zweckentsprechender ausgestaltet. Die französische Quelle gibt dafür etwa das Jahr 1850 an, doch wird man zweckmäßig hier von dieser Darstellung abweichen und der Entwicklung und Fortbildung der endoskopischen Verfahren zwischen 1852 und etwa 1874 eine Sonderstellung anweisen, wie wir es in einem besonderen Abschnitt zu tun versucht haben.

Darin aber ist der französischen Quelle zuzustimmen, daß sich allmählich — vielleicht von dem drittletzten Jahrzehnt des 19. Jahrhunderts ab — die Stellung des Facharztes ändert, daß er besser vorgebildet an seine Aufgabe geht, daß die pathologischen Erkenntnisse infolge der Einwirkungen von Virchow, von Koch und Pasteur klarer und klarer werden und daß schließlich die folgenreiche Erfindung M. Nitzes erlaubt, sich in der Blase wirklich umzusehen.

---

[1] Wir folgen hier E. Desnos: Encycl. Franç. d'Urologie. 1. Bd. Paris 1914. XVI, 1073 S. mit 596 zum Teil farbigen Abbildungen. S. 1—294.

Dafür hatten die Entdeckungen der Endoskopiker trotz all ihrer erstaunlichen Handgeschicklichkeit doch eben nur die Richtung gewiesen.

Man wird wirklich mit dem französischen Werke die Forderungen, denen ein neuzeitiger Facharzt zu genügen hat, in der Art erheben müssen, daß er ausgerüstet mit guter Kenntnis der inneren Medizin, der Chirurgie und der allgemeinen Pathologie nicht versäumt, sich auch auf den Gebieten der Bakteriologie, Physiologie, Physik und Chemie gründlich auszubilden. Wir möchten von unserem Standpunkte aus bei seiner physikalischen Ausbildung eine weitgehende Beherrschung der Optik und der Lehre von den optischen Instrumenten verlangen, die uns in jenem Handbuch gar zu kurz abgebrochen, ja so ziemlich vernachlässigt erscheint.

Bei der Beurteilung der einzelnen Größen legt jene Übersicht besonderen Wert auf die Arbeit Felix Guyons, deren Wirksamkeit durch die Erfahrung in einem langen, bewunderungswürdig tätigen Leben besonders erhöht wurde. Wenn seine Beurteilung des Standes der Fachärzte in den folgenden Worten wenig erweitert zusammengefaßt wird, so kann man sich dem heute nur anschließen: „Heute wie ehedem sind gewisse Vertreter der Chirurgie anmaßend genug, Fachärzte nur zuzulassen, wenn sie sich auf gewisse technische Fertigkeiten zur Stellung der Diagnose beschränken, und ihnen sozusagen das Recht auf das Messer zu bestreiten. Eine solche Trennung der Tätigkeiten würde auf ein wunderliches und unerwünschtes Endergebnis führen. Nur ein solcher Praktiker kann eine gute Diagnose mit einiger Sicherheit stellen, der seine Kranken während des ganzen Verlaufes der Krankheit und deren Behandlung beobachten kann; und ein Chirurg, der nur nach den Weisungen eines so eng eingeschränkten Facharztes eingreifen wollte, würde nicht jeder Lage gewachsen sein, die sich nur durch eine lange und nicht eingeschränkte Beschäftigung mit den Erkrankungen der Harnwege bewältigen ließe."

Wir wollen jetzt die allmähliche Ausbildung der Katheterung und der Steinzertrümmerung schildern. Die Endoskopie und Cystoskopie wollen wir in besonderen Abschnitten behandeln.

3. Die Katheterung. Man wird hier mit besonderem Recht der französischen Darstellung folgen. Tatsächlich Bestrebungen aufnehmend, die früh im 18. Jahrhundert ihre Vertreter in J. Rameau (1729) und Lieutaud hatten, beginnt Amussat seit 1818 gerade Sonden mit guter Technik in die Harnröhre des Mannes einzuführen. Er erkennt schon ganz richtig die bei der Katheterung durch den Bulbus und die Vorsteherdrüse auftretenden Schwierigkeiten. Nachfolger (Moulin) schlagen vor, die gerade Sonde gelegentlich durch eine gekrümmte zu ersetzen, doch geht die Entwicklung nicht gleich weiter, vielmehr ringt sich die Erkenntnis durch, daß man mit einer walzenförmigen Sonde in der Harnröhre zu keinem feinen Tastgefühl kommen könne.

Lioult schlägt 1824 — übrigens auch nach Vorgängerschaften aus dem 18. Jahrhundert — Knopfkerzen, -bougies und -sonden vor, die, von verschiedenen Fachärzten verbessert, nach Mißgriffen mit zu scharfen Spitzen schließlich zu der geknöpften Gummikerze von Leroy d'Étiolles um 1836 führten. In der Weiterbildung seiner Gedanken versuchen andere (Ducamp) Wachsabdrücke der lichten Weite der Verengerung zu erhalten, übrigens ohne mit Sicherheit zum Ziele zu kommen. Cazenave versucht 1836 diese Übelstände durch seine ein Bündel federnder Stäbchen enthaltende Meßsonde zu vermeiden.

Im gleichen Jahre 1836 gibt Mercier, geschickt den anatomischen Bau der Harnröhre ausnutzend, die noch heute seinen Namen tragende Form der festen Sonde an und läßt ihr 1841 eine andere mit doppelter Knickung *(bicoudée)* nachfolgen[1], denen 1854 anatomische Untersuchungen Gélys, eines Chirurgen in Nantes, folgten, auf Grund deren er zu Sonden mit starker Krümmung kam; sie wurden zuerst aus Metall angefertigt, doch hat derselbe Fachmann auch einen geeignet gekrümmten Kern angegeben, der es gestattete, Gummisonden die gewünschte Krümmung zu verleihen.

Den glücklichen Abschluß dieser Bestrebungen bildet die Sonde Nélatons aus vulkanisiertem Kautschuk.

4. Die Behandlung der Verengerungen (Strikturen). Sie hängt aufs engste mit der richtigen Erkennung der Schwellungen in der Umgebung der Harnröhre zusammen. Man nahm zunächst als Grund Fleischgewächse der Harnröhre an, ging dann zu Geschwüren an der Oberfläche der Schleimhaut über, kam aber durch Lallemands Forschungen um 1834 dazu, der Unterschleimhaut ihren Anteil an der Entstehung der Verengerungen zuzuschreiben. Dabei erregte namentlich die Endfolge, die Harnverhaltung, die Aufmerksamkeit.

Bei der Therapie blieb man zunächst bei der einfachen, aus dem 18. Jahrhundert übernommenen Erweiterung, da man die Heilmittelkerzchen schon längst verlassen hatte. Lallemand bevorzugte dünne fadenförmige Kerzchen mit einem dickeren Kern zur Erweiterung, doch haben andere dünne Schläuche vorgeschlagen, die durch Einspritzung geeigneter Flüssigkeiten die Dehnung besorgen sollten.

Amussat erkannte die Bedeutung einer Verweilsonde und suchte durch ganz allmähliche Erweiterung (Einführung dünnster Fischbeinkerzchen und allmähliche Steigerung ihrer Zahl) zum Ziele zu kommen, doch waren diese dünnen Geräte der Gefahr unterworfen, sich falsche Wege zu suchen. 1834 führte Leroy d'Étiolles in seinen geflochtenen Kerzen ein sehr wichtiges Hilfsmittel für die Behandlung schwer zugänglicher Verengerungen ein.

Béniqué, mit technischer Vorbildung, schuf einen merklichen Erkenntniszuwachs in der Behandlung der Engen und zeigte die Notwendigkeit, mit der Erweiterung bis zur äußersten Grenze zu gehen, wenn man Rückfälle vermeiden wollte. 1845 führte Maisonneuve seine Leitsonde ein, die in der Folgezeit so außerordentlich vielfach angewandt worden ist. Es sei hier noch der Dilatator von Porrève mit zwei parallelen Metallspangen (Backen) erwähnt, der als ein Vorgänger der späteren Dehner Kollmanns zu betrachten ist.

Bei der Dehnung der Engen scheint man vielfach in den 30er Jahren ungemein gewaltsam, ja roh, vorgegangen zu sein, so daß 1835 der Westschweizer Mayor auf Grund längerer Erfahrung die Forderung begründete, ganz allmählich stärkere und stärkere Sonden zu verwenden, jedenfalls aber feine und spitzige aus Furcht vor unerwünschten Verletzungen zu meiden. Aber auch hier wurde die Gewaltsamkeit nicht vermieden, und die Vorschriften für die Technik im Falle besonders erschwerter Katheterung muten einigermaßen an wie aus der Schule weiland Dr. Eisenbarths stammend.

5. Die Ätzungsbehandlung. Der mechanischen Erweiterung entgegengesetzt war schon früh die Ätzungsbehandlung vorgeschlagen worden (namentlich von der englischen Schule von Hunter und Home), doch vermochte man das Ätzmittel nicht ausschließlich an die Enge zu bringen, sondern behandelte — ganz wider Willen — damit auch gesunde Teile der Harnröhre. Der ungemein jung verstorbene Ducamp versuchte hier, vor 1823, Abhilfe zu schaffen. Das geschah durch Ätzmittel, die er mittels einer Hohlsonde genau an den Ort der vorher mit Wachs abgeformten Enge brachte, und eine darauf folgende Erweiterung. An den Vorgang Ducamps schloß sich Lallemand mit seinem

[1] Die Neuheit dieses Geräts wurde durch Leroy d'Étiolles bestritten, der bereits früher eine ähnliche Krümmung benutzt haben wollte.

Ätzverfahren an, das er nicht nur auf Engen, sondern auch auf Geschwüre, gonorrhoische Veränderungen und namentlich den Samenhügel anwandte.

6. Die Steinzertrümmerung (Lithotripsie). Die Zertrümmerung von Blasensteinen mit Geräten, die zuvor auf natürlichem Wege, also durch die Harnröhre hindurch, eingeführt wurden, ist schon sehr alt. Jedenfalls ist an ein solches Verfahren schon bei den Arabern gedacht worden. Die Steinzertrümmerung wird zuerst von ABULKASIM erwähnt, und zwar auffallenderweise nicht in seinem Werke über Chirurgie, sondern in seinen medizinischen Schriften. Leider kennen wir seine Geräte für solchen Eingriff nicht. Da der Erfinder Leibarzt des Kalifen EL-HAKIM III. (961—976) war, werden wohl in dieser Zeit der arabischen Renaissance die ersten Versuche gemacht worden sein.

Ob ein Erfolg erzielt wurde, ist schwer zu sagen. Bekannt ist darüber nichts geworden. Man sollte aber annehmen, daß eine erfolgreiche Lösung der Aufgabe einen solchen Eindruck gemacht hätte, daß begeistert darüber berichtet worden wäre.

Beinahe 600 Jahre später finden wir denselben Gedanken bei BENEDICTUS. 1726 empfiehlt SANCTORIUS den Stein mit einer Dreibackenzange festzuhalten und anzubohren. So äußert sich auch GRUITHUISEN 1813 in Salzburg, hat aber wohl nicht mit solchen Geräten gearbeitet.

Wer sich über die Entwicklung der Steinzertrümmerung dieser Zeit unterrichten will, der findet in den bekannten FRORIEPschen Tafeln eine reiche Zusammenstellung der damals vorgeschlagenen oder wohl auch ausgeführten Geräte.

So waren Hinweise für eine Steinzertrümmerung gegeben und wahrscheinlich auch Geräte dafür ersonnen und gebaut worden, aber von einer Lösung der Aufgabe konnte keine Rede sein. Man kann wohl, ohne fehlzugehen, annehmen, daß den kühnen Ärzten ein Erfolg nicht beschieden war.

Eine neue Zeit kam in Frankreich mit CIVIALE († 1867). Er war der erste Arzt, der 1824 einen Stein erfolgreich zertrümmerte mit Geräten, die 1817 von ihm angegeben waren. Er benutzte einen Dreispangengreifer mit einem Bohrer, Geräte, die geschlossen in einem langen cylindrischen Rohr untergebracht waren, und durchlöcherte und zertrümmerte damit einen Stein. Um diese Zeit baute der Gerätebauer WEISS in London ein Gerät mit nur zwei Backen. Der Kranke wurde für den Eingriff auf einem besonders hergerichteten Bett festgeschnallt, der Lithotriptor in einen Schraubstock gespannt und die Kraft für die Zertrümmerung durch Hammerschläge bewirkt (Baron HEURTELOUP 1832). Ein ruhiger arbeitendes Schraubengetriebe war damals schon von HODGSON in Birmingham angegeben und benutzt worden. Aber erst in der Hand von CIVIALE und CHARRIÈRE — nach geringeren Verbesserungen von COSTELLO, L'ESTRANGE und von W. FERGUSSON — wird der Lithotriptor zu einem Gerät mit bequemer Ein- und Ausschaltung der Schraube. Eine weitere Verbesserung des Lithotriptors erfolgte dann in der WEISSschen Werkstätte nach den Angaben H. THOMPSONS (jedenfalls vor 1876). Um diese Zeit, wohl noch bis zum Ende der 70er Jahre, wurde die Lithotripsie in einer Reihe kurzdauernder Sitzungen ausgeführt. Bei großen Steinen waren oft viele Sitzungen erforderlich, ein Katarrh blieb nicht aus, scharfkantige Bruchstücke blieben in der Harnröhre stecken und mußten zurückgeschoben und entfernt werden. Man kann annehmen, daß der Chirurg stets die Sectio alta solchen unbefriedigenden Eingriffen vorgezogen hätte, wenn nicht ein Wandel eingetreten wäre. Es ist das Verdienst des New Yorker Arztes BIGELOW, der seit 1876 forderte, man solle den Stein in einer einzigen Sitzung zertrümmern und entfernen. Zur Entfernung bediente er sich des CLOVERschen Saugers und eines weiten Katheters.

Man muß sich wundern, daß noch heute im Jahre 1927 viele Chirurgen die Sectio alta zur Entfernung eines Steines ausführen. Trotzdem schon M. NITZE 1886 mit seinem cystoskopischen Evakuationskatheter (s. S. 247) ihren letzten Einwand, man mache bei der Zertrümmerung aus einem einzelnen Stein ihrer viele, völlig entkräftet hatte, scheint es doch, daß sie im allgemeinen die Lithotripsie willig uns Urologen überlassen.

Wir können an dieser Stelle erwähnen, daß man auch versucht hat, Lithotriptoren mit einem Cystoskop zu verbinden. Man behalf sich anfangs unter Aufgabe der kräftigen, die Backen bedienenden Führung so, daß man in die Achse zweier ineinander geschobener und durch ein seitliches Triebrad betätigter Röhren ein gerades Cystoskop führte. Die Schwäche einer solchen Einrichtung, die höchstens zum Zerdrücken eines weichen, kleinen Steines ausreichte, liegt auf der Hand. Auch bedeutet der Antrieb mit einem Rad zum Vor- und Zurückbewegen der Backen einen Rückfall der Entwicklung des Lithotriptors in die Zeit HODGSONs, also etwa um 1830. Er konnte in keiner Weise aufgewogen werden durch die Möglichkeit zu sehen, statt zu tasten. Die Trübungen des Inhalts durch eitrige und bröcklige Teile werden sehr schnell ein Weiterarbeiten verhindert haben, so daß der Eingriff unvollendet abgebrochen werden mußte. Jedenfalls fanden solche Geräte keine weitere Verwendung.

Jüngst hat E. JOSEPH durch den Instrumentenmacher G. WOLF, Berlin, einen anderen Weg beschritten, der möglich wurde, weil infolge der Einführung mehrfacher Umkehrungen im Cystoskop wesentlich dünnere optische Rohre mit guter Leistung gebaut werden können als zur Zeit NITZEs.

Er nimmt einen Lithotriptor aus der Zeit HODGSONs, also mit einem Zahnradantrieb. Damit ist von vornherein die Leistung des Geräts scharf umgrenzt. Das Cystoskop liegt in einer Röhre seitlich vom Lithotriptor, wodurch auch die perspektivischen Verhältnisse beim Anblick der Backen und der zu fassenden Steine einigermaßen ungewohnt werden.

Einer jeder Zertrümmerung sind selbstverständlich durch die vorliegenden anatomischen Verhältnisse Grenzen gezogen. Der geschulte Fachmann wird sie nach der vorausgegangenen cystoskopischen Untersuchung sicher zu ziehen wissen. Ist die Zertrümmerung angezeigt, dann wählt er den zu einer großen technischen Vollkommenheit durchgebildeten Lithotriptor. Es bleiben vielleicht jene Fälle für den cystoskopischen Lithotriptor übrig, in denen kleine Steine in Falten zwischen Balken oder Nischen festgehalten werden, die sich dem Spülwirbel bei der Evakuation entziehen, oder auch festhaftende Steine, Fadensteine od. dgl. Ob aber hier die NITZEsche Fremdkörperzange (s. S. 254), die ihre Backen seitlich öffnet, nicht dasselbe leistet und auch leichter zu handhaben ist, muß zunächst dahingestellt bleiben.

7. Zur Lehre von den Endoskopen. Beachtet man, daß es vorderhand eine allgemein anerkannte Lehre von den Endoskopen nicht gibt, so wird es zunächst zweckmäßig sein, das Wesentlichste über diese Geräte den Schriften der Urologen zu entnehmen, die sich im vorigen Jahrhundert mit diesem Gebiet beschäftigt haben. Man behandelt auf diese Weise auch die einschlägige Geschichte in ihren großen Zügen, was ja im vorstehenden für andere Abschnitte unserer Darstellung ebenfalls geschehen ist.

Die ganze Höhlen- und Röhrenforschung geht unbestritten, wie ich genauer 1923 in einer besonderen Untersuchung gezeigt habe, auf PH. BOZZINI (* 1773, † 1809) zurück, der seit dem Februar 1805 von seinem Gerät zur Erforschung natürlicher Röhren und geeigneter Wundgänge Kunde an die Öffentlichkeit gelangen ließ.

Da er noch keine durchgreifende Anpassung seiner allgemeinen Vorkehrung, des *Lichtleiters*, an die besondere Natur der Harnwege vorgenommen hatte, so wird man an dieser Stelle nur von einer kleinen Zahl entscheidender Grundgedanken dieses frühen Fachmanns sprechen können.

Ich sehe den Hauptwert allein in dem kühnen Gedanken, durch starre Röhren Licht von außen einigermaßen tief in die Körperröhre dringen zu lassen, wobei der Ort der Lichtflamme durch die Übernahme einer der Beleuchtungstechnik seiner Zeit wohl bekannten Einrichtung ganz wirksam unveränderlich gemacht worden war. Zu einigermaßen schonender Behandlung des zu untersuchenden Kranken ließen sich die Beleuchtungs- und Beobachtungsröhren zeitweilig von dem Behälter der Lichtquelle trennen und einigermaßen bequem wieder mit ihm verbinden.

Wenn wir von einer Untersuchung der Harnröhre selbst durch Bozzini auch nichts wissen, so hat es den Anschein, als habe er eine Beobachtung der Harnleitermündung bei der Frau mindestens als eine Forderung gestellt, denn man wird schwerlich annehmen können, daß ihm die mit solchen Geräten sehr schwierige Auffindung der Harnleitermündung wirklich gelungen sei.

Nach verschiedenen vergeblichen Versuchen wird die Aufgabe der Harnröhrenforschung mit Eifer und Geschick von dem Pariser Urologen A. J. Desormeaux seit 1852 gefördert, wo die Erfindung des Kehlkopfspiegels durch M. Garcia und des Augenspiegels durch H. Helmholtz strebsame Fachärzte auf anderen Gebieten ganz entschieden angeregt hatte.

Wenn ja selbst bei Desormeaux der Blick des Erfinders nicht allein an den Harnwegen haftet, sondern auch auf den Darm und auf Wundgänge abschweift, so brachte es doch das Sonderfach des „Vaters der Endoskopie“ dahin, daß er seine Haupterfahrungen eben als ausübender Urologe machte.

Wie der erste Erfinder behält auch Desormeaux noch eine Verbindung der eigentlichen Röhre, die hier sowohl der Lichtzuführung wie der Beobachtung dient, mit dem Behälter der Lichtquelle bei. Als solche diente zur Steigerung der Flächenhelligkeit eine mit Gasogen (einem Gemisch aus Weingeist und Terpentin) gespeiste Lampe. Und mit diesem Behälter ließ sich die bereits eingeführte Metallröhre zeitweilig einigermaßen leicht und jedenfalls wirksam verbinden.

Im übrigen erkennt man aber, daß ein ausübender Fachmann — bei der Veröffentlichung im Jahre 1865 schon von mindestens 13 jähriger Erfahrung — mit Geschicklichkeit und Liebe an der Ausgestaltung eines Geräts zur Harnröhrenforschung gearbeitet hatte. Hier begegnet man dem leicht zu behandelnden Führungsknopf bei der Einführung des später der Beleuchtung und der Beobachtung dienenden Katheters in die Harnröhre. Diese wird in der Art beobachtet, daß der beobachtende Arzt das ganze Gerät auf sich zu herauszog und dabei nach und nach an dem sich immer in ähnlicher Faltung schließenden Schleimhauttrichter die ganze Harnröhre besichtigte. Da dieser Trichter stets dem in das Rohrinnere geworfenen Licht entgegengesetzt lag, so erblickte man ihn immer in gleichmäßiger, durch das hineingeworfene Gasogenlicht bewirkter Beleuchtung.

Daß grundsätzlich auf Bozzinis einigermaßen unbeholfene Trennung der Beobachtungs- von der Beleuchtungsröhre verzichtet wurde, sei noch hervorgehoben: Damals war der zur Beobachtung an einer engen Stelle durchbohrte Beleuchtungsspiegel schon ein wichtiger Teil des dem untersuchenden Fachmann zur Hand liegenden Werkzeugs.

Darin aber ist Desormeaux seinem alten Vorgänger wohl zu vergleichen, daß er seine Röhrenforschung ohne weiteres, gleichsam als verstände es sich von selbst, auf die Blase ausdehnte. Da die Blasenwandung sich nicht von selbst wie der Harnröhrentrichter dem Beleuchtungsstrahlenbündel von der Lampe darbot, so mußte Desormeaux für diesen Zweck das Ende seines Katheters (mit MERCIERschem Schnabel) der Blasenwandung genügend nähern. Der mit Blasenuntersuchungen vertraute Fachmann wird die Notwendigkeit einsehen, die DESORMEAUX veranlaßte, diesem seinem Katheter einen wasserdichten Abschluß durch eine Glasplatte zu geben; an der Beobachtung der Blase ganz in der Art des Harnröhrentrichters wird dadurch nichts geändert, und es muß hier ausdrücklich darauf hingewiesen werden, daß nach der Zusammenfassung durch den Berichterstatter es auch 1865 DESORMEAUX nicht gelungen war, mit Hilfe eines Spiegels am Katheterende querab zum Rohrschaft in die Blase zu sehen. Bei der Besprechung des letzten entscheidenden Vertreters der Endoskopie soll noch deutlicher hervorgehoben werden, worin ich die ihnen unübersteigliche Grenze bei der Blasenbeobachtung mit ihren Geräten sehe.

Wenn man schließlich bei DESORMEAUX noch hervorhebt, daß er auch Versuche gemacht hat, das Kohlenbogenlicht und DRUMMONDsches Kalklicht zur Beleuchtung der von ihm betrachteten Gebiete heranzuziehen, beide Möglichkeiten aber mit Rücksicht auf leichte Tragbarkeit aufgab, so wird man wohl die Vermutung nicht ablehnen können, daß ihm gelegentlich eine Erhöhung der Helligkeit wünschenswert erschienen sein mag.

Wendet man sich schließlich zu J. GRÜNFELD [* 1840, † 14. 5. 1910[1]] als dem letzten eigentlichen Endoskopiker dieser Zeit, so schloß er sich in vielem mit ausdrücklicher Billigung seines Vorgängers an DESORMEAUX an. Er hatte aber schon 1874 neben der alleinigen Betrachtung des Trichters der Blasenschleimhaut beim Herausziehen der endoskopischen Röhre auch noch einen Blick auf die Harnröhre von der Seite her eingeführt. Bei diesem seinem „gefensterten Katheter“ knickte er das Hauptstrahlenbündel durch einen unter 45° geneigten ebenen Spiegel und sah einigermaßen senkrecht auf die Harnröhrenschleimhaut, die sich natürlich eng an das cylindrische Glasfenster anlegte.

Wie man hier erkennt, beobachtet man eben in der Harnröhre stets einen gleichsam durch mechanische Mittel auseinandergedrängten Teil der Schleimhaut. Das kann, wie auf den älteren Entwicklungsstufen der Wissenschaft, in erster Linie dadurch geschehen, daß ein mit Hilfe eines Kernes eingeführtes Beobachtungsrohr nach Entfernung dieses Kernes die Schleimhaut auf eine gewisse Strecke spreizt, bis sie, weiter blasenwärts, einen faltigen Trichter bildend, in ihre natürliche Ruhelage zurückkehrt. Durch Herausziehen des Beobachtungsrohres kann nun der Untersucher diesen ihm allein die Beobachtung ermöglichenden Spreizzustand, den Trichter, allmählich immer weiter aus dem Körper des Untersuchten herausverlegen. Die andere Möglichkeit bietet das cylindrische Fenster GRÜNFELDs, dem sich die durch das Rohr im ganzen ausgedehnte innere Schleimhautbekleidung anlegt. Es kommt übrigens im wesentlichen auf dasselbe hinaus, wenn man statt des gläsernen Cylinders einen Schlitz in einem Metallrohr verwendet, um das von dem Spiegel abgelenkte Strahlenbündel auf Seitenteile der Harnröhre fallen zu lassen. Auch solche seitliche Streifen stehen eben infolge der Einführung des Beobachtungsrohrs von merklicher Dicke unter einem Spreizungszuge.

Nun ist es, und darauf beabsichtige ich ausführlicher hinzuweisen, ungemein kennzeichnend für die beiden bedeutenden Endoskopiker, daß sie beide versuchen, das ihnen bekannte Mittel einer gewissen Spreizung der gerade beobachteten Schleimhautteile auch auf die Blase anzuwenden, indem sie die abschließende Glasplatte des mit der MERCIERschen Krümmung versehenen Katheters von DESORMEAUX an die ihnen zugänglichen Blasenteile möglichst annäherten oder gar andrückten. Ich habe schon darauf hingewiesen, daß dabei

[1] Ich verdanke Herrn H. RUBRITIUS in Wien die freundliche Angabe dieser Daten.

oft eine gewisse Blutleere (und, wie ich jetzt hinzufüge, jedenfalls an den beweglichen Blasenteilen außerhalb des Trigonums eine Formveränderung der Blasenwand) hervorgerufen wurde. Daß die Harntrübung bei dieser Untersuchung nicht störte, hatte GRÜNFELD ausdrücklich bemerkt, und man wird heute zweifeln können, ob die Aneinanderreihung der vielen kleinen Bildchen zu einem Sammelbilde immer zu einem richtigen Eindruck geführt hat. Selbstverständlich war bei der Beobachtung der Blasenwandung bei einem Vorgehen dieser Art von irgendwelchen perspektivischen Beobachtungen grundsätzlich keine Rede, diese sind nur ganz gelegentlich etwa bei den Steinbeobachtungen und Messungen durch DESORMEAUX erwähnt worden, und irgendwelchen Wert als perspektivischen Erscheinungen hat man ihnen nicht beigelegt.

Man kann hier eben eine scharfe Scheidelinie ziehen zwischen den Lehrern der Endoskopie, die die Blasenwandung allein insoweit beobachten konnten, als sie sich dem Abschlußplättchen ihres nach MERCIER gestalteten Katheters möglichst anlegte, und der NITZEschen Art, der die Blase beobachtete als einen mit klarer Flüssigkeit gefüllten Hohlraum unter bestimmtem Druck, bei dem eine Vorschiebung der Wandung, die vor ihm wohl manchmal nicht vermieden werden konnte, grundsätzlich nicht wünschenswert erschien und gelegentlich — man denke an das Ulcus cystoscopicum — herben Tadel erfuhr.

Immerhin muß man hier, wo das Lebenswerk der beiden großen Endoskopiker gewürdigt werden soll, mit voller Anerkennung hervorheben, was mit dem Endoskop in der Blasenforschung immer noch geleistet wurde. Das gilt in besonders hohem Maße von GRÜNFELD, der in der Ausgestaltung seines Rüstzeugs den alten Lichtbehälter aufgab und das Licht mit Hilfe eines der bekannten, an der Stirn getragenen Spiegel in seine leichte Endoskopröhre warf. Er war offensichtlich ein Mann von einer ganz ungewöhnlichen Handgeschicklichkeit, und man muß sich nur überlegen, was es heißt, daß er die Auffindung der Harnleitermündungen, die einem Meister wie DESORMEAUX mißlungen war, in der Frauenblase mit dem Endoskop regelmäßig zu leisten vermochte. Gewiß wird die Verwendung hellerer Lichtquellen — er wandte sogar das Sonnenlicht für seine Beobachtungen an — viel zu seiner Überlegenheit beigetragen haben, aber noch größeres Gewicht möchte ich seinen planmäßigen Anweisungen zuschreiben, die Harnleitermündungen mit seinem Gerät von beschränktem Gesichtsfeld überhaupt aufzufinden. Und so war es denn die Krönung des Werks eines ungewöhnlich handfertigen Praktikers, daß sich GRÜNFELD an die Sondierung der Harnleiter wagen und eine mustergültige Lösung [1] für die Gestaltung des das Sondenende haltenden Teils angeben konnte. Diese Leistung sollte ihm unvergessen bleiben, wo uns Blasenforschern die Zurechtfindung in der Blase durch NITZEs Erfindung so ungemein erleichtert worden ist.

Gehen wir hier weiteren Verbesserungsvorschlägen für die Endoskopie nach — sie fallen in die Zeit NITZEs —, so kann man sagen, daß prinzipiell über die Leistungen DESORMEAUX' und GRÜNFELDs hinaus eigentlich nichts erreicht worden ist. Dabei soll nicht verkannt werden, daß Fortschritte im Gerätebau im allgemeinen, insbesondere der Beleuchtungstechnik, auch dem Endoskop zugute kamen. Wir wollen zunächst, um hier zu einer Übersicht zu kommen — die diesbezüglichen Vorschläge stammen hauptsächlich aus den beiden letzten

[1] Seine Worte sind: „Ich war darauf bedacht, eine metallene Sonde zu konstruieren, deren Introduktion mit mehr Präzision und Sicherheit sich ausführen ließ. Eine solche Sonde muß gerade sein, ihr unteres Ende jedoch muß durch einen außen angebrachten Mechanismus leicht umgebogen und wieder gerade gestellt werden können." Die Mittel zur Verwirklichung hat er schon damals leicht der Rüstkammer der Pariser Gerätebauer entnehmen können.

Jahrzehnten des vorigen Jahrhunderts —, den Bestrebungen einzelner Fachmänner nachgehen, die Handhabung des Geräts zu erleichtern, die Lichtquelle besser unterzubringen, den von der Blase her in die Röhre laufenden Harn abzusaugen oder mit Luft zu verdrängen und schließlich die Bildgüte und das Bildfeld zu steigern. Schließlich sollen noch den Arbeiten von G. LUYS und von H. GOLDSCHMIDT einige Worte gewidmet werden.

Man muß hier zunächst zwei große Gruppen von Vorschlägen unterscheiden, einmal die Urethroskope, deren Erfinder eine seitlich von der Röhre angebrachte Lichtquelle — geeigneter als die umständliche Einrichtung DESORMEAUX' — durch ein Prisma oder einen Spiegel in die Röhre strahlen liefern, und zweitens solche, die nach dem Vorschlag NITZEs die Lichtquelle in die Röhre selbst einführen. Und es kann gleich hier bestimmt gesagt werden, daß sich heute noch nicht entscheiden läßt, welche Form die bessere ist. Es wird in Zukunft darauf ankommen, Oberflächenverschiedenheiten deutlicher erscheinen zu lassen und das feine Gefüge des Objekts, um das es sich doch bei der Beurteilung der gesunden und kranken Harnröhrenschleimhaut handelt, dem beobachtenden Auge genügend deutlich vorzuführen. Beide Forderungen sind heute kaum erfüllt. So kommen wir auf den Grund dafür, warum viele Fachgenossen die Endoskopie immer noch ablehnen oder doch kühl beurteilen.

Wenden wir uns zur ersten Gruppe der genannten Vorschläge. Ihr physikalischer Grundgedanke geht unbedingt auf den berühmten französischen Physiker FRESNEL zurück. Als SÉGALAS sein Gerät — zwei ineinandergeschobene Röhren, zwischen denen genug Raum für die Lichtzuführung von außen her vorhanden war — der Akademie im Jahre 1826 vorgelegt hatte, sagte ihm der berühmte FRESNEL, er müßte die Lichtquelle seitlich vom Gerät anbringen und das Licht mittels eines Spiegels in die Röhre werfen. DESORMEAUX schreibt darüber: „Je tiens de M. SÉGALAS que le jour où il présenta son spéculum uréthro-cystique à l'Académie des sciences, FRESNEL, au sortir de la séance, lui dit que, pour réussir, il devait placer la source lumineuse à côté de son instrument et réfléchir la lumière suivant l'axe de cet instrument au moyen d'un miroir incliné. C'est justement la disposition de l'endoscope.“

Auf dieser Grundlage beruhen die Geräte von J. LEITER, SCHÜTZE, NYROP, CASPER, OTIS, LANG, ANTAL, FENWICK und anderen.

Um den von der Blase her in die Röhre tretenden, die Untersuchung störenden Harn zu entfernen, saugt man ihn ab (G. LUYS u. a.), oder man bläst Luft ein (ANTAL, FENWICK, H. WOSSIDLO u. a.), oder man füllt die hintere Harnröhre mit Wasser (H. GOLDSCHMIDT, H. WOSSIDLO). Dabei hebt sich die Schleimhaut der Harnröhre vom Röhrenende und vom Röhrenfenster ab und wird eine Strecke weit überblickt.

Der Hauptvertreter der zweiten Gruppe von Urethroskopen mit eingeführter Lichtquelle ist NITZE. Der kurze, glühende Platindraht machte anfangs noch die Wasserkühlung notwendig, was die Handhabung natürlich erschwerte. Benutzt und ausgebaut wurde NITZEs Urethroskop besonders von F. M. OBERLAENDER. Es verstand sich von selbst, daß ganz nach NITZEschem Vorgange kleine Lampen benutzt wurden, als die Beleuchtungstechnik erst so weit gediehen war. Ein Vorschlag aus dieser Zeit stammt von F. VALENTINE in New York, der eine kleine Lampe an der Spitze eines langen, dünnen Stiels anbrachte. G. LUYS verfuhr später ebenso, nur ist hier die Lampe mit ihrer Stromzuführung in einer Rinne im unteren Verlauf der Röhre untergebracht. Das ganze Gerät war dadurch einfacher geworden. Neben einer so eingeführten oder eingebauten Lampe konnten bequem Tupfer, Brenner und ähnliche Geräte eingeschoben werden.

Die gerade Röhre war besonders zur Besichtigung der vorderen Harnröhre geeignet. Für die Frau sah man kürzere Röhren vor (W. STOECKEL). Bei der Einführung des Tubus in die hintere Harnröhre des Mannes kam es oft zu unliebsamen Blutungen. Das hatte schon GRÜNFELD zur Anlage seines „gekrümmten, gefensterten Endoskops" geführt. F. LOEWENHARDT hat einen ähnlichen Tubus angegeben, nur brachte er das Lämpchen im abgebogenen Schnabelteil unter, von dem aus das Licht in die am Knie befindliche Öffnung geworfen wurde. Er benutzte die *Sonde prostatique* DESORMEAUX' (Abb. 1, S. 231).

Die Betrachtung der kleinen *Zentralfigur* in der vorderen Harnröhre und noch mehr die Besichtigung der hinteren Harnröhre ließ es schon früh wünschenswert erscheinen, zur Vergrößerung der Einzelheiten schwache Lupen zu verwenden. Schon BOZZINI hatte daran gedacht — er schlug sogar eine Art BRÜCKEscher Lupe vor —, und seine Nachfolger auf diesem Gebiete, DESORMEAUX und GRÜNFELD, bedienten sich ebenfalls schwacher Vergrößerungen. In der NITZEschen Zeit findet man bei den Endoskopikern Ansätze, die Lupenvergrößerung zu steigern. So benutzt KAUFMANN eine auf verschiedene Objektentfernungen einstellbare und H. WOSSIDLO wieder eine BRÜCKEsche Lupe. Beide Fachleute sind aber mit ihren Vergrößerungen kaum über eine zweifache hinausgekommen.

Auch von Bestrebungen, die Ausdehnung des Gesichtsfeldes in der hinteren Harnröhre zu steigern, kann man berichten. Es werden für diesen Zweck am Knie des LOEWENHARDTschen Tubus (H. WOSSIDLO) oder an der vorderen Schaftseite (H. GOLDSCHMIDT) größere Fenster ausgeschnitten, in die sich die Schleimhaut schräg, d. h. unter kleinem Winkel gegen die Röhrenachse geneigt oder — wie bei dem GOLDSCHMIDTschen Vorschlag — parallel zu ihr einlegt. Durch Luft- oder Wasserzuführung (Irrigation) haben dann beide Fachmänner das übersehbare Bildfeld zu steigern getrachtet.

Man kann solche Bemühungen hier bei den engen Raumverhältnissen wohl verstehen, aber nicht als physikalisch einwandfrei erachten. Wirkt doch bei einer solchen Betrachtungsweise, bei der man also das Feld mehr und mehr in streifendem Auffall der Blicklinien überblickt, die dann eintretende Perspektive sehr fremdartig. Benutzt man gar, wie H. GOLDSCHMIDT, ein NITZEsches Cystoskopsystem ohne LEITERsches Prisma, so wird an der unerwünschten Auffallsschiefe der Blicklinien wenig geändert, und außerdem erscheinen infolge der Nähe der Pupillenmitte Objekte im Vordergrund außerordentlich groß und dahinterliegende kleiner und kleiner. Da kann eine stecknadelkopfgroße Hervorwölbung vor dem Samenhügel diesen schon ganz verdecken, oder der *Colliculus* erscheint so gewaltig, daß der mit der Perspektive nicht vertraute Untersucher zu ganz falschen Schlüssen und Maßnahmen kommen kann. Die beste Lösung wird immer noch in dem von BOZZINI geplanten und von GRÜNFELD benutzten, unter 45° gegen die Röhrenachse geneigten Spiegel zu suchen sein; wendet man dann eine geeignete Vergrößerung an, so betrachtet man das gespiegelte Feld unter nahezu senkrechtem Strahlenauffall und aus so großer Entfernung, daß eine ungewohnte Perspektive nicht zu befürchten ist. Bei dem GOLDSCHMIDTschen Gerät muß auch noch auf die wenig glückliche Anordnung der Lampe hingewiesen werden.

Wie gesagt, wurde die einfache gerade Röhre von DESORMEAUX und GRÜNFELD auch zur Betrachtung des Blaseninneren benutzt. Die Endoskopiker der späteren Zeit haben sie bis auf G. LUYS wohl nur zur Betrachtung der Harnröhre verwandt.

Für die Betrachtung des Blaseninnern mit einer solchen Röhre liegen die Bedingungen recht ungünstig und die zu erwartende Leistung ist mit der eines Cystoskops nicht zu vergleichen. So ist es auch zu verstehen, daß die fleißigen

Bestrebungen von G. Luys, die einfache Röhre unter Ausnutzung besonders geeigneter Körperlagen des Kranken für die Besichtigung der Blase zu verwenden, selbst in seinem Heimatlande wenig Anhänger gefunden haben.

Wenn G. Luys noch 1909 in seiner *Cystoscopie à vision directe* für die Verwendung eines weiten Endoskoprohrs an Stelle des Nitzeschen Cystoskops eintritt, so muß ich dem an dieser Stelle ausdrücklich entgegentreten. So anerkennenswert die große Handgeschicklichkeit dieses Fachmannes ist, in deren Besitz er mit einem einfachen Werkzeug Handhabungen vorzunehmen vermag, an die der im Gebrauch des Cystoskops geschulte Arzt niemals ohne das Blasenrohr gehen würde, so kann man den Verzicht auf die ungeheuren Vorzüge von Nitzes Gerät meiner Meinung nach überhaupt nicht im Ernst vorbringen. Auch darf man nicht vergessen, daß er manche Aufgaben, etwa regelmäßig die Harnleitermündungen auf seine Weise aufzufinden und zu kathetern, erst aufgegriffen hat, als die Verwendung des Nitzeschen Cystoskops sie regelmäßig zu lösen gelehrt hatte. Die älteren Endoskopiker, Desormeaux in vorderster Linie, haben trotz aller Mühe den Weg dahin nicht gefunden und hatten auch das Vorurteil gegen die Spiegelverkehrung gar nicht, das G. Luys mit einem solchen Nachdruck äußert. Freilich konnte man in den Jahren 1865 noch nicht seitlich zur Endoskopachse in die Blase hineinschauen.

Es erscheint mir hier nicht am Platz, G. Luys gegenüber jeden einzelnen der sieben Punkte auf S. 230—232 seiner 1909 erschienenen Arbeit eingehend zu beantworten, schon weil in den inzwischen vergangenen 18 Jahren die Verwendung der auf Nitze zurückgehenden Cystoskope nicht abgenommen hat, doch möchte ich einige Grundbedenken ausdrücklich hervorheben.

Wenn es durch Nitzes großartige Erfindung möglich ist, sich für den Hohlraum der gesunden und der kranken Blase (falls sie nur eben eine physiologische Füllung verträgt) gleichsam in einen einäugigen, medizinisch geschulten Liliputer zu versetzen, der sich in ihr vor- und rückwärts bewegen und nach allen Seiten — ja wenn nötig auch nach rückwärts — schauen kann, so sollte man, denke ich, die perspektivischen Eigentümlichkeiten seiner Gesichtswahrnehmung zu verstehen versuchen. Es herrschen hier die gleichen perspektivischen Gesetze, die uns zuerst die Renaissancekünstler nahe gebracht haben, und ich würde es für eine betrübliche Mißachtung des Lerneifers der Fachärzte halten, wenn man mich zu überzeugen suchte, diese Regeln seien für meine Kollegen zu schwer. Der Vorteil, den Raum der physiologisch gefüllten Blase mit einem Rohr von weitem Felde abzusuchen und einen jeden auffälligen Teil nach Belieben zu betrachten, ist gegenüber der von G. Luys empfohlenen Betrachtung der alten Endoskopiker in kleinen Sammelbildchen (die übrigens auch — was G. Luys unerwähnt läßt — aus einem künstlichen, etwa unter der Symphyse liegenden Zentrum der Hauptperspektive betrachtet werden), so ungeheuer groß, daß ich nicht begreife, wie man im Ernst den medizinischen Höhlenforschern das Streben nach optischer Vervollkommnung ihrer Geräte (Erweiterung des Gesichtsfeldes) untersagen will, das man etwa beim Ophthalmologen mit dem höchsten Lobe belegt.

Daß die physiologische Füllung der Blase unnatürliche Dehnungen und Entfärbungen der Blasenschleimhaut herbeiführe, möchte ich entschieden in Abrede stellen. Bei der nicht besonders großen täglichen Zahl der Blasenentleerungen muß man für die Menschenblase die physiologische Füllung als den ständigen und gewohnten Zustand, den nach der Entleerung als den ungewöhnlichen und rasch vorübergehenden ansehen. Für die Durchblutung der Gewebe bei den verschiedenen Füllungszuständen hat die Natur durch eine glückliche Anordnung der Gefäße bestens gesorgt. Wenn sich da gelegentlich bestimmte Färbungsverschiedenheiten zeigen sollten, die bei zunehmender physiologischer Füllung verschwinden, so untersucht man eben bei entleerter Blase eher in einem abnormen Zustande. Ich glaube auch nicht, daß die so von selbst auftretenden Abstiche in der Färbung die reichen Möglichkeiten bieten, die wir heute durch die Verwendung gefilterten Lichts erzielen können.

Daß bei schweren Katarrhen, bei hartnäckigen und starken Blutungen und Eiterungen gelegentlich die volle Kunsterfahrung des geschulten Facharztes notwendig ist, wird nicht bestritten, daß aber der von G. Luys gezeigte Weg an das Ziel führt, wird der erfahrene Cystoskopiker niemals zugestehen.

Ich möchte hier die Gelegenheit benutzen, grundsätzlich die allgemeinen Verdienste Nitzes um die Höhlenforschung so auseinanderzusetzen, wie ich sie sehe und wie ich sie gegen die Ausstellungen von G. Luys mit aller Wärme vertreten möchte.

Gewiß hat Nitze, wie ich das schon früher hervorgehoben habe, zuerst sein Hauptverdienst in der Einführung einer Lichtquelle in das Blaseninnere gesehen und hat, vergeblich, gehofft, seine Fachgenossen zur Anwendung einer einigermaßen schwierig zu bedienenden Vorkehrung zu bewegen. Als sich ihm die Irrigkeit dieser Annahme, der Mangel an Kennerschaft der damaligen Fachärzte, in Wien aufgedrängt hatte und er seinen Wohnsitz nach Berlin verlegte, da hat er — durch jene verhältnismäßig schwierige Handhabung der Kühlspülung vor rührigeren Mitbewerbern wirksam geschützt — eine Zeit der Selbstbesinnung und Vorbereitung durchgemacht, die ihm eine unbezweifelbare Überlegenheit auch über schnellfertige und in ihren Ansprüchen an die eigenen Erfindungen weniger gehemmte Mitstrebende verliehen hat. In diesen Jahren von 1880—1887 hat er selber seine Erfahrungen mit dem neuen Gerät seiner Erfindung gesammelt, geordnet und in eine lehrbare Form gebracht. Jetzt ist es nicht mehr der *Blasenleuchter*, sondern das *Cystoskop*, das er beschreibt, und nach unserem obigen Bilde lehrt er den Schüler gleichsam, sich mittels der fünf schulmäßigen Bewegungen zweckmäßig in den Liliputer hineinzuversetzen. Gewiß sind ihm, wie ich noch auf S. 233 sagen werde, alle diese neuen Möglichkeiten mehr erfahrungsgemäß aufgegangen als von ihm zielbewußt und gesetzmäßig aus der Lehre von den optischen Vorkehrungen entwickelt, aber einen viel höheren Standpunkt als den von Luys vertretenen nimmt er schon in der ersten Auflage seines Buches 1889 ein. So kann er schon die Krankheiten der Blase und vielfach auch der Nieren mit Hilfe seines Geräts bestimmen — besser als die Chirurgen — und läßt uns Nachfahren im wesentlichen nur die Aufgabe, das neue Gerät und seine Leistung als eine notwendige Folge seiner allgemeinen Anlage zu erklären und für bestimmte, neu gestellte Aufgaben gangbare Wege zu finden.

Kehren wir wieder zu dem Goldschmidtschen Urethroskop zurück. Das von ihm benutzte Cystoskopsystem besaß alle Schwächen und Fehler der alten Nitzeschen Systeme überhaupt. Neben dem großen Bildwinkel, der hier, wo es sich um die Betrachtung eines Feldes höchstens von etwa 6 mm Durchmesser handelte, viel zu groß war, ließ die Deutlichkeit der Abbildung infolge der kleinen Eintrittspupille sehr zu wünschen übrig. H. Goldschmidt hatte zur Untersuchung auch die Möglichkeit einer Wasserfüllung der hinteren Harnröhre vorgesehen, wollte sich also, wie Nitze, die Vorteile der Immersion sichern. Sein Ziel erreichte er bei der Kleinheit seiner Austrittspupille um so weniger, als es sich ja hier um die Feststellung ganz feiner Schleimhautveränderungen handelt. Wir müssen somit H. Wossidlo nur allzusehr zustimmen, der unter anderem sagt, wir können bei Benutzung dieses Geräts nicht sagen, ob wir es „mit einem normalen oder entzündeten Colliculus zu tun haben“. „Der Wasserdruck macht sich hier bezüglich der Farbe in viel höherem Grade störend geltend, als bei der Cystoskopie.“ Es sieht auch so aus, als hätte man heute schon die Irrigationsurethroskopie H. Goldschmidts wieder verlassen.

8. Die Ermöglichung von Eingriffen in der Harnröhre. Wir können schon bei dem ersten Versuch von Ph. Bozzini das Bestreben feststellen, die dem Blick offenstehenden Röhren so auszugestalten, daß sie Handhabungen verschiedener Art gestatteten.

Verständlicherweise sind ähnliche Forderungen auch von den eigentlichen Endoskopikern gestellt worden. So hat Desormeaux auf S. 20 und 22 Tupfer, auf S. 105 Knopfsonden zum Einbringen in die geschlossene Harnröhre, auf S. 122 ein Harnröhrenmesser und schließlich auf S. 145 Ätzsteinträger aus dem Schatz seiner Erfahrung beschrieben.

Noch weiter ist im Hinblick auf die Möglichkeit, im Innern der Harnröhre und Blase mechanisch mit Werkzeugen zu wirken, J. Grünfeld gekommen, dem natürlich die Hilfsmittel von Desormeaux bekannt waren. Er hat schon 1873 aus der Harnröhre ein kleines Gewächs durch die Röhre des Endoskops hindurch entfernt und ist drei Jahre später imstande gewesen, den Harnleiter in der Frauenblase zu sondieren. Er verwandte dazu eine metallene Hohlsonde, deren Endglied vom untersuchenden Arzt nach Gefallen umgebogen oder gerade gestreckt werden konnte (s. S. 225, Anm. 1).

Man erkennt ohne weiteres, daß das Werkzeug zu Eingriffen unter Leitung des Auges schon bei den weit bekannten Endoskopikern ziemlich gut entwickelt war. Es ist dementsprechend nicht verwunderlich, daß das 1877 veröffentlichte Cystoskop dazu reizen mußte, namentlich nach der 1887 erfolgten Einführung der kleinen Kohlenfadenlampe, in ähnlicher Weise vorzugehen. Wenn dabei nicht alle die glücklichen Erfindungen der Endoskopiker verwandt wurden, so liegt das nicht an ihrem zweifelhaften Werte, sondern an mangelnder Schriftenkenntnis der späteren Blasenärzte.

Es sei noch erwähnt, daß H. Goldschmidt sein Gerät auch zu Eingriffen und zur Behandlung der hinteren Harnröhre und der Prostata benutzte, wofür er noch besondere Operationseinrichtungen schuf. Der Leser findet in der Schrift A. Schlenzkas eine zusammenfassende Darstellung der Goldschmidtschen Geräte.

Im ganzen muß ich sagen, daß mir die Anlage des Goldschmidtschen Irrigations-Urethroskops nicht durchaus gelungen vorkommt.

Wir müssen bei dieser Gelegenheit, wo es sich um Eingriffe in der hinteren Harnröhre bis zum Blaseneingang handelt, auch den Prostataincisor von Bottini erwähnen. Im Jahre 1885 hatte dieser Fachmann in Pavia ein Verfahren angegeben, mit Hilfe eines glühenden Platinmessers Einschnitte in die vergrößerten Wülste der Vorsteherdrüse zu machen. Eingeführt und verbreitet wurde dieses Verfahren durch A. Freudenberg (1897), nachdem er das Werkzeug wesentlich verbessert hatte. Sein Gerät bestand wie ein Lithotriptor aus einem männlichen und einem weiblichen Teil. Dieser war von einem ziemlich weiten Kanal durchzogen, durch den kühles Wasser floß, solange das Platinmesser glühend blieb. Durch ein Schraubengetriebe wurde das Messer vor- und zurückbewegt.

H. Wossidlo hat diesen Incisor mit einem Cystoskop verbunden, um das Messer unter Leitung des Auges an die richtige Stelle des einzukerbenden Wulstes zu bringen.

Man hat das Freudenbergsche Verfahren, die sog. Bottinische Operation, heute so ziemlich wieder verlassen, es wurde durch die Enukleation der Drüse verdrängt. Mir scheint, daß man hier zu weit gegangen ist. Jedenfalls gibt es noch genug Drüsen nicht zu starker Vergrößerung, Drüsen, die sich wegen entzündlicher Vorgänge und der Bindegewebsbildung nicht für die Ausschälung eignen, und deren Folgen (Harnrückstand und Katarrh) sich sehr wohl durch Einschnitte mit glühendem Messer heben lassen. Hier dürfte das letzte Wort für die BOTTINIsche Operation noch nicht gesprochen sein.

9. NITZES Cystoskop. Kehrt man zu der Entwicklung der Endoskopie unter den Händen GRÜNFELDS zurück und beachtet seine Bemühungen, Beobachtungen mindestens des gegenständigen Teils der Blasenwand (Abb. 1)

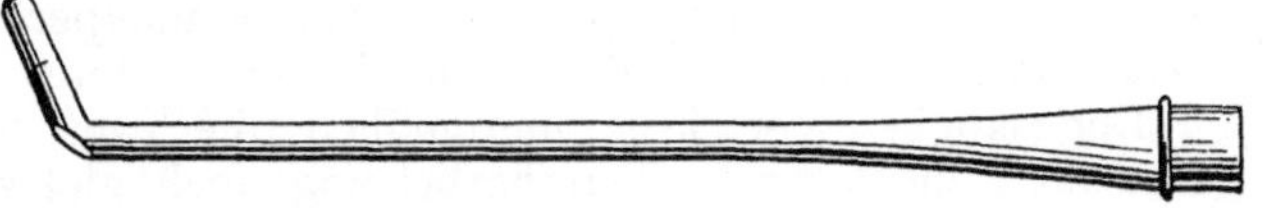

Abb. 1. Sonde prostatique nach A. J. DESORMEAUX.

zu erreichen, so ist schon oben bei aller Anerkennung seiner ungewöhnlichen Handfertigkeit die Grenze seiner Erfolge hervorgehoben worden. Sie lag für uns hauptsächlich in der Notwendigkeit, das Abschlußplättchen an die Blasenwandung ganz nahe heranzubringen, ihr anzudrücken und damit ihre mehr beweglichen Teile in einer unberechenbaren Weise zu verschieben.

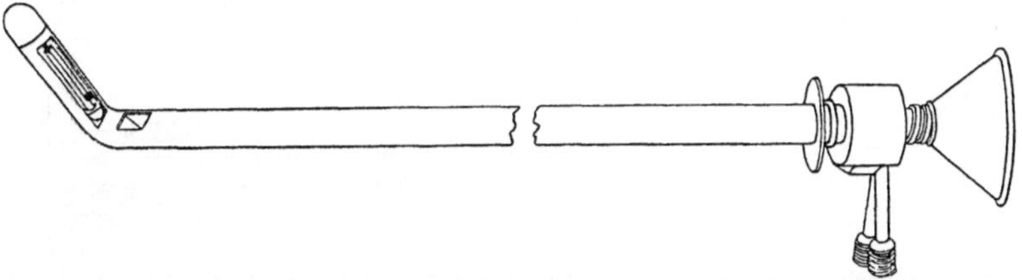

Abb. 2. Das Cystoskop Nr. 1 aus der Wiener Zeit M. NITZES. (Aus RINGLEB: Das Cystoskop.)

Demgegenüber gelang erst M. NITZE seit 1877 die Betrachtung des klargespülten Blasen*raums* in seiner natürlichen Ausdehnung bei einer Füllung von 200 ccm mit einem Untersuchungsgerät, das, seine eigene Lichtquelle mit sich führend, zur Betrachtung eines in allen drei Richtungen ausgedehnten Raums wohl geeignet war (Abb. 3). Wie ich auf S. 229 gesagt habe, scheint NITZE in den ersten Jahren nach seiner Erfindung deren Hauptbedeutung in der

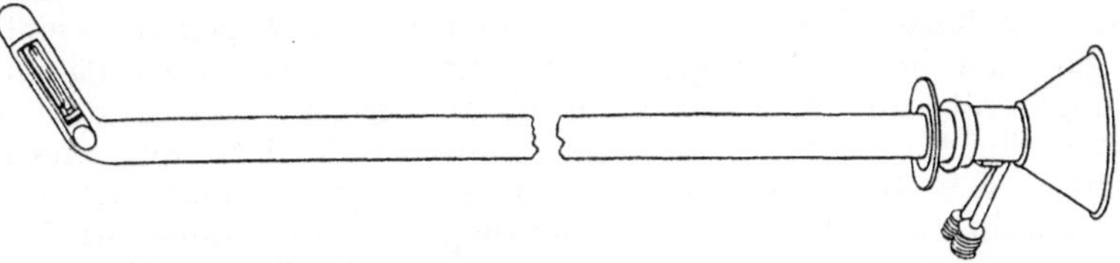

Abb. 3. Das Cystoskop Nr. 2 aus der Wiener Zeit M. NITZES. (Aus RINGLEB: Das Cystoskop.)

eigenen, in den Blasenraum eingeführten, wassergekühlten Lichtquelle gesehen zu haben, wofür auch der Name „*Blasenleuchter*" spricht. Wohl in der Berliner Zeit von 1880—1887 hat er durch häufige Vorführung seines Geräts die Lehre entwickelt, die er 1889 in seinem Lehrbuch vertritt. Er hat sich lebhaft um eine Theorie der Wahrnehmung durch seine Vorkehrung bemüht, ist aber infolge seiner mangelnden Vertrautheit mit der allgemeinen ABBEschen Lehre nur zu einer klaren Verbindung der ihm geläufigen Erfahrungstatsachen gekommen.

Bei der Ausbildung des einfachen Blasenrohrs hat er bald die erst von J. LEITER[1] stammende Ablenkung der blasenseitigen Strahlen um 90° gegen die Rohrachse übernommen (Abb. 2) und so die Grundlage unseres Geräts geschaffen, an die man sich auch bei späteren Geräten — von ganz wenigen, durch Sonderzwecke berechtigten Ausnahmen abgesehen — dauernd gehalten hat. In optischer Richtung kann man sein Gerät schon von 1877 schildern als ein schwaches Mikroskop mit Wasser als Eintauchflüssigkeit von merklichem Gesichtsfeld auf der Blasenseite, das aber im Okular unter einem kleinen Winkel erschien, so daß sich der Blaseninhalt in ausgesprochener Weitwinkelperspektive dem Auge darbot. Daß das neue Hilfsmittel für die Zurechtfindung in der Blase den Geräten der Endoskopiker geradezu unermeßlich überlegen war, ist ganz ohne Zweifel, wiewohl seine optische Durcharbeitung noch viel zu wünschen übrig ließ.

Das schon erwähnte Jahr 1887 ist insofern für NITZEs Cystoskop von besonderer Bedeutung, als man damals durch die Verwendung eines Kohlenfaden-(Mignon-) Lämpchens (Abb. 4) nicht allein die früher durch die Kühlspülung etwas heikle Handhabung des Geräts ungemein vereinfachte, sondern auch infolge des Wegfalls der Spülröhren in seinem Rohrkörper Platz erhielt, um neben dem Raume für die Linsenfolge noch Werkzeuge zu Handhabungen in der Blase anzubringen. Diese Werkzeuge sollen sogleich noch etwas genauer besprochen werden.

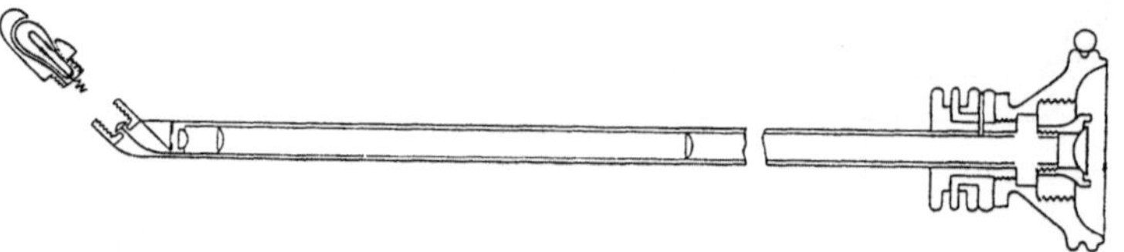

Abb. 4. Achsenschnitt durch das Cystoskop Nr. 1 M. NITZEs nach der Einführung des Mignonlämpchens. (Aus RINGLEB: Das Cystoskop.)

An dieser Stelle scheint es mir geboten, auf die ungemein naheliegende Entwicklung hinzuweisen, die wir bereits bei den Endoskopikern, sogar schon bei BOZZINI, nachweisen können. Wird durch die Anlage der in die Körperröhre eingeführten hohlen Rohre ein mehr oder minder großer Teil der Röhre oder der angrenzenden Höhle dem Auge des Arztes sichtbar, so verlangt dieser auch den Zugang gleichsam für eine Verlängerung seiner Hand, um je nach Bedarf entweder nur zu tasten oder durch chemische oder mechanische Einwirkungen krankhafte Zustände unter der Leitung des Auges zu beeinflussen. In einem ganz deutlichen Gegensatz dazu steht der Augenspiegel als ein reines Beobachtungsgerät, und niemand kann daran denken, ihn in dem soeben geschilderten Sinne auszubauen, weil der beobachtende Arzt mit seinem Gerät ja gar nicht in den Glaskörperraum des Auges gelangt, sondern sich begnügen muß, aus den in rückkehrender Lichtrichtung im Dingraume des Prüflingsauges entworfenen Bildern Schlüsse auf den unzugänglichen Glaskörperraum (oder das Augeninnere im allgemeinen) zu ziehen.

10. Die Fortschritte im Bau des Cystoskops in neuerer Zeit. Wenn es sich hier darum handelt, die Fortschritte der neueren Zeit in dem Bau der Cystoskope festzustellen, so wird es sich empfehlen, von dem Stande des Cystoskops auszugehen, wie er sich im Jahre 1906 beim Tode M. NITZEs herausgebildet hatte.

[1] Eine Gewißheit habe ich dafür erst durch eine freundliche Mitteilung des LEITERschen Hauses erhalten.

Man sah damals in NITZEscher Art das Cystoskop an als ein Gerät von ganz eigenartiger Anlage und Leistungsfähigkeit. Die große Fähigkeit NITZEs, mit dem Instrument seiner eigenen Durchbildung die gesunde und die kranke Blase des Menschen zu erforschen, äußerte sich auch in einem uns heute erstaunlichen Gleichmut bei Eigenschaften seines Geräts, die wir heute als recht unangenehme Fehler bezeichnen. Dazu gehört in erster Linie die Farbigkeit des Bildes, insofern als die Hauptstrahlen nicht von Farbenabweichungen befreit waren; sodann würde man heute die Glanzlichter, die NITZE mit dem Ausdruck des äußeren hellen Ringes um das innere Gesichtsfeld zusammenfaßte, einfach für unerträglich halten. Ganz bezeichnend für seine Instrumente waren damals ferner die ungemein kleinen Ein- und die auch zu kleinen Austrittspupillen. Freilich hatte eine solche Beschränkung in dem Durchmesser der abbildenden Bündel, kurz gesagt eine so weitgehende Abblendung, die Folgeerscheinung einer ganz ungemein großen Abbildungstiefe. Und diese Bequemlichkeit faßte NITZE und mit ihm seine Schüler als einen ganz besonderen Vorzug seines Geräts auf.

Man kann sich nicht wundern, daß bei seiner Ansicht einer ganz ohne Beispiel vorliegenden Eigenartigkeit seines Instruments von ihm keine Versuche gemacht wurden, die Zurechtfindung in der Blase irgendwie auf Eigenheiten zurückzuführen, die dem Cystoskop als einem optischen Instrument innewohnten.

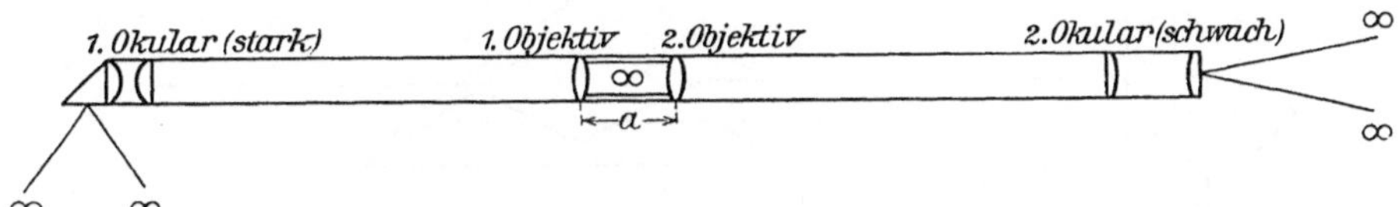

Abb. 5. Schematische Zeichnung nach A. GINSBERG von einem aus zwei gegeneinander gekehrten Fernrohren bestehenden cystoskopartigen Instrument. (Aus RINGLEB: Lehrbuch der Cystoskopie.)

Ganz besonders war er weit davon entfernt, das Anschauungsbild des Blaseninnern, wie es sich ihm beim Blick in das Okular darbot, aufzufassen als eine Perspektive des Blasenraums, entworfen von einem dem Blaseninhalt außerordentlich genäherten Standpunkt. Infolgedessen blieb ihm auch nichts weiter übrig, als die Erfahrung heranzuziehen, wenn er sich in der gesunden und der kranken Blase zurechtfinden wollte. Und wenn man auch seine großen Bemühungen, sein Gerät verwendbar zu machen, und seine Gewandtheit bei diesen Bestrebungen freudig anerkennen wird, so hat doch die Theorie des Cystoskops daraus nicht den Vorteil gezogen, den er mit seiner Begabung und Hingabe ihr hätte bieten können, wenn er mit der neueren Optik, besonders mit ihrem Kapitel von der Strahlenbegrenzung, vertrauter gewesen wäre.

Der einzige Fachmann, dessen Leistungen auf dem Gebiete der Anlage optischer Teile des Cystoskops vor NITZEs Augen Gnade fanden, war F. SCHLAGINTWEIT. Wir brauchen auf ihn nur eben kurz hinzuweisen, da er zwar eine eigenartige Anlage des Cystoskopobjektivs beschrieb und sie den Anforderungen seines Rückblickcystoskops in gewandter Weise anpaßte; aber an dem Umfang des bei NITZE bereitgestellten Schatzes von Mitteln hat er damit nichts geändert. — Übrigens kann man darauf hinweisen, daß NITZE selbst die Ermöglichung des Rückblicks für so wichtig hielt, daß er selber ihr ziemlich viel Zeit opferte. Auch bei diesen auf ihn zurückgehenden Vorschlägen kann man seine Gewandtheit und Findigkeit nur aufrichtig bewundern.

Noch zu NITZEs Lebzeiten hatten sich einige Theoretiker und Instrumentenmacher mit der Hebung der Farbenfehler beschäftigt. Doch ist die Zeit, in der das geschah, für die Aufbewahrung der Namen dieser Erfinder wenig günstig gewesen. Wir wissen eben nur (Abb. 5), daß der Optiker A. GINSBERG 1902 die

Aufgaben insofern ganz übersichtlich zusammenstellte, als er in seiner Patentschrift das Cystoskop auffaßte als zusammengesetzt aus zwei mit den (natürlich farbenfreien) Objektiven gegeneinandergekehrten Fernrohren. Man kann hierzu bemerken, daß man heute Cystoskope ohne eine solche Farbenhebung überhaupt nicht würde absetzen können.

11. Die Fortschritte nach NITZEs Tode. Es mag hier ferner darauf hingewiesen werden, daß das Instrument NITZEs infolge der unumgänglich notwendigen Ablenkung des Hauptstrahlenbündels um 90⁰ (S. 232) das Bild nicht nur umkehrte, sondern (Abb. 20) auch eine Spiegelverkehrung auftreten ließ. Wie wir sogleich sehen werden, kann man annehmen, daß sämtliche Cystoskopiker, die NITZE persönlich ausgebildet hat, mit diesen eigentümlichen Lagenverhältnissen des Bildes so vollkommen vertraut waren, daß sie seine Umlagerung sogar als einigermaßen störend empfanden. Man muß es heute als einen Fortschritt bezeichnen, als 1907 H. KOLLMORGEN durch die Anwendung eines geradsichtigen Endprismas mit einer ungeraden Zahl von Spiegelungen (Abb. 6) das Bild aufrichten und ihm die Spiegelverkehrung nehmen konnte. Man würde heute sagen müssen, daß das Instrument dadurch in hohem Maße gebrauchsfähiger wurde, doch mögen, wie wir sogleich sehen werden, die alten Schüler NITZEs

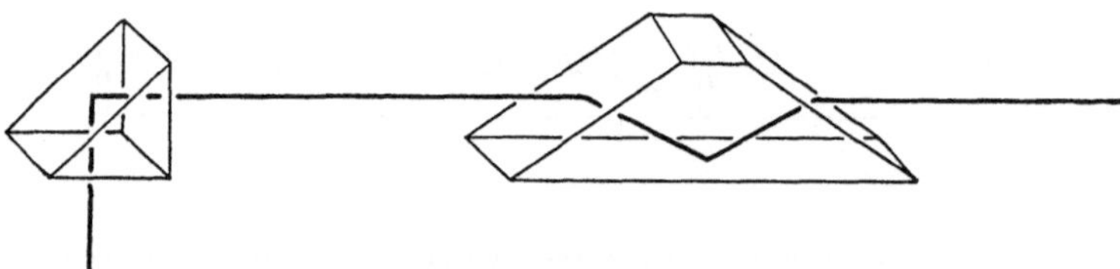

Abb. 6. Das bildaufrichtende Okularprisma H. KOLLMORGENS. (Aus RINGLEB: Lehrbuch der Cystoskopie.)

doch etwas anderer Meinung darüber gewesen sein. Grundsätzlich scheint man übrigens damals nicht versucht zu haben, sich die Zurechtfindung in der Blase mit dem neuen, unmittelbar verständlichen Instrument zu erleichtern.

Eine solche Aufgabe (oder vielmehr die ersten Anfänge dazu) stellte sich ein Mann, dessen Verdienste ich schon in verschiedenen meiner Schriften hervorgehoben habe, der früh verstorbene S. JACOBY. Dieser Schüler NITZEs hat sich der Art seines Meisters wohl am vollkommensten angepaßt, und leider hat auch er keine nähere Fühlung mit der neuzeitlichen Optik gesucht. Wenn wir hier in diesem Überblick seine Stellung kennzeichnen wollen, so möchten wir darauf hinweisen, daß sich die hauptsächlichsten seiner optischen Arbeiten die Erleichterung der Zurechtfindung in der Blase zum Ziele setzten. Hierhin gehört das einfach und doch wirksam erdachte Hilfsmittel, an dem Okularknöpfchen eine der spiegelnden Prismenfläche parallele Ebene anzubringen, um auf bequeme Weise die durch die Spiegelung eingeführte Bildverlagerung bei der Betrachtung auszuschalten. — Ferner müssen wir darauf hinweisen, daß er den oben erwähnten älteren Schülern NITZEs eine Abänderung an dem KOLLMORGENschen Endprisma vorschlug, um schnell das alte spiegelverkehrte Bild der NITZEschen Geräte auf sie wirken zu lassen und gleich danach ein Bild nach der KOLLMORGENschen Bildaufrichtung vorzuführen. — Von besonderer Wichtigkeit ist in dieser Hinsicht sein für medizinische Geräte neuer Vorschlag, tiefer in der Blase gelegene Dinge dem Beobachter mit Hilfe von zwei gegeneinander verdrehbaren Spiegelebenen im Gesichtsfeld höher erscheinen zu lassen. Wir können vielleicht die Bedeutung einer solchen für den Beobachter gültigen Bildaufrichtung an einem Beispiel schildern, das gelegentlich schon für diesen Zweck verwandt worden ist. Wir stellen uns eine Druckseite vor und rollen sie so zu einem Hohlcylinder zusammen, daß die Buchstaben alle dem Beobachter ihre Fußenden zukehren. Führt man jetzt in diesen Hohlcylinder ein Cystoskop ein, dessen Schnabel hinabgekehrt ist, so erhält man bei den neuzeitigen Geräten ein aufrechtes Bild ohne Spiegelverkehrung. Dreht man aber das Instrument entgegen der Uhrzeigerrichtung, bis das Knöpfchen wagerecht steht, so liegen die Buchstaben auf der Seite mit dem Kopf nach links; dreht man das Knöpfchen in derselben Richtung hinauf, so stehen die Buchstaben auf dem Kopf; bei noch weiterer Drehung um 90⁰ liegen die Buchstaben wieder auf der Seite mit dem Kopf nach rechts, und sie richten sich auf, wenn die Drehung den Betrag von 360⁰ erreicht hat. JACOBY wollte nun, wie oben angedeutet, eine solche Einrichtung schaffen, daß man (nach richtiger Drehung eines Aufrichteprismas) in jedem Falle aufrechte Buchstaben ohne Spiegelverkehrung gesehen haben würde. Ich brauche nicht darauf hinzuweisen, wie wichtig eine solche Einrichtung namentlich bei Operationscystoskopen werden könnte. Der Mißerfolg, der aber JACOBY beschieden war, ist, wie man wohl ohne Ungerechtigkeit sagen kann, die Folge davon, daß er ohne Kenntnis der Entwicklung der neueren Optik, namentlich der Strahlen-

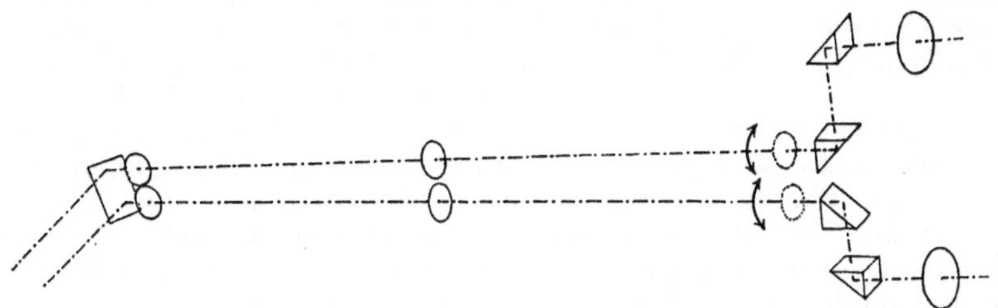

Abb. 7. S. JACOBYS stereoskopisches Cystoskop. (Aus RINGLEB: Lehrbuch der Cystoskopie.)

begrenzung, diese nicht einfache Aufgabe nur mit Hilfsmitteln der Erfahrung zu lösen unternahm.

In der gleichen Richtung liegen seine Bemühungen um die (Abb. 7) Geräte zu beidäugiger Beobachtung des Blaseninnern. Hierbei müssen wir die Einrichtungen zu unmittelbarer Beobachtung von denen zu stereoskopischer Aufnahme unterscheiden. Wenn man an die geringen Mittel denkt, die von den Instrumentenmachern in der NITZEschen Zeit für die Abbildung im Cystoskop aufgewandt wurden, so kann man sich nicht wundern, daß ihm die Herbeiführung einer guten Abbildung in seinem Zwillingsinstrument mißlang, und daß er mit seinen Versuchen in dieser Richtung — einige solcher Geräte sind tatsächlich auf den Markt gekommen — keine günstige Aufnahme fand.

Ganz anders aber liegt es mit seinen zahlreichen Versuchen, brauchbare stereoskopische Aufnahmen des Blaseninnern zu ermöglichen. Er war mit seinen Ergebnissen immerhin so weit zufrieden, daß er 1910 einen Atlas mit 48 stereoskopischen Tafeln veröffentlichte. Über die Würdigung seiner Leistungen in Hinsicht auf Deutlichkeit und Inhalt des Wiedergegebenen kann man wohl einer von der seinigen abweichenden Ansicht sein, aber man wird auch dann die große Liebe, die Erfindungsgabe und den Eifer anerkennen müssen, womit er sich seiner Aufgabe hingegeben hat. Es waren im wesentlichen zwei Möglichkeiten, die er verfolgte, einmal die gleichzeitiger Zwillingsaufnahmen und ferner die Anfertigung von Verschiebungsaufnahmen. Ich brauche hier nur für die letzten auf FROMME-RINGLEB S. 14/16 und 57/59 hinzuweisen, wo nicht nur seine Vorkehrungen besprochen worden sind, sondern wo auch der Versuch gemacht wurde, zu einem Verständnis der ihnen zukommenden Grundlagen zu gelangen. Freilich mußte im weiteren Verlauf der Behandlung deutlich auseinandergesetzt werden, daß es bei einem Körperteil wie der Blase mit ihren, schon durch den Herzschlag hervorgerufenen ständigen Bewegungen nicht angängig ist, zu Verschiebungsaufnahmen zu greifen. Was nun die gleichzeitigen Zwillingsaufnahmen angeht, so hinderte JACOBY dort auch die Kümmerlichkeit seines Werkzeugs. Man darf aber nicht vergessen, daß er mit seinen Gedanken, dem Cystoskop für stereoskopische Blasenaufnahmen nur ein einfaches Kollektiv beizugeben, einen Weg beschritten hat, der von seiner Erfindungsgabe und Gewandtheit ein gutes Zeugnis ablegt. Jedenfalls hat auch hier sein früher Tod weitere Leistungen allzu schnell abgeschnitten.

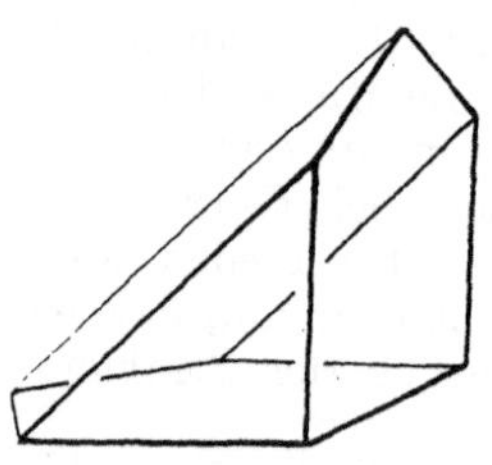

Abb. 8. Das AMICIsche Dachprisma. (Aus RINGLEB: Lehrbuch der Cystoskopie.)

Man kann vielleicht bei dieser Gelegenheit darauf hinweisen, daß die Arbeit an der Vervollkommnung der Blasenaufnahmen, die schon M. NITZE sehr frühzeitig betrieben hat, von den verschiedenen Forschern und Erfindern — ihn selbst eingeschlossen — in einer recht unbefangenen Weise aufgenommen worden ist. Soweit wir sehen können, genügte den Erfindern jener Zeit für die von den Instrumenten zu erwartende Leistung ein Verständnis, das man beim besten Willen nicht als eingehend ansehen kann. Sie scheinen außerdem auch angenommen zu haben, daß man photographische Aufnahmen des Blaseninnern machen könne, ohne im Photographieren geübt zu sein. Nimmt man hinzu, daß sie alle ein großes Bildfeld von 70° und mehr auf Plättchen von 2—3 mm Durchmesser wiederzugeben hofften, so kann man sich nicht wundern, daß die nachträgliche, notwendig starke Vergrößerung den Bildern ein sozusagen mehliges Aussehen verlieh, und daß die Blasenwandung ausnahmslos einen wolkig verschwommenen Eindruck machte. Die Blasenphotographie hat, um es kurz zusammenzufassen, in jener Zeit weder Einzel- noch Zwillingsaufnahmen geliefert, auf denen man auch nur annähernd das sah, was selbst die unvollkommenen Beobachtungsgeräte jener Zeit dem Beobachter zeigten.

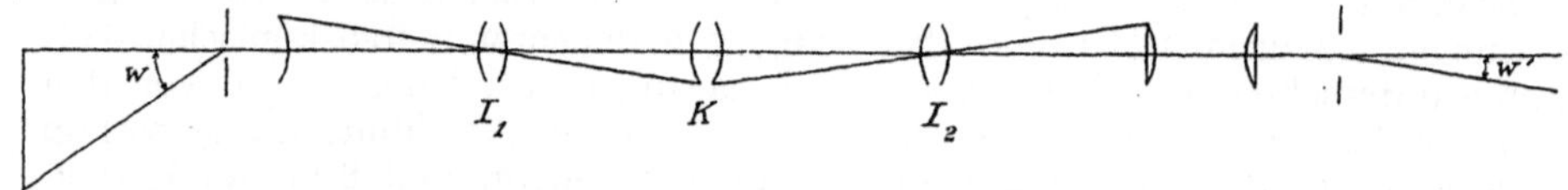

Abb. 9. Schema des Cystoskops mit doppelter Umkehrung. (Aus RINGLEB: Lehrbuch der Cystoskopie.)

Wendet man sich nun zu den Fortschritten, die hauptsächlich seit dem Jahre 1909 über den soeben geschilderten Zustand hinaus erreicht wurden, so gehen sie im wesentlichen auf einen anderen Schüler NITZEs zurück, nämlich auf O. RINGLEB. Auch dieser Facharzt widmete der Aufgabe einen großen Teil seiner Zeit, aber wenn er in viel kürzerer Zeit zu wesentlich besseren Ergebnissen kam, so liegt das hauptsächlich daran, daß er bestrebt war, die Lehren der geometrischen Optik, wie sie in der ABBEschen Schule entwickelt worden waren, auf das Cystoskop anzuwenden. Denn er brach wirklich mit der Auffassung seines Lehrers und Meisters, daß es sich hier um ein ganz eigenartiges Instrument handele. Sah er doch ein, daß man diese Einrichtung in den Kreis der übrigen optischen Vorkehrungen nicht nur einordnen könne, sondern auch einordnen müsse, wenn man von der langjährigen Geistesarbeit, die auf den Ausbau jener die optischen Geräte in aller Allgemeinheit umfassenden Lehre verwendet worden war, den richtigen Nutzen haben wollte. Es handelte sich in erster Linie, wie hier vorgreifend bemerkt sei, um das Verständnis und die Verwertung der Lehre von der Strahlenbegrenzung.

Wenden wir uns zunächst zu mehr äußeren Einzelheiten der RINGLEBschen Wirksamkeit, so führte er die zweite Spiegelung, die selbstverständlich zur Aufhebung der Spiegelverkehrung notwendig war, gleich vorn nahe bei der ersten ein: Er verwandte nämlich ein sehr einfaches AMICIsches Dachprisma (s. Abb. 8, S. 236) zur Ablenkung des Hauptstrahlenbündels um 90°. Da er dabei zwar ein Bild ohne Spiegelverkehrung, aber in umgekehrter Lage erhielt, so mußte es aufgerichtet werden, und es zeigte sich, daß man dies (Abb. 9) durch Herbeiführung einer doppelten Kreuzung der Hauptstrahlen erreichen konnte. Ein derartiges Vorgehen hatte den für unsere Aufgabe besonders großen Vorteil, die ganze Cystoskoplänge gleichsam zu verkürzen und damit die Öffnung der eingelassenen Strahlenbündel zu erhöhen. Diese Wirkung kann in ihrer Bedeutung für die Verbesserung der Beobachtungsgeräte und schließlich auch der Vorkehrungen für photographische Aufnahmen gar nicht überschätzt werden. Da so viele Besonderheiten der neuen Geräte hiervon abhängen, so wird es sich empfehlen, genauer auf die Folgen dieser Erhöhung der Öffnung einzugehen.

Schon auf S. 233 hatten wir bei den alten Einrichtungen auf die ungemein starke Abblendung (die verschwindende Größe der Eintrittspupille) und die ihr folgende ungeheure Abbildungstiefe hingewiesen. Ein jeder Beobachter, der sich die tatsächlichen Verhältnisse vor Augen führt, wird zugeben müssen, daß eine auf viele Meter ausgedehnte Abbildungstiefe in einer Körperhöhle von etwa 6—10 cm Ausdehnung ohne jede Frage übertrieben ist. Diese ungeheure Tiefe mußte man aber selbstverständlich mit anderen weniger angenehmen Eigenschaften der Geräte bezahlen, und dazu gehört in erster Linie eine gewisse Flauheit der Bilder, die auf die Wirkung der Beugung zurückzuführen ist. Ganz feine Einzelheiten (S. 229) waren mit den alten übertrieben abgeblendeten Rohren überhaupt nicht wiederzugeben, und selbst ein Meister wie NITZE hat bei bestimmten Erscheinungen in der gesunden und in der kranken Blase Irrtümer begangen. Ich brauche hier nur auf seine Verkennung des Unterschiedes zwischen Schlag- und Blutadern in der Blasenschleimhaut, auf seine Stellung zu den Tuberkelknötchen und namentlich zu der „cystoskopischen Klarheit" des Harnstrahls — um einen Ausdruck von ihm selber zu brauchen — hinzuweisen. Wenn man nun von so kleinen Öffnungen abging, so verschwand selbstverständlich als einfache Folge auch die ungeheure Ausdehnung der Abbildungstiefe. Sie blieb bei den Cystoskopen für den Überblick und für die Handhabung in der Blase aber völlig ausreichend, um den Blasenraum zu beherrschen. Dagegen fiel sie bei den eine merkliche Vergrößerung zulassenden Verdeutlichungsgeräten geringer aus. Man kann sich nicht wundern, daß von den älteren Cystoskopikern das Fortfallen einer so bequemen Eigenschaft nicht eben mit Freude begrüßt wurde. Aber man muß sich hüten, dem Urteil der älteren Praktiker ganz im allgemeinen ein allzu großes wissenschaftliches Gewicht beizulegen und ganz besonders in diesem Falle anzunehmen, daß die Eigentümlichkeit der neuen Geräte etwa nur einen Nachteil bedeutete.

Da selbstverständlich auch die Austrittspupille in ihrem Durchmesser entsprechend gesteigert wurde, so war hier zum erstenmal die Möglichkeit gegeben, eine vernünftige Bestimmung der Stärke des Okulars an einem solchen Gerät vorzunehmen. Setzte man als natürliche oder normale Helligkeit den Eindruck fest, wie er bei einem Pupillendurchmesser von 2 mm zustande kam, so konnte man grundsätzlich den neu herauszubringenden Geräten eine normale Helligkeit verleihen, indem man ihnen eben eine Austrittspupille von dem obigen Durchmesser verschaffte. Das hat man sogar an den dünnsten Geräten, den Kindercystoskopen, erreichen können.

Bei einem näheren Eingehen auf die Grundlagen der optischen Instrumente konnte man zeigen, daß (S. 232) ein Cystoskop aufzufassen sei als ein schwaches Mikroskop, mit Wasser als Eintauchflüssigkeit. Gibt man nun mit ABBE für eine solche Vorkehrung die Vergrößerungszahl N an, so kommt man auf die folgenden Ausdrücke:

$$N = \frac{\Delta l}{f'_1 f'_2}; \; l = 25 \text{ cm};$$

f'_1 = bildseitige Brennweite des Objektivs,
f'_2 = bildseitige Brennweite des Okulars.

$\Delta = F'_1 F_2$ ist also der Abstand zwischen den einander zugewandten Brennpunkten (F'_1) von Objektiv und (F_2) Okular nach Ausschaltung der für die Vergrößerung N gleichgültigen Umkehrlinse oder Umkehrlinsen. Dabei ist in der ABBEschen Ausdrucksweise Δ die *optische Rohrlänge* des Cystoskops; sie ist im Gegensatz zu ihrem Betrage beim Mikroskop sehr klein, und daher bleibt im allgemeinen N unter einem Betrage von 2; bei den alten Cystoskopen wurde sogar nur etwa der Wert von 1 erreicht, indessen ist es in bestimmten Fällen in neuerer Zeit gelungen, N bis auf 4 zu steigern, also schon auf Vorkehrungen zu kommen, die eine schwache Vergrößerung leisten. Hält man sich vor Augen, daß diese Fortschritte nach dem vorigen immer verwirklicht sind mit einer normalen Vergrößerung, d. h. einer mit ausreichender Helligkeit verbundenen, so kann man wohl verstehen, welche Fortschritte in der Erkenntnis des Blaseninnern gemacht wurden. Ich habe es gleich im Anfang meiner Tätigkeit auf diesem Gebiete für richtig gehalten, die gewöhnlichen Cystoskope als *wiederholende (orientierende)* Geräte zu bezeichnen; ihnen stellen sich nun die *vergrößernden* oder *verdeutlichenden* Geräte gegenüber, von denen soeben die Rede war, und man kann sich wohl fragen, ob mit einer solchen doch mehr oder minder willkürlich erhaltenen Vergrößerung wie der vierfachen schon das letzte Wort in dieser Hinsicht gesprochen sei.

Durch die Steigerung des Durchmessers der Eintrittspupille wurde bei diesen Instrumenten das Auflösungsvermögen sehr merklich erhöht, so daß man Einzelheiten der Blasenwandung dem Auge zugänglich machen konnte, an die früher gar nicht zu denken gewesen war. Es wurde auf diese Weise möglich, die oben angedeutete Untersuchung über die Verteilung der Blut- und Schlagadern in der Blasenschleimhaut durchzuführen, sowie eine wesentlich weitergehende Erkenntnis des Aussehens der Tuberkulose- und Katarrhformen zu vermitteln, als sie früher hatte erstrebt werden können. Wir hatten schon (S. 237) gesehen, daß diese Fragen selbst einem Forscher wie NITZE als unbeantwortbar erschienen waren. Eine weitere ganz natürliche Folge war es, die neuen Hilfsmittel zur Betrachtung des Harnstrahls zu verwenden, wie er aus dem Harnleiter in die Blase austritt. Man konnte dadurch hoffen, in einer großen Reihe von Fällen dem Kranken die Katheterung zu ersparen, und in der Tat hat O. RINGLEB in neuester Zeit recht erfolgreiche Versuche gemacht, mit Hilfe gefilterten Lichts auch sehr geringe Eiter- und Blutspuren [1] in dem den Harnleiter verlassenden Strahl nachzuweisen. Schon zu der Anlage der Beleuchtung bei diesen Fällen war eine tiefer dringende Kenntnis der Strahlenbegrenzung vonnöten, und es bedarf für einen Kenner nur eines einfachen Hinweises, daß

[1] Hier handelt es sich selbstverständlich nicht um solche Eiter- und Blutbeimengungen, die allein dem Mikroskop zugänglich sind, sondern um eine sehr merkliche Hinausschiebung der NITZEschen Grenze für „cystoskopisch klaren" Harn.

die Einschaltung von Lichtfiltern (Abb. 10) bei den alten Instrumenten eine solche Einbuße an Licht ergeben haben würde, daß man auf die besonderen Vorteile durch Filterung infolge der mit ihr eintretenden Helligkeitsabnahme hätte verzichten müssen. Auf die sehr merkliche Erleichterung der Tiefendeutung in gefiltertem Licht und gleichzeitig die größere Bequemlichkeit der Beobachtung in nicht roter Beleuchtung sei nur eben hingewiesen.

Ich hebe ferner hervor, daß die bei den Instrumenten stärkerer Vergrößerung (nämlich den verdeutlichenden Geräten) verwandte Drehscheibe mit sammelnden und zerstreuenden Brillengläsern (Abb. 11) erlaubt, das Gebiet der Abbildungstiefe zu verlagern. Damit ist eine Möglichkeit geschaffen, sich auch bei einäugiger Betrachtung in gewisser Weise in der Blase zurechtzufinden. Wir werden an einem späteren Teile dieser Übersicht darauf noch eingehender zurückkommen müssen.

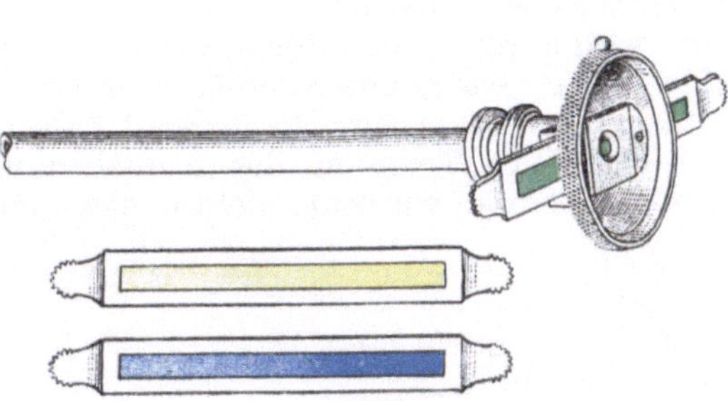

Abb. 10. Cystoskop mit Farbfiltern nach O. RINGLEB.

Wenden wir uns nun zu der Ermöglichung photographischer Aufnahmen, so war die Erhöhung des Durchmessers der Eintrittspupille selbstverständlich ungemein wichtig für die Zunahme der Lichtstärke unserer Geräte. Aber nicht allein das war zu beachten; vielmehr mußte man bedenken, daß bei den einfachen Geräten der ersten blasenphotographischen Zeit eine ungemein starke Vergrößerung der Aufnahme (S. 236) stattfinden mußte. Dieser wurde natürlich auch das Plattenkorn unterworfen, und daher hatten die fertigen Bilder das bekannte, wenig befriedigende, sozusagen mehlige Aussehen. Es mußte also noch als weitere Forderung gestellt werden, daß das bei der photographischen Aufnahme entstehende Bild nicht allzumerklich verkleinert sei, verglichen mit der Ausdehnung des Stückes der aufgenommenen Blasenwand. Man ging zunächst gerade auf die gleiche Größe zurück und forderte außerdem für die bildseitigen, auf die Platte wirkenden Bündel verständlicherweise eine nicht ganz kleine relative Öffnung. Sie wurde zu 1 : 10 angenommen, und damit wurden Aufnahmen bei einer Belichtungsdauer von Bruchteilen von Sekunden möglich. Sehr merkwürdig war es mir, daß schon durch diese in der Natur der Sache liegenden Bestimmungen eine sehr weitgehende Festlegung der Lösungsmöglichkeiten eintrat: Unter diesen Umständen blieb eben nicht mehr viel Wahl für die Grundanlage der Aufnahmegeräte. Selbstverständlich war damit der Erfolg wohl vorbereitet, aber noch nicht ganz gesichert. Es war notwendig, Übung in der Verwendung farbenempfindlicher, genauer rotempfindlicher Platten zu gewinnen, und es bedurfte einer nicht unbeträchtlichen Aufwendung von Arbeit, um die Schwierigkeiten zu überwinden, die sich eigentlich in der Tiefenausdehnung der aufzunehmenden Teile boten, während verständlicherweise das Aufnahmegerät eine außerordentlich geringe Abbildungstiefe hatte. Bei den bisher vorliegenden Lichtbildern, wie sie in dem Buche von

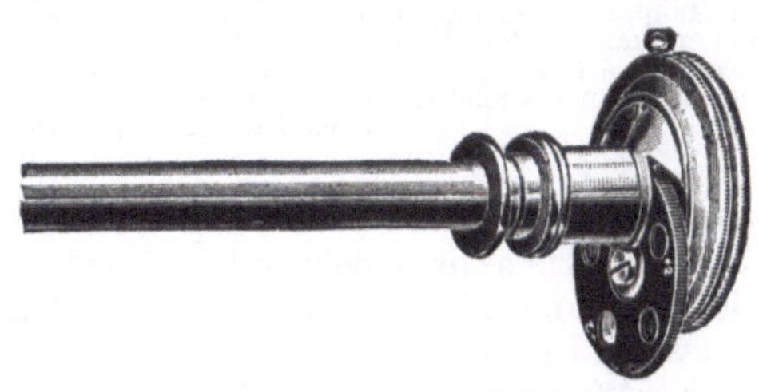

Abb. 11. Das Verdeutlichungscystoskop nach RINGLEB mit Drehscheibe.

FROMME und RINGLEB zu finden sind, mußte man eine solche Auswahl unter den Aufnahmebedingungen treffen, daß keine allzugroße Tiefe verlangt wurde, und glücklicherweise bietet ja die Blasenwandung in gesundem und krankem Zustande Aufgaben genug, ohne daß man dabei Tiefenfragen zu lösen hat. Wenn es später darauf ankommt, eine größere Tiefe zu erreichen, ohne doch an der Kürze der Belichtungszeit Einbuße zu erleiden, so wird man einfach eine geringere Vergrößerung des aufgenommenen Bildes vorschreiben müssen.

Mit diesen eben angeführten FROMME-RINGLEBschen Aufnahmen waren zum ersten Male Bilder dargeboten, auf denen man mindestens dieselben Einzelheiten sah wie beim Gebrauch der Untersuchungsgeräte. Ein Blick auf die Wiedergabe der gesunden Schleimhaut, von Katarrhen und tuberkulös erkrankten Teilen wird durchaus bestätigen, was wir von der bei weitem größeren Leistungsfähigkeit der neuen, unter der Leitung optisch gut durchgebildeter Fachleute entstandenen Geräte vorher ausgesagt haben. Man kann sicher erwarten, daß eine vernünftige Trennung der Aufgaben uns hier bestimmt noch manches zeigen wird, woran wir heute nicht denken können, und zwar wird auf der einen

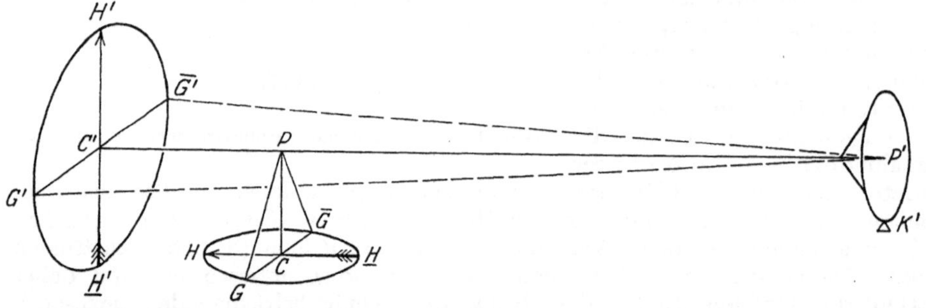

Abb. 12. Zur Ableitung der Umstellregeln. Zweckmäßig vereinfachte Darstellung von Einstellebene und Hauptstrahlenverlauf an einem bildaufrichtenden Gerät bei der Betrachtung des Blasenbodens aus dem kanonischen Dingabstand: Blasenseitige Pfeilrichtung HH̲; bildseitige Pfeilrichtung H'H̲'; blasenseitige Grundlinie GḠ; bildseitige Grundlinie G'Ḡ'. Das Knöpfchen K' ist hier in der Form eines geraden Kegelchens mit ebenem (bei dieser Stellung wagrechtem) Grundkreis gezeichnet. (Aus RINGLEB: Lehrbuch der Cystoskopie.)

Seite die stärkere Vergrößerung der Einzelheiten stehen, wobei natürlich die Abbildungstiefe ungemein stark beschränkt und ebenso die Ausdehnung des Bildfeldes merklich vermindert ist. Auf der anderen Seite wird man Übersichtsaufnahmen finden, bei denen mit der größeren Ausdehnung des Bildfeldes gleichzeitig eine merkliche Tiefenausdehnung verbunden sein wird. Freilich wird man dort auf eine Wiedergabe der allerfeinsten Einzelheiten verzichten müssen. Wieweit man in der einen und in der anderen Richtung wird vorgehen können, mag die Zukunft zeigen.

Wenden wir uns nunmehr zu einer Vorbedingung für eine erfolgreiche Blasenforschung — dem ist in einer allerdings nicht ganz klaren Weise auch schon NITZE nachgegangen —, nämlich der Zurechtfindung in der gesunden und in der kranken Blase, so wird es unsere Hauptaufgabe sein, das möglichst durch die vernünftige Benutzung von Eigenschaften des Instruments zu leisten, da ja, wie schon NITZE hervorhob, die Anzahl der zuverlässigen Merkstellen in der Blase bedauerlich gering ist.

Unter die wichtigsten Vorstellungen, die der angehende Cystoskopiker in sich aufzunehmen hat, möchte ich vor allen Dingen die Kenntnis der Einstellebene sowie die Wirkung der Pupillen rechnen. Nur dann wird es ihm in ausreichender Weise und auf jeder Stufe seiner Arbeit klar sein, daß das im Okular seines Geräts erblickte Bild (Abb. 12) weiter nichts ist als eine Perspektive des Blaseninhalts, die, mit endlich geöffneten Bündeln entworfen, durch das Gerät aus der wagerechten Lage in die senkrechte aufgerichtet worden ist. Da nun der Natur der Sache nach die Mitte der Eintrittspupille, die ja das Zentrum dieser Perspektive abgibt, dem Blaseninhalt sehr nahe liegt — ich habe dafür den in Wasser gemessenen Abstand von 25 mm als *kanonische Objektentfernung* eingeführt —, so wird der Sachverständige wissen, daß die scheinbare Größe der Gegenstände im Okularbilde nur sehr uneigentlich einen Schluß auf ihre wahre Größe erlaubt. Der erfahrene Cystoskopiker wird aus der Natur der seiner Untersuchung unterworfenen Blase beurteilen können, wie nahe der Eintrittspupille die verschiedenen in dem Okularbilde erscheinenden Teile liegen, und wird sich unter Berücksichtigung der ihm ja bekannten starken Verkleinerung der blasenseitigen Gesichtswinkel aus ihrer perspektivischen Erscheinungsform im Okular einen Begriff von ihrer wirklichen Ausdehnung machen müssen.

Unter Umständen, namentlich wohl bei den nach SCHLAGINTWEIT angelegten Objektiven, kann man sogar in der Blase die sehr eigenartige Erscheinung der hyperzentrischen Perspektive finden; aber wenn auch solche Besonderheiten nicht vorliegen, so kann die Verschiebung des ganzen Geräts und damit also seiner Eintrittspupille in dem Blasenraum sehr wohl dazu dienen, einen guten Anschauungsunterricht für die Bedeutung der Zentralperspektive zu liefern. Es würde sich tatsächlich empfehlen, entsprechende Übungen an einer Kunstblase durchführen zu lassen, um dem Anfänger eine größere Vertrautheit mit den hier vorkommenden Erscheinungsformen ruhender Gegenstände und ihrer Änderung zu geben, die auf eine bloße Verlagerung der Eintrittspupille folgt.

Man darf ferner nicht vergessen, daß ja die Darstellung auf der Einstellebene, die von der Mitte der Eintrittspupille aus unter den dingseitigen Winkeln w entworfen wird, dem Beobachter am Okular zwar ähnlich, aber unter den grundsätzlich kleineren Winkeln w' vorgeführt wird. Es entsteht dadurch eine Fälschung des Eindrucks, die man am einfachsten mit dem in der Liebhaberphotographie üblich gewordenen Ausdruck der *Weitwinkelperspektive* bezeichnet. Freilich ist es ein schwerwiegender Nachteil unseres Anwendungsgebietes, daß — mindestens dem Anfänger — die Einzelheiten des Inhalts der gerade untersuchten Blase eben nicht bekannt sind, und daß ferner die regellose Gestaltung des durchschnittlichen Blaseninnern die Anwendung perspektivischer Regeln überhaupt erschwert. Immerhin wird man ein Hilfsmittel, sich hier auf bequeme Weise und an geeigneten Gegenständen einen guten Eindruck von der fraglichen Änderung verschaffen zu können, nicht vollständig verwerfen. Als ein solches Mittel habe ich (man sehe die Abb. 13—15, S. 242) etwa vor zwei Jahren perspektivische Übungen an einem umgekehrten Prismeneinzelrohr mit achtfacher Vergrößerung und ganz großem Gesichtsfelde empfohlen. Hier erhält man nicht nur — ganz wie bei dem NITZEschen Cystoskop — neben ungemein ausgedehnter Abbildungstiefe große Winkel auf der Ding- und viel kleinere auf der Bild- oder Augenseite, sondern vermag auch das reelle und vor der Okularfassung liegende perspektivische Zentrum ganz nahe an so kleine Raumdinge heranzubringen, wie sie in der Blase Platz finden könnten (Abb. 13—15, S. 242). Man kann dann leicht solche Änderungen in den gewohnten Erscheinungsformen dieser kleinen Raumdinge hervorbringen, wie sie den Anfänger in der Handhabung des Cystoskops oft in Erstaunen setzen. Freilich versinkt damit der Anspruch auf eine unvergleichliche Sonderstellung unseres Geräts unter den optischen Vorkehrungen in sein verdientes Nichts.

Wenden wir uns nun wieder zurück zu der wichtigen Aufgabe, sich in der Blase zurechtzufinden, so bietet dafür eines der wichtigsten Hilfsmittel die oben schon häufig erwähnte Einstellebene dar, die in einem Wasserabstand von 25 mm senkrecht zur Dingsache gelegt zu denken ist. Man versteht ohne weiteres, daß man eine solche bevorzugte (oder Entwurfs-) Ebene zwar auch bei den alten Geräten hätte einführen können, aber bei deren ungeheurer Abbildungstiefe hätte man kein Mittel gehabt, festzustellen, ob etwa diese Einstellebene vor, in oder hinter dem gerade betrachteten Teile des Blaseninhalts läge. Hier

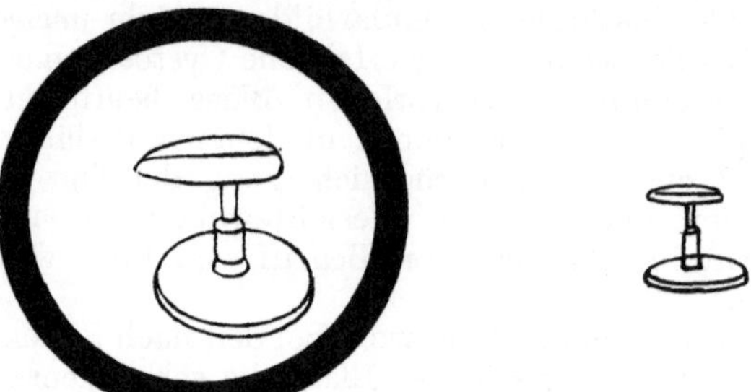

Abb. 13. Der Kragenknopf. Bild links aus sehr großer Nähe, der Kopfplatte etwa gegenüber. Gegenbild rechts aus gewohntem Abstande.

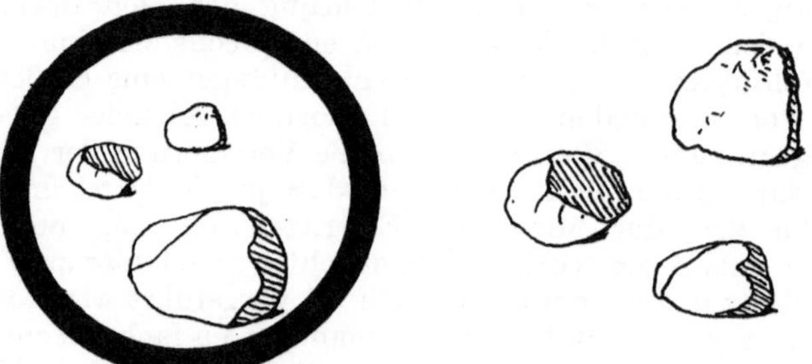

Abb. 14. Das Steingelege. Bild links aus sehr großer Nähe am vordersten Stein. Gegenbild rechts aus gewöhnlichem Abstande.

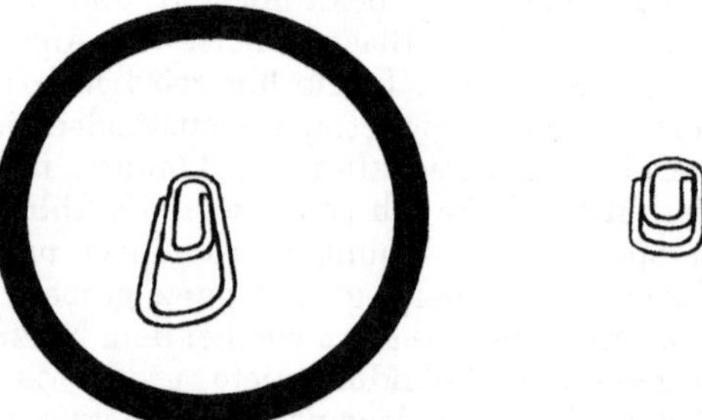

Abb. 15. Die Heftklammer. Bild links aus sehr großer Nähe am vorderen Bügel. Gegenbild rechts aus gewöhnlichem Abstande.

tritt bei den neueren verdeutlichenden Geräten die beschränkte Ausdehnung der Abbildungstiefe als ein entschiedener Vorteil auf, und man erkennt aus einer mangelhaften Deutlichkeit der Abbildung von Teilen feinsten Gefüges, daß der betrachtete Blasenteil eben nicht in der kanonischen Objektentfernung liegt. Schon auf S. 239 war darauf hingedeutet worden, daß bei dem eigentlichen Verdeutlichungsgerät mit seiner sehr geringen Ausdehnung der Tiefe in der Drehscheibe ein Hilfsmittel gegeben war, sogar den Abstand der Einstellebene in bekannter Weise zu verändern und ihn also mit der Entfernung des betrachteten Blasengebietes mehr oder weniger genau übereinstimmen zu lassen. Wir erhalten also auf diese Weise infolge der Deutlichkeit der Abbildung auch beim einäugigen Cystoskop eine Art Tiefenmessung (Abb. 16). Gewiß reicht diese infolge des nicht sehr zuverlässigen Kennzeichens mehr oder minder deutlicher Abbildung für ganz feine Tiefenunterschiede nicht vollständig aus, aber immerhin ist auch hier *etwas* besser als nichts, und der Benutzer wird doch wenigstens einen ungefähren Anhalt über die Lage des betrachteten Blasenteils zu der

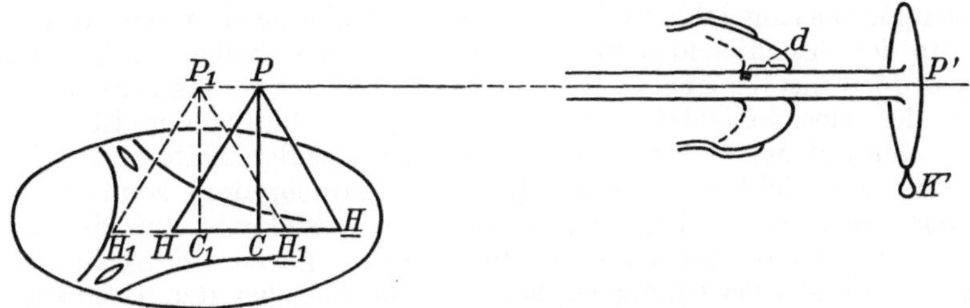

Abb. 16. Messungen im Blasenraum durch die außen abgelesene Tieferschiebung des Geräts. (Das perspektivisch angedeutete Trigonum falle mit der Einstellebene zusammen.) (Aus RINGLEB: Lehrbuch der Cystoskopie.)

Einstellebene in bekannter Entfernung bekommen. Ich möchte sehr nachdrücklich darauf hinweisen, daß eines der Ziele, dem auch schon NITZE nachgegangen ist, freilich ohne es erreichen zu können, in der Messung von Entfernungen in der lebenden Blase besteht, und dazu wird der erste Schritt getan, wenn man die Entfernung des zu messenden Blasenteils von der Eintrittspupille kennt (Abb. 16). Man sieht also, daß sich eine Arbeit in dieser Richtung sehr wohl lohnt. Ich bin darauf in meinem Lehrbuch der Cystoskopie auf S. 106—112 näher eingegangen.

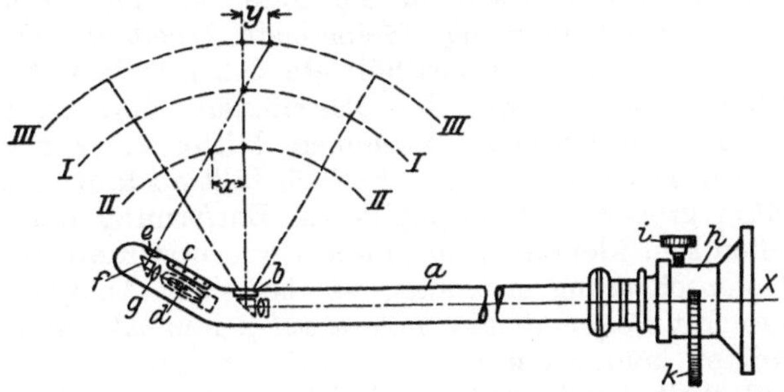

Abb. 17. Der Vorschlag H. KOLLMORGENS zur Messung im Blasenraum.

Übrigens habe nicht ich allein auf eine derartige Notwendigkeit hingewiesen. Wir finden schon im ersten Halbjahr des Jahres 1914 ein entsprechendes Gebrauchsmuster des Hauses Reiniger, Gebbert & Schall. Hier ist die Einstellebene durch das Bild eines Maßstabes vertreten, und man hat die Aufgabe, einen in dem Blasenraum befindlichen Zeiger (in dem angegebenen Falle handelt es sich um einen Harnleiterkatheter) mit dem zu messenden Gegenstande in Berührung zu bringen. Eine größere Sicherheit wird man aber nur dann erreichen, wenn man bei ausreichender Öffnung des Cystoskops feststellen kann, ob der Gegenstand der Messung und die Teilung in der Einstellebene gleichzeitig deutlich erscheinen. Wie man sieht, ist der dort zugrunde liegende Gedanke einer Messung auf Grund der Deutlichkeit der Wahrnehmung der gleiche, wie wir ihn vorher geschildert haben.

Ein anderes Verfahren, zu diesem Ziele zu kommen, ward vor einigen Jahren H. KOLLMORGEN geschützt (Abb. 17). Er benutzt die durch die seitliche Ausdehnung des MERCIERschen Schnabels am Instrument gegebene Basis in der folgenden Weise zu einer Tiefenmessung. Von einem seitlichen Teile des Schnabels aus bildet er ein kleines Gebiet der Lichtquelle durch ein ziemlich enges Strahlenbündel in dem Achsenpunkte der Einstellebene ab. Liegt also das betrachtete Blasengebilde in der kanonischen Objektentfernung, so sieht man in der Mitte des Gesichtsfeldes einen kleinen, besonders hellen Fleck. Liegt das Gebilde vor der Einstellebene, so wird der Fleck auf der Seite des Schnabels vor der Mitte des Gesichtsfeldes aufgefangen; liegt es hinter der Einstellebene, so stellt er sich auf der dem Schnabel gegenüberliegenden Seite ein. Wir sehen hier offenbar ein nicht auf der Deutlichkeitswahrnehmung, sondern auf der Feststellung einer Bildverlagerung beruhendes Verfahren zur Messung der Entfernung von gerade betrachteten Blasenteilen. Es ist mir nicht bekannt, wie weit sich diese scharfsinnig geplante Möglichkeit bei den Cystoskopikern in die praktische Anwendung eingeführt hat.

Alle diese Hilfsmittel bezogen sich auf das einäugige Cystoskop. Ein ganz außerordentlicher Vorteil würde es namentlich für die Feststellung der Lage gerade beobachteter Blasenteile in der Tiefenrichtung sein, wenn man imstande wäre, im Blaseninnern beidäugige Beobachtungen zu machen. Man sieht, daß dies auf die Forderung eines stereoskopischen Cystoskops führt, deren Erfüllung ja schon, wie wir auf S. 235 sahen, S. JACOBY nachgegangen ist. Bei der langen, inzwischen verstrichenen Zeit hat sich meines Wissens ein brauchbares beidäugiges Instrument nicht auf dem Markt gezeigt, und man kann schon daraus schließen, daß die dem Wissenschafter und dem Instrumentenmacher hiermit gestellte Aufgabe ganz besonders schwierig ist. Freilich würde sich die Mühe lohnen, denn die Erkenntnis der Tiefenausdehnung, die ja von selbst auf eine Tiefenschätzung führen würde, wäre für die Untersuchung der kranken Blase von einer besonders hohen Bedeutung. Meine erste Arbeit an der Verbesserung der optischen Teile des Cystoskops beschäftigte sich gerade mit der Erleichterung stereoskopischer Wahrnehmung des Blaseninnern, und ich habe versucht, es durch das in mancher Hinsicht bequemere Mittel eines stereoskopischen Okulars (Abb. 18, 19) zu verwirklichen. Freilich fällt alsdann auch an Geräten mit verhältnismäßig großer Eintrittspupille die Entfernung der Mitten beider scheinbaren Pupillen sehr klein aus, und man würde bestimmt nicht die gleiche Sicherheit der Tiefenschätzung erreichen, wie bei einer Anlage nach JACOBYscher Art, wo man mit Bequemlichkeit etwa auf 3 mm Abstand zwischen den beiden Pupillenmitten kommen kann.

Die Erfindertätigkeit der Zukunft wird sich an dieser Stelle voraussichtlich nicht auf die Entwicklung eines brauchbaren stereoskopischen Cystoskops beschränken, sondern wird wahrscheinlich auch die Aufgabe eines das Bild in bezug auf den Beobachter aufrichtenden Cystoskops angreifen. Es ist ja richtig, daß unsere neuen Instrumente alle ein zum Gerät aufgerichtetes Bild (Abb. 20, 21) liefern. Wenn man aber das Rohr um seine Achse dreht, wie es notwendig wird, wenn man Blasenteile betrachtet, die nicht zum Blasenboden gehören, so erscheint das Bild — wie wir schon auf S. 235 bemerkten — mehr oder minder geneigt und kann sogar auf dem Kopfe stehen, wenn die Luftblase am Blasenhimmel gleichzeitig im Gesichtsfelde erscheint. Es ist nun keine Frage, daß der weniger geübte große Schwierigkeiten findet, wenn er Eingriffe in der Blase vornehmen soll und dabei das in Betracht kommende

Gebiet mehr oder minder auf dem Kopfe stehend vor sich hat. Alle diese Schwierigkeiten würden gehoben werden, wenn es gelänge, das Bild in bezug

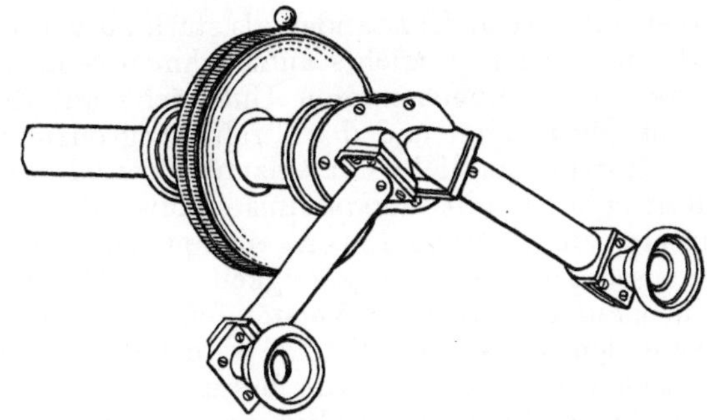

Abb. 18. O. RINGLEBS stereoskopisches Okular.

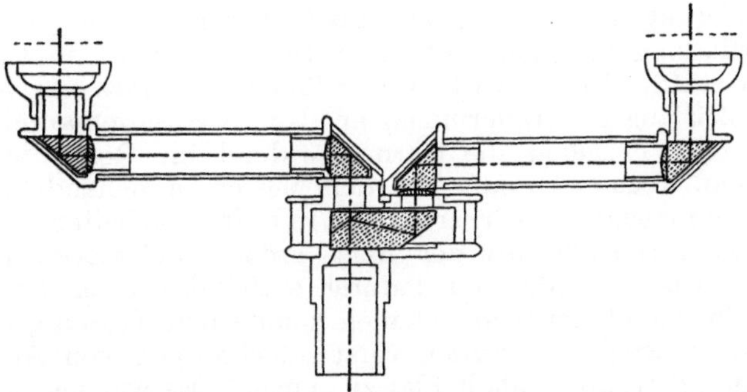

Abb. 19. O. RINGLEBS stereoskopisches Okular im Achsenschnitt.

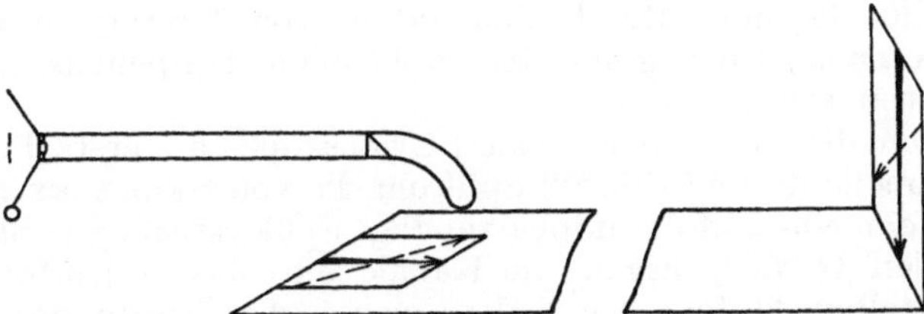

Abb. 20. Die Bildlage im NITZEschen Cystoskop: umgekehrt und spiegelverkehrt.

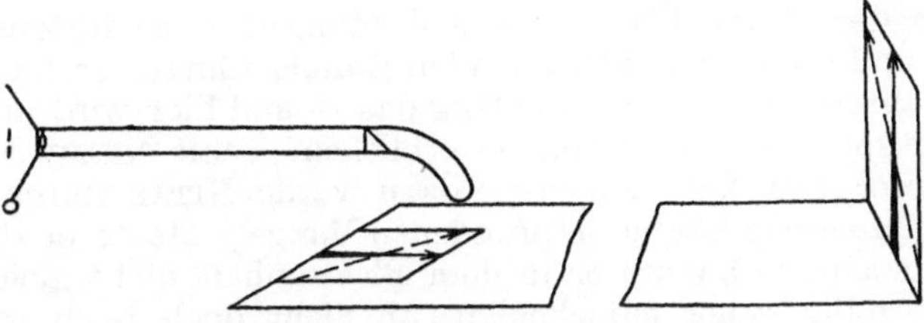

Abb. 21. Die Bildaufrichtung in einem neuen Gerät nach O. RINGLEB: aufrecht und seitenrichtig.

auf den Beobachter aufzurichten. Man würde auf diese Weise den alten JACOBYschen Gedanken aufnehmen, ihn aber mit den neueren Hilfsmitteln und mit den neueren Kenntnissen über den durch das Cystoskop vermittelten Zusammenhang zwischen Blasenraum und Augenraum des Beobachters zu verwirklichen vermögen.

Das eine wird aber unter allen Umständen als stark zu betonende Forderung in die Richtlinien des neueren Unterrichts aufzunehmen sein, daß unser junger Nachwuchs einen wesentlich eingehenderen Unterricht auf dem Gebiete der Instrumentenoptik im allgemeinen und der Strahlenbegrenzung im besonderen erhält, damit er sein Instrument nicht nur einzuführen und zum Durchschauen zu benutzen, sondern es auch mit Verständnis anzuwenden lernt. Wenn wir vor anderen Fachärzten den Vorzug haben, ein optisches Gerät von höherer Ausbildung und vielseitigerer Leistungsfähigkeit zur Verfügung zu haben, so sollten wir es auch mit dem rechten Verständnis für sein Wesen und seine Wirksamkeit zu verwenden streben; die Erfolge werden dann, aber auch wirklich nur dann, nicht ausbleiben, wenn wir die besseren Hilfsmittel der Neuzeit mit einer Hingabe und einer Anstelligkeit benutzen, die sich dem von unserem Meister Nitze gelieferten Vorbilde nähert.

12. Die Änderungen am Cystoskopmantel. Sehen wir jetzt einmal bei der Nitzeschen Erfindung von dem optischen Teil ab, der ja immer ebenso die Seele unseres Gerätes bleiben wird, wie er ihm den Namen gegeben hat, und verfolgen eine Zeitlang die Änderungen an dem Cystoskopmantel.

Bei den älteren Versuchen, die Harnröhre durch die Röhre des Endoskops hindurch zu ätzen, abzutasten oder mit dem Messer zu behandeln, hatte man in einem gleichsam trockenen Körperteil und in Luft zu arbeiten. Im Gegensatz dazu traten von vornherein bei der Blase größere Schwierigkeiten auf, die eben zuvor mit Wasser gefüllt und dadurch entfaltet wurde. Da man nur in klarem Wasser in den Blasenraum schauen konnte und Trübungen durch Blut und Eiter häufig störten, so wurden verständlicherweise von Anfang an Geräte verlangt, den getrübten Inhalt klar zu spülen. Das war bei dem ursprünglichen Gerät Nitzes in ausreichendem Maße erst möglich, als die umständliche, der Wärmestrahlung des heißen Platindrahts entgegenwirkende Kühlspülung (S. 232) fortfallen konnte. Die beiden hierfür von Anfang an vorgesehenen Kanäle wurden nach Anbringung des Kohlenfadenlämpchens um 1887 für solche Zwecke von selbst frei.

So entstanden die Spül- (Irrigations-) Cystoskope, als erste Form mit abnehmbarem, doppelläufigem (Abb. 22) Spülrohr die von Berkeley-Hill. Weiter verbreitete sich das ein- und das doppelkanalige Spülcystoskop (Abb. 23) Nitzes. Bei diesen beiden Geräten liegen die Kanäle am oberen Umfang. Der eine mündete unmittelbar hinter, der andere neben der Kante des Ablenkungsprismas. Wie ersichtlich erlaubten diese engen Kanäle keinen schnellen Wechsel der Füllflüssigkeit des Blasenraums; ihr Hauptzweck war vielmehr, Verunreinigungen von der oberen Fläche des Ablenkungsprismas fortzuschwemmen.

Diese engen und schwer zu entkeimenden Kanäle führten in kurzer Zeit auf Spülgeräte in wahrem Sinne. Zuerst gelang das — und hier wird man heute die Grundform aller späteren Abänderungen erblicken — mit Nitzes Evakuations- (Entleer-) Katheter (Abb. 24). Angeregt dazu wurde Nitze durch einen nach einer Steinzertrümmerung häufig empfundenen Mangel. Hatte er die Trümmer zu entleeren versucht, so konnte er in dem Blaseninhalt nicht gleich mit Hilfe des Cystoskops völlig sicher entscheiden, ob nicht doch noch etwa Bröckel in der Blase zurückgeblieben waren. Die neue Vorrichtung war ihrem Zweck entsprechend sehr dick, und er hatte eine völlige Trennung des optischen Rohrs von seinem Mantelrohr, dem cystoskopischen Katheter, vorgesehen. Dieser Mantel trug die Lampe und die Stromzuführung. Waren durch ihn hindurch die Trümmer herausgespült worden, so schob Nitze schnell das optische Rohr wie einen optischen Dorn ein, um sich von dem Erfolge des Eingriffs zu überzeugen.

Schon sehr bald erkannte man den großen Wert einer solchen Einrichtung für eine ausgiebige Blasenspülung und richtete dann auch Spülrohre mit geringerem Durchmesser her. Ein solcher Vorschlag stammt von GÜTERBOCK,

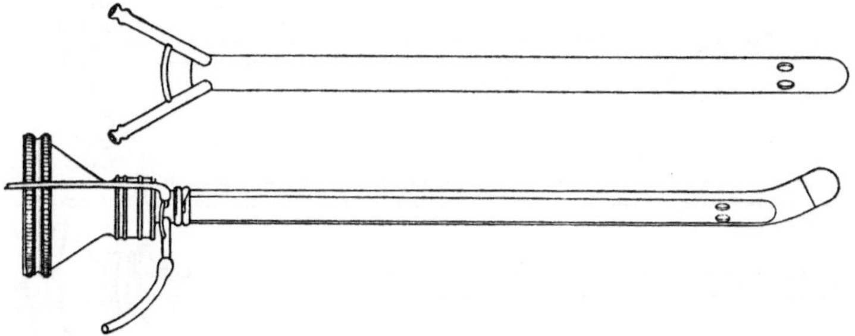

Abb. 22. Das Irrigationscystoskop von M. B. BERKELEY-HILL mit abnehmbarem und doppelläufigem Spülrohr. (Aus RINGLEB: Das Cystoskop.)

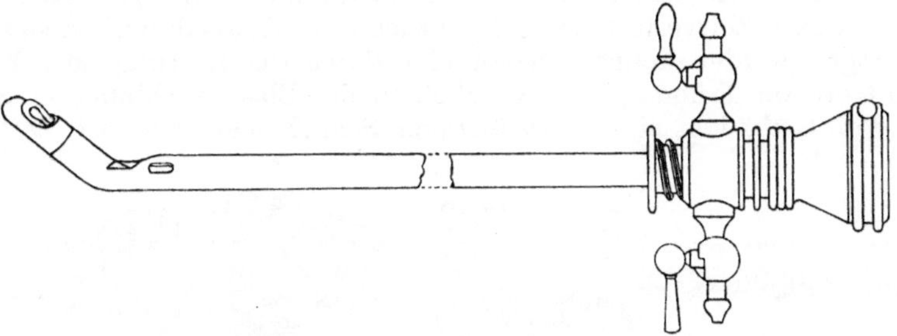

Abb. 23. M. NITZES doppelkanaliges Irrigationscystoskop. (Aus RINGLEB: Das Cystoskop.)

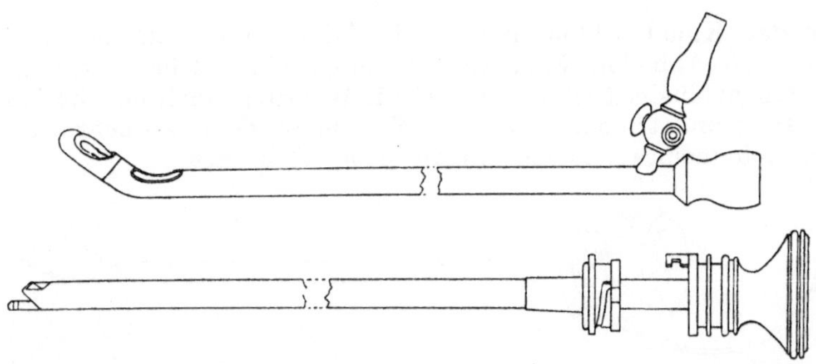

Abb. 24. Der cystoskopische Evakuationskatheter M. NITZES. (Aus RINGLEB: Das Cystoskop.)

und er ging bei der Anlage noch weiter als NITZE. Er nahm ein Metallmantelrohr mit leicht abgebogener Spitze und führte dahinein einen geraden optischen Dorn, in dessen vorderer, geradliniger Verlängerung die Lampe lag; für sie und für das Ablenkungsprisma waren im Mantelrohr passende Ausschnitte vorgesehen (Abb. 25, S. 248).

Verständlicherweise waren die ersten Geräte dieser Art noch unvollkommen. Man empfand es unangenehm, daß beim Auswechseln des optischen Dorns sofort wieder ein Teil der Füllflüssigkeit aus der Blase herausgedrängt wurde. NITZE versuchte anfangs, diesem Übelstand dadurch entgegenzuwirken, daß er unmittelbar nach Entfernung des optischen Dorns die Öffnung vorläufig mit dem Daumen schloß und darauf mittels eines Hahns am freien Ende den Abfluß endgültig sperrte. Mithin waren verschiedene aufeinanderfolgende

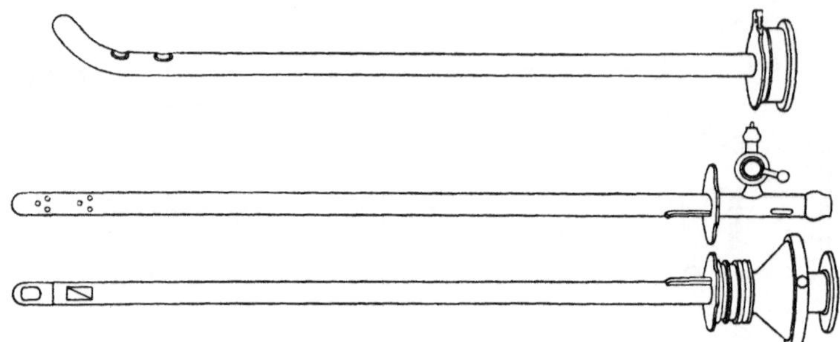

Abb. 25. P. GÜTERBOCKS Spülcystoskop. (Aus RINGLEB: Das Cystoskop.)

Griffe nötig, die auch bei größter Gewandtheit immer eine gewisse Zeit verlangten, und dieser Zeitverlust war gelegentlich zu groß, als daß die Beobachtung hätte vollzogen werden können, bevor eine durch die Blutung oder Eiterung schnell eintretende Trübung den Ausblick in die Blase verhinderte. So kam man auf den Gedanken eines selbsttätigen Schlußzeugs, das bei Entfernung

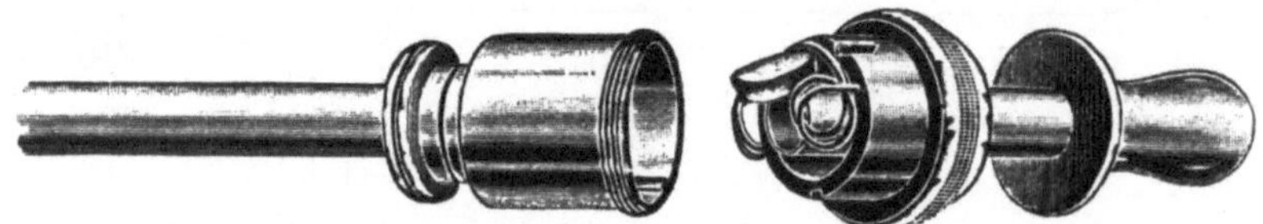

Abb. 26. Die selbsttätige Verschlußklappe im cystoskopischen Katheter nach O. RINGLEB.

des Dorns den Kanal schloß und bei Einführung eines solchen zwangläufig den Weg freigab (Abb. 26). E. LANG in Wien gab eine solche Anregung und ließ sie auch in einem Musterstück verwirklichen. Wahrscheinlich ließ die Ausführung durch den Instrumentenmacher zu wünschen übrig, denn Vorkehrungen solcher Art haben sich meines Wissens damals nicht verbreitet.

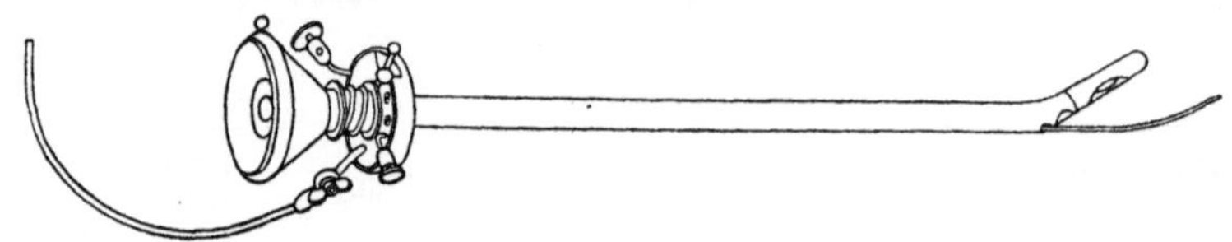

Abb. 27. Das BRENNERsche Ureterencystoskop. (Aus RINGLEB: Das Cystoskop.)

Später wurden auf meine Veranlassung durch den Berliner Gerätebauer G. WOLF neue Versuche in entsprechender Richtung angestellt. Sie hatten 1906 ein brauchbares Ergebnis, und heute werden alle Spülcystoskope mit einem selbsttätigen Verschluß dieser oder ähnlicher Art ausgestattet (Abb. 26).

Wir müssen hier auch der Führungscystoskope gedenken, die man für unwegsame Harnröhren gebaut hat. Mögen nun die Schwierigkeiten von Harnröhrenengen oder von einer Überentwicklung der Vorsteherdrüse stammen, jedenfalls kamen solche Hemmungen bei der Einführung des Blasenrohres häufig genug vor, um den Ausbau eines besonderen Geräts zu rechtfertigen. Wir können bei dieser Gelegenheit nicht umhin, auf den großen Vorteil der französischen Wissenschaft in dieser Hinsicht hinzuweisen, der dort aus der frühzeitigen Abgliederung unseres Sonderfachs von der allgemeinen Chirurgie folgte. So kommt es, daß alle diese Geräte auf den Erfahrungen und den Verfahren älterer französischer Fachärzte aufgebaut sind.

Nitze griff auf eine Vorschrift Desaults zur Überwindung von Harnröhrenengen zurück. War eine lange und dünne Sonde erst erfolgreich durch die Enge gebracht worden, so schob er darüber eine Hohlsonde von ausreichendem Durchmesser, wobei das vorher eingebrachte dünne Stück die Führung durch die Enge leistete. Dieses Führungscystoskop Nitzes setzte sich aber nicht durch, weil die innere Reibung beim Einführen des Mantelrohrs mit abgebogener Spitze zu groß war, als daß man ein Tastgefühl von genügender Feinheit behalten hätte, wie es zu befriedigender Überwindung der Wegschwierigkeiten in solchen Fällen nötig ist. Wohl nur wenige Stücke von dieser Anlage sind in den Handel gekommen.

Zum Ersatz schlug ich 1906 eine einfachere Form eines solchen Geräts vor, das auf die Vorschriften des französischen Fachmanns Maisonneuve zurückging, die er für die Überwindung von Harnröhrenengen gemacht hatte. Ein geeignetes Mantelrohr enthielt einen geraden Vollkern, an dessen Spitze eine *Bougie filiforme* (ein peitschenförmiges Leitglied) geschraubt worden war. Hatte man nach Maisonneuve die Enge, dem leitenden Gliede folgend, überwunden und war mit dem ganzen Gerät in die Blase gelangt, so ließ sich das Leitglied ohne irgend merkliche Reibung mit dem Vollkern entfernen und der hohle Mantel für die Einführung des optischen Rohrs verwenden.

Hier sei noch erwähnt, daß C. Posner eine etwa 10 cm lange dünne Sonde einem einfachen Cystoskop aufschraubte, um in schwierigen Fällen eine Art Führungsglied zu haben. Die Fachärzte scheinen aber diesen bei der ganzen Untersuchung in der Blase herumschlagenden Fühler für störender gehalten zu haben als der Erfinder dieser Anlage.

Die Entwicklung des Ureterencystoskops hat mit der Weiterbildung der Irrigations- und Spülcystoskope vieles gemeinsam. Wir haben schon das doppelläufige Spülrohr von Berkeley-Hill mit den Leitungen an der unteren Seite des Cystoskops erwähnt. Durch solche engen Kanäle, die übrigens fest mit der unteren Seite des Schaftes verbunden waren, führten A. Brenner (1887) (Abb. 27), P. Poirier (1889) und J. Brown (1893) dünne Sonden und Katheter in den Harnleiter ein. Schon früh erkannte man die Schwierigkeit, die sich bei einem geraden Katheter ergab. Man kann wohl annehmen, daß der Vorschlag Browns, in den Harnleiterkatheter einen Dorn mit abgebogenem federndem Endteil einzuführen, ohne Kenntnis der vorzüglichen Ausführungen und Angaben J. Grünfelds (1876) gemacht wurde. Man scheint überhaupt von diesem ungemein erfolgreichen Vertreter der Endoskopie zu jener Anfangszeit der Harnleiterkatheterung nicht gelernt zu haben, wie es mir immer verwunderlich gewesen ist, daß Nitze, der später doch die Überlegenheit der Albarranschen Lösung anerkannte, 1895 Grünfelds Vorschlag mit Kenntnis seiner Einzelheiten zwar anführte, aber keinen Nutzen daraus zog. Ganz ohne Zweifel hatte der Wiener Endoskopiker die technische Frage, wie man einen Katheter in das untere Harnleiterende einzuführen habe, so erfolgreich behandelt, daß er (S. 225) den zunächst angestellten Lösungsversuchen der Cystoskopiker auf Jahrzehnte hinaus überlegen blieb.

Stellen wir uns einmal das Trigonum mit den beiden Harnleitermündungen in dem unteren Abschnitt vor und setzen voraus, wir hätten mit A. Brenner ein gerades Cystoskop (NITZEs Form II der Wiener Zeit) in die Blase eingeführt. Über die unter diesen Umständen auftretende Perspektive habe ich mich 1927 in meinem Lehrbuch der Cystoskopie auf S. 238 f. so eingehend ausgeprochen, daß ich den betreffenden Abschnitt hier wörtlich folgen lasse. „Bei einer solchen Anlage dieses ersten Harnleitercystoskops war die Eintrittspupille dem Harnleiterkatheter sehr nahe und die sich ergebende Perspektive sehr ungünstig. Man kann sich diese leicht veranschaulichen, wenn man einen geraden Stab, etwa einen Bleistift, nahe an die Pupille des Auges heranführt, so daß er horizontal in den Raum gerichtet ist, und mit ihm etwa auf einer Tischfläche herumtastet, über die das Auge nur ganz wenig erhoben ist. Man erkennt sofort, daß der pupillennahe Teil des Bleistiftes außerordentlich breit erscheint, während er sich schnell in den Raum hinein verjüngt, und daß ein Überblick über die Tischfläche sehr erschwert ist. Eine solche uns fremde und ungewohnte Perspektive, wirklich eine Froschperspektive, erhielten auch A. BRENNER und die anderen genannten Fachgenossen, die den Katheter am unteren Umfang des Cystoskops einführten. Die Einführung wird ihnen häufig nicht geglückt sein, besonders

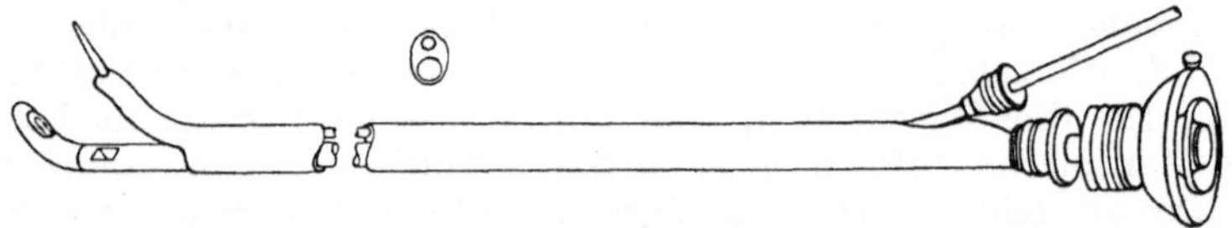

Abb. 28. NITZEs erstes Ureterencystoskop (I. Modell). (Aus RINGLEB: Das Cystoskop.)

dann nicht, wenn der Eingang in den Harnleiterschlitz nach innen und hinten gerichtet war.“

Eine solche Überlegung, bei der auch stets nur von einem einzelnen Auge die Rede war, läßt erkennen, warum BRENNER die selbstgestellte Aufgabe beim Manne nicht zu lösen vermochte und eben nicht weiter kam als GRÜNFELD mit seinem zur Umschau in der Blase ungeeigneten Rohr 12 Jahre zuvor. Auch POIRIER[1] (1889) und BROWN (1893) empfanden es offenbar als eine bemerkenswerte Leistung, mit ihren Hilfsmitteln die Katheterung beim Manne durchzuführen, sie hätten sonst nicht wenige Fälle gleich zum Gegenstande einer Veröffentlichung gemacht. Wenn BROWN auch, wie oben bemerkt, die Spitze des Katheters durch einen Dorn mit federndem Endglied leicht abbog, um sie einigermaßen in die Richtung des Harnleiterendes zu bringen, so mußte er eben zu diesem Zwecke das Prismenende des Cystoskops etwas mehr anheben; dabei aber warf das Lämpchen seinen Strahlenkegel wieder weiter nach innen zu, und die Harnleitermündung wurde minder hell beleuchtet.

Indessen hatte schon $1^1/_2$ bis 2 Jahre vor BROWN[2] M. NITZE beim lebenden Manne (sogar einem Prostatiker) den Harnleiter kathetert und sein Verfahren regelmäßig in seinen cystoskopischen Kursen als Universitätslehrer vorgetragen.

Sehen wir zu, wie sein Werkzeug beschaffen war. Der Cystoskopmantel trug an der oberen Seite ein Röhrchen für den Harnleiterkatheter (Abb. 28). Es

[1] Ich weiß nicht, aus welchem Grunde L. CASPER (Handbuch. 5. Aufl. 1923, S. 200) vermutet, POIRIER sei die Einführung beim lebenden Mann nicht gelungen; in dessen S. 199/200 abgedruckten Bericht steht nichts davon. Vielmehr würde ich für meine Person glauben, daß er zu diesem Erfolge wohl geeignet gewesen war, da ihm die schwerere Einführung an einer Männerleiche sogar ohne Hemmung gelang.

[2] Wegen der Zeitbestimmung verweise ich auf M. NITZEs Veröffentlichungen, wonach er im März 1892 sein Verfahren in seinen cystoskopischen Kursen verwandt hat. Das von ihm abgebildete Gerät ist noch älter, und mag somit auf das Ende des Jahres 1891 verlegt werden.

war an der Spitze unter einem stumpfen Winkel abgebogen, so daß also die Katheterspitze beim Austritt eine — unveränderliche — Neigung von der Schaftachse schief hinab nach vorn hatte (Abb. 28). Diesen Gedanken hatte Brown 1893 von Nitze unabhängig in seiner Weise mit Hilfe eines Dorns verwirklicht.

Noch viel glücklicher aber war Nitze in der optischen Anlage. Bei seiner Benutzung der oberen Schaftseite fiel der Lichtkegel gerade auf den Harnleiterwulst, und die Eintrittspupille befand sich merklich höher über dem Blasenboden. Nitze selbst hat diesen Vorteil klar durch die Beschreibung hervorgehoben, er sehe die Harnleitermündung aus der „Vogelperspektive". Er hat, wie oben bemerkt, dieses sein Verfahren jahrelang Fachleuten in seinen Kursen

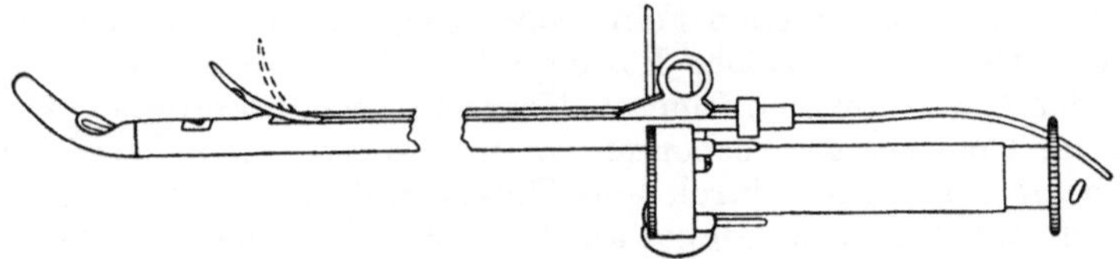

Abb. 29. L. Caspers Ureterencystoskop (I. Modell). (Aus Ringleb: Das Cystoskop.)

vorgeführt, ohne daß sich wesentlich größere Schwierigkeiten ergeben hätten, als man ihnen beim Manne auch heute begegnet.

Wie schon auf S. 249 angedeutet, kann man sich heute nur wundern, daß Nitze nicht schon früh von den oben angeführten Vorschlägen Grünfelds, die er 1895 sicher kannte, Nutzen gezogen hat. Hier war doch wirklich deutlich und ausführlich ein brauchbares technisches Mittel zur Anpassung der Sondenspitze an die Richtung des Harnleiterendes auseinandergesetzt worden. Es wird

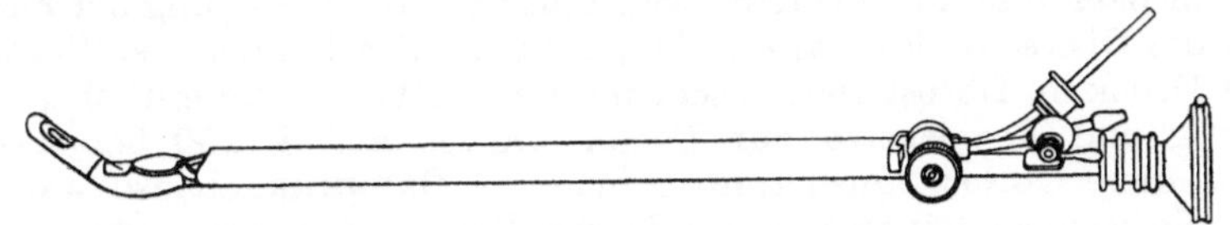

Abb. 30. J. Albarrans Ureterencystoskop. (Aus Ringleb: Das Cystoskop.)

schon so gewesen sein, daß er eben keiner größeren Zahl von Mißerfolgen bei seiner einfacher geplanten Einrichtung begegnet ist. Auffallenderweise geht aber auch L. Casper mit Stillschweigen über J. Grünfelds Verdienste an der Harnleiterkatheterung hinweg, soweit er diesen im Autorenregister aufführt.

L. Casper hat 1895 bei Einführung seines Ureterencystoskops (Abb. 29) unter den Urologen wieder auf die Bedeutung einer regelbaren Neigung des Katheterendes hingewiesen und ein Mittel dafür angegeben, das auf seinen Vorarbeiten gemeinsam mit E. Rehfisch beruhte. Sie führten den Harnleiterkatheter an der oberen Seite des Cystoskopmantels durch eine Rinne. In dieser ließ sich ein Schiebedeckel mehr oder minder weit gegen die austretende Katheterspitze hin führen und gab dieser je eine steilere oder eine flachere Neigung gegen die Achse des Mantels (Abb. 29). Wenn man also für das Ziel der Erfinder, die hier die schönen Bestrebungen J. Grünfelds wieder aufnahmen, nur Anerkennung haben kann, so waren die dafür bereitgestellten Mittel nicht über jeden Tadel erhaben. Bei der Aufrichtung wurde durch die große Reibung leider der Katheter meist an seiner Austrittsstelle in unerwünschter Weise festgehalten. Auch fehlte der vorgeführten Katheterspitze jede Art von Rückenstütze, wie sie doch schon in großer Vollkommenheit die NITZEsche und später die ALBARRANsche Einrichtung hatte. CASPER hat später selber seinen ursprünglichen Erfindungsgedanken zugunsten der sogleich zu besprechenden vollkommeneren Lösung aufgegeben.

J. ALBARRAN beschrieb — ich schließe mich hier der S. 240 meines Lehrbuchs an — 1897 eine Hebelvorrichtung am Cystoskop zur Katheterung der Harnleiter und zeigte sie auch im gleichen Jahre auf dem internationalen medizinischen Kongreß in Moskau. Auch er ging von dem NITZEschen Vorschlag aus, die Einführungsvorrichtung am oberen Umfang des Geräteschafts anzubringen (Abb. 30, S. 251).

Der GRÜNFELDschen Forderung wurde er durch eine Hebelvorrichtung gerecht, die, wie die GRÜNFELDsche Sonde, mit beweglichem Endglied im Grunde genommen auch auf die Curette von LEROY D'ÉTIOLLES zurückgeführt werden kann. Dem französischen Feinmechaniker, dem J. ALBARRAN diese Aufgabe gestellt hatte, lag eine solche Lösung sehr nahe. Es sei nur an die kleinen Messerchen der Geräte für den inneren Harnröhrenschnitt erinnert, die bei der Einführung im Geräteschaft verborgen waren und nach dem Durchtritt durch die Verengerung von außen durch eine Hebelvorrichtung aufgerichtet werden konnten. Der ALBARRANsche Hebel am Cystoskop hat sich sehr bewährt und ist bis zum heutigen Tag im Gebrauch geblieben.

Wer sich über die mannigfachen, von den verschiedensten Fachleuten vorgeschlagenen Harnleitercystoskope genauer unterrichten will, der möge in meiner früheren Schrift (S. 142/56) nachlesen. Hier kann es sich nur darum handeln, in großen Zügen die geschichtliche Entwicklung des Geräts zu schildern, das ein Segen für die leidende Menschheit werden sollte.

Ich habe mich bereits an dieser Stelle meines Lehrbuchs im allgemeinen zu den Verdiensten NITZEs geäußert, sein Blasenrohr in den Dienst der von GRÜNFELD so glänzend begonnenen Aufgabe gestellt zu haben. Ich halte es hier für angezeigt, auch im einzelnen auf die Punkte einzugehen, in denen er das Werk der nach ihm kommenden beeinflußt hat. Die Verlegung der Führungskanäle an die Oberseite des Mantelrohrs, die sicherlich bei der Veröffentlichung durch den Druck im Herbst 1894 geschehen war, hatte eine wesentlich günstigere Beleuchtung und Perspektive zur Folge, wie ich auf S. 250 bemerkt habe. Wenn nun diese vorher unbekannte Anlage — BRENNER ebenso wie BROWN hätten ja die weniger günstige Form II der Wiener Zeit zugrunde gelegt, mit der man also geradeaus in die Blase sah — gleichsam als selbstverständlich sowohl von CASPER wie von ALBARRAN übernommen wurde, so bietet das dem heutigen Jünger NITZEs Grund zur Genugtuung.

Die häufigen Blutungen aus der Falte des Blaseneingangs, die durch das den Schaft etwas überragende Hebelzeug ALBARRANs hervorgerufen wurden, oder auch schnell eintretende Trübungen des bereits klar gespülten Blaseninhalts durch blutige oder eitrige Ausscheidungen aus den Harnleitern führten schon früh dazu, Spülcystoskope mit besonderen Einrichtungen für die Katheterung der Harnleiter zu versehen. Um die Reibung zwischen den Harnleiterkathetern und den Führungsgängen möglichst zu vermindern, ließ man die angefügten Kanäle nach dem Spülrohr zu offen; sie lagen mithin unmittelbar über dem optischen Rohr. Viele Vorschläge zu derartigen Harnleiter-Spülcystoskopen wurden mit der Zeit gemacht; ich habe sie in meinem Lehrbuch über das Cystoskop ziemlich lückenlos geschildert. Der seinerzeit (S. 248) von mir angegebene selbsttätige Verschluß bewährte sich auch bei diesen Geräten, so daß heutigentags wohl sämtliche Harnleitercystoskope damit ausgestattet sind.

Mit der Harnleiterkatheterung war in der Tat die Möglichkeit gegeben, die Absonderung beider Nieren vor ihrer Vereinigung in der Blase zu trennen. Indessen war — und ist es heute noch — dieses Verfahren keineswegs vollkommen, es ist nur das beste, das wir besitzen. Fließt doch immer neben dem eingeführten dünnen Rohr ein Teil des vom Nierenbecken abgeschickten Harns zwischen Harnleiter und Katheter in die Blase. Sodann erkannte man schon bald, daß der durch den Katheter bewirkte Reiz nicht ohne Einfluß auf die physiologische Tätigkeit der Niere bleibt. So ist es verständlich, daß man wieder an ältere Versuche, die Absonderungen in der Blase zu trennen, anknüpft und sie zu ändern und zu verbessern trachtet.

Auf die älteren Versuche dieser Art, durch Druck von den Bauchdecken her einen Harnleiter zusammenzupressen, um den Harn der anderen Niere zu erhalten, sei hier nicht eingegangen. Das Verfahren war zu unsicher, wie auch die Bemühungen TUCHMANNS, einen Harnleiterwulst mit einem lithotriptorartigen Gerät (Harnleiterpinzette) zu fassen und zusammenzudrücken. Auch wurde die Kompression des Harnleiters vom Darm her vorgeschlagen. Diese Gedankengänge, die wegen ihrer Unsicherheit keinen großen Beifall fanden, sind aber doch später wieder aufgenommen worden, wenn man auch den Druck auf den Harnleiter von den Bauchdecken oder dem Darm her aufgab. Der amerikanische Arzt HARRIS baute 1898 in sehr sinnreicher Weise ein dreiteiliges Gerät; zwei in einem Rohr einzuführende, sich gut aneinanderfügende Katheter konnten so hinabgeschwenkt werden, daß ihre abgebogenen Enden einigermaßen rechts und links von Trigonum lagen. Vom Mastdarm (beim Manne) und von der Scheide her wurde durch einen Metallhebel mit stumpfem, die Wandung schonendem Kopfstück das Trigonum emporgehoben, so daß rechts und links Taschen entstanden. Aus diesen wurde der ausgeschiedene Harn durch eine Saugvorrichtung in besondere Flaschen geleitet. Auf der gleichen Grundlage beruhte ein Vorschlag des amerikanischen Arztes DOWNES in Philadelphia. Eine kritische Beurteilung erfuhr das Trennungsgerät von HARRIS durch A. FREUDENBERG und NICOLICH in Triest.

Die Harntrenner mit Scheidewänden, für die auch A. NEUMANN in Guben eine Lösung vorschlug, wurden besonders von französischen Fachmännern entwickelt. Sie errichten nach der Einführung des Geräts eine Gummiwand (Diviseur, Séparateur). LAMBOTTE, CATHÉLIN und BODDAERT drücken vom Knie des eingeführten Katheters her eine federnde oder aus Einzelgliedern zusammengefügte Spange vor. Sie spannt eine ihr aufgestülpte, zarte Gummihülse zu einer Doppelhaut, die vorgewölbte Spange legt sich dem Blasenboden an. Wegen der Unsicherheit des Abschlusses und der Möglichkeit der Vereinigung der zu trennenden Ausscheidungen errichtet G. LUYS die Scheidewand in dem Bogen eines doppelläufigen Katheters mit BENIQUÉscher Krümmung. Eine kleine Kette — bei der Einführung gut im Gerät verborgen — wird straff gespannt und eine Gummihülse zu einer breiten Doppelhaut entfaltet.

Fraglos ist das LUYSsche Trennungsgerät das vollkommenste, das bis jetzt gebaut wurde. Eine allgemeine Verbreitung aber fand es nicht, weil dabei eben die Fehlerquellen noch größer sind als bei der Harnleiterkatheterung.

13. Die Operationscystoskope. Hatte man den Cystoskopmantel für die Geräte zur Spülung und Katheterung ausgebildet, so waren damit seine Anpassungsmöglichkeiten noch nicht erschöpft. Ganz wie man in den leichter zugänglichen Körperröhren und -höhlen mit einem elektrischen Brenner und einer glühenden Schlinge Polypen, Papillome u. dgl. zerstört oder entfernt hatte, so entstand verständlicherweise bei NITZE sehr bald der Wunsch, gutartige Gewächse mit ähnlichen Vorkehrungen auch aus der Blase zu entfernen. Er folgte hier Vorgängern wie A. TH. MIDDELDORPF, R. VOLTOLINI und A. HEDINGER, die für Eingriffe im Raume der Nase und des Kehlkopfes technische Mittel bereitgestellt hatten; auch an J. GRÜNFELD mit seiner Entfernung eines gutartigen Gewächses aus der Harnröhre durch sein

Endoskoprohr mag man erinnern. Die von NITZE zu überwindenden Schwierigkeiten waren nicht allein darum größer, weil die Geräte neben dem optischen Rohr im Mantel, also mit starker Raumbeschränkung, untergebracht werden mußten, sondern es traten auch optische Schwierigkeiten hinzu; er mußte in einem wassergefüllten, nicht immer klarbleibenden Raume und von einem spiegelverkehrten

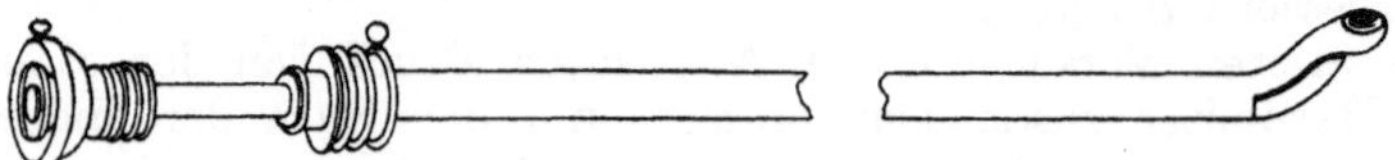

Abb. 31. M. NITZES Operationscystoskop. Mittlerer Brenner.

Bilde geleitet arbeiten, dessen Lagenbeziehungen zum Beobachter, wie wir auf S. 235 auseinandergesetzt haben, sich mit der Spiegellage änderten. Es entstand aber doch unter den geschickten Händen des Gerätebauers P. HARTWIG die erste Form des NITZEschen Operationscystoskops (Abb. 31) schnell genug, so daß kein Fachmann ihm den Vorrang bei der Planung solcher Vorkehrungen streitig machen konnte.

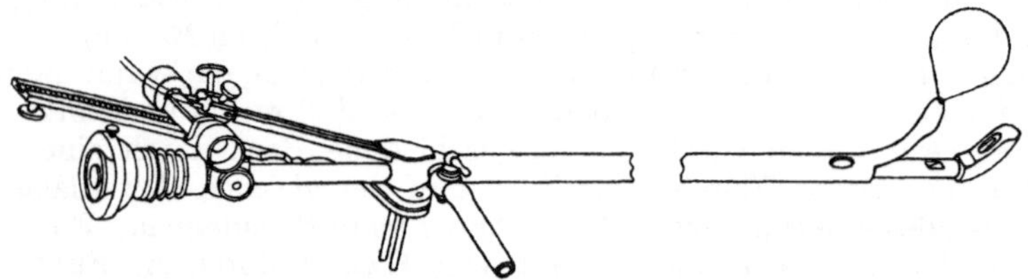

Abb. 32. M. NITZES Operationscystoskop. Mittlerer Schlingenführer.

Wesentlich schwieriger war die Herstellung des Schlingenführers und besonders des Schlingenentwicklers. So ist es leicht zu verstehen, daß die ersten Lösungen HARTWIGS dem schwer zu befriedigenden Meister nicht zusagten und die verschiedenen Ausführungsformen immer noch zurückgehalten wurden, obwohl sie der Gerätebauer lieber eher herausgebracht hätte (Abb. 32).

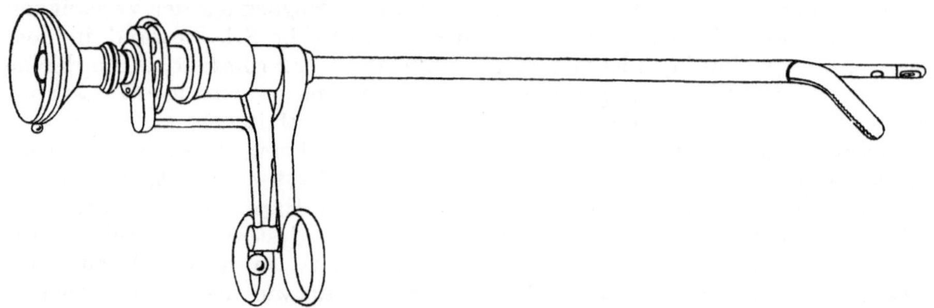

Abb. 33. Die NITZEsche Fremdkörperzange.

Die Herstellung des elektrischen Brenners war verhältnismäßig einfach. Die Stromleitung in einer eigenen Rinne oben am Schaft führte zu der Platinspirale an der Spitze des Schnabels, während die freie Höhlung das optische Rohr aufnahm (Abb. 31). Eine Reihe von Brennern mit verschiedenen Schnabellängen war vorgesehen worden.

Der Schlingenträger enthielt oben auf dem Schaft zwei enge längslaufende Kanäle, die rechts und links in den MERCIERschen Schnabelteil einmündeten. In diese wurden die beiden Schenkel einer langen Platinschlinge eingelegt und sahen aus dem außenseitigen Teil des Geräts heraus. Um die Schlinge durch die Vorführung eines einzelnen Schlingenschenkels oder ihrer beider zu entwickeln, bediente sich NITZE einer Art von Schlitten (Abb. 32).

Ganz ähnlich wie die Harnleitercystoskope wurden auch die Operationsgeräte mit Spülmöglichkeiten ausgerüstet, was ja hier bei den regelmäßig beim Brennen oder Abschnüren von gutartigen Gewächsen auftretenden Blutungen besonders wichtig ist.

Es sei hier noch erwähnt, daß das NITZEsche intravesicale Operationsverfahren eine wesentliche Erweiterung durch E. BEER erfuhr. Er bediente sich elektrischer Hitzeströme, um die sog. Thermokoagulation zu erreichen. Da aber dieses Verfahren mit einer einfachen Koagulationssonde — durch ein Harnleitercystoskop eingeführt — ausgeübt wird, sei hier nicht weiter darauf eingegangen.

Zu den cystoskopischen Operationsgeräten gehört auch die NITZEsche Fremdkörperzange, die zwar mit mannigfachen kleinen Abänderungen unter den verschiedensten Namen in den Handel gebracht wird, aber unbedingt auf NITZE zurückgeht. Sie wird durch einen Scherengriff am freien Teil bedient und öffnet ihre Backen seitlich, während das Sehrohr in die Höhlung des Geräts geschoben ist. Man kann mit ihr kleine, in Falten und Taschen festgehaltene Steine, Fadensteine, Katheterstücke oder dgl. entfernen (Abb. 33).

Mit dem Vorstehenden ist unsere allgemeine Schilderung bis in die jüngste Zeit geführt worden. Nicht alle Operationsgeräte konnten erwähnt werden: Einrichtungen wie etwa Scheren, Zangen, biegsame, durch ein Harnleitercystoskop einzuführende Wellen mit Brennern und Schlingeneinrichtungen u. dgl. wurden nicht aufgeführt, weil uns das von unserem eigentlichen Ziele ab- und auf Nebenwege hingebracht hätte. Gerade an dieser Stelle steht eben dem Geschmack einzelner Fachärzte und dem Geschick ihrer Gerätebauer ein so großes Feld offen, daß ein allgemeiner Überblick hier versagen muß. Darüber muß sich der Leser in den einschlägigen Lehrbüchern unterrichten.

Meine Absicht bei der Abfassung dieses allgemeinen Teils mußte es sein, mit wenigen aber starken Strichen den Weg der neuzeitigen urologischen Technik zu kennzeichnen; so wollte ich den kommenden Fachgenossen zeigen, welche Menge, sei es erfinderischer, sei es ordnender und belehrender Arbeit zum Wohle der unserer Sorge anvertrauten Kranken aufgewandt werden mußte, und wo neue Arbeit fruchtbringend angesetzt werden mag.

Es handelt sich ja in unserem Fache nicht allein um die Möglichkeit, eine gewisse Erkenntnis zu gewinnen oder einen gewissen Zweck zu erreichen; beides vermag ein besonders handfertiger Fachmann gelegentlich mit überraschend einfachen Mitteln und, wie auf S. 228 schon bemerkt, soll ihm der Ruhm hoher Kunstfertigkeit nicht geschmälert werden. Andererseits sehe ich aber darin nicht die Endsäule des schwer erreichten Zieles: mir kommt es auf die Förderung der Technik und wissenschaftlicher Erkenntnis an. In erster Hinsicht wird durch eine Beherrschung der neuzeitigen Technik auch ein Facharzt von bescheidener Handfertigkeit zu jener Erkenntnis und jenem Zwecke gelangen; er bedient sich eben des Schatzes von Erfahrung und Schulung, der nunmehr seit einem halben Jahrhundert von den namhaftesten Blasenforschern entwickelt und niedergelegt wurde. Und auch der glückliche Besitzer einer ungewöhnlich hohen Handfertigkeit wird meiner festen Überzeugung nach unter Benutzung der neuzeitigen Technik seine hohe Begabung lohnender verwerten können, als wenn er bloß einigermaßen eigenwillig, die Fortschritte der Neuzeit verachtend alte Wege mit alten Wagen aber als neugeschulter Lenker befahren will.

Wer meine Entwicklung kennt, wird wissen, daß ich wieder und immer wieder auf die Notwendigkeit hinweise, sich das schöne optische Rüstzeug unseres Faches wirklich anzueignen sowie eine anschauliche und jeder Zeit bereite Vorstellung von der Leistung unserer Rohre zu erwerben. Dann wird der Facharzt von der überreichen Fülle neuer Wahrnehmungen, die ihm sein Gerät vermittelt, den wahren Nutzen ziehen. Die Einwände gegen die Verzeichnung der Form, Übertreibung und Fälschung der Perspektive sind hinfällig, da sie nicht in Mängeln des Geräts, sondern in einem Fehler des Beobachters, nämlich mangelhafter Schulung in den Eigenschaften des Blasenrohrs, begründet sind. Sie werden mit wachsender Erkenntnis verschwinden.

Daß ich hier ein solches Bekenntnis ablegen kann, ist die Folge der überragend großen Erfindung NITZES, schon vor 50 Jahren ein wiederholendes Gerät in den zu gleicher Zeit erhellten, engen, aber nach allen drei Richtungen ausgedehnten Blasenraum des Lebenden eingeführt zu haben. Es war mir ein großer Vorzug, hier das Meine zu der richtigen Würdigung dieser gewaltigen Leistung beizutragen und den Dank abzustatten, den ich meinem persönlichen Lehrmeister, dem weltbekannten Facharzt und dem bewunderungswerten deutschen Erfinder schuldig bin und schuldig bleiben werde.

Literatur.

ABULKASIM, zit. n. E. GURLT I, S. 633, erwähnt die Lithotripsie im Tractatus XXI de passionibus vesicae, Kap. 11, Liber theor. (s. S. 621) Fol. 94 a. — ALBARRAN, J.: (a) Technique du cathétérisme cystoscopique des uretères. Rev. Gynéc. et Chir. abdom. **1**, 457/78, 12 (1897 Mai-Juni). (b) Ein neues Ureterencystoskop und dessen Anwendung. Vortr., geh. auf d. intern. med. Kongr. 1897 in Moskau. Zbl. Krkh. Harn- u. Sex.-Org. **8**, 12, 697—707 (1897). — AMUSSAT, J. Z.: Remarques sur l'urèthre de l'homme et de la femme. Arch. gén. Méd. Paris **1823**, 8⁰, 20 S., 1 Tafel. — ANTAL, G. v.: Aëro-uretroscope. Zbl. Chir. **20** (1887). Spez. chir. Pathologie der Harnröhre und Harnblase, 1888.

BEER, E.: Concerning the treatment of tumors of the urinary bladder with the Oudin high-frequency current. Amer. J. Surg. Philad. **4**, 208/26, 3. Abb. (1911) a. N. Y. State J. Med. **11**, 425/36 (1911). — BENEDICTUS: De sing. corp. morb. Venet. 1533. (zit. n. FRISCH u. ZUCKERKANDL **II**, 773.) — BÉNIQUÉ, J.: De la retention d'urine et d'une méthode nouvelle pour introduire les bougies et les sondes dans la vessie, comment pent on prévénir les rétrécissements de l'urèthre? Paris: Méquignon. **1838**, 8⁰, 260 S., 8 Tafeln. — BERKELEY-HILL, M. B.: Irrigation of the bladder in cystoscopy. Lancet **1889**, 169 (26. Januar). — BIGELOW, H. J.: Litholapaxy or rapid lithotrity with evaculation. Boston: A. Williams & Co. **1878**, 8⁰, 42 S. — BODDAERT: Annales gén.-urin., 1. Dezember 1904, 810. — BOZZINI, PH.: Erfindung des ersten Endoskops. — BRENNER, A.: Demonstration der von LEITER im Zusammenwirken mit Professor v. DITTEL neu konstruierten elektro-endoskopischen Apparate. Verh. dtsch. Ges. Chir. **1**, 89 (1887). — BROWN, J.: Catheterization of the mall ureters. Bull. Hopkins Hosp. Baltimore, Septbr. **1893**.

CASPER, L.: (a) Handbuch der Cystoskopie. Leipzig: Georg Thieme. 8⁰. VIII, 398 S. mit 12 Tafeln in Vierfarbendruck und 170 Abb. 5. Aufl. **1923**. b) Der Katheterismus der Ureteren. Dtsch. med. Wschr. **7**, 104—106 (1895). (c) Ein neues Elektroskop für Urethra, Vagina, Ohr, Nase und Rectum. Berl. klin. Wschr. **1891**, 844. — CATHÉLIN, H.: Le diviseur vésical gradué. Presse méd. **10**, 570/2, 6 Abb. (1902). — CAZENAVE, J. J.: Nouveau mode d'exploration de l'urèthre à l'état normal et à l'état pathologique. Paris: J. Baillière 1845, 8⁰. VI, 12 S. — CIVIALE, J.: (a) Di la lithotritie ou broiement de la pierre dans la vessie Paris, 1826. 8⁰, 29 S. (b) Über die Lithotritie oder die Zerstückelung der Harnsteine in der Blase selbst. Aus dem Franz. übersetzt durch Eduard Adolph Gräfe. Berlin: Reimer 1827. 8⁰, 186 S, 1 Tab. u. 5 Tafeln. (c) Traité pratique et historique de la lithotritie. Paris: J. B. Baillière 1847. 8⁰, XVI, 610 S., 7 Tafeln.

DESAULT, P. J.: Traité des maladies des voies urinaires. Ouvrage extrait du „Journal de Chirurgie“ augm. et publ. par Xav. Bichat. Paris: Vve. Desault; Nicolle, Villier 1799. 1805. 8⁰. — DESORMEAUX, A. J.: De l'endoscope et de ses applications au diagnostic et au traitement des affections de l'urèthre et de la vessie. Leçons faites à l'hôpital Necker.

Paris: J. B. Baillière et fils. 1865. X. 1865. 8° u. 10 Abb. u. 3 farbige Tafeln. — DOWNES: Urine segregation, its importance and methods, in the Philadelphia medical journal, january 10, 1903, page 81. — DUCAMP, TH.: (a) Traité des rétentions d'urine causées par le rétrécissement de l'urèthre, et des moyens à l'aide desquels on peut détruire complétement les obstructions de ce canal. Précédé d'un rapport fait à l'institut. Paris: Méquignon-Marvis 1822, 8°, XXIX, 285 S., 5 Tafeln. (b) Über Harnverhaltungen. Leipzig: L. Voß 1823. 8°, XIV., 241 S., 5 Tafeln.

FENWICK, E. H.: Electric illumination of the male urethra by means of the new incandescent-lamp-urethroscope. Brit. med. J. **1888**, 462. — FROMME, F. und O. RINGLEB: Lehrbuch der Cystophotographie, ihre Geschichte, Theorie und Praxis. Wiesbaden: J. F. Bergmann 1913. Gr. 8°, VIII, 86 S. mit 29 Abb. u. 7 phot. Tafeln.

GELY, J. A.: Étude sur le cathétérisme-curviligne et sur l'emploi d'une nouvelle sonde dans le cathétérisme évacuatif. Paris: Germer-Baillière. 1861, 4°, VI, 172 S. — GINSBERG, A.: Système optique pour déplacer le point de vue avec un grand champ de vision. Br. d'Inv. 3247, 36 v. 25. Sept. 1902. Publ. 9. April 1903. — GOLDSCHMIDT, H.: Eine Methode, die hintere Harnröhre des Mannes sichtbar zu machen. Sitzber. Berl. med. Ges. Berl. klin. Wschr. **1905**, Nr 30. (Weitere Arbeiten GOLDSCHMIDTS s. A. SCHLENZKA). — GRUITHUISEN: Salzburg. med. Ztg. 1813. (zit. n. FRISCH u. ZUCKERKANDL, Handb. II, 733.) — GRÜNFELD, J.: Zur endoskopischen Untersuchung der Harnröhre und Harnblase. Wien. med. Presse **11**, 225—228 u. 12, 249—252 (1874). — GURLT, E.: Geschichte der Chirurgie und ihrer Ausübung. Volkschirurgie Altertum, Mittelalter, Renaissance. Berlin: A. Hirschwald. 3. 1898, XII. 834, Gr. 8°, S. 764—783. — GÜTERBOCK, P.: Demonstration eines Cystoskopes. Berl. klin. Wschr. **29**, 628/31 (1895).

HARRIS: J. amer. med. Assoc. **1898**, 405. — HEDINGER, A.: Die Galvanokaustik seit Middeldorpf. Nach fremden und eigenen Erfahrungen für das praktische Bedürfnis dargestellt. Stuttgart: F. Enke 1879. Gr. 8°. VIII. 103 Seiten mit 8 lithogr. Tafeln. — HEURTELOUP, CH. L. ST.: Principles of lithotrity, ora treatise on the art of extracting the stone wikout incision. London: Weithaker 1831., 8°. XVI, 483 S. u. 5 Tafeln.

JACOBY, S.: (a) Lehrbuch der Cystoskopie und stereocystophotographischer Atlas. Leipzig: W. Klinkhardt 1911. 4°, VIII, 248 S. mit 121 Abb. u. 48 stereoskop. Tafeln. (b) Die Stereocystoskopie. Zbl. Krkh. Harn- u. Sex.-Org. **16**, H. 10, 535/6 (1905).

KOLLMORGEN, H.: (a) Instrument zur Besichtigung von Körperhöhlen. D. R. P. 362469 v. 2. März 1921; ausgeg. 31. Oktober 1922. (b) Optisches Instrument zur Untersuchung von Körperzotten, mit gebrochener optischer Achse, dadurch gekennzeichnet, daß dasselbe bei unveränderter Sehrichtung kein Spiegelbild gibt. D. R. G. M. 305049/30a, einger. 16. März 1907, eingetr. 28. April 1907.

LALLEMAND, CL. FR.: (a) Observations sur les maladies des organes génito-urinaires. Paris: Gabon & Cie. 1825, III, 474 S., 2 Tafeln. (b) Des pertes séminales involontaires. Paris: Bechet-jeune 1836—1842. 3 Bde. 8°. — LAMBOTTE: Etude sur la taille du rein. J. Méd., Chir. et Pharmacol. Bruxelles. September-Oktober-November 1890. — LANG, E.: Zur Cystoskopie. Endovesicale Bilder. Spülcystoskop, Desinfektion. Wien. med. Presse **27**, 1129/34, **28**, 1173/76 (1899). — LEITER, I.: Elektro-endoskopische Instrumente. Beschreibung und Instruktion zur Handhabung der von Dr. M. NITZE und I. LEITER konstruierten Instrumente und Apparate zur direkten Beleuchtung menschlicher Körperhöhlen durch elektrisches Glühlicht. Mit 82 Holzschnitten. 1880. Wien: W. Braumüller u. Sohn, K. K. Hof- und Universitätsbuchhandlung. — LEROY D'ETIOLLES, J.: (a) De la lithotripsie. Paris: J. B. Baillière. 1836. VII, 314 S., 50 Abb. (b) Exposé des divers procédés employés jusqu'à ce jour pour guérir de la pierre, sans avoir recours à l'opération de la taille. Paris: J. B. Baillière. 1825. 8°, VII, 232 S., 5 Tafeln. (c) Sur la cystotomie épipubienne. Paris: J. B. Baillière 1837, 8°, 50 S. (d) Urologie. Des angusties ou rétrécissements de l'urèthre et de leur traitement rationnel. Paris: J. Baillière. 1845. 8°, VIII, 488 S. u. 5 Tafeln. — LOEWENHARDT, F.: Die Endoskopie der hinteren Harnröhre und ein neues Beleuchtungsprinzip. Verh. dtsch. dermat. Ges. **1894**. IV. Kongreßber. 207. — LUYS, G.: (a) Exploration de l'Appareil Urinaire. Masson et Cie., Paris II. Édit. 1909, Kl. 8°, XII, 610 S. avec 226 Abb. dans le Texte et six Planches en Couleur. (b) La séparation de l'urine de deux reins. Presse méd. **1910**, 42/4, 2 Abb.

MAISONNEUVE, I. G. T.: Derniers perfectionnements apportés à l'uréthrotomie interne pour la cure radicale et instantanée des rétrécissements de l'urèthre. (Extraits de leçons cliniques professées à l'Hôtel-Dieu.) Paris: Vve. A. Delahaye et Co. 1879, 31 S., 8°. — MAYOR, M. L.: Cathétérisme simple et forcé et sur le traitement des rétrécissements de l'urèthre et des fistules urinaires. Paris: Germer-Baillière 1835, 8°, 50 S., 1 Tafel. — MERCIER, L. A.: Recherches anatomiques, pathologiques et therapeutiques sur les maladies des organes urinaires et genitaux considérées spécialement chez les hommes âgés. Ouvrage entièrement fondé sur de nouvelles-observations. Paris: Béchet-jeune 1841, 8°, IX, 390 S. — MIDDELDORPF, A. TH.: Galvanokaustik, ein Beitrag zur operativen

Medizin. Breslau: J. Max & Comp. 1854. 8⁰, XVI, 272 S. — MOULIN, E.: Cathétérisme rectiligne, ou nouvelle manière de pratiquer cette operation chez l'homme. Paris: F. M. Maurice 1828, 8⁰, II, 184 S., 10 Tafeln.

NEUMANN, A.: Eine einfache Methode, den Urin beider Nieren beim Weibe gesondert aufzufangen. Dtsch. med. Wschr. **1897**, 690. — NICOLICH, GIORGIO: C. r. Assoc. franç. d'Urol. Paris **1901**, 527. — NITZE, M.: (a) Der cystoskopische Evakuationskatheter. Zbl. Krkh. Harn- u. Sex.-Org. 8, H. 7, 369—379 (1897). (b) Über cystoskopische Diagnostik chirurgischer Nierenerkrankungen mit besonderer Berücksichtigung des Harnleiterkatheterismus. Berl. klin. Wschr. **16**, 350/353; **17**, 371/375 (1895). (c) Veränderungen an meinen elektro-endoskopischen Instrumenten zur Untersuchung der männlichen Harnblase. Illustr. Mschr. ärztl. Polytechnik 1. März 1887. **9**, 59—62 — NYROP: Det elektriske Lys i Laagevidenskabens Tjeneste. Svertryk Hosp.tid. **1886**, Nr 48.

OBERLAENDER, F. M.: Lehrbuch der Urethroskopie. Leipzig: G. Thieme 1893. 8⁰, XIV, 170 S. mit 9 bunten und 21 Abbildungen im Texte. — OTIS, W. K.: Eine neue Form des Aëourethroskops. Zbl. Krkh. Harn- u. Sexualorgane **6**, 125 (1895).

POIRIER, P. M.: Cathétérisme des uretères. C. r. **109**, 409/411 (1889). — POSNER, C.: Eine Leitvorrichtung zu NITZEs Cystoskop. Berl. klin. Wschr. **10**, 293/294 (1906) (Führungscystoskop).

REHFISCH, E. u. L. CASPER: Demonstration eines Uretercystoskops. Verh. Berl. med. Ges. 9. Januar 1895. 3—4 s. a. Berl. klin. Wschr. **3**, 65/66 (1895). — RINGLEB, O.: (a) Bemerkungen zur Perspektive des Cystoskops. Nach einem Vortrag, geh. zur Eröffnung des Fortbildungskurses für Urologen im Kais. Friedrich-Haus am 18. Oktober 1926. (Perspektive des Cystoskops). Arch. klin. Chir. **145** (1927), 364/373 u. 3 Abb. Festschrift für O. Hildebrand. (b) Zur Erinnerung an PHILIPP BOZZINI und seinen Lichtleiter. Z. Urol. **17**, 321/330 (1923). (c) Cystoskop nach MAISONNEUVEschem Prinzip. Dtsch. med. Wschr. **32**, 305/306 (1906) u. 3 Abb. (d) Das Cystoskop. Eine Studie seiner optischen und mechanischen Einrichtung und seiner Geschichte. Leipzig: G. Klinkhardt 1910, X, 194 S., 98 Abb., S. S. 93. (e) Über einige Vorteile bei der Cystoskopie infolge zweckmäßiger Regelung der Beleuchtung. Vortrag i. d. Berl. Urol. Ges. 23. Jan. 1923. Z. Urol. **17**, 406/414 (1923).

SANCTORIUS, S.: Opera omnia quartuor tomis distincta. III. In primam fen primi libri canonis Avicennae commentaria. 4⁰. Venetiis 1660. — SCHLAGINTWEIT, F.: Das retrograde Cystoskop. Zbl. Krkh. Harn- u. Sex.-Org. **14**, 202 (1903). — SCHLENZKA, A.: Die GOLDSCHMIDTsche Irrigations-Urethroskopie. Eine zusammenfassende Darstellung. Leipzig: W. Klinkhardt 1912. Kl. 8⁰. XII. 99 S. mit 12 zum Teil farb. Tafeln. — SCHÜTZ: Über ein neues Endoskop. Münch. med. Wschr. **1886**, Nr 27. — SÉGALAS, P. S.: Traité des rétentions d'urine et des maladies qu'elles produisent; suivi d'un grand nombre d'observations. Paris: Méquignon-Marvis 1828. 8⁰, avec atlas in folio de 10 planches.

VALENTINE, F.: New genito-urinary instruments. J. cutaneous and genito-urinary diseases. New York 1899, April. — VOLTOLINI, R.: Die Anwendung der Galvanokaustik im Innern des Kehlkopfes und Schlundkopfes sowie in der Mund- und Nasenhöhle und den Ohren. Wien: W. Braumüller 1871. 8⁰, XI, 317 S. mit 24 Holzschnitten und 3 chronomolithogr. Tafeln.

WOSSIDLO, H. und KOLLMANN: Modifiziertes VALENTINEsches Urethroskop. Zbl. Krkh. Harn- u. Sex.-Org. **12**, 14 (1901).

Allgemeine Therapie bei Erkrankungen der Niere und des Ureters[1].

Von

H. Brütt-Hamburg.

Mit einer Abbildung.

I. Diätetische Behandlung.

Während bei den ins Bereich der inneren Medizin gehörenden diffusen Nierenerkrankungen die diätetische Behandlung im Vordergrund der Therapie steht, tritt sie bei den chirurgischen Nierenkrankheiten zurück. Wenn auch zweifellos der operative Eingriff selbst, die Indikationsstellung hierzu und die chirurgische Nachbehandlung in erster Linie unser Interesse in Anspruch nehmen müssen, so sollte die diätetische Vor- und Nachbehandlung bei Operationen an den Nieren doch etwas mehr Berücksichtigung erfahren, als es im allgemeinen der Fall zu sein scheint. Es wird im folgenden dieser Punkt nachdrücklich betont werden.

1. Ernährung bei den diffusen Nierenerkrankungen.

Kochsalzzufuhr. Bei den diffusen Nierenerkrankungen hat die Ernährung ihr Hauptaugenmerk auf die Schonung des Organs zu richten. Ist, wie so oft, die Kochsalzausscheidung gestört [unter Umständen auch bei nicht nachweisbaren Ödemen: trockene Chlorretention (Vidal und Lemierre)], dann muß eine Einschränkung der Kochsalzzufuhr eintreten. Natürlich trifft das in erster Linie für die mit Hydrops einhergehenden Fälle zu. Hierbei ist eine Entwässerung des Organismus ohne diese Maßnahme nicht zu erreichen. Eine wichtige Aufgabe des Arztes ist es nun, die Diät so zu gestalten, daß die Nahrung trotz geringen NaCl-Gehaltes für den Kranken einigermaßen schmackhaft bleibt und nicht zu eintönig wird. Man wird also nur so weit die Kochsalzzufuhr einzuschränken brauchen, bis alles retinierte Salz aus dem Organismus entfernt ist und sich ein Gleichgewicht zwischen Zu- und Ausfuhr hergestellt hat. Dabei ist jedoch zu bedenken, daß Kochsalzretention und Stärke des Hydrops durchaus nicht parallel zu gehen brauchen, da bei starken Ödemen trotzdem gute Kochsalzausscheidung bestehen kann (Strauss). *Das schematische Verordnen von kochsalzfreier Diät bei den verschiedenen Nierenaffektionen ist daher durchaus unangebracht.* Es ist deswegen, wie Strauss betont, wenn irgend möglich eine exakte *Kontrolle der Kochsalzausscheidung im Urin* erforderlich. Dem Kochsalz kommt aber wahrscheinlich nicht nur die Bedeutung für die Ödementstehung zu, sondern es kann wahrscheinlich auch direkt *nierenschädigende Eigenschaften* entfalten.

---

[1] Das Manuskript wurde bis auf einige Nachträge im Juli 1924 abgeschlossen.

Strauss wendet je nach Schwere des Falles drei Formen der *Kochsalzentziehung* an: 1. *Strenge Form* (Gesamt-NaCl-Gehalt der Nahrung nicht mehr als 2—2½ g); 2. *Mittelstrenge Form* (2½—5 g); 3. *Milde Form* (12—15 g pro die). Der durchschnittliche Na-Cl-Gehalt der Nahrung beträgt bei gewöhnlicher Kost etwa 15—20 g pro die.

Was nun die nähere Durchführung der kochsalzarmen Diät angeht, so muß daran erinnert werden, daß die meisten Nahrungsmittel erst durch die Zubereitung ihren Salzgehalt erhalten, während sie in rohem Zustand meist kochsalzarm sind. Eine genaue Kenntnis des NaCl-Gehaltes der einzelnen Nahrungs- und Genußmittel ist daher erforderlich. Strauss, Bräuning u. a. haben *kochsalzarme Diätzettel* aufgestellt, aus denen hervorgeht, daß dabei eine relativ abwechslungsreiche Kost sehr wohl gegeben werden kann; vorwiegend aus Gemüse, Obst und Mehlspeisen setzen sich solche Speisezettel zusammen, die *zugleich eine eiweißarme Diät* repräsentieren. Die *fehlende Würze* des Kochsalzsalzes hat man durch andere Salze zu ersetzen versucht. Das *Bromnatrium* darf nur in kleinen Gaben (bis zu 1½ g) gegeben werden, da es in höheren Dosen Bromismus, ja selbst schwere Vergiftungserscheinungen hervorrufen kann. Unschädlich ist das von Strauss empfohlene *ameisensaure Natron* (2—4 g pro die, eventuell mit 1 g Kochsalz vermischt).

Flüssigkeitszufuhr. Eine Einschränkung der Flüssigkeitszufuhr kommt in erster Linie für die mit Hydrops resp. Ödembereitschaft einhergehenden Fälle in Frage (besonders bei den Epithelialnephrosen). Die Ansicht der einzelnen Autoren über die Stärke der Einschränkung, sowie über die Form der verminderten Zufuhr gehen nicht unerheblich auseinander. Während Volhard beispielsweise strenge *Durstkuren* bei schwerer akuter Nephritis empfiehlt, hält Strauss sie nur beim Hydrops für angebracht, und dann auch nur, wenn keine Urämiegefahr vorliegt. Auf einem ähnlichen Standpunkt steht Krehl. Bezüglich näherer Einzelheiten muß auf das Kapitel „Ödembehandlung“ verwiesen werden.

Milchdiät. Eine große Rolle spielte früher und auch zum Teil heute noch bei der Behandlung der verschiedenen Nephritisformen die Milchdiät, speziell in Form der *Karellkur. Eine strengere Milchdiät kommt am häufigsten bei der chronischen mit Herzstörung einhergehenden Glomerulonephritis in Betracht*; hier ist dann eben in erster Linie der *cardiale Faktor*, der diese eintönige, strenge Diät (4mal täglich 200 ccm Milch) erfordert. Die Ausdehnung der Kur auf 6—8 Tage, wie sie Lenhartz besonders propagierte, erscheint für die meisten Fälle zu rigoros. Strauss empfiehlt 3—4*tägige Kuren*, die man nach einiger Zeit wiederholen kann. Die *Milch* bildet ja zweifellos ein *ihrer Zusammensetzung nach geeignetes Nahrungsmittel* für Nephritiker, da sie Eiweiß, Fett und Kohlenhydrat enthält; *nachteilig* ist aber einesteils, daß große Flüssigkeitsmengen zur Deckung des Calorienbedarfs bei längerer ausschließlicher Milchdiät nötig sind (etwa 3 Liter täglich), daß ferner dabei eine *relativ große Menge Eiweiß* einverleibt wird (96 g in 3 Liter), sowie schließlich, daß der NaCl-Gehalt *ein nicht so geringer* ist (in 3 Liter 4,8 g), jedenfalls zu hoch für einen zu Ödemen neigenden Kranken. Bei den akuten Nephrosen kann man wohl meist von einer reinen Milchdiät absehen. Zweckmäßig ist die Darreichung von *Sahne* (Strauss), da sie bei hohen Calorienwerten (Fettgehalt!) relativ wenig N und NaCl enthält.

Eiweißzufuhr. Neben der Regelung der Kochsalz- und Flüssigkeitszufuhr bedürfen die *stickstoffhaltigen Nahrungsmittel* einer genauen Kontrolle. Für die Abbauprodukte des Eiweißes ist fast ausschließlich die Niere das Ausscheidungsorgan; die Abgabe von N-haltigen Substanzen durch die Haut

(Harnstoff) kommt praktisch kaum in Frage. Da nun anderseits bei einer Reihe von Nierenerkrankungen die N-Ausscheidung gestört ist, wird eine Reduktion der Eiweißzufuhr erforderlich. Aber auch hierbei ist *Schematisieren von Übel*; haben wir es mit einer Erkrankungsform zu tun, bei der die N-Retention fehlt (akute und chronische Nephrosen, Amyloidnephrose, blande Sklerose), so ist die rigorose Eiweißeinschränkung überflüssig und eine unnütze und schädliche Quälerei für den Kranken.

Bekanntlich nimmt der gesunde Mensch mehr Eiweiß auf, als zur *Erhaltung seines N-Gleichgewichtes* notwendig ist. Es hat sich gezeigt, daß auch die seinerzeit von PETTENKOFER aufgestellten Zahlen (118 g Eiweiß bei mittlerer Arbeit für einen Erwachsenen) zu hoch gegriffen sind. Bei genügender anderweitiger Calorienzufuhr (Fett, Kohlenhydrate) kann ein körperlich arbeitender Mensch mit 70—80 g Eiweiß pro die auskommen. *Man wird Nierenkranke ohne nennenswerte N-Retention an der Grenze der für einen Gesunden notwendigen Eiweißmenge halten, der ruhende Kranke wird dann mit* 50—70 *g auskommen.* Anders bei Sklerotikern und Nephritikern, deren R-N-Gehalt die Norm erheblich übersteigt. Hier wird die tägliede Eiweißmenge auf 20—40 g eingeschränkt werden müssen. STRAUSS hat mit solchen „*Eiweißreduktionskuren*“ gute Resultate erzielt.

Eine *besonders strenge Reduktion der Eiweißzufuhr* empfiehlt FREY bei der akuten *Scharlachnephritis* und der *Nephritis nach Angina.* Man kann dabei ein Stickstoffdefizit bei einer täglichen Zufuhr von nur 5—6 g Eiweiß ruhig einige Zeit in Kauf nehmen. Hämaturie und Albuminurie sollen dabei rasch zurückgehen. Bei den chronischen Formen geht man, wie gesagt, weniger rigoros vor, schaltet hierbei aber, wenn möglich alle 1—2 Monate einen *Eiweißkarenztag* (6—10 g) ein.

Welche R-N-Werte sind nun in diesem Sinne als pathologisch anzusprechen? LICHTWITZ erklärt Werte von 40—80 mg in 100 ccm Blut als eine nur geringe Erhöhung, besonders ernst sei jedoch eine kontinuierliche Zunahme des Rest-N im Blut; das deute auf eine wachsende Niereninsuffizienz hin. Des weiteren betont LICHTWITZ, daß „die Höhe des Rest-N im Blut durchaus keinen Maßstab für die N-Retention im Körper darstelle“. Der zurückgehaltene Stickstoff sitze zum weit überwiegenden Teil in den Geweben und sei so dem intravitalen Nachweis entzogen; im Blut häufe er sich erst zuletzt an. Auch FREY betont, daß die Höhe des bestimmbaren Rest-N durchaus nicht dem Grade der N-Retention parallel gehe. Wenn die Überlegungen LICHTWITZs auch zweifellos zu Recht bestehen, so wird doch die *nachweisbare N-Retention eine Mahnung zur Eiweißreduktion sein müssen.*

Die Einschränkung der Eiweißzufuhr hat nach Ansicht der meisten Autoren in erster Linie in einer *Reduktion der Fleischkost* zu bestehen. Ob tatsächlich die roten *Fleischsorten* für den Nephritiker weniger bekömmlich sind, als das weiße Fleisch (einschließlich Fische), ist noch nicht entschieden. Man hat u. a. beim roten Fleisch einen höheren Gehalt an *Extraktivstoffen* vermutet und diesen nierenschädigende Eigenschaften zugeschrieben. Ersteres ist nicht sicher erwiesen und auch über die *Schädlichkeit der Extraktivstoffe* gehen die Ansichten auseinander. STRAUSS schätzt auf Grund tierexperimenteller Untersuchungen diese Schädlichkeit nicht hoch ein; meint jedoch, daß sehr *nucleinreiche Organe* wie Hirn, Nieren, Thymus usw. wegen der Harnsäurebildung aus den Nucleinen für den Nephritiker ungeeignet seien, zumal diese Kranken eine große Disposition zur Bildung reiner Harnsäuresteine zeigen. Allgemein wird angenommen, daß *pflanzliches Eiweiß sowie Milch- und Eiereiweiß bekömmlicher* sind *als Fleischeiweiß.* Gekochte Eier scheinen die Niere weniger leicht zu schädigen als rohe; das Eidotter ist bei relativ geringem Eiweißgehalt sehr calorienreich, ein Punkt, der für die Nierendiät nicht ohne Bedeutung ist. Was das *Milcheiweiß* angeht, so wurde schon oben betont, daß wegen des relativ hohen Eiweißgehaltes der Milch große Mengen bei schlechter N-Ausscheidung nicht angebracht sind. Die nachstehende kleine *Tabelle* gibt eine Übersicht über den Eiweiß-, Fett- und Kohlenhydrat-Gehalt der wichtigsten Nahrungsmittel und zugleich über ihren Calorienwert.

Nahrungsmitteltabelle

(nach SCHALL und HEISLER zusammengestellt).

100 g enthalten	Eiweiß g	Fett g	Kohlenhydrate g	Calorien
Rindfleisch	19,5	15	10,5	210
Kalbfleisch	19	2,5	0,5	105
Schweinefleisch	17,5	15,5	0	215
Hühnerfleisch	20	4,5	1,5	130
Fischfleisch (Karpfen)	16	8	0	140
„ (Schellfisch)	16	0	0	65
Kuhmilch	3,1	3,5	4,7	65
Rahm	3	29	3,5	295
1 Hühnerei	5,5	5,15	0,3	75
Fettkäse	23	27	3	360
Butter	0,5	82	0,5	770
Kartoffeln	1,5	0	20,5	90
Weißbrot	5,5	0,5	56,5	260
Schwarzbrot	4,5	0,5	48	220
Rübenzucker	0	0	98	400
Getrocknete Erbsen	13,5	1	41	240
Wurzelgemüse (Karotten)	0,5	0	7	30
Spinat	1,5	0	1,5	10
Schokolade	5	23	55	460

Fett und Kohlenhydrate. Im Gegensatz zu den eiweißhaltigen Nahrungsmitteln bestehen gegen die Darreichung von *Fett und Kohlenhydraten* nach Belieben der Kranken kaum jemals Bedenken, da beide im Körper verbrannt werden und ihre Spaltungsprodukte die Niere nicht behelligen. Im Gegenteil, Fett und Kohlenhydrate stellen die wichtigsten calorienspendenden Nahrungsmittel für den Nephritiker dar. Deswegen spielen Mehlspeisen in der Nierendiät eine wichtige Rolle. Zweifellos kann hier durch geschickte Zusammensetzung ein genügend abwechslungsreicher Speisezettel erreicht werden. Des weiteren bestehen gegen die Darreichung von *Gemüsen, Reis und Obst* kaum je Bedenken; natürlich müssen diese entsprechend zubereitet sein, d. h. das Gemüse darf je nach dem Störungsgrade der NaCl-Ausscheidung nur wenig gesalzen sein. Mit *Würzstoffen*, wie *Pfeffer, Senf* usw. sei man auch zurückhaltend, wenngleich nicht verhehlt werden soll, daß ihre *nierenschädigenden Eigenschaften* wohl doch etwas *überschätzt* worden sind.

Was die *Genußmittel Kaffee, Tee, Schokolade* angeht, so hält STRAUSS sie in schwacher Konzentration für unschädlich; als leichtes Analepticum kann ihre Wirkung sogar unter Umständen erwünscht sein. Ebenso sei man mit dem Verbot kleiner Mengen *Alkohol* bei Patienten, die nun einmal daran gewöhnt sind, nicht zu rigoros.

2. Diät bei chirurgischen Nierenkrankheiten.

Wie schon oben erwähnt, spielen diese mannigfachen diätetischen Vorschriften in erster Linie bei den diffusen Nierenerkrankungen sowie bei den herdförmigen Nephritiden eine Rolle. Bei den sog. *chirurgischen Nierenkrankheiten* werden sie erst dann notwendig, wenn die zweite Niere ebenfalls erkrankt ist, oder wenn ihr aus irgend einem Grunde besondere Schonung auferlegt werden muß.

Schonungsdiät nach operativen Eingriffen. Nach größeren *operativen Eingriffen* an den Nieren ist eine *Schonungsdiät* unbedingt erforderlich. Ist eine Niere entfernt worden, so hat das andere Organ zunächst eine erhebliche Mehrarbeit zu leisten, vorausgesetzt, daß die entfernte Niere auch noch mit für die Sekretion in Betracht kam, wie das ja tatsächlich für die Mehrzahl der Fälle zutrifft. Dazu kommt als weitere Schädigung die *Narkose.* Und zwar trifft das nicht nur für die *Chloroformnarkose* zu, bei der ja die Spättodesfälle zum nicht geringen Teil auf schwere Nierenschädigungen, besonders des Epithelapparates, zurückzuführen waren (FRAENKEL u. a.), sondern auch für die *Misch- und reine Äthernarkose.* Allerdings sind die bei reiner Äthernarkose beobachteten Nierenstörungen wesentlich geringfügiger und mehr vorübergehend (v. BRUNN). Daß auch die örtliche Betäubung nicht ganz vor postoperativen Schädigungen schützt, geht aus den Beobachtungen von KAPPIS hervor. In letzter Zeit haben wir bei einer größeren Zahl von Operationen an den Harnwegen, speziell bei Nierenerkrankungen die *Stickoxydulnarkose* angewandt, häufig mit einer Zugabe von 10—30 g Äther. Wie bei anderen operativen Eingriffen, so hat sich auch bei den Nierenoperationen gezeigt, daß die Parenchymschädigung der großen Drüsen durch das Lachgas völlig fortfällt.

Die Beurteilung postnarkotischer Nierenstörungen stößt nun dadurch auf gewisse Schwierigkeiten, daß noch *anderweitige toxische und mechanische Schädigungen* dabei in Betracht kommen. Zunächst spielt bei der Exstirpation kranker Nieren das Manipulieren an dem zu entfernenden Organ, das meist unvermeidliche Zerren und Drücken beim Vorwälzen und beim Isolieren des Nierenstieles eine nicht zu unterschätzende Rolle. Handelt es sich beispielsweise um eine Pyonephrose, so werden *toxische Produkte in die Blutbahn gepreßt* und können so allgemein- und speziell nierenschädigende Wirkung entfalten. Und zwar soll es sich dabei nicht allein um *Bakteriengifte* handeln, sondern auch um *toxische Substanzen aus der zerfallenen Nierensubstanz* (POSNER). In diesem Sinne sprechen auch experimentelle Untersuchungen von HEYDE nnd VOGT. Letzteres gilt für alle mit Zerstörung der Nierensubstanz einhergehende Prozesse (Tuberkulose, Pyonephrosen, Tumoren). Es handelt sich also bis zu einem gewissen Grade um ähnliche Verhältnisse, wie bei der „*toxischen Nephritis*“, d. h. einer Schädigung einer sonst gesunden Niere durch toxische Produkte des anderen an Tuberkulose, Pyonephrose usw. erkrankten Organs.

Mechanische Schädigungen. Die mechanischen Schädigungen bei konservativen Nierenoperationen (Nephropexie, Nephrotomie, Pyelotomie usw.) spielen insofern keine so bedeutsame Rolle, als die zweite intakte Niere die daraus sich ergebende Mehrarbeit im allgemeinen anstandslos zu leisten vermag. Auf eine andere recht bedeutsame Schädigung bei Nierenoperationen hat vor nicht langer Zeit BUNGE hingewiesen, nämlich auf die **Druckschädigung der gesunden Niere bei der Operation.** BUNGE konnte zeigen, daß bei der üblichen Lagerung mit forcierter seitlicher Abknickung in der Lendengegend die „gesunde“ Niere durch den *Druck der meist benutzten festen Nierenstützen* nachweisbar geschädigt wird. Diese Schädigung äußert sich in dem Auftreten einer oft mehrere Tage bis Wochen dauernden *Albuminurie* und

Cylindrurie. Vermied BUNGE durch eine besondere Lagerung den Druck auf die gesunde Niere, so blieben diese Erscheinungen der Nierenschädigung aus. Daß eine solche mechanische Nierenschädigung bei Exstirpation des anderen Organs nicht gleichgültig ist, liegt auf der Hand. Ob sich hieraus später chronische Nierenleiden entwickeln können, ist allerdings noch unentschieden. Ich selbst habe auch diesen postoperativen Nierenschädigungen seit längerer Zeit besondere Aufmerksamkeit geschenkt und konnte, abgesehen von Albuminurie und Cylindrurie, nicht so selten eine *Verschlechterung des vor der Operation normalen Gefrierpunktes sowie ein Steigen des Reststickstoffs feststellen*; *nach einigen Tagen waren dann wieder die früheren normalen Werte erreicht.* Natürlich war in allen diesen Fällen die restierende Niere vorher klinisch vollkommen gesund gefunden worden.

Aus diesen mannigfachen Schädigungsmöglichkeiten ergibt sich ohne weiteres die Notwendigkeit einer exakten diätetischen Nachbehandlung. Praktisch würde sich die *Schonungsdiät nach Nierenoperationen* etwa folgendermaßen gestalten. In den ersten Tagen nach der Operation wird eo ipso die Nahrungsaufnahme eine geringe sein, zunächst flüssige, dann breiige Kost. Bei der Darreichung von Flüssigkeit wird man das Kochsalz möglichst vermeiden, also keine Fleischbrühe, sondern Tee, Fruchtsäfte usw. Gegen die Darreichung von Milch in mäßigen Mengen bestehen keinerlei Bedenken. Auch in den ersten Wochen nach der Operation sei man mit der Diät noch vorsichtig. Wenig Fleisch, NaCl-Zufuhr nur soweit, wie zur Würzung der Speisen nötig ist. Natürlich wird der Urin fortlaufend auf Eiweiß und Formelemente kontrolliert. Liegt auch nur der Verdacht einer Niereninsuffizienz vor, so würden wir eine strengere Einschränkung der NaCl- und Eiweißzufuhr dringend empfehlen. Rest-N-Bestimmungen im Blut und Feststellung des Gefrierpunktes orientieren über den Grad der N-Retention (allerdings mit der oben erwähnten Einschränkung). Mit einer solchen Schonungsdiät wird der Kranke keineswegs belästigt und eine ausreichende Calorienzufuhr ist dabei selbstredend möglich.

Ähnliche Diätgrundsätze gelten für die konservative Behandlung chirurgischer Nierenaffektionen. Natürlich hüte man sich auch hier vor unnötig strengen Diätvorschriften, die eher Schaden als Nutzen stiften können. Eine Wanderniere, eine unkomplizierte Nephrolithiasis usw. bedürfen kaum einer besonderen Diät; nur sind selbstverständich Exzesse im Genuß von Speisen und besonders in puncto Alkohol auch hier zu vermeiden. Liegt jedoch die Möglichkeit einer Beeinträchtigung des gesunden Organs durch die kranke Seite vor (toxische Nephritis) — und dies ist ja recht häufig der Fall — dann muß eine gewisse Schonungsdiät Platz greifen. Selbstverständlich ist dies bei beiderseitigen chirurgischen Erkrankungen, wie Tuberkulose, Pyelonephritis und nicht zuletzt bei der Cystenniere, jener Erkrankung, die so lange symptomenlos verlaufen kann und bei der sich dann ganz plötzlich die Erscheinungen schwerer Niereninsuffizienz einstellen. Rechtzeitige maßvolle Behandlung wird hier zweifellos von Nutzen sein können.

II. Medikamentöse Behandlung.

Die *medikamentöse Behandlung* der Nierenkrankheiten kommt in erster Linie bei den hydropischen Zuständen, sowie bei Herzstörungen in Frage; wir werden diesen Punkt später noch zusammenhängend besprechen. Des weiteren bei infektiösen Prozessen der Harnwege. Dazu kommt die allgemein symptomatische Behandlung mit Arzneimitteln.

1. Behandlung der Albuminurie und Hämaturie.

Albuminurie. Was zunächst die *Nephritiden* angeht, so kann hier von einer direkten Beeinflussung des nephritischen Prozesses nicht die Rede sein. Die Bestrebungen, die *Albuminurie durch Alkaligaben* zu vermeiden, müssen als verfehlt bezeichnet werden. Sie beruhten auf der keineswegs bewiesenen Annahme, daß die Albuminurie auf eine Übersäuerung des Blutes zurückzuführen sei (Fischer). Zudem ist eine stärkere Alkalizufuhr für die kranke Niere keineswegs gleichgültig. Allerdings haben Bornstein und Lippmann bei sonst Nierengesunden die „*Marschalbuminurie*" durch $NaHCO_3$-Gaben von 10—20 g verhindern können; ob diese Feststellung Bedeutung für die Nierenpathologie gewinnen wird, steht noch dahin.

Hämaturie. Eine medikamentöse Beeinflussung der *Hämaturie* ist bei den diffusen Nierenerkrankungen (Glomerulonephritis) nicht möglich; sie ist auch überflüssig, da die Blutverluste wohl kaum jemals bedrohlichen Charakter annehmen. Anders liegen die Verhältnisse bei Blutungen auf Grund chirurgischer Erkrankungen, wie bei malignen Nierentumoren, Zottengeschwülsten des Nierenbeckens, der „Nephralgie hématurique", Cystennieren usw. Natürlich ist hier zunächst festzustellen, ob ein chirurgischer Eingriff erforderlich und möglich ist. Die Bekämpfung der Blutungen selbst ist meist eine undankbare Sache, muß aber natürlich in jedem nicht operablen Fall versucht werden. Die Darreichung von *Adrenalin* ist durchaus unangebracht, auch in der noch dann und wann üblichen Form von Tropfen. Sie kann nur dazu dienen, den Blutdruck zu erhöhen und so die Blutungsgefahr zu steigern; an die Blutungsquelle selbst kommt das Adrenalin doch nicht heran. Zu versuchen sind jedenfalls bei bedrohlichen Blutungen die auch sonst bei inneren Blutungen üblichen Mittel: *Calciumchlorid*, 5%ig intravenös in einer Menge von 10—20 ccm; ferner hat sich auch verschiedentlich die 10%ige *hypertonische NaCl-Lösung* (5—10 ccm) intravenös bewährt. Eine nennenswerte Nierenschädigung ist durch diese Salzzufuhr wohl kaum zu befürchten, da einerseits die einverleibte Menge gering ist, anderseits es sich hier ja nicht um diffuse, sondern umschriebene Nierenerkrankungen handelt. Schließlich sei daran erinnert, daß wir mit *Bluttransfusionen,* auch in kleinen Dosen, oft eine ausgezeichnete hämostyptische Wirkung erzielen können. Liegt also eine bedrohliche Anämie infolge Nierenblutung vor, so wird man durch eine Blutübertragung von 100—1000 ccm sowohl die Blutung als die Anämie bekämpfen können.

Gute Wirkung entfaltet in manchen Fällen auch das *Clauden.* Die wasserklare sterile Lösung wird intravenös (10 ccm) oder intramuskulär (5—10 ccm) verabfolgt; die Injektion kann des öfteren wiederholt werden.

2. Abführmittel.

Von einer prinzipiellen Darreichung von Abführmitteln zur Behandlung des nephritischen Prozesses (Henoch) ist man abgekommen. Die Eliminierung nennenswerter NaCl-Mengen mit dem Stuhl ist nur durch länger fortdauernde Diarrhöen möglich; die Nachteile dabei scheinen aber die geringen Vorteile zu überwiegen. Im übrigen ist selbstverständlich bei allen Nierenkranken für prompten Stuhlgang zu sorgen; man begnüge sich dabei aber mit milden *pflanzlichen Abführmitteln* (Strauss); die salinischen sollen bei empfindlichen Nieren Albuminurie hervorrufen können (Lipowski).

3. Harndesinficientien.

Bei infektiösen Prozessen der Harnwege, speziell bei der Colipyelitis, hat sich die Darreichung von sog. Harndesinficientien eingebürgert; unter diesen nehmen das Hexamethylentetramin (Urotropin) und das Salicylderivat *Salol* (Salicylsäurephenylester) den ersten Platz ein. Die Wirkung des Urotropins (0,5—1,5 pro die) soll auf einer Abspaltung von Formaldehyd in der Niere beruhen. Da diese Zersetzung nur bei saurer Reaktion des Harns vor sich geht, muß man evtl. bei alkalischem Urin gleichzeitig Säure per os geben (Acid. phosphor. dilut. 3 × tägl. 10 Tropfen); doch sei daran erinnert, daß die Alkalisierung des Urins meist erst in der Blase unter Bakterieneinwirkung vor sich geht; daß dann also in der Niere die Spaltung des Urotropins trotzdem stattfinden kann. Zahlreiche Autoren berichten über gute Resultate; nach eigenen Erfahrungen muß ich mich etwas reserviert ausdrücken, denn in manchen Fällen von Coliinfektion der Harnwege kam ich mit dem Urotropin nicht weiter. Gute Resultate wurden auch von dem *Borovertin*, einer Hexamethylentetramin-Borsäureverbindung, sowie von *Helmitol* gemeldet. Das *Salol* (0,5—1,5 pro die und mehr) wird ebenfalls gern gegeben; besonders gute Wirkung soll es abwechselnd mit Urotropin genommen entfalten (Penzoldt).

In neuester Zeit ist man dazu übergegangen, *Harndesinfizientien intravenös* in hoher Konzentration zu verabfolgen. Angewandt werden Urotropin in 40%iger Lösung und das Cylotropin, welches außer dem 40%igen Urotropin noch Natrium salicylicum und Coffein. natr. salicyl. enthält. Injiziert werden 5—10 ccm; bei akuten Pyelitiden genügen zuweilen 2—3 Injektionen in 2—3täg. Abständen; bei chronischen Prozessen sind mehr Einspritzungen erforderlich. Wir selbst sahen in einer Reihe von Fällen gleich anderen Autoren gute Resultate, freilich auch nicht selten Versager. Vogt empfiehlt in Fällen, bei denen die intravenöse Injektion unmöglich ist, einen Zusatz von 40 mg Novocain; die intramuskuläre Injektion ist dann schmerzlos. Daß die intravenöse Injektion außerdem zur Bekämpfung der postoperativen Retentio urinae angewandt wird, sei nur nebenbei erwähnt.

4. Quecksilberpräparate.

Kalomel. Einer gewissen Beliebtheit erfreute sich in früheren Zeiten das *Kalomel als Diureticum, speziell bei kardialen Ödemen.* Da es unter Umständen erhebliche nierenschädigende Eigenschaften entfalten kann, ist man seit längerer Zeit so ziemlich von diesem Mittel abgekommen. Strauss meidet prinzipiell das Kalomel bei Nephritiden, ebenso warnt Romberg vor seiner Anwendung bei nephritischem resp. nephrotischem Ödem. Demgegenüber glauben Volhard und Lichtwitz wegen der ausgezeichneten diuretischen Wirkung nicht auf dies Mittel verzichten zu können. Allerdings muß es dann in nicht zu geringen Dosen (0,2—0,3 5mal am Tage) gegeben werden; bleibt nämlich die Diuresen und somit auch die Ausscheidung des Kalomels aus, dann können sich recht unangenehme Hg-Vergiftungserscheinungen einstellen (Stomatitis, Enteritis usw.). Lichtwitz will es erst dann angewandt wissen, wenn die anderen Diuretica versagen. Auch Eppinger empfiehlt auf Grund guter Erfahrungen das Kalomel bei nephrotischem Ödem; um die Darmwirkung auszuschalten, verordnet er gleichzeitig Opium. Er gibt jedoch zu, daß Intoxikationserscheinungen dabei auftreten können. *Bei Nephritiden vermeidet er Kalomel prinzipiell.* 2 weitere Hg-haltige Diuretica, das *Novasurol* sowie das *Salyrgan* werden im Kapitel: „Behandlung der Wassersucht" ausführlich besprochen (S. 278).

Schmierkur. Das Quecksilber in der Form einer *Schmierkur* kommt bei Nierenerkrankungen auf luischer Basis in Frage. Lange Zeit hat man darüber diskutiert, ob der schädigende Einfluß des Hg auf die Nierenepithelien nicht den Nutzen einer spezifischen Kur aufhöbe; auch heute sind die Akten über diese Frage noch nicht geschlossen. Handelt es sich um eine *syphilitische Nephrose* mit starken Ödemen, so ist es allerdings zweckmäßig, erst die Ödeme zu beseitigen (siehe später) und dann mit einer spezifischen Kur anzufangen. Zur Entwässerung ist das Hg-haltige *Salyrgan* (s. S. 278) besonders geeignet. Jod kann schon während des hydropischen Zustandes gegeben werden evtl. auch Neosalvarsan (0,2—0,4); das Hg wird am besten in der Form einer Schmierkur dem Kranken zugeführt. Nach LICHTWITZ, MUNCK, VOLHARD u. a. ist die Auffassung, daß eine vorsichtige Hg-Kur die schon erkrankte Niere weiter schädige, nicht gerechtfertigt; KORANYI hat hingegen den Eindruck gehabt, daß das Quecksilber schaden könne. Natürlich ist für diese spezifische Therapie Voraussetzung, daß auch tatsächlich die Lues in der Ätiologie eine Rolle spielt, soweit dies überhaupt zu entscheiden ist. Ob es viel Zweck hat, bei *malignen Sklerosen* und gleichzeitiger positiver WASSERMANNschen Reaktion eine antiluetische Therapie mit Quecksilberpräparaten zu treiben, ist sehr fraglich. KORANYI sah hierbei nie einen Erfolg, andererseits häufig Schaden durch das Hg, MUNCK hingegen will auch bei den indurativen Formen der syphilitischen Nierenerkrankungen Quecksilber versuchen, und zwar erst in Form eines leicht resorbierbaren Injektionspräparats, später als Schmierkur.

5. Jodpräparate.

Mit der Verordnung von Jodpräparaten sollte man bei Nephritikern vorsichtig sein. Aus den Resultaten der SCHLAYERschen Funktionsprüfungsmethoden wissen wir ja, daß die Jodausscheidung speziell bei Erkrankungen des tubulären Apparates gestört ist. STRAUSS sah dementsprechend bei insuffizienten Nieren häufiger als sonst Jodintoxikation. Auch KORANYI warnt vor der kritiklosen Anwendung des Jods, speziell bei den Sklerosen, da nach seinen Erfahrungen die *Nierensklerotiker schlecht Jod vertragen.* Nun sind es aber gerade die mit arteriosklerotischen Veränderungen einhergehenden Nierenerkrankungen, also die blande und maligne Sklerose, bei denen man das auch sonst bei der Arteriosklerose erprobte Jodkali anwenden möchte. Große Dosen und lange Anwendung sind aber Voraussetzung für einen gewissen Erfolg. Man wird also, dem Rat KORANYIs folgend, entweder ganz auf das Jod bei den Sklerosen verzichten oder sich mit kleinen Dosen begnügen. Vielleicht sind manche der so zahlreichen *kombinierten Jodpräparate* (Dijodyl, Jodival, Jodostarin usw.) oder *Jodeiweißpräparate* den Nierenkranken bekömmlicher, als das sonst immer noch in erster Linie stehende Jodkali. Daß bei *Nierenleiden auf syphilitischer Grundlage,* speziell bei der Lipoidnephrose, Jod zweckmäßig ist, wurde schon oben betont. Bei den *chirurgischen Nierenerkrankungen* spielt die Jodmedikation nur eine geringe Rolle. Beim *Nierengummi* und evtl. bei inoperablen *malignen Tumoren* wird man unter Umständen Jodpräparate verordnen, große Erfolge darf man jedoch nicht erwarten. Das gleiche gilt für die früher häufiger geübte Jodbehandlung der *Nierentuberkulose* bei nicht operablen Fällen. — Über ein weiteres Jodpräparat, das *Jodothyrin*, wird bei der Besprechung der Ödemtherapie eingegangen werden.

6. Diuretica.

Purinderivate. Einen wichtigen Platz unter den Medikamenten bei Nierenerkrankungen nehmen die Diuretica ein, und zwar sind es in erster Linie die Purinderivate, welche auf Grund klinischer und experimenteller Beobachtungen sehr häufig, speziell bei den mit Ödemen einhergehenden diffusen Nierenaffektionen verordnet werden.

Es handelt sich um das *Coffein* (Trimethylxanthin), das *Theobromin* und das *Theophyllin* (isomere Dimethylxanthine), das *Diuretin* (Theobrominum natriosalicylicum) sowie eine Reihe diesen verwandter, synthetisch hergestellter

Körper (*Theacylon* = Theobrominum acetylosalicylicum, *Euphyllin* = Theophyllin-Äthylendiamin usw.).

Coffein. Das pharmakologisch am genauesten durchforschte Präparat ist das Coffein. *Sein diuretischer Effekt ist bis zu einem gewissen Grade von seiner gleichzeitigen Wirkung aufs Herz und Gefäßsystem abhängig.*

Das Herz wird nach H. Meyer *in mehrfacher Weise beeinflußt*: 1. Erregung des Vaguszentrums: Herzverlangsamung; 2. Erregung der peripheren beschleunigenden Herzganglien: Pulsbeschleunigung; weiter 3. Zunahme der systolischen Energie; 4. Abnahme der diastolischen Fähigkeit; 5. schließlich Erweiterung der Kranzgefäße. Das *Vasomotorenzentrum* wird erregt, also Erhöhung des Blutdrucks. Je nachdem, ob die vasoconstrictorischen Zentren wenig oder stark erregbar sind, wird der *Blutdruck sinken oder steigen.* Durch Narkotica (Alkohol!) soll die blutdrucksenkende Komponente mehr zur Geltung kommen.

Die *diuretische Wirkung selbst soll auf verschiedene Weise zustande kommen*:

1. Durch *verstärkte Durchblutung der Niere*;
2. durch *Hemmung der Rückresorption in den Harnkanälchen*;
3. durch *Steigerung der Capillarfunktion in den Geweben, also durch einen* **extrarenalen** *Faktor.*

ad 1. Die *verstärkte Durchblutung der Niere* läßt sich im Tierversuch direkt onkometrisch nachweisen; das vorher dunkle venöse Blut fließt mit arterieller Farbe nach der Coffeineinverleibung. Die Wirkung ist die gleiche nach völliger Entnervung der Niere; *das Coffein greift also unmittelbar an der Gefäßmuskulatur an. Infolge der verstärkten Durchblutung der Niere steigt naturgemäß die Harnsekretion.* Da aber nach unseren heutigen Anschauungen das Harnwasser vorwiegend oder ausschließlich von den Glomerulis abgesondert wird, müßte man bei ausgedehnter Zerstörung derselben die Coffeindiurese vermissen, was auch tatsächlich der Fall zu sein scheint.

ad 2. Beim Gesunden wird wahrscheinlich ein großer Teil des von den Glomerulis abgesonderten Harnwassers (schätzungsweise 50 Liter pro die!) rückresorbiert und dadurch die dem Blut gegenüber erheblich höhere osmotische Konzentration des Urins bewirkt. Das *Coffein soll nun diese Rückresorption bis zu einem gewissen Grade hemmen.* Eine Reihe experimenteller Ergebnisse scheint für die Möglichkeit dieser Coffeinwirkung zu sprechen, erwiesen ist sie aber nicht.

ad 3. Neuerdings wird dem *extrarenalen Faktor* der Coffeinwirkung besondere Bedeutung beigemessen. Volhard konnte ihn klinisch direkt beweisen, indem er bei Hydropischen nach einer intravenösen Coffein- resp. Theophyllininjektion fortlaufend die *roten Blutkörperchen* zählte. Er konnte dann eine unter Umständen *erhebliche Abnahme* derselben (bis zu 1 Million im Kubikmillimeter) feststellen, auch wenn keine Diurese eintrat. Auch *experimentelle Resultate* scheinen in diesem Sinne zu sprechen [Wasserzunahme im Blut nach Coffeininjektion bei nephrektomierten Tieren (Weber)].

In letzter Zeit führt man die Wirkung der Diuretica auf kolloidale Vorgänge zurück. Ellinger konnte im Tierexperiment feststellen, daß *das Coffein den Quellungsdruck (das Wasserbindungsvermögen) des Serumeiweißes und anderer Kolloide herabsetzt*; die Coffeindiurese erklärt er in der Weise, daß infolge der Serumentquellung einerseits die Ultrafiltration im Glomerulus verstärkt sowie die Rückresorption in die Tubuli vermindert wird, anderseits infolge der Herabsetzung des Quellungsgebietes in den Geweben Hydrämie eintritt und somit den Nieren weitere Flüssigkeitsmengen zugeführt werden. Den Beweis für diese Annahme glauben Ellinger und Neuschloss dadurch erbracht zu haben, daß sie auf der Höhe der Coffeindiurese (0,5 per os) die Viscosität des Serums trotz Erhöhung der Eiweißkonzentration erniedrigt fanden.

Aus allen diesen Darlegungen erhellt, daß die *Wirkungsweise des Coffeins recht kompliziert und zum Teil noch nicht völlig klargestellt ist;* es leuchtet auch ohne weiteres ein, daß man bei kranken Nieren nicht immer eine prompte Diurese erwarten kann. Dafür sprechen ja auch die klinischen Erfahrungen, auf die im Kapitel „Ödembehandlung" eingegangen werden wird.

Verordnet wird das Coffein meist als das leicht wasserlösliche Doppelsalz *Coffeinum natrio-salicylicum* oder *natrio-benzoicum* 0,1—0,2 mehrmals täglich. Maximaldosis 0,5 pro dosi, 1,5 pro die.

Theobrominpräparate usw. Im Gegensatz zum Coffein fehlt den anderen Purinderivaten die unter Umständen unerwünschte zentrale Wirkung auf den Kreislauf. Sie sind daher die am häufigsten angewandten. Das *Theobrominum natrio-salicylicum* (Diuretin) wird in Einzeldosen von 0,5—1,0 gegeben (Maximal dosis pro die 6,0); da es nicht so selten Magen-Darmstörungen hervorruft, wird neuerdings mehr das *Theacylon* (siehe oben) empfohlen, welches diese Nachteile kaum zeigt (0,3—0,6 mehrmals täglich). Das *Theophyllin* wirkt in noch geringeren Dosen (0,2—0,5 pro dosi). Nierenschädigende Wirkung durch die Theobrominpräparate hat STRAUSS gleich anderen Autoren nie gesehen.

Ob den Purinderivaten auf Grund ihrer hyperämisierenden Wirkung *direkte günstige Einwirkung auf den Krankheitsprozeß* in der Niere zukommt, wie von einigen Autoren angenommen wird, ist recht zweifelhaft. Der Gedanke liegt ja nahe in Analogie zu der heilenden Wirkung der Hyperämie bei sonstigen akuten und chronischen Entzündungen.

Die diuretische Wirkung des *Harnstoffs* wird im Kapitel „Behandlung der Wassersucht" besprochen werden (S. 277).

Species diureticae. Die früher viel verordneten *Species diureticae* spielen heute nur noch eine geringe Rolle. LICHTWITZ ist der Meinung, daß man bei der akuten Nephritis nicht auf diese Mittel verzichten solle. Die hervorragenden Erfolge mancher Kurpfuscher beruhen auf solchen gut zusammengestellten harntreibenden Tees. Der diuretische Effekt dieser Drogen kommt durch ihren Gehalt an ätherischen Ölen zustande; sie haben schon in kleinsten Mengen nierenreizende, d. h. gefäßerweiternde Wirkung; in größeren Dosen aber entfalten sie erhebliche nierenschädigende Eigenschaften. Die *gebräuchlichsten Species diureticae* enthalten: Fructus Juniperi, Bulbus Scillae, Rad. Liquiritiae usw.

7. Herzmittel.

1. Digitalispräparate. Unter den Herzmitteln bei Nierenkranken spielen die *Digitalispräparate* die wichtigste Rolle. Und zwar dienen sie nicht nur zur Hebung der gesunkenen Herzkraft, sondern zur unmittelbaren günstigen Beeinflussung der Nierentätigkeit. Durch die Untersuchungen von LOEWI und JONESCU wissen wir, daß — im Gegensatz zu anderen Gefäßgebieten, speziell den Darmgefäßen — *kleine Digitalisgaben die Nierengefäße erweitern, eine verstärkte Durchblutung und somit Diurese bewirken.* Diese Wirkung tritt auch an der isolierten Niere ein. Größere Digitalisgaben wirken auch verengernd auf das Gefäßsystem der Niere. Da größere Gaben auch sonst eine allgemeine Vasokonstriktion und Blutdrucksteigerung zur Folge haben, würde bei allen mit Hypertonie einhergehenden Nierenkrankheiten eine ungünstige Wirkung erzielt. Die *kleinen Dosen* (0,05—0,1 pro die) haben sich bei chronischen Nephritiden und den verschiedenen Skleroseformen gut bewährt; sie können sogar Blutdrucksenkung bewirken, wie ROMBERG hervorhebt.

Die *Darreichung der Digitalis* kann entweder in der Form des Infuses erfolgen, welchen u. a. EPPINGER bevorzugt, und zwar gibt er bei *jeder akuten Nephritis* und bei hydropischen Zuständen mit Blutdruckerhöhung zunächst drei Tage lang das Infus in einer Stärke von 0,8 : 180; später fährt er dann mit kleinen Dosen in Pillenform fort. Da die Dosierung bei Anwendung des Infuses wegen wechselnder Stärke des Alkaloids zuweilen nicht ganz zuverlässig ist, bevorzugt man die physiologisch eingestellten *Dialysate* (Digitalysatum Bürger, Digitalisdialysat Golaz, Digipuratum). Letzteres soll sich durch besondere Reinheit des Präparates auszeichnen.

Strophanthin. Bei akut bedrohlichen Zuständen von Herzschwäche ist es zweckmäßig, das sehr prompt wirkende Strophanthin intravenös zu geben $^1/_2$ bis 1 mg); doch sei daran erinnert, daß bei gleichzeitiger Digitalisdarreichung bedrohliche Kumulationswirkungen beobachtet sind. Speziell bei akuter Herzschwäche nach größeren Nierenoperationen wird man mit großem Nutzen vom Strophanthin Gebrauch machen.

Cardiazol. Ein neues ausgezeichnetes Analepticum ist das Cardiazol (Pentamethylentetrazol), welches auch bei subcutaner Injektion (0,1 g) rasch die Herzkraft hebt; außerdem erregt es die vegetativen Zentren des Zwischenhirns, insbesondere das Atemzentrum. Intravenös gegeben wirkt es nach wenigen Minuten. Wir wenden es bei Kollapszuständen und postoperativen Kreislaufstörungen mit bestem Erfolge an.

Blutdruckherabsetzende Mittel. Bei den mit starker Hypertonie einhergehenden Nierenerkrankungen kommen unter Umständen Medikamente in Frage, die den Blutdruck herabsetzen, zumal, wenn die Hypertension krisenhaft ansteigt (Eppinger). Freilich kann es sich bei diesen nur flüchtig wirkenden Mitteln lediglich um die vorübergehende Bekämpfung lästiger subjektiver Symptome handeln. Empfohlen wird u. a. das *Papaverin* (0,005 intravenös oder 0,04 subcutan). Frey sah nach mehrwöchigen Gaben von 0,02 täglich den Blutdruck bei arteriosklerotischer Schrumpfniere nicht unerheblich sinken. Strauss gibt *Luminal* zweimal täglich 0,05 evtl. in Kombination mit kleinen Digitalis- oder Diuretindosen.

Amylnitrit ($C_5H_{11}-O-NO$) und Nitroglycerin ($C_3H_5(NO_3)_3$) kommen bei Oppressionszuständen und Angina-pectorisartigen Anfällen in Betracht. Letzteres kann man nach Volhard längere Zeit ohne Schaden in Komprettenform (0,5 mg Nitroglycerin) nehmen lassen.

8. Betäubungsverfahren bei Nierenkranken.

Einer kurzen Besprechung bedarf noch die Narkose bei Nierenkranken. Es ist schon oben gelegentlich der Besprechung der diätetischen Nachbehandlung nach Nierenoperationen (S. 5) auf die mannigfachen Schädigungen durch den operativen Eingriff hingewiesen und auch die Chloroform- und Ätherschädigung kurz gestreift. Wie soll man sich nun verhalten, wenn *bei bestehender diffuser Nierenerkrankung* ein operativer Eingriff erforderlich wird? Handelt es sich um die Nieren selbst, dann käme als Eingriff ja nur die Dekapsulation in Frage. Hierauf wird bei der Besprechung der Anurie eingegangen werden. Ist ein Eingriff an einem anderen Organ erforderlich, so wird man sich — je nach Schwere der Nierenerkrankung — die Frage vorlegen, ob der betreffende Eingriff auch unbedingt erforderlich ist. Auf alle Fälle wird man Chloroform vermeiden, überhaupt tunlichst in örtlicher Betäubung oder in Lachgasnarkose operieren. Bei Nephritikern mit *starker Blutdruckerhöhung* hinwiederum muß man bei Operationen in Lokalanästhesie vorsichtig mit dem *Adrenalinzusatz zum Novocain* sein, wenn man vor unliebsamen Überraschungen durch Adrenalinkollaps bewahrt bleiben will; auch liegt dann natürlich die Möglichkeit von Hirnblutungen usw. vor.

Sedativa. Gegen die Verordnung der sonstigen Narkotica, Sedativa und Hypnotica (Morphingruppe, Chloralhydrat und Verwandte, Veronal, Sulfonal, Bromural, Adalin usw.) bestehen von seiten der Niere keine speziellen Kontraindikationen. Nur ein in dieser Hinsicht nicht ganz gleichgültiges Schlafmittel scheint eine Ausnahme zu machen, das *Nirvanol* (Phenyläthylhydantoin). Die schlafmachende Wirkung in einer Dosis von 0,25 bis höchstens 1,0 ist im allgemeinen eine ausgezeichnete. Doch hat man bei längerer Darreichung *nicht unerhebliche Nierenstörungen bei vorher Nierengesunden* festgestellt. MAJERUS berichtet über einen Fall von tödlich verlaufener hämorrhagischer Nephritis; auch andere Autoren sahen nach längerem Gebrauch mittlerer Dosen *Hämaturie* auftreten. Recht häufig scheinen ferner *fieberhafte Exantheme* dabei aufzutreten. Es ist also mit diesem an und für sich sehr gut wirksamen Mittel größte Vorsicht geboten, am besten meide man es ganz.

9. Parenterale Flüssigkeitszufuhr.

Ist bei Nierenkranken die Zuführung von größeren Flüssigkeitsmengen per os nicht möglich, so kommt rectale oder parenterale Einverleibung in Frage. Mit der sonst üblichen *Kochsalzinfusion* resp. dem Kochsalzeinlauf würden dem Organismus erhebliche Salzmengen zugeführt (bei $1^1/_2$ Liter Infusion einer physiologischen Lösung nicht weniger als 13,5 g!), die recht unerwünschte Wirkungen entfalten könnten. Man wird in solchen Fällen nach dem Vorschlag von STRAUSS zweckmäßig eine *isotonische* $4^1/_2\,^0/_0$ige *Traubenzuckerlösung* infundieren, bei welcher neben der Wasserzufuhr noch eine nicht so ganz unerhebliche Menge eines calorienspendenden Stoffes zugeführt wird (bei 1 Liter 45 g Traubenzucker = 167 Calorien). In Betracht kommen solche Infusionen bei urämischen Zuständen zur Durchspülung der Gewebe (s. später bei Urämiebehandlung), sowie bei und nach *operativen Eingriffen*; insbesondere bei der Dekapsulation wegen anurischer Zustände usw.; aber auch wenn sonst bei einer chirurgischen Nierenaffektion im Anschluß an die Operation eine Infusion angebracht ist, würden wir unbedingt die Traubenzuckerinfusion der Kochsalzinfusion vorziehen. Besonders in Form der Dauertropfinfusion haben wir mit großem Nutzen die *Calorose*lösung angewandt ($3{,}5\,^0/_0$ige Invertzuckerlösung).

10. Vaccinebehandlung, Proteinkörpertherapie.

Bei gewissen Infektionen der Niere kann man mit Nutzen von einer Vaccinebehandlung Gebrauch machen. In erster Linie kommen dabei hartnäckige *Pyelitiden* in Frage, Pyelitiden, die der üblichen Allgemein- und Lokalbehandlung widerstehen. Zumeist wird es sich um Bacterium coli handeln, aber auch bei anderen Erregern kann man diese Methode anwenden. Die *Herstellung der Vaccine* geschieht gewöhnlich in der Weise, daß man Agarreinkulturen abschwemmt, bei 60^0 sterilisiert und durch Phenolzusatz ($0{,}5\,^0/_0$) keimfrei hält. ADAM berichtete kürzlich über eine sehr einfache neue Methode zur Vaccinebehandlung bei der Pyelocystitis kleiner Kinder. Er läßt die Keime in dem infizierten Urin selbst sich bei Zimmertemperatur anreichern und sterilisiert ihn hernach durch Zusatz von Phenol oder Chloroform. Die Kur wird mit 0,1 ccm begonnen, in den nächsten Tagen steigend, bis eine kräftige Lokalreaktion auftritt. Bei einer Reihe hartnäckiger Pyelocystitiden erreichte er rasche Heilung.

Über die *Tuberkulinbehandlung* der Nierentuberkulose wird im Abschnitt über Tuberkulose der Harnorgane gesprochen werden. Hier sei nur erwähnt, daß auch nach unseren Erfahrungen eine *Tuberkulinkur lediglich bei inoperablen Fällen und evtl. als Nachbehandlung nach einer Nephrektomie in Frage kommt.*

Die *Proteinkörperbehandlung (unspezifische Reiztherapie)* spielt — abgesehen von der eben erwähnten Vaccinebehandlung — in der Urologie eine geringe

Rolle. Nach Petersen soll es gelingen, die febrile Albuminurie durch unspezifische Injektionen günstig zu beeinflussen; die Behandlung der diffusen Nierenerkrankungen mit diesen Mitteln scheint nie in größerem Umfange versucht zu sein. Karo sah gute Resultate von Terpentininjektionen bei Staphylokokkeninfektionen der Harnwege im Kindesalter.

III. Physikalische Behandlung.

1. Bettruhe.

Im akuten Stadium gehören Nierenkranke ins Bett; das gilt im besonderen Maße für die akuten diffusen Nephritiden, ebenso für die Nephrosen, bei denen allerdings die Grundkrankheit meist schon Bettruhe verlangt. Der *Nutzen der strengen Bettruhe ist ein mehrfacher*; zunächst *schützt* die gleichmäßige Bettwärme *vor Abkühlungen,* gegen die akute Nephritiker besonders empfindlich sind; gleichzeitig ruft diese Wärme wahrscheinlich auch eine gewisse *Hyperämie der Nieren* hervor und kann so heilsame Wirkungen entfalten. Zweitens wirkt, wie Strauss betont, die *Horizontallage* günstig auf die Nierenfunktion ein, denn der Übergang zur aufrechten Körperhaltung kann bei empfindlichen Nieren bekanntlich schon Albuminurie hervorrufen. Drittens ist der *Gesamtstoffwechsel* bei absoluter Ruhe herabgesetzt; die Niere wird somit von den durch sie auszuscheidenden Stoffwechselprodukten in geringerem Grade behelligt, als bei körperlicher Betätigung. Natürlich soll man den akuten Prozeß wenn irgend möglich ganz zur Ausheilung bringen und einen Übergang ins chronische Stadium zu vermeiden suchen. Man wird also die Kranken solange im Bett halten, bis der Urin frei von Eiweiß geworden ist. Tritt dies jedoch nicht ein, so kann man den Kranken natürlich nicht monatelang im Bett halten, sondern darf dann zunächst unter größten Vorsichtsmaßregeln das **Aufstehen** gestatten. Stete Urinkontrolle ist dabei erforderlich; bei Zunahme des Eiweißgehaltes ist wieder Bettruhe anzuordnen. Strauss empfiehlt zwischen dem Aufstehen wieder *Liegetage* einzuschalten. Vor allzu langer Bettruhe, wie sie in früheren Jahren üblich war und von Bartels besonders konsequent durchgeführt wurde, warnt Volhard. Den *Nephrotiker* läßt er aufstehen, sobald die Ödeme stark zurückgegangen sind; und ist die Nephrose ins chronische Stadium getreten, gestattet er dem Kranken weitgehende Bewegungsfreiheit; er gibt ihn seinem Beruf zurück, auch wenn der Eiweißgehalt noch relativ hoch ist. In solchen Fällen ist das *monatelang ausgedehnte Krankenlager von Übel.* Ebensowenig bieten beim *Nephritisrekonvaleszenten* ein noch minimaler Eiweißgehalt (Restalbuminurie), sowie einige Blutkörperchen Veranlassung, ständige Bettruhe zu verordnen; die Blutdrucksteigerung muß allerdings völlig zurückgegangen sein. Selbstverständlich müssen die Rekonvaleszenten noch lange Zeit unter ärztlicher Kontrolle bleiben. Der chronische Nephritiker gehört nur beim Auftreten von Komplikationen ins Bett.

Bei *chirurgisch Nierenkranken* braucht man im allgemeinen nicht in gleichem Maße auf eine strenge Bettruhe zu sehen. Bei *operativen Fällen* ist Ruhe und Schonung vor dem Eingriff selbstverständlich; nach der Operation werden wir — Intaktheit der anderen Niere vorausgesetzt — den Kranken nicht viel länger im Bett halten, als nach anderen entsprechend großen Eingriffen. Bei *konservativ zu behandelnden Erkrankungen* muß von Fall zu Fall entschieden werden. Die akute mit hohem Fieber einhergehende Pyelitis erfordert natürlich Bettruhe; einen chronischen Pyelitiker mit Bakteriurie ohne sonstige klinische Erkrankungen dauernd im Bett zu halten, ist zum mindesten überflüssig; ebensowenig ist es gerechtfertigt bei einer Cystenniere, die dauernd geringe Blutbeimengung im

Harn zeigt; das gleiche gilt für die sich über Monate und Jahre hinziehende Rekonvaleszenz bei Nieren- und Blasentuberkulose.

2. Abhärtung — klimatische Behandlung. — Lichttherapie.

Von großer Bedeutung ist in der Rekonvaleszenz nach akuten Nephritiden und bei chronischen Nephritiden eine *vorsichtige systematische Abhärtung.* Sie beginnt mit *Freiluftliegekuren,* später treten *hydrotherapeutische Maßnahmen* hinzu. Ähnliches gilt für die chirurgischen Nierenaffektionen, speziell bei der Nierentuberkulose.

Die Bedeutung der klimatischen Behandlung darf nicht überschätzt werden. Wenn chronische Nephritiker sich während der rauhen Wintermonate nach dem Süden zurückziehen können, so ist das ohne Zweifel durchaus zweckmäßig; Voraussetzung ist, daß dann aber auch eine vernünftige Lebensführung eingehalten wird, besonders in diätetischer Hinsicht. Daß das *Wüstenklima* durch die Trockenheit seiner Luft und die dadurch erleichterte Wasserabgabe durch die Haut *keine nennenswerte Entlastung der Niere* bedeutet, geht aus verschiedenen, sehr eingehenden Untersuchungen hervor (Löwy, Bickel). Für Hypertoniker kommen das *Mittelgebirge* und die See in Frage. Größere Reisen mute man aber nur Patienten zu, die den damit verbundenen nicht geringen Strapazen auch gewachsen sind. Eine ganze Reihe von Kurorten erfreut sich mit mehr oder minder großer Berechtigung des Rufes einer besonders günstigen Einwirkung auf die verschiedensten Nierenerkrankungen.

Daß *Licht- und Sonnenbehandlung* bei der *Nierentuberkulose* nach abgeschlossener chirurgischer Therapie gute Resultate zeitigen können, dürfte nach vielfachen Erfahrungen nicht zu bezweifeln sein. Nicht nur im Hochgebirge, sondern auch in der Ebene lassen sich schöne Erfolge erzielen. Die systematische Besonnung des ganzen Körpers ist dabei aber wichtiger als die örtliche Bestrahlung der Nierengegend. Nur bei Tuberkulose der Nierenoperationswunde und bei fistelndem Ureterstumpf ist auch eine örtliche Strahlenbehandlung angebracht, entweder mit der Höhensonne oder mit anderen Bestrahlungslampen, z. B. mit der Solluxlampe. Daß man bei doppelseitiger inoperabler Nierentuberkulose ausgiebigen Gebrauch von der Sonnenbehandlung machen wird, versteht sich von selbst. — Die Röntgenbehandlung Nierenkranker wird an anderer Stelle in einem besonderen Kapitel abgehandelt werden.

3. Bäder und Schwitzprozeduren.

Einen breiten Raum in der Behandlung akuter und chronischer Nierenleiden nehmen seit jeher die Bäder und Schwitzprozeduren ein. Ihre Bedeutung ist zeitweise überschätzt worden und kritiklose Anwendung kann unter Umständen nicht unerheblich schaden.

Warme Bäder sind bei den verschiedenen diffusen Nierenerkrankungen zweifellos von Nutzen. Die auch bei Gesunden zu machende Beobachtung, daß nach einem heißen Bade die Diurese gesteigert ist, beruht bis zu einem gewissen Grade wahrscheinlich auf einer Hyperämie der Nieren, die gleichzeitig mit der Hauthyperämie sich einstellt. Die Temperatur des Wassers muß sich allerdings in gewissen Grenzen halten, wenn keine Schädigung einsetzen soll. *Bäder über 40° C und unter 33° erhöhen den Blutdruck, bei Bädern zwischen diesen beiden Temperaturen hat man Sinken des Blutdruckes beobachtet.* Man wird sich also bei Nephritikern innerhalb dieser Grenzen halten müssen. Strauss hat in besonderer Würdigung dieser heilsamen hyperämisierenden Wirkung auf die Nieren schwerkranke Nephritiker ins Dauerbad gesetzt, ohne allerdings einen deutlichen Nutzen davon zu sehen. *Kohlensaure Bäder* spielen keine besondere Rolle beim Nierenkranken; in Betracht kämen sie evtl. bei den blanden Sklerosen.

Die *Schwitzprozeduren* wurden und werden bei nahezu allen Formen der diffusen Nierenerkrankungen verordnet. Ohne des Näheren auf die interessante historische Entwicklung dieser Behandlungsmethode eingehen zu wollen, sei nur erwähnt, daß Bartels vor 50 Jahren nahezu die gleichen Indikationen für ihre Anwendung stellte, wie sie heute noch vielfach üblich sind.

Er erkannte sehr richtig, daß dem „diaphoretischen Verfahren" nicht nur ein symptomatischer Wert — beim Hydrops — zukäme, sondern auch eine Heilwirkung zuzuschreiben sei. Und zwar durch die Besserung der Nierenfunktion, die sich in verstärkter Diurese und Abnahme des Eiweißes äußere. Er erklärt diese Wirkung durch eine *Entlastung der Nieren*: Die Hyperämie der Hautgefäße habe eine Entlastung des Eingeweidegefäßsystems und somit auch der Nieren zur Folge; das vorher gestaute Blut könne jetzt wieder rascher durch die Nieren fließen, woraus eine Vermehrung der Harnsekretion resultiere.

Diese Vorstellung ist bis zu einem gewissen Grade auch heute noch gültig: Den Schwitzprozeduren wie den heißen Bädern wird eine hyperämisierende Wirkung auf die Nieren zugeschrieben; die bessere Durchblutung hat Diurese zur Folge.

Capillarwirkung der Hitzeapplikationen. *Neben dieser Nierenfunktion haben die Hitzeapplikationen aber einen unmittelbar an den Geweben angreifenden ödemmobilisierenden Effekt.* Schon das Schwitzen setzt ja eine Mobilisierung des Ödems, d. h. eine Aufnahme der Gewebsflüssigkeit in die Blutbahn voraus; von hier aus gelangt das Gewebswasser dann in die Schweißdrüsen. Daß ein Teil der in die Blutbahn aufgenommenen Ödemflüssigkeit durch die Nieren ausgeschieden wird, ist ja ohne weiteres verständlich.

Nun ist es eine alte Erfahrung, auf die auch schon Bartels hinweist, daß die *Schwitzprozeduren in manchen Fällen,* und zwar gerade im Stadium höchster Ödembereitschaft, *versagen.* Es besteht dann eben eine so *hochgradige Capillarinsuffizienz,* daß eine Aufnahme der Ödemflüssigkeit in die Blutbahn unmöglich ist. In solchen Zuständen haben natürlich diaphoretische Maßnahmen gar keinen Sinn; dann kann nur absolute Schonung, also die völlige Sistierung von Wasser- und Salzzufuhr die Nieren- und Capillarfunktion bessern.

Nutzeffekt der Schwitzprozeduren. Wie steht es nun mit dem *Nutzeffekt der Schwitzprozeduren*? Reagiert der Organismus auf die Hitzeapplikation, so können mit dem Schweiß ganz *erhebliche Mengen Flüssigkeit ausgeschieden* werden.

Während der gesunde, ruhende Mensch bei mittlerer Temperatur etwa 700 ccm Wasser durch die Haut in 24 Stunden verliert, kann durch eine Schwitzprozedur $^1/_2$—1 l in 1 Stunde ausgeschieden werden. Es erhellt daraus, welche große Arbeit die Schweißdrüsen zu leisten imstande sind.

Die *Ausscheidung fester Stoffe durch die Haut* ist allerdings recht gering, so daß eine nennenswerte Entlastung der Nieren in dieser Hinsicht nicht erwartet werden darf. Bei stärkerem Schwitzen scheidet der *Gesunde* 1 g NaCl und 1 g Stickstoff in 24 Stunden aus. Nun kann allerdings bei Nierenstörungen, speziell bei hochgradiger Niereninsuffizienz und bei urämischen Zuständen die spontane Ausscheidung dieser harnfähigen Substanzen mit dem Schweiß ganz erheblich gesteigert sein (Kochsalzkrystalle und Harnstoffkrystallschüppchen auf der Haut); die Mehrausscheidung infolge unserer Schwitzprozeduren ist jedoch relativ gering, trotzdem man ja eigentlich erheblich höhere Zahlen als beim Gesunden erwarten sollte. Immerhin bedeutet die Ausscheidung durch die Haut eine wenn auch nur geringe Entlastung der Nieren (1—2 g Stickstoff, 1—4 g NaCl pro die). Insofern kommt der Schwitzprozedur auch eine gewisse *entgiftende Wirkung* zu. Strauss schätzt diesen Faktor höher ein, als die Wasserentziehung durch das Schwitzen.

Infolge des Wasserverlustes tritt beim Schwitzen eine *Konzentration der in den Geweben befindlichen und im Blut kreisenden Giftstoffe* ein, was anderseits eine Schädigung bedeutet. LEUBE sah einen urämischen Anfall nach forcierter Schwitzprozedur eintreten; auch sonst wird vor Übertreibung in dieser Hinsicht gewarnt, wenngleich das *Auslösen einer Urämie* hierbei sicher sehr selten ist. Nach VOLHARD könnte das Auftreten eklamptischer Urämie nach Schwitzprozeduren auch durch *Ödemverschiebung (Hirnödem)* erklärt werden. *Mittels Pilocarpin, Aspirin und anderen Mitteln das Schwitzen zu steigern, ist durchaus unangebracht.* Zweckmäßig ist es — zumal bei schlechter N-Ausscheidung — dem Kranken kurz vor oder während der Prozedur *heiße Flüssigkeit* — $^1/_2$—1 l Tee — zuzuführen, um dadurch die Gefahr der Giftkonzentration zu verhüten.

Technik der Schwitzprozeduren. Das Schwitzen wird am besten durch trockene Hitze hervorgerufen; hierzu dienen die üblichen elektrischen Schwitzkästen (bis zu $^1/_2$ Stunde) oder Einpacken in heiße trockene Wolldecken. Sehr wichtig ist es, den Kranken hernach vor Abkühlungen aufs sorgfältigste zu schützen; man reibe sie daher im Anschluß an die Prozedur mit warmen trockenen Decken ab und bringe sie in ein wohl vorgewärmtes Bett. *Dampfbäder* sind unangebracht, da hierbei die Wasserabgabe während des Schwitzens erschwert ist.

Indikationen zur Bäder- und Schwitzbehandlung. Die Indikationen zur Bäder- und Schwitzbehandlung seien nur kurz gestreift. Häufig *warme Bäder* von 35—40° werden bei den meisten diffusen akuten und chronischen Nierenkrankheiten von Nutzen sein; speziell bei den *akuten Entzündungen* werden sie gern angewandt. Auch bei *chirurgischen Nierenaffektionen* besteht keine Gegenindikation gegen ihre Anwendung. Die sehr viel kräftiger wirkenden *Schwitzprozeduren* kommen bei hydrophischen Zuständen in Betracht — vorausgesetzt, daß keine zu hochgradige Capillarinsuffizienz vorliegt (siehe oben). Bei schwerer *Niereninsuffizienz und drohender Urämie* können sie zweckmäßig sein; dann kommt ihr entgiftender, nicht der entwässernde Faktor in Frage. Durch entsprechende *Wasserzufuhr* (besser Tee usw.) muß dann die Giftkonzentration im Blut ausgeglichen werden. Kontraindikationen sind Fälle mit schweren Herzstörungen, sowie solche mit starker Hypertonie. Die Hitzeapplikationen nach Nieren- und Ureteroperationen zur Förderung der Darmperistaltik usw. können kaum schädigende Folgen haben.

IV. Behandlung besonderer Zustände.

1. Behandlung der Wassersucht.

Eine zweckmäßige Behandlung des Ödems setzt die Kenntnis vom Wesen dieser Funktionsstörung voraus. Nach unseren heutigen Anschauungen entsteht das nephritische Ödem infolge einer *krankhaft gesteigerten Durchlässigkeit der Capillaren* bei herabgesetzter Resorptionskraft. *Beim Gesunden* besitzen die Blutcapillaren die Fähigkeit, je nach Bedarf des Organismus Flüssigkeit in die Blutbahn resp. ins Gewebe abzugeben und so für eine weitgehende Isotonie der Blutflüssigkeit zu sorgen. Werden einem capillargesunden Organismus große Flüssigkeitsmengen zugeführt (per os, subcutan oder intravenös), so kommt es nicht zu Ödemen, sondern die Hydrämie hat starke Diurese zur Folge; ist die Diurese behindert, so bleibt die Hydrämie bestehen. Das Wasser wird ferner in den Zellen gespeichert, aber gelangt nicht in die Intercellularräume, wie beim Ödem. Nach VOLHARD scheint beim gesunden Organismus bei Überfüllung des Kreislaufs und extremer Hydrämie eher das Herz zu versagen, als die Wand der Capillaren.

Welche Stoffe rufen nun beim Nierenkranken die Capillarschädigung hervor? Die älteste von Senator und Cohnheim vertretene Anschauung nimmt an, daß irgendwelche *Gifte* (chemische, bakterielle) *gleichzeitig Niere und Capillaren schädigen.* Andere Forscher vermuten, daß *die Nierenschädigung das Primäre* ist; *Giftstoffe, die aus dem Stoffwechsel der erkrankten Nierenzellen entstehen, resp. bei deren Zerfall frei werden, sollen die Capillarendothelien schädigen* [Nephrolysine, Nephrotoxine, Nephroblaptine (Ascoli, Timofle usw.)]. Nach Frey scheinen die Gifte vorwiegend bei Erkrankung der Tubuli zu entstehen; dementsprechend findet man die schwersten Grade von Wassersucht bei den Epithelialnephrosen. Daß es ganz *spezielle Schädigungen der Nierenepithelien* sein müssen, geht u. a. daraus hervor, daß bei den Lipoidnephrosen meist starke Ödeme beobachtet werden, bei der Sublimatnekrose des tubulären Apparates hingegen fast nie Wassersucht auftritt. Schließlich wäre denkbar, daß die infolge *einer primären Nierenschädigung retinierten und nicht mit dem Harn ausgeschiedenen Substanzen (Wasser, Salz, Stickstoffschlacken) die Capillarendothelien in ihrer Funktion beeinträchtigen.* Vielleicht kann keine dieser Theorien auf alleinige Gültigkeit Anspruch machen. Vielmehr werden wahrscheinlich verschiedene Momente zusammenwirken; auch ist wohl bei den einzelnen Erkrankungen der Schädigungsmodus ein verschiedenartiger.

Da *kolloidchemische Prozesse* im Wasserhaushalt des Organismus nach neueren Forschungen (Löb, Oehme, Schade u. a.) anscheinend eine bedeutsame Rolle spielen, ist es sehr wohl denkbar, daß die *Entstehung der Ödeme bis zu einem gewissen Grade auf Änderungen des Quellungsdruckes der Kolloide beruht;* Ruznyak fand bei Hydropischen das Quellungsvermögen von Serumeiweiß erheblich herabgesetzt (bei Nephrotikern bis zu $^1/_5$ der Werte bei Nierengesunden). Die Folge soll ein Übertritt des Wassers aus dem Blut in die Gewebe sein.

Die Behandlung der Wassersucht, der Ödembereitschaft, *hat,* wie Volhard betont, *zwei Hauptaufgaben zu erfüllen:*

1. den Abstrom von Wasser aus dem Blut in die Gewebe zu hemmen,
2. den Einstrom von Wasser aus den Geweben in das Blut zu fördern.

Die *erste Forderung* wird durch eine entsprechende Diät erreicht: Einschränkung der Wasser- und NaCl-Zufuhr. Der zweiten Aufgabe werden wir durch physikalisch-chemische Maßnahmen gerecht, durch Bäder- und Schwitzprozeduren, sowie durch Darreichung von Diureticis; auch der Aderlaß ist an dieser Stelle zu nennen.

a) Einschränkung der Flüssigkeits- und Salzzufuhr.

Die starke Einschränkung der Wasser- und Salzzufuhr („Entchlorung") spielt in erster Linie bei dem starken Hydrops akuter Nephrosen eine Rolle; in diesem Stadium „höchster Ödembereitschaft" versagen die Mittel, welche den Einstrom der Flüssigkeit aus den Geweben ins Blut fördern sollen, also Diaphoretica und Diuretica fast völlig. Weniger häufig sind so starke Ödeme bei der akuten Glomerulonephritis. Die *Frage, wieweit man die Flüssigkeitszufuhr einschränken soll,* beantwortet Volhard sehr praktisch dahin, daß man ungefähr soviel gestattet, wie die Urinmenge des Vortages betrug. Bei Neigung zu *nephritischem* Ödem empfiehlt Volhard *strenge Hunger- und Durstkur*; es kommt dabei, wie Lichtwitz annimmt, zu einer Eindickung des Blutes mit nachfolgendem Einströmen der Gewebsflüssigkeit in den Kreislauf. Länger als drei Tage wird man im allgemeinen diese Durstkur nicht durchführen. Die beigegebene Abb. 1 veranschaulicht den prompten Effekt der Durstkur: Rasche Entwässerung mit entsprechender Gewichtsabnahme, gleichzeitiges Fallen des krankhaft gesteigerten Blutdrucks auf normale Werte. Die strenge Flüssigkeitseinschränkung ist bei den nephrotischen Ödemen ungefährlich, da hier trotz der geringen Durchspülung des Organismus die Stickstoffschlacken genügend ausgeschieden worden. Bei dem nephritischen Ödem ist STRAUSS mit einer rigorosen Flüssigkeitseinschränkung zurückhaltend, wenn die Gefahr der N-Retention besteht. Ist also der Rest-N beträchtlich erhöht, oder bestehen Anzeichen einer drohenden Urämie, dann erscheint ihm die entgiftende Wirkung der Flüssigkeitsaufnahme wichtiger, als die Rücksicht auf das vorhandene Ödem. Von einer reinen *Milchdiät* wird man im Höhestadium des Hydrops absehen müssen, da hierbei einerseits zu viel Wasser, anderseits ziemlich beträchtliche Mengen NaCl zugeführt werden. Sehr gute Resultate erzielt man hingegen mit einer strengen Milchdiät bei den kardialen Ödemen von Nierensklerotikern (s. S. 260).

Kartoffelkur. Nach EPPINGER erzielt man gute Resultate auch mit einer dreitägigen Kartoffelkur. 1 kg salzfreie Kartoffeln (geschält) pro Tag, Wasser 500 bis höchstens 1000 ccm; daneben evtl. kleine Digitalisdosen. Die gute Wirkung dieser auch bei kardialem Hydrops erprobten Kur soll, abgesehen von der Nierenschonung, auf einer *diuretischen Wirkung der in den Kartoffeln enthaltenen Kalksalze* beruhen.

Bei der Einschränkung der Salzzufuhr braucht man im allgemeinen nicht unter 2 g pro die herunterzugehen. Bei der strengen Hunger- und Durstkur wird natürlich noch wesentlich weniger NaCl aufgenommen.

Was im übrigen die *Diät bei der Wassersucht* angeht, so wird man bei *nephritischem* Ödem zurückhaltend mit N-haltigen Nahrungsmitteln sein und eine vorwiegend fett- und kohlenhydratreiche Kost geben; beim *nephrotischen* Ödem hingegen darf der Speisezettel größere Mengen Eiweiß in Gestalt von Fleisch, Eiern, Käse usw. enthalten.

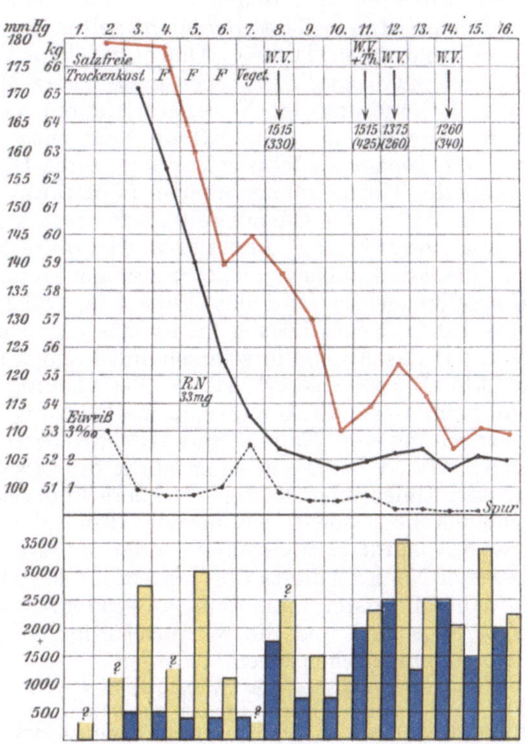

Abb. 1. *Einwirkung von Durstkur und Wasserstoß auf Blutdruck und Entwässerung bei einer akuten Nephritis.* Rote Kurve = Blutdruck, schwarze = Körpergewicht, punktierte = Eiweiß, gelbe Säulen = Harnmenge, blaue = Flüssigkeitszufuhr, F Fasten, W.V. Wasserversuch, +Th mit 0,5 Theophyllinnatrium. Die Zahlen unter den Pfeilen bedeuten die Wasserausscheidung in 4 Stunden, die eingeklammerten Zahlen die größte halbstündige Einzelportion. (Aus VOLHARD: Die doppelseitigen hämatogenen Nierenerkrankungen in MOHR-STAEHELIN: Handb. d. inn. Med. 1. Aufl.)

b) Diuretica.

Von den Diureticis in weiterem Sinne, welche neben der Beeinflussung der Nierentätigkeit das Einströmen der Ödemflüssigkeit aus den Geweben in die Blutbahn und somit die Diurese fördern sollen, ist zunächst das *Wasser* zu nennen. Mit dem **Wasserstoß** VOLHARDS, 1000—1500 ccm H_2O im Anschluß an die Durstkur erreicht man unter Umständen ein beträchtliches Überschießen der Flüssigkeitsausscheidung bei gleichzeitiger Mobilisierung des retinierten Salzes (siehe Abb. 1). Ein im gewissen Sinne physiologisches Diureticum ist der **Harnstoff** (v. MONAKOW, VOLHAED u. a.). Natürlich kann man ihn nur bei ungestörter N-Ausscheidung anwenden, also speziell beim nephrotischen Ödem. Dann entfaltet er aber eine ausgezeichnete diuretische Wirkung. Man verordnet 20—25 g pro die, mehrere Tage hintereinander; nach einer mehrtägigen Pause unter Umständen Wiederholung. Daß bei chronisch-nephritischen Prozessen die Harnstoffmedikation unangebracht ist, geht u. a. aus den Beobachtungen von Frey hervor, der in einem Fall nach einer Dosis von 20 g den Blutdruck von 190 auf 225 steigen sah, bei anderen Patienten nach der gleichen Dosis einen schweren urämischen Anfall beobachtete.

Am meisten beliebt und nicht selten kritiklos verordnet sind die *Diuretica der Puringruppe*: Theocin, Diuretin, Theobromin, Theophyllin, Euphyllin usw. Die *pharmakologische Wirkungsweise* dieser Mittel ist oben bei der medikamentösen Behandlung der Nierenkrankheiten ausführlich besprochen Leider sind diese Diuretica in ihrem Effekt *nicht immer ganz zuverlässig. Zur Unzeit angewandt, können sie sogar schaden,* d. h. die Diurese nimmt ab, Eiweiß- und Blutgehalt des Harns können steigen (Volhard). Ferner vermißt man nicht selten auf der Höhe der Ödembereitschaft resp. beim noch zunehmenden Ödem jede diuretische Wirkung. Lichtwitz schlägt vor, nur kurze Zeit ein solches Präparat zu geben, dann aber in nicht zu geringer Dosis (3 Tage lang 4 g Diuretin pro die). Besonders gelobt wird das *Euphyllin,* welches am besten in einer Dosis von 0,5—1,0 in 5 ccm Lösung intravenös gegeben wird. Wie das Coffein, Diuretin usw. hat das Euphyllin wahrscheinlich einen renalen und extrarenalen Angriffspunkt. Bemerkenswert ist die Feststellung von Kempmann und Meuschel, daß beim Gesunden die diuretische Wirkung des Euphyllins durch gleichzeitige Darreichung von Kalium und Calciumsalzen erheblich erhöht wird. Die Kationen K und Ca haben einen stark diuretischen Effekt im Gegensatz zu dem wasserretinierenden Na-Ion. Größere klinische Erfahrungen mit dieser Methode scheinen noch nicht vorzuliegen. Ein sehr energisches Diureticum ist ferner das **Novasurol** (intramuskulär oder intravenös etwa 2 ccm alle 3 Tage); ein gewisser Nachteil dieses Präparates ist allerdings sein *Quecksilbergehalt*; man wird es daher in erster Linie dann anwenden, wenn die *Ödeme vorwiegend kardialen Ursprungs* sind und die Nierenschädigung nur eine geringe, also am ehesten beim nephrotischen Ödem.

Ob der *Angriffspunkt des Novasurols* in der Niere selbst oder extrarenal in den Geweben, oder schließlich an beiden Stellen zu suchen ist, bleibt zunächst noch eine offene Frage. Lemesic konnte an der isolierten Kaninchenniere eine deutliche diuretische Wirkung feststellen, während Tezner auf Grund klinischer Beobachtungen und Saxl und Heilig auf Grund tierexperimenteller Feststellungen dem Novasurol einen extrarenalen Angriffspunkt zuschreiben.

Eine sehr kräftige diuretische Wirkung entfaltet weiterhin das **Salyrgan** (10%ige sterile Lösung der komplexen Quecksilberverbindung des salicyllyamid-o-essigsauren Natriums). Gegenüber dem Novasurol scheint es seltener Nierenschädigungen hervorzurufen; es kann noch Erfolg zeitigen, wenn die Diuretica der Puringruppe versagt haben. Naturgemäß ist der Hauptindikationsbereich der kardiale Hydrops; aber gerade wegen seiner relativ geringen Nierenschädlichkeit wird man es auch beim renalen Hydrops, speziell beim nephrotischen Ödem mit Nutzen anwenden können. Die intravenöse Einzeldosis beträgt 1—2 ccm (1—3 Injektionen die Woche).

c) Herzmittel (cf. S. 269).

Digitalispräparate. Eine sehr bedeutsame Rolle bei der Behandlung der Wassersucht spielen die Herzmittel, speziell die Digitalispräparate. Eppinger empfiehlt, wie vorher erwähnt, beim Ödem von vornherein eine kardiale Therapie zu versuchen, da oft nicht mit Sicherheit zu entscheiden sei, wieweit Herzstörungen mit im Spiele seien. Mit Nutzen wird man auch von Coffeinpräparaten

Gebrauch machen, die, wie oben auseinandergesetzt, neben ihrer speziellen Wirkung auf die Nieren Herz- und Gefäßtonicum sind. Bei schweren Zuständen, speziell bei drohendem Lungenödem, ist die Darreichung von Strophantin und Cardiazol angebracht. Aber auch hier gelten die früher erwähnten Einschränkungen.

d) Schilddrüsenpräparate als Diuretica.

Ein in gewissem Sinne physiologisches Diureticum ist das *Hormon der Schilddrüse.* Die Tatsache, daß Myxödematöse, wie schon der Name sagt, eine eigenartig geschwollene teigige Haut aufweisen, ließ daran denken, daß der Mangel an normalem Schilddrüseninkret dabei eine Rolle spielen müsse. Nun konnte EPPINGER an schönen *Tierversuchen* zeigen, daß ein thyreoidektomierter Hund eine subcutan injizierte physiologische NaCl-Lösung sehr viel langsamer ausscheidet, als ein normales Tier; bei einem mit Schilddrüsensubstanz gefütterten Hund hingegen war die Ausscheidung beschleunigt gegenüber dem gesunden Kontrolltier. Es ging hieraus eindeutig hervor, daß das *Schilddrüsenhormon den Wasser- und Salzhaushalt der Gewebe mitreguliert.* In welcher Weise dieses geschieht, ist allerdings noch nicht klar; vielleicht besteht eine unmittelbare Beeinflussung der Capillaren durch das Hormon. Diese Feststellungen ließen eine ödemmobilisierende Fähigkeit der Schilddrüsensubstanz vermuten. Die *klinischen Erfahrungen* bestätigten das; und zwar gelang es vielfach, Fälle, die gegen andere Diuretica refraktär waren, durch Darreichung von Schilddrüsenpräparaten zu entwässern. Man gibt *Thyreoidintabletten,* beginnend mit zweimal 0,3 pro die, allmählich steigend bis zu einer Tagesdosis von etwa 2 g. Das Mittel kann unter Umständen wochenlang gegeben werden. *Hauptanwendungsgebiet sind die mit Ödemen einhergehenden Nephrosen*; auch hier empfiehlt sich die Verordnung erst nach dem Versagen der anderen Diuretica. Natürlich hat man beim Auftreten stärkerer *thyreotoxischer Zeichen* das Mittel zu sistieren. Noch stärker als die Schilddrüsentabletten scheint das *Thyroxin* zu wirken, welches ja das rein dargestellte Hormon der Schilddrüse sein soll. Das Thyroxin fördert außerdem erheblich die Kochsalzausscheidung. Schließlich sei noch erwähnt, daß auch *Hypophysenpräparate* eine stark diuretische Wirkung haben können; das wirksame Prinzip soll in erster Linie im Hinterlappen enthalten sein. Der diuretische Effekt ist jedoch keineswegs ein konstanter; zahlreiche Untersucher konnten im Experiment und klinisch neben der anfänglichen diuretischen Wirkung eine deutliche Hemmung der Wasserausfuhr feststellen bei ungestörter Kochsalzausscheidung. Es scheint somit den Hypophysenpräparaten eine zweiphasische Wirkung, diuresefördernd und -hemmend zuzukommen. Der Angriffspunkt wird von den Autoren teils in die Gewebe, teils in die Niere selbst verlegt (Literatur bei NONNENBRUCH).

e) Physikalische Behandlung.

Bettruhe. Zunächst ist bei hydropischen Zuständen aller *akuten* Nierenerkrankungen *strengste Bettruhe* anzuordnen. Bei starken Ödemen stellt man zweckmäßig das Fußende des Bettes hoch, um so die Mobilisierung und den Abfluß der Ödeme zu erleichtern. Ist die Krankheit ins chronische Stadium getreten, so soll die Bettruhe nicht allzu lange ausgedehnt werden. VOLHARD läßt die Kranken, sobald die Ödeme stark zurückgegangen sind, aufstehen, auch wenn noch geringe Ödembereitschaft vorhanden und der Urin noch mäßige Mengen Eiweiß enthält; auf diese Weise bewahrt man die Patienten vor einem monatelangen Krankenlager und bringt sie früher in ihren Beruf zurück. Mit *Massage* erreicht man beim Hydrops kaum etwas, es ist daher von solchen Maßnahmen abzuraten.

Schwitzprozeduren. Eine große Rolle spielen seit langer Zeit die *Schwitzprozeduren.* Über die Wirkungsweise, die Vor- und Nachteile der Schwitzbehandlung ist oben in dem Kapitel „Physikalische Therapie der Nierenkrankheiten“ gesprochen worden (S. 273). Hier sei nur festgestellt, daß im Stadium höchster Ödembereitschaft resp. des Ödemwachstums die Schwitzprozeduren wirkungslos sind, da eine Mobilisierung der Ödeme unmöglich ist, weil die Capillaren die Arbeit — Beförderung des Gewebswassers in die Blutbahn — nicht zu leisten vermögen. Voraussetzung für die Vornahme einer solchen Prozedur ist ferner gute Herzfunktion. Schließlich wird man bei gleichzeitiger Urämiegefahr aufs Schwitzen ganz verzichten, da immerhin die Möglichkeit eines urämischen resp. eklamptischen Anfalls dann vorliegt oder bei vorsichtigem Schwitzen gleichzeitig heiße Flüssigkeit geben (s. STRAUSS). Daß Schwitzprozeduren und die oft zweckmäßigeren warmen Bäder neben der H_2O- und NaCl-Ausscheidung und somit der Besserung des Hydrops noch einen direkt heilsamen Einfluß auf die Nieren durch die Hyperämisierung haben können, sei noch erwähnt.

Auch der **Aderlaß** *kann mobilisierend auf das Ödem einwirken.* Außerdem kommt ihm wegen seiner blutdrucksenkenden und entgiftenden Wirkung eine besondere Bedeutung bei gleichzeitigen urämischen Zuständen zu.

f) Mechanische Entleerung der Ödeme.

Die mechanische Entleerung hochgradiger Ödeme mittels Drainagekanülen kommt naturgemäß erst nach dem Versagen aller anderen Mittel in Frage. Nicht zu dünne Kanülen mit mehreren seitlichen Öffnungen werden entweder an beiden Oberschenkeln zugleich oder zunächst nur einseitig unter aseptischen Kautelen in die ödematöse Subcutis gestoßen und mit einem in ein Gefäß mündenden Schlauch armiert. Letztere sind mit einer schwach desinfizierenden Flüssigkeit gefüllt, so daß eine Heberwirkung entsteht. Die Flüssigkeitsmengen, welche auf diese Weise sich entleeren, können recht erheblich sein (bis zu 5 l in 24 Stunden, über 10 l in 2 Tagen). Länger als 2 Tage dürfen die Kanülen wegen der im übrigen nur ganz geringen Infektionsgefahr nicht liegen. Der Nutzen dieser Capillardrainage liegt nun nicht allein in der Ableitung der Ödeme, sondern in einer unmittelbaren günstigen Beeinflussung der Nierenfunktion, die sich in einer *Zunahme der Diurese* äußert. Vielleicht kommt diese günstige Wirkung auf zweierlei Weise zustande. Einerseits wird durch die mechanische Entlastung der hydropischen Gewebe die Capillartätigkeit gebessert und somit der Flüssigkeitsaustausch zwischen Gewebe und Blutbahn erleichtert (VOLHARD); anderseits besteht *wahrscheinlich bei hochgradigem Hydrops gleichzeitig ein Nierenödem,* welches nach der Punktion zurückgeht; hieraus resultiert wiederum eine Besserung der Nierentätigkeit (E. MEYER). Findet sich außerdem ein größerer *Ascites oder Hydrothorax,* so sind diese zu entleeren, auch dadurch soll eine Entlastung der Nieren bewirkt werden.

2. Behandlung der Anurie.

Die Anurie stellt neben der Urämie den schwersten Grad der Niereninsuffizienz dar. Über die Umgrenzung des *Begriffes der Niereninsuffizienz* gehen die Ansichten noch auseinander. Während KORANYI, VOLHARD und FR. MÜLLER den Begriff weit fassen, und nicht nur die unvollkommene, sondern auch die verzögerte Ausscheidung der harnpflichtigen Substanzen dazurechnen, läßt LICHTWITZ ihn nur für schwere Schädigungen der N-, NaCl- und Wasserausscheidung gelten. Die Behandlung dieser leichteren und schwereren Ausscheidungsstörungen ist oben bei der diätetischen Behandlung und der Ödembehandlung dargelegt worden. Eine gesonderte Besprechung erfordert noch die Anurie in ihren verschiedenen Formen.

Die *Anurie,* d. h. völliges Sistieren der Harnsekretion kann auf verschiedene Weise zustande kommen. CASPER unterscheidet zweckmäßig zwischen *echter* (renaler) *Anurie,* bei der überhaupt kein Urin gebildet wird und *falscher Anurie* (extra- oder subrenaler), bei der der Abfluß des Harns infolge Ureterverschlusses unmöglich ist.

Die **echte Anurie** *kann folgende Ursachen haben:*

1. *Fehlen beider Nieren,* d. h. Status nach Exstirpation einer Solitärniere.

Eine Behandlung kommt bei diesem natürlich absolut verlorenen Zustand nicht in Frage. *Zu verhüten* ist diese Situation dadurch, daß der Chirurg vor *jeder* Nierenoperation sich überzeugt, ob eine zweite Niere vorhanden ist. Dabei ist daran zu erinnern, daß eine Solitärniere zwei Ureteren haben kann, die an normaler Stelle in die Blase münden. In solchen Fällen würde nur eine Pyelographie die Sachlage klären. Die Zeit für eine Cystoskopie läßt sich auch bei schweren Nierenverletzungen fast stets erübrigen.

2. *Exstirpation der leichter kranken Niere bei beiderseitiger Erkrankung.*

Dies verhängnisvolle Ereignis ist am ehesten bei der Tuberkulose möglich. Die Behandlung wird wohl fast stets erfolglos sein, doch wäre vielleicht eine Dekapsulation der anderen Seite zu erwägen.

3. *Verschluß beider Nierenarterien resp. Venen.*

Eine Behandlung kann bei diesem sehr seltenen Ereignis, welches meist Komplikation anderer schwerer Erkrankungen ist, kaum Erfolg haben. Daß auch bei ausgedehntem akuten *Verschluß der kleineren Nierenarterien* sich eine tödliche Anurie einstellen kann, beweist ein kürzlich von STOECKENIUS mitgeteilter Fall. Bei einem an Diphtherie erkrankten Mann stellte sich unter Nierenschmerzen plötzlich völlige Anurie ein, die nach 6 Tagen zum Tode führte. Die Autopsie ergab eine fast vollständige doppelseitige Nierenrindennekrose infolge Verschlusses fast aller Arteriae interlobulares.

4. *Vollständige Sistierung der Wassersekretion bei akuten Nephritiden.* Außer der Erkrankung der Glomeruli (angiospastische Störungen, VOLHARD) selbst spielt vielleicht eine mangelhafte Blutversorgung infolge der Umklammerung der Nierenkapsel eine Rolle (Nierenglaukom). Ferner gehören hierher die Anurie bei *Sublimatnekrose* der Niere, sowie die Fälle von *schwerer Hämoglobinurie resp. Hämatinurie,* bei denen es zu ausgedehnter Verstopfung der Harnkanälchen durch Hämoglobin resp. Hämatinzylinder und -schollen kommt [Schwarzwasserfieber, Eklampsie (BRÜTT und SCHUMM); Vergiftungen, Gasbacillenallgemeininfektion (LEHMANN und FRAENKEL)[1]].

Die akut-nephritische Anurie bietet unter Umständen ein *dankbares Objekt chirurgischer Behandlung.* Geht die Anurie nach wenigen Tagen nicht zurück, so ist die *Dekapsulation (unter Umständen doppelseitig)* vorzunehmen. Das gilt in *erster Linie für die akute Glomerulonephritis* (VOLHARD, KÜMMELL); weniger für die Eklampsieniere und die Anurien infolge Verstopfung der Harnkanälchen. In diesen letzteren Fällen kann durch reichliche Wasserzufuhr (Wasserstoß) vielleicht noch eine Ausspülung der mechanisch verlegten Harnkanälchen erreicht werden; die Glomeruli sind ja hier meist intakt geblieben. Von der Dekapsulation bei der anurischen *Sublimatniere* sahen die meisten Autoren keine Erfolge. Verfasser hat sie einige Male versucht, ohne jedes Resultat. — Noch

[1] Vor kurzem machte ich bei einer vollständigen Anurie nach puerperaler Gasbrandallgemeininfektion die Dekapsulation einer Niere ohne jeden Affekt, trotzdem das Organ erheblich vergrößert war und gleichsam aus der gespannten Kapsel heraussprang. Es scheint doch, daß bei dieser mechanischen Anurie infolge Verstopfung aller Harnkanälchen mit Hämatinschollen und -zylindern die Entkapselung nutzlos ist.

ungeklärt ist die *Wirkungsweise der Dekapsulation.* Die Vorstellung einer rein mechanischen Wirkung reicht für die meisten Fälle nicht aus. Kümmell mißt der *Entnervung* der Niere (Zerstörung von Sympathicusästen, die zur Kapsel ziehen) eine ausschlaggebende Bedeutung bei. Volhard meint, daß es sich vielleicht um eine unspezifische Reizwirkung handle; denn nach einfachen Incisionen in der Lendengegend soll der gleiche Effekt erzielt sein, wie nach der Dekapsulation. Es ist daran zu erinnern, daß nach aseptischen Operationen erhebliche Veränderungen der Blutbeschaffenheit sich einstellen: Verkürzung der Blutgerinnungs- und Blutungszeit, Beschleunigung der Blutkörpersenkungsgeschwindigkeit, Zunahme der Viscosität, Serumeiweißverschiebungen usw.

Ein weiteres Eingehen auf die *chirurgische Behandlung der Nephritis* erübrigt sich, da dies Kapitel ausführlich an *anderer Stelle* erörtert wird.

Die **subrenale Anurie** kann entweder durch *Verschluß beider Ureteren* bedingt sein, oder es liegt bei Verschluß *eines* Ureters eine sog. *reflektorische Anurie* der anderen Seite vor.

Beiderseitiger Verschluß durch *Steine* ist selten; die Behandlung ist rein chirurgisch. Verschluß beider Ureteren durch *operative Eingriffe* (Ligatur) dürfte heute auch zu den Seltenheiten gehören. Die *Behandlung* kann natürlich nur operativ sein.

Interessant ist die Feststellung von Hermann, daß *die Niere sich nach mehrtägiger Ligatur des Ureters* noch erholen kann. Er erwähnt einen Fall, in dem nach *doppelseitiger achttägiger Ligatur* (gynäkologische Operation) durch Nephrostomie noch Heilung erzielt wurde. Am zweckmäßigsten ist es naturgemäß, die Ligatur zu beseitigen, vorausgesetzt, daß das technisch möglich ist; sonst käme eine Nephrostomie resp. Ureterostomie in Frage. Daß nach tage-, ja selbst nach wochenlangem völligen Steinverschluß des Ureters sich die entsprechende Niere nach operativer Entfernung des Konkrements noch erholen kann, sahen wir mehrfach. Der völlige Ureterverschluß war durch wiederholte Cystoskopien kontrolliert worden.

Die **reflektorische Anurie** ist ein noch *viel umstrittenes Kapitel.* Pflaumer lehnt auf Grund ausgedehnter sinnreicher Tierversuche das Vorkommen der reflektorischen Anurie ab; ebenso Kümmell, Casper u. a. auf Grund klinischer Erfahrungen.

Pflaumer kontrollierte an Hunden, welche Wirkung mechanische, chemische, thermische und elektrische Reize der Blase, des Ureters und der Niere auf die gleichseitige Niere, sowie auf das anderseitige Organ ausübten. Die Nierentätigkeit wurde nach Zahl und Stärke der Harnstöße (Indigocarmin) cystoskopisch kontrolliert. Er konnte dabei feststellen, daß Ausdehnung der Blase auch ohne Ureterstauung die Wassersekretion der Niere hemmt trotz Zunahme der Ureterkontraktionen; es existiert also ein *vesico-renaler Reflex.* Stauung im Ureter setzt die Nierentätigkeit derselben Seite herab; chemischer Ureterreiz (Alkohol) *fördert* die Urinabsonderung der betreffenden Seite. Hingegen ließ sich *keine Beeinflussung* des Ureters resp. der Niere auf der anderen Seite feststellen. Ebensowenig hatten die verschiedensten Reize bei einer unter die Haut verlagerten Niere einen deutlichen Einfluß auf die Tätigkeit des anderen Organs.

Israel, Jenkel, Guyon, Hammesfahr u. a. glauben hingegen einwandfreie Fälle von reflektorischer Anurie beobachtet zu haben. *Praktisch wichtig ist aber nun die Frage*: Wie hat man sich zu verhalten, wenn nach einseitiger Nierenoperation (Ektomie oder konservativer Operation) sich eine Anurie einstellt, trotzdem vorher eine normale Funktion der anderen Seite festgestellt war? Zunächst wird man *konservative Maßnahmen treffen*: Morphium, evtl. Atropin, Papaverin usw., um einen eventuellen *Ureterkrampf* zu beseitigen; von dem gleichen Gesichtspunkt aus wäre das Einführen einer Uretersonde ins Nierenbecken angebracht. Da aber vielleicht die *Nierensekretion selbst gehemmt* ist, könnte man weiter versuchen, durch einen *„Wasserstoß“* die Diurese in Gang zu bringen. Mißlingen alle konservativen Maßnahmen, dann ist mit der *Freilegung* der *„reflektorisch anurischen“ Niere* nicht zu zaudern. Schon aus dem

Grunde, weil man mit absoluter Sicherheit nie einen Steinverschluß ausschließen kann. Findet man ein normales Organ, so ist die *Dekapsulation* zu versuchen.

Die *klinischen Erscheinungen der Anurie sind in den ersten Tagen oft auffallend geringfügig.* Die Patienten machen keinen schwerkranken, unter Umständen überhaupt kaum einen kranken Eindruck, beunruhigen sich höchstens darüber, daß die Harnabsonderung völlig sistiert. Dieses *Stadium der „latenten Urämie"* kann mehrere Tage, angeblich sogar Wochen dauern. Dann stellt sich unter zunehmender Hinfälligkeit, Kopfschmerzen ein *soporöser Zustand* ein mit oft hochgradiger Muskelunruhe (Sehnenhüpfen). Die Atmung wird groß, die Exspirationsluft riecht urinös, die Zunge ist trocken und borkig, es stellen sich Singultus, Erbrechen, Meteorismus ein; die Haut ist mit klebrigem Schweiß bedeckt, unter Umständen sind Harnstoffschuppen sichtbar. Der *Blutdruck* steigt gegen das Ende zu auf meist nur mittlere Werte; der *Rest-N* kann sehr hohe Werte erreichen (bis zu 0,8%), braucht jedoch nicht immer wesentlich erhöht zu sein. *Bemerkenswert ist es nun, daß niemals nennenswerte Ödeme sich finden, trotzdem ja die renale Wasserausscheidung völlig sistiert.* Dabei können die Kranken in der ersten Zeit größere Flüssigkeitsmengen aufnehmen ohne zu erbrechen. Auch Infusionen machen keine Ödeme. *Diese Tatsache ist ein weiterer Beweis dafür, daß die Ödementstehung auf besondere Capillarschädigung zurückzuführen ist.*

Der *Tod* tritt entweder ziemlich plötzlich unter den Erscheinungen der Herzinsuffizienz ein (Verfasser sah einen solchen Fall nach nur zweitägiger doppelseitiger Steinanurie, bei dem die Freilegung der zweiten Niere verweigert war) oder im tiefen Koma nach Tagen oder gar Wochen. — Wie oben dargelegt, kann man durch rechtzeitigen operativen Eingriff (Dekapsulation bei nephritischer Anurie, Nephrotomie bei doppelseitiger Steinniere) auch noch nach mehrtägiger Dauer der Anurie Heilung erzielen. Erwähnt sei noch, daß auch bei der Anurie die *Röntgentiefenbestrahlung* empfohlen ist. SCHWARZ sah einen Erfolg nach 38stündiger Anurie und meint, daß die Strahlen Spasmen der Präcapillaren in der Niere lösten. Ein Urteil über diese Behandlungsmethode wird vor weiterer Nachprüfung nicht möglich sein. Die Erklärung wird in einer unspezifischen Eiweißwirkung gesucht.

3. Behandlung urämischer Zustände.

Die Behandlung der Urämie soll hier nur in großen Zügen umrissen werden, da an anderer Stelle hierüber ein ausführliches Kapitel gebracht wird. Wir verzichten deswegen auch auf eine eingehendere Darstellung des Wesens der Urämie, eines Begriffes, der auch heute noch nicht endgültig umrissen ist. Aus praktischen Gründen erscheint uns die *Einteilung* des urämischen Zustandes in die *eklamptische, akute oder Pseudourämie* und *echte, chronische oder asthenische Urämie* durchaus angebracht. Denn die eklamptische Urämie können wir durch unsere therapeutischen Maßnahmen günstig beeinflussen und die Heilung anbahnen, wohingegen wir bei der echten Urämie das Ende nie verhüten, höchstens ein wenig hinausschieben können.

Die *eklamptische Urämie* findet sich am häufigsten bei der *akuten Nephritis* und als *Schwangerschaftseklampsie.* Bekommt man die Kranken rechtzeitig zur Behandlung, wird man meist den Ausbruch der urämischen Erscheinungen verhüten können. *Oligurie,* weniger Anurie, sind häufig vorhanden. Der *Blut-Rest-N* ist nicht erhöht, der mehr oder weniger erhöhte *Blutdruck* erfährt vor dem eklamptischen Anfall eine Steigerung, eine Beobachtung, die wir auf Grund unserer Erfahrungen bei der Schwangerschaftseklampsie durchaus bestätigen können. Die Therapie *besteht einerseits in der Behandlung der eklamptischen Anfälle, anderseits in der Hebung der Nierenfunktion.* Als ein dominierendes Mittel hat sich jetzt wieder der uralte **Aderlaß** (400—600 ccm, unter Umständen mehrmals) eingebürgert; er coupiert nicht nur die Anfälle, sondern wirkt auch entlastend auf den Kreislauf und hebt die Nierenfunktion. Die Anfälle werden weiterhin durch *Lumbalpunktionen* günstig beeinflußt. Der *Druck* ist meist erhöht, eine Vermehrung des Stickstoffs im Liquor findet sich nicht. Die *Wirkungsweise der Lumbalpunktion* ist noch nicht völlig geklärt; der Streit dreht sich darum, ob entsprechend der alten TRAUBEschen Theorie eine Abnahme des vermuteten Hirnödems eintritt, oder ob die Drucksenkung im Liquor eine bessere Durchblutung des Hirns zur Folge hat (unter der Annahme, daß toxische Stoffe eine Kontraktion der Hirngefäße verursachen) und somit eine Hirnanämie beseitigt wird.

Eine Reihe von Autoren empfiehlt, im Anschluß an den Aderlaß eine *Traubenzuckerinfusion* zu machen, um somit eine Verdünnung der Giftstoffe in den Geweben und im Blut zu erreichen (STRAUSS); auch wird empfohlen, größere Mengen Flüssigkeit per os zu geben. Zu bedenken ist jedoch, daß bei Oligurie und Anurie dadurch eine weitere Wasserretention eintritt, die ihrerseits zu eklamptischen Anfällen führen kann; wirksam wäre eine Infusion nur dann, wenn sie die ,,Nierensperre" sprengen könnte (VOLHARD), was durchaus nicht immer der Fall ist. Schwitzprozeduren sind nur mit großer Vorsicht anzuwenden, wenn sie nicht neue Anfälle auslösen sollen. STRAUSS sah Gutes davon bei gleichzeitiger Darreichung reichlich heißer Flüssigkeit.

Bei gehäuften Anfällen sind *Narkotica* nicht zu entbehren; man kann Morphium und Chloralhydrat in regelmäßigen Abständen geben, entsprechend dem Schema der Eklampsiebehandlung von STROGANOFF. Im übrigen ist strenge Diät einzuhalten; VOLHARD empfiehlt *Durst- und Hungerkur*. Selbstverständlich ist die Fernhaltung aller äußeren Reize, die neue Anfälle auslösen könnten (verdunkeltes, absolut ruhiges Krankenzimmer).

Operative Eingriffe kommen in Frage bei fortdauernder Oligurie und Anurie (siehe oben). Eine größere Reihe einwandfreier operativer Heilungen durch die *Dekapsulation* wird mitgeteilt (KÜMMELL u. a.). Die *Trepanation im Status eclampticus* zur Beseitigung des Hirndrucks, welche von ZANGEMEISTER bei der puerperalen Eklampsie ausgeführt wurde, dürfte sich wohl kaum einbürgern.

Die Behandlung der **echten Urämie** *kann nur rein symptomatisch sein.* Die *Kost* wird man *relativ eiweißarm* wählen (20—30 g Eiweiß pro die); es gelingt, nach VOLHARD, dadurch zuweilen, die erhöhten Rest-N-Werte des Blutes herabzudrücken. Auch hier kann die rechtzeitige Behandlung im Insuffizienzstadium die Katastrophe unter Umständen hinausschieben. Bei *voll ausgeprägtem Symptomenbild* kommt es nur darauf an, die außerordentlichen Qualen des Kranken zu lindern und mit Narkoticis nicht zu geizen. Bei sehr quälendem Erbrechen bringen *Magenspülungen* eine gewisse Erleichterung. Der *Aderlaß* kann eine leichte vorübergehende Besserung bewirken; auf den Rest-N-Gehalt des Blutes ist er jedoch ohne Einfluß. Bezüglich *Bäder- und Schwitzprozeduren* ist auf das oben Gesagte zu verweisen.

V. Prophylaxe der Nierenkrankheiten.

Eine sichere Verhütung akuter diffuser Nierenerkrankungen gibt es nicht. In sehr klarer Weise ist das für die *Scharlachnephritis* bewiesen. Bei konsequent durchgeführter strengster Nierenschonungsdiät tritt die Nephritis genau so oft auf, wie wenn eine gewöhnliche gemischte Fleischkost gegeben wird. Trotzdem wird man natürlich eine gewisse Vorsicht in der Diät bei Scharlachrekonvaleszenten beobachten. Die *Nephrosen* (Nephropathien) sind in der überwiegenden

Mehrzahl der Fälle Komplikationen anderweitiger Erkrankungen (Diphtherie, Tuberkulose, Lues, chronische Eiterungen, Typhus usw.). Deren gründliche Behandlung kann unter Umständen die Nierenkomplikationen verhüten, resp. ihren Verlauf mildern. Dem *Ausbruch der puerperalen Eklampsie* kann man vielleicht durch gründliche Behandlung einer vorher festgestellten Schwangerschaftsniere dann und wann vorbeugen. Da bei der *akuten Nephritis* Infektionen der Tonsillen relativ häufig den Ausgangspunkt, die *„Quellaffektion"*, bilden, ist eine gründliche Behandlung der akut oder chronisch entzündeten Mandeln angebracht. Die Exstirpation hypertrophischer Tonsillen mit chronischen Pfröpfen kann einen günstigen Einfluß auf das akute oder ins subakute Stadium tretende Nierenleiden haben, während chronische Glomerulonephritiden wahrscheinlich nur wenig beeinflußt werden. Auch der *chronischen Alveolarpyorrhöe* mißt man eine Bedeutung als Quellaffektion bei (PÄSSLER). Bei *chirurgischen Nierenaffektionen* wird man durch frühzeitige operative Behandlung Komplikationen und Rezidive bis zu einem gewissen Grade verhüten können (z. B. bei der Nephrolithiasis).

Literatur.

ADAM: Eigenharnvaccine bei Pyelocystitis. Münch. med. Wochenschr. 1922. — BARTELS: Handbuch der Krankheiten des Harnapparates. Leipzig 1877. — BICKEL: Berlin. klin. Wochenschr. 1916. Nr. 26. — BOHN: Experimentelle Studien über die diuretische Wirkung des Novasurols. Klin. Wochenschr. 1923. Nr. 8. — BORNSTEIN und LIPPMANN: Weitere Beiträge zur nichtnephritischen Albuminurie. Zeitschr. f. klin. Med. Bd. 86. 1918. v. BRUNN: Die Allgemeinnarkose. Stuttgart 1913. — BRÜNNING: Taschenbuch der Diät für Krankenhäuser und Praxis. Stettin 1914. — BRÜTT und SCHUMM: Zeitschr. f. Geburtsh. u. Gynäkol. Bd. 80. — BUNGE: Über Albuminocylindrurie nach Nierenoperationen. Bruns' Beitr. z. klin. Chirurg. Bd. 115. 1919. — ELLINGER: Die Angriffspunkte der Diuretica. Klin. Wochenschr. 1922. Nr. 6. — EPPINGER und KLOSS: Die Nephritisfrage. Wien 1921. FISCHER: Beitr. z. pathol. Anat. u. z. allg. Pathol. Bd. 49. — Die Nephritis. Dresden 1912. — FRAENKEL, E.: Über anatomische Veränderungen durch Chloroformnachwirkung beim Menschen. Virchows Arch. f. pathol. Anat. u. Physiol. Bd. 127, S. 129. 1892. — FREY, W.: Die hämatogenen Nierenerkrankungen. Ergebn. d. inn. Med. u. Kinderheilk. Bd. 19. 1921. HERMANN: Unilateral ureteral injuries. Surg., gynecol. a. obstetr. Vol. 37. 1923. — HEYDE und VOGT: Studien über die Wirkung des aseptischen chirurgischen Gewebszerfalls. Zeitschr. f. d. ges. exp. Med. Bd. 1. 1913. — KAPPIS: Über periphere Schmerzstillung bei Nierenoperationen. Zeitschr. f. urol. Chirurg. Bd. 2. 1913. — KARO: Zeitschr. f. Urol. Bd. 15. 1921. — KEMPMANN und MEUSCHEL: Klin. Wochenschr. 1925. Nr. 7. — KORANYI: Krankheiten der Harnorgane. Leipzig 1922. — KÜMMELL: Über die EDEBOHLsche Operation. Ärztl. Verein Hamburg 1908 und Chirurgenkongreß 1912. — Zur Chirurgie der Nephritis in Krieg und Frieden. Langenbecks Arch. Bd. 112. 1920. — Die chirurgische Behandlung der Nephritis. Urologenkongreß 1924. — LAX: Neue Gesichtspunkte in der Pathogenese der Urämie und der Bedeutung der Stickstoffretention. Klin. Wochenschr. 1923. Nr. 3. — LEHMANN und FRAENKEL: Arch. f. Gynäkol. Bd. 122. — LEMESIC: Prüfung diuretischer Mittel an der isolierten Kaninchenniere. Klin. Wochenschr. 1923. Nr. 31. — LICHTWITZ: Die Praxis der Nierenkrankheiten. Berlin 1921. — LIPOWSKI: Die akute Nierenentzündung und ihre Behandlung. Würzburg 1916. — LOEWI und JONNESCU: Arch. f. exp. Pathol. u. Pharmakol. Bd. 59. 1908. — LÖWY: Zeitschr. f. Balneologie 1916. — MAJERUS: Nirvanol. Dtsch. Zeitschr. f. Nervenheilk. Bd. 63. 1920. — MEYER, E.: Über Nierenödem. Münch. med. Wochenschr. 1916. — MEYER-GOTTLIEB: Experimentelle Pharmakologie. Berlin-Wien 1921. (Ebendort ausführliche Literatur der Pharmakologie der Nierenfunktion.) — v. MONAKOW: Untersuchungen über die Funktion der Niere unter gesunden und krankhaften Verhältnissen. Dtsch. Arch. f. klin. Med. Bd. 122. 1918. — MÜLLER, FR.: Verhandlungen der deutschen pathol. Ges. Meran 1905. — NONNENBRUCH: Über Diurese. Ergebn. d. inn. Med. u. Kinderheilk. Bd. 26. 1925. — OEHME: Über den Wasserhaushalt. Klin. Wochenschr. 1922. — PENZOLD: Lehrbuch der klinischen Arzneibehandlung. Jena 1921. — PETERSEN-WEICHARDT: Proteintherapie und unspezifische Leistungssteigerung. Berlin: Julius Springer 1923. — PFLAUMER: Cystoskopische Beobachtung zur Physiologie der Harnleiter und Nieren. Zeitschr. f. urol. Chirurg. Bd. 13. 1919. (Dort Literatur über reflektorische Anurie.) — Bruns' Beitr. z. klin. Chirurg. Bd. 122. — POSNER: Über Albuminurie. Zeitschr. f. Urol. Bd. 1. 1907. — Über traumatischen Morbus Brightii. Dtsch. med. Wochenschr. 1906. Nr. 12. — ROMBERG: Über die Behandlung der chronischen Nephritis. Dtsch. med. Wochenschr. 1912. Nr. 23. — RUZMYAK: Ärzteverein Budapest. Ref. Klin. Wochenschr. 1924. Nr. 24. — SAXL und HEILIG: Über Novasuroldiurese. Zeitschr. f. d. ges. exp. Med. Bd. 38. 1923. — SCHADE: Die physikalische Chemie in der inneren Medizin. Dresden und Leipzig 1921. — SCHALL und HEISLER: Nahrungsmitteltabelle. Leipzig 1925. — SCHWARZ: Röntgenbestrahlung bei Anurie. Verhandl. d. Ges. d. Ärzte Wiens. 13. Juni 1923. — STOCKENIUZ: Beitr. z. pathol. Anat. u. z. allg. Pathol. Bd. 69. 1922. — STRAUSS: Die Nephritiden. Berlin und Wien 1921. — Jahreskurse f. ärztl. Fortbild. 1914, 1917 u. a. O. — TEZNER: Zum Mechanismus der Novasurolwirkung. Med. Klinik 1923. — VOGT: Klin. Wochenschr. 1925. Nr. 35. S. 1711. — VOLHARD: Die doppelseitigen hämatogenen Nierenerkrankungen (im Handbuch der inneren Medizin MOHR-STAEHELIN). Berlin 1918. — Über die chirurgische Behandlung der Nephritis. Urologenkongreß 1924. — VOLHARD und FAHR: Die BRIGHTsche Nierenkrankheit. Berlin 1914. — WIDAL und LEMIERRE: Die diätetische Behandlung der Nierenentzündungen. Ergebn. d. inn. Med. u. Kinderheilk. Bd. 4. 1909. — ZANGEMEISTER: Die Eklampsie eine Hirndruckfolge. Zeitschr. f. Geburtsh. u. Gynäkol. Bd. 79.

Allgemeine Therapie bei Erkrankungen der Blase und der Harnröhre[1].

Von

E. ROEDELIUS-Hamburg.

Einleitung. Auch bei örtlichem Leiden soll der Allgemeinzustand eines Kranken berücksichtigt werden. Manches lokale Übel wird geheilt oder gebessert durch Erkennung und systematische Behandlung der Grundursache. Wer nur das örtliche Leiden sieht, wird nicht selten Mißerfolg haben. Wer meint, mit einer Operation sei alles geschehen, wird bisweilen um den Preis des Erfolges betrogen. Dies sind keine neuen Weisheiten! Doch verlohnt es sich, am Anfang eines Abschnittes, der sich, wie der Titel sagt, mit allgemeiner Therapie beschäftigen soll, grundsätzlich darauf hinzuweisen, von wie großer Bedeutung auch auf urologischem Gebiete die praktische Durchführung eines in erwähntem Sinne vervollständigten Heilplanes sein muß. Wie gerade in letzter Zeit energisch darauf hingewiesen wird, daß die Erfolge etwa chirurgisch angegangener Magenerkrankungen noch wesentlich gehoben werden können durch entsprechende, sorgfältig durchgeführte diätetische Nachbehandlung, wie allgemeine Vor- und Nachbehandlung bei der Prostatachirurgie von oft ausschlaggebender Bedeutung ist, wie bei der Tuberkulose die Allgemeinbehandlung, von manchen fast unter Vernachlässigung des örtlichen Prozesses, in den Vordergrund gestellt wird — so müssen wir auch auf urologischem Gebiete nach solchen Grundsätzen handeln.

In den folgenden Blättern sollen Gebiete der Allgemeintherapie behandelt werden, die bei Erkrankungen der Blase und Harnröhre in Betracht kommen. Die Schriftleitung hat in weitgehender Zergliederung des Stoffes das Gebiet der Blase und Urethra, auch was den allgemein-therapeutischen Teil anlangt, abgetrennt. Es wird sich zeigen, ob zum Vorteil. Eine völlige Trennung scheint schwer durchführbar. Manche therapeutische Maßnahme, so Diätetik, physikalische Methoden, hat ebensowohl Geltung bei Erkrankungen der Niere, wie etwa für solche der Blase oder Prostata. Wiederholungen sind somit nicht vermeidbar.

Allgemeiner Teil.

Allgemeine Gesichtspunkte. Bei jeder akut entzündlichen Erkrankung mit oder ohne Fieber ist *Bettruhe* angezeigt. Die günstige Wirkung der gleichmäßigen Wärme und Ruhelage ist unbestreitbar und vor allem bei den akuten Reizzuständen unvergleichlich. Aufrechte Haltung im Bett, Sitzen ist ebenfalls zu verbieten, da sich erfahrungsgemäß die Beschwerden dadurch verstärken können.

Auch bei akut auftretenden Blutungen ist Ruhelage im Bett anzuordnen, solange die Blutung anhält.

---

[1] Abgeschlossen Herbst 1924. Nur wenige Ergänzungen bei der Korrektur.

Bei chronischen Zuständen läßt sich vielfach eine dauernde Bettruhe nicht durchführen und ist oft auch nicht notwendig.

Bei manchen Erkrankungen der ableitenden Harnwege, auch chronischen, wirken stärkere *Bewegungen* verschlimmernd auf das Leiden ein, lösen Beschwerden aus und können zu Blutungen führen.

Von Lage und Bewegung abhängige Beschwerden sind bisweilen auch diagnostisch zu verwerten, indem z. B. beim Blasenstein durch Springen, Treppenherabsteigen, Gehen auf unebenem Boden Schmerzen und Blutungen ausgelöst werden können, eine durch einen Stein im Orificium internum hervorgerufene Retention kann durch Rückenlage behoben werden.

Als *besondere Lagen* erwähnen wir die mit erhöhtem Oberkörper, resp. Schräglagerung des Körpers (Kopfende des Bettes hochstellen), um der Blase bessere Abflußbedingungen zu verschaffen und das Umgekehrte bei Ödemen der Beine und Enuresis.

Besonders wichtig erscheint uns die Forderung, auf das gründlichste, ob im Privathaus oder in der Krankenanstalt, auf das Bett und die Lagerung zu achten. Bei zahlreichen Blasenkranken, besonders solchen mit Inkontinenz, Lähmungen u. dgl., aber auch deswegen, weil einmal durch Katheterismus, Spülungen u. dgl. das Bett benetzt werden kann, droht das Gespenst des *Decubitus* und was ein Durchliegen für einen geschwächten Körper, wie wir ihn gerade bei unseren alten, gebrechlichen Prostatikern oft genug sehen, bedeutet, braucht nur ins Gedächtnis gerufen zu werden. Die Verhütung des Decubitus soll für den Arzt und das Pflegepersonal Ehrensache sein, für den Patienten ist sie Lebenssache. Nicht mit Unrecht fordern manche gerade für urologische Stationen besonders geschultes und gewissenhaftes Personal. Die exakte Versorgung der Blasenkranken erfordert ein volles Verantwortungsgefühl.

Körperliche *Anstrengungen*, Touren, *sportliche* Betätigung wie Reiten, Tanzen, Radfahren, Fußballspielen, Laufspiele usw. sind bei akuten Prozessen, Steinen, Blutungsneigung zu verbieten, ebenfalls alle Betätigungen, bei denen es zu Schweißbildung kommt und dann die Möglichkeit einer *Erkältung* nahe liegt. Wann man bei chronischem Verlauf diese oder jene körperliche Betätigung in erwähntem Sinne zuläßt, hängt von der Art und den Erscheinungen der Erkrankung ab. Alle derartigen Verrichtungen vermehren vorhandene Beschwerden und Symptome, und können zum Rezidivieren Veranlassung geben.

Die Bedeutung des Erkältungsreizes ist zur Genüge bekannt, recht oft finden wir gerade auch bei der Cystitis ätiologisch eine Durchnässung und Erkältung angegeben.

Wiederholte oder dauernde, in diesem Sinne *unhygienische Bedingungen* können ebenfalls ursächliche Momente darstellen.

Bei der Pflege und Behandlung von Blasenkranken ist weiterhin auf die *Diät* die gebührende Aufmerksamkeit zu richten. Manche bedürfen eines besonderen Kostzettels, einer Regelung der Flüssigkeit, in anderen Fällen bedarf es besonderer Vorschriften nicht. In dem Abschnitt über diätetische Behandlung sind einige Richtlinien angegeben. Hier muß noch darauf hingewiesen werden, daß häufig die Blasenkranken auch über Störungen der Verdauungsorgane zu klagen haben und oft der Pflege schwer zu lösende Aufgaben gestellt werden, etwa wenn eine strenge, reizlose Kost durchgeführt werden muß oder ein schwer Daniederliegender bei Kräften erhalten werden soll.

Auch die *Kreislauforgane*, häufig bei unseren Kranken in Mitleidenschaft gezogen, bedürfen der Überwachung und gegebenenfalls der Behandlung.

Bei einer Reihe von Erkrankungen, die mit Blutungen einhergehen, haben wir die eventuelle *Anämie* zu bekämpfen. Auch der *Psychotherapie* sei gedacht, die bei Enuresis bisweilen erfolgreich ist. Bei anderen Formen von Blasenleiden kann eine Regelung der Miktion notwendig werden, bei nächtlichem Harnträufeln häufiges Wecken in Frage kommen. Auch die Übungstherapie wird gelegentlich angewandt.

Wo es möglich ist, kann eine *klimatische Behandlung* von Nutzen sein, wenn nicht in einem *Kurort*, auch zu Hause unter bescheideneren Umständen durchzuführen. Luft und Licht und Sonne kann schließlich fast überall ausgenutzt werden.

Der Wert eines Kuraufenthaltes braucht nicht erörtert zu werden. Wer immer in der Lage ist, ein *Spezialbad* wie Wildungen, Brückenau u. a. aufzusuchen, wird davon Nutzen haben.

Physikalische Behandlungsmethoden spielen bei den Blasenerkrankungen eine große Rolle.

Was die hydrotherapeutischen Prozeduren anlangt, so werden die sog. erfrischenden Methoden nur selten angewandt. Alle Kältereize sind für Blasenkranke ungeeignet, werden meist unangenehm empfunden und oft schlecht vertragen, sehen wir doch schon bei etwas empfindlichen Gesunden lästige Sensationen gelegentlich in der Blase auftreten, etwa durch ein Seebad u. dgl. Das Prinzip der Abhärtung sollte allerdings, wo keine Gegenanzeige besteht, beachtet werden. Häufig indiziert sind die beruhigenden, reizmildernden Methoden mit Temperaturen von 34—36^0. Sie setzen den Blutdruck herab, die Gefäße werden erweitert, Erregungen gemildert, sie wirken schmerzlindernd und schlafmachend, z. B. Vollbäder von 34—38^0 von $^1/_4$stündiger Dauer, eventuell prolongiert $^1/_2$—1 Stunde.

Heiße Bäder wirken antispasmodisch, eine Harnverhaltung kann behoben werden.

Auch warme Ganzpackungen sind hier zu nennen, deren Tücher in 38^0 getaucht sind, 1 Stunde. Bei allen Packungen soll vorher Urin gelassen werden.

Lauwarme bis heiße Sitzbäder sind das souveräne Mittel bei Blasenschmerzen, Tenesmen usw. bei Cystitis, 30^0 (lauwarm) bis 38^0 und mehr (heiß). Die Wirkung ist eine reizmildernde und beruhigende.

Schwitzprozeduren sind bei isolierten Blasenerkrankungen nicht angezeigt, dahingegen lokale, hyperämisierende Behandlung in ihren verschiedenen Formen. Strahlende Wärme, lokal appliziert mittels elektrischem Lichtbogen, oder, oft besser, Sitzbäder.

Bei akuter Cystitis sind heiße Sitzbäder besser zu vermeiden und durch warme zu ersetzen.

Kurzdauernde kalte Sitzbäder (18^0, 2—3 Minuten) dürfen höchstens einmal bei Blasenschwäche und Neurosen versucht werden und sind sonst bei Blasenerkrankungen unstatthaft.

Wichtig sind auch die wärmestauenden Umschläge: Tuch in Wasser von 15^0 getaucht, mit Wolle bedeckt, bis zur völligen Erwärmung liegen lassen, eventuell bis zum Trockenwerden. Nach anfänglicher Kältewirkung mit Gefäßverengerung tritt bald Erweiterung derselben ein, Wasserverdunstung und Wärmestauung, die zu lokaler Temperaturerhöhung führt.

Benutzen wir einen wasserdichten Stoff, so wird die Abdunstung verhindert, der Erwärmungsprozeß begünstigt und eine größere Tiefenwirkung erzielt. Gerade in der Blasengegend, und da häufig auch an den Damm der Umschlag appliziert wird, ist an die möglicherweise auftretende Maceration der Haut zu denken.

Wärme sowohl wie Kälte kann auch mit Hilfe von Apparaten appliziert werden; Thermophore, Heizkissen, Wärmbeutel und Wärmflaschen besorgen das eine, Eisblasen, Kühlapparate das andere.

Heiße Mastdarmeinläufe, eventuell unter Benutzung eines Rücklaufrohrs (für Hitze und Kälte) können die äußere Anwendung unterstützen.

Auch für die Harnröhre sind Rücklaufkatheter konstruiert.

Die für die Erkrankungen der ableitenden Harnwege bedeutsam gewordene *Diathermie* wird andernorts besprochen, ebenso die *Elektrotherapie.*

Diätetische Behandlung. Wird bei einer Blasenerkrankung zwischen Patient und Arzt die Diätfrage erörtert, so wird in merklicher Zurückhaltung gewöhnlich nur in allgemein gehaltenen Andeutungen eine „reizlose Kost" angeraten, Vermeidung von Gewürzen, das übliche Glas Bier oder Wein bei nicht gerade akuten Prozessen allenfalls konzediert, kurz man überläßt häufig letzten Endes dem Patienten die Wahl der Speisen und Getränke. In der Praxis scheint sich im allgemeinen dies etwas summarische Verfahren zu bewähren, ein Zeichen, daß wohl meist vom Kranken das Richtige getroffen wird, oder aber — der Schluß wäre zulässig — daß eine rationelle Diätbehandlung vielleicht doch nicht so absolut vonnöten sei. Beides ist in gewissem Sinne richtig. Wie heute etwa bei akuter Glomerulonephritis die früher geübte ausschließliche, strengste Milchdiät als Fehler gilt, wie eine ins Endlose durchgeführte salzfreie Diät nicht für alle Fälle von Nephritis nützlich ist und bisweilen eine von der Norm kaum abweichende Kost ruhig verabfolgt werden kann, so ist auch bei zahlreichen Erkrankungen der ableitenden Harnwege eine rigorose Abkehr von der üblichen Nahrung zweifellos unnötig. Trotzdem wäre es verkehrt, den Wert diätetischer Maßnahmen zu verkennen oder zu unterschätzen. Der Vergleich mit der Niere stimmt nun freilich nicht ganz und die Verhältnisse liegen bei den abführenden Harnwegen weniger kompliziert. Die Niere ist das Bereitungsorgan für den Harn, die Blase das der Ausscheidung. Ein durch Nahrungsbestandteile, Flüssigkeit oder dgl. gesetzter Reiz wirkt sich in der Niere anders aus als in der Blase. Letztere reagiert häufig erkennbarer für den Kranken, indem es zu schmerzhaften Sensationen kommen kann, die in der Niere fehlen, trotzdem beide Organe geschädigt werden. Auch können sich renal bedingte Störungen in Blasenerscheinungen äußern. Ist umgekehrt die Niere gesund, liegen die Verhältnisse einfacher, es liegt eine isolierte Reizung der Schleimhaut der ableitenden Harnwege vor.

Während für einen Teil der Erkrankungen der Blase und Harnröhre eine besondere Diätetik entbehrt werden kann, ist eine solche nötig:

1. bei Beteiligung der Nieren, sei es, daß ein kombiniertes Leiden vorliegt oder sekundäre Nierenveränderungen das primäre Blasenleiden komplizieren;
2. bei entzündlichen Erkrankungen der ableitenden Harnwege, insbesondere den *akuten* Prozessen, aber auch bei manchen chronischen Formen;
3. bei den sog. Diathesen (Phosphaturie usw.);
4. symptomatisch, wenn Magen-Darmstörungen, Dyspepsien usw. das Blasenleiden begleiten;
5. bei nervösen resp. psychogen bedingten Leiden, wie z. B. gewissen Formen der Enuresis.

Wenden wir uns nunmehr der *speziellen Diätetik* zu. In allen Fällen, wo im Zusammenhang mit dem Blasen- und Harnröhrenleiden oder als Folge desselben eine Schädigung der Niere festzustellen ist, werden wir *den Blasenkranken als Nierenkranken* aufzufassen haben und dementsprechend die Zufuhr von Speisen und Getränken nicht nur nach ihrer qualitativen Seite regeln, sondern auch dem Quantum Rechnung tragen müssen. Da die Behandlung der Nephritis an anderer Stelle besprochen wird, müssen wir auf den betreffenden Abschnitt verweisen.

Wir können von den Nahrungsmittelgruppen selber ausgehen, indem wir ihre Zusammensetzung analysieren, und auf Grund solcher Analyse die Verträglichkeit für den Kranken bestimmen. Dabei spielen für die urologischen

Erkrankungen weniger die Calorienwerte eine Rolle, als der Gehalt an bestimmten Stoffen, etwa Kochsalz, Wasser u. dgl.

Während, wie schon erwähnt, die Verhältnisse bei den Nephritiden nicht ganz einfach liegen und die mancherlei Partialfunktionen des hochkomplizierten Nierenapparates berücksichtigt werden müssen, während ferner bei diesen bisweilen erst eine Probediät, ein Bilanzversuch, eine längere Beobachtung den richtigen diättherapeutischen Weg weist, liegen die Dinge bei den Erkrankungen der ableitenden Harnwege wesentlich einfacher. Es kommt auf folgendes an: Gehalt der Nahrung an bestimmten „Reizstoffen", Eiweiß, Mineralstoffen, insbesondere Kochsalz, Purinkörpern, schließlich kommt der Wassergehalt, resp. die zugeführte Flüssigkeitsmenge überhaupt, sowie deren diuretische Wirkung in Betracht.

Was die *Wasserzufuhr* anlangt, so wird es darauf ankommen, ob wir eine Flüssigkeitseinschränkung vornehmen wollen oder, wie häufiger bei Blasenerkrankungen eine „Durchspülung" der Harnwege anstreben.

Für gewöhnlich wird das in dem betreffenden Rohnahrungsmittel enthaltene Wasser weniger berücksichtigt werden, sondern hauptsächlich das der Getränke. Wir kommen noch darauf zurück.

Der Gehalt an Eiweiß, Fetten, Kohlehydraten spielt keine überragende Rolle bei der Behandlung der Blasenerkrankungen. In Fällen, wo Nierenfunktionsstörungen vorliegen, namentlich solche der Stickstoffausscheidung, müssen wir auch dem Eiweißstoffwechsel unsere Aufmerksamkeit schenken und je nach dem Grad und der Art der Nierenschädigung eine mehr oder minder einschneidende Einschränkung der Eiweißzufuhr vornehmen, ja sogar die „reizlose" und in der Therapie der Blasenerkrankungen an erster Stelle stehende Milchkur reduzieren müssen, unter Umständen in zweifacher Hinsicht, um Eiweiß *und* Flüssigkeit zu beschränken. Dies alles festzustellen ist Sache der Diagnostik. Haben wir isolierte Erkrankungen der Blase oder Harnröhre vor uns, so sind wir meist dieser Frage überhoben, eine besondere Diät ist nicht nötig. Überall da, wo eine *Schonungsdiät* angezeigt ist, bei Reizzuständen der Blase, Cystitis, Urethritis usw. ist eine Begutachtung der Nahrung auch hinsichtlich Eiweiß, Fett und Kohlehydraten von Wert. Es kommt noch eins hinzu. Eine unliebsame, oft nicht ungefährliche Begleiterscheinung von Blasenerkrankungen sind Störungen des Verdauungskanals, von leichten Dyspepsien, bis zu bedrohlichem Versagen der Organe. Sorgfältig ausgewählte Nahrung, weise Verteilung der trockenen wie flüssigen Kost kann diese wichtige Funktion wirksam beeinflussen, Störungen vermeiden, den Kräftezustand heben und so kann zur Heilung des Kranken wesentlich beigetragen werden. Zur richtigen Auswahl des Zuträglichsten ist die *Kenntnis der Nahrungszusammensetzung auch für den Urologen nicht unwichtig* und das Studium von Nahrungsmitteltabellen, Verdaulichkeitstafeln usw. wird sich bezahlt machen.

Eine wichtige Rolle spielt der *Kochsalzgehalt* der Nahrung. Seine Einschränkung ist bei manchen Blasenerkrankungen nötig, so besonders bei akuter Cystitis und Urethritis. Dabei ist zu unterscheiden zwischen dem ursprünglichen Kochsalzgehalt des betreffenden Nahrungsmittels und, weit wichtiger, dem durch die Zubereitung geschaffenen. Als eine reizlose Diät wird im allgemeinen auch eine kochsalzarme aufgefaßt. Daß wir bei der Durchführung solcher Diät oft auf große Schwierigkeiten stoßen, ist bekannt und deswegen die Frage berechtigt, wieweit ein starker Kochsalzgehalt auf die Blase ungünstig einzuwirken vermag. Daß NaCl unter Umständen die Nierenepithelien schädigt, ist bekannt. Bezüglich der Blase liegen unseres Wissens Unterlagen nicht vor und wir glauben auch nicht, daß eine *leichte* Salzung der Speisen sonderlich schädlich sein kann. Wir glauben jedoch, daß bei *akuten* Cystitiden zweifellos dem Kranken mit einer *Einschränkung* des Kochsalzes ebenso gedient ist, wie mit der Vermeidung sonstiger Gewürze. Bei Entzündungen der Harnwege, Schmerzen und Harndrang äußert. Auch bei Neigung zu Blasenblutungen (bei Papillomen) ist die Wirkung kochsalzreicher Nahrung bisweilen zu spüren. Daß bei steigender Konzentration der Urin an aussalzender Kraft gewinnt, ist bei Neigung zu Konkrementbildung zu berücksichtigen.

Bei reichlicher Flüssigkeitszufuhr ist im allgemeinen nur milde Einschränkung des Kochsalzes nötig. Liegt anderseits eine stärkere Hyperästhesie der Blase und besonders des Blasenhalses vor, wo es einmal nötig sein kann, die Harnmenge durch eine *Durstkur* zu vermindern, muß naturgemäß auch eine stärkere Einschränkung des Kochsalzes durchgeführt werden. Auf die Nachteile übertriebener Kochsalzentziehung muß ebenfalls hingewiesen werden. Endlich mag noch erwähnt werden, daß der Kochsalzhaushalt des Körpers schon mit 1,5—2 g gedeckt sein kann, wenn auch im allgemeinen der Gesunde weit mehr pro die zu sich nimmt.

Was die sonstigen „Reizstoffe" angeht, so ist es nicht nötig, daß allemal Nierenreizmittel auch ungünstig auf die Blasenmucosa einwirken müssen. Die ungünstige Wirkung solcher Stoffe auf die Blase und Harnröhre ist im übrigen unumstritten wenn die Schleimhaut erkrankt ist, ohne daß völlige Klarheit über die Wirkungsweise besteht. Folgende Annahme scheint berechtigt:

Der frisch gelassene Harn ist eine Lösung aus Elektrolyten und Anelektrolyten in einer Konzentration, die den Sättigungswert überschreitet (BRUGSCH). Wegen der Stabilität dieser Übersättigung werden im Harn Kolloide angenommen, die für schwer lösliche Stoffe als Schutzkolloide fungieren. Die Nubecula wird als gegenseitige Ausfällung der Kolloide aufgefaßt. Die Ausfällung der Kolloide führt zur Entmischung und zur Abnahme der Löslichkeit der schwer löslichen Stoffe. Normalerweise benetzt der Harn die ableitenden Harnwege nicht, die Kohäsion ist größer als die Adhäsion.

In dem Moment, wo die Schleimhaut erkrankt, eine Entzündung, ein Katarrh auftritt, kommt es zu einer groben Verteilung der Kolloide und somit geht die Schutzwirkung je nach dem Grade mehr oder weniger verloren oder wird vermindert, auch die Oberflächenspannung des Urins wird vermindert, es kommt zu einem Haftenbleiben des Harns an der Schleimhaut. Es entsteht so eine Entmischung des Harns und „jede Entmischung ist ein willkommenes Objekt diätetischer Behandlung" (BRUGSCH). *Eine Kost, die reizlos, schlackenarm und diuretisch ist, wirkt reinigend auf die ableitenden Harnwege.*

Besondere Aufmerksamkeit ist der *Zubereitung der Speisen* zu schenken. Salze wie Säuren, Extraktivstoffe, ätherische Öle und aromatische Bestandteile können auf eine reizbare Blasenschleimhaut ungünstig einwirken, Harndrang, Brennen, Tenesmen auslösen und sind bei erkrankter Schleimhaut zu meiden.

Auch dem Gehalt an *Purinkörpern* muß unter Umständen Rechnung getragen werden, so bei der Uratsteindiathese, daran kenntlich, daß der frisch gelassene Urin schon ausgefallene Harnsäure in Form von Sediment oder Krystallen enthält. In solchen Fällen kann die exogene Harnsäurebildung durch Diätregelung beeinflußt werden, insofern, als wir eine an Purinkörpern reiche Nahrung möglichst einschränken, anderseits die saure Reaktion abstumpfen.

Bei *Oxalurie* resp. Oxalsteindiathese ist die Diätregelung ebenfalls nicht unwichtig. Wir haben einmal Vermehrung der exogenen Oxalsäure, anderseits verminderte Lösung, erstere teils durch Nahrung bedingt, teils durch vermehrte Resorption (Hyperchlorhydrie).

Ziel der diätetischen Behandlung ist Einschränkung der alimentären Oxalsäure, Herabsetzung der Resorption, Verbesserung der Lösung. Zu verbieten sind besonders Kakao, Tee, Sauerampfer, Spinat, Rhabarber, rote Rüben, Bohnen, Einschränkung von Kartoffeln. Brot soll ohne Rinde genossen werden.

Bei Phosphaturie sind die Erdalkalien zu beschränken — Milch, Eier, grüne Gemüse.

Uratsteindiathese. 60% der Steine sind Urate. Es kommt zur Ablagerung von Harnsäure in den Harnwegen. Die Ausfällung der Harnsäure hängt ab von der Konzentration des Harns, der Menge der Harnsäure, der Anwesenheit anderer anorganischer und auch organischer Salze, Säuren und Basen und Kolloiden. Auf die Bedeutung letzterer im Sinne von Schutzkolloiden ist schon hingewiesen. Jedes Kochsalz wirkt begünstigend auf den Harnsäureausfall. Die Löslichkeit der Harnsäure muß gehoben werden durch Verminderung derselben, Vermehrung der Urinmenge, Vermehrung des Alkalis, Harnsäure lösende Mittel.

Wir geben also fleischarme Diät (100—200 g pro die) und Vegetabilien, vermehren die Diurese, geben alkalische Wässer (jedoch bei zu großer Zufuhr Gefahr der Phosphaturie, also Reaktion prüfen).

Von Medikamenten steigert Urotropin die Löslichkeit der Harnsäure.

Wir gehen jetzt noch auf die hauptsächlichsten *Nahrungsmittelgruppen* ein, möchten dabei hinweisen wie wichtig es ist, vor Auswahl bestimmter Diäten größere Tabellen über die Zusammensetzung der Nahrungsbestandteile zu benutzen.

Fleisch. Erst durch die Zubereitung werden manche Fleischarten ungeeignet für bestimmte Blasenerkrankungen (Gewürze, Extrakte, Tunken). Von vielen Blasenleidenden kann unbeschadet mäßig viel Fleisch in entsprechend milder Zubereitung genossen werden. Eine Ausnahme machen akute fieberhafte Erkrankungen, bei denen auf der Höhe der Erkrankung Aufhebung oder Einschränkung der Fleischnahrung zu empfehlen ist. Extraktivstoffe sind an sich nicht als übertrieben schädigend anzusehen. Die verbreitete Ansicht, die weißen Sorten verdienten vor den dunklen den Vorzug, hat jedenfalls für die unkomplizierten Blasenerkrankungen keine besondere Bedeutung.

Liegen als Begleiterscheinungen Dyspepsien, Magen-Darmstörungen vor, ist ebenfalls eine Einschränkung von Fleischgerichten zu empfehlen, besonders fettreiche zu meiden. In seltenen Fällen ist die Meidung nucleinreicher Arten notwendig (Thymus, Leber, Milz, Niere, Gehirn, Hecht, Karpfen). Gegen *Fisch* besonders in gekochtem Zustand, besteht im allgemeinen keine Kontraindikation. Seefische sind etwas salzreicher. Die geräucherten oder gesalzenen Fische (Sardellen 20% Kochsalz!) sind dagegen etwas, was sich mancher Blasenkranke wird versagen müssen.

Auch Wurstwaren, Schinken usw. werden häufig erst durch starke Salzung oder besondere Würzung zu unzweckmäßigen Nahrungsmitteln, doch wird es nicht schwierig sein, die für den Kranken geeigneten Dinge herauszusuchen.

Als besonders wichtige Ernährung kommen *Milch* und Milchpräparate in Frage. Die Milch hat neben der Verabreichung als Getränk den Vorzug ungezählter Modifikationen. Somit sind die Vorteile groß, die günstige Einwirkung ist auch bei Blasenerkrankungen erwiesen. Mit der reinen Milchdiät soll man nicht zu rigoros verfahren, ausschließliche Milchkuren sind häufig schwer durchzuführen und ebenso häufig in der strikten Form nicht notwendig. Auf die Überschätzung ausschließlicher Milchkuren bei manchen Nierenerkrankungen ist schon hingewiesen. Große Mengen Milch sind nötig, um auf die Dauer den Bedürfnissen des Körpers zu entsprechen. Nicht überall sind so große Flüssigkeitsmengen angebracht. An die Belastung von Nieren und Herz mit Eiweiß, Kochsalz und Flüssigkeit ist zu denken.

Von diesen Einwendungen abgesehen ist die *Milchverordnung* auch für unsere urologischen Kranken *unschätzbar.*

Durch Sahnezusatz kann das Flüssigkeitsquantum weiterhin eingeschränkt werden. Auch die *Milchprodukte* sollen weitgehende Verwendung finden, ganz besonders in Form des weißen Käses. Die pikanten Sorten scheiden aus. Buttermilch wird begleitende Obstipation wirksam beeinflussen können. Bei Kefir muß der Alkoholgehalt berücksichtigt werden. Butter ist wertvoll, wenn nötig in ungesalzenem Zustand, doch soll man bei Blasenkranken einen schwachen Salzgehalt ruhig zulassen. Beschränkt werden soll die Zufuhr von Milch, Käse, Fisch bei Oxalsäure-Konkrementbindung. Auch bei Phosphaturie und Bildung von Steinen aus phosphorsaurer Ammoniakmagnesia sind kalkreiche Nahrungsmittel (Milch, Eier) zu meiden.

Es ist deshalb von Wichtigkeit, die chemische Zusammensetzung von Konkrementen festzustellen, um nach dem Ausfall der Analyse eine geeignete Diät wählen zu können.

Aus der Gruppe der *Mehle* können alle zur Kost herangezogen werden; sie sind arm an Purinstoffen wie auch sonstigen Reizkörpern. Bei Brot- und Teigwaren ist die Verdaulichkeit zu berücksichtigen.

Was die *Gemüse* anlangt, so sind die einzelnen Arten sehr verschieden nach Verdaulichkeit und Bekömmlichkeit. Kartoffeln sind im allgemeinen erlaubt, bei Phosphaturie einzuschränken, da größere Mengen den Urin alkalisch machen. Kartoffelgerichte sind besonders gut als Nebengerichte zu gebrauchen, ihre großen Kaliummengen belasten jedoch die Nieren, was bei Beteiligung derselben zu berücksichtigen ist. Viele Gemüse enthalten schon im unbereiteten Zustand Kochsalz, das jedoch wohl seltener Berücksichtigung zu finden braucht.

Blattgemüse sind wegen ihres starken Cellulosegehaltes nicht leicht verdaulich. Immer ist daran zu denken, jede intestinale Indisposition möglichst zu vermeiden. Bei Phosphaturie sind grüne Gemüse ebenfalls zu meiden. Salate sind schon meist im Hinblick auf die Zubereitung bei akuten Blasenerkrankungen ungeeignet.

Einige Besonderheiten seien noch herausgegriffen. Spargel wird häufig verpönt. Wohl mit Unrecht. Er wirkt diuretisch und kann unbedenklich genossen werden.

Beim Sauerampfer ist der Gehalt an Oxalsäure zu bedenken, er ist als Nierenreizmittel bekannt, bei Oxalurie ebenso zu verbieten wie Rhabarber, nach dessen Genuß sogar Hämaturie beobachtet ist.

Auch Sellerie ist für Nierenkranke nicht gleichgültig, da er die Nierenepithelien reizt (Apiol).

Zwiebel ist als starkes Schleimhautreizmittel bekannt, der Übergang der ätherischen Öle in den Urin erwiesen. Bei der Erhitzung allerdings verflüchtigen sich dieselben.

Rettich. Sein Reizstoff gehört zur Gruppe der Senföle (Sulfocyanallyl), ist grundsätzlich aus der Diät bei Erkrankungen der Harnwege zu verbannen. Wenn roh genossen kommt der volle Gehalt an ätherischen Ölen zur Wirkung. Hämaturie ist beobachtet.

Wenn wir hier gleich den Senf erwähnen, so kann schon bei Gesunden durch übertriebenen Gebrauch Albuminurie und Cystitis auftreten. Diese toxikologische Tatsache muß zu grundsätzlichem Verbot bei Erkrankungen der ableitenden Harnwege führen.

Essig wird möglicherweise zu Unrecht für unerlaubt erklärt, die für gewöhnlich benutzten kleinen Mengen sind doch wohl unschädlich, er wird zudem im Körper so schnell und vollständig oxydiert, daß kaum Spuren in die Niere gelangen.

Muskatnuß ist ebensowenig als schädlich aufzufassen; wird doch gerade bei den durch Methylenblau hervorgerufenen Blasenkrämpfen dieses Gewürz als Antidot gepriesen.

Vanille ist ebenfalls nicht als nachteilig anzusehen. Dahingegen ist der Pfeffer abzulehnen, wie aus einwandfreien klinischen Tatsachen zu entnehmen, obwohl toxikologisch keine Belege zu erbringen sind. Seine harzartigen ätherischen Öle wirken auf die Nieren und ableitenden Harnwege reizend, Krampfzustände werden gesteigert.

Auch unter den sonstigen Gewürzkräutern befinden sich Schädlinge, so ist Vorsicht geboten mit Dill (Anethol), Thymian, Petersilie (Apiol), Estragon (Bohnenkraut), Minzen (Menthol), Majoran u. a.

Im übrigen ist keineswegs alles was kräftig oder würzig schmeckt oder riecht auch schädlich für die Harnwege.

Gegen *Obst* ist nichts einzuwenden, es gehört zu den bestbekömmlichsten Speisen, höchstens bei harnsaurer Diathese einzuschränken.

Fruchtsäfte sind in der Pflege auch urologisch Kranker von Wert, wenn auch Übersäuerung zu vermeiden ist; so ist reichliche Citronensaftzufuhr doch nicht so unschuldig wie vielfach angenommen wird.

Was die *Flüssigkeiten* anlangt, die in Form von Getränken zugeführt werden, so kommt es auf verschiedene Dinge an, einmal das Quantum, sodann die diuretische Wirkung, endlich den Gehalt an schädigenden oder reizenden Substanzen.

Die Wirkung des Wassers ist eine ausschwemmende und eine verdünnende, die Nieren reagieren auf ein Wasserangebot mit verstärkter Absonderung, sofern sie gesund sind (siehe Wasser- und Konzentrationsversuch). Hierzu kommt bei vielen Getränken eine durch bestimmte Stoffe hinzutretende Steigerung, zu einer Anpassungsdiurese eine pharmakologische. Die Folge ist eine Vermehrung nicht nur des Ausscheidungsquantums, sondern auch eine häufigere Miktion. *Die Nieren sind der Angriffspunkt der Diuretica, die ableitenden Harnwege haben den Vorteil davon.* Mechanisch werden krankhafte Stoffe, die sich auf der Schleimhaut derselben angesammelt oder gebildet haben, verflüssigt, verdünnt, fortgeschwemmt, die Festsetzung verhindert.

Wir haben oben schon auf die physikalisch-chemischen Vorgänge, die sich dabei abspielen, hingewiesen. Durch rasche Passage wird, sofern nicht organisch bedingte Verlegung dies verhindert oder erschwert, eine Stagnation verhütet. So lautet mit Recht die Forderung: „Viel trinken und durchspülen".

So wirkt eine reichliche Flüssigkeitszufuhr bei infektiösen Prozessen günstig durch Ausschwemmung der Bakterien und sie unterstützt die Selbstreinigung der Harnwege.

Prophylaktisch lassen wir reichlich trinken nach Cystoskopien, Katheterismus usw., um eventuell eingedrungene, resp. vorgeschobene Keime zu beseitigen und so den Organismus zu unterstützen, der seinerseits schon durch jede Miktion bestrebt ist, dies zu tun.

Bei alledem muß jedoch an die *Belastung des Körpers* durch die Flüssigkeitsmenge gedacht werden, und so stehen der „Durchspülung" besonders von seiten des Herzens und der Nieren häufig Bedenken entgegen, ja es kann durch gedankenlose, wenn auch wohlgemeinte Therapie Schaden gestiftet werden.

Weiterhin ist auf die *Reaktion* des Urins zu achten, die durch manche Getränke beeinflußt wird.

Der *Mineralstoffwechsel* ist zu berücksichtigen (Phosphaturie, Oxalurie), der bei der Ernährung schon öfters erwähnt, ferner ist das Einzelquantum resp. die *Dosierung* wichtig. Manche Haustrinkkuren haben deswegen keinen Erfolg, weil die berufliche Tätigkeit eine vernünftige Einteilung unmöglich macht. Die Verstärkung des Flüssigkeitsstromes soll eine dauernde und gleichmäßige sein.

Auch die Temperatur der Flüssigkeit ist nicht gleichgültig, z. B. soll Lindenblütentee stets heiß getrunken werden, Milch ebenso, wenigstens bei akuten

Entzündungen. Der „kalte Trunk" spielt in der Anamnese urologisch Kranker eine große Rolle.

Bei Enuresis nocturna ist abends Trockenkost zu verabfolgen.

Alle *Tees* sollen auf leeren Magen innerhalb $^1/_2$—1 Stunde getrunken werden.

Besonders reinigend auf die ableitenden Harnwege wirken Bärentrauben, Löwenzahn, Heidelbeerblätter usw. Species diureticae enthalten eine Mischung von verschiedenen Drogen (Rad. Levistici, Ononidis, Liquiritiae, Fructus Juniperi āā).

Als geradezu spezifisch kann die Wirkung der Lindenblüten angesprochen werden.

Die *Wirkung vieler Tees* ist neben der diuretischen eine reizmildernde. Dünner Harn reizt die erkrankten Gewebe weniger.

Unter den *Mineralwässern* stehen die von Wildungen obenan, auch Brückenauer, Fachinger, Emser, Obersalzbrunner u. a. werden angewandt.

An Ort und Stelle wirkt eine Brunnenkur aus bekannten Gründen am besten. Wenn nicht anders möglich, können die Wässer auch in Form einer Haustrinkkur genommen werden.

Was den *Kaffee* angeht, so ist in den Fällen eine Einschränkung resp. Verbot zu erlassen, wo die schädigende Einwirkung auf Herz und Nierenparenchym in Frage kommt. Auch bei akuten Entzündungen ist von ihm besser abzusehen. Sonst, eventuell in schwächerer Konzentration, ist mäßiger Gebrauch nicht zu beanstanden oder coffeinfreier Kaffee zu verabreichen.

Alkoholische Getränke werden nach allgemein geltender Gepflogenheit bei akuten, entzündlichen Prozessen der ableitenden Harnwege gewöhnlich verboten. Bei chronischen Fällen trägt mancher Arzt häufig den Gewohnheiten des Kranken Rechnung und konzediert in mäßiger Form dieses oder jenes alkoholkaltige Getränk.

Alkohol wird zum größten Teil im Körper verbrannt, seine Endprodukte sind Wasser und Kohlensäure. Ein kleiner Teil wird in den Urin abgegeben, 2—7%. Eine schädigende Wirkung auf die Nieren ist erwiesen und abhängig nicht allein vom Alkoholgehalt der betreffenden Getränke, sondern auch von anderen Reizstoffen.

Der Alkoholgehalt der Biere beträgt 2—5%. Besonders junge und gärige Biere wirken auch auf die ableitenden Harnwege schädlich ein, bisweilen bildet ein Exzeß die auslösende Ursache einer Blasenerkrankung.

Weine enthalten 7—18, Branntwein, Liköre 25—60% Alkohol. Biere enthalten Bitterstoffe, Weine Ester, Schnäpse Fuselöle, Liköre Zusätze von ätherischen Ölen oder Pflanzenextrakte, alles Bestandteile, die als Reizstoffe aufgefaßt werden müssen.

Die Erfahrung am Kranken bestätigt in weitgehender Weise die Unzuträglichkeit alkoholischer Getränke bei Erkrankungen der ableitenden Harnwege. Bei allen akuten Prozessen sollten sie grundsätzlich verboten werden.

Medikamentöse Behandlung.

Die medikamentöse Behandlung der Erkrankungen der Blase und Harnröhre nimmt einen weiten Raum ein. Bei der Vielseitigkeit der Symptome ist auch die Zahl der Mittel eine große. Ein großes Kontingent stellen beruhigende, lindernde, schmerzbetäubende Medikamente dar. Groß ist auch die Zahl der speziell bei infektiösen Erkrankungen zur Verfügung stehenden Mittel, der Harnantiseptica, teils in Form bactericider Medikamente, teils solcher zur Durchspülung, Anregung der Diurese oder Steigerung derselben angewandter Ausschwemmungs- und Verdünnungsmittel.

Im großen und ganzen ist, wie auch auf anderen Gebieten der Medizin, die Therapie eine symptomatische bei spezieller Indikation, z. B. gegen Blutung, Pyurie, Tenesmen, Harnverhaltung usw. gerichtet.

Grundsätzlich muß darauf hingewiesen werden, daß *unter allen Umständen das Leiden als solches diagnostiziert werden muß*, die Quelle der Blutung, der Eiterbildung usw., die Ursache der betreffenden Symptome *muß gefunden werden*. Leider begnügt man sich, das ist eine Erfahrungstatsache, in der Praxis häufig mit der Behandlung der Krankheitserscheinungen.

Es ist ein besonderer Vorteil, daß die Mittel bei den Erkrankungen der Blase und Harnröhre zum Teil *örtlich* angewandt werden können, die Zugänglichkeit des Erkrankungsherdes gestattet oft eine direkte Beeinflussung desselben.

Wir wenden uns nun den gebräuchlichsten Medikamenten zu, die für die Erkrankungen der ableitenden Harnwege angewandt werden.

Unorganische Arzneimittel. Metalle: *Hydrargyrum* in seinen verschiedenen Formen. Anwendung selten, da syphilitische Erkrankungen der Blase und Harnröhre selten sind. Bei Beteiligung der Nieren Vorsicht! Calomel als Diureticum ist von untergeordneter Bedeutung.

Hydrarg. oxycyanatum als Desinfektionsmittel in der Urologie geschätzt; Instrumente, Bougies, Katheter können damit desinfiziert werden. Für die Praxis Oxycyanatpastillen wie Sublimatpastillen. Als Gleitmittel Katheterpurin (Glycerin, Wasser, Tragacanth, Hydrarg. oxycyanat. 1 : 500,0), reizt die Harnröhre nicht.

Sublimat: Desinfektionsmittel (keine Instrumente!). Zur Desinfektion der Harnröhrenmündung vor Einführung von Instrumenten, sowie bei steriler Urinentnahme.

Sublimatspülungen bei Blasentuberkulose. Von manchen abgelehnt (Rovsing), von anderen (Casper) warm empfohlen, 1 : 2000, 1 : 1000. Heilungen sollen erzielt sein, bisweilen nutzlos. Instillationen zweimal wöchentlich, steigern mit der Quantität bei schwächer werdender Konzentration.

Kaliumpermanganat. Sehr empfehlenswertes Spülmittel der Blase. Hat die Fähigkeit, leicht Sauerstoff abzugeben und oxydable Körper zu oxydieren. In stärkerer Konzentration ätzend, wirkt es in schwächerer (schwach violetter) Lösung desinfizierend.

Kupfer, zur Lokalbehandlung der Blasentuberkulose (Gräfin Linden). Siehe Kapitel Tuberkulose. In starker Konzentration ätzend, in schwächerer sekretionshindernd, zusammenziehend.

Zink. Wirkung ähnlich dem Kupfer.

Zinksulfat zu Harnröhrenspülungen 0,2—1,0%.

Silber (Argentum nitricum). Erzeugt oberflächliche Ätzschorfe auf der Schleimhaut. Wirkt entwicklungshemmend auf Bakterien, stärker als bei den Eiweißverbindungen (Protargol), denen aber eine stärkere Reizwirkung fehlt. Anwendung bei Erkrankung der ableitenden Harnwege in Lösungen. Gewöhnlich beginnend mit 1 : 10 000, dann steigend.

Neuerdings tritt Schottmüller für stärkere Konzentrationen bei Cystopyelitis ein.

Schottmüller steht auf dem Standpunkt, daß es bislang kein Mittel gibt, das bei oraler (Harnantiseptica) oder intravenöser Einverleibung (Neosalvarsan, Kollargol) die Erreger in den Harnwegen vernichtet. Auch die Vaccinetherapie sei fruchtlos. Alles in allem gelingt es zwar vielfach, ein Schwinden der Symptome zu erzielen, aber keine Heilung in bakteriologischem Sinne. Dies ist nun in über 80% der Fälle möglich durch Anwendung folgenden Verfahrens: Nach Entleerung der Blase werden 100 ccm 2%iger Argentum nitricum-Lösung mit dickem Katheter injiziert. Fünf Minuten darin lassen, nur wenn Tenesmen auftreten, früher ablassen. Dann herauslassen, Spülung mit Kochsalz anschließen, bis die Spülflüssigkeit wieder klar abläuft. Die Beschwerden sind im allgemeinen gering, bisweilen stärkere Tenesmen, sodaß Narkotica nötig sind. Rasche Klärung des Urins, oft schon nach einer Injektion, eventuell wird noch 3—4mal die Maßnahme wiederholt.

Bisweilen ist schon nach 2—3 Tagen der Urin bakterienfrei. Nach SCHOTTMÜLLER handelt es sich bei dieser Methode nicht um eine Desinfektion, sondern um einen biologischen Vorgang.

Wir bringen eine Tabelle nach SCHOTTMÜLLER.

Bakterien	♂	♀	Sa.	Heilung
Coli	4	65	69	55
Coli + Staphylokokken	3	7	10	9
Coli + Streptokokken	1	2	3	2
Staphylokokken	2	12	14	13
Streptokokken	1	0	1	0
Gonokokken	0	2	2	2
Ty	0	1	1	1
Geheilt 82%, ungeheilt 18%.				

Von organischen Silberpräparaten sind die meisten Gonorrhöemittel, so daß sie hier nicht besprochen zu werden brauchen; wir erwähnen einige dieser Mittel, Protargol, Argonin, Argyrol usw.

Besondere Erwähnung verdient das *Kollargol,* sowohl in der Diagnostik wie in der Therapie rühmlichst bekannt. Als Kontrastmittel bei der Pyelographie überholt vom Jodkali, Bromnatrium. Therapeutisch als bactericides Mittel vielfach angewandt, doch nicht mehr sehr verbreitet. Eine spezielle urologische Anwendung erfolgte durch PRAETORIUS, der das Mittel zur Behandlung von Blasenpapillomen erprobte mit dem Ziel, eine Nekrotisierung der Papillome zu erreichen. Nach Anästhesierung der Blase werden an zwei aufeinanderfolgenden Tagen 5 ccm einer 20%igen Kollargollösung mittels Katheters in die Blase eingebracht.

Über die gute Wirkung des Verfahrens wird berichtet in Med. Klin. 1916, Nr. 24, 1917, Nr. 13.

Calcium spielt in Form einer Doppelverbindung von Chlorcalcium mit Harnstoff als *Afenil* in der modernen Urologie eine Rolle. Ampullen von 10 ccm einer 10%igen Lösung, d. h. 11,42 Calcium und 68,88% Harnstoff. Die Injektion erfolgt intravenös. Nebenwirkungen sollen angeblich nicht vorkommen, außer Hitzegefühl, das durch langsames Injizieren vermieden werden kann. Doch sind von MOCK[1] Kreuz- und Ischiasschmerzen von zum Teil beträchtlicher Stärke beschrieben. Die Injektion kann mehrfach erfolgen. Gegenindikationen: Herzklappenfehler, Myokarditis, Arteriosklerose.

Urologische Indikationen: Urinretention, Enuresis, postoperative Blasenlähmung (siehe diese).

[1] MOCK: Dtsch. med. Wochenschr. 1922. Nr. 44.

Alkaliverbindungen: Kalium, Liquor Kali acet. siehe medikamentöse Therapie der „Harnverhaltung".

Kohlensaure Alkalien: Wirkung diuretisch, zum Teil besitzen sie harnsäureauflösende Kraft, der Urin wird alkalisch gemacht. Eine auflösende Wirkung auf Konkremente erfolgt nicht, aber Alkalisierung kann unter Umständen insofern eine günstige Wirkung haben, als sie die organischen Bindemittel der Steine (Schleim) löst.

Anderseits hat man nach Alkaligebrauch in übertriebenem Maße rasche Vergrößerung von Steinen gesehen durch Ablagerung von Phosphaten. Somit ist bei Steinbildung stärkere Alkalisation besser zu unterlassen.

Als Durch-Spülmittel sind die alkalischen Wässer sehr gut.

Nicht-Metalle. *Bor.* Hemmender Einfluß auf Bakterien nicht sehr groß. Als Spülmittel sehr geschätzt und mit Recht, da ungiftig und nicht reizend. Als neueres Borsäurepräparat erwähnen wir *Antistaphin*, das von JOSEPH bei Sekundärinfektionen der Blase und Harnröhre mit gutem Erfolg verwendet wurde[1].

Boraxglycerin wurde mit Erfolg bei einem Fall von Soor der Harnröhre angewandt. Wir kennen dies Mittel ja als ein geradezu spezifisches bei Soorerkrankungen der Mundhöhle.

Salzsäure ist häufig indiziert, um den Urin anzusäuren, besonders bei gleichzeitiger Urotropinanwendung bei alkalischem Harn.

Zur Verhütung von Inkrustationen von Kathetern mit kohlensaurem Kalk und phosphorsaurer Ammoniak Magnesia (vorherige Analyse der Konkremente notwendig!) füllt IVERSEN[2] die Blase mit 50 ccm einer $15^0/_0$igen *Salzsäure*lösung eine halbe Stunde lang. Die Beschwerden dauerten nicht lange. Inkrustationen traten nicht wieder auf.

YOUNG empfiehlt zu gleichem Zwecke bei Neigung zu Inkrustationen $^1/_2$ bis $1^0/_0$ige Essigsäure[3].

Jod. Wir erwähnen den günstigen Einfluß zur Verhütung von Rezidiven bei Papillomoperationen. Wenig bekannte Methode. Die Blase wird nach der Operation gründlich mit Jodtinktur ausgewischt.

Jodkali: Abgesehen von üblicher interner Indikation in der Urologie angewandt als Kontrastmittel bei der Pyelographie (siehe diese).

Kolloidales Jod wurde von französischer Seite bei Erkrankungen der Urethra, Blase usw. angewendet[4]. Man benutzt kolloidales Jod in Wassersuspension. Indiziert ist dies Mittel, wo bisher Silberlösungen verwendet wurden.

Pepsin-PREGL-Lösung (isotonische Jodlösung) besonders von PAYR empfohlen, um eine vitale Lösung von Narbengewebe zu erzielen[5]. Bisher liegen erst geringe Erfahrungen auf urologischem Gebiet vor, und zwar zur Behandlung von Harnröhrenstrikturen. Da die Erfolge auf anderen Gebieten vielversprechend sind, ist vielleicht auch bei narbigen Verengerungen der Urethra mit Erfolgen zu rechnen. Es wird eine Mischung von $3^0/_0$ Novocain-Adrenalinlösung und 1- resp. $2^0/_0$ Pepsin-PREGL-Lösung mit dünner Kanüle tastend und depotsetzend injiziert. PAYR rühmt die Leichtigkeit der Injektion, rasches Aufquellen des Narbengewebes und die Schmerzlosigkeit. Er selbst hat bei Strikturen gute Erfolge gesehen.

Auch als *Harnantisepticum* findet die PREGLsche Jodlösung Verwendung. STREISSLER[6] sah günstige Wirkungen bei Cystitis. (Bei Colipyelitis direkt in

[1] JOSEPH: Dermatol. Zentralbl. 1917. Nr. 14.
[2] IVERSEN: Ref. Zeitschr. f. urol. Chirurg. Bd. 8. S. 71.
[3] YOUNG: Ref. Zeitschr. f. urol. Chirurg. Bd. 8. S. 267.
[4] Ref. Zeitschr. f. urol. Chirurg. Bd. 9. S. 208.
[5] PAYR: Zentralbl. f. Chirurg. 1922. Nr. 1.
[6] STREISSLER: Arch. f. klin. Chirurg. Bd. 116. H. 3. 1921.

die Augen springend.) Entweder Spülungen mit Verdünnungen 2 : 4 Teilen 2%iger Borlösung oder Depots von 20 bis 50 ccm unverdünnter Lösung wurden in der Blase gelassen. Leichtere Formen wurden günstig beeinflußt, teilweise auch in schweren Fällen auffällige Besserung. Nach Aussetzen des Mittels manchmal Rezidive.

Auch nach O. KLEINSCHMIDT[1] ist das Mittel sehr geeignet zur Blasenspülung. Eine zwei Jahre vergeblich behandelte Cystitis heilte in 14 Tagen.

Kohlenstoffverbindungen. Fettreihe: *Paraffinum liquidum* als Gleitmittel.

Benzin wird verwandt zur Lösung von „Ölsteinen" und Paraffinsteinen in der Blase (LOHNSTEIN). Mehrere derartige Fälle liegen in der Literatur vor. Auch vom Verfasser beobachtet. Allerdings darf noch keine Inkrustation des in die Blase gelangten Paraffinstückchens erfolgt sein, wie es Verfasser sah, wo sich um einen unveränderten Stearinkern ein Stein schichtweise gebildet hatte. Auffälligerweise wird die Einführung von Benzin in die Blase ohne Reizwirkung vertragen.

Glycerin wird benutzt als Gleitmittel in der Urologie, sowohl zum Schlüpfrigmachen der Instrumente wie zu Injektionen. So wird bei Uretersteinen der Versuch gemacht werden können, durch Injektion von Glycerin in den Harnleiter den Stein ins Gleiten zu bringen. Borglycerin wird in die Blase eingebracht zur Verhütung postoperativer Harnverhaltung (siehe diese).

Formaldehyd hemmt selbst in großen Verdünnungen die Entwicklung von Spaltpilzen. Es wird als solches *nicht* angewandt, die Wirkung aber der bekanntesten Harnantiseptica beruht auf der Abspaltung dieses Stoffes.

Ammonderivate der Aldehyde. Hauptvertreter Hexamethylentetramin (Urotropin und Verwandte), Helmitol (Neu-Urotropin) u. a. Die Wirkung beruht auf Abspaltung von Formaldehyd. Diese Wirkung geht langsam bei neutraler, viel energischer bei saurer, gar nicht bei alkalischer Reaktion vor sich. Sie wird gehemmt durch Zufuhr von Alkalien, gefördert durch solche von Säuren. Allerdings liegen die Dinge so, daß bei Cystitis der Urin in der Regel erst durch Bakterienwirkung alkalisch wird, die Abspaltung erfolgt aber schon in der Niere, wo der Harn sauer ist. Ammoniakalische Gärung wird durch die Formaldehydpräparate verhindert, desgleichen die Bildung von Phosphatkonkrementen.

Starker Einfluß auf Staphylokokken, Streptokokken, Typhusbacillen, Proteus, auf Coli geringer. Gelegentlich werden nach Urotropin-usw.-Gaben Reizerscheinungen beobachtet, gewöhnlich allerdings nach größeren Dosen. Albuminurie und Hämaturie ist festgestellt worden. Verfasser sah eine ausgesprochene Reizwirkung nach Allotropin, und zwar schon nach wenigen Tabletten. Neuerdings wird vielfach *Cystopurin* angewendet, eine Verbindung von Urotropin und Natriumacetat.

Sehr günstige Wirkungen sind durch *intravenöse* Injektion einer 40%igen *Urotropinlösung* zu erzielen. In der Literatur sind zahlreiche Mitteilungen über gute Erfolge zu finden. Verfasser hat das Mittel in dieser Form oft und systematisch verwendet. In einzelnen Fällen war die Wirkung überraschend, durch Eiterkörperchen dick-weißer Urin wurde bisweilen nach ein oder zwei Injektionen völlig klar. In anderen Fällen wurde diese rasche Wirkung vermißt. Eine Gesetzmäßigkeit in bezug auf bestimmte Bakterien konnte bislang nicht beobachtet werden. Jedenfalls sollte die Methode häufiger angewandt werden. Injiziert werden von der 40%igen Lösung 5—10 ccm intravenös. Niemals wurden Nebenwirkungen, Fieber, Schüttelfrost oder dgl. beobachtet. Manche Fälle verhielten sich allerdings völlig unbeeinflußt. (Siehe auch medikamentöse Behandlung der Infektion.)

[1] O. KLEINSCHMIDT: Zentralbl. f. Chirurg. 1921. Nr. 45.

Auch zur *Behebung von Urinverhaltung* wird diese Methode, namentlich von gynäkologischer Seite empfohlen. Auch wir sahen einige Male einen prompten Erfolg[1].

Rhodanverbindungen. Fibrolysin wird vielfach angewandt zur Behandlung von Strikturen der Harnröhre. Der Einfluß auf Narbengewebe ist jedoch noch nicht sichergestellt, ein Erfolg kaum zu erwarten.

Fibrolysin ist Thiosinamin (Allylthioharnstoff) in Verbindung mit Natriumsalicylat. Es wird am besten in 15%iger Lösung injiziert. Erheblicher Schmerzen sollen nicht auftreten. Die angebliche erweichende Wirkung auf fibröses Gewebe soll auf Umwandlung von Kollagen in den löslichen Leim beruhen. Vergiftungserscheinungen wurden beobachtet, Fieber, Erbrechen, Muskelschwäche.

Phenol. Carbolsäure von Rovsing bei Blasentuberkulose gelobt.

Injektion von 50 ccm einer 6%igen Lösung. 3—4 Minuten in der Blase belassen, anfangs dreimal, später zwei bis einmal wöchentlich. Casper beginnt mit 1%iger Lösung und steigert allmählich Konzentration und Quantum.

Salicylsäure: *Salol* (Salicylsäurephenylester) wirkt häufig besser als Urotropin, ein weit verbreitetes Harnantisepticum.

Hexal, verbindet die Sulfosalicylsäure mit Hexamethylentetramin.

Extract. Rhois aromat. wird empfohlen bei Enuresis nocturna. Die Rinde enthält Öl, Harz, Tannin. Bis zum 2. Jahr werden 2 × 5 Tropfen gegeben, bis zum 6. Jahr 10 Tropfen, darüber 10—15 Tropfen.

Campher. Acidum camphoricum ist nach Ansicht von Freudenberg[2] das einzige Mittel, das gegenüber dem Katheterfieber von prophylaktischer Wirkung ist.

Glykoside. Bärentraube, wirksame Bestandteile Tannin-Arbutin. Eine sichere Grundlage für die günstige Wirkung fehlt, doch lehrt die Erfahrung, daß sie vorhanden ist. Anwendungsform: Dekokt 20—40/150.

Secale cornutum und seine Präparate werden in der Praxis gern auch bei Hämaturie verordnet. Die Wirkung für diese Zwecke ist absolut unsicher und nur auf die Uterusgefäße erwiesen, wobei die Kontraktion der Uterusmuskulatur das Wesentliche ist. Eine verengernde Wirkung auf andere Blutgefäße tritt nicht ein, es sei denn eine allgemein blutdrucksteigernde, die bei Blasenblutungen unter Umständen sogar nachteilig ist. Daher ist auch das Anwendungsgebiet von Cornutin, Hydrastis usw. vorwiegend die Genital- resp. uterine Blutung.

Antipyrin wird empfohlen zur Behandlung von Blasenblutungen in Form von Spülungen (1%).

Cocain zur Anästhesierung von Blase und Urethra wird am besten vermieden wegen seiner Gefährlichkeit und durch ungiftige Ersatzpräparate von gleicher Wirkung ersetzt.

Novocain, Alypin, Eucain haben sich bewährt. Harnröhrenanästhesie: 3%ige Alypinlösung mit 10 Tropfen Adrenalin. 20 Minuten wirken lassen.

Eucain 1%ig ebenso. Penis resp. Harnröhre durch Klemme zudrücken.

Bewährte Blasenanästhesie: 100 ccm Alypinlösung in die Blase.

Wir machen aufmerksam auf die sehr schöne Wirkung derartiger Anästhesien vor dem Bougieren. Neuerdings wird Psicain empfohlen.

Tropeine, Atropin, Scopolamin. Beruhigungs- und schmerzstillende Mittel bei sensiblen und motorischen Erregungszuständen (Tenesmen!). Injektionen, Suppositorien.

---

[1] Neuerdings kommt ein gebrauchsfertiges Präparat in den Handel, das Cylotropin (in Ampullen).

[2] Freudenberg: Zeitschr. f. urol. Chirurg. Bd. 8. S. 92. Ref.

Die *Chinaalkaloide (Chininderivate)* werden als Antiseptica in der Urologie mit wechselndem Erfolge versucht.

Opium und seine Alkaloide, wichtige und oft notwendige Mittel bei Tenesmen, Krampfzuständen, Schmerzen in der Urologie.

Strychnin, angewandt bei Sphincterlähmung und Enuresis. Es begünstigt die Wiederherstellung der motorischen Funktion, aber nur wenn die Leitung nicht völlig unterbrochen ist. Es kreist lange im Organismus und wird sehr langsam durch den Urin ausgeschieden. So kommt es, daß der Erfolg von Kuren oft erst spät bemerkbar wird. Strychnin verhält sich elektiv gegen die reflexübertragenden Apparate des Zentralnervensystems. Gestörte oder verschwundene Reflexe können durch Strychningaben wieder hervorgerufen werden. Als Angriffspunkt faßt man die in den Hinterhörnern liegenden Strangzellen auf.

Ein Versuch ist bei oben erwähnten Zuständen gerechtfertigt, zumal dem Mittel eine Bedeutung als Tonicum zukommt.

Nebennieren. Adrenalin wird in der Urologie vielfach angewandt als lokales Blutstillungsmittel, Zusatz zur Lokalanästhesie, blutdrucksteigerndes Excitans bei entsprechender Indikation.

Tuberkuline. Die Ansichten über die therapeutischen Erfolge sind noch geteilt und zum Teil widersprechend. Wir verweisen auf den speziellen Abschnitt der Blasentuberkulose.

Vaccinebehandlung, Proteinkörpertherapie: Letztere in der Urologie, was Blasen- und Harnröhrenerkrankungen anlangt, wenig angewandt. Erstere wird zur Behandlung von hartnäckiger Cystitis (Cystopyelitis) empfohlen. Auch hierüber sind die Ansichten geteilt.

Spezieller Teil.

Die medikamentöse Behandlung einzelner Symptome.

Enuresis. So zahlreich die Erklärungsversuche dieses häufigen Leidens sind, so zahlreich auch die angegebenen Behandlungsmethoden. Hier soll nur von den medikamentösen Heilmitteln die Rede sein, die häufig versucht werden, mit wechselndem Erfolg. Vielfach ist man sich dabei über die Wirkungsweise völlig im unklaren, z. T. handelt es sich um empirisch gefundene Mittel, andere sind theoretisch begründet.

Ein spezifisches Mittel gibt es nicht, wie von manchen behauptet wird. Vor jeder Behandlung ist unter allen Umständen der Versuch zu machen, dies schwierige Leiden diagnostisch zu analysieren, ob überhaupt eine medikamentöse Therapie vorgeschlagen werden soll. Bei dem negativen Ergebnis dieses Beginnens in nicht wenigen Fällen drängt sich naturgemäß die Suche nach einem Medikament, und sei es nur um einer erhofften suggestiven Wirkung willen, auf. Bisweilen gelingt es, das geeignete zu finden.

In altem Ansehen steht das *Extractum fluidum Rhois aromaticae.* Bis zu zwei Jahren werden 2 mal 5 Tropfen gegeben, bis zu sechs Jahren 10 Tropfen, darüber 15 Tropfen. Ein Versuch mit dem sonst harmlosen Mittel kann schadlos gemacht werden. *Kochsalz* in Form der *epiduralen Injektion* eventuell mit Novocain von CATHELIN empfohlen. Nach ZAPPERT[1] liegen 25 zustimmende Publikationen vor, brauchbar, aber nicht verläßlich. Eine übermäßige Reizbarkeit der Detrusornerven wird gebessert, die nach TROUSSEAU die Ursache der Enuresis ist. Aus jüngster Zeit berichtet HINTZE[2] in einer wichtigen Arbeit über diesen Gegenstand von günstigen Erfahrungen. Eine direkte Wirkung auf die

[1] ZAPPERT: Klin. Wochenschr. 1922. Nr. 1.
[2] HINTZE: Mitt. a. d. Grenzgeb. Bd. 35. H. 4.

Gegend des für die Miktion in Betracht kommenden Bündels der Cauda ließ sich feststellen. Es wurden bis zu acht Injektionen gemacht. 2—3%ige Lösung, 10—20 ccm, Injektionen in achttägigen Intervallen. Eventuell Kur nach einigen Monaten wiederholen. HINTZE berichtet übrigens, daß auch nach subcutaner Injektion ein Fall geheilt wurde.

Übrigens ist die epidurale Injektion kein gleichgültiger Eingriff. HINTZE verlor einen Fall an Meningitis.

Vorerst sollten harmlosere Methoden angewendet werden. WEITZ (Med. Klinik 1919, Nr. 31) unternimmt *Argentum nitricum*-Spülungen, um die Blasenkontraktionen dem Bewußtsein zu übermitteln. (150 ccm einer Lösung von 1 : 4000 bis 1 : 1000.)

Eine große Rolle spielen auch die *Beruhigungsmittel*, die sedativ auf die Erregbarkeit der Blase einwirken, z. B. Belladonna (TROUSSEAU). Kinder bis zu drei Jahren erhalten vor dem Schlafengehen in Zäpfchenform 0,003, ältere 0,005 bis 0,01.

In leichteren Fällen ist ein Versuch mit Baldrian, Brom, Sodobrol, sodann mit Opium, Physostigmin bei Erwachsenen zu machen. Auch Pilocarpin, Yohimbin ist angewandt, doch erfolglos.

POTOTZKY (Dtsch. med. Wochenschr. 1920, Nr. 7) tritt für *Campher*-Behandlung ein, dem eine „relative Wirkung auf die Genitalsphäre" zugeschrieben wird. Rp. Camphorae monobromat. 0,1, Calc. lact. 1,0, 2 × tgl. ein Pulver, 14 Tage lang, eventuell nach 14tägiger Pause Wiederholung.

Strychnin wird vielfach empfohlen, z. B. Tinct. Strychni 1,0/10,0, Tinct. amar. 2 × tgl. 10 Tropfen.

Besser ist die Injektionsform. Sol. Strychn. nitr. 0,01/10,0 2 × wöchentl. eine Injektion.

Über die Wirkung des Strychnins ist im allgemeinen Teil das Nötige gesagt.

Sonstige empfohlene Mittel: Antipyrin, Secale cornutum, Secacornin, Afenil (siehe allgemeiner Teil). Wir sahen in mehreren Fällen einen absoluten Mißerfolg von letzterem Mittel.

Neuerdings sind *Organpräparate* zur Behandlung der Enuresis angewandt worden: Hypophyse, Nebenniere, Schilddrüse.

Harnverhaltung. Man kann behandeln 1. auf internem Wege, 2. durch lokale Anwendung bestimmter Mittel, 3. kommen prophylaktische Maßnahmen zur Verhütung einer Urinretention in Frage. Insbesondere kommt letzterer Weg zur Verhütung der postoperativen Blasenlähmung in Betracht und kann durch die unter 1. und 2. genannten Methoden erfolgen.

Es muß grundsätzlich gefordert werden, daß heute, wo es gut wirkende Methoden gibt, diese vor dem Katheterismus auch versucht werden. Wenn sie auch nicht unfehlbar in ihrer Wirkung sind, so lehrt doch Erfahrung und Literatur, daß es in der Mehrzahl der Fälle gelingt, den Katheterismus zu vermeiden.

Ältere Methoden werden dadurch nicht beiseite gedrängt, sind aber fraglos häufig unwirksam, wie warme Umschläge auf die Blasengegend, Berieselung der Genitalien, Bad, Lagewechsel, „Frühaufstehen", die POLYAsche Vorübung des Wasserlassens im Liegen, warme Einläufe ins Rectum, Laufenlassen einer Wasserleitung usw.

Manche füllen am Schluß einer Operation die Blase mit 20 ccm einer 2%igen *Borglycerin*-Lösung mittels Katheters, ohne den Urin abzulassen. Nach 15 Min. soll gewöhnlich eine spontane Entleerung erfolgen. FRANK füllt die Harnröhre mit 15—20 ccm Glycerin, davon gelangen 5—10 ccm in die Blase und lösen die Spontanentleerung aus.

Von neueren Mitteln wird empfohlen: *Pituglandol*, 1—2 Ampullen subcutan. intramuskulär oder intravenös, wobei gleichzeitig die günstige Wirkung dieses Mittels auf den Darm zu erwähnen ist.

Afenil (Calciumchloridharnstoff), ein in der modernen Therapie häufig angewandtes Mittel, wird in der Urologie bei Pollakiurie, Harnretention, Enuresis und auch bei postoperativer Verhaltung empfohlen. Ampullen von 10 ccm und 10%iger Lösung sind im Handel. Langsam in die Vene injizieren, um das sonst auftretende lästige Hitzegefühl zu vermeiden. Gegenanzeigen: Diabetes, Arteriosklerose, Myocarditis, Klappenfehler. Uns ließ dies Mittel mehrfach im Stich. Auf Störungen nach Afenilinjektion weist MOCK hin (Dtsch. med. Wochenschr. 1922, Nr. 44). Nach 3—6 Stunden traten häufig Müdigkeit, Kreuz- und Ischiasschmerzen auf, die, selten länger als 12 Stunden dauernd, doch gelegentlich so heftig waren, daß Narkotica erforderlich wurden.

Dagegen konnten wir uns von der günstigen Wirkung des *Urotropins* 40%ig, 5—10 ccm intravenös, wiederholt überzeugen. Besonders von gynäkologischer Seite ist diese Methode bei postoperativer Harnverhaltung empfohlen worden [1].

Neuerdings ist *Kalium* zur Behebung der postoperativen Harnverhaltung empfohlen worden [2], deren als wesentliche Ursache Morphium oder andere Narkotica angeschuldigt werden. Dieser Morphium-Sphincterkrampf der Blase kann durch Kaliumgaben gelöst werden. Morphium usw. wirkt erschlaffend auf den Detrusor, während sich reflektorisch der Sphincter kontrahiert und die Harnsperre bewirkt. Durch Kaliumsalze soll sich nun der erschlaffte Detrusor wieder anspannen, wodurch nunmehr der überspannte Sphincter zur Erschlaffung kommt. Übrigens sollen auch die nicht morphinösen Verhaltungen prompt auf Kalium reagiert haben.

Blutung. Vorerst einige grundsätzliche Forderungen: Bei jeder Blutung aus den Harnwegen ist in erster Linie die Quelle derselben aufzudecken und ihre Ursache mit allen Mitteln festzustellen. Da ein großer Teil, wohl die meisten, der Blutungen weder abundant noch bedrohlich sind, bedarf es vielfach zunächst keiner blutstillenden Therapie und in aller Ruhe kann obiges Erfordernis erfüllt werden. *Gegen* eine solche Therapie ist natürlich nichts einzuwenden, sofern man sie nur nicht als die wesentliche Aufgabe auffaßt. Es gibt anderseits Fälle von rasch verschwindender Blutung, bei der uns eine rasche Unterdrückung derselben in diagnostischer Beziehung geradezu unerwünscht ist, indem sie ein Auffinden der Quellen erschwert oder verhindert. Hält eine leichtere Blutung an, kann aus psychischen Gründen die Verordnung eines Hämostypticums notwendig sein zur Beruhigung des Patienten.

Absolut indiziert sind blutungshemmende Maßnahmen

1. bei profusen und konstanten Blutungen, und zwar auch schon *vor* Feststellung der Diagnose, die dadurch erleichtert wird,

2. nach erfolgter Diagnose, wenn es sich herausstellt, daß ein operativ zu beseitigendes Leiden nicht vorliegt,

3. wenn es sich um Blutungen bei inoperablen Blasenerkrankungen handelt.

Endlich ist zu erwähnen, daß

4. prophylaktisch vor Operationen, um stärkere Blutverluste zu vermeiden, versucht werden kann, die Gerinnbarkeit zu erhöhen, ebenso bei Hämophilie.

5. Stillung von Blutungen *bei* und *nach* Operationen.

Die blutstillenden Medikamente können per os, in Form der Injektion oder lokal angewandt werden.

Bei Harnröhrenblutungen kommt wegen ihrer leichten Zugänglichkeit nur der letztere Weg in Frage.

[1] Neuerdings gebrauchen wir mit Erfolg Cylotropin, das in Ampullen in den Handel kommt.

[2] REIMER: Zentralbl. f. Chirurg. 1924. Nr. 21.

Von den sog. hämostypischen Mitteln, die intern gegeben werden, darf ein allzugroßer Erfolg nicht erwartet werden, jedenfalls lassen sie im großen und ganzen bei irgendwie nennenswerter Blutung gründlich im Stich, so daß man sehr wohl geneigt sein kann, gänzlich darauf zu verzichten. In der Praxis werden allerdings die auch bei sonstigen Blutungen gern angewandten Mittel, wie Stypticin, Secalepräparate usw. auch bei Blasenblutungen fast regelmäßig anamnestisch angetroffen. Die Secale- wie auch Hydrastis- und Cotarninpräparate sind erwiesenermaßen ausgesprochene, auf den Uterus wirkende Stoffe und wenn auch z. B. dem Hydrastinin eine allgemeine gefäßverengernde Wirkung zugeschrieben wird, die wahrscheinlich sowohl auf peripherer Wirkung, wie zentraler vasomotorischer Erregung beruht, so ist doch bei nicht genitalen Blutungen die Wirkung eine absolut unsichere. Zudem ist bei Secalepräparaten die blutdrucksteigernde Wirkung häufig unerwünscht. Das selbe, in noch höherem Maße gilt vom *Adrenalin*, allerdings nur, wenn es dem Körper per injectionem einverleibt wird, als lokales Mittel, bei der örtlichen Betäubung sowohl, wie auf die blutende Schleimhaut direkt gebracht, spielt das Nebennierenpräparat auch in der Urologie eine große Rolle, wenn auch die Wirkung in letzterem Sinne häufig eine ungenügende ist.

Während die eben genannten Mittel durch Gefäßwirkung eine Blutung verringern können, haben andere die Eigenschaft, die Gerinnbarkeit des Blutes zu erhöhen, so die *Kalksalze* durch Bildung kompakter Fibringerinnsel[1]. Auch vor Prostataoperationen wird von Manchen prophylaktisch zur Verringerung der Operationsblutung und Verhütung von Nachblutungen dies Mittel bisweilen verabfolgt. (Rp. Sol. calcii chlorati 10 : 200,0, zweistündl. 15 ccm.) v. d. Velden empfahl intravenöse Chlornatriuminjektionen. Sie sollten auch bei stärkeren Blasenblutungen versucht werden. Intravenös werden 5 ccm einer 10%igen Kochsalzlösung injiziert.

Häufig wird *Gelatine* angewandt, ein von manchen bevorzugtes Präparat. Vielleicht beruht die übrigens nicht sichere blutstillende Wirkung auf dem Kalkgehalt[2]. Von einer Wirkung bei innerlichem Gebrauch haben wir uns nie überzeugen können, das Mittel muß stets injiziert werden, und zwar sorgfältig sterilisiert in 10%iger Kochsalzlösung. Von einer Seite ist auch die Anfüllung der Blase mit Gelatine empfohlen worden. Anfüllen resp. Spülen der Blase bei Papillomblutungen mit irgend einem medikamentösen Spülmittel ist bisweilen ein zweischneidiges Schwert. Gerinnsel, die sich gebildet haben, werden leicht losgespült, die Blutung verstärkt sich, eine zum Stillstand gekommene kann wieder anfangen. *Sehr heiße* Kochsalzirrigation kann allerdings, etwa bei Operation von Blasenpapillomen, die nach Eröffnung der Blase so kolossal bluten können, daß jede Übersicht unmöglich ist, auf das wirksamste die Blutung stillen, wie wir uns wiederholt überzeugt haben.

Ein modernes, auch in der Urologie angewandtes Mittel ist das *Koagulen* (Kocher-Fonio), ein aus Blutplättchen hergestellter Lipoidextrakt, ebenso *Clauden*. Beide Mittel werden besonders bei Operationen zur Blutstillung und auch zur Verhinderung von Nachblutungen verwandt. Wir persönlich haben überzeugende Wirkungen bei Blasenoperationen, insbesondere bei Blutstillung im Prostatalager nicht gesehen.

Fischls *Clauden* wird von Weinberg[3] empfohlen, allerdings nur auf Grund eines Falles einer sehr schweren Blasenblutung (Neubildung), bei der die sonstigen Mittel nichts halfen, die durch Clauden aber prompt zum Stillstand

[1] Vorhoeve: Biochem. Zeitschr. 1910/11. Bd. 30 u. 32.

[2] Zibell: Münch. med. Wochenschr. 1901. Nr. 42. — Kaposi: Mitt. a. d. Grenzgeb. 1904. Bd. 13.

[3] Weinberg: Dtsch. med. Wochenschr. 1918. Nr. 30.

gebracht wurde· 0,5 g werden in 10 ccm Wasser aufgelöst und vorsichtig mittelst Nelaton in die Blase injiziert.

Von guter Wirkung ist häufig die Injektion eines *Serums* (z. B. Pferdeserum, Di-Serum). Seine Anwendung kann warm empfohlen werden, die genugsam auch von anderen Blutungen her bekannt ist.

Speziell bei Blasenblutungen ist von GROSSER und PRAETORIUS[1] ein Präparat angewandt worden, über das wir sonst in der Literatur nichts finden konnten und das von recht guter Wirkung bei den von PRAETORIUS behandelten Fällen gewesen ist, und zwar handelt es sich um ein Extrakt der Brustdrüse, das *Mammin*-Poehl. Es wird an zwei auf einanderfolgenden Tagen je eine Ampulle intravenös injiziert. Auch vom Verf. einmal mit Erfolg angewandt.

Zur Blutstillung bei Blasen-, Prostataoperationen scheint die *Verwendung von Blutplasma* (VOGEL) besonders aussichtsreich zu sein und wir möchten auf dieses Verfahren besonders hinweisen[2]. Notwendig ist freilich eine Wundfläche, nur hier haftet das Plasma, nicht aber auf der Schleimhaut, wo es durch den Urin aufgelöst und fortgeschwemmt wird und daher keine Wirkung entfalten kann. Es ist also ein ausgesprochenes Operationsmittel.

Zu erwähnen ist ferner auch für urologische Zwecke das von ALLARD angegebene Mugotan.

Milz- und *Leberbestrahlungen* sind bei uns erfolglos gewesen.

Bei Hämophilieblutungen ist das souveräne Mittel die *Bluttransfusion*, die aber auch bei Nichtblutern, nach starken Blutverlusten, vor und nach Operationen mehr und mehr angewandt werden sollte, zumal nachdem uns OEHLECKER seine schöne Methode geschenkt hat.

Der Schmerz. Ein häufiges Symptom bei den Erkrankungen der ableitenden Harnwege ist der Schmerz in seinen verschiedenen Formen, über die in der Symptomatologie und bei den einzelnen Leiden das Nähere gesagt ist. Äußerst variabel in Art und Stärke, wird er häufiges Objekt medikamentöser Therapie sein. Außerdem ist es unter Umständen nötig, Schmerzbetäubung auszuüben bei Anwendung bestimmter Methoden der Diagnostik und Therapie, die mit Schmerzen verknüpft sind, wie Katheterismus, Bougieren, Cystoskopien. Bei chronischen Leiden sowie schmerzhaften, unheilbaren Erkrankungen werden wir, bezüglich der Wahl und Stärke der Mittel a minore ad majus gehend, mit der Gewöhnung zu rechnen haben.

Endlich besteht die Möglichkeit, die betäubenden und lindernden Mittel direkt an die erkrankten Partien heranzubringen. Die Mittel selbst sind die auch sonst üblichen, Morphium, Pantopon, Belladonna, Opium, Codein, Dionin usw. und werden in der üblichen Weise angewandt, per os, per injectionem oder, häufig bei Blasentenesmen besonders günstig wirkend, als Suppositorien. Auch vor Ausübung von Cystoskopien, Bougieren usw. kann mit Erfolg die Empfindlichkeit durch eine Morphiuminjektion herabgesetzt werden. Im allgemeinen aber ist eine grundsätzliche Anwendung vor derartigen Eingriffen nicht notwendig und besser eine örtliche Betäubung dann anzuwenden.

Schlafmittel werden häufig bei Erkrankungen der ableitenden Harnwege nicht entbehrt werden können.

Die Anästhesie der Harnröhre wird mit 1%iger Novokainlösung, 2%igem Eucain, oder 3%igem Alypin ausgeführt, indem mittelst einer Harnröhrenspritze 10 ccm injiziert werden. Auf jeden Kubikzentimeter der Lösung wird ein Tropfen Adrenalin zugesetzt. Der Penis wird an der Wurzel durch eine vorsichtige Umschnürung abgebunden, sowie an der Corona glandis eine Penisklemme angelegt. 15—20 Minuten Wartezeit.

[1] GROSSER und PRAETORIUS: Med. Klin. 1916. Nr. 24; 1917. Nr. 19.
[2] VOGEL: Klin. Wochenschr. 1924. Nr. 29.

Blasenanästhesie: Anfüllen der Blase mit 100 ccm 1%iger Alypinlösung. Auch andere Anästhetica sind anwendbar.

In schweren Fällen von Cystoskopie hat sich die örtliche Betäubung der allgemeinen Narkose als durchaus überlegen erwiesen. Sie wird entweder in Form der Parasacralanästhesie angewandt, andere bevorzugen die Lumbalanästhesie. An der Eppendorfer Klinik wird in solchen Fällen gern die Epidural-Anästhesie angewandt (BRÜTT).

JOSEPH empfiehlt ein Suppositorium aus Heroin 0,01, Extract, bellad. 0,03.

Große Schwierigkeiten macht die Schmerzstillung bei der tuberkulösen Reizblase und man wird kaum ohne die verschiedenen Narkotica auskommen können (siehe Behandlung der Blasentuberkulose).

Auch in die Blase kann man Medikamente hineinbringen, um die hochgradigen Beschwerden zu lindern. Uns hat sich die Einbringung von 2%igem *Eucupin-Öl* in die Blase bestens bewährt. 5—10 ccm werden mittelst Katheter instilliert, bis zu 1/4 Stunde daringelassen. Die Tenesmen lassen bald nach.

Auch von anderer Seite ist dies Mittel, das wohl zuerst von SCHNEIDER[1] publiziert ist, mit Erfolg verwendet worden[2].

Blaseninfektion. Ihre Behandlung ist auf verschiedenem Wege möglich.

1. Durch sog. Harnantiseptica, sei es, daß dieselben per os eingeführt werden oder, seltener, per injectionem.

2. In Form der innerlichen Durchspülung, indem durch Erzielung einer stärkeren Diurese eine mechanische Ausschwemmung erfolgt, gleichzeitig eine Verdünnung des bakterien- und eiterhaltigen Harns eintritt und längere Stagnation in der Blase verhindert wird.

3. Durch lokal auf Blase und Harnröhrenschleimhaut gebrachte Medikamente. Dies ist möglich durch kurzdauernde Spülungen, längerdauernde Auswaschungen (Dauer-Irrigation) oder durch Anfüllen der Blase mit einem Medikament, das eine gewisse Zeit einwirken soll.

Für die Harnröhre ist die Einführung von Schmelzstäbchen eine weitere therapeutische Möglichkeit.

4. Steigerung der Abwehrkräfte des Körpers durch spezifische oder unspezifische Körper (Proteinkörpertherapie, Vaccinebehandlung).

Über die Harnantiseptica ist bei den betreffenden Mitteln schon einiges gesagt worden. Groß ist die Zahl der angepriesenen Medikamente, immer neue kommen auf den Markt, ein Zeichen, daß man mit den vorhandenen nicht allseitig zufrieden ist. In der Tat lehrt auch die Erfahrung, daß zwar in vielen Fällen Besserungen, Schwinden der Symptome, klinische Heilungen erzielt werden, daß aber eine Beseitigung der Bakterien sehr oft nicht gelingt, eine ideale Heilung also nicht erreicht ist. Es wird ferner immer Fälle geben, wo wir auch in rein klinischem Sinne, abgesehen von der bakteriologischen Seite, keine Heilung erzielen. Denken wir doch nur einmal an das Heer der prostatischen Cystitiden. Und dabei verfügen wir über Mittel, deren Wirkung bereits in der Niere ansetzt und deren bakterienfeindliche Eigenschaft sich an Ort und Stelle entwickelt.

Ein Vergleich mit der Tiefenantisepsis drängt sich auf, Erfolge sind möglich, auch klinisch, wenn auch viel weniger häufig als im überzeugenden Experiment, aber es fehlt das Regelmäßige und einigermaßen Sichere.

Wir wollen hier nicht alle angegebenen Medikamente aufführen, zum Teil sind sie im allgemeinen Teil genannt und besprochen, zum Teil finden sie im

[1] SCHNEIDER: Berl. klin. Wochenschr. 1918. Nr. 21.
[2] HOFMANN: Berl. klin. Wochenschr. 1918. Nr. 38.

Kapitel über die Behandlung der Cystitis ihre Würdigung. Nur einiges sei erwähnt. Der alten Behandlung der Cystitis mit den balsamischen Mitteln wollen wir nur gedenken, obwohl gelegentliche Mitteilungen zeigen, daß diese noch nicht ganz vergessen sind. Von den Folia uvae ursi ist wenig bekannt, daß ihre Wirkung bereits in den Nieren erfolgt, und zwar durch das in ihnen enthaltene Glykosid Arbutin, das sich in der Niere in das antiseptisch wirkende Hydrochinon spaltet (MEYER-GOTTLIEB). Gewöhnlich gilt das Mittel lediglich als harntreibendes.

Als überragendes Harndesinfizienz gilt mit Recht das Urotropin. Zahlreiche andere Mittel knüpfen chemisch an das Hexamethylentetramin an. Wir haben im allgemeinen Teil einiges darüber ausgeführt. Das Urotropin und seine Varianten fehlen wohl in keinem Heilplane der Cystitis.

Die Wirkung beruht auf Abspaltung von Formaldehyd, doch tritt diese Wirkung in ausreichender Weise nur bei saurer Reaktion des Urins auf. Auf Unkenntnis dieser Tatsache beruht vielfach der negative Erfolg dieses Medikamentes.

Der Urin ist also unbedingt anzusäuern bei alkalischer Reaktion, wie sie gerade so ungemein häufig bei der Cystitis ist. Manche wünschen auch einen möglichst konzentrierten Urin[1], der durch reichliche Fleischdiät erzielt wird. Auch die Flüssigkeitsmenge wird von manchen Autoren in Betracht gezogen, gleichzeitige Diuretica verboten. Freilich stört das die beliebte therapeutische Kombination: „Urotropin und reichlich trinken“. Ist man von der Wirkung jedoch nicht überzeugt, sollte man der Anregung Folge leisten, nicht gleich das Medikament zu wechseln, sondern die Flüssigkeit zu beschränken. Bei Polyurie soll Urotropin unwirksam sein.

Auch TRENDELENBURG, der sich über die Leistungsfähigkeit des Urotropins ausläßt[2], tritt für Fleischkost ein, wenn der Urin nicht sauer ist, oder gibt mehrere Gramm primäres Natriumphosphat.

Zu beachten ist auch sein Vorschlag, beim Katheterismus vor jeder Entnahme in die Blase ein Säuredepot zu setzen, 50—100 ccm einer 5—7%igen Natriumphosphatlösung.

Auch die Dosierung ist wichtig, oft werden zu geringe Gaben verabfolgt, die Dosen „verzettelt“ (PFLAUMER). Unter 2mal 1 g sollte nicht gegangen werden. Unverträglichkeit kommt vor, meist allerdings bei höheren Dosen. Diarrhöeen, Albuminurie, Hämaturie sind beschrieben, Reizerscheinungen der Blase sieht man ebenfalls gelegentlich[3].

Alkalische Wässer sind zu meiden bei gleichzeitiger Urotropinkur. Muß der Urin sauer gemacht werden, so kann dies geschehen, 1. durch Änderung der Kost, Fortlassen alkalisierender Stoffe und Wässer [übrigens behauptet CAMINO[4], daß Urotropin bei Coliinfektion und saurer Reaktion gerade unwirksam sei und fordert Pflanzenkost und Alkalisierung. Die CAMINOschen Forderungen bedürfen der Nachprüfung]. 2. Durch Säuremedikation. Manche geben HCl in Tropfen, bis der Urin saure Reaktion ergibt. (Nach CAMINO nicht gleichzeitig, sondern Urotropin 5 Stunden vor resp. nach der Säure.) Andere bevorzugen phosphorsaures Natron. Um eine raschere Wirkung zu erzielen, empfiehlt es sich, zumal da diese Art der Einverleibung ohne jegliche Störung verläuft, das Urotropin *intravenös* zu geben, und zwar 5—10 ccm einer 40%igen Lösung. Auch bei empfindlichem Magen kommt dieser Weg in Betracht. Wir haben

---

[1] NIKOLAYSEN: Acta med. Scandinav. 1921. Bd. 53.
[2] TRENDELENBURG: Münch. med. Wochenschr. 1920. Nr. 24.
[3] CUNTZ: Münch. med. Wochenschr. 1913i Nr. 30.
[4] CAMINO: Zeitschr. f. urol. Chirurg. Bd. 7, S. 286.

niemals unangenehme Nebenwirkungen oder auch nur Empfindungen festgestellt, konnten uns mehrfach augenfällig von einer Besserung des Bakterienbefundes (Auszählung von Kolonien) überzeugen, mußten allerdings bisweilen alle paar Tage die Injektion wiederholen bis zu 12—20mal. In anderen Fällen konnte auch mit der intravenösen Applikation nichts erreicht werden, manche Prostatiker blieben völlig unbeeinflußt, oder nach vorübergehender Wirkung trat der vorherige Zustand wieder ein.

Warum einmal die Harnantiseptica helfen, ein andermal wenig oder gar nicht, ist noch völlig unklar.

Allotropin ist eine Modifikation des Urotropins, die bei jeder Harnreaktion gegeben werden kann. Sonst hat es wohl keine Vorteile gegenüber dem Urotropin. Verfasser sah wiederholt ausgesprochene Blasenreizerscheinungen nach wenigen Tabletten auftreten.

Auch Kombinationen des Urotropins mit anderen Mitteln sind versucht worden, so finden wir ein Mittel mit der Bezeichnung Urocalciril, eine Verbindung von Chlorcalcium mit Urotropin, das von GIESE zur Behandlung der Colicystitis empfohlen wird. 4 mal täglich zwei Tabletten. Bei Gonokokken, Tuberkelbacillen, Staphylokokken keine Wirkung[1].

Wir verzichten hier auf die Besprechung der Modifikationen des Urotropins, nennen davon einige nur, Helmitol, Hippol, Hexal, Amphotropin u. a.

Hexal wird besonders in der Kinderheilkunde gern angewandt und oft besser vertragen als das Urotropin[2]. Salol, ein Salicylsäurepräparat wird ebenfalls gern angewandt. Gelegentlich führt ein Wechsel des Medikaments zur erhofften Besserung oder Heilung.

Auf ganz anderem Grundsatz baut sich eine neuere Behandlungsmethode der Infektion der Harnwege auf, von der man verhältnismäßig wenig hört, die *Mutaflor*-Therapie. NISSLE[3] hat zur ursächlichen Bekämpfung der pathologischen Darmflora die Einverleibung von bestimmten Colistämmen per os benutzt, um die Dickdarmflora umzustimmen resp. eine pathogene Flora zu verdrängen. Es lag nahe, nachdem von der Firma Pohl-Berlin ein entsprechendes Präparat unter dem Namen Mutaflor hergestellt war, dies Verfahren auch bei Coliinfektionen der Harnwege anzuwenden. Dies ist zunächst einmal von NISSLE[4] selber geschehen, der der Ansicht ist, daß durch Beseitigung der bisherigen Darmflora und ihrer Giftbildung die Schleimhaut der Harnwege ihre normale Resistenz wieder erhält und die Eigenschaft eines geeigneten Nährbodens verliert.

KÖNIG[5] berichtet, soweit zu übersehen bisher als einziger, über Erfolge dieser Behandlung. Es dürfen keine ungünstigen anatomischen Verhältnisse vorliegen, die zu einer Harnstauung führen, keine Steine, Geschwülste, Narben, Hydronephrosen, Strikturen, Prostatahypertrophie. Solche zu Stauung führenden Prozesse sind vorher zu beseitigen. Lebensweise und Diät müssen sich der Kur anpassen, alles vermieden werden, was zu Stauung, Kongestionen, Reizung der Harnwege führt. Mutaflor wird in Kapseln gegeben, nach zweitägigem Ansteigen auf 3—4 Kapseln täglich früh, nüchtern oder je zwei vor Frühstück und Abendbrot, 4—6 Wochen lang[6]. Verfasser hat einmal bei einer Colicystitis bei dysenterischer Mastdarmstriktur, die zum Anus praeternaturalis und Resektion führte, mit Erfolg die Mutaflorkur angewandt insofern, als eine nicht

[1] Allgem. med. Zentralanz. 1921. Nr. 39.
[2] HIRSCH: Dtsch. med. Wochenschr. 1923. Nr. 52.
[3] NISSLE: Dtsch. med. Wochenschr. 1916. Nr. 39.
[4] NISSLE: Münch. med. Wochenschr. 1921. Nr. 31.
[5] KÖNIG: Münch. med. Wochenschr. 1921. Nr. 31.
[6] Weitere Literatur ZADEK, Therapie der Gegenwart. 1921. Nr. 8.

unwesentliche Besserung auftrat, ob Heilung, ließ sich nicht eruieren, da der Patient — es war im Kriege — bald verlegt wurde. Weitere Beobachtungen bleiben abzuwarten.

Eine andere Gruppe von Medikamenten, die zur Desinfektion der Harnwege benutzt worden sind, sind diejenigen, die in den letzten Jahren bei der Behandlung von Infektionskrankheiten von sich reden gemacht haben, — oder zur Wundbehandlung und Tiefenantisepsis benutzt wurden, *Chininderivate, Farbstoffe* usw. *(chemotherapeutische Maßnahmen).* Wir nennen Optochin, Vuzin, Eucupin, Rivanol, Trypaflavin, Flavicid u. a.

Sie werden z. T. innerlich genommen (Optochin), z. T. intravenös (Trypaflavin z. B.), z. T. lokal in die Blase appliziert oder zu Spülungen benutzt.

Teilweise liegen Beobachtungen über erfolgreiche Anwendung solcher Mittel vor, nach anderen erreicht man mit ihnen nicht mehr, wie mit den üblichen älteren. Versager sind ebenfalls zu verzeichnen. Das gleiche gilt vom *Salvarsan.*

Im Kapitel der Pyelitisbehandlung wird über die therapeutischen Bestrebungen, die Harnwege schon von den Nieren her zu desinfizieren, weiteres nachzulesen sein.

Große Erwartungen konnte man auf die *Vaccinebehandlung* bei Infektionen der ableitenden Harnwege setzen, sind doch ihre theoretischen Grundlagen wohl begründet und die ganze Vaccinefrage klinisch wie experimentell weitgehend behandelt und durchforscht. Die Literatur über diesen Gegenstand ist eine große geworden, aber bei ihrer Durchsicht zeigt sich, wie verschieden ihr Wert beurteilt wird. Sehen wir von den venerischen Erkrankungen ab (besonderes Objekt dieser Therapie ist bekanntlich die Gonorrhöe und ihre Komplikationen), so wird die Vaccinierung von vielen Autoren für Behandlung der Cystitis gefordert und über gute Erfahrungen von zahlreichen Seiten berichtet. Auf der anderen Seite sind aber auch Mißerfolge oder Unbeeinflußtbleiben festzustellen. Der ganze Fragenkomplex kann an dieser Stelle nicht aufgerollt, werden, zumal vieles noch im Fluß ist. Von einer einheitlichen Auffassung sind wir noch ebensosehr entfernt, wie von einer sicheren Wirkung der Immunisierungstherapie, die einstweilen dieses Schicksal mit einem zweiten modernen Heilprinzip teilt, der *Proteinkörpertherapie.*

Was die Vaccination angeht, so kommt in erster Linie die Behandlung mit Autovaccine in Frage, sodann bei der häufigen Multiplizität der Erreger einer Polyvaccine. Die Bereitung einer Vaccine aus den betreffenden Erregern ist der Anwendung im Handel befindlicher Präparate vorzuziehen.

In allen Fällen von Cystitis, wo die sonst übliche Therapie nicht zum Ziel führt, sollte ein Versuch mit Autovaccine unternommen werden.

Was die Reizkörpertherapie anlangt, so kommt es wohl weniger auf ein bestimmtes Mittel an, da sehr viele Medikamente und Maßnahmen eine Protoplasmaaktivierung, eine unspezifische Leistungssteigerung hervorrufen (vgl. MUCH, Über die unspezifische Immunität). In der Praxis Eingang gefunden haben besonders Aolan (E. F. MÜLLER), Yatren, Yatren-Casein u. a. Auch Yatren-Vaccinen werden hergestellt.

Auch auf urologischem Gebiete haben wir die Pflicht, diese therapeutischen Wege weiter zu verfolgen und die Verfahren zu versuchen.

Strahlentherapie der Harn- und Geschlechtsorgane.

Von

Hermann Holthusen-Hamburg.

Mit 13 Abbildungen.

I. Allgemeiner Teil.

A. Einleitung.

Die Bedeutung der Strahlentherapie für die Medizin wird heute noch sehr verschieden beurteilt. In der Form der Ausnutzung der Heilkraft der Sonnenstrahlen gehört sie zu den ältesten überhaupt von Ärzten angewandten therapeutischen Maßnahmen. Die Einführung künstlicher Strahlenquellen für die Krankenbehandlung durch Finsen, den Wiederentdecker der heilenden Kraft des Lichtes, war zunächst nur unter dem Gesichtspunkt der Beeinflussung von Krankheiten der äußeren Haut, insbesondere des Lupus erfolgt. Mit der Erweiterung der Wellenlängenskala elektromagnetischer Strahlen vermehrte sich das Indikationsgebiet der Strahlentherapie. Die Anwendung kurzwelliger Lichtstrahlen wurde durch die Quarzquecksilberlampe wesentlich erleichtert. Mit der Entdeckung der Röntgen- und Radiumstrahlen wurde sogar ein vorher völlig unbekanntes kurzwelliges Gebiet erschlossen und therapeutisch erprobt. Das Geheimnisvolle in Art und Entstehungsweise der neuentdeckten Strahlen, ans Wunderbare grenzende Wirkungen in Einzelfällen, trugen dazu bei, die Hoffnungen, die auf die therapeutischen Möglichkeiten der neuen Strahlen gesetzt waren, ins Ungemessene zu steigern. Die bösartigen Geschwülste, einer der ärgsten, vielleicht heute der ärgste Feind der menschlichen Gesundheit, bei deren Behandlung selbst die radikalsten operativen Maßnahmen so oft versagen, sollten durch die Strahlen besiegt werden! Wer sich je unter dem Eindruck von Erfolgen bei einigen besonders günstig reagierenden Geschwulstformen dazu verleiten ließ, die an einer bestimmten Gruppe von Geschwülsten gesammelten Erfahrungen zu verallgemeinern, hat auf Grund der nunmehr vorliegenden Resultate eines guten Jahrzehntes seinen Optimismus zurückschrauben müssen. Nicht alle haben diesen Optimismus geteilt, und wer die Entwicklung der Strahlentherapie kritisch verfolgt hat, wird eher eine *aufsteigende* Linie erkennen, viele tastende Versuche, viele Hoffnungen, manche Enttäuschungen, aber im ganzen doch eine mit der Entwicklung der Technik der Strahlenapplikation Hand in Hand gehende Zunahme der Erfolge feststellen, zum mindesten eine größere Sicherheit in der Indikationsstellung gewonnen haben und damit eine größere Gewähr, in den Fällen, in denen die Strahlentherapie zweckmäßig angewendet wird, auch etwas mit ihr zu erreichen.

Zwar, wenn wir die *Strahlentherapie der Harn- und Geschlechtsorgane* betrachten und von ihr die Behandlung der Geschwülste des Uterus als zur Gynäkologie gehörig ausnehmen, so muß gesagt werden, daß die Strahlentherapie der urologischen Krankheiten nicht zu ihren großen Indikationen gehört. Derartige Statistiken, wie sie von WINTZ und anderen über die Erfolge der Röntgen- und Radiumbehandlung der Uteruscarcinome veröffentlicht werden konnten, liegen in der urologischen Chirurgie bisher nicht vor. WINTZ konnte immerhin auf Grund einer sich über einen Zeitraum von Jahren erstreckenden Beobachtung seiner gynäkologischen Carcinome den Nachweis erbringen, daß ein nicht unbeträchtlicher und mit zunehmender Verbesserung der Technik wachsender Bruchteil inoperabler Fälle von Gebärmutterkrebs über einen Zeitraum von 5 Jahren und länger zur Heilung gebracht werden kann. Bei den urologischen Krankheiten sind allerdings auch die operativen Resultate nicht ermutigend und schon verhältnismäßig bescheidene Ergebnisse der Strahlentherapie würden die operativen Verfahren den Erfolgen der Strahlentherapie gegenüber ins Hintertreffen führen. Diese Frage ist noch nicht erledigt. Es könnte sein, daß in den Anwendungsmöglichkeiten, die durch die Eigenschaften der radioaktiven Strahlungsquellen gegeben sind, sich für gewisse Formen urologischer Carcinome Vorteile bieten, die, wenn sie einmal vollständig ausgenutzt sein werden, eine Wendung hervorrufen könnten. Die Berichte, die über die Erfolge der Radiumbehandlung bei Prostata- und Blasencarcinomen mit modernen Methoden aus Amerika zu uns gelangen, lassen hier einige Hoffnungen nicht unberechtigt erscheinen. Gegenüber der so aktuellen Frage der Strahlenwirkung auf die bösartigen Geschwülste sind die zahlreichen übrigen und meist dankbareren Indikationen der Strahlentherapie zu Unrecht in den Hintergrund getreten. Immer mehr zeigt sich, daß der Schwerpunkt der Strahlenbehandlung gar nicht bei den malignen Neubildungen gelegen ist. Und wenn auch gesagt werden muß, daß hier die urologischen Erkrankungen gleichfalls nicht die erste Stelle unter den Indikationen für die Strahlenbehandlung beanspruchen können, so gibt es doch genug Fälle, in denen wir die Unterstützung der Strahlen, seien es Licht-, Röntgen- oder Radiumstrahlen, bei der Durchführung des Heilplanes nicht missen möchten.

Im Rahmen dieses Handbuches ist es unmöglich, eine ins einzelne gehende Schilderung der Bestrahlungstechnik in ihren verschiedenen heute weitgehend spezialisierten Anwendungsformen zu geben. Es muß dieserhalb auf die großen Lehrbücher der Strahlentherapie verwiesen werden. Zur allgemeinen Übersicht und zum Verständnis des Folgenden sei jedoch in großen Zügen ein Überblick über die verschiedenen *Strahlenquellen, die Technik der Bestrahlung und ihre Dosierung* unter besonderer Berücksichtigung der für die urologische Strahlentherapie in Betracht kommenden Anwendungsformen vorausgeschickt.

Das heute in der Medizin verwendete Gebiet der elektromagnetischen Strahlen reicht von den *Wärmestrahlen* bis zu den kürzesten *Gammastrahlen* radioaktiver Substanzen. Es umfaßt Wellenlängen von etwa 0,3 mm bis zu solchen von 2×10^{-10} cm. Dazwischen liegt das Gebiet des sichtbaren Lichtes, das nur die eine Oktave von 8000—4000 Å.E. umfaßt, das Ultraviolett, das uns durch die Arbeiten von MILLIKAN bis zu einer Wellenlänge von 200 Å.E. erschlossen ist (eine Angströmeinheit; Å.E. $= 10^{-8}$ cm) und das Gebiet der Röntgenstrahlen, dessen längste direkt gemessene Wellenlängen bei etwa 13 Å.E. liegen und das nach der kurzwelligen Seite direkt in das Gebiet der Gammastrahlen übergeht. Ihnen reihen sich die corpuscularen Alpha- und Betastrahlen an, deren Name zum Ausdruck bringt, daß sie, anders als die elektromagnetischen oder Wellenstrahlen, *materieller* Natur sind, aus raschfliegenden Heliumkernen (Alphastrahlen) bestehen, oder Elektronenstrahlen großer Geschwindigkeiten darstellen (Betastrahlen). Die auf der langwelligen Seite der ultraroten Strahlen befindlichen elektromagnetischen Strahlen großer Wellenlänge, die in der Hochfrequenztechnik gebraucht werden, haben zwar auch für die Medizin Bedeutung, jedoch nicht eigentlich in ihrer Eigenschaft als Strahlen, sondern weil es mit ihrer Hilfe möglich ist, elektrische Ströme von bedeutender Stärke in den Körper zu senden, ohne die von elektrischen Strömen sonst hervorgerufenen physiologischen Reizerscheinungen befürchten zu müssen. Sie dienen der direkten Wärmezufuhr, entweder in mäßigen Graden der Temperaturerhöhung als *Diathermie*, oder zur Herbeiführung von Koagulationen als *Elektrokoagulation*. Diese Applikationsformen gehören ihrem Wesen nach nicht zur Strahlenbehandlung. Die einzelnen Wellenlängenbereiche elektromagnetischer Strahlen haben nicht nur die verschiedensten Indikationen, sondern sie erfordern auch die mannigfaltigsten Apparaturen zu ihrer Erzeugung. Nach der Art ihrer Herstellung und Anwendungsweise haben sich mehrere gesonderte Zweige der Strahlentherapie entwickelt.

B. Technik der Strahlentherapie.

1. Wärmestrahlen.

Bei der therapeutischen Verwendung der strahlenden Wärme benutzen wir das Prinzip der *Energiezufuhr durch Strahlung*, um an den Stellen der Energieabsorption ihre Umwandlung in *Wärme* als Temperaturerhöhung auszunutzen. Hierbei können wir entweder, der Auffassung von SONNE folgend, das Wesen der Wärmestrahlenwirkung in einer örtlichen, als Folge der Temperaturerhöhung auftretenden *Beschleunigung der biologischen Reaktionen* sehen und in einer unter Umständen erreichbaren *Erhöhung der gesamten Körpertemperatur*, wobei nach SONNE die wohltätigen, aber nicht die schädlichen Wirkungen des Fiebers nachgeahmt werden. Eine zweite Möglichkeit der Erklärung besteht darin, daß wir den durch die Wärmestrahlen hervorgerufenen *Hautreiz auf die Temperaturnerven* in den Vordergrund stellen. Eine Entscheidung dieser Frage, die wir auf Grund unserer heutigen Kenntnis noch nicht vornehmen können, wäre deswegen von großer Bedeutung, weil von ihr die Auswahl der geeigneten Strahlenquelle abhängig ist. RUBNER hat nämlich bereits 1894 gezeigt, daß wenn es sich darum handelt, dem Körper in der Zeiteinheit durch einen bestimmten Teil der Oberfläche eine möglichst große Anzahl von Calorien zuzuführen, es vorteilhafter ist, die Strahlung des *sichtbaren Lichtes* zu benützen, als eine Strahlenquelle mit vorwiegend *ultraroten Strahlen* zu verwenden. Der Grund dafür ist, wie SONNE in sehr eingehenden experimentellen Untersuchungen festgestellt hat, in der *verschiedenen Absorption* der Strahlen in beiden Fällen zu suchen. Die ultrarote Strahlung wird bereits in den allerobersten Schichten der Haut absorbiert und führt bei gleich großer absorbierter Energie zu einer wesentlich größeren Temperaturerhöhung der obersten Schichten der Haut als beim sichtbaren Licht, wo sich die gleiche absorbierte Calorienzahl bis in viel tiefere Hautschichten verteilt. Insbesondere die roten Strahlen dringen bis in die Papillarschicht mit ihren Blutgefäßen ein und bewirken eine nicht unbeträchtliche Temperaturerhöhung des Blutes. Die daraus zu ziehende praktische Folgerung ist die, daß, wenn es sich darum handelt, einen *Temperaturreiz* auszuüben, die *ultrarote Strahlung* mit hohem Absorptionskoeffizienten die geeignetste Strahlung ist, wenn dagegen dem Körper eine möglichst *große Anzahl von Calorien* zugeführt werden soll, das *sichtbare Licht* als wertvollere Strahlenquelle angesehen werden muß. Übrigens vertritt SONNE die Auffassung, daß auch die Wirkungen des allgemeinen Lichtbades mit der Kohlenbogenlampe und des natürlichen Sonnenbades im wesentlichen auf Temperaturerhöhungen beruhen. Seine thermoelektrischen Messungen zeigten ihm, daß dabei nach und nach in den Hautcapillaren große Teile des gesamten Blutes auf Temperaturen gebracht werden, welche aller Wahrscheinlichkeit nach erheblich über den höchsten Fiebertemperaturen liegen. Die gebräuchlichsten Formen ultraroter Strahlenquellen sind die *Solluxlampen* mit einer ultra-roten Strahlung, sowie die *Glühlichtbäder* in ihren verschiedenen Anordnungen. Auch bei ihnen gehört der überwiegende Teil der wirksamen Strahlen dem ultraroten Teil im Spektrum an. Da das Intensitätsmaximum der Halbwattlampe wesentlich weiter nach kleinen Wellenlängen hin gelegen ist, als das Intensitätsmaximum der Kohlenfadenlampe, so ist die Halbwattlampe die geeignetere Strahlenquelle, wenn es sich um die Zufuhr einer möglichst großen Gesamtwärmemenge handelt.

2. Lichtstrahlen.

Eine Lichtquelle ist in erster Linie charakterisiert durch die *Qualität* ihrer Strahlung und durch die Ausdehnung des Spektralbereiches, den ihre Strahlung umfaßt. Erst in zweiter Linie ist ihre *Intensität* von Bedeutung, da wir es in der Hand haben, sie durch Abstandsvariation in weiten Grenzen willkürlich zu beeinflussen.

Strahlenquellen. Die wichtigste Strahlenquelle in der Lichttherapie ist die *Sonne* selber. Das terrestrische Sonnenspektrum, d. h. das Sonnenspektrum, wie es sich nach Durchdringung der Erdatmosphäre auf der Erdoberfläche darstellt, hat eine Ausdehnung von etwa 2300—289 mμ. Das Intensitätsmaximum liegt bei hohem Sonnenstand im Gelb und wandert mit sinkender Sonne ins Gelborange und bei tiefstehender Sonne ins Rot. Von dem Energiemaximum fällt die Intensität nach der kurzwelligen Seite ziemlich steil ab. Die äußerste Grenze im Ultraviolett, die in der Sonnenstrahlung enthalten ist und uns wegen der physiologischen Bedeutung gerade der Ultraviolettstrahlen besonders interessiert, hängt von der Lage des Beobachtungsortes, von der Jahreszeit und vom Sonnenstand ab. Nach den Messungen von DORNO — dessen sorgfältigen ausgedehnten Messungen wir folgen — ist der Gehalt der Sonnenstrahlung an Ultraviolett bei gleichem Sonnenstand im Herbst größer als im Frühjahr. Die kürzeste von DORNO in Davos in der Mittagsstunde gemessene Wellenlänge betrug 290 μ. Was die Intensitätsverteilung der auf die einzelnen Wellenlängenbereiche entfallenden Gesamtintensitäten betrifft, so kommt nur 1% der Gesamtenergie der Sonnenstrahlung auf das Ultraviolett; 40% fallen in das sichtbare Spektrum und 60% gehören dem ultraroten Spektrum an.

Bekanntlich war FINSEN der erste, der *künstliche Lichtquellen* für therapeutische Zwecke verwandte. Er zog die Konsequenzen aus der zu seiner Zeit neu erworbenen Erkenntnis, daß die biologische Wirksamkeit in erster Linie von den kurzwelligen und sehr wesentlich gerade von den *ultravioletten* Strahlen ausginge. In der nach ihm benannten *Finsenlampe* wurde die Strahlung einer Kohlenbogenlampe durch ein System von Quarzlinsen auf bestimmte umschriebene Hautstellen geleitet, wobei mittelst eines Kompressors aus Bergkrystall zugleich ein oberflächlicher Druck auf die Haut ausgeübt wurde, um auf diese Weise die oberflächlichen Capillaren zu komprimieren und dadurch einen der wesentlichsten Faktoren, welcher das Eindringen der Lichtstrahlen in den Körper verhindert, die Absorption in den Blutkörperchen, wenigstens für die oberflächlichen Schichten nach Möglichkeit auszuschalten. Seine Methodik war ausschließlich für die örtliche Bestrahlung oberflächlicher Erkrankungen der Haut, in erster Linie für die Lupusbehandlung der Haut ausgearbeitet worden. Doch hat man die Kohlenbogenlampen auch als Strahlenquellen für universelle Lichtbäder verwendet, wie es schon von Finsen selbst vorgeschlagen wurde.

Im Finseninstitut wird heute stets eine *offen brennende* Bogenlampe von 50 Volt und 50 oder 75 Amp. benutzt, bei der das ultraviolette Spektrum zur vollen Auswirkung kommt. In Deutschland hat sich vor allem die *Aureollampe* (Siemens & Halske) eingebürgert. In ihr brennt der Kohlenbogen in einer Kuppel aus einem besonders für kurzwellige Strahlen durchlässigen Glase unter teilweisem Luftabschluß. Bei anderen Konstruktionen hat man versucht, durch Zugabe bestimmter Metallverbindungen zu den Kohlenelektroden besonders den kurzwelligen Teil des Kohlenbogenspektrums zu verstärken. Hierzu gehört die *Spektrosollampe* der Firma Reiniger, Gebbert & Schall. Bei der offenen Kohlenbogenlampe reicht die Grenze des Spektrums nach der kurzwelligen Seite bis etwas über 390 μ hinaus. Ihr Reichtum an Ultraviolett wächst mit der Spannung. Das Intensitätsmaximum liegt bei diesen Lampen jedoch anders als beim Sonnenspektrum jenseits der Grenze der Sichtbarkeit im Ultrarot. Aus diesem Grunde findet die Möglichkeit der Intensitätssteigerung dieser Lampen stets ihre Grenze in der durch sie hervorgerufenen starken Erhitzung der Körperoberfläche.

Noch geringer ist die Ausbeute an ultravioletten Strahlen bei den *Glühlampen*. Unter ihnen senden die *Kohlenfadenlampen* überhaupt keine wirksamen ultravioletten Strahlen aus. Weiter nach der kurzwelligen Seite dehnt sich das Spektrum der *Metallfadenlampen* aus, noch weiter das der *Halbwattlampen*. Ihr Gebrauch kommt, wie wir gesehen haben, in den Fällen in Betracht, in denen die langwelligen penetrierenden sichtbaren Lichtstrahlen als *Wärmestrahler* verwendet werden sollen. Durch Verwendung von ultraviolettdurchlässigen Gläsern bei der Herstellung von Glühfadenlampen kann man ihren Gehalt an ultravioletten Strahlen steigern (Peemöller und Dannmeyer). Eine praktische Bedeutung dürfte diesem Vorschlag aber kaum zukommen. Größere praktische Bedeutung haben die Bestrebungen, dem Ultraviolettanteil der Sonnen- und Himmelstrahlung durch Verwendung ultraviolettdurchlässiger Glasfenster auch in Innenräume Eingang zu verschaffen.

Bei weitem den größten Gehalt an kurzwelligen ultravioletten Strahlen hat die *Quecksilberdampflampe*. Sie wurde von Kromayer in die Therapie eingeführt, zunächst ebenfalls in einer Form, in der sie nur für die örtliche Bestrahlung umschriebener Hautgebiete gebraucht werden konnte. Der große Aufschwung, den die künstliche Lichttherapie genommen hat, datiert von der Einführung der Bachschen *Höhensonne*, einer Quarzquecksilberlampe von sehr großer Lichtstärke, mit der es möglich wurde, Bestrahlungen in einem Meter Abstand und mehr auszuführen, so daß Ganzbestrahlungen des Körpers vorgenommen werden konnten. Anders als das Sonnenlicht, das Licht des Kohlenbogens oder der Glühlampen, die ein kontinuierliches Spektrum aussenden, besteht die Strahlung des Quecksilberlichtes, wie sich bei spektraler Zerlegung ergibt, aus einzelnen diskreten Wellenlängen. Seine Besonderheit besteht aber vor allem darin, daß ein wesentlicher Anteil der Gesamtintensität auf den ultravioletten Teil des Spektrums entfällt, das sich in der Quecksilberlampe nach der kurzwelligen Seite bis zu $\lambda = 150$ mμ ausdehnt, während rote und gelbe Strahlen in ihr nur sehr wenig enthalten sind. Man hat gegen die Bezeichnung „*Höhensonne*" eingewendet, daß es kaum eine künstliche Lichtquelle gäbe, die sich mehr von der natürlichen Sonnenstrahlung unterscheide als das Quarzquecksilberlicht. Soweit eine physikalische Analyse der Strahlung in Betracht kommt, ist das sicher richtig, doch gibt es keine andere künstliche Lichtquelle, die in ähnlicher Intensität die physiologischen Wirkungen der natürlichen Höhensonne: Lichterythem, Pigmentierung, hervorzurufen imstande wäre. Auf keinen Fall geht es an, die Bogenlampen, auch wenn sie offen brennen, gegenüber der Quarzlampe als sonnenähnlicher anzusprechen (SCHANZ, REYN). Ihre Sonnenunähnlichkeit, bestehend in der Verschiebung des Intensitätsmaximums ins Ultrarot, ist sehr viel verhängnisvoller, verhindert sie doch die Bestrahlung mit einer wirklich wirksamen Ultraviolettlichtmenge wegen der zu starken gleichzeitigen Erhitzung durch physikalisch-chemisch unwirksame langwellige Strahlung.

Übrigens ist schon von HAGEMANN empfohlen worden, als Ersatz für die fehlenden roten Strahlen den Brenner der künstlichen Höhensonne mit einem Kranz von Glühlampen zu umgeben, und ebenso hat HEUSSNER eine *Sollux*-Ergänzungshöhensonne vorgeschlagen, die im Zentrum eines parabolischen Reflektors eine Glühfadenlampe enthält und in dieser Form einen intensiven Wärmestrahler darstellt. Heutzutage benutzt man als Wärmestrahler meist einen Heizkörper aus Schamottestein, der sich im Brennpunkt eines parabolischen Reflektors befindet und durch einen metallischen Widerstand zur Rotglut erhitzt wird. Die künstliche Höhensonne der Quarzlampengesellschaft in Hanau ist im wesentlichen in zwei Ausführungen im Gebrauch, als BACH*sche Höhensonne* unter einer Kuppel, die zugleich als Reflektor dient, zur Bestrahlung von oben und als HEUSSNER-JESIONEK-*Lampe* mit einem besonders großen Quarzbrenner und Metallreflektor zur seitlichen Bestrahlung. Neuderings wird von der „Kupfermühle“ in Hersfeld eine „*Ulilampe*“ hergestellt, eine Quecksilberdampflampe mit drei Brennern aus Uviolglas, deren Spektrum nach der kurzwelligen Seite nicht so weit wie das der Quarzlampe, nämlich nur bis etwa 253 μ reicht und bei der die Intensität des äußeren Ultravioletts verhältnismäßig gering ist.

Dosierung. Was die Dosierung in der Lichttherapie anbetrifft, so können darüber in diesem Zusammenhang nur einige kurze Andeutungen gemacht werden. In bezug auf nähere Einzelheiten muß auf die Lehrbücher der Strahlentherapie verwiesen werden. Sie ist bisher methodisch viel weniger ausgebildet als die Dosierung der Röntgenstrahlen, ein Umstand, der jedoch deswegen von geringerer praktischer Bedeutung ist, weil bei der Lichtbehandlung auch eine erhebliche Überdosierung nur ein lästiges, jedoch vorübergehendes Erythem im schlimmsten Falle mit Blasenbildung verursacht. Auch wird gegen die Bedeutung und Notwendigkeit der Ausdosierung der Lichtstrahlen geltend gemacht, daß die individuellen Verschiedenheiten der Lichtempfindlichkeit der menschlichen Haut viel zu groß sind, um die Dosis auf ein bestimmtes Maß, ähnlich wie in der Röntgentherapie, zurückführen zu können. Nach den Erfahrungen von KELLER und von SCHALL und ALIUS, die sehr ausgedehnte Erythemmessungen nach Belichtungen gesunder Erwachsener gemacht haben, sind diese Schwankungen jedoch nicht so groß, um nicht die Aufstellung einer physikalischen Einheit der Ultraviolettlichtdosis zu ermöglichen, die in jedem Falle ein Erythem erzeugt, aber auf keinen Fall eine zu starke Reaktion hervorruft. Da jede Lichtquelle ihre eigene spektrale Zusammensetzung hat, und sogar der gleiche Brenner im Laufe der Zeit sein Spektrum ändert, bei einer Quecksilberlampe z. B. der Prozentgehalt der ultravioletten Strahlen mit der Brenndauer allmählich abnimmt, so muß es sich darum handeln, ein Dosimeter zu konstruieren, *dessen Lichtempfindlichkeit in demselben Wellenlängengebiet liegt, wie die Lichtempfindlichkeit der menschlichen Haut.* Die sich hier bietenden Schwierigkeiten sind auch heute nicht so weit überwunden, daß sich bereits ein praktisch brauchbares Dosimeter zur allgemeinen Verwendung in der Lichttherapie eingeführt hätte. Mit wenigen Ausnahmen ist es auch heute noch an den meisten Stellen, an denen Lichttherapie getrieben wird, so, daß die *biologische Reaktion* des Lichtes selber, das Auftreten eines Lichterythems an der Haut, als *Maß für die Wirksamkeit* einer Strahlenquelle verwandt wird.

Die weiteste Verbreitung hat das von BERING und MEYER eingeführte Dosimeterverfahren gefunden, das auf der photochemischen Reaktion der *Jodabspaltung in einer schwefelsauren Jodkaliumlösung* und seiner Titrierung mit Natriumthiosulfat beruht. Es ist von HACKRADT und später von KELLER für den praktischen Gebrauch modifiziert worden. An photographischen Verfahren ist neuerdings das EDER-HECHT*sche Graukeilphotometer* empfohlen worden und ebenso benutzt KELLER in einer als „*Filterdifferenzverfahren*" bezeichneten Methode der Lichtmessung, bei der die verschiedenen Spektralgebiete: sichtbares Licht, langwelliges und kurzwelliges Ultraviolett für sich bestimmt werden, das photographische Papier als lichtempfindliches Reagens. Weiterhin ist das FÜRSTENAU*sche Aktinimeter* zu nennen, das auf der Widerstandsänderung einer Selenzelle unter der Lichtwirkung beruht, aber leider sein Empfindlichkeitsmaximum in einem von der Empfindlichkeit der menschlichen Haut weitgehend abweichenden, wesentlich langwelligerem Gebiete hat. In neuerer Zeit ist von verschiedenen Seiten (DORNO, SZILARD) die *Cadmiumzelle* als Photometer und zu Messungen der biologisch wirksamen Strahlung empfohlen worden (KESTNER u. a.). Wird eine solche Cadmiumzelle mit den beiden Polen einer Batterie verbunden und belichtet, so wird sie von einem Strome durchflossen, der an einem empfindlichen Galvanometer abgelesen werden kann. DORNO, der eine solche Cadmiumzelle mit Uviolglas verwandte, hat mit spektral zerlegtem Licht festgestellt, daß ihre Empfindlichkeitskurve dem Verlauf der Empfindlichkeitskurve bei der menschlichen Haut weitgehend ähnlich und nur etwas nach der kurzwelligen Seite des Spektrums verschoben ist. Die Kenntnis dieser *Empfindlichkeitskurve der Haut* stammt von HAUSER und VAHLE. Danach wird die am Erythem und nachfolgender Pigmentbildung erkennbare Lichtreaktion der Haut erst von Strahlen von 310 mμ an erregt und erreicht beim Übergang zu kürzeren Wellenlängen, etwa bei 280 mμ rasch ihr Maximum, um von da an bei weiter abnehmenden Wellenlängen ebenfalls ziemlich rasch wieder abzusinken. Ein zweites weniger hohes Empfindlichkeitsmaximum liegt etwa bei 250 mμ. Die langwellige Empfindlichkeitsgrenze der Haut bezeichnet die Grenze, bis zu welcher die Anspruchsfähigkeit der lichtempfindlichen Epidermiszellen ins langwellige Ultraviolett herabreicht. Die Abnahme der Lichtempfindlichkeit jenseits des Maximums bei 280 mμ bringt zum Ausdruck, daß das äußerste Ultraviolett in zunehmendem Maße schon in der Hornschicht der Epidermis, die für die Entstehung der Lichtreaktion nicht in Betracht kommt, stecken bleibt. Das zweite Maximum bei 250 mμ verdankt sein Verhandensein einem in diesem Bereich wieder größer werdenden Eindringungsvermögen der ultravioletten Lichtstrahlung. Die praktische Bedeutung der Versuche von HAUSSER und VAHLE liegt in dem Nachweis, daß das sehr kurzwellige Ultraviolett bei der Bestrahlung der menschlichen Haut ebenso wirkungslos ist wie die Strahlen des sichtbaren Lichtes. Ob ein Zusammenhang zwischen der Erythemempfindlichkeitskurve der Haut und dem als Antirachitisvitamin anzusprechenden aktivierten Ergosterin besteht, dessen Lichtempfindlichkeitskurve einen auffallend ähnlichen Verlauf hat (WINDAUS, POHL), ist noch nicht entschieden.

Applikationsart. Auch über die *Form der Anwendung* der Lichtstrahlentherapie sind nur einige wenige Bemerkungen erforderlich. Bei der *Sonnentherapie* richtet sie sich ganz nach den vorhandenen örtlichen Bedingungen. Bekannt ist, daß die Nähe der Meeresoberfläche und die Gegenwart großer Schneeflächen durch ihre starke Reflexion die Wirkung der Besonnung unter sonst gleichen Bedingungen in erheblichem Grade steigert. Da nach allem, was wir wissen, neben der vitaminbildenden Wirkung der Strahlen einer der wesentlichsten Faktoren bei der Lichtbehandlung die durch sie hervorgerufene und auch objektiv in einer Erhöhung des Grundumsatzes während der Bestrahlung (KESTNER) zum Ausdruck kommende *Stoffwechselsteigerung* ist, diese aber, wie ebenfalls von KESTNER gezeigt wurde, durch eine mit der Bestrahlung Hand in Hand gehende Erhitzung des Körpers paralysiert wird, so muß es darauf ankommen, die Besonnungstherapie in einer solchen Form durchzuführen, daß dabei eine Erhitzung des Körpers vermieden wird. Es ist wahrscheinlich, daß die besonderen Erfolge der Heliotherapie am Meeresstrand und im Hochgebirge in den Wintermonaten dem Umstande zuzuschreiben sind, daß sich hierbei die stoffwechselsteigernde Wirkung des Lichtes für die übrigens ebenfalls nur die kurzwelligen Strahlen des Sonnenspektrums in Betracht kommen, am reinsten geltend macht. Soll die Bestrahlung mit künstlichen Lichtquellen ausgeführt werden, so benutzt man entweder eine einzige Lichtquelle, die dann gewöhnlich senkrecht über dem in horizontaler Lage ruhenden Patienten aufgehängt ist, oder man setzt den Kranken gleichzeitig der Wirkung mehrerer Belichtungsquellen aus, die sich dann über dem Kranken und zugleich in der Form der HEUSSNER-JESIONEK-Lampen zu verschiedenen Seiten des Patienten befinden. Bei diesem Verfahren können mehrere Patienten gleichzeitig bestrahlt werden. Von PICARD ist zum Zwecke der besseren Ausnutzung auch der diffusen Strahlung eine *Bestrahlungskammer* angegeben, die in der Form eines Ellipsoides konstruiert und mit Metallhochglanzflächen ausgekleidet ist. Der Bestrahlungspatient befindet sich im Zentrum der Kammer, während die Quecksilberdampflampen (Ulilampen) in den beiden Brennpunkten angebracht sind.

3. Röntgenstrahlen.

Strahlenquellen. Bei der Röntgenbehandlung urologischer Erkrankungen handelt es sich nur in wenigen Fällen um oberflächlich gelegene Affektionen, häufiger um in der Tiefe des Körpers gelegene Krankheitsherde. Aus diesem Grunde kann die urologische Röntgentherapie mit Erfolg nur mit den hochwertigen modernen Tiefentherapieapparaten ausgeführt werden, die eine harte, durchdringende Strahlung von ausreichender Intensität liefern. Die Forderungen, die an eine wirksame *Tiefentherapiestrahlung* gestellt werden müssen, bestehen darin, daß die Strahlung erstens eine genügende Durchdringungsfähigkeit haben muß, um den Erkrankungsherd in wirksamer Stärke, d. h. ohne zu große Schwächung durch Absorption zu erreichen, und zweitens eine genügende Intensität, damit die Verabfolgung der notwendigen Dosis nicht zu lange Zeit erfordert. Da die Durchdringungsfähigkeit einer Strahlung sich mit abnehmender Wellenlänge vergrößert und die Wellenlänge um so kleiner wird, auf einen je höheren Betrag die an der Röntgenröhre liegende Spannung anwächst, so kommt die erste Bedingung auf die Forderung möglichst hoher Spannungen heraus. Die eigentümlichen Verhältnisse bei der Absorption von Röntgenstrahlen bringen es aber mit sich, daß die Durchdringungsfähigkeit der Strahlung mit zunehmender Spannung an der Röntgenröhre immer langsamer anwächst und sich von 160—180 kV. an nur noch wenig ändert. Es liegt das daran, daß wohl die *Absorption* mit der Wellenlänge abnimmt, nicht, oder nur in geringem Maße dagegen die *Streuung* und daß daher die *Schwächung*, welche die Strahlung bei ihrem Durchgang durch das Gewebe erfährt, beim Übergang zu immer härteren Strahlen von der Strahlenhärte an, bei der die eigentliche Absorption gering wird gegenüber dem Intensitätsverlust, den der einfallende Strahlenkegel durch Streuung erleidet, nur noch in dem Maße geringer wird, in dem die Streuung mit der Härte abnimmt. Wenn die Technik dennoch das Bestreben hat, die Spannung nach Möglichkeit zu erhöhen, soweit es die Rücksicht auf die Konstruktion und die Lebensdauer der Röntgenröhren gestattet, welch letztere nach dem Überschreiten einer gewissen Spannung ziemlich rasch geringer wird, so liegt das daran, daß der *Wirkungsgrad* des Therapiebetriebes, d. h. die Ausbeute an Strahlung pro Einheit der in der Röntgenröhre verbrauchten elektrischen Leistung *quadratisch mit der Spannung* anwächst.

Bis vor kurzer Zeit standen als *spannungsliefernde Apparattypen* ausschließlich *Induktoren* und *Transformatoren* zur Verfügung. Erst allmählich konnten die Transformatoren den Induktoren den Platz streitig machen, die deswegen lange den Vorrang inne gehabt hatten, weil es mit ihnen leichter war, hohe Spannungen und damit eine große Durchdringungsfähigkeit der Strahlung zu erzielen. Die Gleichrichtung des aus dem Induktor oder Transformator fließenden hochgespannten Wechselstroms erfolgt mit Hilfe von rotierenden Gleichrichtern, sog. Nadelschaltern, oder mit Gleichkathodenröhren, so daß in dem sekundären Stromkreis ein *pulsierender Gleichstrom* fließt. Dabei wird nur der Teil, der in unmittelbarer Nähe des Spannungsmaximums liegt, für die Bildung von Röntgenstrahlen in erheblichem Maße ausgenutzt. Eine *konstante Gleichspannung* von der Höhe der Maximalspannung arbeitet bei gleichem Verbrauch an elektrischer Leistung in der Röhre erheblich rationeller. Es ist dies einer der Hauptgründe, weshalb man seit einigen Jahren im In- und Ausland dazu übergegangen ist, Apparate zu bauen, bei denen durch Zwischenschaltung geeigneter Kondensatoren ein Spannungsverlauf im Sekundärstromkreise erreicht wird, den man nahezu als Gleichspannung bezeichnen kann (Abb. 1). Geringer und besonders bei stärkerer Vorfilterung kaum mehr nachweisbar ist die Zunahme der Durchdringungsfähigkeit für ein und dieselbe Maximalspannung beim Übergang zur Gleichspannung. Ein wesentlicher Vorzug der Apparate mit Glühventilgleichrichtung besteht darin, daß bei ihnen Funkenstrecken im Sekundärstromkreis, die gefürchteten Ausgangspunkte für das Auftreten von Schwingungen und Überspannungen, mit ihren verderblichen Wirkungen für Röntgenröhren und Transformatoren vollständig in Wegfall kommen. Der Vorteil im Gebrauch der modernen Gleichspannungsapparate, die gegenwärtig von allen großen elektromedizinischen Firmen in Deutschland gebaut werden, besteht in der Möglichkeit, die erforderlichen Dosen in wesentlich kürzerer Zeit zu verabfolgen, wodurch die rein körperliche Anstrengung, die eine stundenlange Intensivbestrahlung in einer oftmals erzwungenen Haltung für die schwerkranken Patienten bedeutet, in erheblichem Grade herabgemindert wird.

Unter den *Röntgenröhren* haben in der Tiefentherapie die nach dem Prinzip der Coolidgeröhren gebauten *Hochvakuumglühkathodenröhren* die Ionenröhren vollständig verdrängt. Bekanntlich entstehen die Röntgenstrahlen beim Auftreffen schnell bewegter Elektronen auf Metalle. Bei den *Ionenröhren* stammen sie aus den beim Evakuierungsprozeß übrig gebliebenen Luftmolekülen. In *Glühkathodenröhren* werden sie in einer von der Erhitzung des Glühdrahtes der Kathode abhängigen willkürlich beeinflußbaren Zahl geliefert. In beiden Fällen werden sie von dem zwischen Kathode und Antikathode liegenden elektrischen Felde beschleunigt und vermitteln den Elektrizitätstransport zwischen den beiden Polen der Röntgenröhre. Während nun bei den Ionenröhren die Zahl der zur Verfügung stehenden Kathodenstrahlen und damit die Leitfähigkeit der Röhre von dem Grad des Vakuums abhängig ist, kann die Zahl der Elektronen in Glühkathodenröhren durch die Veränderung der Temperatur des Glühdrahtes beeinflußt werden, wodurch erreicht wird, daß durch eine einfache Schaltung im Glühstromkreis der Widerstand der Röhre beliebig verändert werden kann und anderseits ein stetiges gleichbleibendes Arbeiten mit diesen Röhren gewährleistet ist. Der Aufprall der von der Kathode wegfliegenden Kathodenstrahlen, die bei den hohen in der Tiefentherapie gebräuchlichen Spannungen eine erhebliche lebendige Kraft in sich tragen, bedeutet für die Antikathode eine ziemliche Beanspruchung, die in einer sehr starken Erwärmung derselben zum Ausdruck kommt. Während man eine Zeitlang als die geeignete Form der Abführung der überschüssigen Wärme die *Wasserkühlung* der Röhren ansah, ist man wieder mehr dazu übergegangen, als Antikathodenmetall das schwer schmelzbare Wolfram in Form von einigen Millimeter dicken Platten zu verwenden und auf jede besondere Kühlvorrichtung zu verzichten. Bei diesen Röhren erfolgt die *Abgabe der Wärme* allein *durch Strahlung*. Die in dieser Konstruktion liegende Vereinfachung kommt besonders darin zur Geltung, daß derartige Röhren wesentlich metallärmer gebaut werden können. Und da das Austreten von Gasmolekülen, die in den Metallen der Röhre okkludiert sind und die beim Erwärmen der Röhre während des Betriebes in Freiheit gesetzt werden, mit ihrer Beeinträchtigung des Vakuums der Röhre die größte Gefahr für die Lebensdauer derselben bilden, so liegt in der Herstellung von möglichst metallarmen Röhren zugleich ein konstruktiver Vorteil.

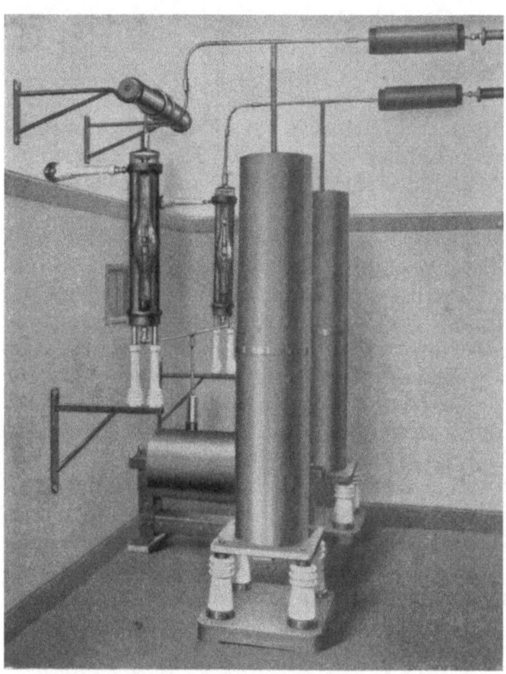

Abb. 1. Stabilivolt-Apparat (S.R.V.)

Hilfsapparate. Außer den spannungserzeugenden Apparaten und den Röntgenröhren selber sind noch eine ganze Reihe von *Nebenapparaten* erforderlch, von deren geeigneter Auswahles abhängt, ob ein Bestrahlungsbetrieb in zweckentsprechender Weise durchgeführt werden kann. Dazu gehören in erster Linie geeignete *Stative* zur Aufnahme der Röntgenröhren. Sie dienen dem doppelten Zweck der Befestigung der Röntgenröhre in der für die vorzunehmende Bestrahlung gewünschten Lage und der Abschirmung aller Strahlen außerhalb des therapeutisch verwendeten Strahlenkegels, d. h. der Mehrzahl der an der Antikathode gebildeten Röntgenstrahlen. Der Schutz gegen diese *vagabundierenden Strahlen*, der nicht nur mit Rücksicht auf den Patienten, sondern ebenso sehr auf das Bedienungspersonal durchgeführt werden muß, kann auf verschiedenen Wegen erreicht werden. Die Möglichkeiten der Ausführung eines Schutzes gegen die vagabundierenden Strahlen werden durch folgende Umstände beeinträchtigt. Einerseits muß die Abfuhr einer großen Wärmemenge gewährleistet sein, da die in der Röntgenröhre verbrauchte elektrische Leistung bis auf wenige Promille in Wärme übergeht und der Ausgleich an den heute gebräuchlichen Röntgenröhren allein durch Strahlung nach außen erfolgt. Außerdem bildet die notwendige Isolierung gegen Hochspannung eine Beschränkung in der Auswahl des brauchbaren Materials. In den bisher üblichen kübelförmigen, mit Schlitzen für die Röhrenhälse versehenen, nach oben *offenen Bleiglasglocken* ist der Strahlenschutz nur ein sehr beschränkter. Bei dieser Form des Strahlenschutzes der Röhre kann man nicht darauf verzichten, den Körper des Patienten durch

Abdecken der Umgebung des Bestrahlungsfeldes gegen indirekte Bestrahlung zu sichern und außerdem das Bedienungspersonal, das dauernd im Röntgenbetrieb tätig ist, dadurch gegen schädigende Wirkungen vagabundierender Röntgenstrahlen zu schützen, daß man zwischen der Röhre und den Schaltapparaten eine *strahlensichere Wand* errichtet. In den neueren größeren Röntgeninstituten ist diese Forderung nach einem zuerst von HOLFELDER gegebenen Vorbild meist in der Weise erfüllt, daß die Bestrahlungsräume, geräumige Kabinen, zu beiden Seiten eines Mittelganges angeordnet sind, in dem die Schaltapparate aufgestellt sind und sich das Bedienungspersonal aufhält. Die Abgrenzung gegen die Bestrahlungsräume besteht in strahlensicheren, bis an die Decke reichenden Schutzwänden, in denen große Bleiglasscheiben als Fenster eingelassen sind. Als unbedingt strahlensicher können Bleiwände von 4 mm Dicke gelten. Nach BERTHOLD und GLOCKER entsprechen 25 cm Beton 4,2 mm Blei und 50 cm Ziegelsteine 4,5 mm Blei. Bei Neubauten kann man sich zweckmäßig der Kämpe-Lorey-Wände bedienen. Sie werden aus strahlensicherem Material, das genügende Mengen Bariumsulfat enthält, in Platten von 25 zu 50 cm hergestellt. Mit einer Dicke von 6 cm entsprechen sie 6,5 mm Blei. Wegen ihres großen Gewichtes müssen sie allerdings von vornherein bauseitig vorgesehen werden. Ein nachträglicher Einbau ist in vielen Fällen nicht möglich. Bei der Beurteilung von Strahlenschutzanlagen ist auf schwache Punkte zu fahnden. Als solche kommen am häufigsten die Bleiglasfenster in Betracht, die meist eine ungenügende Dicke haben. Anwendung von 2 Bleiglasscheiben von je 18 mm Dicke sind im modernen Therapiebetrieb unerläßlich. Die Maschinenaggregate werden nach Möglichkeit hinter den Bestrahlungskammern aufgestellt, um Durchführungen der Hochspannungsleitung durch die Strahlenschutzwände zu vermeiden. Nur in kleineren Betrieben mag man sich mit einem Bleischutzhaus begnügen. In anderer Form ist das Problem des Strahlenschutzes von Patienten und Personal zuerst in Frankreich und Amerika gelöst worden, nämlich in der Weise, daß man die Röntgenröhre in einen *mit Öl gefüllten Bleitrog* eintaucht, der nur einem Strahlenkegel von bestimmtem, durch Blenden variierbaren Öffnungswinkel den Durchtritt gestattet. In diesem Falle erübrigt sich ein weiterer Schutz der Umgebung ebenso wie bei den von WINTZ und von HOLFELDER angegebenen großen Strahlenschutzröhren, deren Dimensionen so bemessen sind, daß die Röhre überschlagsicher frei in der Luft angebracht ist, die dafür aber auch recht unförmig ausfallen. Auch schränkt die Erscheinung der Aufladung und die Überschlagsgefahr in derartigen Schutzgehäusen die Grenze, bis zu der man mit der Spannung gehen kann, in unerfreulicher Weise ein. Es ist zu hoffen, daß der Weg, den Schutz gegen die ungewollten Strahlen an der Röhre selbst anzubringen, wie es in den von MÜLLER-PHILIPPS herausgebrachten Metallixröhren für die Diagnostik bereits verwirklicht worden ist, sich auch für die höhere Spannung der Tiefentherapie als gangbar erweist.

Derartige Selbstschutzröhren sind natürlich wesentlich beweglicher, ein Umstand, der gerade für die urologische Strahlentherapie nicht ohne Bedeutung ist. Die hier häufig vorkommenden Einstellungen am Damm lassen eine möglichst große Beweglichkeit der Röhre in allen Richtungen des Raumes erwünscht erscheinen. Um die Lagerung des Patienten bei Einstellungen auf die Dammgegend, insbesondere bei Erkrankungen der Prostata, zu erleichtern, sind besondere Lagerungsstühle angegeben worden, die im speziellen Teile beschrieben werden (vgl. S. 361). Im übrigen haben sich als *Bestrahlungstische* am besten einfache, 2 m lange, 50 cm breite horizontale Lagerungstische bewährt, auf denen sich eine gute Matratze befindet und für die eine Reihe von Keil- und Polsterkissen zur Unterstützung der verschiedenen Körperteile in der für die jeweilige Einstellung vorgesehenen Lage zur Verfügung stehen müssen. Wichtig ist, daß die Lagerungstische nicht aus einem leitenden Material gefertigt sind. Auf keinen Fall dürfen sie geerdet sein, da sonst, falls der Körper des Patienten versehentlich mit einem Pol der Hochspannungsleitung in Berührung kommt, der ganze Hochspannungsstrom durch den Patienten geht, während bei isolierter Aufstellung des Bestrahlungstisches auf einem mit Linoleum belegten Fußboden die zufällige Berührung mit der Hochspannungsleitung wenigstens keine verhängnisvollen Folgen haben kann. Eine Erdung des Patienten durch ein zwischen der Röhre und der Körperoberfläche ausgebreitetes Metallnetz ist

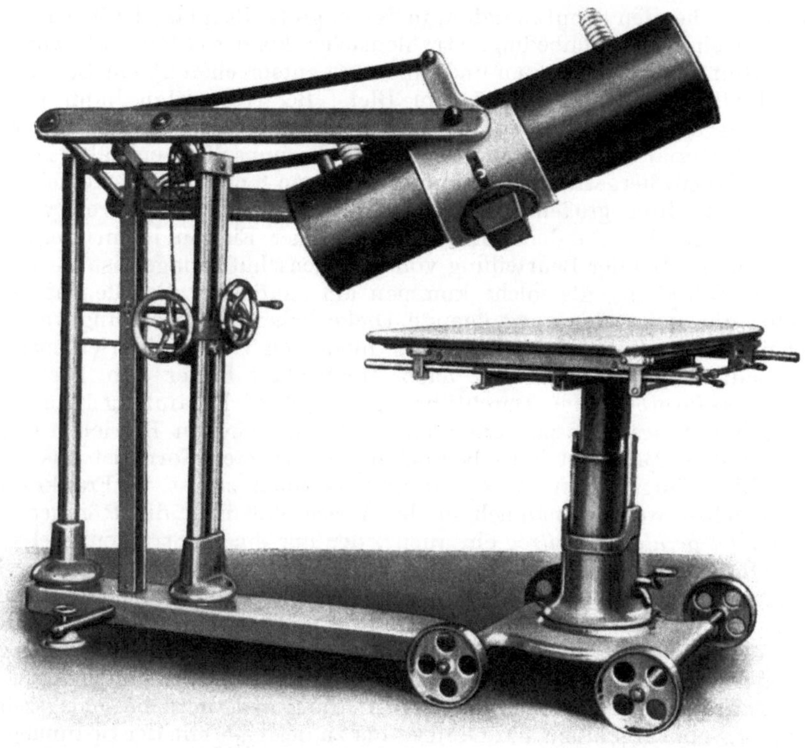

Abb. 2. Strahlenschutzgerät nach Wintz.

dagegen unbedenklich, da bei dieser Anordnung, falls es zu einem Kurzschluß mit der Hochspannungsleitung kommt, der Strom nicht durch den Körper fließen würde. Anderseits wird durch ein solches Metallnetz ein Schutz des Körpers gegen elektrische Aufladungen während der Bestrahlung bewirkt, eine Erscheinung, die von einigen Autoren in ursächlichen Zusammenhang mit der Allgemeinintoxikation nach Röntgenbestrahlungen gebracht wird. Obgleich als sichergestellt gelten kann, daß die Intoxikationserscheinungen nach Röntgenbestrahlungen von der Wirkung der *Strahlen* auf den Organismus ihren Ausgang nehmen, so ist diese Einrichtung doch durchaus zweckmäßig. Ebenso ist stets für ausreichende *Lüftung* der Röntgenräume Sorge zu tragen, da durch die an Funkenstrecken entstehenden *nitrosen Gase*, dem wesentlichen Bestandteil der „Röntgenzimmerluft", die Symptome des Röntgenkaters in unwillkommener Weise verstärkt und Ermüdungserscheinungen bei dem Personal hervorgerufen werden.

Dosierung. A. Messung der Strahlenqualität. Die Wirkung der Röntgenstrahlen auf den Körper hängt von ihrer *Qualität* und von ihrer *Intensität* ab. Aus diesem Grunde steht und fällt die Durchführung eines rationellen Röntgenbetriebes mit der Möglichkeit, die *Zusammensetzung einer Röntgenbestrahlung* genau zu bestimmen und die verabfolgte Röntgenstrahlenmenge, die „*Dosis*" zu messen. Nach dem, was wir heute wissen, ist die biologische Wirkung der Röntgenstrahlen unabhängig von der Qualität der Strahlung. *Ein Unterschied in der Wirksamkeit von weichen und harten Strahlen besteht nicht.* Desto größer ist der Einfluß, den die *räumliche Verteilung* der Strahlenintensität nach der Tiefe durch die Strahlenqualität erfährt. Dieser Umstand zwingt uns, die Durchdringungsfähigkeit einer Röntgenstrahlung, bevor wir sie zu therapeutischen Zwecken verwenden, genau zu bestimmen. Da die Qualität der Röntgenstrahlung durch die in ihr enthaltenen Wellenlängen definiert ist, so sollte man annehmen, daß das exakteste Maß der Qualität die *spektrometrische Strahlenanalyse* darstellen müsse, wie sie mit Hilfe der beiden in die medizinische Röntgentechnik eingeführten Röntgenspektrometer von SEEMANN und MARCH, STAUNIG und FRITZ vorgenommen werden kann. Zweifellos ist bei dem gesetzmäßigen Zusammenhange zwischen den im Spektrum vorkommenden Wellenlängen, insbesondere der kürzesten Wellenlänge, der „*Grenzwellenlänge*" einerseits und der Spannung, die an der Röntgenröhre liegt, anderseits, die *Röntgenspektrometrie* zugleich die *genaueste Methode der Spannungsmessung*. Da es sehr schwierig ist, aus Spektrogrammen ein Urteil über die Absorptionseigenschaften zusammengesetzter Strahlungen zu erhalten, wie sie praktisch allein vorkommen, es sich jedoch für die Praxis allein darum handelt, festzustellen, in welchem Maße die Strahlung unter bestimmten Bedingungen im Gewebe absorbiert wird, so empfiehlt es sich mehr, die Strahlung durch ihr Verhalten bei der Absorption zu charakterisieren. Durch die Angabe der mit den heute im Handel befindlichen Dosismeßinstrumenten leicht bestimmbaren Halbwertschicht hinter einem bestimmten Filter ist die Strahlung ausreichend definiert, um damit unter Beobachtung eines „Qualitätsdiagramms" (HOLTHUSEN und LIECHTI) ihr Verhalten bei der Absorption im Körper in Abhängigkeit von Abstand und Feldgröße aus Tabellen entnehmen zu können. Dieses Verfahren ermöglicht dem Praktiker, sich über die Dosenverteilung im Körper Rechenschaft zu geben, auch ohne daß er selbst mühsame Phantommessungen auszuführen braucht, in die sich zudem nur allzu leicht Fehler einschleichen.

Für die *Intensitätsverteilung* der Strahlung im menschlichen Körper, der sich in seinem absorptiven Verhalten dem des Wassers sehr weitgehend nähert, wird bei harten Strahlen, wie sie in der Tiefentherapie Verwendung finden, mit wachsender Härte neben dem Abstand von der Strahlenquelle und der Absorption immer mehr die Streuung maßgebend. Dem Einfluß der Streuung ist es zuzuschreiben, daß die in einer bestimmten Tiefe noch vorhandene Dosis nicht nur durch Abstand und Strahlenqualität, sondern auch durch die Größe des Strahlenkegels beeinflußt wird, und zwar wird sie mit wachsendem Querschnitt des Strahlenkegels größer. Die Abstandsvergrößerung bewirkt aus dem Grunde eine Erhöhung der Tiefendosis, weil die Abnahme der Intensität pro Streckeneinheit bei einer punktförmigen Strahlenquelle um so langsamer erfolgt, je weiter man sich von der Strahlenquelle entfernt. Abstandsvergrößerung und Vergrößerung des Einfallfeldes sind die beiden Faktoren, durch die man den „*Dosenquotienten*", das Verhältnis von Oberflächen- zur Tiefendosis in 10 cm Tiefe, bei einer gegebenen Strahlenhärte noch verbessern kann. Da die Beziehungen zwischen den drei Variablen, *Strahlenqualität*, *Feldgröße* und *Fokushautabstand*, gesetzmäßige sind, so lassen sich für irgend eine dieser Veränderlichen, also z. B. die Strahlenqualität, die

Einflüsse der Feldgröße und des Abstandes ein für allemal durch Messung festlegen. Derartige Messungen sind denn auch in großer Zahl ausgeführt und teils in Form von Kurventafeln und Diagrammen (DESSAUER und VIERHELLER; HOLFELDER, BORNHÄUSER und YALLOUSSIS), teils in Form von Tabellen (VOLTZ) festgelegt worden. Dem HOLFELDERschen Felderwähler sind Tabellen beigegeben, aus denen nicht nur zu ersehen ist, für welche durch die Halbwertschicht bestimmten Strahlenqualitäten die Farbschablonen (vgl. S. 368) gelten, sondern die auch in einfacher Weise eine Umrechnung auf andere Strahlenqualitäten erlauben, falls deren Halbwertschicht bekannt ist. Den Tabellen von VOLTZ ist die „*prozentuale Tiefendosis*“ zugrunde gelegt, ein Maß, welches das Verhältnis der bei einem Fokushautabstand von 23 cm und einer Feldgröße von 6×8 cm (den Erlanger Standardbedingungen) in 10 cm Tiefe am Wasserphantom gemessenen Dosis zur Oberflächendosis darstellt. Eine Normalisierung der Qualitätsmessung der Röntgenstrahlen, d. h. eine Charakterisierung der Röntgenstrahlen nach einheitlichen Gesichtspunkten ist ein dringendes Bedürfnis.

B. Die quantitative Strahlenmessung. Die quantitative Strahlenmessung bedient sich der verschiedensten Reaktionen, die durch Röntgenstrahlen an empfindlichen Körpern hervorgerufen werden. Eine der am längsten gebräuchlichen Reaktionen, die *Verfärbung des Bariumplatincyanürs* unter der Einwirkung der Röntgenstrahlen ist auch heute noch, besonders in der Form des *Radiometers nach* HOLZKNECHT in der Oberflächentherapie das am meisten verwendete Dosierungsverfahren. In der Tiefentherapie wurde eine Zeitlang das KIENBÖCK*sche Quantimeter* bevorzugt, das die Wirkung der Röntgenstrahlen auf schwach empfindliches photographisches Papier zur Grundlage hat. Bei ihm wurde der Grad der Schwärzung des bei der therapeutischen Sitzung mitbestrahlten Quantimeterpapierstreifens, nachdem er unter bestimmten Bedingungen entwickelt worden war, an einer Standardskala abgelesen. Doch ist die Genauigkeit der Methode wegen der vielerlei Faktoren, welche den Grad der Schwärzung beeinflussen können, eine recht geringe, und sie ist heute daher fast vollständig verlassen. Weite Verbreitung als Dosimeter fand auch das FÜRSTENAU*sche Intensimeter*, das ähnlich wie das Aktinimeter (S. 317) die Widerstandsänderung in einer Selenzelle unter dem Einfluß der Röntgenstrahlen für eine Strommessung in WHEATSTONEscher Brückenschaltung benutzt. Es ist in seiner Handhabung besonders einfach und bequem, da es die direkte Ablesung der Sekundendosis an einer Skala mit Zeiger gestattet. Doch muß betont werden, daß die am Intensimeter abgelesenen F-Einheiten nur ein relatives Maß der Dosis darstellen, insofern, als sie von der Härte abhängig sind, und auch eine zeitliche Konstanz der Empfindlichkeit des Meßinstrumentes nicht mit absoluter Sicherheit angenommen werden kann.

Das Prinzip, die Intensität der Röntgenstrahlen durch die von ihnen in der Luft hervorgerufene *Ionisation* zu messen, war in der Physik längst die vorherrschende Methode der Strahlenmessung geworden, ehe sie ihren Eingang in die medizinische Praxis fand. Erst in den letzten Jahren sind die ionometrischen Methoden der Messung so weit ausgebildet worden, daß sie zu einem praktisch brauchbaren Meßverfahren in der Röntgentherapie geworden sind. Es kann kaum bezweifelt werden, daß ihnen die Zukunft gehört. Der Hauptvorzug der Methode liegt in der sehr großen Empfindlichkeit der Ionisationsmessung, die allerdings zugleich die Ursache für vielerlei Fehlerquellen ist, mit denen man bei Luftleitfähigkeitsmessungen zu rechnen hat. Grundsätzlich besteht die Messung in folgendem:

Die Röntgenstrahlen haben die Eigenschaft, die Luft, die für gewöhnlich einen guten Isolator bildet, dadurch leitend zu machen, daß unter ihrem

Einfluß eine von der Intensität der Strahlung abhängige Zahl von *Elektrizitätsträgern* (Elektronen und positiv geladenen Molekülresten, gewöhnlich Ionen genannt) aus den Luftmolekülen entsteht, die einen Elektrizitätstransport zwischen zwei geladenen Kondensatorplatten vermitteln können. Die Größe der so entstehenden Luftleitfähigkeit ist der Zahl der gebildeten Elektrizitätsträger und damit der Intensität der Röntgenstrahlen direkt proportional. Die bei diesem Elektrizitätstransport entstehenden Ströme sind jedoch sehr gering, so daß sie auf galvanometrischem Wege nur mit sehr empfindlichen Instrumenten gemessen, auf sehr viel einfacherem Wege durch die Entladung eines geladenen Kondensatorsystems nachgewiesen werden können. Verbindet man einen derartig aufgeladenen Kondensator, der sich unter dem Einflusse der Röntgenstrahlen entlädt, mit einem Elektrometer, so ist die Geschwindigkeit der Entladung dieses Elektrometers ein Maß für die Intensität der Röntgenstrahlen. Das Prinzip der elektrometrischen Ionisationsmessung liegt den meisten der heute im praktischen Gebrauch befindlichen Dosimeter zugrunde. Als wichtigste Dosimeter nach dem Elektrometerprinzip seien genannt: Das *Iontoquantimeter* von Reiniger, Gebbert & Schall, das älteste ionometrische Meßinstrument, das in Deutschland in die Praxis eingeführt wurde, das *Ionimeter* nach GREBE und MARTIUS (Firma C. H. F. Müller, Hamburg in welchem ebenso wie in dem *Ionometer* der Firma Koch & Sterzel ein WULF*sches Quarzfadenelektrometer* für die Messung benutzt wird, endlich das KÜSTNERsche Eichstandgerät, bei dessen Konstruktion besonders auf die Zuverlässigkeit der Messung durch Kontrolle der möglichen Fehlerquellen Bedacht genommen wurde. Bei dem *Röntgendosismesser* der Firma Siemens & Halske wird der Ionisationsstrom als solcher auf *galvanometrischem* Wege gemessen, nachdem er mit Hilfe von Verstärkerröhren auf das Vielfache seines ursprünglichen Wertes gesteigert wurde. Nach einem ähnlichen Prinzip — unter Ausnutzung der Wirkung der Verstärkerröhren, jedoch in einer anderen Schaltung — ist das STRAUSSsche Mekapion gebaut. Eine Mittelstellung nimmt das Hammerdosimeter ein, in welchem ein Schaltwerk die Anzahl der Aufladungen eines sich selbständig entladenden Elektrometers registriert. Die letztgenannten Dosismesser haben infolge dieser Meßanordnung den großen Vorteil, eine dauernde Kontrolle der Strahlungsintensität zu ermöglichen, während bei den elektrometrischen Dosismeßinstrumenten die Meßzeit stets auf die Zeitspanne beschränkt ist, die bis zur Entladung des aufgeladenen Meßsystems verstreicht.

Den eigentlichen röntgenempfindlichen Teil der Ionisationsmeßinstrumente stellt der abgeschlossene Luftraum dar, welcher der Ionisation durch die Röntgenstrahlen ausgesetzt ist, die Ionisationskammer. Für die praktische Dosimetrie hat sich die zuerst von FRIEDRICH angegebene sog. *Fingerhutkammer* eingebürgert. Sie besteht aus einer Hülle aus Horn oder Celluloid, deren Innenwand leitend gemacht ist und trägt in ihrem Zentrum eine Stabelektrode aus Graphit, die, nach außen sorgfältig isoliert, mit dem elektrometrischen Meßsystem in leitender Verbindung steht. Wird die Innenfläche des Mantels der Kammer geerdet und die Innenelektrode auf ein bestimmtes Potential aufgeladen, so besteht ein elektrisches Feld zwischen Kammerwand und Innenstab, in dem die unter dem Einflusse der Röntgenstrahlen entstehenden Elektrizitätsträger einen Stromübergang besorgen, dessen Größe der Intensität der Röntgenstrahlen parallel geht. Die absolute Dosimetrie hat sich unter Benutzung eines zuerst von HOLTHUSEN vorgeschlagenen Kammertyps entwickelt, bei dem ein ausgeblendetes Strahlenbündel eine faßförmige Ionisationskammer axial durchsetzt. Bei Verwendung derartiger „Faßkammern" kann eine reine Luftionisationsmessung ohne Beeinträchtigung durch Wandstrahlenwirkungen durchgeführt werden, ein Verfahren, auf dem sich die in den letzten Jahren in Deutschland entwickelte Einheitsdosimetrie aufbaut.

Die Grundeinheit der Röntgenstrahlendosis. Mit der Ausbildung der verschiedenen Dosimeterverfahren in den beiden ersten Jahrzehnten dieses Jahrhunderts gelangten zugleich die verschiedensten Maßeinheiten für die Röntgendosis zur Einführung. Nebeneinander wurde in H-, F-, X-Einheiten gemessen und daneben Angaben in Milliampereminuten gemacht. Die allein in dieser Tatsache gelegene Komplikation wurde dadurch erheblich vermehrt, daß die verschiedenen Dosimeter in verschiedenen Härtebereichen durchaus ungleichmäßige bei den einzelnen Dosimeterverfahren voneinander abweichende Empfindlichkeitsänderungen zeigten, die H-, F-, X-Einheiten also nicht in ein für allemal feststehenden zahlenmäßigen Beziehungen zueinander standen. Es war deswegen als ein großer Fortschritt zu begrüßen, als Seitz und Wintz 1916 die biologische Reaktion der Haut selber, und zwar die Grenze der Erythemdosis als *Hauteinheitsdosis* (HED.) der Dosimetrie als Einheitsmaß zugrunde legten. Doch läßt die HED. selbst in der von Seitz und Wintz gegebenen genauen Definition der Wirkung einer Strahlenmenge, die nach 8 Tagen eine beginnende Rötung und nach 3 Wochen eine leichte Bräunung hervorruft, an Schärfe noch viel zu wünschen übrig, und so kann das biologische Einheitsmaß der „HED." als endgültige Lösung der Einheitsdosimetrie nicht angesehen werden.

Das Bestreben, mittelst der physikalischen Messung, und zwar mit der Ionisationsmethode zu einem Einheitsmaß der Dosimetrie zu kommen, hat erst auf Umwegen zu greifbaren Erfolgen geführt. Es ist in den eigentümlichen Verhältnissen bei der Ionenbildung in abgeschlossenen Gasräumen begründet, wenn die Stärke der Ionisation pro Volumeinheit der bestrahlten Luft nicht ohne weiteres als brauchbares Maß für die Röntgenstrahlenintensität angesehen werden kann. Doch ist es in den letzten Jahren bei Benützung einer Faßkammer mit erhöhtem Druck gelungen (Behnken) die Ionisation der Röntgenstrahlen in absoluten Einheiten unter physikalisch einwandfreien und reproduzierbaren Bedingungen zu messen. Man hat diejenige *Röntgenstrahlenmenge, die bei maximaler Ausnutzung der Ionisation in einem Kubikzentimeter Luft einen Elektrizitätstransport von der Einheit der Elektrizitätsmenge in elektrostatischem Maß vermittelt, als Einheitsmaß* der Dosierung in die medizinische Röntgendosimetrie eingeführt und mit ein „*Röntgen*" (R) bezeichnet. Durch ein über Deutschland verbreitetes Netz von Eichstellen können Dosimeter in Röntgeneinheiten geeicht und die Empfindlichkeit im Gebrauch befindlicher Dosimeter kontrolliert werden.

Die Bedeutung der zunächst physikalisch definierten R-Einheit als eines Einheitsmaßes bei der medizinischen Strahlenanwendung, hat erheblich gewonnen durch die Feststellung, daß die erythemerzeugende Wirkung einer bestimmten Anzahl R unabhängig von der Strahlenqualität die gleiche ist (Determann und Jacobi). Eine HED. nach der Wintzschen Definition wird durch etwa 550 R hervorgerufen, falls die Messung im freien Strahlenbündel, also ohne Berücksichtigung der Rückstreuung und bei einer Feldgröße von 6×8 cm erfolgt. Wird die aus der Tiefe des Körpers kommende Rückstreuung mitgemessen, so ergeben sich 655 R für die HED.

Indirekte Dosierung. Es wurde schon darauf hingewiesen, daß unter den Ionisationsmeßinstrumenten bisher nur einige wenige Typen ermöglichen, die Dosis während der ganzen Dauer einer Bestrahlung zu kontrollieren. Bei allen übrigen Ionisationsmeßinstrumenten, ebenso beim Fürstenau-Intensimeter handelt es sich um Messungen über eine kürzere Zeitdauer. In praxi kommt es deswegen darauf hinaus, daß man mit den genannten Methoden eine der eigentlichen Bestrahlung voraufgehende Eichung des Instrumentariums vornimmt und auf Grund der gewonnenen Meßergebnisse die Zeit bestimmt, die zur Verabfolgung der beabsichtigten Dosengröße erforderlich ist. Man ist jedoch nur dann berechtigt, dieses Verfahren anzuwenden, *wenn man der Konstanz seiner Apparatur sicher ist.* Um sich über diese Frage ein Urteil verschaffen zu können, ist zu verlangen, daß die benutzte Röntgenapparatur mit einer Reihe von *Kontrollmeßinstrumenten* ausgestattet ist, mit deren Hilfe sich die verschiedenen Faktoren überwachen lassen, welche auf Qualität und Quantität der Röntgenstrahlung von Einfluß sind. Als wichtigstes derartiges Instrument ist das *Milliamperemeter* zu nennen, durch welches die *Stromstärke* im Sekundärstromkreise gemessen wird. Die Amerikaner legen der Kontrolle der Sekundärstromstärke eine solche Bedeutung bei, daß sie, um sich vor unliebsamen Vorfällen zu schützen, stets zwei derartige Instrumente hinereinander schalten. Nicht minder wichtig als die Messung der sekundären Stromstärke ist die Kontrolle der *sekundären Spannung.* Die direkte Messung so hoher Spannungen, wie sie im Therapiebetrieb zur Erzielung einer ausreichend harten Strahlung verwendet werden müssen, ist ein bisher immer noch unvollkommen gelöstes Problem. In Amerika erfolgt die Spannungsmessung gegenwärtig meist durch Bestimmung der *parallelen Funkenschlagweite.* Die hierbei überbrückte Funkenstrecke ist in hohem Maße von der *Form* der Elektroden und von zahlreichen äußeren Einflüssen abhängig. Mißt man jedoch die Funkenschlagweite *zwischen Kugeln von großem Durchmesser* (25 cm), so lassen sich die Einflüsse, welche Luftfeuchtigkeit, Barometerdruck, Temperatur auf die Schlagweite bei einer bestimmten Spannung haben, aus Tabellen ablesen. Diese Methode der Spannungsmessung bürgert sich mehr und mehr ein. Auch heute noch besteht die exakteste Methode der Spannungsmessung in ihrer Berechnung aus der *Lage der kürzesten Wellenlänge im Spektrogramm* der zu untersuchenden Strahlung. Zwischen der Grenzwellenlänge auf der kurzwelligen Seite des Röntgenspektrums und der Spannung besteht nämlich die sehr exakt gültige DUANE-HUNTsche Beziehung. $V = \frac{12{,}3,}{\lambda}$ wo V die Spannung in Kilovolt, λ die kürzeste Wellenlänge in Ångströmeinheiten bedeutet. In Deutschland wird die Spannung meist auf *indirektem* Wege, und zwar mit einem einfachen Voltmeter gemessen, das entweder so geschaltet ist, daß es die Klemmspannung an den beiden Polen der Primärspule des Transformators anzeigt, der mit einigen Sekundärwindungen verbunden ist, die dann stets einen aliquoten Teil der Gesamtzahl der Sekundärwindungen darstellen. Der Ausschlag derartig geschalteter Voltmeter steht jedoch in keinem festen Verhältnis zu der tatsächlich vorhandenen Sekundärspannung, sondern ist von einer Reihe von Faktoren abhängig, unter denen die sekundäre Stromstärke an erster Stelle steht. Ein weiterer wichtiger Faktor bei Röntgenapparaten, die mit Unterbrechern arbeiten, ist die *Zahl der Unterbrechungen* in der Zeiteinheit, die durch die Umdrehungsgeschwindigkeit des Unterbrechers bedingt wird. Sie kann an einem in der Wechselstromtechnik gebräuchlichen *Frequenzmesser* abgelesen werden. Bei Gebrauch von Glühkathodenröhren muß außerdem die *Stärke des Glühstroms* mit einem *Ampèremeter* deswegen kontrolliert werden, weil die Stärke des Glühstroms die Temperatur des Glühdrahtes der Kathode, damit die Stärke der Elektronenemission und die Stromstärke im Sekundärstromkreis bestimmt. Endlich wird die Stromentnahme im Primärstromkreise auf einem im Primärstromkreise befindlichen Ampèremeter und die Netzspannung an einem Voltmeter abgelesen. Nur wenn alle mit diesen verschiedenen Meßinstrumenten kontrollierbaren, für die Ausbeute der Röntgenstrahlen maßgebenden Faktoren unabhängig voneinander einreguliert werden können, ist die Gewähr für ein ruhiges, gleichmäßiges, schwankungsfreies Arbeiten gegeben und eine Dosierung nach der Zeit möglich. Vergleichbare Angaben der Dosis für verschiedene Apparaturen, etwa in Milli-Amperemintuten, sind auch dann nicht möglich, wenn ein und dieselbe Spannung genau innegehalten wird. Die zur Erzielung einer bestimmten Röntgenstrahlendosis erforderliche Watt (kV × mA) ist nämlich weitgehend von der Form der Stromstärke abhängig, die bei den verschiedenen Apparattypen stark wechselt.

Durchführung der Bestrahlung. Mit der Kenntnis der Qualität und der Möglichkeit der Messung der Quantität der verabfolgten Strahlenmenge sind die Voraussetzungen für die sachgemäße *Durchführung der Bestrahlung* gegeben. Bis vor nicht sehr langer Zeit begnügte man sich damit, von verschiedenen Seiten her in Richtung auf den Erkrankungsherd die Röntgenstrahlen wirken zu lassen, mit einer Dosis, deren Größe durch die Toleranzgrenze der Haut bestimmt war. Die Erythembildung auf der Haut war in jedem Falle die Grenze der Röntgenstrahlenmenge, die auf ein Bestrahlungsfeld verabfolgt werden durfte, aber auch verabfolgt wurde. Mit der heute vorliegenden Kenntnis über die Dosisverteilung im Körper in Abhängigkeit von Strahlenqualität, Abstand und Feldgröße sind wir in die Lage versetzt, die *Größe der Dosis am Orte der Erkrankung* zur Grundlage des Dosierungsverfahrens zu machen. Die Art des Vorgehens ist dabei die folgende: Auf Grund der klinischen Erfahrungen bestimmen wir die für den betrachteten Fall notwendige Strahlendosis am Orte der Erkrankung oder an irgendwelchen Organen, auf die mittelst der Röntgenstrahlen eingewirkt werden soll. Es handelt sich dann weiter darum, einen *Bestrahlungsplan* aufzustellen, durch welchen die vorgezeichneten Dosen unter möglichster Schonung aller der Teile gegeben werden können, deren Mitbestrahlung nicht beabsichtigt, oder sogar schädlich ist. Die methodische Ausbildung dieses Teiles der Strahlentherapie verdanken wir in erster Linie HOLFELDER und seiner *Felderwählermethode.* HOLFELDER benutzt, um die Übersicht über die Strahlenverteilung übersichtlicher zu gestalten, transparente Farbschablonen, auf welchen die Intensität der Strahlung an beliebigen Stellen durch Farbnuancen von einem hellen bis zu einem satten Braun angegeben ist. Werden verschiedene derartige Farbschablonen, die in verschiedenen Formen je nach Größe und Abstand vorhanden sind, auf einen Körperquerschnitt in der Höhe des Erkrankungsherdes in den verschiedenen Richtungen aufeinandergelegt, wie sie die verschiedene mögliche Wahl der Einfallsfelder ergibt (Abb. 9 u. 12), so läßt sich an der Gleichmäßigkeit des Farbentones im Bereich des erkrankten Gebietes unmittelbar erkennen, ob die gewählten Bedingungen eine gleichmäßige Belegung des erkrankten Gebietes mit Röntgenstrahlen ermöglichen, und aus der Farbtiefe — im Vergleich mit einer Testfarbenschablone — wie groß die erreichte Dosis ist. Das Körpergebiet, das bestrahlt werden soll, wird zuvor in ein Querschnittsschema des menschlichen Körpers, welches in der Höhe des Krankheitsherdes durch den Körper gelegt ist, topographisch so genau wie irgend möglich eingezeichnet. Man bedient sich dazu zweckmäßig des von HOLFELDER herausgegebenen „Atlas von Körperdurchschnitten für die Anwendung in der Röntgentherapie“, in welchem auf transparenten Gelatinefolien, für den Gebrauch der Felderwählermethode geeignet, eine große Zahl von Querschnittsschemata des menschlichen Körpers unter spezieller Berücksichtigung der Röntgentherapie zusammengestellt sind. Die Wahl des Einfallsfeldes, insbesondere seiner Größe ist häufig durch die Form der Körperoberfläche über dem Krankheitsherde festgelegt. In der Variation des Abstandes besitzen wir dann noch ein wichtiges Mittel, um die Tiefendosis in der sich je nach den Verhältnissen ergebenden Weise zu verbessern.

Sind auf diese Weise *Größe* und *Richtung* der Bestrahlungsfelder und *Fokushautabstand* festgelegt, so handelt es sich um die in ihrer Schwierigkeit häufig unterschätzte Aufgabe der *Durchführung des Bestrahlungsplanes.* Denn nur, wenn in der Einstellung der Röhre zum Patienten die Richtung der in dem Schema eingezeichneten Strahlenkegel verwirklicht wird, ist die Voraussetzung dafür gegeben, daß der Krankheitsherd die in dem Betrahlungsplan beabsichtigte Dosis auch wirklich erhält. Führungsstäbe und Projektionskegel, welche die Richtung des Zentralstrahles der Röhre anzeigen und den Fokushautabstand zu messen gestatten, dienen als Hilfsmittel bei der Lösung dieser Aufgabe.

In einzelnen Fällen hat es sich als zweckmäßig erwiesen, durch sogenannte „*Umbauten*", Auflegen von *Überdeckungsschichten* aus einem Material, welches die gleiche Durchlässigkeit hat wie der Körper, Unebenheiten der Körperoberfläche auszugleichen. Bringen sie doch die Gefahr der Überdosierung an einzelnen Stellen mit sich, während die Anwendung von Überdeckungsschichten dadurch, daß man einen oberflächlichen Herd künstlich in einen in der Tiefe gelegenen Herd verwandelt, die Möglichkeiten für die Applikation von Bestrahlungsfeldern vermehrt werden und eine gleichmäßigere Durchstrahlung des ganzen Krankheitsgebietes ermöglicht wird. Besonders von JÜNGLING ist diese Methode ausgebildet und eine Umbaumasse „*Radioplastin*" angegeben worden, die aus einem dem Körper an Durchlässigkeit gleichenden, bei 50 Grad knetbarem Material besteht, das sich in diesem Zustande der Körperoberfläche gut anschmiegt. Auch Reissäckchen haben sich als Umbaumaterial bewährt. In der urologischen Strahlentherapie kommt diese Methode übrigens höchstens bei der Bestrahlung der Prostata in Betracht.

4. Behandlung mit radioaktiven Substanzen.

Die *radioaktiven Substanzen* gestatten dank der verschiedenen Art ihres Vorkommens als gasförmige und feste, als lösliche und unlösliche Körper eine sehr verschiedene Form der Anwendung, die man in *örtliche* und *allgemeine* Anwendung einteilen kann. Die *Allgemeinbehandlung* in Form von Injektion löslicher oder unlöslicher radioaktiver Salze oder Inhalation der radioaktiven Emanationen kommt für die urologische Radiumtherapie weniger in Betracht und kann hier übergangen werden. Nur in der ersten Zeit der medizinischen Radiumanwendung, als die Indikationen für die verschiedenen Behandlungsmethoden noch nicht im einzelnen differenziert waren, haben sie auch z. B. für Erkrankungen der Harnblase Anwendung gefunden (CAAN). Eine desto größere Bedeutung hat die *örtliche Anwendung* von Radium für gutartige und bösartige urologische Geschwülste gewonnen, besonders in den radiumreichen Ländern Amerika und Belgien und in Frankreich.

Strahlenquellen. Die eigenartigen Verhältnisse bei der Radiumbehandlung im Vergleich mit den Röntgenstrahlen sind darin begründet, daß wir in den radioaktiven Substanzen Strahlenquellen besitzen, deren Intensität zwar wesentlich geringer ist als die der Röntgenstrahlen, die wir aber in einen viel innigeren Kontakt mit den erkrankten Körperpartien bringen können. Dies hat zur Folge, daß das *Intensitätsgefälle* in der Umgebung der radioaktiven Strahlenquellen *ein viel steileres* ist als in einem Strahlenkegel bei einer Röntgenbestrahlung und die *Wirkung* eines einzelnen Radiumherdes *örtlich stark begrenzt* ist. Es bewirkt aber auch, daß die Gefahren einer Schädigung des Nachbargewebes bei geeigneter Applikationsform wesentlich herabgemindert werden und die Wirksamkeit in viel erfolgreicherem Maße lokalisiert werden kann.

Von den *drei verschiedenen Strahlenarten,* die von radioaktiven Substanzen ausgesendet werden, spielen die *Alphastrahlen* bei der Anwendung von radioaktiven Substanzen in abgeschlossenen Behältnissen, von der hier allein gesprochen werden soll, keine oder nur eine unwesentliche Rolle. Sie besitzen eine sehr große Absorbierbarkeit und werden schon durch Glaswände von sehr geringer Dicke zurückgehalten. Eine wesentlich größere Durchdringungsfähigkeit kommt den *Betastrahlen* zu. Befindet sich die radioaktive Substanz in einer dünnen Glascapillare eingeschlossen, so wird der größte Teil der Betastrahlen durchgelassen. Die Berechnung unter Berücksichtigung der physikalischen Konstanten der Betastrahlenabsorption und der Gewebsdurchlässigkeit ergibt eine Reichweite der Betastrahlen von etwa 1 cm, und entsprechend wurden in biologischen Versuchen von Lacassagne (1921) und später von Levin gefunden, daß Emanationscapillaren, die in das Gewebe hineingebracht worden waren, von einer Nekrosezone umgeben waren, deren Durchmesser wohl von der angewendeten Aktivität abhängig war, aber auch bei den stärksten Aktivitäten einen Betrag von 15 mm nicht überschritt. Man darf aus der Tatsache, daß in der weiteren Umgebung der radioaktiven Herde nur sehr viel schwächere Veränderungen des Gewebes, leichte Kerndegenerationen und Veränderungen des Protoplasmas gefunden werden, nicht den Schluß ziehen, daß die für die biologische Wirkung im weiteren Umkreis der Strahlenquelle allein in Betracht kommende *Gammastrahlenwirkung* grundsätzlich anders ist, sondern braucht darin nur den Ausdruck für die rein physikalische Tatsache zu finden, daß die Intensität der Gammastrahlen nur etwa $^1/_{100}$ der Betastrahlen beträgt. Ebenso wie bei ungefilterten Capillaren jenseits der 7-Millimeterzone die Gammastrahlen allein zur Wirkung kommen, so kann man durch Metallfilterung (z. B. 0,5 mm Platin) die Betastrahlen und natürlich erst recht die Alphastrahlen zur völligen Absorption bringen, so daß die Wirkung bei gefilterten Radiumpräparaten ebenfalls ausschließlich oder fast ausschließlich auf ihrem Gehalt an Gammastrahlen beruht.

Als *Strahlungsquellen* steht uns an erster Stelle das *Radium selber* zur Verfügung. Es ist durch seine praktisch unbegrenzte Lebensdauer ausgezeichnet und ist in Amerika vor allem bereits in großen Mengen in Form von Radiumbromid gewonnen worden (Ende 1919 waren in Amerika über 55 g verarbeitet, von denen in einzelnen Instituten bis zu 5 g und mehr konzentriert ist). Neuerdings ist dem amerikanischen Radium durch Radiumfunde im Kongogebiet empfindliche Konkurrenz erwachsen. Das Radiumbromid entsendet alle drei Strahlengattungen, Alpha-, Beta- und Gammastrahlen. Im Gegensatz zu dem in praktisch in Betracht kommenden Ze ten in seiner Aktivität unveränderlichen Radium unterliegt das aus dem Monazitsand gewonnene *Mesothorium* im Laufe der Jahre erheblichen Schwankungen seiner Aktivität. Die Lebensdauer von Mesothoriumpräparaten wird durch das langlebigste Glied der Thoriumzerfallsreihe, das Mesothorium I mit einer Halbwertszeit von 6—7 Jahren bestimmt. Allerdings bewirkt die allmähliche Entstehung des Gammastrahlen emittierenden Thorium C in den ersten Jahren nach der Herstellung eines Mesothoriumpräparates sogar eine Zunahme der Gammastrahlenaktivität um über $50^0/_0$. Das Maximum wird nach etwa 4 Jahren erreicht. Von da an nimmt die Aktivität des Mesothorium mit einer Halbwertszeit von 6—7 Jahren — der Halbwertsschicht des Mesothorium selber — ab. Wenn die Abnahme der käuflichen Mesothorpräparate etwas langsamer vor sich geht, so liegt das an ihrem bis zu einem Viertel und mehr betragenden Radiumgehalt, der nach einer größeren Reihe von Jahren allein übrig bleibt und eine dann gleich bleibende Restaktivität bedingt. In Instituten, in denen man über eine größere Radiummenge verfügt, ist man in neuerer Zeit dazu übergegangen, von den in Lösung befindlichen Radiumpräparaten nur die *Emanation* abzupumpen und diese in feine Glascapillaren einzuschließen. Dieses Verfahren der ausschließlichen Verwendung von *Emanationscapillaren* hat den Vorteil einer größeren Sicherheit insofern, als der Gefahrenquotient vermieden wird, der in der Möglichkeit des Verlustes der wertvollen Ausgangssubstanz gelegen ist, wenn sie selber dem Körper des Patienten einverleibt wird. Die Emanation ist ein kurzlebiges radioaktives Gas, das fortlaufend aus dem Radium gebildet wird und dessen Halbwertszeit 3,8 Tage beträgt. Von dem Augenblick der Herstellung der Emanationscapillaren an sinkt ihre Radioaktivität beständig. Die Anwendung von Emanationsröhrchen in der Form intratumoraler Anwendung stellt eine ganz besondere Applikationsart der Strahlen auch insofern dar, als die Strahlenintensität während der Applikationsdauer nacheinander alle Werte von der Ausgangsaktivität bis auf Null annimmt. Der *aktive Niederschlag* der Radiumemanation, in Kochsalzlösung oder auf dünnen Bleifolien gesammelt, ist bisher nur im Memorial-Hospital in New-York therapeutisch verwendet worden. Zu diesem Zwecke wurde er entweder injiziert oder in dünnen Bleifolien gewickelt und in Stücke von passender Größe geschnitten. Bei dieser Applikationsweise kommt ganz wesentlich die Betastrahlung zur Wirkung. Von HALBERSTAEDTER wurde ein mit Hilfe von Bariumsulfat unlöslich gemachter Thorium-X-Niederschlag mit einer viscösen Masse innig vermengt und in dünne, etwas elastische Fäden gebracht. Die Thorium-X-Stäbchen werden ähnlich wie die Emanationscapillaren mit Hilfe von Troikars ins Gewebe gebracht, oder in Metallnadeln, deren Wandung zugleich als Filter dient, in das erkrankte Gewebe eingestochen. Die Zerfallsprodukte der Thoriumreihe, *Thorium-X* und *Radiothorium* finden in der Form von Injektionen hauptsächlich bei Blutkrankheiten Verwendung.

Applikationtechnik. Die älteste Form der Applikationstechnik bei örtlicher Anwendung der Radiumstrahlen bestand darin, daß das in ein Glasröhrchen eingeschmolzene, mit einem Metallfilter zur Abschirmung der weichen Betastrahlen und mit einem Kautschuküberzug zur Filterung der Metallsekundärstrahlen versehene Radiumröhrchen in möglichste Nähe der erkrankten Partie auf die Körperoberfläche, äußere Haut oder Schleimhaut, gebracht wurde. Dort, wo die oberflächlichen Schichten nicht selbst aus dem pathologischen Gewebe bestanden, das durch das Radium beseitigt werden sollte, wurde die kaustische Wirkung auf die dem Tumor anliegende Haut oder Schleimhaut zu einer verhängisvollen Komplikation. Aus diesem Grunde suchte man schon seit mehr als 20 Jahren das radioaktive Präparat nach Möglichkeit ins Zentrum des Tumors zu bringen, wobei man auch die von dem Radiumröhrchen nach allen Seiten gleichmäßig ausgesendete Strahlung am besten ausnützen konnte. Dies sogenannte „*Tunnelierungsverfahren*“ bildete den Ausgangspunkt für die Form der Anwendung des während der Kriegsjahre in Amerika zuerst von JANEWAY am Memorial-Hospital und von REGAUD in Paris systematisch ausgebildeten Verfahrens der *intratumoralen Applikationstechnik.* Im Memorial-Hospital wird grundsätzlich nur Emanation oder aktiver Niederschlag, nie das Radiumsalz selbst zu den Bestrahlungen benutzt. Dies ist in einem Glaskolben in angesäuertem Wasser gelöst; aus ihm wird jeden Morgen die Emanation abgepumpt und entweder in *größeren Glasröhren* von 0,6 mm Durchmesser und 10—15 mm Länge, 100—400 Millicuries enthaltend, oder in *kleinen Glascapillaren* von $0{,}3 \times 3{,}0$ mm, enthaltend 1—4 Millicuries, eingeschmolzen. Die größeren Glasröhrchen werden in emaillierte Silberröhrchen von $^1/_2$ mm Dicke eingeschlossen. Die Emanationsmenge jedes einzelnen Röhrchens wird durch Vergleich seiner Gammastrahlenaktivität mit einem Standardpräparat bestimmt. Die Anwendungsweise richtet sich nach Art und Sitz der Läsion. Bei der intratumoralen Anwendung werden die Capillaren direkt in das zu behandelnde Gewebe gebracht. Ihre Einführung in das Gewebe geschieht mittelst Troikaren (Abb. 11), wobei die Emanationsröhrchen mit eigens zu diesem Zweck konstruierten Zangen angefaßt werden, da das Berühren der Capillaren mit den Händen für das Personal, das dauernd mit derartig hochaktiven Röhrchen zu tun hat, eine ernste Gefahrenquelle bedeuten würde. Bei Gebrauch ungefilterter Capillaren werden pro Kubikzentimeter Tumorgewebe etwa 5 Millicurie, auf 3 Röhrchen verteilt appliziert. Im übrigen hängt die Zahl der erforderlichen Capillaren sehr von der Gestalt der Tumoren ab, wobei die Regel gilt, daß um so weniger Röhrchen auf die Volumeinheit berechnet, erforderlich sind, je mehr sich die Tumorform der Kugelgestalt nähert. Die Emanationscapillaren heilen in dem Narbengewebe, das gegebenenfalls als Rest des Tumors übrig bleibt, reaktionslos ein. Beim Sitz des Tumors auf der äußeren Haut oder auf Schleimhäuten wird ein der Oberfläche angepaßter Radiumhalter aus einer plastischen Masse, wie sie in der Zahntechnik gebräuchlich ist, hergestellt und in sie oberflächlich die mit geeignetem Filter versehenen Radiumemanationsröhrchen eingebettet. Von der französischen Schule, welche gegen die Anwendung ungefilterter Glascapillaren das Bedenken zu großer kaustischer Wirkung derselben geltend macht, wird der Gebrauch von etwa 2—3 mg enthaltenden Stahl- bzw. Platinnadeln bevorzugt. Diese sind mit einem Faden armiert und werden nur für die Dauer der Behandlung in das erkrankte Gebiet eingeführt. Eine gewisse Filterung ist auch in den von FAILLA benutzten *Goldcapillaren* vorhanden, die im übrigen in ähnlicher Weise verwandt werden wie die Glascapillaren.

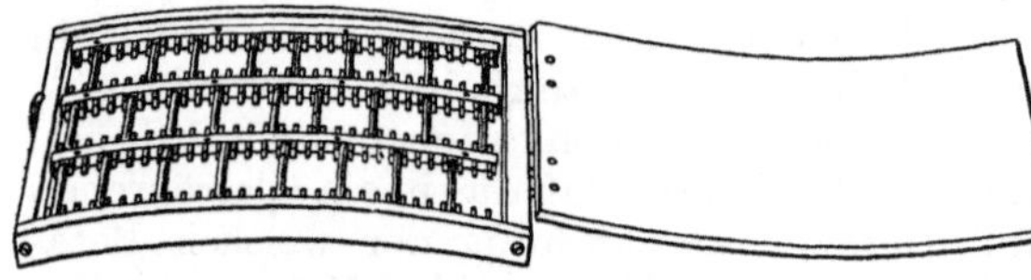

Abb. 3. Bleikästchen mit Emanationscapillaren sog. „radium pack".

Institute, die über große Radiumbestände von 1 g und mehr verfügen, sind dazu übergegangen, eine Radiumfernbehandlung von außen her (Curiethérapie à distance, Tele - Curiethérapie) in ähnlicher Weise wie die Röntgenbestrahlung anzuwenden. Die radioaktive Substanz ist hierbei in einem großen Bleibehälter eingeschlossen, der an einem Stativ angebracht ist, das wegen des hohen Gewichts des Bleibehälters sehr stabil sein muß. An der Vorderfläche trägt der Behälter eine mit Filtern armierte Öffnung, die dem Strahlenkegel den Durchtritt gestattet. Mit einem derartigen Applikator, der im Grunde nichts anderes darstellt, wie die schon früher von dem Heidelberger Samariterhaus und der Freiburger Frauenklinik angewendete, durch Zusammenstellung einer Reihe von Radiumpräparaten hergestellte „Radiumkanone", kann man nach ähnlichen Gesichtspunkten, wie mit Röntgenstrahlen Tiefentherapie treiben und auch die Kreuzfeuermethode anwenden. Statt des Radiumsalzes kann man auch hier die Emanation verwenden, falls genügende Aktivitäten zur Verfügung stehen. Im Memorial-Hospital wird ein flacher, 7×10 cm großer Kasten mit 2 mm dickem Bleiboden benutzt, der zur Aufnahme von 72 mit 0,5 mm Silber gefilterten Emanationscapillaren eingerichtet war (Abb. 3), so daß Aktivitäten von 1000—3000 Millicuries angewandt werden konnten. Mit diesem Kasten wurde in 10 cm Hautabstand die Erythemdosis bei 18000 Millicuriestunden erreicht. Im allgemeinen wird, um die Methode nicht zu unökonomisch zu machen, ein Abstand von 10 cm nicht überschritten.

Filterung. Wie schon erwähnt, hängt es von der Art der Filterung ab, ob nur die durchdringenden Gammastrahlen oder auch die leichter absorbierbaren Betastrahlen, oder gar ein Teil der Alphastrahlen zur Wirkung gelangen. Gegen die Technik mit *ungefilterten Emanationscapillaren* bei denen im wesentlichen die Betastrahlen wirksam sind (bare tubes), sind von verschiedenen Seiten gewichtige Bedenken erhoben (SOILAND, LACASSAGNE, LABORDE, CLARK, MORGAN und ASNIS). Sie bestehen vor allem in der Beobachtung, daß die Benutzung von Emanationscapillaren leicht zu völliger Nekrose des mit ihnen bespickten

Gewebes führt. Diese Nekrosen können aber sogar verhängnisvoll werden, wenn es mit ihrer Ausbildung zur Arrosion von Gefäßen kommt. Mehrere Autoren berichten von schweren, ja tödlichen Blutungen im Anschluß an die Behandlung mit ungefilterten Emanationscapillaren. Ein weiterer, nicht zu unterschätzender Punkt ist, daß es nach dieser Behandlungsform zu starker schwieliger Narbenbildung kommen soll. Ferner hat sich ergeben, daß die Behandlung mit Emanationscapillaren sehr schmerzhaft ist. Weniger stichhaltig scheint das Argument zu sein, daß die Glascapillaren nach dem Abklingen der Aktivität ihres Inhaltes einen Fremdkörperreiz ausüben, der, insbesondere bei Tumoren, einen gefährlichen Wachstumsreiz darstellt. Aber auch die übrigen gegen die „bare tubes" vorgebrachten Argumente treffen nur für einen Teil der Fälle zu. Die Stärke der Nekrose, die subjektiven Beschwerden, sind zum großen Teil von der Dosierung abhängig. In dieser Beziehung ist zu sagen, daß in Amerika sowohl wie in Frankreich die Anhänger der Methode allmählich zu immer kleineren Dosen für die einzelnen Capillaren übergegangen sind, die von 2—5 mc allmählich bis auf 0,5 mc verringert wurde. Wenn man der Auffassung ist, daß die Betastrahlen im Prinzip nicht anders wirken als die Gammastrahlen, eine Anschauung, deren Berechtigung gerade für die Emanationscapillaren von Levin experimentell bestätigt wurde, so ist nicht einzusehen, warum sich nicht mit den filterlosen Capillaren eine ganz ähnliche Intensität der Wirkung erzielen lassen sollte, wie mit Gammastrahlen. Im ersteren Falle würde jedoch die Gesamtaktivität in ungleich stärkerem Maße ausgenutzt, wobei nur daran erinnert zu werden braucht, daß die Aktivitäten von Gamma- und Betastrahlen sich verhalten wie 1 : 100. Es bleibt das immer wieder hervorgehobene Argument, daß die Behandlung mit Emanation anstatt mit dem Radiumelement selber aus dem Grunde sehr viel kostspieliger und unwirtschaftlicher sei, weil die ganze Einrichtung zur Herstellung der Emanationscapillaren den Besitz einer sehr großen Radiummenge erforderlich mache. In der Tat hat dieser Umstand der Einführung dieser Methode sehr im Wege gestanden. Die größere Sicherheit, die dadurch gegeben ist, daß die wertvolle Ausgangssubstanz selber nicht aus der Hand gegeben zu werden braucht, ist jedoch nicht zu unterschätzen, und gerade die Methode der filterlosen Capillaren ermöglicht bei gleicher Wirksamkeit die Reduktion der Gesamtaktivität auf einen Bruchteil. So kommt denn Regaud, einer der erfahrensten französischen Radiotherapeuten gelegentlich einer Diskussion, die kürzlich in Amerika über die hier behandelten Fragen stattfand, zu dem Resultat, daß nicht für alle, aber doch für ganz bestimmte Fälle des Sitzes von malignen Tumoren die Behandlung mit Emanationscapillaren einen sehr wichtigen Fortschritt darstelle. Weitere Einzelheiten der Applikationstechnik finden sich im Speziellen Teil (S. 369).

Durch die Anwendung von Filtern wird je nach dem verwendeten Material und der Dicke ein mehr oder minder großer Prozentsatz der weichen Strahlen absorbiert. Die übrig bleibende Strahlung wird härter, durchdringungsfähiger, der Intensitätsabfall in der Umgebung des Radiumpräparates ist weniger steil. Grundsätzlich gilt nach dem von Lenard zunächst für Kathodenstrahlen aufgestellten *Massenproportionalitätsgesetz*, daß die *Filterwirkung verschiedener Metalle* für Betastrahlen *annähernd ihrer Dichte proportional* ist. Daraus läßt sich ohne weiteres ableiten, daß in der Filterwirkung bei gleicher Dicke Platin mit einem spezifischen Gewicht von 21,4 obenan steht, von den weniger wertvollen Metallen Silber und Blei mit einem spezifischen Gewicht von 13,5 bzw. 11,3 sich hinsichtlich der Filterwirkung etwa entsprechen, Messing dagegen mit einem spezifischen Gewicht zwischen 8,1—8,6 dahinter zurückbleibt. Im allgemeinen kann man sagen, daß eine Filterdicke von 0,5 mm Platin ausreicht, um die Betastrahlen zur vollkommenen Absorption zu bringen. In Abb. 4 sind neben den Emanationscapillaren eine Reihe von Filtern abgebildet, wie sie im Memorial-Hospital im Gebrauch befindlich sind.

Dosierung. Die Messung radioaktiver Präparate geschieht nach der sog. *Gammastrahlenmethode.* Diese besteht darin, daß man die Gammastrahlenaktivität der zu messenden Strahlenquelle mit der Gammastrahlenwirkung eines Radiumpräparates von bekanntem Gehalt vergleicht. Als *Testreaktion* dient wie bei den Röntgenstrahlen die *Ionisationswirkung* der Strahlen auf die Luft. Während man früher den Radiumgehalt in Gewichtsmengen Radiumbromid angab, ist man seit einer Reihe von Jahren dazu übergegangen, die Angaben der Radiummenge auf Radiumelement zu beziehen. Da es sich aber nicht selten darum handelt, die Aktivität etwa von Mesothoriumpräparaten zu bestimmen, oder von Emanationspräparaten, so hat es sich zuerst in Frankreich eingebürgert, die von *einem Gramm Radiumelement* gelieferte Gammastrahlenaktivität als Standardmaß zu wählen und sie mit ein „*Curie*" zu bezeichnen. Die Aktivität eines Milligramms Radiumelement beträgt danach ein *Millicurie (mc)*. Für die Menge der bei einer therapeutischen Bestrahlung applizierten Dosis begnügt man sich in der Regel damit, die Aktivität des Präparates mit der Applikationszeit zu multiplizieren, d. h. entweder von der Anzahl der gegebenen „*Milligrammstunden*" zu sprechen oder die Angabe der „*Millicuriestunden*" zu machen. Nur für die Behandlung mit Radiumemanation ist — zuerst von REGAUD und DEBIERNE — noch eine andere Bezeichnungsweise der Dosis angegeben worden, die von den besonderen Verhältnissen bei der Emanationsbehandlung abgeleitet wurde. Es wurde nämlich von diesen Autoren der Vorschlag gemacht, der besonders in Frankreich Verbreitung gefunden hat, bei der Emanationsbehandlung den Betrag der zerfallenen Emanationsmenge, die „*zerstörten Millicuries*" (*millicuries détruits*) als Einheitsmaß zu wählen, wie denn ja auch die Aussendung der radioaktiven Strahlen nach Maßgabe des *Emanationszerfalls* vor sich geht. Man kann unter Berücksichtigung der Zerfallskonstante der Emanation berechnen, daß ein Millicurie Emanation bis zu seinem Zerfall 132 Millicuriestunden zu bilden vermag, woraus sich ergibt, daß 1 mcd = 132 Millicuriestunden (mch) ist. Die Angabe der Aktivität in Millicuries détruits trägt dem Umstande Rechnung, daß es sich bei der Emanation um die Behandlung mit einer in ihrer Stärke dauernd veränderlichen Strahlenquelle handelt. Umgekehrt kann man sagen, daß ein Millicurie pro Stunde 0,00751 mcd (microcuries détruits) entspricht.

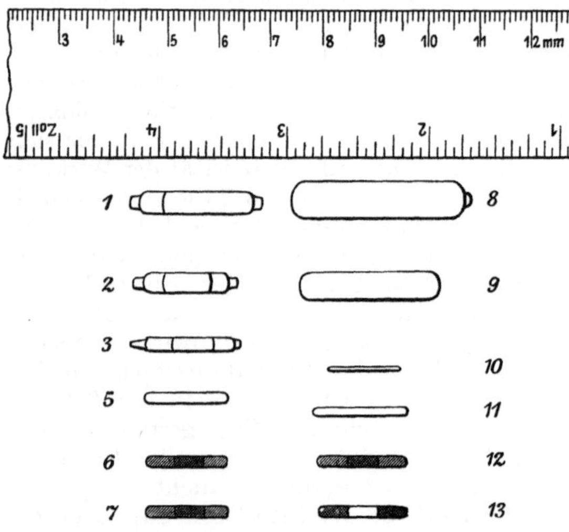

Abb. 4. Emanationscapillaren mit Filter. (Nach JANEWAY.)

Die Angabe in Milligrammstunden, in Millicuriestunden, in Millicuries détruits und die Beziehung dieser verschiedenen Größen aufeinander hat streng genommen nur unter der Voraussetzung Gültigkeit, daß in den in Betracht kommenden Bestrahlungszeiten die *biologische Wirkung dem Produkt aus Inten-*

sität und Bestrahlungszeit einigermaßen *parallel geht*. Es darf als sichergestellt gelten, daß dies *nicht der Fall* ist. Während man bis vor einiger Zeit annehmen konnte, daß wenigstens für kurze Bestrahlungszeiten Intensitätsunterschiede von 1 : 10 bei gleichem Intensitätszeitprodukt die gleiche biologische Wirkung hervorriefen (Untersuchungen von GLOCKER, ROTHACKER und SCHÖNLEBER), ist dies durch Versuche an Bohnenkeimlingen, Ascariseiern und anderen Objekten selbst für Bestrahlungszeiten von wenigen Minuten in Frage gestellt. Im allgemeinen ergab sich übereinstimmend für wachsende Gewebe (Mausergewebe; SCHINZ), daß die gleiche Dosis über längere Zeit verteilt, weniger wirksam war. Im Ruhezustand kumuliert die Zelle auch die über längere Zeit verteilten Dosen vollständig. In einzelnen Fällen kann aber auch eine gesteigerte Kumulation verteilter Dosen zur Beobachtung kommen (vgl. S. 344). Betrachten wir längere Zeiträume, so kommt noch der Umstand in Betracht, daß das Gewebe sich zu verschiedenen Zeiten durchaus nicht immer in dem gleichen Zustande der Empfindlichkeit befindet, daß reparative Vorgänge schon während der Dauer der Bestrahlung ablaufen usw. Alle diese Umstände führen zu der berechtigten Forderung, daß neben der Angabe der *Bestrahlungsdosis* in den oben genannten Maßen auch stets eine Angabe über die *Bestrahlungszeit* erfolgen sollte. Auch wenn diese Forderung erfüllt ist, wissen wir jedoch nur etwas über die Aktivität der Strahlenquellen selber, aber noch nichts über die Dosis, welche das Gewebe selber bekommen hat, die „*Gewebsdosis*". Hier hängt bei gleicher Gesamtaktivität alles von der Form der Strahlenquelle, von der Art der Filterung, von der Anordnung des Präparates, der Entfernung vom Erkrankungsherde ab. Von verschiedenen Seiten sind eingehende Messungen gemacht, durch welche die Intensitätsverteilung von Radiumpräparaten in ihrer Umgebung, wenigstens unter gewissen Standardbedingungen bestimmt wurde (FRIEDRICH und GLASSER, JÜNGLING, SIEVERT, FAILLA, ZUPPINGER), auf deren Arbeiten bezüglich weiterer Einzelheiten verwiesen werden muß.

C. Biologische Vorbemerkungen.

1. Grundsätzliches über die Strahlenwirksamkeit.

In der Strahlentherapie finden Strahlen von sehr verschiedener Wellenlänge Verwendung. Im ganzen genommen weichen die von verschiedenen Strahlengattungen ausgehenden biologischen Wirkungen sehr stark voneinander ab. Man denke nur an den großen Unterschied in der Wirksamkeit einer Quarzlampe, mit der es auch bei starker Überdosierung nur zu einem heftigen, nach verhältnismäßig kurzer Zeit abklingendem Hauterythem kommt, und einer durchdringenden Röntgenstrahlung, die eine Sterilisation der Ovarien bei der Frau bewirken kann, ohne daß die Haut überhaupt irgend eine erkennbare Veränderung zeigt. Man darf trotzdem nicht ohne weiteres annehmen, daß die Wirkung ultravioletter Lichtstrahlen und durchdringender Röntgenstrahlen grundsätzlich voneinander verschieden ist. Sieht man von der durch die verschiedene Intensitätsverteilung bedingten Verschiedenheit der räumlichen Energieverteilung ab, so ist es vielmehr sehr wahrscheinlich, *daß die Einwirkungen beider Strahlengattungen auf das lebende Protoplasma einander zum mindesten sehr ähnlich sind*. Die im Prinzip gleichartige Wirkung *aller kurzwelligen elektromagnetischen Strahlen* auf die lebende Zelle, angefangen von den ultravioletten Strahlen bei etwa 314 mμ, besteht in irgendwelchen, uns im einzelnen bis heute noch vollkommen unbekannten *photochemischen Reaktionen*. Die als sichtbare Strahlenreaktion bekannten morphologischen und physiologischen Veränderungen der lebenden Zelle sind nur als ihre Folgewirkungen zu betrachten. Das

Intervall bis zu ihrem Auftreten hängt von der Art des bestrahlten Objektes, der Intensität der angewandten Strahlen und der Feinheit der angewandten Untersuchungsmethoden ab und wird gewöhnlich als „Latenzzeit" bezeichnet. Andersartig ist die Wirkung des *längerwelligen Lichtes.* Es vermag an dem Protoplasma keine chemischen Veränderungen hervorzurufen, ist aber dennoch für den Körper deswegen nicht indifferent, weil mit dem längerwelligen Licht, und zwar den sichtbaren und ultraroten Strahlen, dem Körper große *Wärmemengen* zugeführt werden, die je nach der Absorptionsfähigkeit der einwirkenden Strahlen zu einer Temperaturerhöhung in den alleroberslen oder auch in tieferen Schichten der äußeren Körperbedeckungen führen. SONNE hat vor allen Dingen auf die biologische Bedeutung dieser bei einem universellen Lichtbad eintretenden Temperaturerhöhungen, die in dem Unterhautgewebe und seinen Blutgefäßen bis zu 43 Grad betragen kann, hingewiesen. Von diesem Standpunkt ausgehend mißt er, auf ältere Arbeiten von RUBNER zurückgreifend, dem Umstande, daß die sichtbaren gegenüber den ultraroten Strahlen die größere Eindringungstiefe besitzen, eine große Bedeutung bei. Er konnte nämlich zeigen, daß aus diesem Grunde eine größere Energiemenge sichtbaren als ultravioletten Lichtes den obersten Gewebsschichten des Körpers einverleibt werden kann, ehe die durch die Erregung der Temperaturschmerznerven gegebene Toleranzgrenze der Haut erreicht ist. In diesem wichtigen, durch Temperaturmessungen mit Thermonadeln in verschiedenen Hautschichten erhobenen Befunden haben wir die theoretische Begründung für die Berechtigung der Verabfolgung von Glühlichtbädern bei äußerer Wärmeapplikation (vgl. S. 313). Bei der Besonnung handelt es sich um eine kombinierte Wärme- und chemische Lichtwirkung, bei der Quarzlampe im wesentlichen nur um die letztere.

Wenn die Untersuchungen der letzten Jahre immer mehr zu der Auffassung hindrängen, daß die *Strahlenwirkung* auf Zellen und Gewebe im letzten Grunde *nichts Spezifisches* an sich hat, sondern in der verschiedenen Anspruchsfähigkeit verschiedener Zell- und Gewebsarten nur die allgemeine Empfindlichkeit zum Ausdruck kommt, die diese Gebilde nicht nur den Strahlen gegenüber, sondern auch gegen andere unspezifische Reize besitzen, so läßt diese Anschauung keinen Raum für die Annahme einer biologischen Verschiedenwertigkeit von Strahlen verschiedener Wellenlänge. Tatsächlich ist es bisher immer möglich gewesen, die gewaltigen Unterschiede in der Reaktion eines Körpers im ganzen gesehen, wie sie in den vorher erwähnten Beispielen zum Ausdruck kam, auf Unterschiede in der Absorption der Strahlen zurückzuführen, die demgemäß allein die feinere Differenzierung der Strahlenreaktionen beim Vergleich der Wirkung verschiedener Strahlenqualitäten bestimmt.

Da die Strahlen nur da wirksam sein können, wo sie absorbiert werden, so ist der Natur der Sache nach der *primäre Strahleninsult* örtlich begrenzt. Die *Folgereaktionen* jedoch, die sich an den Primärinsult anschließen, können über den Ort der Strahlenabsorption herausgreifen und schließlich sogar Allgemeinreaktionen herbeiführen. Unter den Folgereaktionen nach einer Bestrahlung unterscheiden wird demgemäß örtliche und Allgemeinreaktionen.

2. Örtliche Reaktionen.

Bei *wachsenden Geweben* bildet der Zellkern den hauptsächlichsten Angriffspunkt der Strahlen. Ihre Wirkung äußert sich in morphologischen und funktionellen Veränderungen. Die ersten *morphologischen* Einflüsse der Strahlen zeigen sich bei den in Mitose befindlichen Zellen, die sich auch sonst als besonders strahlenempfindlich erweisen (BARDEEN, MOTTRAM, HOLTHUSEN) und bestehen in Verklumpungen der Chromosomen und atypischen, oft unvollständigen Zellteilungen und zeigen sich weiterhin in der Tatsache, daß die aus solchen Mitosen hervorgehenden Tochterzellen am raschesten degenerieren. Dieser besonderen Empfindlichkeit der Zellen in der Mitose wird hauptsächlich von französischer Seite (BÉCLÈRE u. a.) große praktische Bedeutung beigelegt. Man zieht aus diesem Verhalten die Folgerung, daß bei der gleichen Gesamtdosis eine einzeitige Bestrahlung mit großer Intensität und entsprechend kurzer Dauer einen geringeren Effekt haben müsse, als eine über lange Zeit ausgedehnte Bestrahlung von geringerer Intensität, und zwar deswegen, weil in letzterem Falle nacheinander eine große Zahl, ja bei geeigneter Relation zwischen Bestrahlungsdauer und Lebenszyklus der Zellen des bestrahlten Gewebes (Tumorzellen!) sämtliche Zellen nacheinander in dem empfindlichen Mitosestadium getroffen würden. Schon aus diesem Grunde wird von mancher Seite der Radiumbestrahlung die größere Wirksamkeit zugeschrieben, weil man bei ihr die Bestrahlungszeit bei gleicher Dosis beliebig verlängern kann, was bei der Behandlung mit Röntgenstrahlen aus technischen Gründen, die mit der Art der Strahlenapplikation zusammenhängen, mit Schwierigkeiten verbunden ist. Doch lassen sich gewichtige Argumente auch gegen die Bestrahlung mit Teildosen über einen langen Zeitraum anführen, und auf alle Fälle muß gesagt werden, daß irgendwie beweisendes Material für die Überlegenheit der Bestrahlungsmethode mit verteilten Dosen für die Behandlung manifester Geschwülste bisher nicht beigebracht worden ist.

Die Zellen eines wachsenden Gewebes, die sich nicht in Teilung befinden, sind zwar weniger radiosensibel als die in der Mitose, aber im allgemeinen doch erheblich empfindlicher als die Zellen eines Gewebes, in dem Teilungen nicht mehr vor sich gehen oder doch nur zu den Seltenheiten gehören. Auch an den Kernen solcher Zellen treten bei geeigneter Dosengröße degenerative Veränderungen (Pyknose und Chromatolyse) auf (ALBERTI und POLITZER). Aber auch, wenn sichtbare morphologische Veränderungen vollständig fehlen, zeigt sich die Wirksamkeit der Strahlen an der veränderten *Funktion*, und zwar daran, daß die bestrahlten Zellen ihre Teilungsfähigkeit eingebüßt haben.

Da die meisten experimentellen Untersuchungen über die biologische Strahlenwirkung an wachsenden Zellen vorgenommen worden sind, so war stets die Beeinflussung der Zellteilung und die dabei auftretenden Kernveränderungen das am meisten in die Augen springende Symptom. An *ruhenden Zellen* treten die Kernveränderungen wesentlich mehr in den Hintergrund. Hier sind *Veränderungen des Protoplasmas*, seines Quellungszustandes (Bindegewebe), seiner Fähigkeit, vitale Farbstoffe aufzunehmen (SCHMIDT, HALBERSTÄDTER und WOLFSBERG, HOLTERMANN), des Verhaltens der Chondriosomen (Nadson und Rochlin-Gleichgewicht, WEIL und LIEBERSOHN) gefunden worden und zeigen sich manchmal sogar eher als Kernveränderungen. Ebenso sind eine Reihe von Befunden erhoben, die auf eine Veränderung der Durchlässigkeit der *Zellmembran* hindeuten. In allen diesen Fällen handelt es sich um regressive Zellveränderungen, um „hypobiotische" Prozesse, wie sie SCHINZ genannt hat.

Es ist noch immer strittig, ob neben diesen schädigenden, hypobiotischen Wirkungen der Strahlen auch sog. „Reizwirkungen" von den Röntgenstrahlen hervorgerufen werden können. Wie diese Streitfrage auch entschieden werden wird, schon jetzt steht so viel fest, daß Reizwirkungen der Röntgenstrahlen, mögen es Funktionsreize oder Wachstumsreize sein, für die praktische Strahlentherapie keine Bedeutung haben. Mit Bestimmtheit darf behauptet werden, daß die Gefahr, durch eine Unterdosierung bösartige Geschwülste zu einem über das Bisherige hinausgehenden, unbeschränkten Wachstum, zum „Wildwerden" zu bringen, in Wirklichkeit nicht vorhanden ist.

Die verschiedenen Zellarten, sowie verschiedene Gewebe und Organe zeigen mannigfaltige Unterschiede ihrer Empfindlichkeit, deren eigentlichen Ursachen uns noch so gut wie völlig unbekannt sind. Schon in den ersten histologischen Untersuchungen über die Wirkung der Röntgenstrahlen auf tiefliegende Organe von Heineke wurde die elektive Empfindlichkeit der Lymphocyten gefunden. Zu dieser Zeit (1903) war durch die Versuche von Albers-Schönberg die Wirkung der Strahlen auf die Keimdrüsen der männlichen Meerschweinchen schon bekannt geworden, die, wie sich aus den weiteren histologischen Untersuchungen (Simmonds, Regaud und Blanc) ergab, auf einer besonderen Empfindlichkeit der Spermatogonien beruhte. Mit zunehmender Erkenntnis der morphologischen und funktionellen Bestrahlungswirkungen hat sich allmählich eine ganze *Skala der Empfindlichkeiten* verschiedener Zellarten und Organe aufstellen lassen, wie es zuerst von Wetterer geschehen ist. An ihrer Spitze stehen die hochradiosensiblen *Lymphocyten* und an ihrem unteren Ende die ausgesprochen unempfindlichen *Ganglienzellen* des Zentralnervensystems. Versuche, wie sie von verschiedenen Seiten unternommen worden sind, diese Empfindlichkeitsunterschiede verschiedener Zellarten zu leugnen (Händly u. a.) haben sich als nicht beweiskräftig erwiesen. Die Möglichkeit der elektiven Beeinflussung bestimmter Gewebe durch die Strahlen hat das Vorhandensein von Unterschieden in der Anspruchsfähigkeit zwischen einzelnen Zellarten zur Voraussetzung.

Willkürliche Beeinflussung der Strahlenempfindlichkeit.

In verschiedener Weise, und zwar auf zwei grundsätzlich verschiedenen Wegen ist versucht worden, die elektive Strahlenempfindlichkeit einzelner Zellen zu steigern, ein Verfahren, dessen Verwirklichung vor allem bei der Strahlenbehandlung der Geschwülste erfolgversprechend sein müßte. Zunächst ist vielfach versucht worden, einem Vorschlage von Barkla folgend, die Bedingungen der Absorption der Strahlen an den Stellen, an denen Wirkungen erwünscht sind, günstiger zu gestalten *(physikalische Sensibilisierung)*. Man hat zu diesem Zwecke Substanzen, welche die Röntgenstrahlen stark absorbieren, in erster Linie Schwermetalle und Schwermetallsalze entweder in die unmittelbare Nähe oder direkt in das zu beeinflussende Gewebe gebracht. Der leitende Gedanke bei diesem Vorgehen ist der, daß sich die von den Metallen ausgehende Sekundärstrahlung mit der Wirkung der Primärstrahlung vereinigt und daß dadurch die Gesamtwirkung erhöht wird. So hat man die Wirkung der Röntgenstrahlen auf die Blase durch Injektion von Kollargol- oder Jodkalilösungen zu steigern versucht (Stepp und Czermak). Man hat innerlich Jod gegeben in der Hoffnung, daß sich dieses Medikament in den erkrankten Zellen anreichern und als Sekundärstrahler wirksam werden würde und hat eine große Zahl von Präparaten, meist kolloidale Schwermetallpräparate in der gleichen Absicht intravenös injiziert. Greifbare Erfolge sind diesen Versuchen nicht beschieden gewesen und auch die von Ellinger empfohlene, von Rapp, Gans, Picard und anderen klinisch nachgeprüfte Methode der Injektion hochprozentiger Thoriumnitratlösung in tuberkulöses oder Tumorgewebe hat den auf sie gesetzten Hoffnungen nicht entsprochen. Wo in experimentellen Untersuchungen eine Wirkungssteigerung nachweisbar war, lag es näher, sie als Summationswirkung der durch die Zuführung des absorbierenden Metalls gesetzten rein pharmakologischen Gewebsschädigung und der Strahlenschädigung anzusehen. Praktische Ergebnisse hat aber auch dieser zweite Weg der *chemischen Sensibilisierung*, wie man die Methode der Sensibilitätssteigerung durch chemische Substanzen im Gegensatz zur physikalischen Sensibilisierung durch sekundärstrahlenspendende Metalle bezeichnet, bisher nicht gezeitigt.

3. Strahlenempfindlichkeit der Urogenitalorgane.

In der Urologie kommt gelegentlich die Bestrahlung fast aller im Körper vorhandener Zell- und Gewebsarten in Betracht. Auf Einzelheiten kann hier nicht eingegangen, sondern es muß dieserhalb auf die Lehrbücher der Strahlentherapie verwiesen werden. Nur über die Strahlenempfindlichkeit der für die Urologie besonders in Betracht kommenden Organe: *Niere*, *Nebenniere*, *Blase*, *Prostata* und *Hoden* sollen einige Bemerkungen vorausgeschickt werden.

Nieren. Die Wirkung der Röntgenstrahlung auf die Nieren war wiederholt Gegenstand der Untersuchung. FREUND zeigte zuerst, daß bei einem Kinde, auf dessen Rücken eine heftige Dermatitis erzeugt worden war, Albuminurie eintrat. Ebenso fanden HELBER und LINSER bei ihren röntgenbestrahlten Tieren in der Regel Nierenveränderungen im Sinne einer hämorrhagischen akuten Nephritis und Albuminurie und ebenso sahen BAERMANN und LINSER bei ihren Versuchstieren nach starker Bestrahlung Albuminurie mit Harncylindern auftreten. Daß durch intensive Bestrahlungen der Nieren schwere parenchymatöse Veränderungen an dem Organ hervorgerufen werden können, zeigten BUSCHKE und SCHMIDT, die an den freigelegten Nieren zweier über einen Zeitraum von 2 Stunden bestrahlter Versuchstiere ausgedehnte Nekrosen der Nierenrinde erzeugten. Ebenso fanden SCHULTZ und HOFFMANN mit Röntgenstrahlen, sowie BLAUEL mit Radium an Kaninchennieren, die zuvor operativ luxiert worden waren, vakuolisierende Degeneration der Nierenepithelien, die allerdings erst nach Dosen von 48—60 H auftraten und von Hämorrhagien in das Gewebe begleitet waren. Die von DAVID und GABRIEL vertretene Ansicht, wonach die ersten Nierenveränderungen an den Gefäßen und zwar an den Capillarschlingen der Glomeruli stattfinden, mit anfänglicher Hyperämie und darauffolgender Exsudation und Kapselverdickung bis zum schließlichen Verschluß der Gefäße, konnte weder von WILLIS und BACHEM (an Hunden) noch von DOMAGK (an Kaninchen) bestätigt werden. Der Befund von MARTIN, ROGERS und FISHER, die die Niere eines Hundes 95 Tage nach direkter Bestrahlung mit einer Strahlung von 5 Zoll Funkenlänge, 75 mA-Minuten, in 10 Zoll Abstand untersuchten und eine Schrumpfung mit fibröser Umwandlung des Nierenparenchyms und Zusammenrücken der auffallend gut erhaltenen Glomeruli fanden, wurde auch von ihnen erhoben. Im Vordergrund steht die Schädigung der Epithelien und zwar vor allem der Hauptstücke und HENLEschen Schleifen. Die Schrumpfniere mit Bindegewebswucherung, entzündlichen Infiltrationen, Glomerulusveränderungen und Hyalinisierungen sind Folgen des Untergangs der geschädigten Tubuli. Niemals war eine typische allgemeine Glomerulonephrose zu beobachten, obwohl es nach einem längeren Intervall zu sehr hochgradigen Schrumpfungsprozessen in den Nieren kommt, die fast völlig bindegewebig umgewandelt werden können (Abb. 5). Die feinen, nach der HEIDENHAINschen Granulafärbung und der Vitalfärbung untersuchten Zellveränderungen bestanden allein in einem Schwinden der Stäbchenstruktur in den Epithelien der Hauptstücke mit Verklumpungen und hyalintropfiger Degeneration. Auch funktionell blieben die Glomeruli intakt.

Während früher von den meisten Untersuchern eine relativ große Unempfindlichkeit der Nieren gefunden wurde, wird neuerdings die relativ leichte Lädierbarkeit des Organs hervorgehoben (DOMAGK, DOUB, BOLLIGER und HARTMAN). Berücksichtigt man die geringere Empfindlichkeit tierischer im Vergleich zu menschlichen Geweben, die beispielsweise zur Folge hat, daß die HED. an der Kaninchenhaut mindestens das Dreifache der menschlichen beträgt, so sind Dosen von 2—4 HED., selbst wenn sie wiederholt gegeben werden (DOMAGK), nicht einmal als besonders hoch anzusehen.

Daß die Nierenfunktion auch nach großen Dosen nicht leidet, wurde nicht nur von DOMAGK festgestellt, sondern wird auch durch Untersuchungen von MC QUARRY und WHIPPLE bestätigt. Sie stellten Funktionsprüfungen an den Nieren von Hunden an, denen entweder die Nieren direkt, oder das gesamte Abdomen unter Abdeckung der Nieren bestrahlt worden war. Als Maßstab diente die Harnstoff- und Phenolphthaleinausscheidung. Für die Existenz einer Röntgennephritis, die unmittelbar oder mittelbar auf dem Umwege über die bei Abdominalbestrahlungen von größerer Intensität stets eintretende Darmschädigung entstanden war, gaben die Untersuchungen keinerlei Anhaltspunkt. Nur nach sehr großen, die therapeutischen Dosen weit übersteigenden Strahlenmengen trat eine geringe, aber offenbare Herabsetzung der Nierenfunktion für einige Tage auf, ohne histologische Veränderungen. Einige neuere Beobachtungen

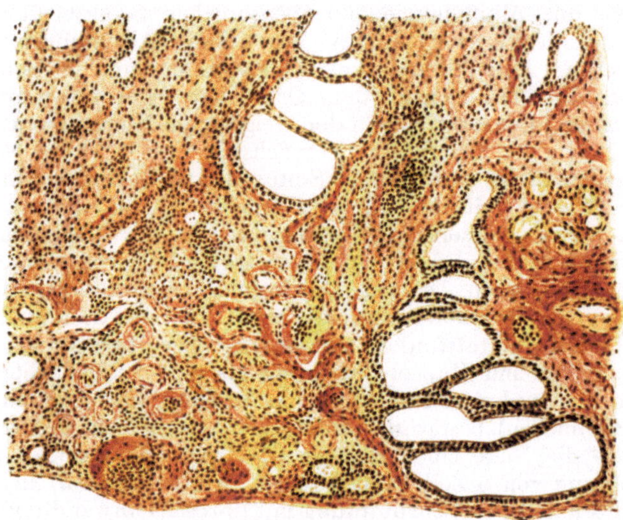

Abb. 5. Hochgradigste Schrumpfniere nach isolierter Nierenbestrahlung beim Kaninchen. (Nach DOMAGK.)

lassen den Schluß zu, daß es wenigstens beim Hunde besonders nach wiederholten großen Dosen eher gelingt, neben den geschilderten parenchymatösen Veränderungen auch funktionelle Störungen hervorzurufen (BERGMANN, HARTMAN, BOLLIGER und DOUB). Auf alle Fälle verursachen die gewöhnlichen therapeutischen Dosen auch in der Höhe der sog. therapeutischen Carcinomdosen keine nachteilige Wirkung auf die Funktion der Nieren. Die eingangs erwähnten Befunde von FREUND, HELBER und LINSER und BAERMANN und LINSER, ebenso wie die Beobachtung des Auftretens einer zum Tode führenden chronischen Glomerulonephritis, die im Anschluß an eine versehentlich unter Weglassung des Filters ausgeführte Bestrahlung wegen Mesenterialdrüsentuberkulose zur Entwicklung gekommen war und DOMAGK zu seinen Experimenten veranlaßt hatte, werden also kaum als direkte Strahlenwirkungen auf die Nieren gedeutet werden können.

Nebennieren. Eine große Zahl von Untersuchern hat sich mit der Frage der Einwirkung der Röntgen- und Radiumstrahlen auf die Nebennieren beschäftigt. Neben einer Reihe *anatomisch-histologischer* Untersuchungen sind vor allem die zahlreichen Versuche zu nennen, die Änderungen der *Nebennierenfunktion* als Bestrahlungsfolge zum Gegenstande hatten. Die ersten histologischen Feststellungen über Veränderungen der Nebennierenrinde in Tierversuchen nach Röntgenbestrahlung wurden 1908 von HARVEY in Form von degenerativen Veränderungen in der Zona reticularis gemacht. Eingehendere Untersuchungen stammen von v. DECASTELLO (1912), der an den Nebennieren von Mäusen nach Dosen bis zu 5 Sabouraud Blutungen in die Rinde und degenerative Veränderungen sowie eine Verkleinerung der Organe im ganzen fand. ZIMMERN, COTTENOT und MULON sahen selbst nach sehr großen Dosen bis zu 186 H, die zur Bildung eines tiefen Röntgenulcus Veranlassung gegeben hatten, nach einem Intervall von 3—6 Monaten völlig normale Nebennieren und nur bei einem Hunde nach beträchtlichen Dosen harter Röntgenstrahlen, die an 6 aufeinanderfolgenden Tagen gegeben wurden, in den tieferen Rindenschichten, der Zona fasciculata und reticularis, eine fast vollständige Zerstörung, während die äußere Rindenschicht, die Zona glomerulosa, sogar eine Hypertrophie aufwies. Die Veränderungen, die v. DOMARUS und SALLE in den Nebennieren von Kaninchen und Meerschweinchen nach großen Thorium-X-Injektionen feststellten, können, wie FREY mit Recht betont, nicht als direkte Strahlenwirkung aufgefaßt werden, sondern entsprechen nur den Veränderungen, die auch sonst im schwer toxisch geschädigten Organismus gefunden werden. PEIPER und HOLFELDER bedienten sich bei ihren Untersuchungen an Meerschweinchen einer Strahlenmenge, die mehr den in der Strahlentherapie verwendeten Dosengrößen angepaßt war und zwischen 60 und 180 $^0/_0$ der HED. schwankte. Wenn man nach ihren Versuchen zu der Annahme geführt wird, daß degenerative Prozesse in den beiden inneren Rindenschichten auftreten, haben diese Befunde bei Nachprüfungen (SCHINZ, FREY) nicht bestätigt werden können. An Meerschweinchen, deren Nebennieren mit Dosen von 100—500 $^0/_0$ HED bestrahlt wurden und die sofort nach der Bestrahlung bis 3 Monate später zur Untersuchung kamen, konnten keine Veränderungen an der Kern- und Protoplasmastruktur und im Lipoidgehalt der Rindenzellen sowie der Chromaffinität der Markzellen festgestellt werden. Die den Befunden von HOLFELDER und PEIPER ähnlichen Vorgänge wurden als Leichenveränderungen angesprochen. Alle diese Folgezustände traten auf nach Dosen, welche am Dünndarm in der Umgebung noch keine nachweisbare Schädigungen hervorriefen.

Erst größere Dosen, wie sie am Darm bereits schwere Veränderungen zur Folge haben, und von GRABFIELD und SQUIER und MARTIN ROGERS und FISHER verwendet wurden, führen mit einiger Regelmäßigkeit zu degenerativen Veränderungen. Von 10 Kaninchen, bei denen die Gegend der Nebennieren unter sorgfältiger Abdeckung des übrigen Körpers vom Bauch und Rücken her mit verschiedenen Dosen einer harten Strahlung bestrahlt wurden und die 1—46 Tage nach der Bestrahlung getötet wurden, zeigten in den Versuchen von GRABFIELD und SQUIER sämtliche Tiere eine ausgesprochene in Kerndegeneration und Zellvakuolisation bestehende histologische Veränderung und eine Zunahme des Nebennierengewichtes. MARTIN ROGERS und FISHER fanden einige Zeit nach der Bestrahlung der linken Nebenniere bei Hunden, denen in einer etwa 14 Tage voraufgehenden Sitzung die rechte Nebenniere exstirpiert worden war und die Bestrahlung mit einem langen Bleispeculum unter Beiseitedrängung der Eingeweide und direkter Einstellung auf die Nebenniere ausgeführt war, eine ausgedehnte Parenchymdegeneration der Rinde, von der in der fibrös umgewandelten Grundsubstanz nur einzelne inselförmige Reste übrig geblieben waren und vom Mark überhaupt nichts mehr zu sehen war. Der Umstand, daß bei diesem, zunächst allerdings einzigen histologisch kontrollierten Fall nach der Anwendung sehr großer Dosen das Allgemeinbefinden in den ganzen drei Wochen zwischen der Bestrahlung und Tötung des Tieres in keiner Weise gestört war, spricht nicht gerade dafür, daß eine Bestrahlung mit therapeutischen Dosen beim Menschen bereits bedrohliche Nebennierensymptome hervorbringen sollte. Offenbar ist es gerade bei der Nebenniere sehr schwierig aus dem histologischen Bild Rückschlüsse auf den Funktionszustand zu machen. Das geht schon aus der Arbeit von LACASSAGNE und SAMSSONOW hervor, die fanden, daß völlige Zerstörung des Markes und großer Teile der Rinde durch zentral eingeführte Radiumemanationscapillaren beim einseitig nebennierenexstirpierten Kaninchen durchaus mit dem Leben verträglich war. Und ebenso konnten BORNSTEIN und GREMELS nach einseitiger Nebennierenexstirpation beim Hunde den größten Teil der zweiten Nebenniere entfernen, ehe die von BORNSTEIN als charakteristisches Symptom der akuten Nebenniereninsuffizienz beschriebene Überventilation eintrat. Auch LOEB und SCHINZ erkennen den Nebennieren, noch ohne die zuletzt referierten Arbeiten zu kennen, keine besonders große Empfindlichkeit zu. In den vorhin genannten Versuchen von LACASSAGNE und SAMSSONOW mit Emanationscapillaren wurde, da die Capillaren in das Nebennierenmark eingeführt waren, dieses der Strahlenquelle zunächst gelegene Gewebe am stärksten und bei geringen Dosen sogar ausschließlich geschädigt. Hieraus auf eine besondere Anspruchsfähigkeit der Markschicht gegenüber den Radiumstrahlen zu schließen, geht nicht an.

Die Beobachtungen über Beeinflussungen der *Funktion* der Nebennieren betreffen *Blutdruck* und *Blutzucker*gehalt, sowie den Symptomenkomplex der ADDISON*schen Krankheit*. Was den *Blutdruck* anbetrifft, so wurde eine Herabsetzung desselben nach Bestrahlungen der Gegend der Nebennieren von einer Reihe von Autoren (ZIMMERN, COTTENOT und MULON 1912; GROEDEL 1913; STEPHAN 1922; LEVY-DORN und WEINSTEIN 1921) festgestellt. Doch ist die Herabsetzung des Blutdruckes ein Symptom, das durchaus nicht allein für eine Funktionsbeeinflussung der Nebennieren charakteristisch ist, sondern nach Bestrahlungen verschiedener Körpergegenden oder allein der Körperoberfläche (nach Höhensonnenbestrahlungen) beobachtet wird (KIMMERLE).

Schwierig ist die Beantwortung der Frage, wie sich die Adrenalinreaktion der Nebenniere und ihr Einfluß auf den *Blutzucker* nach Bestrahlungen verhält. Aus dem Blutzuckerwert Schlüsse auf die Funktion der Nebennieren zu ziehen, ist nämlich schon an und für sich wegen der sehr zahlreichen Faktoren, deren Einfluß der Blutzuckerspiegel unterliegt, nur mit großer Reserve möglich. Was sein Verhalten nach Röntgenbestrahlungen anbetrifft, so wissen wir, daß er oftmals auch dann verändert wird, wenn die Nebennieren gar nicht in die Bestrahlungszone hineinfallen. Allerdings handelt es sich in diesen Fällen meist um ein Heraufgehen des Blutzuckerwertes (NÜRNBERGER, KATZNELSON und LORANT, nach Röntgenbestrahlungen; FRAENKEL-TISSOT, ALPERN bei Licht). Eine Bestrahlung der Nebennieren allein setzt dagegen, wie K. DRESEL 1920 zeigte, nach $^1/_2$ Erythemdosis auf die Nebennierengegend bei Diabetikern den Blutzucker nach anfänglicher Steigerung auf normale Werte herab, ein Befund, der von STEPHAN an zwei Diabetesfällen bestätigt wurde. Doch ist die Einwirkung zu vorübergehend, um therapeutisch ausnutzbar zu sein. Bei Normalen konnten STRAUSS und ROTHER zeigen, daß das Verhalten des Blutzuckers zeitlich verschieden ist: Zunächst sinkt der Blutzucker nach einer Abdominalbestrahlung mit $^1/_2$ HED. Am nächsten Tage jedoch erfolgt ein kompensatorischer Anstieg. Interessanter für unsere Frage sind die Versuche, in denen die in den bisher mitgeteilten Experimenten nicht scharf trennbare antagonistische Wirkung von Nebennieren und Pankreas für sich betrachtet wurde: DAVID und HIRSCH fanden 1922 den Adrenalingehalt der Nebennieren nach direkter Bestrahlung von der Höhe der Dosis abhängig. Nach einer Stunde war der Adrenalingehalt in den meisten Fällen vermindert, nach $^1/_4$ HED. vermehrt. Auch STRAUSS und ROTHER sahen am einseitig nebennierenexstirpierten

Hund die Bestrahlung der anderen Nebenniere mit 1 HED., nach anfänglicher als Shockwirkung gedeuteter Steigerung des Blutzuckers von einer mehrtägigen Blutzuckersenkung gefolgt, die für eine Herabsetzung der Adrenalinsekretion spricht. Daß es dagegen bei kleinen Dosen zu einer Adrenalinausschüttung aus dem Organ kommt, scheint auch aus den Beobachtungen von RISSE und POOS hervorzugehen. Diese Autoren benutzten die Adrenalinmydriasis am Kaninchen nach Exstirpation des obersten Cervicalganglions (MELTZER) als Indicator für die Höhe des Adrenalinspiegels. Auch ihre Beobachtungen wurden durch die antagonistische Wirkung des Pankreasinkretins Insulin und des Nebennierenproduktes Adrenalin kompliziert: Am pankreasexstirpierten Kaninchen, an dem also die Insulinwirkung ausgeschaltet war, sprach die sich einstellende starke Mydriasis auf dem cervicalexstirpierten Auge für eine Adrenalinausschüttung.

Klinische Beobachtungen über Folgen von Nebennierenbestrahlungen am Menschen im Sinne der ADDISON*schen Krankheit* sind von SMITHIES und HOLFELDER und PEIPER mitgeteilt worden. SMITHIES berichtet über einen Fall von Bestrahlung eines Osteosarkoms der Wirbelsäule, bei dem sich nach 4 Wochen Magendarmstörungen, Abmagerung und Bronzefärbung der Haut einstellten, so daß die Diagnose auf ADDISONsche Krankheit infolge einer durch die Strahlen erzeugten Nebenniereninsuffizienz gestellt wurde. Da aber keine Autopsie erfolgte, so bleibt es ungewiß, ob das Symptomenbild nicht vielmehr durch doppelseitige Nebennierenmetastasen hervorgerufen worden war. Auch HOLFELDER und PEIPER sahen in zwei Fällen nach Intensivbestrahlung der Oberbauchgegend wegen maligner Tumoren vorübergehende Pigmentierungen auftreten, die sie ebenso wie die begleitenden Symptome schwerster langanhaltender Prostration als eine vorübergehende *Nebenniereninsuffizienz* deuten. Sie bringen überhaupt den Umstand, daß der Röntgenkater nach Bestrahlungen der Oberbauchgegend so besonders stark ausfällt, wie vor allem durch die systematischen Untersuchungen von MIESCHER und GROEDEL und LOSSEN gezeigt wurde, mit einer Nebennierenschädigung in Zusammenhang. Die experimentellen Untersuchungen von MARTIN, ROGERS und FISHER, FREY u. a., über die berichtet wurde, machen es allerdings sehr unwahrscheinlich, daß es sich bei diesen Beobachtungen um direkte Nebennierenwirkungen durch die Bestrahlung handelt. Von Interesse ist, daß ARRILLAGA und IZZO einen Fall von ADDISONscher Krankheit beobachten konnten, der 5 Tage nach einer Röntgenbestrahlung wegen Tonsillarcarcinom ad exitum kam. Da der Patient zwei Tage nach der Bestrahlung in ein Koma verfiel, aus dem er durch Epinephringaben vorübergehend herausgerissen werden konnte, so nehmen die Verfasser eine durch die Bestrahlung hervorgerufene Nebenniereninsuffizienz an.

Prostata. Über die Wirkung der Röntgenstrahlen auf die *Prostata* liegt nur eine einzige Arbeit vor: FREUND und SACHS führten an drei Hunden nach wiederholten Röntgenbestrahlungen histologische Untersuchungen des bestrahlten Organs aus. Nach einem Intervall von 14 Tagen fanden sie am Drüsenparenchym keine Veränderungen, dagegen entzündliche Infiltration, Anhäufung von polymorphkernigen Leukocyten um die Drüsenschläuche herum. Die entzündlichen Erscheinungen veranlaßten ein Auseinanderweichen der Drüsenzellen, von denen ein Teil abgestoßen wurde, um mit den polymorphkernigen Leukocyten zusammen ins Lumen der Drüsenschläuche zu gelangen. Auch die Bindegewebsbündel waren aufgequollen und durch Ödem auseinander gedrängt. In den Spalträumen waren zahlreiche polymorphkernige Leukocyten anzutreffen. Auch nach 19 Tagen überwogen die entzündlichen Veränderungen besonders um die Drüsenschläuche die degenerativen Vorgänge, die nur an den Drüsenschläuchen zu beobachten waren. Im Bindegewebe wurden hämosiderinführende oval- oder birnförmige gelblichbraune Zellen gefunden, die als veränderte Leukocyten angesprochen wurden, nach unseren heutigen Anschauungen aber wohl eher als Histiocyten angesehen werden müssen. Nach 4 Monaten standen degenerative Vorgänge an den Drüsenepithelien und Bindegewebszellen im Vordergrund, während die entzündliche Infiltration einer Entwicklung von jungem Bindegewebe gewichen war. Im ganzen waren die bestrahlten Organe verkleinert.

Hoden. Bei weitem am zahlreichsten sind die Untersuchungen, die über die Beeinflussung der *männlichen Keimdrüsen* unter dem Einfluß der Röntgen- und Radiumstrahlen vorliegen. Seitdem 1903 zuerst von ALBERS-SCHÖNBERG gezeigt worden war, daß als Folge der Röntgenbestrahlungen die Potentia generandi verloren gehen kann und sein Schüler FRIEBEN die Atrophie der spezifischen Elemente des Hodens nach Röntgenbestrahlungen beschrieb, ist dieses Versuchsobjekt immer wieder herangezogen worden, um an ihm eine Reihe grundsätzlicher Fragen der Strahlenbiologie zu klären. SIMMONDS und HERXHEIMER in Deutschland, REGAUD und BLANC, REGAUD und LACASSAGNE in Frankreich waren es vor allem, deren eingehenden histologischen Untersuchungen wir eine sehr genaue Kenntnis von der spezifischen Strahlenempfindlichkeit der verschiedenen Elemente der männlichen Keimdrüse verdanken. Neuerdings wurden diese Versuche von SCHINZ und SLOTOPOLSKI noch einmal aufgenommen und in mannigfacher Hinsicht ergänzt. Auf ihre Darstellung kann hier, vor allem auch hinsichtlich der Literaturnachweise Bezug genommen werden. Als gemeinsames Resultat aller dieser Untersuchungen ergab sich eine im Vergleich mit den übrigen Körperzellen auffallend starke Empfindlichkeit der Zellen des samenbildenden Epithels, die nur noch in den Lymphocyten der Follikelzentren ihresgleichen hat. Unter ihnen zeichnen sich wiederum die *Spermiogonien* durch ihre elektive Radiosensibilität aus, während ihre Tochterzellen, die *Spermiocyten*, wesentlich weniger strahlenempfindlich sind und die *Spermien* (Spermatozoen)sogar ausgesprochen empfindlich sind. Wichtig ist auch der neuerdings von SCHINZ und SLOTOPOSLKI erhobene Befund, daß im Hoden des heranwachsenden, noch nicht geschlechtsreifen Tieres die undifferenzierten Samenzellen, die Mutterzellen der Spermiogonien durch Röntgenbestrahlungen die Fähigkeit zur Bildung von Spermiogonien verlieren und nur noch Sertolizellen zu bilden vermögen. Eine einmalige Bestrahlung des Hodens mit nicht zu großen Dosen läßt, wie schon SIMMONDS gefunden und neuerdings REGAUD wieder gezeigt hat, stets einige Hodenkanälchen unbeeinflußt, und zwar deswegen, weil die Spermiogenese wellenförmig in den Keimdrüsen verläuft und zu einer bestimmten Zeit sich stets einige Drüsenschläuche im Ruhestadium befinden. Dies hat zur Folge, daß eine sehr große Dosis, die am Kaninchen bereits zu einer Schädigung der Haut und des Mastdarms führt, dazu gehört, um mit einer einmaligen Bestrahlung eine vollständige Depopulation in den Drüsenschläuchen hervorzurufen (SCHINZ und SLOTOPOLSKY, FERROUX und REGAUD). Die Erfahrung, daß eine Dosis, die auf einmal gegeben, das samenbildende Epithel in einem Teil der Hodenkanälchen unbeeinflußt läßt, während sie verteilt appliziert eine vollständige Hodenatrophie zu erzeugen vermag, ist es, die REGAUD zuerst veranlaßt hat, auch für die Carcinombestrahlungstechnik die Methode der *Bestrahlung in Teildosen* zu fordern.

4. Allgemeinwirkungen.

Während im Anfange der Röntgentherapie das allgemeine Interesse sich ganz wesentlich der Betrachtung der örtlichen Bestrahlungsfolgen zuwandte, hat in den letzten Jahren die Untersuchung der *Allgemeinreaktionen* im Anschluß an Röntgenbestrahlungen immer mehr an Interesse gewonnen. Ursprünglich nur in der Form des klinisch beobachtbaren Röntgenkaters gefürchtet, wird sie heute für eine Reihe von Fällen geradezu als das wesentliche Moment bei der therapeutischen Wirkung angesehen und spielt bei der Deutung vieler örtlicher Manifestationen der Strahlenreaktion eine wichtige Rolle. Es gibt eine Richtung, welche die Wirkungen der Röntgenstrahlen samt und sonders auf allgemeine Einflüsse, etwa einer veränderten Zusammensetzung des Blutes oder einer Umstimmung des Körpers im ganzen zurückführen will. Auch diese Auffassung führt zu bestimmten praktischen Folgerungen, die darin bestehen, daß es unter den genannten Voraussetzungen weniger auf die örtliche Bestrahlung des Erkrankungsherdes allein, als vielmehr auf eine Bestrahlung möglichst großer Gebietsteile des Körpers ankommt. Daß diese Auffassung grundsätzlich etwas Richtiges enthält, geht daraus hervor, daß eine Höhensonnenbestrahlung der Haut einen günstigen Einfluß auch auf solche Krankheitsprozesse ausübt, die an und für sich nichts mit der Haut zu tun haben. Noch haben wir nur allererste Anhaltspunkte dafür, auf welchem Wege das wirksame Geschehen sich in diesen Fällen abspielt. Wir dürfen danach annehmen, daß an der Spitze der im Gefolge einer Bestrahlung auftretenden Reaktionen eine Veränderung am Eiweiß steht (HOLTHUSEN, WELS, KROETZ), wobei es unter anderem zur Entstehung saurer Eiweißspaltungsprodukte kommt. Ihr Auftreten führt zu Verschiebungen im Mineralstoffwechsel und in deren weiterer Folge zu einer Verschiebung der aktuellen Reaktion des Blutes nach der alkalischen Seite (KROETZ). Von ihnen wiederum ist die Erregbarkeit der autonomen Zentren abhängig. Hier blicken wir also schon in ganz bestimmte Zusammenhänge. In anderen Fällen bleibt uns mangels einer eingehenden Kenntnis des Zusammenhanges des Geschehens nichts anderes übrig als von „reflektorischen Wirkungen“ zu sprechen. Dies gilt z. B. von der von KESTNER gefundenen Erhöhung des Grundumsatzes nach Ganzbestrahlungen mit künstlicher Höhensonne. Weiter müssen wir annehmen, daß *Eiweißabbauprodukte* in den Kreislauf übergehen und dort pharmakologische Wirkungen ausüben, die zu einer „Umstimmung“ des Organismus führen. Es ist dieser Mechanismus der Strahlenreaktionen, der aller Wahrscheinlichkeit nach für die Beeinflussung einer Reihe von krankhaften Veränderungen durch Röntgenstrahlen eine wesentliche Rolle spielt, bei anderen wenigstens mitbeteiligt ist. Umgekehrt ist daran festzuhalten, daß bei der Behandlung von bösartigen Geschwülsten die örtliche Wirkung von Strahlen auf die Tumorzelle von wesentlicher Bedeutung und für die Aussichten einer günstigen Bestrahlungswirkung daher die Strahlenempfindlichkeit der Tumorzelle selber von entscheidender Bedeutung ist. Durch Allgemeinbestrahlungen oder gar Höhensonnenbestrahlungen hat bisher noch niemand einen Tumor ausheilen sehen. Auch für die günstige Wirkung der Röntgenstrahlen auf Entzündungen ist die direkte Bestrahlung des erkrankten Gewebes Voraussetzung.

Die subjektiven, klinisch beobachtbaren Folgen stärkerer Röntgenbestrahlungen, die in dem Begriff des *Röntgenkaters* zusammengefaßt werden, ein Ausdruck, welcher der klinischen Bedeutung dieser Erscheinungen allerdings nicht gerecht wird, zeigen eine ausgesprochene Abhängigkeit in der Stärke ihres Auftretens von der bestrahlten *Körpergegend.* Am wenigsten wird das Allgemeinbefinden durch eine Bestrahlung der Extremitäten beeinflußt. Dann folgen Kopf und Hals, dann der Rumpf und das Maximum der Röntgenempfindlichkeit liegt in der Oberbauchgegend. Hier genügen Bruchteile einer Erythemdosis, um schon erhebliche Katererscheinungen auszulösen. Die hauptsächlichsten Symptome der Röntgenallgemeinintoxikation bestehen in einer starken Hinfälligkeit, Übelkeit, Nausea bis zu heftigem Erbrechen, Kopfschmerzen und Mattigkeit und vollkommener Appetitlosigkeit. Die Dauer dieses Zustandes ist verschieden, in den häufigsten Fällen schwinden alle Erscheinungen innerhalb 24 Stunden, und nur die Appetitlosigkeit hält etwas länger an. In schweren Fällen erfolgt die Erholung jedoch wesentlich langsamer und es kann vorkommen, daß bei stark geschwächten Tumorkranken der „Röntgenkater“ in einen Zustand chronischer schwerster Kachexie übergeht, für die man den Namen „Röntgenkachexie“ geprägt hat.

Der ursächliche Zusammenhang der subjektiven Erscheinungen der Röntgenintoxikationen und der Röntgenbestrahlung ist in seinen Einzelheiten noch nicht aufgeklärt. Die Erklärung hängt eng mit den Vorstellungen zusammen, die man sich von dem Zustandekommen der Allgemeinwirkungen nach Röntgenbestrahlungen überhaupt macht. Bei der Koordination aller der Vorgänge, die im Anschluß an Röntgenbestrahlungen in gegenseitiger Abhängigkeit voneinander auftreten und sich an den verschiedensten Organsystemen abspielen, ist es fast eine Frage persönlicher Vorliebe, welches Organsystem, das autonome Nervensystem oder die endokrinen Drüsen, Vorgänge im Ionengleichgewicht oder Veränderungen im Eiweißbestand des Organismus, man in den Vordergrund stellen will. Alle sind im Organismus unlösbar miteinander verkettet.

Die Allgemeinintoxikation bildet eine ernst zu nehmende Komplikation von Röntgenbestrahlungen, bei denen die Applikation von größeren Dosen nicht vermieden werden kann. Zuerst auf empirischem Wege hat sich die günstige Wirkung der Kochsalzbehandlung des Röntgenkaters ergeben (VOLTZ). Erst später fand sie durch die im Chlorstoffwechsel auftretenden Gleichgewichtsverschiebungen ihre Erklärung (SCHLAGINTWEIT und SIELMANN). Diese Autoren haben gezeigt, daß vor allem die intravenöse Kochsalzbehandlung von günstiger Wirkung ist. In unserem Krankenhaus haben wir mit der intravenösen Einspritzung von 10 ccm 10%iger Kochsalzlösung unmittelbar nach der Röntgenbehandlung günstige Erfahrungen gemacht. Auch Glucoseinjektionen sind empfohlen worden (MÜHLMANN). Bei lange dauernden Bestrahlungen, wie sie jetzt aber kaum mehr ausgeführt werden, hat sich die vorherige Behandlung mit Narkoticis bewährt (Pantopon + Scopolamin). Ein von BURGHEIM eingeführtes Lipoidpräparat in Tablettenform (Colsil) hat ebenfalls eine oft überraschend günstige Wirkung, trotzdem seine theoretische Begründung — Kompensation einer Lipoidverarmung im Blutplasma — nicht ohne Widerspruch geblieben ist.

Eine nicht unwichtige Beobachtung, die zum mindesten zeigt, daß durch die Röntgenbestrahlung die bindegewebige Abkapselung der tuberkulösen Herde in der Niere bei schwieliger Kapselverdickung hervorgerufen wird, machte RAVE.

Eigentümlich ist die Steigerung der subjektiven Beschwerden bei wiederholter Bestrahlung, ohne daß die Dosis gesteigert wäre.

5. Strahlenschädigungen.

Während sich die Allgemeinintoxikationen nach Bestrahlungen, die übrigens in geringerem Grade auch nach Radiumbestrahlung zur Beobachtung kommt, im allgemeinen nach einigen Tagen wieder zurückbildet, handelt es sich bei den örtlichen Strahlenschädigungen in einem großen Prozentsatz der Fälle um irreparable Veränderungen, die, wenn sie nicht überhaupt von vornherein progredienter Natur sind, doch dauernd einen locus minoris resistentiae zurücklassen und bei denen daher fortgesetzt die latente Gefahr einer sog. *Spätschädigung* bestehen bleibt. Neben der Haut sind von den Organen der Unterbauchgegend in erster Linie der Dünndarm und die Blasenschleimhaut gefährdet. Die große Empfindlichkeit des Dünndarmepithels wurde vor allem von WARREN und WHIPPLE in zahlreichen Experimenten an Hunden aufgezeigt. Die Harnblase ist außerdem ebenso wie der Dünndarm deswegen einer Strahlenschädigung besonders leicht ausgesetzt, weil es in dieser Gegend durch Überschneidung verschiedener Strahlenkegel in der Tiefe leicht zu Überdosierungen auch dann kommt, wenn auf jedes Bestrahlungsfeld oberflächlich nicht mehr als die HED. appliziert wurde.

Ist einmal eine Schädigung der Haut oder der inneren Organe eingetreten, so hängt das weitere Handeln von der Art der Schädigung ab. Das „chronisch indurierte Hautödem", eine Hautveränderung, auf deren Boden sich nicht selten noch nach Jahren Röntgengeschwüre entwickeln, muß den behandelnden Arzt zu vorbeugenden Maßnahmen in *der* Richtung veranlassen, daß jeder Druck der Kleider (Leibriemen, Bruchbänder) und jede weitere akzidentelle Schädigung der Haut (reizende Medikamente, Wärmeapplikation) von dem Patienten vermieden wird. Ist es einmal zur Geschwürsbildung gekommen, so gilt die Regel, daß unter den vielen empfohlenen Medikamenten dasjenige das brauchbarste ist, das am wenigsten reizt. Uns hat sich 10 $^0/_0$ige Cycloformsalbe am besten bewährt. Schädlich und daher strikte zu vermeiden sind Injektionen örtlich anästhesierender Mittel, die mit ihren vasoconstrictorischen Eigenschaften der Zirkulationsstörung nur weiteren Vorschub leisten. Dagegen haben wir mehrfach Günstiges gesehen von der Umspritzung der Hautulcera mit Novocainlösungen. Auch Höhensonnenbestrahlungen mit geringen Dosen, wie sie von RIEDER empfohlen worden sind, scheinen die Heilungstendenz anzuregen. Der Umstand, daß meist auch in der Umgebung der Geschwüre die Haut schwer verändert, atrophisch, das Unterhautgewebe sklerosiert und die Gefäße durch endarteriitische Prozesse zum großen Teil verlegt sind, sind vor allem schuld daran, daß die Heilungstendenz der Röntgenulcera so mangelhaft ist. Aus demselben Grunde verspricht auch die Excision des Geschwüres nur da Erfolg, wo es möglich ist, vollständig im Gesunden zu operieren. In den Fällen, in denen sie ausführbar ist, kann man aber auf diese Weise in Verbindung mit oft ausgedehnter Hautplastik den langwierigen, nicht selten zu chronischem Siechtum führenden Prozeß wesentlich abkürzen und zur Abheilung bringen.

II. Spezieller Teil.

A. Strahlenbehandlung der Urogenitaltuberkulose.

1. Vorbemerkungen.

Die *Röntgenbehandlung der Tuberkulose* geht in ihren Anfängen fast bis auf die Zeit des ersten Bekanntwerdens der Röntgenstrahlen überhaupt zurück. Die ersten Versuche ihrer Anwendung bei tuberkulösen Erkrankungen knüpfen sich an die Namen KÜMMELL, FREUND und SCHIFF in Deutschland, REVILLET in Frankreich (1897). Ihren Aufschwung hat sie trotzdem erst genommen, seit vor allem durch die Schule von WILMS, die günstige Wirkung der Röntgenbestrahlung auf *tuberkulöse Lymphome* bekannt geworden war, ein Anwendungsgebiet der neuen Behandlungsmethode, in dem sie das operative Vorgehen wohl endgültig abgelöst haben dürfte. Leider lassen sich nicht alle Organe, die von Tuberkulose befallen werden, in gleich günstiger Weise durch die Strahlenbehandlung beeinflussen und es muß von vornherein gesagt werden, daß die Urogenitaltuberkulose nicht zu den für die Röntgenbehandlung günstigen Lokalisationen gehört.

Über die Art der Wirksamkeit der Strahlen, der Lichtstrahlen sowohl wie der Röntgenstrahlen, hat man sich zu verschiedenen Zeiten verschiedene Vorstellungen gemacht, ohne daß es bisher gelungen wäre, den Wirkungsmechanismus in seinem grundsätzlichen Verhalten aufzuklären. Die ursprüngliche Vorstellung, daß es sich um eine direkte Wirkung auf den *Tuberkelbacillus* handele, hat sich nicht aufrecht erhalten lassen, da die Röntgenstrahlen auf Tuberkelbacillen, wenn überhaupt, doch erst mit so großen Dosen wirken, wie sie in der Praxis ohne dauernde Schädigung des Gewebes nicht verabfolgt werden können. Durch Ritter und Moje ist denn auch der Nachweis erbracht, daß in Lymphdrüsen, die unter der Einwirkung von Röntgenstrahlen zur Schrumpfung gebracht wurden, wie das Tierexperiment ergab, dennoch lebensfähige Tuberkelbacillen vorhanden sind. Die klinische Beobachtung hat jedoch gezeigt, daß es gerade die mittleren und kleinen Dosen sind, welche die größte Wirksamkeit entfalten. So muß man denn vielmehr eine Wirkung der Strahlen auf das *tuberkulöse Gewebe* annehmen. Aber auch hier ist nicht entschieden, ob es sich um eine direkte *schädigende Wirkung* auf das tuberkulöse Granulationsgewebe handelt, oder ob nicht, wie es Stephan gerade auf Grund der größeren Wirksamkeit minimaler Dosen schließt, vielmehr ein *Anreiz* auf die Epitheloidzellen ausgeübt wird. Von einer direkten Reizwirkung der Röntgenstrahlen auf die Körperzellen, wie sie vielfach vermutet worden ist, wissen wir positiv nichts. Sie ist im höchsten Grade unwahrscheinlich. Dagegen liegt es näher anzunehmen, daß die zellzerstörende *gewebsschädigende* Wirkung, welche die Strahlen auch in kleinen Dosen ausüben, es ist, von der eine der *unspezifischen Immunisierung* vergleichbare Wirkung ausgeht. Die rein klinische Beobachtung, daß nicht selten eine Röntgenbestrahlung, aber auch ein allgemeines Lichtbad, von einer *Herdreaktion* gefolgt ist, spricht in demselben Sinne. Zwar von ihren ersten Beobachtern, Iselin, Wilms, Baisch, wurde sie, der damaligen, noch fast ausschließlich auf spezifische Immunisationsvorgänge gerichteten Auffassung entsprechend, als „*Autotuberkulinisierung*" angesprochen, doch lassen unsere heutigen Kenntnisse über die Wirkung von Zellzerfallsprodukten den Gedanken einer unabgestimmten immunisatorischen Wirkung berechtigter erscheinen. Man kann heute noch nicht mehr sagen, als daß durch die Strahlen ein *Anstoß* gegeben wird, in der Richtung einer Anregung der natürlichen Heilungsvorgänge im Organismus. Die Umwandlung des tuberkulösen Granulationsgewebes in ein fibröses Gewebe, die narbige Umscheidung und Resorption von käsigen Herden ist der Endeffekt, der erreicht werden kann. Natürlich spielt bei allen diesen Vorgängen das *Bindegewebe* als Substrat für die Narbenbildung die Hauptrolle, aber es heißt die Strahlenwirkung zu äußerlich gefaßt, wenn man sie deswegen als Anreiz auf das Bindegewebe formulieren wollte, wie es von verschiedenen Seiten geschehen ist.

So ist es denn auch berechtigt, die Strahlenwirkung auf die Tuberkulose in Zusammenhang zu bringen mit der günstigen Wirkung, die die Röntgenstrahlen auf *entzündliche Vorgänge* aller möglichen Art ausüben, von der die Beeinflussung tuberkulös erkrankten Gewebes nur ein Einzelfall ist (Heidenhain und Fried).

Ganz unabhängig von den Theorien, die man sich von dem Mechanismus der Strahlenwirkung auf das entzündliche Granulationsgewebe bei der Tuberkulose machen kann, hat die *praktische Erfahrung* zu dem übereinstimmenden Ergebnis geführt, daß, wenn überhaupt, nur mit kleinen, am besten in Abständen wiederholten Dosen ein Erfolg zu erreichen ist. So ist man im Laufe der letzten Jahre dazu gekommen, die Dosis immer mehr herabzusetzen und zu der ursprünglichen Methodik der *Bestrahlung mit wiederholten kleinen Dosen* zurückzukehren, von der man sich in einer einseitigen Verallgemeinerung der bei den Tumoren als wirksam erkannten einzeitigen Höchstdosierung vorher allzuweit entfernt hatte. Die Bestrahlung mit möglichst kleinen Einzeldosen empfiehlt sich auch gerade bei der Tuberkulose ganz allgemein deswegen, weil die Umgebung von tuberkulös entzündetem Gewebe den Strahlen gegenüber eine verminderte Resistenz besitzt. Ebenso wie bei der Knochentuberkulose ist nur von einer *lange fortgesetzten Behandlung* Erfolg zu erwarten. Wer, weil er nach den ersten

Serien noch keine greifbaren Erfolge sieht, die Flinte ins Korn wirft, wird keine günstigen Ergebnisse erwarten dürfen.

Was die *Indikationen der Strahlentherapie* als einer Form der konservativen Behandlung der Tuberkulose anbetrifft, so hängt sie natürlich davon ab, wie die Aussichten der Strahlenbehandlung bei dem jeweiligen Sitz der Tuberkulose zu bewerten sind. Anders als bei der Drüsen- und Knochentuberkulose kann man bisher nicht behaupten, daß die Methode der Strahlenbehandlung bei der Urogenitaltuberkulose die Indikationen für chirurgische Eingriffe wesentlich zurückgedrängt hätte. Insbesondere muß bis auf weiteres betont werden, daß sichere Heilungen durch Strahlentherapie allein bei urologischen Tuberkulosen, wenn überhaupt, nur äußerst selten zur Beobachtung gekommen sind. Doch ist das letzte Wort noch nicht gesprochen; auch bei den tuberkulösen Lymphomen handelt es sich ja nicht um völlige Heilungen, wie die schon angeführten Bacillenbefunde von RITTER und MOJE beweisen. Einstweilen gibt es genug Fälle, in denen die chirurgische Behandlung überhaupt nicht, oder doch nicht so radikal ausgeführt werden kann, daß nicht noch ein weites Feld auch für andere Formen der Behandlung übrig bliebe. Unter diesen ist heute die Strahlenbehandlung in ihren verschiedenen Formen an erster Stelle zu nennen. Natürlich muß sie mit einer allgemein roborierenden Behandlung kombiniert werden, und ganz besonders gilt dies von der Sonnen- und Klimabehandlung, bei der im einzelnen immer zweifelhaft bleiben wird, wieviel von dem erreichten Erfolg auf das Konto der Strahlenbehandlung als solcher zu setzen ist, wieviel dazu die Begleitumstände, die Ruhe, die günstigen veränderten Lebensbedingungen, die sorgfältige Pflege, beigetragen haben.

Mehrfach ist die *Kombination* der Strahlenbehandlung *mit einer Tuberkulinkur* empfohlen worden (WILMS u. a.). Ist schon die Wirkung der Tuberkulinkur als solche sehr problematisch und im Einzelfall die Dosis, mit der eine fördernde Wirkung zu erwarten ist, ein schädigender Effekt aber mit Sicherheit vermieden wird, sehr schwer zu bestimmen, so gestaltet sich diese Frage noch wesentlich schwieriger, wenn die Tuberkulinbehandlung mit einer anderen Behandlungsform verbunden wird, die ihrem Wesen nach, wie wir gesehen haben, nicht sehr von der Tuberkulinwirkung verschieden sein dürfte. So ist von der Kombination beider Methoden abzuraten.

2. Nierentuberkulose.

Der erste Bericht über eine günstige Beeinflussung der *Nierentuberkulose* stammt von BIRCHER (1907), der bei zwei Fällen, von denen einmal die Einwilligung zur Operation nicht gegeben war, das andere Mal die Erkrankung doppelseitig auftrat, eine Besserung durch Röntgenbehandlung beobachtete, die in einem Abfall des Fiebers, einer Besserung des Allgemeinbefindens bestand und zu einem Verschwinden der Tuberkelbacillen aus dem Urin führte. Dennoch waren die Erfolge — der eine der beiden Fälle rezidivierte nach 2 Jahren leicht, wurde aber dann gebessert — nicht so ermutigend, daß der Verfasser daraufhin zur Aufgabe der operativen Therapie geraten hätte. Auch was seitdem an positiven Ergebnissen der Röntgenbehandlung der Nierentuberkulose berichtet worden ist, erscheint nicht so eindrucksvoll, als daß dadurch Anlaß zu einer Revision der Indikationen für die operative Behandlung der Nierentuberkulose gegeben wäre. Gerade bei der Nierentuberkulose wird man sich nur schwer entschließen, der Möglichkeit, durch einen einmaligen Eingriff den Krankheitsherd vollständig aus dem Körper zu entfernen, zugunsten einer anderen, in ihrem Enderfolg unsicheren Methode zu entraten.

Stepp hoffte 1920 durch intravenöse Gaben von Jod eine *Sensibilisierung* der Nieren während der Ausscheidungsperiode des Metallsalzes herbeiführen zu können. Er ging dabei von dem Gesichtspunkt aus, daß die unbefriedigenden Erfolge bei der an und für sich aussichtsreichen Strahlenbehandlung der Nierentuberkulose mit der Schwierigkeit zusammenhingen, eine genügend starke Dosis an den Krankheitsherd heranzubringen. Schon 1918 hatten Stepp und Wirth ihre Erfolge bei der Röntgenbestrahlung von 13 Fällen von Nieren- und Blasentuberkulose veröffentlicht. Mit Ausnahme eines Falles, bei dem die rechte, mit Käseherden durchsetzte Niere entfernt war, und bei dem noch schwere Ulcerationen der Blase bestanden, waren es doppelseitige Nierenerkrankungen mit schweren Blasenveränderungen und Blasenerkrankungen bei Urogenitaltuberkulose. Es wurden vor allem die *Schmerzen* bei der Miktion und *Tenesmen* günstig beeinflußt. Bei den Kranken mit beiderseitiger Nierentuberkulose wurden beide Nieren und die Blase bestrahlt. Jede Niere erhielt in der Regel zwei Felder zu je 40 X, die Blase zwei Felder zu je 30—40 X. In zwei Fällen glauben die Verfasser eine objektiv nachweisbare Besserung der tuberkulösen Nierenveränderungen selbst aus dem fast vollständigen Verschwinden der Leukocyten aus dem Urin schließen zu können. Es handelte sich um einen Fall von doppelseitiger Nierenerkrankung, in denen spontane Besserungen sehr selten sind. Über positive Ergebnisse mit der Jodsensibilisierungsmethode ist nichts bekannt geworden. Darf man von den wiederholt gemachten Versuchen, diese Methode bei der Röntgenbehandlung von Lymphdrüsen anzuwenden (Rohrer, Lenk, Palugyay), auf andere Organe schließen, so können auf diese Methode keine großen Hoffnungen gesetzt werden. Wetterer hat mit 8 Fällen von Nierentuberkulose, von denen er 3 geheilt haben will, 1920 die beste Statistik gebracht. Lorey, der keine näheren Mitteilungen über sein Material macht, schlägt allerdings ähnlich wie Bacmeister vor, bei diagnostizierter, auch einseitiger Nierentuberkulose zunächst einen Bestrahlungsversuch zu machen und ihn eventuell mit der Tuberkulinkur zu kombinieren. Andere Röntgentherapeuten, wie Holfelder und Jüngling, treten nach wie vor für die chirurgische Behandlung der einseitigen Nierentuberkulose ein. Eine nicht unwichtige Beobachtung, die zum mindesten zeigt, daß durch die Röntgenbestrahlung die bindegewebige Abkapselung der tuberkulösen Herde in der Niere bei schwieliger Kapselverdickung hervorgerufen wird, machte Rave. Das in diesem Fall angewandte Verfahren, nach Nephrotomie des schwer erkrankten Organs und Entleerung der tuberkulösen Kavernen die Bestrahlung mit $^2/_3$ HED. direkt auszuführen, nachdem das Organ in die Wunde vorgelagert wurde, ist aber wegen der Gefahr der miliaren Aussaat (Völcker), die auch in diesem Fall nicht ausblieb, wenig empfehlenswert. Daß gerade an der Nierenkapsel durch Röntgenstrahlen ganz außerordentliche Bindegewebsreaktionen mit starken Verdickungen hervorgerufen werden, hat Stern gezeigt. Günstiger sind offenbar die Erfolge der *Sonnenbehandlung*, insbesondere der Hochgebirgssonne (Rollier). Rollier konnte schon 1910 über 22 Fälle von Nierentuberkulose berichten, die mit Blasentuberkulose kompliziert waren, und in denen eine Sonnenkur im Hochgebirge sich als außerordentlich wirksam erwiesen hatte. In 10 Fällen schwanden die klinischen Symptome und die Bacillenausscheidung, was sowohl durch bakteriologische Untersuchung wie durch Überimpfen auf Meerschweinchen bewiesen wurde. Bei doppelseitiger Nierentuberkulose gelang es häufig, die weniger erkrankte Seite so weit zur Heilung zu bringen, daß die Nephrektomie auf der Gegenseite vorgenommen werden konnte. Auch D'Oelsnitz-Nizza sowie Armand-de-Lille und Roeche, die in zwei Fällen die Nierentuberkulose durch die Sonnenkur zur Heilung gebracht haben wollen, bezeichnen die Heliotherapie als strikte Indikation bei der Nierentuberkulose des Kindes.

Unbestritten ist die Bedeutung der Strahlenbehandlung bei der *Nachbehandlung operierter Fälle.* Röntgenbehandlung sowohl wie Sonnenbestrahlung (Jüngling, Rollier) haben sich bei Ureterenfisteln und tuberkulösen Geschwüren als sehr wirksam erwiesen. Rollier sah häufig Ureterfisteln unter ausschließlicher Wirkung der Sonnenbestrahlung sich überhäuten. Von 8 von uns beobachteten Fällen der letzten Jahre wurden 6 gebessert. Einer wurde nur vorübergehend günstig beeinflußt und kam im Anschluß an eine Narbenexcision ad exitum. Einer blieb unbeeinflußt. Günstig war die Wirkung der Bestrahlung auf die *Schmerzen* und die *Sekretion* der Fisteln. Mehrfach wurde die Röntgenbehandlung mit Höhensonne kombiniert.

Was für die *Dosierung* der Tuberkulose im allgemeinen gesagt wurde, gilt für die Nierentuberkulose im besonderen. Während Stepp 1920 noch bedauert, daß wegen der topographischen Verhältnisse auf die Nieren keine ausreichend großen Dosen gegeben werden könnten, setzt Holfelder 1922 die Dosis auf etwa 40—50 $^0/_0$ der HED. fest, die leicht durch 2—3 Einfallspforten gegeben werden können und Jüngling (1924) will nur 20—30 $^0/_0$ HED. applizieren. Diese Dosis, in Abständen von 4—6 Wochen mehrfach appliziert, stellt die Form der Nierenbestrahlung dar, die auch von uns bevorzugt wird. Das Nähere über die Lage und Einstellung der Felder bei Nierenbestrahlungen findet sich unter Abschnitt F 2 S. 368. Das Schema gibt naturgemäß nur einen Anhaltspunkt. Bei Ureterfisteln ist die Einstellung je nach Lage der Fisteln zu individualisieren.

3. Blasentuberkulose.

In größerem Umfange als für die Nieren ist die Röntgenstrahlenbehandlung bei der *Blasentuberkulose* angewandt worden. Allerdings kann es sich bei dieser Form der Tuberkulose, die fast stets sekundäre Folge entweder einer Genital- oder Nierentuberkulose ist, wenn sich die Therapie auf die Behandlung der Blase beschränkt, nur darum handeln, palliative Erfolge zu erzielen. Man wird seine Therapie auch stets in erster Linie darauf einstellen müssen, den eigentlichen Herd der Tuberkulose, von dem aus die Blase sich sekundär infizierte, therapeutisch anzugehen. Ist die Blasentuberkulose z. B. Folge einer einseitigen Nierentuberkulose, so zeigt die Erfahrung, daß sich mit der Entfernung des infektiösen Herdes die Blasentuberkulose von selber bessert. Wir dürfen daraus schließen, daß die Blasentuberkulose an sich eine wesentlich größere Heilungstendenz besitzt als die Nierentuberkulose, und so hat auch die Strahlenbehandlung tuberkulöser Blasenerkrankungen von vornherein die größere Aussicht auf Erfolg (Wetterer 1913/14; Stepp und Wirth 1918; Wetterer 1920; Stepp 1920; Deuk). Ein besonders günstig verlaufender Fall von Stepp und Wirth betraf denn auch einen Patienten, bei dem zuvor die Esxtirpation der erkrankten Niere vorgenommen war. Andere Autoren, wie Jüngling, sprechen sich weniger zuversichtlich aus. Unsere eigenen Erfahrungen bestätigen die Angabe von Wetterer, Stepp und anderen, daß die subjektiven Beschwerden, die schmerzhaften Tenesmen nicht selten in bemerkenswerter Weise günstig beeinflußt werden. Die *Sonnenbehandlung*, insbesondere im Hochgebirge, ist für die Blasentuberkulose mit Erfolg herangezogen worden.

Für die Höhe der *Dosierung* gilt das bei der Niere Gesagte. Man erreicht die notwendige Dosis leicht durch ein suprasymphysäres und ein Dammfeld, noch besser bestrahlt man abwechselnd durch die drei Einfallsfelder, die auch bei der Bestrahlung des Blasencarcinoms zweckmäßig verwendet werden. Beschränkt man sich in der Dosierung auf 20—30 $^0/_0$ HED., so braucht man eine Schädigung der Blasenschleimhaut nicht zu fürchten. Stepp sah besonders günstige Wirkungen, wenn er die Blase vor der Bestrahlung mit 200 ccm einer 1 $^0/_0$igen Kollargollösung füllte. Auch FRÄNKEL hat diese Methode empfohlen. Andere Autoren, wie WETTERER, konnten diese guten Erfahrungen nicht bestätigen.

4. Tuberkulose der Hoden, Nebenhoden, Samenblasen und Prostata.

Während man sich früher scheute, die Röntgenbehandlung in der Gegend der Keimdrüsen auszuführen, ist man seit etwa 12 Jahren dazu übergegangen, auch die erkrankten *Genitalorgane* der Strahlenbehandlung zuzuführen. Was die Genitaltuberkulose anbelangt, so spricht offenbar die mit Peritonealtuberkulose einhergehende weibliche Genitaltuberkulose, wie die sehr günstigen Erfahrungen zahlreicher Gynäkologen (SEITZ und WINTZ, SPÄTH, R. STEPHAN und VOGT) zeigen, auf die Röntgenbehandlung günstiger an als die Tuberkulose der männlichen Genitalorgane. ULLMANN hat 1913 den ersten Fall von Hodentuberkulose der Strahlenbehandlung zugeführt und den günstig beeinflußten Patienten im März 1914 in der Wiener Dermatologischen Gesellschaft vorgestellt. FRIEDLÄNDER berichtet 1915 über 6 Fälle von Nebenhodentuberkulose, bei denen mit Teilbestrahlungen in allen Fällen sehr gute Erfolge gesehen wurden. Weitere günstige Erfahrungen teilen mit: WETTERER und RAPP 1920, FREUND, SCHMIEDEN, ULLMANN, LOREY 1921, HOLFELDER und KÖNNECKE 1922. Über positive Erfolge mit der *Heliotherapie* berichtet neben ROLLIER vor allem AMSTAD. Während ein Teil der Autoren die konservative Strahlentherapie für die Fälle doppelseitiger Erkrankung reserviert wissen will (KÖNNECKE, EDLING) halten andere Autoren (ULLMANN, LOREY) auch bei einseitiger tuberkulöser Erkrankung einen Bestrahlungsversuch für gerechtfertigt. Wenn auch verschiedentlich von Heilungen berichtet wurde (WETTERER, ULLMANN), so muß es doch zunächst fraglich bleiben, ob es sich wirklich um Dauerheilungen handelte. In einem Fall ULLMANNs kam es im Verlauf vieler Monate, wie histologische Untersuchungen zeigten, zu schwielig narbiger Ausheilung, wobei die typischen tuberkulösen Gewebsveränderungen schwanden, WETTERER sah in 6 von 8 Fällen bei Prostatatuberkulose Heilung eintreten, in 14 Fällen von Tuberkulosen der Samenblasen und Samenleiter 7 mal, ebenso kam es in 5 von 10 Fällen bei Nebenhodentuberkulose, in denen die Erkrankung in der Mehrzahl der Fälle auf den Hoden übergegriffen hatte, zur Heilung. Unsere eigenen Erfahrungen der letzten Jahre, in denen die Bestrahlung mit wiederholten kleinen Dosen ausgeführt wurde, ließen einen günstigen Einfluß der Bestrahlung auf den Verlauf der Erkrankung nicht verkennen. Zu einer enthusiastischen Auffassung vom Werte der Strahlentherapie verleiten sie nicht. Von 13 Fällen scheidet einer wegen zu kurzer Behandlungsdauer von vornherein aus. Von den 12 übrigbleibenden Fällen wurden 6 deutlich gebessert; es handelte sich dabei in mehreren Fällen um doppelseitige Urogenitaltuberkulose oder um Fisteln nach einseitiger Kastration. Von den nicht beeinflußten Fällen waren dreimal auch die Lungen schwer erkrankt, eine Komplikation, die auch die Aussichten der Besserung von Lymphomen durch Strahlenbehandlung stark beeinträchtigt. In 2 Fällen wurde die Operation des erkrankten Nebenhodens und Hodens schon nach der zweiten Bestrahlungsserie ausgeführt, also ehe ein greifbarer Erfolg erwartet werden konnte. Allerdings war eine merkliche Tendenz zur Besserung zur Zeit der Operation noch nicht eingetreten. In einem Fall wurde lange Zeit eine linksseitige Hodenfistel nach Exstirpation des tuberkulös erkrankten Organes bestrahlt und gebessert, aber nicht verhindert, daß der Prozeß auf den während der Bestrahlungen abgedeckten rechten Hoden übergriff. Es wurde dann bei dem 66jährigen Mann auch der rechte Hoden exstirpiert.

Wir möchten mit SCHMIEDEN die Anschauung vertreten, daß nur eine kombinierte operative und konservative Behandlungsmethode Erfolg verspricht. Auch BECK sieht den Wert der Bestrahlung bei der Urogenitaltuberkulose in einer Unterstützung der natürlichen Heilungsvorgänge nach Exstirpation der erkrankten Teile. Bei einseitigen Nebenhodentuberkulosen, bei denen die operative Behandlung in erster Linie in Betracht kommt, wird eine radikale Entfernung der miterkrankten Samenblasen und Prostata nicht immer im Bereich des Möglichen liegen, bei doppelseitigen Erkrankungen wird man von vornherein mit der Operation zurückhaltender sein. Dazu kommt die postoperative Behandlung zur Verhütung und Beseitigung der Fistelbildung. Für die natürliche Heilungstendenz der Genitaltuberkulose kann auch die Beobachtung von BRAASCH an der MAYOschen Klinik angeführt werden, der bei kombinierter Nieren- und Genitaltuberkulose die letztere nach Nephrektomie in der Mehrzahl der Fälle spontan heilen sah.

Die Dosen betragen auch bei der Genitaltuberkulose etwa 20—30 %. Bei dieser Dosengröße würde man bei nur einmaliger Applikation nicht einmal mit einer *temporären Röntgenkastration* zu rechnen haben, die nach SCHINZ durch eine einmalige Dosis von 34 % HED. erreicht wird, während 60 % dazu gehören, um eine völlige und *dauernde Atrophie des samenbildenden Epithels* zu erreichen. Da aber nur eine serienweise und häufig wiederholte Bestrahlung erfolgversprechend ist, so muß mit einer Kumulation gerechnet und wenigstens bei einseitiger Genitaltuberkulose auf den sorgfältigsten Schutz der bestrahlten Seite Bedacht genommen werden. Daß hierzu die einfache Abdeckung der nicht bestrahlten Seite nicht ausreichend ist, geht aus den Erfahrungen von LENK hervor, der nicht nur nach einer Bestrahlung der Kreuzbeingegend wegen eines Tumors, sondern auch bei einem Fall von Prostatahypertrophie trotz sorgfältigster Abdeckung des Hodens mit $^1/_2$ mm Blei Azoospermie als Folgewirkung feststellen konnte und der deswegen empfiehlt, bei allen Bestrahlungen der Genitalgegend, bei denen auf Erhaltung der Zeugungsfähigkeit Wert gelegt wird, die beiden Hoden möglichst tief ins Scrotum herabzuziehen und dort mit einer Hodenklemme zu fixieren.

B. Strahlentherapie der Urogenitalgonorrhöe.

Die erste Anwendung der Röntgenstrahlen bei *urogenitaler Gonorrhöe* stammt von KAUFMANN, der 1903 günstige Einwirkungen der Röntgenstrahlen bei umschriebenen periurethralen gonorrhoischen Infiltraten feststellte. BEURMANN, REGNAULT und COTTIN betonen den günstigen Einfluß, den eine Behandlung der gonorrhoischen *Epididymitis* mit radioaktivem, mit Glycerin versetztem Schlamm (Uranschlamm) in 21 Fällen auf die Schmerzen und die entzündlichen Erscheinungen hatte. CARNOT und GUILLEAUME wandten subcutane Injektionen von Thorium X angeblich mit gutem Erfolge an. Neuerdings wurde die Epididymitis gonorrhoica mit Erfolg von WETTERER mit Röntgenstrahlen angegangen, dessen Resultate um so günstiger waren, je früher die Kranken in Behandlung genommen wurden. Wird die Bestrahlung gleich bei Beginn der ersten Erscheinungen vorgenommen, so lassen Spannungs- und Schmerzgefühl prompt nach, und in weniger als 24 Stunden ist der Kranke völlig beschwerdefrei. In diesen abortiv verlaufenden Fällen dürfte der Nachweis, ob es sich wirklich um gonorrhoische Epididymitiden gehandelt hat, jedoch schwer zu führen sein. Immerhin kann nach den günstigen Erfahrungen, die von den verschiedensten Seiten und auch von uns bei der Behandlung der gonorrhoischen Gelenkerkrankungen in ihrem akuten Stadium gemacht worden sind, bei denen die Röntgenstrahlen besonders in den beiden ersten Wochen der Erkrankung eine ganz ausgesprochene antiphlogistische Wirkung entfalten, zu einem Versuch mit dieser Behandlungsmethode nur zugeraten werden.

Wetterer veröffentlichte neuerdings günstige Erfolge bei *Spermatocystitis, Prostatitis* und *paraurethralen Abszedierungen*, und zwar gerade bei den chronisch hyperplastischen Formen der Gonorrhöe. Aversenq verwendete Thorium X als intraurethrale Injektion in Kombination mit antiseptischen Lösungen oder als subcutane bzw. intravenöse Injektion. Er hatte die besten Erfolge bei den akuten Fällen, während sich die Behandlung bei den Komplikationen, besonders der Prostatitis und Cystitis nicht bewährte. Eine spezifische Wirkung ist in allen diesen Fällen ebensowenig anzunehmen, wie bei der Tuberkulose. Es handelt sich offenbar um den gleichen Vorgang, der auch bei anderen Formen von Entzündungen, z. B. bei Cystitiden eine sedative Wirkung zur Folge hat und uns veranlaßt, von der Behandlung mit kleinen Dosen auch in diesen Fällen Gebrauch zu machen.

In anderer Weise, nämlich zur *Provokation einer latenten Gonorrhöe* benutzt Deutsch die Röntgenstrahlen, indem er der Pars pendula eine Dosis von $^1/_5$ bis $^1/_6$ HED. verabfolgt, wonach in den Fällen, in denen noch Infiltrate einer abgelaufenen Gonorrhöe vorhanden sind, nach 3 Tagen ein 5—6 Tage anhaltender Ausfluß sich einstellt, in dem sich eventuell Gonokokken nachweisen lassen.

Die *chronische Prostatitis,* sowie *Prostataabscesse* sind zugleich das Hauptanwendungsgebiet für *Wärmestrahlen* in der Urologie. Wenigstens die hier gebräuchlichen Sitzbäder lassen sich zweckmäßig durch Bestrahlung der Dammgegend mit einer der modernen Wärmestrahlenquellen (Solluxlampe usw., vgl. S. 314) ersetzen. Anderseits hat die Behandlung nach Arzberger mit Einführung einer von angewärmtem Wasser durchspülten Hohlsonde ins Rectum den Vorteil, daß die Wärmequelle näher an das erkrankte Organ herangeführt werden kann als es bei der Methode der Wärmestrahlung möglich ist.

C. Strahlenbehandlung der Aktinomykose.

Die *Aktinomykose des Urogenitalsystems* ist als eine seltene Erkrankung zu bezeichnen. Es ist deswegen nicht zu verwundern, daß über die Röntgenbehandlung derartiger Fälle, die durch die günstigen Erfahrungen der Röntgenbehandlung der Aktinomykose des Gesichtes und Halses nahe gelegt ist, nur außerordentliche spärliche Berichte in der Literatur vorliegen. Eine dieser Mitteilungen stammt von Bevan, dem gleichen Autor, der 1904 zum ersten Male auf die günstigen Aussichten, welche die Röntgenbehandlung der Aktinomykose bietet, hingewiesen hat. Er wandte in einem Falle, in dem die Diagnose *Nierenaktinomykose* auf Grund der brettharten Infiltration mit fistelnden Granulationen gestellt wurde, aber erst nach der zweiten Operation bakteriologisch bestätigt werden konnte, die Strahlenbehandlung in Verbindung mit Kupfersulfat und Jodkali an. In einem Fall von *Aktinomykose der Blasenwand.* den E. Köster beschrieben hat und der sich in Form eines cystoskopisch feststellbaren zottigen, polypösen Blasentumors manifestierte, führte die kombinierte chirurgische, in gründlicher Entfernung und Auskratzung der aktinomykotischen Herde bestehende Behandlung und die Röntgenbestrahlung mit hohen Dosen und größeren Zwischenräumen in etwa 6 Monaten zur Heilung. Nach den günstigen Erfahrungen, die von den verschiedensten Seiten, besonders bei der häufigsten Form der cervico-facialen Aktinomykose gemacht worden sind — Jüngling hat in seinen sämtlichen Fällen der letzten Jahre (über 30) allein durch die Röntgenbehandlung völlige Heilung herbeigeführt —, muß gefordert werden, daß alle Fälle von Aktinomykose der Röntgenbehandlung zugeführt werden und daß sich die operativen Maßnahmen auf die Aufspaltung von Abscessen und die Auskratzung von Fisteln beschränken.

D. Strahlenbehandlung der Prostatahypertrophie.

Die *Prostatahypertrophie* ist ihrem Wesen nach eine durchaus selbständige Erkrankung, die nach dem Vorgange von TANDLER und GROSS heute allgemein als ein *Adenom* bzw. *Fibroadenom* der *paraprostatischen Drüsen* aufgefaßt wird. Die Röntgenbehandlung der Prostatahypertrophie wurde zum ersten Male 1902 von ROBARTS ausgeführt. Ein Jahr später wandte TOUSEY die Röntgenstrahlen bei einer tuberkulösen Prostatitis an und hatte angeblich mit der Behandlung einen guten Erfolg. HOCK bestrahlte die Prostata nicht direkt, sondern versuchte auf dem Umwege über die Bestrahlung der Hoden einen Einfluß auf die Drüse auszuüben. Dieser Gedanke wurde erst eine Reihe von Jahren später von WILMS und POSNER (1911), und zwar unabhängig von HOCK von neuem wieder aufgenommen. Im Anschluß an ihre Veröffentlichung haben sich verschiedene Forscher mit diesem Problem beschäftigt (vgl. S. 359). Die direkte Bestrahlung der Drüse selber wurde zum ersten Male 1905 von MOSKOWICZ und STEGMANN in Deutschland, und von LURASCHI und CARABELLI in Italien ausgeführt. In den nächsten Jahren wurde die Methode von GUILLEMINOT, LASSUEUR, HAENISCH, TANSARD und FLEIG, CASPER, WULLYAMOZ und PERRIN wieder aufgenommen, mit wechselnden Ergebnissen und ohne daß die Erfolge überzeugend gewesen wären. So kam es, daß in dem folgenden Dezennium die Frage der Prostatabehandlung mit Röntgenstrahlen an Interesse verlor, und nur wenige Veröffentlichungen sich mit der Strahlentherapie der Prostatahypertrophie beschäftigten. Erst mit der Ausbildung der modernen Tiefentherapiemethoden und dem Aufschwung der Röntgentherapie, der durch sie hervorgerufen wurde, erfuhr auch diese Indikation der Röntgenbehandlung einen neuen Antrieb und durch die inzwischen eingetretene Verbesserung der Radiumtechnik eine weitere Bereicherung.

Die Hoffnung, durch die Röntgenstrahlen auf die der Prostatahypertrophie zugrunde liegenden krankhaften Gewebsveränderungen einwirken zu können, gründet sich auf die in den ersten Jahren dieses Jahrhunderts gemachte Erfahrung, daß die Röntgenstrahlen ganz allgemein Rückbildungsvorgänge bei malignen und benignen Gewebshyperplasien auslösen, besonders soweit sie epithelialer Abkunft sind. Aus diesem Grunde schienen von vornherein unter den verschiedenen Formen der Prostatahypertrophie die mit einer *Hyperplasie* vornehmlich des *drüsigen* Anteils einhergehenden Fälle am aussichtsreichsten, eine Vermutung, die denn auch schon von MOSKOWICZ und STEGMANN ausgesprochen wurde. Allein der starke Optimismus, den die ersten Versuche der Strahlenbehandlung der Prostatahypertrophie bei diesen Autoren auslösten und sie zu dem Schluß veranlaßten, den drüsigen Anteil der Prostata für ein besonders radiosensibles Gewebe zu halten, wurde durch die Erfahrungen sehr zahlreicher Beobachter, welche die Methode nachprüften, nicht bestätigt. Nur einige wenige Strahlentherapeuten, wie HARET, STERN u. a. beobachteten ein wirkliches Kleinerwerden des Organs. Die Mehrzahl der Beobachter spricht allenfalls von einem Weicherwerden der Drüse und lehnt ein Kleinerwerden sogar ausdrücklich ab (WILMS, PHILIP, CIFUENTES). WILMS führt die auch von ihm in mehreren Fällen beobachtete günstige Wirkung auf eine Dekongestionierung der Drüse, auf eine Beseitigung der Reizzustände zurück und CIFUENTES, LAZARUS u. a. schließen sich ihm an. Auch PHILIP vermißte in seinen Beobachtungen eine Verkleinerung des Organs. Übrigens setzt die von fast allen Beobachtern zugestandene günstige Bestrahlungswirkung bei einzelnen Fällen von akuter

Harnverhaltung, für die doch allgemein eine mechanische Ursache verantwortlich gemacht wird, eine Volumverminderung des Organs unter der Wirkung der Röntgenstrahlen voraus, wie sie jedoch ohne Röntgenatrophie des Parenchyms allein durch Rückbildung der entzündlichen Erscheinungen durchaus plausibel erscheint. Neuerdings weist STEVENS darauf hin, daß neben der direkten Einwirkung auf das Drüsenparenchym auch die Gefäßobliteration durch

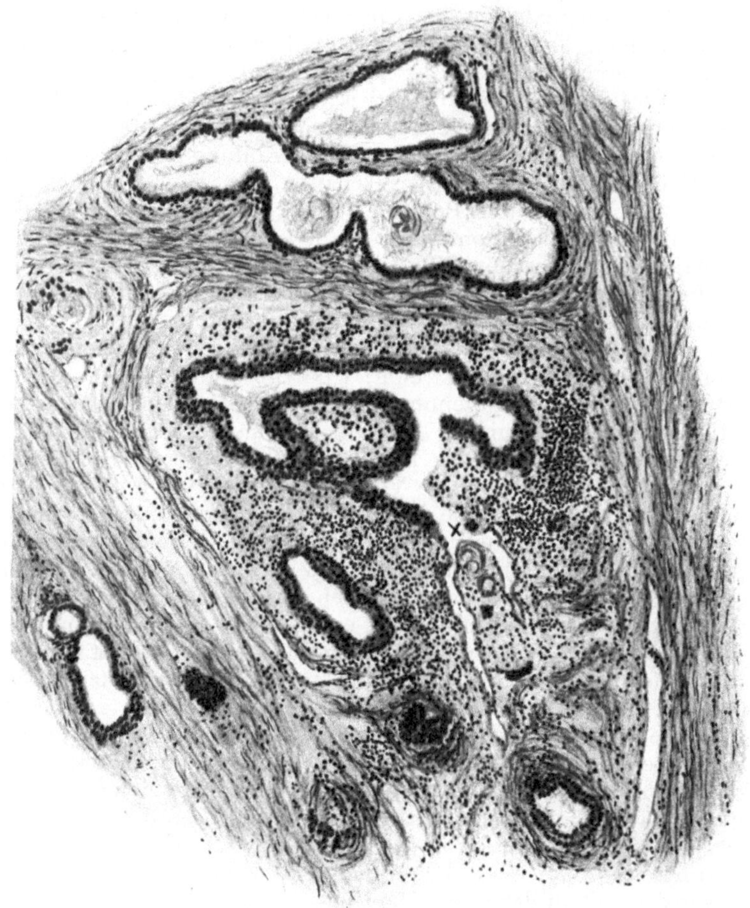

Abb. 6. Prostatahypertrophie nach Bestrahlung. (Nach PRYM.)

Endarteriitis und Endophlebitis als ursächliches Moment für eine eventuelle Schrumpfung in Betracht komme. Was die histologischen Veränderungen nach Bestrahlung der normalen Prostata anbetrifft, so sind die Untersuchungen von FREUND und SACHS schon erwähnt worden. Über die Bestrahlungswirkung bei der Prostatahypertrophie liegen brauchbare *histologische* Ergebnisse bisher nur wenige vor (v. TAPPEINER, LEGUEU, COMPAN, PRYM). PRYM stellte an einer ausgiebig mit Röntgenstrahlen vorbehandelten Prostata Veränderungen fest, die an die von FREUND und SACHS beschriebenen Veränderungen nach Bestrahlung des normalen Organes erinnern: entzündliche Infiltrationen, Abflachung des Epithels, Defekte des Epithelsaumes (Abb. 6). Auch hier, wie bei fast allen

Strahlenveränderungen handelt es sich um Prozesse, die, wenn auch in geringerem Maße, auch bei normalen unbestrahlten Drüsen vorkommen (Abb 7). v. TAPPEINER erwähnt die histologische Untersuchung bei zwei Fällen, in denen nach vorausgehender Hodenbestrahlung später eine Operation erfolgte und die mikroskopische Untersuchung ergab, daß die Besserung in diesen Fällen von glandulärer Hyperplasie ausgesprochener war als bei den fibrösen Formen. Selbst ein

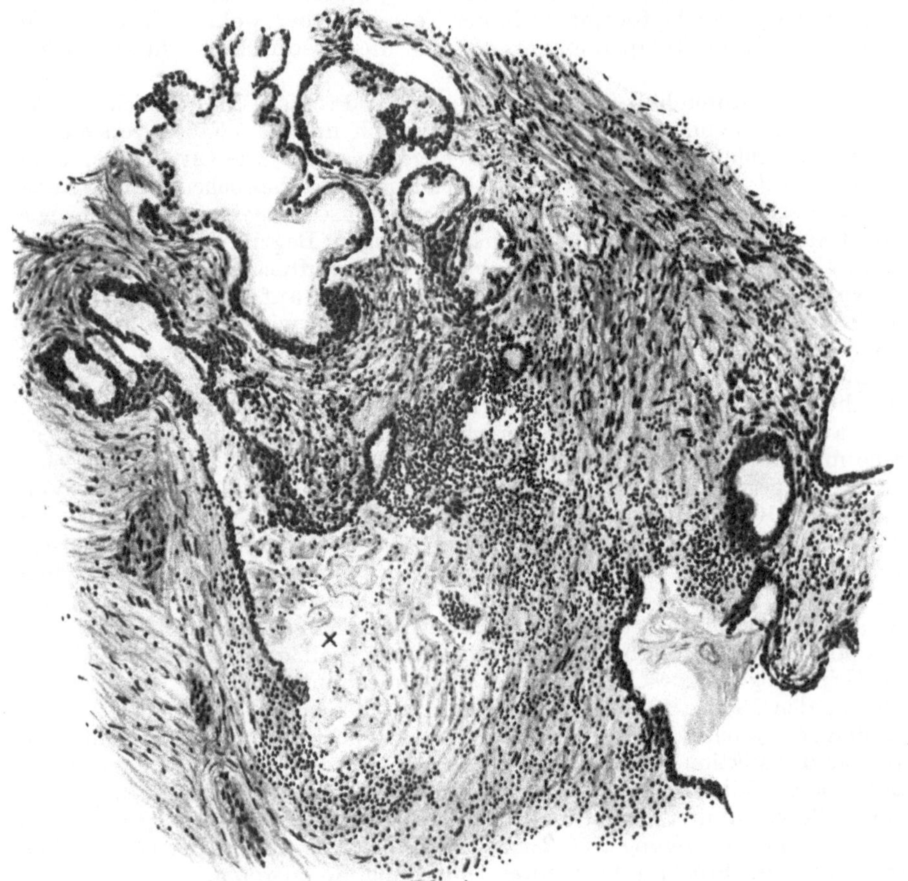

Abb. 7. Prostatahypertrophie unbestrahlt. (Nach PRYM.)

Stillstand der hyperplastischen Vorgänge an den paraprostatischen Drüsen wird offenbar durch die Röntgenbestrahlung nicht mit ausreichender Sicherheit erreicht. Jedenfalls konnte OPPENHEIMER, der über ein Material von 54 Fällen berichtet, auch nach einer Bestrahlung im ersten Stadium der Erkrankung die Weiterentwicklung nicht verhindern. Allgemeingültigkeit kommt diesen Versuchen jedoch nicht zu. BECK erwähnt bei Gelegenheit eines jüngst erschienenen zusammenfassenden Berichtes über das Material der ANSCHÜTZschen Klinik gerade lang anhaltende Besserungen in 7 von 22 Fällen, die vor längerer Zeit bestrahlt worden waren, und ähnliche Beobachtungen wurden auch von anderer Seite gemacht. So berichtet KLEWITZ von Dauererfolgen, wenigstens in einem Teil seiner Fälle, und auch STERN hält 1921 auf Grund von Dauererfolgen über einen Zeitraum von 5 und mehr Jahren die Einstellung der Urologen gegenüber der Leistungsfähigkeit der Strahlenbehandlung bei der Prostatahypertrophie für viel zu pessimistisch.

So ist denn auch die fast übereinstimmende Ansicht aller Autoren, die sich eingehender mit der Strahlentherapie der Prostata abgegeben haben, daß sich mit ihr *zeitige günstige Erfolge* erzielen lassen. Allerdings kommen in der Bewertung große Abweichungen vor, wie sie durch Verschiedenheiten in der Auswahl der Fälle, durch Unterschiede in der Technik, aber wohl auch durch die Verschiedenheiten des Temperamentes der einzelnen Beobachter erklärt werden können.

Nur wenige Autoren halten die Bestrahlung der Prostata für gänzlich zwecklos, wie ZUCKERKANDL und CASPAR, die sie jedoch nur in 5 Fällen versuchten und keine Einzelheiten über die Technik angeben, oder wie CIFUENTES, dem allerdings von J. und S. RATERA mit Nachdruck widersprochen wird. Auch SCHLAGINTWEIT, dessen Beobachtungen aber ebenso lange zurückliegen wie die von CASPAR und dessen Technik nach heutigen Begriffen nicht mehr als einwandfrei gelten kann, will von einer objektiven Beeinflussung der Erkrankung nichts wissen, sondern läßt allenfalls eine Einwirkung auf die subjektiven Beschwerden gelten. KLIENEBERGER sah zwar auch — wie übrigens die Mehrzahl der Autoren — nur in einem Teile der Fälle einen günstigen Einfluß, glaubt aber doch, daß besonders bei alten Leuten, bei denen man die Operation scheut, die Bestrahlung mit Erfolg zur Durchführung gebracht werden könne. HINTZE aus der BIERschen Klinik empfiehlt die Kombination der Röntgentherapie mit Tierblut- oder Eigenblutinjektionen in allen Fällen, in denen eine Gegenanzeige gegen die Operation wegen Alter oder Marasmus vorliegt. Von 19 Fällen trat 10 mal eine an Heilung grenzende Besserung ein. Die Größe der Prostata selbst bildet keine Einschränkung für die Anwendung der konservativen Behandlungsmethode. HINTZE glaubt nicht, daß es in den erfolgreichen Fällen möglich gewesen wäre, ein ähnliches Resultat mit der Operation zu erreichen, nach der erfahrungsgemäß ebenfalls allerhand Störungen zurückzubleiben pflegen. Auch durch die Röntgenbestrahlung allein gelang es, den nächtlichen Urindrang zu beseitigen, die Entleerungshäufigkeit am Tage einzuschränken, den Restharn zum Verschwinden zu bringen.

Zu den *Symptomen*, die am leichtesten günstig beeinflußt werden, gehört die Häufigkeit der Miktion, besonders des Nachts. Allerdings werden die normalen Verhältnisse der Miktion nicht wieder hergestellt. Sehr günstig reagieren manchmal die Fälle von akuter Harnverhaltung, nach WILMS gerade deswegen, weil es sich hier um die *Beseitigung von Reizzuständen* handelt, die zu der eigentlichen Vergrößerung der Prostata bzw. ihrer Umgebung hinzutreten. Auch NOGIER hatte seine besten Erfolge im Stadium der frischen Entzündung, gibt allerdings an, auch bei den Fällen der späteren Stadien eine Verminderung des Residualharnes erhalten zu haben. Ebenso berichtet FISCHER über 4 Fälle, in denen er die Menge des Residualharnes unter der Röntgenstrahlenwirkung abnehmen sah. Auf der anderen Seite kommt OPPENHEIMER zu dem Resultat, daß die Strahlenbehandlung gerade bei den Fällen mit chronischer Retention vollkommen versagt. Bei OPPENHEIMER findet sich weiter die Beobachtung von der günstigen Wirkung der Röntgenstrahlen bei prostatischer *Blutung*. Von 6 Fällen war fünfmal das Resultat ein ausgezeichnetes; in einem Fall war der Erfolg nicht mit Sicherheit auf die Strahlenbehandlung zurückzuführen. STERN sah gleichfalls bei einem Arzte eine Prostatablutung auf die Bestrahlung prompt zurückgehen und dauernd verschwinden. Ähnliches berichten PARRISIUS, PAZZI u. a. Auf welchem Wege dieser blutungsstillende Einfluß erzielt wird, der bereits nach der ersten oder zweiten Bestrahlung eintrat, ist schwer zu sagen. Möglicherweise handelt es sich um den bekannten, von R. STEPHAN zuerst gefundenen Einfluß auf die Blutgerinnung, die nicht nur, wie dieser Autor ursprünglich annahm, nach einer Bestrahlung der Milz durch eine Reizung des reticuloendothelialen Apparates zustande kommt, sondern als unspezifische indirekte Wirkung auf das Blut, wenn auch in geringerer Intensität als nach Milzbestrahlungen, in gleicher Weise nach Bestrahlungen anderer Körpergegenden gesehen wird.

Auf der anderen Seite sind direkte *nachteilige Folgen* der Bestrahlungen so gut wie nie zur Beobachtung gekommen. WOSSIDLO erwähnt, daß er sowohl wie andere Urologen das Auftreten von *Abscessen* in der Prostata als Bestrahlungsfolge beobachtet hätten. Nach allem, was man sonst über die Folgewirkungen nach Röntgenbestrahlungen weiß, ist dieser Zusammenhang schwer verständlich. Auch an die Entstehung des Prostatacarcinoms unter dem Einfluß vorausgehender Röntgenbestrahlung ist gedacht worden (LEGEUD). Doch liegt es in dem von LEGEUD mitgeteilten Falle wohl näher, anzunehmen, daß es sich von vornherein um ein Prostatacarcinom gehandelt hat. LEGEUD sah ferner Periprostatitis und Induratio pelvis als Bestrahlungsfolge. Der Vorwurf, daß die vorausgegangene Bestrahlung die Operation erschwere, wird von PONCE DE LEON zurückgewiesen. Er spielte bekanntlich auch bei der Erörterung der Frage der Strahlentherapie bei der Basedowschen Krankheit eine Zeitlang eine Rolle, erwies sich aber auch hier als nicht stichhaltig. Im unmittelbaren Anschluß an die ersten Bestrahlungen müssen allerdings eine *initiale Exazerbation der subjektiven Beschwerden*, vermehrte Schmerzen und schmerzhafte Tenesmen und ein örtliches Spannungsgefühl mit in Kauf genommen werden. Diese treten um so mehr auf, je größer die auf einmal gegebene Dosis ist, so daß sich gerade auch aus diesem Grunde eine Verteilung der Dosis empfiehlt. Fieber und schwere Störungen des Allgemeinbefindens dürften nur bei sehr großen Dosen zu fürchten sein. Es müssen aber gerade diese möglichen Folgeerscheinungen uns veranlassen, die auf einmal gegebene Dosis nach Möglichkeit zu reduzieren und mit wiederholten kleinen Dosen vorzugehen. Der Einwand, daß die vorausgehende Bestrahlung die Schwierigkeiten einer nachfolgenden Operation vermehrt, ist nur in den Fällen berechtigt, in denen durch eine Überdosierung eine irreparable Gewebsschädigung gesetzt worden ist. Glücklicherweise gehören derartige Vorkommnisse bei einem Bestrahlungsobjekt, bei dem die Anwendung der höchsten Dosen gar nicht indiziert ist, heute zu den vermeidbaren Strahlenfolgen und dürfen bei einer Bestrahlung der Prostatahypertrophie nicht vorkommen.

Der Vorschlag von WILMS, durch eine *Bestrahlung der Hoden* eine Röntgenatrophie in denselben herbeizuführen und dadurch indirekt auf die Prostata zu wirken, hat eine Reihe von Arbeiten ausgelöst, die sich mit dieser Frage beschäftigen. Die Vorstellungen, die WILMS zu seinem Vorschlag veranlaßten, gingen davon aus, daß ähnlich wie beim Weibe Beziehungen zwischen den Ovarien und dem Uterus bestehen, auch die männliche Prostata in irgendwelcher hormonaler Abhängigkeit von den Samendrüsen stehen müsse. Der Umstand, daß die Kastration oder Unterbindung des Vas deferens in einer Reihe von Fällen günstige Ergebnisse zeitigten, bestärkte ihn in dieser Auffassung. Als WILMS und POSNER diese Anschauung, übrigens in Unkenntnis des schon 7 Jahre zurückliegenden Versuches der zu dem gleichen Zwecke ausgeführten Hodenbestrahlung von HOCK, vortrugen, konnten sie sie allerdings nur durch eine einzige, einer Kritik nicht standhaltende Beobachtung stützen, die darin bestand, daß bei einem Prostatiker die Bestrahlung beider Testes mit $^1/_4$ Sabouraud eine nach 2 Monaten noch anhaltende Besserung der Miktion herbeigeführt hatte. Da aber gleichzeitig katheterisiert worden war, so bedeutet dieser Fall nicht mehr, als was auch sonst gelegentlich beobachtet wird. HUNTER berichtet im gleichen Jahre über seine Bestrahlungstechnik, wonach er neben der Drüse selbst in jedem Falle auch die Hoden mitbestrahlt. Ein Urteil darüber, wieweit die übrigens für die Fälle des ersten und zweiten Stadiums günstigen Resultate dieser besonderen Technik zuzuschreiben sind, ist natürlich schwer zu fällen. Weitere klinische Beobachtungen über die Wirkung der alleinigen Hodenbestrahlung stammen noch von EHRMANN, der bei 2 Patienten einmal einen anhaltenden Erfolg hatte und von v. TAPPEINER, von dessen 5 Fällen 3 gebessert wurden, während bei 2 anderen Kranken nachträglich die Prostatektomie ausgeführt werden mußte. WETTERER hat gleichfalls in 5 Fällen von Prostatahypertrophie (weiche Formen) bei älteren Männern die Hoden bestrahlt. In zwei Fällen trat auffallende Besserung ein, in drei anderen Fällen blieb der Zustand unverändert.

Alles in allem fand offenbar die Aufforderung von WILMS zu einer möglichst ausgiebigen Nachprüfung der von ihm vorgeschlagenen Methode einen nur geringen Widerhall, und man darf wohl daraus den Schluß ziehen, daß an manchen Kliniken und Krankenhäusern die Versuche der Beeinflussung der Prostata durch Hodenbestrahlung als erfolglos aufgegeben wurden. In den folgenden Jahren zeigte sich aber auch, daß die Methode auf falschen theoretischen Voraussetzungen aufgebaut war. SASAKI allerdings glaubte im Tierexperiment den Nachweis erbringen zu können, daß eine isolierte Hodenbestrahlung eine Verkleinerung der Prostata zur Folge hat. An 5 Kaninchen und 4 Hunden wurden auf die Hoden unter sorgfältiger Abdeckung der übrigen Teile in 12 bis 14 Sitzungen innerhalb von 36 Tagen bis zu 5 Monaten je $1^1/_4$—1 Sabouraud-Dosis verabfolgt. Es wurde dadurch eine makroskopisch und mikroskopisch nachweisbare Atrophie herbeigeführt, und zwar entweder eine einfache Atrophie oder eine Atrophie, die mit Degeneration oder rundzelliger Infiltration kombiniert war. Histologisch fand sich außerdem eine Vermehrung des interstitiellen Bindegewebes und eine Degeneration des Drüsenepithels, je nach der Dosengröße, bis zu fast völligem Fehlen der Drüsensubstanz. Selbstverständlich waren die Hoden vollständig atrophisch. Andere Untersucher konnten diese Versuche jedoch nicht bestätigen. ZÜNDEL bestrahlte auf Veranlassung v. LICHTENBERGs die Hoden von 5 Hunden nach voraufgehender operativer Vorlagerung derselben. Diese vorbereitende Maßnahme erwies sich deswegen als notwendig, weil es sonst unmöglich erschien, wirklich eine isolierte Bestrahlung der Hoden durchzuführen und eine Mitbestrahlung der Vorsteherdrüse dabei mit Sicherheit auszuschließen. Es wurden 3—5 Bestrahlungen mit 12—20 X pro Sitzung verabfolgt und die Tiere nach 25—68 Tagen getötet. In keinem Falle konnte eine Einwirkung auf die Prostata festgestellt werden. Auf die Unerläßlichkeit einer voraufgehenden operativen Vorlagerung der Hoden, wenn man bei Hunden eine wirklich isolierte Bestrahlung der Hoden vornehmen will, hat auch v. LICHTENBERG selber hingewiesen und damit zugleich die Versuche von NEMENOW beanstandet, der seit 1916 noch einmal die Beziehungen zwischen Hodenatrophie und Verhalten der Prostata an einem größeren Tiermateriale experimentell in Angriff nahm. NEMENOW, der seine erste Veröffentlichung über diesen Gegenstand im Jahre 1916 machte, verfügte 1921 über Versuche an 17 Hunden, bei denen die Prostata jedoch nur mit Blei abgedeckt war. Er fand nicht nur keine Veränderungen degenerativer Natur, sondern im Gegenteil eine drüsige Hyperplasie. Als ursächliches Moment macht er die Wucherung der LEYDIGschen Zellen in den atrophischen Hoden verantwortlich, die als Hormonträger wirken. Aber LICHTENBERG macht wohl mit Recht gegen die Deutung NEMENOWs geltend, daß die Feststellung der Größenzunahme der Drüse aus dem mikroskopischen Bild unmöglich ist und hält für viel wahrscheinlicher, daß die Prostata in den Fällen NEMENOWs gar nicht vergrößert war, sondern daß er nur durch die an sich große Variabilität der Größe dieses Organs bei Hunden irregeführt war.

Strahlenapplikation und Dosierung. Was die *Form der Strahlenapplikation* bei der Röntgenbehandlung der Prostatahypertrophie anbetrifft, so ist der Weg der *Bestrahlung vom Damm* her mittelst eines *Bleiglasspeculums*, wie er von TOUSEY, MOSKOWICZ und STEGMANN angewandt worden war, schon wegen der Schwierigkeit der Lokalisation (PARRISIUS) von der Mehrzahl der Autoren wieder verlassen. STERN empfiehlt allerdings 1921 wieder ein kegelförmiges Bleiglasspeculum (Abb. 8), das mit einem Gummiüberzug versehen, um Läsionen der Schleimhaut zu vermeiden, in das Rectum eingeführt wird und das an seinem sich verjüngenden Ende schräg angeschnitten ist, so daß eine ellipsenförmige Öffnung entsteht, welche der Rectalschleimhaut über der Prostatagegend anliegt. Es werden nacheinander der rechte und der linke Prostatalappen eingestellt. Die Bestrahlung erfolgt in Knieellenbogenlage. Ebenso benutzt STEVENS unter seinen 8 Eingangspforten bei der Prostatabestrahlung auch das Rectum. Erwähnenswert ist eine Konstruktion von NOGIER in Lyon, ein bequemer Bestrahlungssitz für Bestrahlungen der Dammgegend. Er wird von seinem Hersteller als „cheval" bezeichnet und besteht in einem Gestell, auf dem der Kranke im Reitsitz mit stark gespreizten Beinen Platz nimmt. Der Körper ist vornübergebeugt auf ein gepolstertes Pult; die Bestrahlung erfolgt von unten her durch eine Öffnung im Sitz, deren Durchmesser veränderlich ist. Die Bleibekleidung des Lagerungsapparates schützt den Patienten zugleich gegen die ungewollte Strahlung der Röhre, die sich überdies noch in einem strahlendichten Schutzkasten befindet. Am meisten zu empfehlen ist die Auswahl der Felder nach HOLFELDER. Die Lage der Einfallspforten ist ähnlich wie bei der Behandlung von Blasenerkrankungen (s. Abb. 12) ein Feld vom Abdomen, ein Feld vom Damm, ein Feld von der Kreuzbeingegend her, die Richtung auf den Blasenboden bzw. die Gegend der Prostata genommen. Hierbei ist die Intensitätsverteilung eine möglichst gleichmäßige und das durchstrahlte Volumen nicht zu groß. Diese Anordnung der Einfallspforten scheint auch zweckmäßiger als die Methode von KLEWITZ, der von 4 konvergierenden Einfallsfeldern 6 × 8 cm drei auf das Abdomen und eines auf den Damm verlegt. Der Vorschlag von STEVENS und PHILIPS (1923), die Prostata durch 8 Einfallspforten zu bestrahlen — STEVENS verwendet neben der Einstellung vom Rectum her ein Dammfeld, zwei suprasymphysäre Felder, 4 Glutäalfelder, davon je zwei rechts, zwei links —, kann als Fortschritt nicht angesehen werden. HINTZE begnügte sich sogar mit nur 2 Feldern 10 × 15 cm vom Damm her und von oberhalb der Symphyse, falls nicht eine suprasymphysäre Blasenfistel den Anlaß zur Teilung des suprasymphysären Feldes in zwei Seitenfelder gab. Über die *Größe und die Art der Verteilung der Dosen* sind die verschiedensten Angaben gemacht worden. Die Größe der von den verschiedenen Autoren verabfolgten Dosis läßt sich allerdings deswegen schwer vergleichen, weil die Angaben in weitaus der Mehrzahl der Fälle überhaupt kein Urteil darüber zulassen, wieviel eigentlich gegeben wurde. Aus diesem Grunde muß auch die Frage offen bleiben, ob und in welchem Maße vielleicht Unterschiede in der Dosierung bei der Verschiedenheit der erreichten Erfolge eine Rolle spielen.

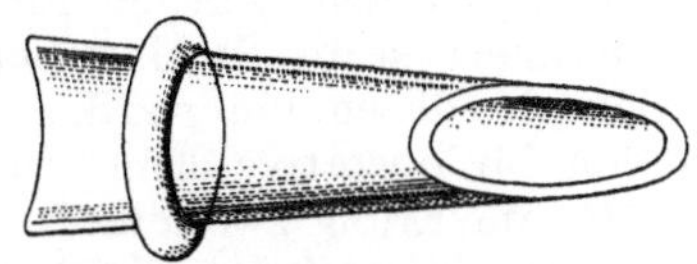

Abb. 8. Bleiglasspeculum zur Einstellung der Prostata. (Nach STERN.)

Für die *einzeitige Bestrahlung* setzt JÜNGLING die obere Grenze der Dosis auf 70%, WINTZ auf 70—80% HED. an. Zweckmäßiger dürfte es sein, auch mit Rücksicht auf die mögliche Exazerbation der subjektiven Beschwerden, diese Dosis auf mehrere Einzelbestrahlungen zu verteilen. So besteht bei STERN jede Serie aus 4 im Laufe einer Woche gegebenen Feldern vom Rectum her. Dann folgt eine vierwöchentliche Pause bis zur zweiten Serie. In der Folge werden, wenn eine Besserung zu konstatieren ist, die Pausen länger genommen, immerhin auch in den günstig beeinflußten Fällen in Abständen von je 6 Monaten weitere Bestrahlungen durchgeführt. Ist nach drei Serien kein Erfolg da, wird die Bestrahlung aufgegeben. Bestrahlt wurde mit einer Strahlung von 9 Zoll Funkenlänge zwischen Kugeln, 5—6 MA., 4 mm Al.-Filter, 5 Minuten lang. WETTERER, der die Bestrahlung ausschließlich vom Damm her mit den modernen durchdringenden Strahlengemischen für ausreichend hält, gibt 10—15 H einer mit 1 mm Kupfer gefilterten Strahlung in Abständen von 3 Wochen und läßt die Pausen allmählich größer werden. Die Bestrahlungsvorschrift von HOLZKNECHT lautet: Bestrahlung durch 2 Einfallspforten, mit 5—7 H pro Feld. Es werden 2—3 Serien gegeben mit 5—7 Wochen Pause. Die Filterung der Strahlung soll 0,2 mm Kupfer oder Messing und 1 mm Aluminium betragen. Am weitesten hat HINTZE die Einzelbestrahlungen einer Serie auseinander gezogen. Jede Serie besteht bei ihm aus 8 Bestrahlungen zu je $^1/_{10}$ HED. abwechselnd auf ein Dammfeld und ein suprasymphysäres Feld im Abstand von 3 Tagen. Drei Serien, die sich in Kombination mit Tierblutinjektionen meist als ausreichend erwiesen, wurden innerhalb von 3 Monaten appliziert.

Indiziert ist die Strahlenbehandlung im Beginn der Erkrankung und in den Fällen, in denen ein radikales operatives Vorgehen nicht in Frage kommt. In den für operative Eingriffe günstigen Fällen soll man sich nicht zu lange mit der im Erfolg zweifelhaften Bestrahlungsmethode aufhalten.

Radiumbehandlung. Mit dem Aufkommen des Radiums und der Entwicklung der Radiumtechnik lag es natürlich nahe, auch auf dem Wege der *Radiumbestrahlung* die gleichen und womöglich bessere Resultate zu erzielen, als man sie durch Röntgenstrahlen zuvor erreicht hatte. Radium wurde zuerst von DESNOS 1909, neuerdings von verschiedenen Seiten (SEVEREANU 1922, PHILIPS, DOHI, SATANI und KOMAYA, SWERINGEN 1923) angewendet. Bei den Indikationen für die Radiumbehandlung ist, wie im allgemeinen Teile ausgeführt wurde, zu berücksichtigen, daß die räumliche Verteilung der Strahlenintensität eine wesentlich andere ist als bei den Röntgenstrahlen. Auf der einen Seite kann die Radiumstrahlung sehr viel stärker konzentriert werden, was die Möglichkeit größerer örtlicher Wirkung bei geringerer Allgemeinwirkung in sich schließt, auf der anderen Seite ist der Wirkungsbereich einer Radiumquelle ein nur geringer. Aus diesem Grunde ist denn auch die Wirkung nur auf den ersten Zentimeter der Umgebung des Radiumpräparates beschränkt. Man ist deswegen dazu übergegangen, durch die Verteilung der Radiumpräparate in dem ganzen zu bestrahlenden Gebiet die Zahl der strahlenden Herde zu vervielfältigen. Bei der Radiumbehandlung der Prostata stehen, abgesehen von der Spickmethode, die aber besser für das später zu besprechende Prostatacarcinom reserviert bleiben sollte, als Applikationsmöglichkeiten die Anwendung vom Rectum und von der Harnröhre her zur Verfügung. Beide Methoden sind entweder für sich oder kombiniert verwendet worden (SVERINGEN usw. per urethram, DESNOS, DOHI usw. auf beiden Wegen, SEVEREANU intrarectal). Doch bleibt dabei die Wirkung örtlich beschränkt, wie z. B. aus den mikroskopischen Befunden von DOHI und seinen Mitarbeitern an den nach der Radiumbehandlung vom Rectum und von der Urethra her operativ entfernten Drüsen hervorgeht. Die Gefahr der Läsion der dem Radiumröhrchen zunächst liegenden Schleimhaut ist zudem immer vorhanden. NICOLICH hat sogar über einen Fall berichtet, in dem es nach zweimaliger Applikation von 55 mg Radiumelement für 24—36 Stunden in der Urethra (1,3 mm Platinfilter) drei Monate später zu einer Spätnekrose kam, bei der sich die nekrotische Prostata unter großen subjektiven Beschwerden schließlich bröckelweise durch die Harnröhre abstieß. Im ganzen kann gesagt werden, daß für die Strahlenbehandlung der Prostata die Röntgenstrahlen dem Radium überlegen sind.

E. Strahlenbehandlung der Induratio penis plastica.

Ausgehend von den günstigen Erfahrungen, die zuerst von WICKHAM und DEGRAIS bei der Radiumbehandlung von *Narbenkeloiden* gemacht wurden, hat zuerst BERNASCONI 1912 die Röntgenbehandlung der *Induratio penis plastica* ausgeführt und in einem seiner beiden Fälle, bei denen im ganzen 18 Bestrahlungen vorgenommen wurden, Erfolg gehabt. Unabhängig von ihm behandelte DREYER 1914 einen Patienten, der an der gleichen Krankheit litt, mit einem WICKHAMschen Radiumfirnispräparat, das eine Flächenausdehnung von 2 × 1,5 cm hatte und 3 mg Radiumsalz enthielt, und zwar ließ er das Präparat zunächst im ganzen 18 Stunden einwirken mit 4—6 Zehntel Millimetern Bleifilter, und als danach noch kein Erfolg eintrat, weitere 169 Stunden hinter 2 Millimetern Bleifilter, bis an der Bestrahlungsstelle eine Rötung eintrat. Es gelang auf diese Weise, die Funktion des Gliedes wieder herzustellen. Andere Autoren, wie WOLLENBERG, WATERS und COLLSTON und HOFFMANN waren in ihren Erfolgen weniger glücklich. WOLLENBERG (1914) gab allerdings die Röntgenbehandlung, die er in einem seiner 3 Fälle anwandte, schon nach kurzer Zeit wieder auf, weil er keine Besserung sah. Die besten Erfolge hatten zweifellos GALEWSKY und WEISER. Nachdem GALEWSKY bereits in 5 Fällen durch Radiumbehandlung Heilung erzielt hatte, ging er zu der Behandlung mit Röntgenstrahlen über. Von 12 Fällen konnte er 7 als geheilt bezeichnen, 4 als gebessert, während einer unbeeinflußt blieb. Im übrigen sind die Mitteilungen über Erfolge mit Röntgenstrahlen spärlicher. GUARINI berichtet 1922 über einen 54 jährigen Patienten, der fünfmal mit je 5 H unter $^7/_{10}$ bis $1^1/_2$ mm Aluminiumfilter bestrahlt wurde. Von der anfangs zweimarkstückgroßen Infiltration blieb nur eine linsengroße Narbe übrig. Über die Erfolge der Radiumbehandlung liegen auch aus den letzten Jahren günstige Berichte vor: Während FABRY keine Kasuistik im einzelnen bringt und aus dem Resultat der Behandlung seiner 11 Fälle nur den allgemeinen Schluß zieht, daß für die Behandlung der Induratio penis plastica, bei der die Erfolge allerdings nicht so augenscheinlich seien, wie bei der DUPUYTRENschen Fingercontractur, allein die Strahlenbehandlung in Betracht kommt, bringt KUMMER 1922 genauere Mitteilungen über 19 mit Radium behandelte Fälle. Es wurde eine direkte Kontaktbehandlung mit plattenförmigen Radiumträgern ausgeführt, wobei zentral gelegene Herde von verschiedenen Seiten her unter Kreuzfeuer genommen wurden und mit den Dosen bis an die Reaktionsgrenze gegangen wurde. Im ganzen wurden 8—18 Bestrahlungen gegeben. Nach einigen Bestrahlungen verschwanden zuerst die Schmerzen, aber selbst nach Rückbildung der Infiltrate, die nach 8—12 Sitzungen erfolgte, blieben leichte Krümmungen des Penis bei der Erektion noch lange bestehen. Dieser Erfolg trat in 6 von 9 Fällen auf, bei den anderen 3 war nur eine Besserung zu erzielen.

Über den möglichen *Wirkungsmechanismus* bei der Besserung des Leidens durch Strahlenbehandlung spricht sich nur ROTHSCHILD aus, der auf Grund seiner histologischen Studien glaubt, daß die Strahlen auf die neoplastisch entstehenden Bildungszellen des Bindegewebes wirken, aus denen metaplastisch Knorpel und Knochengewebe entsteht.

Faßt man die klinischen Resultate zusammen, so hat sich bisher offenbar die Radiumbehandlung wirksamer erwiesen als die Röntgenbestrahlung. Das ist verständlich, wenn man bedenkt, daß es sich um einen begrenzten Krankheitsherd handelt und anderseits nur große Dosen erfolgversprechend sind. Den sich hieraus ergebenden Anforderungen entspricht das Radium als Strahlenquelle.

F. Strahlenbehandlung der bösartigen Geschwülste.

1. Vorbemerkungen.

Als ZIEMSSEN im Jahre 1894 den Vorschlag machte, einen Versuch mit der Röntgenbehandlung bei inoperablen Carcinomen zu unternehmen, da konnte er nicht ahnen, welche Entwicklung gerade dieser Zweig der neu entdeckten physikalischen Therapie in den beiden folgenden Jahrzehnten nehmen würde, welch enorme Bemühungen, welche Fülle von Energie von seiten der Ärzte und Techniker die ersten erfolgversprechenden Versuche mit der neuen Behandlungsmethode zur Auslösung bringen würden. Rückblickend müssen wir heute bekennen, daß nur ein bescheidener Bruchteil der Hoffnungen verwirklicht worden ist, zu denen uns eine Zeitlang die mit fortschreitender Technik sich steigernden Erfolge ermutigten. Wurde es doch eine Zeitlang so hingestellt, als wenn die Behandlung der bösartigen Geschwülste mit Röntgenstrahlen lediglich ein *technisches Problem* sei. Aber alle die technischen Unvollkommenheiten, mit denen man noch vor wenigen Jahren die etwa ausbleibenden Erfolge entschuldigen konnte, sind heute überwunden. Wir können mit den modernen Röntgenmaschinen mit kontinuierlicher Gleichspannung in einer ausreichend kurzen Zeit mehr Röntgenstrahlen von einer ausreichenden Durchdringungsfähigkeit dem Körper zuführen, als er überhaupt vertragen kann. Wir sind, wenigstens für eine Reihe von Fällen, mit einer für biologische Vorgänge ausreichenden Genauigkeit imstande, die einmal als wirksam erkannte und für einen gegebenen Fall verordnete Strahlenmenge an eine bestimmte Körperstelle zu applizieren. Dennoch haben sich die Ergebnisse nicht gebessert. Dem Enthusiasmus ist die Ernüchterung gefolgt, und wenn nicht doch die in Einzelfällen erreichten wunderbaren Erfolge uns immer wieder eindrucksvoll zu der Hoffnung verleiten würden, daß die Strahlentherapie in Zukunft noch mehr zu leisten berufen ist, als die Gegenwart erfüllt hat, so würde unser Eifer bei der Verfolgung des methodischen Ausbaus der Strahlentherapie vielleicht schon erlahmt sein.

Man ist, nachdem man auf dem Wege der Steigerung der Strahlenmenge bereits die obere Grenze überschritten hatte, und die drohenden Schädigungen der Haut und der inneren Organe ein dringendes Halt geboten, nun vor allem dazu übergegangen, die Methode der *zeitlichen Verteilung der Strahlendosis* kritisch zu betrachten und den Versuch zu machen, sich den biologischen Eigentümlichkeiten in der Wirkung der Carcinome unter Berücksichtigung des Wirkungsmechanismus der Strahlen anzupassen.

Entgegen der von der Erlanger Schule propagierten Auffassung von der Einheitlichkeit in der Anspruchsfähigkeit der Carcinomzelle gegenüber den Röntgenstrahlen, die in der Auffassung der einheitlichen „*Carcinomdosis*" ihren Ausdruck fand, hat sich herausgestellt, daß die Dosis, durch welche das Krebsgewebe zur Rückbildung gebracht werden kann, außerordentlich verschieden ist, daß einzelne Carcinome, wie die der Schilddrüse oder wie die enorm radiosensiblen Seminome, oder manche Hautmetastasen von Mammacarcinomen, schon auf verhältnismäßig kleine Strahlenmengen hin günstig ansprechen, während andere Tumoren, wie die meisten Carcinome des Verdauungstraktes, häufig auf keine Dosis ansprechen, die innerhalb des Bereiches der überhaupt anwendbaren Dosengrößen gelegen ist. Noch größer sind die Unterschiede bei den *Sarkomen*, wenn man die Spannung zwischen den radiosensiblen Lymphosarkomen und den meist völlig refraktären Melanomen in Betracht zieht. Leider gehören auch die urologischen Carcinome zu den wenig radiosensiblen Geschwülsten, wenn ihre Behandlung auch aussichtsreicher ist als die der Carcinome des Verdauungstraktes. Der Umstand, daß die chirurgischen Erfolge bei den hier zur Erörterung stehenden Tumorengruppen ebenfalls alles andere als befriedigend zu nennen sind, hat jedoch zur Folge, daß immer wieder und in den letzten Jahren in steigendem Maße Bemühungen darauf verwandt wurden, durch Verbesserung der Methode der Strahlentherapie der urologischen Carcinome auch ihre Erfolge günstiger zu gestalten.

Die oft gestellte Frage, ob *Radium oder Röntgenstrahlen* Carcinome und Sarkome günstiger beeinflussen, kann man unter verschiedenen Gesichtspunkten betrachten, unter denen die wichtigsten die verschiedene *Qualität* und ihre verschiedene *räumliche Verteilung* sind. Während für die Annahme einer prinzipiell verschiedenen Wirkung zwischen Röntgen- und Gammastrahlen kein genügender Anhaltspunkt vorhanden ist (vgl. S. 336), obgleich immer wieder klinische Beobachtungen für diese Tatsache angeführt werden, bedeutet die unterschiedliche räumliche Verteilung der Strahlenintensität bei beiden Applikationsweisen eine sehr große Verschiedenheit auch in der biologischen Wirksamkeit. In neuerer Zeit kommt man mehr und mehr dazu, diesen Unterschieden durch eine differenziertere Indikationsstellung Rechnung zu tragen.

Bezüglich der Dosis ist zu sagen, daß für die Röntgenbehandlung das zu erstrebende Ziel *die möglichst homogene Durchstrahlung des ganzen erkrankten Gebietes* mit einer Dosis ist, die sich in solchen Grenzen halten muß, daß sie keine nachhaltige Schädigung des bestrahlten Gebietes zur Folge hat. In neuerer Zeit sind Meinungsverschiedenheiten darüber entstanden, ob der bestrahlte Bereich sich auf das erkrankte oder als gefährdet zu erachtende Gebiet beschränken soll, oder ob nicht die *Mitbestrahlung* weiter *Gewebspartien der Umgebung* die Wirksamkeit der Strahlen auf den Tumor selbst erhöht. Die an experimentellen Tiercarcinomen gewonnenen Erfahrungen über die Rückbildung von Tumoren nach Allgemeinbestrahlungen selbst in den Fällen, in denen die Geschwulst selber abgedeckt wurde (MURPHY, KOK) legen den Gedanken nahe, daß eine *indirekte Wirkung* auch bei menschlichen Tumoren, wenigstens unterstützend, in Betracht kommt. Demgegenüber muß daran festgehalten werden, daß, wie die sorgfältigen Beobachtungen an menschlichen Tumoren, vor allem von JÜNGLING ergeben haben, wenigstens bei menschlichen Tumoren die Strahlenwirkung vollständig auf den Ort der Strahlenwirksamkeit beschränkt ist. Auf der anderen Seite bedeutet schon die Bestrahlung des Krankheitsherdes allein mit einer ausreichenden Dosis meist die Bestrahlung eines so großen Körpervolums, daß man sich wegen der von dem bestrahlten Körpervolumen abhängigen Allgemeinschädigung nur schwer dazu entschließen dürfte, die Volumdosis über das unbedingt Notwendige hinaus zu vergrößern. So gilt denn die Forderung der möglichsten Beschränkung der Strahlenkegel auf das erkrankte Gebiet, aber zugleich die Forderung einer möglichst gleichmäßigen Verteilung der größten Dosis innerhalb dieses Gebietes, die ohne Schädigung des Tumorbettes und des mitbestrahlten normalen Gewebes gegeben werden kann.

Ganz allgemein kann ferner der Satz aufgestellt werden, daß eine Dosis, die nach der ersten Bestrahlungsserie nicht wirksam ist, auch in den folgenden Serien die Heilung nicht mehr herbeiführt. Damit soll allerdings nicht der Applikation der gesamten Strahlenmenge in einer Sitzung das Wort geredet werden. Von der eine Zeitlang geübten Methode der *einzeitigen Höchstdosierung* ist man fast überall wieder abgekommen. Die schweren Allgemeinsymptome, die dabei zur Beobachtung kommen, stellen eine so schwere Schädigung dar, daß durch sie der günstige Einfluß der Strahlen am Orte der Erkrankung zum großen Teile wieder aufgehoben wird. Doch stehen Holfelder und Jüngling, um nur die besten Kenner der Strahlenbehandlung chirurgischer Carcinome zu nennen, auch heute noch auf dem Standpunkt, daß wenigstens bei *manifesten Geschwülsten* die Gesamtdosis innerhalb weniger Tage gegeben werden muß. Die von G. Schwarz in Wien in Einzelfällen schon vor einer Reihe von Jahren erprobte, von den Franzosen auf Grund theoretischer Erwägungen in den letzten Jahren neu eingeführte Methode der protrahierten Bestrahlung mit kleinen Dosen, hat im deutschen Sprachgebiet zuerst in Wien Nachahmung gefunden und findet in der letzten Zeit immer weitere Verbreitung. Diese Art der Dosierung ermöglicht auf alle Fälle, in Summa eine größere Strahlenmenge zu verabfolgen als es bei einzeitiger Bestrahlung wegen der Gefahr der Schädigung des normalen Gewebes möglich ist. In der Erhöhung der Gesamtdosis innerhalb eines bestimmten Zeitraumes liegt offenbar auch die Bedeutung der zuerst von amerikanischer Seite (Pfahler) empfohlenen Methode der Bestrahlung, die als „Sättigungsmethode" bezeichnet wird. Im Gegensatz zu der üblichen Form der Bestrahlung, bei welcher die Regel gilt, eine Bestrahlungsserie erst dann zu wiederholen, wenn das Gewebe sich von der vorausgehenden Bestrahlung vollkommen erholt hat, werden hier schon nach kürzerer Zeit ergänzende Teildosen gegeben, um so für längere Zeit das Gewebe unter einem Maximum der Röntgenwirkung zu halten. Ob diese Methode der Bestrahlung mit zeitlich verteilten Dosen, bei der die Dosierung noch recht willkürlich ist, zu einer Verbesserung der Erfolge führen wird, bleibt abzuwarten. Über ihre Anwendung bei der postoperativen Behandlung vgl. unten.

Wenn die Strahlenbehandlung allein heute nur für die inoperablen Fälle in Betracht kommt, so kann ihre *Anwendung im Zusammenhang mit operativem Vorgehen* als *präoperative* und *postoperative* Bestrahlung angewendet werden. Die *präoperative* Bestrahlung wird heute in Deutschland erst an wenigen Stellen systematisch durchgeführt. Ihr liegt der durchaus berechtigte Gedanke zugrunde, daß durch eine der Operation um einige Zeit — etwa 14 Tage — vorausgehende Bestrahlung die Gefahren der Ausbreitung der Geschwulstkeime unter der Operation erheblich vermindert werden kann. Heute, wo man gelernt hat, die Dosis so genau zu fixieren, daß eine Gewebsschädigung mit größter Sicherheit vermieden werden kann, braucht die Gefahr der mangelnden Heilungstendenz bei einer nachfolgenden Operation uns nicht mehr von der Durchführung einer präoperativen Bestrahlung abzuhalten.

Die Berechtigung der *postoperativen* Bestrahlung hat in den letzten Jahren eine sehr verschiedene Beurteilung erfahren, seitdem sich durch einwandfreie Statistiken, wenigstens für den Brustkrebs, herausstellte, daß durch eine Nachbestrahlung in einigen Kliniken die Resultate nicht nur nicht verbessert, sondern offensichtlich verschlechtert wurden. Hält man die von verschiedenen Seiten veröffentlichten Statistiken einander gegenüber, so kann man daraus den Schluß ziehen, daß bei der postoperativen Bestrahlung offenbar die *Technik* von Einfluß auf die Resultate ist insofern, als gerade die Fälle, in denen einzeitige Höchstdosierungen vorgenommen wurden, eher zu Rezidiven neigten, als jene, bei denen mit wiederholten kleinen Dosen bestrahlt wurde. Bei einer zweiten Gruppe, den gynäkologischen Carcinomen, speziell den Collumcarcinomen, ergeben jedoch die von verschiedenen Seiten veröffentlichten Statistiken übereinstimmend nach Anwendung der postoperativen Bestrahlung ein günstigeres Resultat als ohne dieselbe. Auf die mögliche Ursache für die günstigere Wirkung von verzettelten Dosen bei prophylaktischen Carcinombestrahlungen hat zuerst Jüngling hingewiesen. Er zog die Parallele zwischen *ruhenden Pflanzensamen*, in denen die Wirkung zeitlich verteilter Dosen nach einem arithmetischen Gesetz addiert wurde und *Carcinomzellen im Latenzstadium*, bei denen höchstwahrscheinlich ebenso die über längere Zeiträume verteilt gegebenen Teildosen kumulierend wirken und sie ihrer Vermehrungsfähigkeit berauben. HOLFELDER ist der Ansicht, daß die Anwendung von *verzettelten Dosen* durch die Arbeiten JÜNGLINGs ein zielbewußtes fest umrissenes Indikationsgebiet, nämlich das der prophylaktischen Nachbestrahlung bekommen hat. Auf Grund der klinischen Resultate kann auch heute die postoperative prophylaktische Nachbestrahlung selbst in den Fällen empfohlen werden, in denen die operative Entfernung allen Geschwulstgewebes radikal durchgeführt werden konnte. In den Fällen, in denen die Entfernung der erkrankten Partien nicht vollkommen gelang, wird man von vornherein die Strahlenbehandlung als letztes Hilfsmittel heranziehen.

2. Tumoren der Nieren und Nebennieren.

Über die Röntgenbehandlung der *Tumoren von Niere und Nebenniere* liegen bisher nur vereinzelte Beobachtungen vor, die sich auf gelegentliche Mitteilungen in Sammelberichten beschränken. Aus ihnen sowohl wie aus den eigenen Beobachtungen kann der Schluß gezogen werden, daß da, wo der operative Erfolg ausblieb, auch die Strahlenbehandlung keine Heilung herbeizuführen vermochte. SAUERBRUCH und LEBSCHE rechnen die Nierencarcinome und Hypernephrome zu den undankbarsten Objekten der Strahlentherapie. Eine Zeitlang allerdings kann durch Röntgenbehandlung das schließliche Schicksal hinausgeschoben werden. Ein Beispiel dafür sind vier Kranke HOLFELDERs mit Hypernephromen, in denen zeitweilig eine örtliche Rückbildung der Tumoren erreicht wurde. Bei den Hypernephromen kommt es besonders häufig zu einer Metastasierung in den Knochen. Werden die Knochenmetastasen einer eingehenden Strahlenbehandlung zugeführt, so können nicht selten sehr gute temporäre Erfolge erzielt werden (JÜNGLING, eigene Beobachtungen). Über zwei günstig beinflußte Abdominaltumoren in der Nierengegend durch äußere Applikation von 1 g Radium berichtet AYRES. Doch blieb die Annahme, daß es sich um Hypernephrome gehandelt habe, durchaus unsicher, um so mehr, als gerade Hypernephrome nach der Auffassung eines in der Strahlentherapie so erfahrenen Urologen wie BARRINGER auf Radium sehr wenig gut ansprechen. THOMPSON-WALKER gelang es nur in zwei Fällen, einen Nierentumor durch Bestrahlung günstig zu beeinflussen. Wir selber hatten bei dem Rezidiv eines Nierensarkoms bei einem 6 jährigen Knaben einen vorübergehenden eklatanten Erfolg: Der gar nicht einmal sehr intensiv bestrahlte postoperative Rezidivtumor von Kindskopfgröße kam in kurzer Zeit unter starkem Fieberanstieg und starker Hinfälligkeit des Kindes zum Verschwinden. Nachdem das Kind sich vorübergehend vorzüglich erholt hatte, und wieder mit seinen Geschwistern herumspielte, bildete sich jedoch schon nach Verlauf weniger Monate ein neues Rezidiv, das sich erneuten Bestrahlungsversuchen gegenüber refraktär erwies. Auch WERNER weist auf die große Strahlenempfindlichkeit embryonaler Nierengeschwülste hin.

Technik: Bei der Auswahl der Felder ist darauf Bedacht zu nehmen, daß die Niere der gesunden Seite möglichst geschont und daß die Strahlung ausschließlich auf das erkrankte Gebiet konzentriert wird. Nach den neueren Ergebnissen über die Radiosensibilität des Nierengewebes kann nicht angenommen werden, daß die Belegung der Niere mit den zur Beeinflussung eines malignen Tumors notwendigen Dosen für das Parenchym gleichgültig ist. Auch wird man wegen der gerade bei der Bestrahlung der Oberbauchgegend zu erwartenden starken Allgemeinreaktion die Gesamtdosis auf mehrere Tage bis zu einer Woche verteilen. Die von HOLFELDER angegebene Felderverteilung geht aus Abb. 9 hervor. Aus dem gleichen Grunde, wegen der unvermeidbaren heftigen Allgemeinreaktion ist eine *präoperative Bestrahlung* der Nieren- und Nebennierentumoren, obgleich sie gerade für diese Kategorie von RUBENS-DUVAL empfohlen wird, *nicht anzuraten.* Gegen eine *postoperative Bestrahlung*, bei der sich die Einzeldosis nach der Methode der Bestrahlung

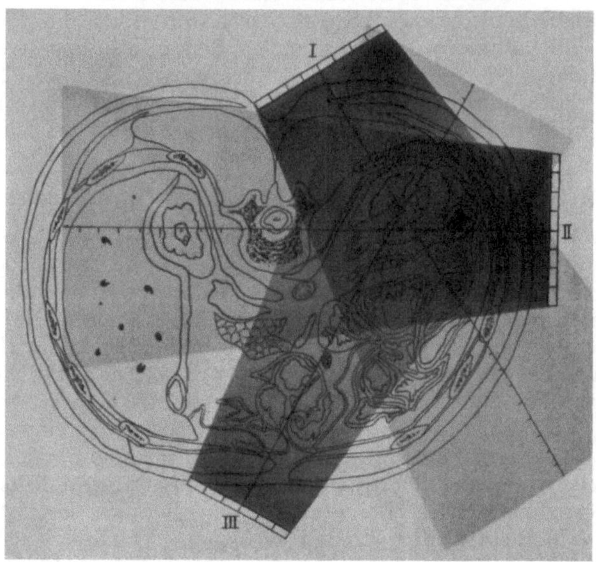

Abb. 9. Felderwall links der Nierenbestrahlung. (Nach HOLFELDER.

mit verzettelten Dosen so weit herabsetzen läßt, daß eine Allgemeinreaktion sicher vermieden werden kann, bestehen dagegen *keine Gegenanzeigen.* YOUNG und WALKER empfehlen sie dringend auf Grund ihrer Erfahrungen in 20 Fällen.

3. Tumoren der Blase.

Der von KÜMMELL gegebenen Einteilung folgend, der mit anderen, das Blasenpapillom zu den Carcinomen rechnet und als „Zottenkrebs" zu bezeichnen vorschlägt, sollen Papillome und Carcinome gemeinsam besprochen werden. Mehr als bei irgend einer anderen Lokalisation von Tumoren müssen sich bei der *Behandlung von Blasentumoren* die grundsätzlich verschiedenen Behandlungsmethoden: das *Messer*, der *Thermokauter* und die *Strahlen* gegenseitig ergänzen.

In der Behandlung der Blasenkrebse beherrscht, wenn man die Weltliteratur übersieht, heute die *Radiumbehandlung* das Feld. Sie ist besonders in Frankreich und in Amerika in den letzten Jahren durch das Interesse, das ihr die dortigen Urologen zugewandt haben, zu großer technischer Vollkommenheit gebracht worden. Doch kann man auch hier nicht sagen, daß die Erfolge immer den aufgewandten Mühen entsprochen haben, wenn auch in einzelnen Instituten, wie in dem in der Radiumbehandlungstechnik in Amerika führenden Memorial-Hospital in New-York ganz besonders bemerkenswerte Erfolge erzielt wurden. Für eine Stellungnahme zu der Frage, ob Radium oder Röntgenstrahlen eher erfolgversprechend sind, ist die Zeit noch nicht gekommen. Daß auch in

Amerika selbst die Erfolge der Radiumbehandlung noch nicht allgemein befriedigen, zeigt die Tatsache, daß in den meisten neueren Veröffentlichungen (WATERS, HEUSER) eine Abkehr von der Radiumbehandlung und eine Rückkehr zu der modernen Röntgentiefentherapietechnik mit einer kombinierten Radium- und Röntgenbehandlung empfohlen wird (STEVENS, BURMANN und NEIL, SCHMITZ, WILLIAMS).

Betrachten wir zunächst die *Technik der Radiumapplikation*, so konnte den ersten Versuchen mit *Radiogenstäbchen*, wie sie von STICKER mittelst Katheter in die Blase eingeführt wurden, oder Ausspülungen der Blase mit *Radiogenolemanationswasser*, wie sie von CAAN vorgenommen wurden, deswegen kein Erfolg beschieden sein, weil sie mit viel zu geringen Dosen ausgeführt wurden. Auch die Versuche mit Allgemeinbehandlung durch Injektion löslicher radioaktiver Salze (Radium, Thorium X, Radiothorium) haben zu keinen greifbaren Erfolgen geführt. Wenn mit dieser Behandlungsmethode dennoch gelegentlich Rückbildungen von Tumoren beobachtet wurden, so sind sie, wie wir auf Grund unserer heutigen vermehrten Kenntnisse von der Art und Weise der Strahlenwirkung bei Tumoren sagen können, nicht auf die örtlich erreichte Strahlenkonzentration zurückzuführen, sondern Ausdruck einer Allgemeinwirkung der Strahlen, deren günstiger Einfluß auf Tumoren durch die Untersuchungen der Schule von MURPHY und von CASPARI unabhängig voneinander festgestellt wurde.

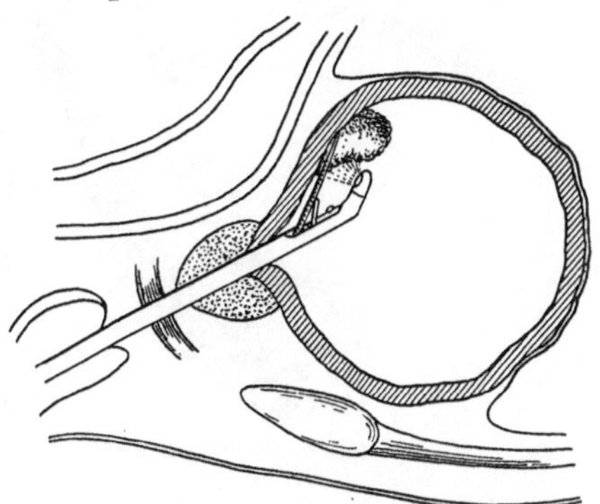

Abb. 10. Transurethrale Radiumapplikation. (Nach BARRINGER.)

Die konservativste Methode der heute üblichen örtlichen Radiumapplikation ist die der *Einführung radiumhaltiger Nadeln mittelst des Cystoskops.* Schon 1914 hat ARYES ein derartiges Instrument konstruiert. Bei ihm bildete eine radiumhaltige Goldkapsel das Ende eines Katheters, der durch die Urethra an den Tumor herangeführt wurde. Zuvor wurde die Harnröhre mit 1%iger Cocainlösung anästhetisch gemacht und während der Bestrahlung die Blase mit einer Alypinlösung gefüllt. Später hat YOUNG in ähnlicher Weise ein Cystoskop konstruiert, das mehrfach verwendet worden ist, so von GERAGTHY, der damit 100—200 mg RaEl. in die zum Schutze der normalen Blasenwand mit Wasser angefüllte Blase einführte. Je nach der Größe, dem Charakter und der Anspruchsfähigkeit wurde wöchentlich ein- bis zweimal für die Dauer von einer Stunde bestrahlt. BARRINGER benutzt für gewisse ähnlich lokalisierte kleine Geschwülste ein von BUERGER angegebenes Radiumcystoskop. Mit diesem können die Platinnadeln, in denen sich das Radium befindet, unter Leitung des Auges entweder nur an den Tumor herangebracht, unter Umständen aber auch direkt in den Tumor eingestochen werden. Die Nadeln sind an einem besonderen Draht fixiert, der durch die Seele des Cystoskops läuft. Nachdem die Radiumnadel in loco befestigt ist, kann das Cystoskop entfernt werden. Nach Beendigung der Bestrahlungszeit wird die Radiumnadel mittelst des Drahtes durch die Urethra wieder herausgezogen (Abb. 10). Bei diesem Vorgehen wird das längere Verweilen des Katheters in der Blase vermieden. Offenbar ist die Methode nur für einen Bruchteil der Fälle anwendbar. BUGBEE verwirft sie vollständig, weil die Lokalisation der Radiumnadeln bei intraurethralem Vorgehen nur unvollkommen gelingt und auch ORAISON beurteilt die Methode kritisch. Doch trifft diese Kritik nur die Applikationsform, bei der das radioaktive Präparat direkt auf den Tumor heraufgedrückt wird, nicht die BUERGER-BARRINGERsche Methode der *Implantation* der Radiumnadeln. Nach BARRINGER kommt die *transurethrale Methode* der Radiumapplikation nur *für Papillome, gestielte papilläre Carcinome und für infiltrierende Carcinome* in Betracht, deren Ausdehnung nicht mehr als 2 cm beträgt und ebenso wollen sie so erfahrene Radiumtherapeuten wie BURNAM und NEIL (Baltimore) nur für lokalisierte Papillome angewandt wissen. In allen zweifelhaften Fällen und bei ausgedehnteren Tumoren kommt man nicht darum herum, die Blase zunächst operativ anzugehen und *suprapubisch* zu eröffnen. Hat man sich auf diese Weise den Tumor zugänglich gemacht, so kann das weitere Vorgehen ein verschiedenes sein. WERNER macht eine Aufklappung der Blase nach

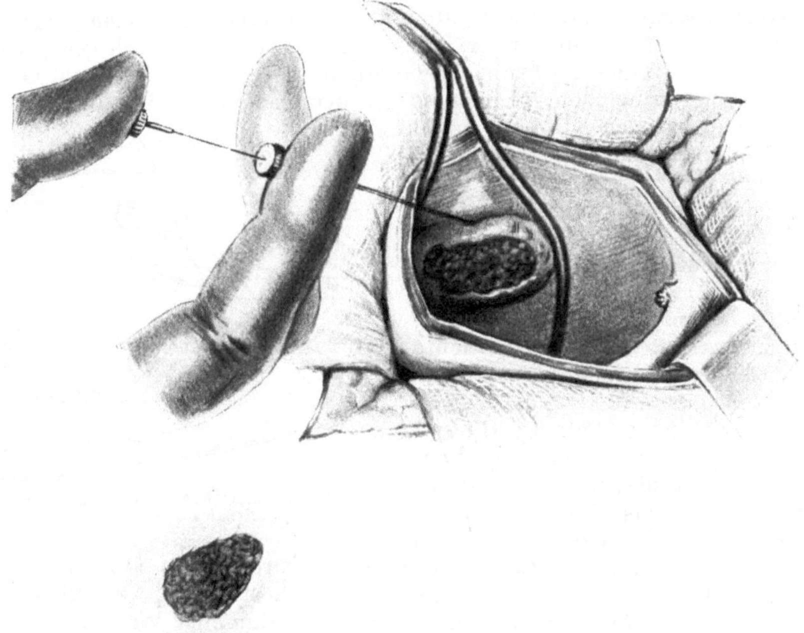

Abb. 11. Spickmethode beim Blasencarcinom nach suprapubischer Cystotomie. (Nach BARRINGER.)

WITZEL, legt das Radium oberflächlich auf den Tumor und schließt, nachdem 4—5 Wochen nach der ersten Bestrahlung eine zweite Radiumbehandlung stattgefunden hat, die Blase wieder. BARRINGER macht die hierbei anzuwendende Technik von der Art und Ausdehnung der Geschwülste abhängig. Bei flachen infiltrierenden Carcinomen werden *ungefilterte Capillaren* nach der Spickmethode in den Tumor injiziert, und zwar so, daß auf den Kubikzentimeter zwei Röhrchen von 0,5 mc Aktivität kommen (Abb. 11). Man muß dabei wegen der starken nekrotisierenden Wirkung der ungefilterten Capillaren darauf achten, daß man immer 0,5 cm von dem Tumorrand entfernt bleibt. Die Oberfläche wird dann noch mit gefilterten Radiumröhrchen ausgiebig mit etwa 500—600 mcs bei 0,6 mm Silberfilter bestrahlt. Die grundsätzlichen Bedenken gegen die Anwendung der stark nekrotisierend wirkenden ungefilterten Emanationscapillaren gelten auch für das Blasencarcinom, weshalb die Methode fast allgemein wieder verlassen wurde (WATERS, MUIR, DEAVER, MC KEANY). Weite Verbreitung hat das Verfahren gefunden, bei papillären Carcinomen den papillären Teil zunächst durch Kauterisation zu entfernen. Hierbei kann man sich mit Vorteil der Elektrokoagulation bedienen (KOLISCHER und KATZ, PROUST, RODENBURG und PRIME, THOMAS und PFAHLER, CORBUS). Ähnlich ist die Technik der meisten anderen Autoren (LE FUR, PINCH, DUNCAN, BUGBEE, STEVENS, BURMANN und NEIL), die auch je nach dem Sitz und der Ausdehnung des Tumors die transurethrale oder die suprapubische Methode der Radiumapplikation bevorzugen.

Röntgenstrahlen. Während beim Radium die Einwirkung der Strahlen streng auf den Tumor beschränkt werden kann, muß bei der Anwendung der *Röntgenstrahlen die Mitbestrahlung größerer Gewebsbezirke der Umgebung* mit in den Kauf genommen werden. Hier liegt andererseits ein Vorteil insofern, als

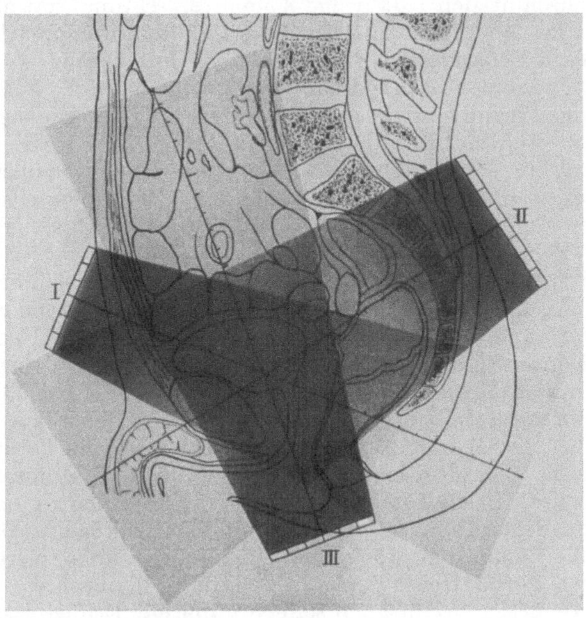

Abb. 12. Schema der Bestrahlung der Blasen- und Prostatagegend. (Nach HOLFELDER.)

neben den Primärtumoren auch die Beckenlymphdrüsen mitgetroffen werden. Gerade die Möglichkeit der Mitbestrahlung der regionären Drüsen ist einer der Hauptgründe dafür, daß sich die Röntgenbestrahlung als Ergänzung auch in den Kliniken mit ausgebildeter Radiumtechnik immer mehr Eingang verschafft. Die Technik der Bestrahlung ist am sorgfältigsten durch HOLFELDER ausgearbeitet worden, der speziell für die Bestrahlung der Blasentumoren das Schema der Abb. 12 angibt, das die Bestrahlung der Blasengegend von drei etwa in einem Winkel von 120 Grad zueinander liegenden Feldern vorsieht. Bei sehr dicken Patienten wird man das hintere Feld teilen und von links und rechts applizieren können. Vor einer Teilung des vorderen Feldes muß dagegen, wegen der *Gefährdung der vorderen Blasenwand* durch Überschneidung gewarnt werden. GUNSETT, der von 5 Feldern her bestrahlt hat, mußte einmal eine Darmschädigung mit in Kauf nehmen, die erst nach einigen Wochen zur Abheilung kam. Zu große Dosen führen zu Cystitiden und Ulcerationen. MARION warnt wegen der möglichen schweren toxämischen Erscheinungen vor der Radiumapplikation in direktem Anschluß an die Operation.

Was die *Erfolge der Strahlentherapie der Blasentumoren* anbetrifft, so sind temporäre Rückbildungen von Tumoren sowohl nach Röntgenstrahlen (WETTERER, HEUSER, GUNSETT, WATERS) wie besonders nach Radium (fast alle früher genannten Autoren) nichts Seltenes. Verhältnismäßig häufig beobachtet man eine günstige Wirkung auf die Schmerzen und ein *Sistieren* der schwächenden *Blasenblutungen.* Um so spärlicher sind Erfolge, die auch nur einige Jahre standgehalten haben und ganz selten Dauererfolge. Die erste größere Statistik hat vor einiger Zeit BARRINGER über seine mit Radium nach den im Memorial-Hospital ausgebildeten Methoden erzielten Erfolge veröffentlicht. In 11 intravesical behandelten Fällen war der primäre Erfolg in Gestalt eines *Verschwindens des Tumors* stets vorhanden. Ein Fall wurde 4 Jahre 4 Monate beobachtet, die anderen Fälle durchschnittlich 1 Jahr und 8 Monate. Einmal trat nach 2 Jahren ein Rezidiv auf, das ebenfalls mittelst Radiumbehandlung entfernt wurde. Von 29 suprapubisch behandelten Fällen zeigten einige eine so ausgedehnte Geschwulst, daß von einer Behandlung abgesehen wurde. Zehnmal wurde das Carcinom zum Verschwinden gebracht; die längste Beobachtungsdauer beträgt 20 Monate. Fünfmal fand keine Nachuntersuchung statt, 14 Patienten sind gestorben oder in schlechtem Zustand, einer ist verschollen. In allen Fällen handelte es sich um inoperable Tumoren, die höchstens durch eine Cystektomie hätten angegangen werden können. BURNAM, CURTIS und WALKER konnten in einem Falle von Rezidiv nach Operation durch intravesicale transabdominelle Radiumbehandlung eine vorläufige Heilung herbeiführen, die jetzt $7^1/_2$ Jahre anhält. Auch G. G. SCHMIDT hat bei einem inoperablen Schleimhautcarcinom der Uretermündung mit kombinierter kaustischer und Radiumbehandlung (mit emanationshaltigen Glascapillaren!) eine bisher 5 Jahre anhaltende Heilung erzielt. In dem Material von SCHMITZ-Chicago, das aus 53 inoperablen Blasencarcinomen bestand, betrug die durchschnittliche Lebensdauer bei Primärfällen 18 Monate, bei Rezidiven 8 Monate. Immerhin lebte ein Patient 11 Jahre, einer 6 Jahre. SCOTT und McKAY, die das 622 Fälle umfassende Material des John-Hopkins-Hospitals in Baltimore verarbeiteten, kommen zu dem Ergebnis, daß die kombinierte Behandlung mit Radium und Elektrokoagulation wirksamer ist als die kaustische Behandlung für sich allein. Bei der kombinierten Radium-Röntgenbehandlung wurde Heilung bis zu 9 Jahren beobachtet.

Indikationen. Derartige wenn auch seltene günstige Erfolge lassen sich mit Röntgenstrahlen allein nicht erreichen. Leider scheitert in Deutschland die Radiumbehandlung in größerem Maßstabe zunächst an der Seltenheit des wertvollen Materials, das die Voraussetzung für die Ausbildung der allein aussichtsreichen Methode mit multiplen Herden bildet. Im übrigen sind gerade beim Blasencarcinom die verschiedenen zur Verfügung stehenden Methoden dazu bestimmt, sich gegenseitig zu ergänzen. Bei kleinen leicht zugänglichen Tumoren wird man unbedingt operieren. Sitzen sie am Blasenboden, so kommt die transurethrale Radiumbehandlung nach vorheriger Elektrokaustik in Betracht. Bei kleinen Tumoren ist die suprasymphysäre Eröffnung der Blase angezeigt. Elektrokaustik, Radium- und Röntgenbehandlung, letztere in zeitlichem Abstand von einigen Wochen mit der Radiumbehandlung, sind kombiniert anzuwenden (KIDD, GOSSMAN, BELOT, THOMAS und PFAHLER). Zu bedenken bleibt, daß die Radiumbehandlung ein wesentlich eingreifenderes Verfahren darstellt als die Röntgenbehandlung.

4. Tumoren der Prostata.

Das *Carcinom der Prostata* hat seine infauste Prognose auch durch die Strahlentherapie nicht verloren. Daran haben die zeitweise begeisterten Berichte, die aus Amerika über die Erfolge der modernen Radiumtechnik zu uns gedrungen sind, bisher nichts zu ändern vermocht. In einem Drittel der Fälle werden die Heilungsaussichten von vornherein stark beeinträchtigt. Systematische Untersuchungen des gesamten Skeletes mit Röntgenstrahlen an Prostatacarcinomkranken der MAYOschen Klinik führten zu dem interessanten Resultat, daß *in etwa* 30 % *der Fälle*, die zur Behandlung kamen, bereits eine *Verbreitung des Carcinoms im Knochen* Platz gegriffen hatte und leider trifft die besonders von BORAK betonte relativ größere Strahlenempfindlichkeit der Knochenmetastasen nach unseren eigenen Erfahrungen für die gewöhnlich im Kreuzbein und der Lendenwirbelsäule lokalisierte osteoplastische Carcinose bei primärem Sitz des Tumors in der Prostata nicht zu. Dennoch darf behauptet werden, daß eine zweckmäßige *Strahlentherapie* nicht nur *lebensverlängernd* wirkt, sondern das Leiden auch *erträglicher* macht.

Bestrahlungstechnik, Röntgenstrahlen. Die *Röntgenbehandlung* des Prostatacarcinoms ist besonders in Deutschland ausgebildet worden, ohne jedoch zu größerer Verbreitung gelangt zu sein. Man hat, enttäuscht darüber, in den Röntgenstrahlen das Allheilmittel gegen den Krebs nicht gefunden zu haben, die Methode allzusehr vernachlässigt und die mit ihr zu erreichenden palliativen Erfolge allzu gering eingeschätzt. Allerdings kann die ausgiebige Röntgenbestrahlung der Prostata, wie sie bei den wenig radiosensiblen Tumoren dieses Organs unumgänglich notwendig ist, nur durchgeführt werden, wenn dabei eine große *Volumdurchstrahlung* des Körpers mit ihren nachteiligen Wirkungen auf das Allgemeinbefinden der Patienten mit in Kauf genommen wird, worauf besonders JÜNGLING hingewiesen hat. Die hierin liegenden Nachteile sind jedoch durch die Methode der Dosenverteilung auf mehrere Tage und durch die Möglichkeit der Abkürzung der Bestrahlungszeit mit den modernen Hochleistungsapparaten wesentlich geringer geworden. JÜNGLING verwendet 2 Felder von der Gesäßgegend her und ein großes Fernfeld vom Abdomen. Er ist später dazu übergegangen, dieses vordere Großfernfeld in mehrere kleinere Nahfelder (8 × 10 cm Feldgröße, 30 cm Hautabstand) aufzuteilen, wobei etwa 20—30 % der Volumdosis gespart werden. HOLFELDER ordnet seine Einstellungen in ähnlicher Weise an, wie bei der Behandlung der Blasentumoren (vgl. Abb. 12). WIESER arbeitet mit Überdeckungsschichten, um die Strahlenverteilung gleichmäßiger zu gestalten.

Für die Behandlung der *regionären Metastasen* des Prostatacarcinoms, sowie der *Knochenmetastasen* ist die Röntgenbehandlung die Methode der Wahl. In der Behandlung des Primärtumors ist ihr in der Radiumbehandlung ein ernstlicher Konkurrent erwachsen.

Radium. Die älteste Methode der *Radiumanwendung* beim Prostatacarcinom, wie sie zuerst in Frankreich ausgebildet wurde (PASTEAU und DEGRAIS) besteht in der *Bestrahlung von der Urethra, von der Blase und vom Damm her.* In Kombination mit anderen noch zu besprechenden Anwendungsformen und mit verbesserter Technik ist sie auch heute noch im Gebrauch. PASTEAU und DEGRAIS brachten 1—2 Radiumröhrchen in das Innere eines *halbelastischen Katheters* und fixierten das Röhrchen dadurch, daß sie es mit einem Draht aus Aluminiumbronze verbanden, der an der unteren Öffnung des Katheters befestigt wurde. Die Dauer der Einzelsitzungen richtet sich nach der Empfindlichkeit des Patienten. Sie kann 3—4 Stunden betragen. YOUNG hat die Methode der genannten Autoren aufgegriffen und ist durch sie zur Konstruktion eines Cystoskops angeregt worden, das bereits beschrieben wurde (vgl. S. 369). In dem YOUNG*schen Radiumcystoskop* kann die richtige Lage des Instrumentes und des an ihm befestigten Radiumpräparates mit dem Auge kontrolliert werden. Auf diese Weise kann in jeder Sitzung eine andere Schleimhautstelle des Blasenbodens oder der Urethra eingestellt und es können bis zu 10 Stellen von dem Trigonum und der Urethra aus bestrahlt werden, ohne eine Verbrennung der Schleimhaut befürchten zu müssen. Schon PASTEAU und DEGRAIS und ebenso YOUNG verbinden die Bestrahlung von der Urethra und Blase her in vielen Fällen mit einer Bestrahlung vom Damm aus. YOUNG und DEMMING wandten diese Methode systematisch an. Im ganzen wurden von DEMMING 4—5000 mgstd. gegeben, 1300 mgstd. von ihm als Minimum bezeichnet. Bei der Bestrahlung vom Rectum her findet ein gefenstertes Radiumpräparat Anwendung, um die rückwärtigen Teile der Rectalschleimhaut nach Möglichkeit zu schonen. Auch so muß darauf Rücksicht genommen werden, daß die Rectalschleimhaut offenbar wesentlich strahlenempfindlicher gegen Überdosierung ist als die Schleimhaut der Urethra. Von verschiedenen Seiten wird deswegen sogar direkt vor dieser Methode gewarnt. Bei erheblicher Vergrößerung des Organs kann die alleinige Bestrahlung von außen nicht als ausreichend angesehen werden, weil die Tiefenwirkung der Strahlen zu gering ist. Es machen sich da die gleichen Bedenken geltend, auf die schon bei der Besprechung der Radiumtherapie der Prostatahypertrophie eingegangen wurde (vgl. S. 362).

Man hat deswegen, dem allgemeinen Verfahren bei der Tumorbehandlung mit Radium entsprechend, auch für die Prostata Methoden der *intratumoralen Radiumapplikation* ausgebildet. Die am wenigsten eingreifende Art des Vorgehens ist die von BARRINGER. BARRINGER sticht unter Kontrolle mit dem tastenden Finger vom Rectum her in jeden Prostatalappen unter Lokalanästhesie eine *Stahlnadel von 10—15 cm* Länge ein, die an ihrem Ende ein Emanationsröhrchen von 50—100 mc enthält. Auf ein Volumen von 2 cm Durchmesser kommen etwa 300—400 mcstd. In der gleichen Weise wird die Gegend der Samenblasen bestrahlt, wobei es manchmal von Vorteil ist, die Nadeln durch das Rectum einzustoßen. Diese Methode wurde von BARRINGER mit der intraurethralen Methode nach YOUNG kombiniert (Abb. 13). Auch DONABIS empfiehlt, die mit Platin gefilterten Radiumröhrchen mit einem Troikar vom Damm her in die Prostata einzuführen, wobei die Röntgenkontrolle zu Hilfe genommen wird. Die Gesamtdosis wird von DONABIS erst in 21 Tagen erreicht, da jedes einzelne Röhrchen nicht mehr als 10 mg enthält. Nach der französischen Anschauung kommt auf diese Weise die elektive Wirkung der Strahlen mehr zur Geltung. Ein ähnliches Verfahren wird von MUIR empfohlen. SLUYS und VAN DEN BRANDEN wollen dagegen von dieser Art des Vorgehens nichts wissen, weil man dabei so zu sagen im Dunkeln tappe und empfehlen ebenso wie ROBERT und HERBST, die Prostata vom Damm aus freizulegen und dann die Nadeln unmittelbar unter Leitung des Auges in das Organ einzustechen. Dabei wird in die Harnröhre eine Metallsonde eingeführt.

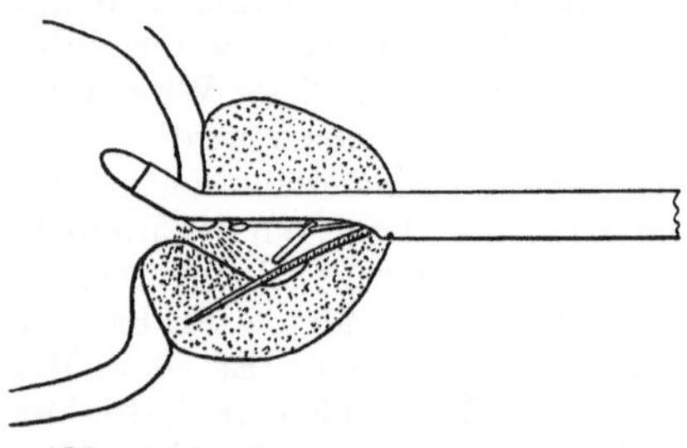

Abb. 13. Spickmethode der Prostata. (Nach BARRINGER.)

Die *Nadelung der Prostata* mit nackten Capillaren wurde vor allem von BUGBEE empfohlen, der sie in Lumbalanästhesie ausführt und auch von HERBST und THOMPSON entweder vom Damm her oder von der eröffneten Blase her vorgenommen. Die Bedenken, die gegen die allzu „kaustisch" wirkenden ungefilterten Emanationscapillaren erhoben werden müssen, wurden schon erwähnt (S. 332). Der Eintritt einer Prostatanekrose, wie sie NICOLICH erlebte, muß unter allen Umständen vermieden werden. BARRINGER verwendet ungefilterte Glascapillaren nur, um in entsprechenden Fällen den hypertrophischen Mittellappen der Prostata auf dem Wege der Radiokaustik zu entfernen. Zudem ist die Spickmethode mit den filterlosen Glascapillaren offenbar sehr schmerzhaft. BUMPUS hat an dem Riesenmaterial der MAYO-Klinik nacheinander verschiedene Methoden der Radiumbehandlung ausprobiert. Die Wirkung einer Sondenbehandlung vom Rectum her bestand im wesentlichen in der Erzielung einer Proctitis, eine wesentliche Besserung trat nicht ein. Auch mit der Methode der „Radiopunktur" vom Damm her wurde die durchschnittliche Lebensdauer nur wenig gegenüber unbehandelten Fällen verlängert. Erst die Spickmethode mit emanationshaltigen metallgefilterten Nadeln vom Damm, von der Harnröhre und vom Rectum her, mit Dosen bis zu 20 000 mgstd., führten zu Ergebnissen, die den operativen Resultaten die Waage hielten. CHAUVEAU legt die Prostata zunächst vom Damm her operativ frei und begnügt sich dann mit der Nadelung der Prostata mit 12 Nadeln zu 2—3 mg, die 8—10 Tage im Gewebe blieben.

Selbstverständlich wurde auch die *Röntgen- und Radiumbehandlung* vielfach miteinander kombiniert, und dieses Verfahren scheint besonders in den Fällen angezeigt, in denen das Carcinom sich bereits in die Umgebung ausgebreitet hat oder gar Knochenmetastasen aufgetreten sind. Den Wert der Röntgenbestrahlung gerade bei Knochenmetastasen betonen WATERS und PIERSON.

Die *Gefahren und nachteiligen Folgen*, die berücksichtigt werden müssen, sind je nach der verwendeten Technik verschiedene. Bei der *Röntgenbestrahlung* sind es die örtlichen, mit der Überdosierung zusammenhängenden gefährlichen Folgeerscheinungen der irreparablen Gewebsschädigung, sowie die Gefahren der Strahlenkachexie, bei der *Radiumapplikation* von der Harnröhre, vor allem aber vom Mastdarm her die Schleimhautschädigungen, und bei der Nadelung mit ungefilterten Radiumemanationscapillaren das Auftreten ausgebreiteter Gewebsnekrosen, Fistelbildung, Blutungen und Thrombose (DOSSOT).

Verhältnis zur Operation. Während BARRINGER die operativen Verfahren so gut wie gänzlich verwirft und mit der Radiumbehandlung auskommen zu können meint, und HOLFELDER in seinen Fällen von der Röntgenbestrahlung allein mehr erwartet als von der Operation, wenden die meisten Autoren die Strahlenbehandlung in Verbindung mit operativen Verfahren an (LE FUR, YOUNG, THOMAS und PFAHLER, PAPIN und VERLIAC, CUNNINGHAM, GERAGTHY, B. A. THOMAS, WATSON und HERGER), ganz abgesehen von den besprochenen vorbereitenden Operationen für die Radiumbehandlung. Häufig wird dabei so vorgegangen, daß die Blase suprapubisch eröffnet, die Prostata herausgeschält und zur Nachbehandlung Radium in das Prostatabett eingeführt wird. CUNNINGHAM verspricht sich davon den Vorteil des Ausbleibens des Lokalrezidivs und der Notwendigkeit der Anlegung einer suprapubischen Blasenfistel.

Eine bestimmte bevorzugte Methode der Strahlenbehandlung der Prostata kann nicht aufgestellt werden, sondern es handelt sich darum, je nach den Bedürfnissen des Einzelfalles zu *individualisieren*. Derartige *differenzierte Indikationsstellungen* stammen z. B. von WATSON und HERGER. Offenbar kommen nur die ganz lokalisierten Tumoren für die Radiumbehandlung allein in Betracht, in allen ausgedehnteren Fällen wird die Radium- und Röntgenbehandlung zweckmäßig miteinander kombiniert. Bestehen starke Retentionserscheinungen, so schlagen WATSON und HERGER vor, nach YOUNG von der Harnröhre aus zu operieren und Radiumbehandlung vom Damm her vorzunehmen. Nur bei sehr hinfälligen Patienten mit großen, ausgebreiteten Rezidiven kommt die Cystostomie mit Radiumbehandlung von der Blase her und Röntgenbehandlung in Betracht.

Die Indikationen für die verschiedenen Methoden der Strahlentherapie wird man naturgemäß um so enger ziehen, je eingreifender das Verfahren ist, das man anwenden will. So ist es verständlich, daß BUMPUS seine Radiumspickmethode nur für die Fälle reserviert wissen will, in denen noch keine Knochenmetastasen vorhanden sind, so daß sie wenigstens Aussicht auf Erfolg bieten. Nach der angeführten Statistik der MAYO-Klinik fallen damit allerdings ein Drittel aller Fälle aus. Diese werden palliativ mit dem Dauerkatheter oder mit der Cystotomie behandelt. Für die Röntgenbehandlung können naturgemäß die Grenzen sehr viel weiter gezogen werden.

Was die erreichten Erfolge anbetrifft, so taucht bei der Feststellung von Dauerheilungen nach einer konservativen Behandlungsmethode zugleich die Frage nach der Richtigkeit der Diagnose auf. BUMPUS, der 1926 das Material der MAYO-Klinik revidierte, hatte unter 112 technisch einwandfrei mit Radium behandelten Kranken, von denen zuverlässige Nachrichten vorlagen, 4, die bereits länger als 5 Jahre am Leben waren. Bei dem oft genannten Fall von PASTEAU und DEGRAIS mit achtjähriger Heilungsdauer muß es doch zweifelhaft bleiben, ob es sich wirklich um ein Carcinom gehandelt hat. So darf behauptet werden, daß die Methoden der Strahlenbehandlung in vielen Fällen mindestens dasselbe leisten wie die operativen Methoden und daß sie in geeigneter Kombination mit ihnen lebensverlängernd wirken. BARRINGER hält die Radiumbehandlung auf Grund der Beobachtung von 145 Fällen der operativen für überlegen. Unter seinen Fällen sind, was zum Teil an der Kürze der Beobachtungszeit liegt, bisher jedoch nur 5, die eine 3—5jährige Periode rezidivfrei geworden sind. In seiner sehr gewissenhaften Statistik kommt BUMPUS zu dem Resultat, daß die kombinierte Radiumbehandlung transurethral und vom Damm her mit Nadelung nach BARRINGER die besten Chancen bietet. Im übrigen werden so gut wie alle Symptome unter Umständen günstig beeinflußt. Es tritt eine Rückbildung und mit ihr — allerdings nicht in allen Fällen — ein Wegsamerwerden der Harnwege ein. Die Häufigkeit der Miktionen läßt nach und vor allem werden die heftigen Kreuzschmerzen gebessert. Die Kranken kommen mehr zur Ruhe und eine beträchtliche Hebung des Allgemeinbefindens ist die Folge. Prostatasarkome wurden nur in vereinzelten Fällen der Strahlenbehandlung zugeführt. YOUNG und WATERS erwähnen zwei Fälle, von denen einer 7 Jahre am Leben ist und BARRINGER erzielte mit seiner Methode der Injektion von Radiumnadeln bei einem durch Probeexcision festgestellten Myxosarkom eine bisher 6 Jahre anhaltende Heilung. Auch GOTTSTEIN hebt die relativ günstige Prognose der Bestrahlung beim Prostatasarkom hervor.

5. Tumoren des Hodens.

Die Bedeutung der Strahlentherapie der *Tumoren der männlichen Keimdrüse* verdient besonders hervorgehoben zu werden. Die operativen Resultate bei diesen Hodengeschwülsten, die sehr früh zu Metastasierungen entlang den Lymphwegen im Geflecht der Venae spermaticae führen, sind anerkannt schlecht. In den großen Statistiken schwanken die Prozentzahlen für Dauerheilungen zwischen 5 und 10 %. TANNER fand für 600 gesammelte Fälle eine gesamte Heilungsziffer von $5^1/_2$%. Dazu kommt die große primäre Mortalität für jene allein aussichtsreiche Methode, bei der die retroperitonealen Drüsen bis zur Niere verfolgt und eventuell exstirpiert werden. Mit der Bestrahlungstherapie sind erst in den letzten Jahren größere Erfahrungen gesammelt. Dabei hat sich gezeigt, daß *ein großer Teil der malignen Hodentumoren* und seiner abdominellen Metastasen eine *ungewöhnlich große Sensibilität* besitzt. BÉCLÈRE hat zuerst 1921 darauf hingewiesen, daß eine bestimmte Gruppe embryonaler Carcinome des Keimdrüsenepithels, die von CHEVASSU als „*Spermatocytome*“ bezeichnet wurden, und jetzt besonders in Frankreich gewöhnlich „*Seminome*“

genannt werden, sehr leicht durch Röntgenstrahlen zu beeinflussen ist. Nach PEYRON kommt auf 200 Seminome nur ein andersartiger Hodentumor. BÉCLÈRES Erfahrungen reichen bis zum Jahre 1905 zurück. Bei seinem eindruckvollsten Fall kam der Patient mit großen retroperitonalen Metastasen zur Röntgenbehandlung und wurde durch eine vielstellige Röntgenbestrahlung mit fraktionierten Dosen 8 Jahre rezidivfrei. Erst dann ging er an einem erneut auftretenden abdominellen Rezidiv ein. Im folgenden Jahre konnte BÉCLÈRE 11 Fälle aus der Literatur zusammenstellen, aus denen übereinstimmend die große Radiosensibilität der oft über faustgroßen Metastasen in der Leibeshöhle hervorgehoben wird und stets eine Rückbildung der Tumoren erzielt wurde, die allerdings in einigen Fällen nur vorübergehend war und in den meisten anderen zu kurze Zeit beobachtet wurde, als daß man von Dauererfolgen sprechen konnte. In einem von BÉCLÈRES Fällen, der mit einer großen Milzmetastase in die Strahlenbehandlung genommen wurde, besteht jetzt fünfjährige Rezidivfreiheit. Besonders ausgedehnte Erfahrungen haben BARRINGER und DEAN gesammelt, die schon 1921 über 36 Fälle von Hodentumoren bzw. retroabdominellen Rezidiven nach vorausgegangener Operation berichteten (19 Fälle), bei denen sie die Strahlenbehandlung allein mit Radium durchführten. Die Methode bestand darin, daß ein „*Radiumpack*“ (vgl. Abb. 3) in 6 cm Abstand auf die Haut des Abdomens an verschiedenen Stellen über der Geschwulst unter Filterung mit 2 mm Blei gebracht und im ganzen 12 000 mcstd. appliziert wurden. Der Erfolg war der, daß von den 36 Patienten, die in einem Zeitraum von 4 Jahren zur Beobachtung kamen, zur Zeit der Berichterstattung noch 11 lebten. Die rasche Rückbildung selbst großer retroperitonealer Tumormassen wird besonders hervorgehoben. Ähnliche Beobachtungen stammen von PROUST und MALLET, PFAHLER, BOWING, JANOWSKI, HESSE, GREKOW, COLEG, LENK, NEMENOW, SIMONS, DELBET, ZEITLIN. Unsere eigenen Beobachtungen betreffen 4 Fälle der letzten 2 Jahre. Während in einem Fall mit reichlichen abdominellen Metastasen der tödliche Ausgang nicht abgewendet werden konnte, sind zwei andere Patienten zeitig von ihren über kindskopfgroßen Tumoren der regionären Drüsen des Unterleibes vollkommen befreit und wieder arbeitsfähig. In dem vierten Falle bildete sich nach dem Rückgang der Metastasen im Abdomen eine Metastase in der Blasenschleimhaut aus, die cystoskopisch festgestellt wurde und zu abundanten Blasenblutungen führte. Auch diese Metastase ist durch Strahlenbehandlung seit einem halben Jahre vollkommen zurückgebildet worden, so daß bei einer zweiten Cystoskopie Monate nach der Röntgenbestrahlung der Blasengegend keine Spur mehr von ihr nachweisbar war.

Die außergewöhnliche Ansprüchsfähigkeit gewisser Hodentumoren wird auch durch eine Beobachtung von LENK beleuchtet. In diesem Fall, der von dem Autor als Sarkom bezeichnet wird, aber, wenn man der Auffassung von CHEVASSU und PEYRON beitritt, daß die als Hodensarkome bezeichneten Tumoren sämtlich Seminome sind, als Seminom angesehen werden kann, trat schon auf 15 $^0/_0$ HED. hin klinische Heilung ein und es schwanden sogar die außerhalb des eigentlichen Strahlenkegels gelegenen Tumorteile allein durch die Streustrahlung. BOWERING an der MAYOschen Klinik, an der seit 1917 über 30 Fälle von Hodentumoren mit Radium und Röntgentiefentherapie behandelt worden sind, benutzt die *Schnelligkeit der Rückbildung* geradezu *als diagnostisches Zeichen*. Gelingt es nicht, des Tumorwachstums bei der ersten Bestrahlung vollkommen Herr zu werden, so ist leider damit zu rechnen, daß die sich neu bildenden Metastasen bereits weniger gut auf eine neuerliche Bestrahlung ansprechen, und daß die Tumoren bei den folgenden Bestrahlungen zunehmend resistenter werden. Worauf diese *Resistenzsteigerung mehrfach bestrahlter Geschwülste* beruht, ist noch durchaus unklar. Die für die Seminome festgestellte große Radiosensibilität gilt für andere Geschwulstformen des Hodens nicht. Die Teratome des Hodens sind sogar ausgesprochen radiosensibel (BÉCLÈRE). Die große Verwirrung, die bis auf den heutigen Tag in der Nomenklatur der Keimdrüsengeschwülste besteht, erschwert allerdings die Beurteilung.

Was die *Technik* der Strahlenapplikation anbetrifft, so muß, da es sich in der Mehrzahl der Fälle um sehr ausgedehnte Geschwulstbildungen handelt, von vornherein die *Röntgentiefenbestrahlung als der Radiumbehandlung überlegen* angesehen werden. Einzig BARRINGER und DEAN haben Radium allein in der Form angewandt, die oben beschrieben wurde, welche aber die moderne Röntgentiefentherapie nur unvollkommen ersetzen kann. In den operablen Fällen kombinierten sie sie mit der Radikaloperation und legten an die Stellen, an denen retroperitoneale Drüsen entfernt wurden, Radiumröhrchen mit 0,5 mm Silberfilter ein. — Nach 3—6 Wochen fand nochmalige Behandlung mit dem „Radiumpack" statt.

Eine kombinierte Röntgen- und Radiumbehandlung bevorzugt BOWING. Er dehnt die Bestrahlung auch auf die Supraclaviculardrüsen aus, jedoch nur da, wo wirklich Geschwülste fühlbar geworden sind. Was die zeitliche Verteilung der Röntgendosen anbetrifft, so wird besonders von BÉCLÈRE, dem in Frankreich gebräuchlichen Bestrahlungsmodus entsprechend Wert darauf gelegt, daß keine einzeitigen Höchstdosen, sondern über einen längeren Zeitraum verteilte Teildosen gegeben werden, um allzu stürmische Reaktionen zu vermeiden. Wie berechtigt diese Forderung ist, zeigt die starke Intoxikation, die NEMENOW bei einem Fall von abdominellen Metastasen eines Seminoms erlebte, die er von mehreren Abdominal- und Rückenfeldern her mit einer HED. pro Feld in einer Sitzung bestrahlte, mit dem Resultat eines ganz schweren Intoxikationszustandes mit fünftägiger Bewußtlosigkeit. Nach unseren Erfahrungen dürften 50 % HED. auf den Erkrankungsherd bei den typischen Hodentumoren genügen.

6. Tumoren des Penis.

Bei den *malignen Tumoren des Penis*, den relativ häufigen Carcinomen und den seltenen Sarkomen, kommen Röntgenbehandlung und Radiumbehandlung in Verbindung mit der Operation in Betracht. Nur bei den oberflächlichen, nicht metastatischen Carcinomen der Glans penis sind BARRINGER und DEAN allerdings auf Grund ihrer Erfahrungen mit Radiumbehandlung der Ansicht, daß man mit einer Radiumbehandlung allein auskommen könne und halten die operative Ausräumung der Leistendrüsen nur dann für indiziert, wenn eine sichtbare carcinomatöse Infiltration derselben vorhanden ist. In 6 derartigen Fällen hat DEAN jedesmal Heilung erzielt, die z. T. über 5 Jahre anhält. Das Radium wurde in Form von silbergefilterten Emanationscapillaren in einem Abstand von nur 1 mm in plastischer Masse dem Tumorgebiet aufgelegt, das vorher bereits nach Möglichkeit antiseptisch behandelt war. Auch KEYSSER hat 1918 auf Grund einer eigenen Beobachtung, wobei ein primäres Peniscarcinom nach operativer Ausräumung der Leistendrüsen zur Ausheilung unter Röntgenbestrahlung kam, den Rat gegeben, zur Vermeidung der verstümmelnden Operation in jedem Fall so vorzugehen. Die größeren Erfahrungen von DEAN, die 61 Fälle von Peniscarcinome umfassen, veranlassen ihn jedoch bei Carcinomen, welche die BUCKsche Fascie durchbrochen haben, der Radiumbehandlung mit zirkulär um den Penis verteilter Röhrchen nach einiger Zeit die Amputation des Gliedes nachfolgen zu lassen. Der Gewinn der Radiumbehandlung besteht dann allein darin, daß die Absetzung des Penis verhältnismäßig nahe am Erkrankungsherd, etwa 1—2 cm von ihm entfernt, vorgenommen werden kann.

Von 30 so behandelten Fällen sind 70% nach 3—5 Jahren am Leben. Hat das Carcinom einmal auf die Leistendrüsen übergegriffen, so ist für diese die Röntgenbehandlung nach voraufgehender Operation das geeignete Verfahren. Doch handelt es sich meist nur um vorübergehende Besserungen, die von verschiedenen Seiten berichtet worden sind (HEINATZ, NAHMMACHER, MÜLLE, WERBER, SCHREINER und KRESS). Bei einem von uns beobachteten Melanosarkom des Penis erwies sich, wie so häufig bei Melanosarkomen, der Primärtumor als vollständig strahlenrefraktär.

Bezüglich der *Technik* ist zu sagen, daß für die Radiumbehandlung die oberflächliche Applikation, bei tiefer greifenden Geschwülsten Implantation von Radiumnadeln mit Gold- oder Platinfilter in Betracht kommt. Die *Bestrahlung der Inguinaldrüsen* erfolgt in allen Fällen zweckmäßig mit Röntgenstrahlen. Hierbei ist darauf Rücksicht zu nehmen, daß es erfahrungsgemäß gerade in den Leistengegenden verhältnismäßig leicht zur Ausbildung jener chronischen Sklerosierung und Ödembildung in dem Unterhautgewebe kommt, die man mit JÜNGLING als „chronisch induriertes Hautödem" bezeichnet. MATTI berichtet über einen Fall, in dem die Behandlung doppelseitiger ausgedehnter carcinomativer Leistendrüsenmetastasen mit Geschwürsbildung nach der Spickmethode zu einer völligen Vernarbung der beiden Leistengeschwüre führte, so daß der Patient schließlich geheilt und voll arbeitsfähig entlassen werden konnte. Auch SCHREINER und KRESS empfehlen neben den Röntgenstrahlen für die Lymphdrüsenmetastasen die Radiumbehandlung heranzuziehen. Die Röntgenbestrahlung des gewöhnlich nicht sehr ausgedehnten Primärtumors erfolgt zweckmäßig von verschiedenen Seiten durch ein Bleiglasspeculum. Präoperative und postoperative Bestrahlung sind zu empfehlen.

G. Strahlenbehandlungen der Nierenentzündungen.

In der symptomatischen Behandlung der *Nierenkrankheiten* haben sich die Röntgenstrahlen während der letzten Jahre einen wenn auch nur bescheidenen Platz erobert. Ihr Indikationsgebiet sind hartnäckige *Nierenblutungen* und die *Anurie*.

STEPHAN hat 1920 zuerst den Nachweis erbracht, daß die Röntgenstrahlen einen blutgerinnungsfördernden Einfluß ausüben. Er hat selber klinische Beispiele für die günstige Bestrahlungswirkung bei hämorrhagischen Diathesen erbracht. Seitdem sind auch bei *Hämaturien* die Röntgenstrahlen wiederholt mit Erfolg angewandt worden. Auf die günstige symptomatische Wirkung bei Blutungen aus Blasenpapillomen oder Carcinomen und bei Prostatahypertrophien haben wir schon hingewiesen. WAGNER und HITZENBERGER konnten 1922 Mitteilungen über zwei Kinder von 12 und 18 Jahren machen, bei denen nach Abklingen der akuten Erscheinungen die Hämaturie als Restsymptom lange bestehen blieb und erst durch Röntgenbestrahlung günstig beeinflußt wurde. Die theoretische Deutung derartiger Beobachtungen kann allerdings auf dem von STEPHAN eingeschlagenen Wege, nämlich durch Erhöhung der Gerinnungsfähigkeit nicht gegeben werden, da diese allerhöchstens 3 Tage andauert, während es sich hier um Dauererfolge handelte. Einstweilen tappen wir bei der Erklärung des Phänomens noch im Dunkeln.

Das gleiche gilt für die günstige Beeinflussung der *Anurie* durch Röntgenstrahlen, die ebenfalls zuerst von STEPHAN erprobt und durch Mitteilung von drei ausführlichen Krankengeschichten (2 Fälle von hämorrhagischer Glomerulonephritis, 1 Fall von Nephrose) belegt wurde. Die von diesem Autor gegebene Erklärung, daß es sich dabei um eine *Funktionssteigerung* der harnabsondernden Nierenepithelien unter dem Einflusse der Röntgenstrahlen handelte, fand lebhaften Widerspruch, besonders von HOLZKNECHT und PORDES. Auch G. SCHWARZ, der 1923 über einen Kranken berichtete, bei dem eine Anurie auf der Basis einer Ureterenkolik durch Bestrahlung mit 7 H. vom Rücken her behoben wurde, glaubt, daß eine Wirkung auf die Nierengefäße vorliegt, eine Überwindung des Gefäßspasmus (VOLLHARD), wie sie für die Frühreaktion nach Röntgenbestrahlung der Haut charakteristisch ist. VOLHARD empfiehlt die Röntgenbestrahlung der Niere bei Anurie als Ersatz für die Dekapsulation. STERN hat bei Oligurie im Verlauf von akuten und chronischen Nephritiden wiederholte Bestrahlung mit dem Erfolg einer Besserung der Diurese angewendet. Über ähnliche Erfolge bei 5 Fällen von akuter Glomerulonephritis berichtet VOLICER. Da für beide Indikationen, Blutungen sowohl wie Anurie, wenn überhaupt, nur kleine Dosen den Erfolg bringen, so sind nachteilige Bestrahlungsfolgen nicht zu besorgen.

Literatur.

Technik der Strahlentherapie.

BACH, H.: Die Einwirkung des ultravioletten Quarzlampenlichtes auf den Blutdruck und Bemerkungen über seine therapeutische Verwendung bei Allgemeinerkrankungen. Dtsch. med. Wochenschr. 1911. S. 401. — Anleitung und Indikationen für Bestrahlungen mit der Quarzlampe „Künstliche Höhensonne". Leipzig: C. Kabitzsch 1921. — BAGG, H. J.: The action of buried tubes of radium emanation upon normal and neoplastic tissues. 1. With special reference to the therapeutic dose in experimental and human cancer. Americ. journ. of roentgenol. Vol. 7, p. 536. 1920. — BERING, FR. und H. MEYER: Methoden zur Messung der Wirksamkeit violetter und ultravioletter Strahlenquellen. Strahlentherapie Bd. 1, S. 189. 1912. — BERTHOLD, R. und R. GLOCKER: Über die Strahlenschutzwirkung von Baustoffen. Strahlentherapie. Bd. 16, S. 507. 1924. — BRUZEAU, M. et FERROUX: Principes et dispositifs de la Curiethérapie à distance. Strasbourg médical 1927. p. 95. Nr. 3. — COLIEZ, R.: Technique de télécuriethérapie. Arch. d'électr. méd. Tome 35, p. 96. 1927. — DORNO, C.: Physik der Sonnen- und Himmelsstrahlung. Strahlentherapie. Bd. 9, S. 467. 1919. — Zur Technik der Strahlungsmessungen. Strahlentherapie. Bd. 18, S. 177. 1924. — Die physikalischen Grundlagen der Sonnen- und Himmelsstrahlung und ihre Anwendung in der Therapie. Strahlentherapie. Bd. 18, S. 721. 1924. — FAILLA, G.: Radium technique at the Memorial Hospital, New York. Arch. of radiol. a. electrotherapy. Vol. 25, p. 3. 1920. — FRIEDRICH, W. und O. GLASSER: Über die Dosenverhältnisse bei inkorporaler Radium- und Mesothoriumtherapie. Strahlentherapie. Bd. 11, S. 20. 1920. — FÜRSTENAU, R.: Das Aktinimeter, ein neues Dosierungsinstrument für die Lichttherapie. Strahlentherapie. Bd. 12, S. 291. 1921. — Über die Grundlagen der medizinischen Lichtdosierung. Dtsch. med. Wochenschr. 1921. S. 127. — GLASSER, O. A.: Zur Frage der Intensitätsverteilung der γ-Strahlen radioaktiver Substanzen innerhalb eines absorbierenden Mediums. Acta radiol. Bd. 1, S. 675. 1922. — GLOCKER, R.: Über Röntgenapparate (Konstruktionsprinzipien und physikalische Grundlagen). Fortschr. a. d. Geb. d. Röntgenstr. Bd. 32, S. 174. 1924. — GLOCKER, R., O. ROTHACKER und W. SCHÖNLEBER: Neue Methoden zur Messung der Tiefendosis im Wasserphantom. Strahlentherapie. Bd. 14, S. 389. 1922. — GREBE, L. und H. MARTIUS: Vergleichende Messungen über die Größe der zur Erreichung des Hauterythems gebräuchlichen Röntgenstrahlenmengen. Strahlentherapie. Bd. 18, S. 395. 1924. — GROSSMANN: Die neue Richtung in der Technik der Therapieapparate. Vergleichende Betrachtungen über die alten und neuen Apparate-Systeme. Fortschr. a. d. Geb. d. Röntgenstr. Bd. 32, S. 178. 1924. — HALBERSTÄDTER, L.: Intrakorporale Radiumbehandlung. Strahlentherapie. Bd. 26, S. 20. 1927. — HALBERSTAEDTER, L. und A. SIMONS: Die Anwendung von Thor-X-Stäbchen zur intratumoralen Behandlung. Strahlentherapie. Bd. 20, S. 268. 1925. — HAUSSER, K. W. und W. VAHLE: Die Abhängigkeit des Lichterythems und der Pigmentbildung von der Schwingungszahl (Wellenlänge) der erregenden Strahlung. Strahlentherapie. Bd. 13, S. 41. 1921. — HECHT, V.: Über eine neue Methode exakter Heliotherapie. Verhandl. d. Dtsch. Ges. f. inn. Med. 1923, S. 224. — HEUSSER, H.: Die elektromagnetischen Schwingungen, ihre biochemische Wirkung und therapeutische Verwendung Strahlentherapie. Bd. 6, S. 70. 1915. — v. HEVESY, G. und F. PANETH: Lehrbuch der Radioaktivität. Leipzig: J. A. Barth 1923. — HOLFELDER, H.: Atlas von Körperdurchschnitten für die Anwendung in der Röntgentiefentherapie. Berlin: Julius Springer 1924. — Neuere Untersuchungen über die Röntgendosisverteilung in der Körpertiefe. Klin. Wochenschr. Bd. 2, S. 154. 1923. — Das Problem der räumlich homogenen Dosierung und seine Lösung durch den Felderwähler. Münch. med. Wochenschr. 1920. S. 926. — Ein neues strahlensicheres Bestrahlungsgerät für die Tiefentherapie. 17. Tag. d. dtsch. Röntgengesell. Berlin, April 1926. — HOLFELDER, HANS, O. BORNHAUSER und E. JALOUSSIS: Über die Intensitätsverteilung der Röntgenstrahlen in der Körpertiefe. Tl. I. Welchen Einfluß übt der Focusoberflächenabstand und die Größe, Form und Lage der Blende auf die Intensitätsverteilung im Wasserphantom? Strahlentherapie. Bd. 16, S. 412. 1924. — HOLTHUSEN, H.: Willkürliche Beeinflussung der Strahlenempfindlichkeit (Beiträge zum Sensibilisierungsproblem). Fortschr. a. d. Geb. d. Röntgenstr. Bd. 29, S. 777. 1923. — Die qualitative und quantitative Messung der Röntgenstrahlen. Lehrbuch der Strahlentherapie, herausgeg. v. Prof. H. MEYER. Berlin: Urban u. Schwarzenberg 1925. — JÜNGLING, O.: Röntgenbehandlung chirurgischer Krankheiten. Leipzig: S. Hirzel 1924. — JÜNGLING, O. und W. BEIGEL: Über die Verwendbarkeit der Wurzelreaktion von Vicia faba equina (Pferdebohne) zur Ausdosierung eines Radiumpräparates. Strahlentherapie. Bd. 14, S. 423. 1922. — KELLER, PH.: Über die Wirkung des ultravioletten Lichtes auf die Haut unter besonderer Berücksichtigung der Dosierung. Strahlentherapie. Bd. 16, S. 52. 1923. — Erythemdosimeter zur Dosierung ultravioletter Lichtquellen. Strahlentherapie. Bd. 17, S. 420. 1924. — KROMAYER: Quecksilberwasserlampen zur Behandlung von Haut und Schleimhaut. Dtsch. med. Wochenschr. 1906. S. 377. — LABORDE, S.: Sur la notation en curiethérapie. Bull. de l'assoc. franç. pour l'étude du cancer. Tome 10, p. 48. 1921. — Considérations sur la curiethérapie des cancers. Journ. de radiol. et d'électrol. Tome 6, p. 349. 1922. — LACASSAGNE, A.: Recherches expérimentales sur l'action des rayonnements β et γ du radium agissant dans les tissus par radiopuncture. Journ. de radiol. et d'électrol. Tome 5, p. 160. 1921. — Leitgedanken und derzeitige technische Prinzipien der am Pariser Radiuminstitut angewendeten Curietherapie des Krebses. Strahlentherapie. Bd. 26, S. 507. 1927. — LAHM, W.: Strahlenwirkung kombinierter Radiumpräparate. Münch. med. Wochenschr. 1920. S. 1045. — Radium-Tiefentherapie. Dresden u. Leipzig: Th. Steinkopff 1921. — LEVIN, J.: The biological action of the beta rays of radium. Proc. of the soc. f. exp. biol. a. med. Vol. 21, p. 462. 1924. — MALLET, L. und R. COLIEZ: Untersuchungen über die Verteilung der strahlenden Energie bei der Radiumtherapie. Direkte Messung der Gammastrahlung. Strahlentherapie. Bd. 22, S. 417. 1926. — MALLET, L. et G. DANNE: Étude du rayonnement γ à l'aide d'un ionomicromètre. Journ. de radiol. et d'électrol. Tome 8, p. 248. 1924. — MATONI, J. H.: Die Abhängigkeit der Stärke der biologischen Wirkung von der Intensität der Röntgenstrahlen bei gleicher Dosis. Strahlentherapie. Bd. 18, S. 375. 1924. — PFAHLER, G. E.: The saturation method in roentgentherapy, as applied to deep seated malignant disease. Brit. journ. of radiol. Vol. 31, p. 307. 1926. — PICARD, H.: Intensiv-Bestrahlungs- und Inhalations-Kammer. Strahlentherapie. Bd. 16, S. 512. 1924. — REGAUD, CL.: Fondements rationnels, indications techniques et résultats-généraux de la radiothérapie des cancers. Journ. de radiol. et d'électrol. Tome 4, p. 433. 1920. — REGAUD, CL. et R. FERROUX: Constitution rationnelle de tubes-éléments de radium adaptés aux exigences nouvelles de la radiumthérapie. Journ. de radiol. et d'électrol. Tome 4, p. 193. 1920. — REYN, A.: Röntgen- und Lichtbehandlung tuberkulöser Lymphome. Strahlentherapie. Bd. 19, S. 261. 1925. — SCHALL, L. und H. J. ALIUS: Zur Biologie des Ultraviolettlichts. Strahlentherapie. Bd. 23, S. 161. 1926. — SIEVERT, R. M.: Die Intensitätsverteilung der primären γ-Strahlung in der Nähe medizinischer Radiumpräparate. Acta radiol. Vol. 1, p. 89. 1921. — SONNE, C.: The mode of action of the universal light bath. Acta med. scandinav. Vol. 54, p. 336, 350, 358, 374, 384. 1921. — Action spécifique exercée sur l'organisme par les radiations lumineuses. Cpt. rend. des séances de la soc. de biol. Tome 84, p. 430. 1921. — SZILARD, M. B.: Sur un actinomètre à lecture directe destiné à la mesure de l'ultraviolet solaire. Cpt. rend. des séances de la soc. de biol. Tome 178, p. 808. 1924. — TURNER, D.: The dosage of rad.um. Brit. med. journ. 1923. p. 100. — VOLTZ, F.: Dosierungstafeln für die Röntgentherapie. München: J. F. Lehmanns Verlag 1928. — WERNER, R.: Die neueren Ergebnisse auf dem Gebiet der Radiumtherapie in Amerika. Strahlentherapie. Bd. 13, S. 663. 1922. — Über die Behandlung chirurgischer Carcinome und Sarkome mit radioaktiven Substanzen. Strahlentherapie. Bd. 15, S. 32. 1923.

Biologische Vorbemerkungen.

ALBERTI, W. und G. POLITZER: Experimentalbiologische Vorstudien zur Krebstherapie. Fortschr. a. d. Geb. d. Röntgenstr. Bd. 32, S. 56. 1924. — ARRILLAGA a. IZZO: Cpt. rend. des séances de la soc. de biol. T. 91, p. 27. 1924. — BALDWIN, W. M.: A study on the depth of penetration of ultraviolet light ray energy in the embryo of the tadpole. Anat. record. Vol. 21, p. 323. 1921. — BARKLA, C. G.: The treatment of cancer by X-rays. Brit. med. journ. 1910. Nov. 12. p. 1532/33. — BLAUEL, C.: Experimentelle Untersuchungen über Radiumwirkungen. Bruns' Beitr. z. klin. Chirurg. Bd. 45, S. 141. 1905. — BORNSTEIN, A. und H. GREMELS: Über den Anteil von Mark und Rinde an den Ausfallserscheinungen nach Nebennieren-Exstirpation. Virchows Arch. f. pathol. Anat. u. Physiol. Bd. 254, S. 409. 1925. — BUSCHE, A. und H. E. SCHMIDT: Über die Wirkung der Röntgenstrahlen auf Drüsen.

Dtsch. med. Wochenschr. 1905. S. 495. — DAVID, O. und A. HIRSCH: Klin. Wochenschr. 1923. Bd. 2, S. 790. — v. DECASTELLO, A.: Über Veränderungen der Nebennieren nach Röntgenbestrahlung. Wien. klin. Wochenschr. 1912. 20. — DOBROVOLSKAIA-ZAVADSKAIA, M. N.: Action des foyers radioactifs sur les vaisseaux sanguins. Lyon chirurg. Tome 21, p. 397. 1924. — Etude sur les effets produits par les rayons X dans le testicule de la souris. Arch. d'anat. microscop. Vol. 23, p. 396. 1927. — DOMAGK, G.: Die Röntgenstrahlenwirkung auf das Gewebe, im besonderen betrachtet an den Nieren. Morphologische und funktionelle Veränderungen. Beitr. z. pathol. Anat. u. z. allg. Pathol. Bd. 77, S. 525. 1927. — EISLER, F. und M. HIRSCH: Über die Einwirkung der Röntgenstrahlen auf die Nebennieren. Verhandl. d. dtsch. Röntgen-Ges. Bd. 9, S. 104. 1913. — ELLINGER, PH.: Steigerung und Abgrenzung der biologischen Röntgenstrahlenwirkung. Fortschr. a. d. Geb. d. Röntgenstr. Bd. 30, S. 174. 1922. — ELLINGER, PH. und O. GANS: Über biologische Röntgenstrahlenwirkungen. I. Mitt.: Über Steigerung und Abgrenzung der biologischen Röntgenstrahlenwirkung. Arch. f. exp. Pathol. u. Pharmakol. Bd. 95, S. 291. 1922. — ELLINGER, PH. und RAPP: Das Thorium als Sensibilisierungsmittel. Strahlentherapie. Bd. 15, S. 851. 1923. — FAILLA, G.: The absorption of radium radiations by tissues. Americ. journ. of roentgenol. Vol. 8, p. 215. 1921. — FERROUX, R. et CL. REGAUD: Est-il possible de stériliser le testicule du lapin adulte par une dose massive de rayons X, sans produire de lésion grave de la peau? Cpt. rend. des séances de la soc. de biol. Tome 97, p. 330. 1927. — FREUND, L. und O. SACHS: Experimentelle Untersuchungen über den Einfluß der Röntgenstrahlen auf die Prostata des Hundes. Zeitschr. f. Urol. Bd. 2, S. 983. 1908. FREY, H.: Experimentelle Untersuchungen über die Röntgensensibilität der Nebennieren. Acta radiol. Vol. 9, p. 1. 1928. — GANS, O.: Über physikalisch-chemische Zustandsänderungen in gesunder und kranker Haut. Strahlentherapie. Bd. 18, S. 655. 1924. — GRABFIELD, G. P. and TH. L. SQUIER: A note on the effect of irridiation of the supra renal region in rabbits with roentgen rays. Arch. of internal med. Vol. 27, p. 168. 1921. — GROEDEL, F. M. und H. LOSSEN: Über den Röntgenkater. Verhandl. d. dtsch. Röntgen-Ges. Bd. 12, S. 71. 1921. — HANSEN, TH.: Über die physiologische Wirkung des Lichtes auf den Organismus. Klin. Wochenschr. 1922. S. 1469. — HARVEY: On the pathological effects of X-rays on animal tissus. Journ. of pathol. a. bacteriol. Vol. 12, p. 549. 1908. — HELBER, E. und P. LINSER: Experimentelle Untersuchungen über die Einwirkung der Röntgenstrahlen auf das Blut. Münch. med. Wochenschr. 1905. S. 689. — HOLFELDER, H. und H. PEIPER: Die Strahlenempfindlichkeit der Nebennieren und Wege zur Verhütung von Nebennierenschädigungen in der Röntgentiefentherapie. Strahlentherapie. Bd. 15, S. 1. 1923. — KELLER, PH.: Über die Wirkung des ultravioletten Lichtes auf die Haut unter besonderer Berücksichtigung der Dosierung. Strahlentherapie. Bd. 16, S. 301. 1924. — LACASSAGNE, A. et N. SAMSSONOW: De l'effet de la destruction totale ou partielle des capsules surrénales par le rayonnement caustique de foyers radioactifs. Cpt. rend. des séances de la soc. de biol. Tome 89, p. 72. 1923. — LIECHTI, A.: Über Reaktionsveränderungen im röntgenbestrahlten Gewebe. Klin. Wochenschr. 1926. Nr. 41, S. 1911. — LOEB, L.: The effects of Roentgen rays and radioactive substances on living cells and tissues. Journ. of cancer research. Vol. 7, p. 229. 1923. — MARCOVITS, E.: Zur röntgenologischen Kastration beim Manne. Münch. med. Wochenschr. 1923. S. 457. — Temporäre Sterilisation von Mann und Frau in wechselnder Folge mittels Röntgenstrahlen. Dtsch. med. Wochenschr. 1922. S. 459. — MARTIN, CH. L., F. T. ROGERS a. N. F. FISHER: The effect of Roentgenrays on the adrenal-gland. Americ. journ. of roentgenol. Vol. 12, p. 466. 1924. — MC QUARRIE, IRVINE and S. H. WHIPPLE: A study of renal function in roentgen-ray intoxication resistance of renal epithelium to direct radiation. The journ. of exp. med. Vol. 35, p. 225. 1922. — MEYER, H.: Lehrbuch der Strahlentherapie Bd. 1. Berlin-Wien: Urban u. Schwarzenberg 1925. — MIESCHER, G.: Die Röntgenempfindlichkeit des Magens als Ursache des Röntgenkaters. Strahlentherapie. Bd. 11, S. 980. 1920. — NADSON, G. et E. ROCHLIN-GLEICHGEWICHT: L'effet des rayons X sur le protoplasme et le noyau de la cellule végétale d'apres les observations sur le vivant. Cpt. rend. des séance de la soc. de biol. Vol. 94, p. 249. 1926. — NICOLICH, G.: Necrosi della prostata in seguito ad applicazione di radium per ipertrofia prostatica. Atti d. soc. ital. di urol. 1927. p. 306. — PFAHLER, G. E.: The roentgen treatment of metastatic carcinoma of bone. Acta radiol. Vol. 7, p. 280. 1926. — PRYM, P.: Die therapeutischen Röntgenbestrahlungen vom pathologisch-anatomischen Standpunkte. P. Krauses Handbuch d. Röntgentherapie. Lieferung 5. Leipzig 1924. — REGAUD, CL.: Le rhythme alternant de la multiplication cellulaire et la radiosensibilité du testicule. Cpt. rend. des séances de la soc. de biol. Tome 86, p. 822. 1922. — Influence de la durée d'irridiation sur les effets déterminés dans le testicule par le radium. Cpt. rend. des séances de la soc. de biol. Tome 86, p. 787. 1922. (Ref. Zeitschr. f. urol. Chirurg. Bd. 11, S. 333. 1923.) — REGAUD, CL. et R. FERROUX: Discordance des effets des rayons X, d'une part dans la peau, d'autre part dans le testicule, par le fractionnement de la dose: diminution de l'efficacité dans la peau, maintien de l'efficacité dans le testicule. Cpt. rend. des séances de la soc. de biol. Tome 97, p. 431. 1927. — RISSE, O.

und F. Poos: Röntgenstrahlen und innere Sekretion. Klin. Wochenschr. Bd. 4, S. 60. 1925. — Salle und v. Domarus: Beiträge zur biologischen Wirkung von Thorium X. Zeitschr. f. klin. Med. Bd. 78, S. 213. 1913. — Schinz, H. R.: Grundfragen der Strahlenbiologie. Klin. Wochenschr. Bd. 3, S. 2349 u. 2397. 1924. — Schinz, H. R. und B. Slotopolsky: Der Röntgenhoden. Erg. d. med. Strahlenforschung, Bd. 1, S. 443. Leipzig: G. Thieme 1925. — Beiträge zur experimentellen Pathologie des Hodens. Denkschriften d. Schweiz. Naturforsch.-Ges. Bd. 61, 1924. — Schinz, H. R. und A. Zuppinger: Probleme der allgemeinen Strahlenbiologie (Untersuchungen an Ascaris). Klin. Wochenschr. Bd. 7, S. 1070. 1928. — Schulz, O. E. und R. St. Hoffmann: Zur Wirkungsweise der Röntgenstrahlen. Zeitschr. f. Chirurg. Bd. 79, S. 350. 1905. — Siedamgrotzky, K. und H. Picard: Krebsbestrahlung und Sensibilisierung mit Thoriumnitrat. Strahlentherapie. Bd. 15, S. 634. 1923. — Smithies: De la nécessité des précautions à prendre dans l'emploi de la radiothérapie pénétrante: insuffisance surrénale aigue consécutive aux irradiations, mort. Cpt. rends surg. gynecol. obstetr. Tome 36, p. 61. 1923. (Ref. Strahlentherapie. Bd. 17. S. 575. 1924.) — Stepp, W.: Über Röntgentiefentherapie in der inneren Medizin mit besonderer Berücksichtigung der Erzeugung und Verwertung von Sekundärstrahlen durch Einbringung von Eigenstrahlern in den Körper. Strahlentherapie. Bd. 10, S. 143. 1920. — Straus, O.: Zum Verhalten des Blutdruckes nach Röntgenbestrahlung. Fortschr. a. d. Geb. d. Röntgenstr. Bd. 28, S. 467. 1921/22. — Weil, S. S. und J. G. Libersohn: Über die Wirkung der Röntgenstrahlen auf die Protoplasmastruktur während der sog. „latenten" Periode. Zentralblatt f. allg. Pathol. u. pathol. Anat. Bd. 37, S. 247. 1926. — Wetterer, J.: Handbuch der Röntgen- und Radiumtherapie. Bd. 1. München-Leipzig: O. Nemnich 1919. — Zeiss: Radium- und Röntgenulcera der Blase. Med. Klinik. Bd. 23, S. 1201. 1927. — Zimmern, A. et P. Cottenot: Résultats et technique de l'irradiation des glandes surrénales dans l'hypertension artérielle. Bull. et mém. de la soc. de radiol. méd. de France 1912. p. 174. — Modifications de la pression artérielle chez l'homme par l'exposition aux rayons X de la région surrénale. Cpt. rend. des séances de la soc. de biol. Tome 72, p. 676. 1912. — Zuppinger, A.: Radiobiologische Untersuchungen an Ascariseiern. Strahlentherapie. Bd. 28, S. 639. 1928.

Tuberkulose.

Amstad, E.: Röntgenstrahlen als Adjuvans der Heliotherapie. Korresp.-Blatt d. Schweiz. Ärzte. 1917. S. 335. — Armand-Delille, P. F. et H. Rouèche: Un cas de tuberculose rénale guérie par l'héliothérapie en altidude a Odeillo. Bull et mém. de la soc. méd. des hôp. de Paris. Tome 43, p. 975. 1927. — Aversenq: Un nouveau traitement de la blennorrhagie par le thorium X. Bull. et mém. de la soc. méd. des hôp. de Paris. 1922. p. 502. (Ref. Zeitschr. f. urol. Chirurg. Bd. 11, S. 334. 1923.) — Traitement de la blennorrhagie chronique par le thorium X. Journ. d'urol. Tome 16, p. 414. 1923. (Ref. Zeitschr. f. urol. Chirurg. Bd. 15, S. 324. 1924.) — Le traitement de la blennorrhagie chronique par le thorium X. Journ. de méd. de Paris 1923. p. 322. (Ref. Zeitschr. f. urol. Chirurg. Bd. 14, S. 57. 1924.) — Beck, A.: Die Bedeutung und die Probleme der Strahlentherapie in der Chirurgie unter besonderer Berücksichtigung der Erfahrungen der Kieler chirurgischen Klinik. Strahlentherapie. Bd. 19, S. 199. 1925. — Beurmann, E. Regnault und F. Cottin: Die Behandlung der Epididymitis mit radioaktivem Schlamm. Journ. de radiol. 1912. Nr. 35. (Ref. Fortschr. a. d. Geb. d. Röntgenstr. Bd. 19, S. 236. 1912/13.) — Bevau, A. D.: Actinomycosis of the kidney. Surg. clin. of North America (Chicago-Nr.). Vol. 3, p. 899. 1923. (Ref. Zeitschr. f. urol. Chirurg. Bd. 15, S. 76. 1924.) — Bier, A.: Bemerkungen zur Behandlung der chirurgischen Tuberkulose. Münch. med. Wochenschr. 1921. S. 643. — Bircher, E.: Die Behandlung der Nierentuberkulose mit Röntgenstrahlen. Münch. med. Wochenschr. 1907. S. 2525. — Deutsch, Matyas: Die Rolle der Röntgenstrahlen bei latenter Gonorrhöe. Gyógyaszát. 1922. p. 415. (Ref. Zeitschr. f. urol. Chirurg. Bd. 12, S. 69. 1923.) — Edling, L: Aperçu sur le traitement de la tuberculose chirurgicale par les rayons de Roentgen. Paris méd. Tome 16, p. 127. 1926. — The roentgen treatment of surgical tuberculosis. 1925. — Freund, L.: Die Röntgenbestrahlung der Hoden und Nebenhodentuberkulose. Wien. klin. Wochenschr. 1921. Nr. 39 u. 40. — Die Röntgenbehandlung der Hoden- und Nebenhodentuberkulose. Wien. klin. Wochenschr. 1921. S. 511. — Die Röntgenstrahlenbehandlung der Hoden- und Nebenhodentuberkulose. Wien. klin. Wochenschr. 1921. S. 511. — Die Röntgenstrahlenbehandlung der Hoden- und Nebenhodentuberkulose. 5. Kongr. d. dtsch. Ges. f. Urol. Wien, Sitzung vom 29. September bis 1. Oktober 1921. — Friedländer, W.: Über Röntgenbehandlung der Nebenhodentuberkulose. Strahlentherapie. Bd. 5, S. 292. 1915. — Holfelder, H.: Wie weit kann heute die Röntgenbehandlung zur Unterstützung und Ergänzung chirurgischer Therapeutik herangezogen werden? Med. Klinik. 1922. S. 1325, 1353. — Kaufmann, R., Die Behandlung zirkumskripter periurethraler gonorrhoischer Infiltrate mit Röntgenstrahlen. Zentralbl. f. d. Krankh. d. Harn- u. Sexualorgane. Bd. 14, S. 546. 1903. — Klewitz, F.: Über Röntgentiefentherapie bei inneren Krankheiten. Strahlentherapie. Bd. 12, S. 203. 1921. — Röntgendosierung und Röntgenerfolge bei inneren Krankheiten. Münch. med. Wochenschr. 1920. S. 285. — Koennecke, W.: Konservative oder operative Behandlung der chirurgischen Tuberkulose. Therapie d. Gegenw. 1922. S. 139, 172. — KÖSTER, ELSE: Über Aktinomykose der Blasenwand. Dtsch. Zeitschr. f. Chirurg. Bd. 181, S. 60. 1923. (Ref. Zeitschr. f. urol. Chirurg. Bd. 15, S. 76. 1924.) — KÜMMELL: Die konservative Behandlung der Nierentuberkulose. Zentralbl. f. Chirurg. Bd. 49, S. 617. 1922. (Ref. Zeitschr. f. urol. Chirurg. Bd. 11, S. 87. 1922.) — LANG, W.: Zur Röntgenbehandlung der Urogenital- und Bauchfelltuberkulose. Strahlentherapie. Bd. 14, S. 126. 1923. — LENK, R.: Zur Frage der Filtersekundärstrahlen. Strahlentherapie. Bd. 11, S. 471. 1920. — LOREY, A.: Ergebnisse der Strahlentherapie der tuberkulösen Erkrankungen mit Ausnahme der chirurgischen Formen. Zentralbl. f. d. ges. Tuberkuloseforschung. Bd. 16, S. 1. 1922. — MÜHLMANN, E.: Die Behandlung der Tuberkulose mit Röntgenstrahlen. Therapeut. Monatsh. Bd. 34, S. 35. 1920. — PALUGYAY, J.: Zur Frage der Sensibilisierung in der Strahlentherapie. Dtsch. med. Wochenschr. 1921. S. 831. — RAVE: Bestrahlung einer operativ vorgelagerten tuberkulösen Niere. Zeitschr. f. Urol. Bd. 20, S. 216. 1926. — REINECKE, R.: Zur männlichen Genitaltuberkulose. Dtsch. Zeitschr. f. Chirurg. Bd. 180, S. 130. 1923. (Ref. Zeitschr. f. urol. Chirurg. Bd. 15, S. 203. 1924.) — Zur männlichen Genitaltuberkulose. Zentralbl. f. Chirurg. 1923. S. 649. (Ref. Zeitschr. f. urol. Chirurg. Bd. 13, S. 340. 1923.) — RITTER, H. und O. MOJE: Experimentelle Untersuchungen über die Einwirkung der Röntgenstrahlen auf Tuberkelbacillen und tuberkulöses Gewebe. Strahlentherapie. Bd. 15, S. 283. 1923. — ROGERS, J. B.: The effect of sunlight and oven heat on experimental tuberculosis. Americ. review of tubercul. Vol. 6, p. 119—126. 1922. — v. ROHRER, L.: Sensibilisierung gegen Röntgenstrahlen. Dtsch. med. Wochenschr. 1918. S. 1394. — ROLLIER: Recherches scientifiques et nouveaux résultats cliniques de la cure solaire de la tuberculose chirurgicale. (Congrès internat. de physiother. Paris 1910.) — Die Praxis der Sonnenbehandlung der chirurgischen Tuberkulose und ihre klinischen Erfolge. Strahlentherapie. Bd. 4, S. 507. 1914. — SCHMIEDEN, V.: Zur Therapie der Nebenhodentuberkulose. Münch. med. Wochenschr. 1921. S. 1563. — SCHULTZ, PH. J.: Über männliche Genital- und Urogenitaltuberkulose. Zeitschr. f. Tuberkul. Bd. 36, S. 81. 1922. (Ref. Zeitschr. f. urol. Chirurg. Bd. 12, S. 83. 1923.) — SPAETH, F.: Ein Fall von Genitaltuberkulose, geheilt durch Röntgenstrahlen. Dtsch. med. Wochenschr. 1911. S. 741.— STEPHAN, S.: Zur Röntgenbehandlung der Bauchfell- und Genitaltuberkulose des Weibes. Strahlentherapie. Bd. 10, S. 957. 1920. — Indikationsstellung zur Röntgenbehandlung der Peritoneal- und Genitaltuberkulose. Monatsschr. f. Geburtsh. u. Gynäkol. Bd. 54, S. 314. 1921. — STEPP, W.: Über Röntgentiefentherapie in der inneren Medizin mit besonderer Berücksichtigung der Erzeugung und Verwertung von Sekundärstrahlen durch Einbringung von Eigenstrahlern in den Körper. Strahlentherapie. Bd. 10, S. 143. 1920. — STEPP, W. und P. CERMAK: Über die bewußte Erzeugung und Verwertung der Sekundärstrahlen bei der Röntgentherapie. Münch. med. Wochenschr. 1918. S. 1102. — TOUSEY: The treatment of tuberculosis of the larynx and of the prostata gland by X-rays. New York med. journ. a. med. record. Sept. 3. 1904. — ULLMANN, K.: Zur Röntgentiefenbestrahlung der Hoden-(Genital-)Tuberkulose. Wien. klin. Wochenschr. 1921. S. 559. — VOGT, E.: Über Röntgentiefentherapie der Genitaltuberkulose. Strahlentherapie. Bd. 2, S. 956. 1920. — Über die Kombination der operativen Therapie der Genitaltuberkulose mit der Röntgenbestrahlung (prophylaktische Bestrahlung). Dtsch. med. Wochenschr. 1921. S. 293. — Erfahrungen mit der postoperativen Röntgenbestrahlung der weiblichen Genitaltuberkulose hinsichtlich der Dauerheilungen. Strahlentherapie. Bd. 12, S. 789. 1921. — WETTERER, J.: Die Röntgenbehandlung einiger Komplikationen der Gonorrhöe. Strahlentherapie. Bd. 12, S. 469. 1921. — Die Behandlung der Epididymitis blennorrhagica mit Röntgenstrahlen. Dtsch. med. Wochenschr. Bd. 46, S. 459. 1922. — WILDBOLZ: Zur Frage der Heliotherapie der tuberkulösen Epididymitis. Med.-pharmaz. Bezirksverein Bonn. Sitzung vom 14. Juni 1917. Ref. Korresp.-Blatt f. Schweiz. Ärzte.

Prostatahypertrophie.

BLUM, V.: Die Röntgenstrahlen im Dienste der Urologie. Zeitschr. f. Heilk. Bd. 26, S. 342. 1905. — CARABELLI: La cura della ipertrofia della prostata coi raggi-X. Gazz. degli osped. 1905. Nr. 73. — CARABELLI e LURASCHI: La cura della ipertrofia della prostata coi raggi-X. Gazz. degli osped. 1905. 18 giunio. — CASPER: Zur Therapie der Prostatahypertrophie. Berl. klin. Wochenschr. 1908. S. 1402. — CIFUENTES, P.: Über die Behandlung der Prostatahypertrophie durch Radiotherapie. Anales de la acad. med.-quirurg. española. 1922. p. 200. (Ref. Zeitschr. f. urol. Chirurg. Bd. 11, S. 332. 1923.) — Über die Strahlenbehandlung der Prostatahypertrophie. Med. ibera. Vol. 16, p. 273. 1922. (Ref. Zeitschr. f. urol. Chirurg. Bd. 11, S. 73. 1922.) — COMPAN, V.: Die heutige urologische Auffassung der Röntgentherapie des Prostataadenoms. Rev. méd. de Barcelona. Vol. 7, p. 269. 1927. — DESNOS: Behandlung der Prostatahypertrophie und des Prostatakrebses mit Radium. Bull. et mém. de la soc. de radiol. méd. de France. 7 mars 1914. p. 231. (Ref. Strahlentherapie. Bd. 1, S. 231.) — Radium bei Prostatahypertrophie. Bull. et mém. de la soc. de radiol. méd. de France. 1909. p. 1088—1089. — DEVOIS: La roentgenthérapie de l'hypertrophie de la prostate. Journ. de radiol. et d'électrol. 1923. p. 400. (Ref. Strahlentherapie. Bd. 7, S. 800. 1924.) — DOHI, K., J. SATANI and G. KOMAYA: A further report of radium therapy: effect on prostate hypertrophy. Japan. journ. of dermatol. a. urol. Vol. 23, p. 1. 1923. (Ref. Zeitschr. f. urol. Chirurg. Bd. 15, S. 190. 1924.) — EHRMANN, O.: Beitrag zur Kasuistik der Hodenbestrahlung (Röntgenkastration) bei Prostatahypertrophie. Münch. med. Wochenschr. 1912. S. 704. — FISCHER, W.: Die Erfahrungen mit der Röntgentiefentherapie an der chirurgischen Klinik München. Bruns' Beitr. z. klin. Chirurg. Bd. 95, S. 569. 1915. — GUARINI, C.: Sclerosi dei carpi cavernosi guatita coni raggi Roentgen. Giorn. ital. d. malatt. vener. e. d. pelle Vol. 63, p. 844. 1922. (Ref. Zeitschr. f. urol. Chirurg. Bd. 14, S. 57. 1924.) — GUILLEMINOT: Action des rayons-X sur l'hypertrophie de la prostate. Congrès de Milan Sept. 1906. — HAENISCH, F.: Über Röntgenbestrahlung der Prostata. Zeitschr. f. Urol. 1907. — Über die Röntgenbehandlung der Prostatahypertrophie und ihre Behandlung mit Röntgenstrahlen. Münch. med. Wochenschr. 1907. S. 661. — HAMMOND, T. E.: Surgery of the prostate. Lancet 1923. Vol. 204, p. 901. (Ref. Zeitschr. f. urol. Chirurg. Bd. 14, S. 104. 1924.) — HARET: Die Behandlung der Prostatahypertrophie durch die Radiotherapie. Strahlentherapie. Bd. 3, S. 537. 1913. — Die Behandlung der Prostatahypertrophie durch die Röntgentherapie. Verhandl. d. 17. internat. Kongr. f. Med. London, Aug. 1913. (Ref. Fortschr. a. d. Geb. d. Röntgenstr. Bd. 21, S. 109. 1913.) — HINTZE, A.: Die Behandlung der Prostatahypertrophie mit Einspritzungen von Tierblut und mit Röntgenbestrahlungen. Dtsch. Zeitschr. f. Chirurg. Bd. 200, S. 450. 1927. — HOCH, A.: Zur Ätiologie der Prostatahypertrophie und ihrer Behandlung mit Röntgenbestrahlung der Hoden. Bemerkungen zu dem Artikel von WILSON und PORNER aus der Heidelberger Klinik. Münch. med. Wochenschr. 1911. S. 2565. — HÖRNICKE, C. B.: Die Induratio penis plastica. Münch. med. Wochenschr. 1923. S. 13. — HUNTER, J. W.: Die Röntgenbehandlung der hypertrophierten Prostata. Sitzung der Americ. Roentgen-ray society. 20. Sept. 1911. (Ref. Fortschr. a. d. Geb. d. Röntgenstr. Bd. 18, S. 420. 1911/12.) — KIELLEUTHNER: Über die Behandlung der Prostatahypertrophie. Münch. med. Wochenschr. 1910. S. 1274. — KIRCHNER: Röntgenbehandlung der Prostatahypertrophie. Med. Klinik. 1917. S. 25. — KUMER, L.: Über die Radiumbehandlung der Induratio penis plastica. Dermatol. Wochenschr. Bd. 75, S. 673. 1922. (Ref. Zeitschr. f. urol. Chirurg. Bd. 13, S. 119. 1923.) — LASSUEUR: Le traitement de l'hypertrophie de la prostate par les rayons-X. Arch. d'électr. méd. 1907. Nr. 217. LAZARUS, J. A.: Deep roentgen therapy in disease of the prostate gland. Journ. of urol. Vol. 17, p. 37. 1927. — LEDOUX-LEBARD: La radiothérapie de l'hypertrophie prostatique. Paris méd. 2 févr. 1924. (Ref. Strahlentherapie. Bd. 17, S. 800. 1924.) — LEGUEU, E.: Concerning radiotherapy of prostatic adenoma. Urol. a. cut. review. Vol. 30, p. 194. 1926. — v. LICHTENBERG, A.: Über die Einwirkung der Röntgenbestrahlung der Hoden auf die Prostata. Bemerkungen zu dem Vortrag von Prof. M. NEMENOW. Zeitschr. f. Urol. Bd. 15, S. 144. 1921. — LURASCHI et CARABELLI: Action des rayons-X sur l'hypertrophie de la prostate. Congrès de Liège 1905. — La cura della ipertrofia della prostata coiraggi X. Gaz. degli ospedal. el delle clin. 1905. Nr. 73. (Ref. Fortschr. a. d. Geb. d. Röntgenstr. Bd. 9, S. 145.) — MACHOWITS, E.: Zur röntgenologischen Kastration beim Manne. Münch. med. Wochenschr. Bd. 15, S. 457. 1923. (Ref. Zeitschr. f. urol. Chirurg. Bd. 13, S. 324. 1923.) — MC CASKEY, D.: Quartz light therapy in obstinate prostatic affections. New York med. journ. a. med. record. Vol. 113, p. 647. 1921. — MOSKOWICZ: Behandlung der Prostatahypertrophie mit Röntgenstrahlen. Wien. klin. Wochenschr. 1905. Nr. 14, S. 366. — MOSKOWICZ, L. und R. STEGMANN: Die Behandlung der Prostatahypertrophie mit Röntgenstrahlen. Münch. med. Wochenschr. 1905. S. 1319. — NEMENOW, M.: Über die Einwirkung der Röntgenbestrahlung der Hoden auf die Prostata. Zeitschr. f. Urol. Bd. 15, S. 45. 1921. — Die Einwirkung der Röntgenbestrahlung der Hoden auf die Prostata. Arch. des sciences biologiques St. Petersburg 1916. Vol. 19. (Ref. Fortschr. a. d. Geb. d. Röntgenstr. Bd. 26, S. 91. 1918.) — NICOLICH, G.: Necrosi della prostata ad applicazione di radium per ipertrofia prostatica. Atti d. soc. ital. di urol. 1927. p. 306. — NOGIER, TH.: Nouvelle méthode de traitement radiothérapique et l'hypertrophie prostatique. Journ. de radiol. et d'électrol. Tome 6, p. 479. 1922. (Ref. Zeitschr. f. urol. Chirurg. Bd. 12, S. 214. 1923.) — Nouvelle méthode de traitement radiothérapique de l'hypertrophie prostatique. Congrès de Montpellier, juillet 1922. (Ref. Strahlentherapie. Bd. 17, S. 801. 1924.) — Une nouvelle méthode en radiothérapie. Nouvel appareil „le cheval". Arch. d'électr. méd. 1922. p. 78. (Ref. Zeitschr. f. urol. Chirurg. Bd. 11, S. 188. 1922.) — OPOKIN: Zur Frage der Pathogenese der Prostatahypertrophie und der operativen Behandlung der letzteren. Sitzung der wiss.-urol. Ges. 5. Dez. 1912. (Ref. Fortschr. a. d. Geb. d. Röntgenstr. Bd. 26, S. 229. 1913.) — OPPENHEIMER, R.: Die Strahlenbehandlung der Prostatahypertrophie. Münch. med. Wochenschr. 1920. S. 840. — PARRISIUS, W.: Die Röntgentiefentherapie in der inneren Medizin. Strahlentherapie. Bd. 14, S. 860. 1923. — PAZZI, E.: Contributo alla roentgen-terapia delle affezioni della prostata. Arch. di radiol. Vol. 3, p. 458. 1927. — PÉREZ, A.: Traitement de l'hypertrophie prostatique par la radiothérapie. Journ. de méd. de Paris 1923. p. 36. (Ref. Zeitschr. f. urol. Chirurg. Bd. 13, S. 191. 1923.) — Radiotherapy of the hypertrophical prostate. The journ. of radiol. 1923. p. 142. — PHILIPS, H. B: Roentgen ray and radium therapy of hypertrophied prostates. New York med. journ. a. med. record. Vol. 118, p. 272. 1923. (Ref. Zeitschr. f. urol. Chirurg. Bd. 15, S. 190. 1924.) — PIGA: Die Indikationen der Röntgentherapie bei Prostatahypertrophie. Med. ibera. Vol. 16, p. 475. 1922. (Ref. Zeitschr. f. urol. Chirurg. Bd. 11, S. 189. 1922.) — PONCE DE LÉON, J.: Der heutige urologische Standpunkt zur Tiefenbestrahlung des Prostataadenoms. Rev. méd. de Barcelona. Vol. 7, p. 496. 1927. — PONSEY, S.: New York med. journ. a. med. record. 1904. Sept. 3. — RATÉRA, J. und S. RATÉRA: Über radiotherapeutische Behandlung der Prostatahypertrophie. Rev. méd. de Sevilla 1922. p. 26. (Ref. Zeitschr. f. urol. Chirurg. Bd. 11, S. 332. 1923.) — Über die radiotherapeutische Behandlung der Prostatahypertrophie. Rev. española de urol. y dermatol. Vol. 25, p. 5. 1923. (Ref. Zeitschr. f. urol. Chirurg. Bd. 13, S. 191. 1923.) — ROSTI, E.: Über einige Fälle von Prostatitis, Periproctitis chronica und Prostatahypertrophie, die mit Röntgenstrahlen behandelt wurden. Verhandlungsber. d. ital. Ges. f. Radiol. Mailand 1914. (Ref. Strahlentherapie. Bd. 1. S. 434.) — ROTHSCHILD, R.: Induratio penis plastica. Zeitschr. f. Urol. (Ref. Zeitschr. f. urol. Chirurg. Bd. 12, S. 244. 1923.) — SASAKI, J.: Über die experimentelle Prostataatrophie durch Röntgenbestrahlung der Hoden. Dtsch. Zeitschr. f. Chirurg. Bd. 122, S. 290. 1913. — SCHLAGINTWEIT: Die Behandlung der Prostatahypertrophie mit Röntgenstrahlen. Zeitschr. f. Urol. Bd. 1, H. 1, S. 51. 1907. — SEVEREANU, GH.: Die Behandlung der Prostatahypertrophie mit Radium. Spitalul 1922. S. 91. (Ref. Zeitschr. f. urol. Chirurg. Bd. 11, S. 242. 1922.) — STERN, S.: X-ray treatment of hypertrophy of the prostate. The americ. journ. of roentgenol. Vol. 8, p. 292. 1921. — STEVENS, J. TH.: Roentgen therapy of chronic prostatic hypertrophy. Americ. journ. of roentgenol. Vol. 10, p. 810. 1923. (Ref. Zeitschr. f. urol. Chirurg. Bd. 15, S. 188. 1924.) — SWERINGEN, BUDD VAN and DON F. CAMERON: Radium in simple hypertrophy of the prostate, with a note on a method of anesthetizing the bladder, urethra and perineum by sacral block. Internat. journ. of med. and surg. Vol. 36, p. 467. 1923. (Ref. Zeitschr. f. urol. Chirurg. Bd. 15, S. 324. 1924.) — TANDLER, J. und OTTO ZUCKERKANDL: Studien zur Anatomie und Klinik der Prostatahypertrophie. Berlin: J. Springer 1922. Bd. 4, S. 130. (Ref. Zeitschr. f. urol. Chirurg. Bd. 11, S. 402. 1923.) — v. TAPPEINER, FR. H.: Beitrag zur Behandlung der Prostatahypertrophie durch Röntgenbestrahlung der Hoden. Dtsch. Zeitschr. f. Chirurg. Bd. 115, S. 568. 1912. — TAUSARD et FLEIG: Traitement radiothérapie de l'hypertrophie de la prostate. Rev. de thérapeutique. 15 févr. 1907. — ULLMANN, K.: Zur Röntgentiefenbestrahlung der Hoden-(Genital-)Tuberkulose. Wien. klin. Wochenschr. 1921. S. 559. (Ref. Zeitschr. f. urol. Chirurg. Bd. 9, S. 84. 1922.) — WILMS: Heilen die Röntgenstrahlen die Prostatahypertrophie? Münch. med. Wochenschr. 1916, S. 1073. — WILMS, H. L. und POSNER: Zur Ätiologie der Prostatahypertrophie und ihre Behandlung mit Röntgenbestrahlung der Hoden. Münch. med. Wochenschr. 1911. S. 1901. — WOSSIDLO, E.: Diagnose und Behandlung der Prostatahypertrophie bei älteren Leuten. Med. Klinik. 1923. S. 891. — WULLYAMOZ et PERRIN: Traitement de l'hypertrophie de la prostate. Arch. d'électr. méd. 1910. p. 328. — ZINDEL, L.: Experimentelle Untersuchungen über den Einfluß der Hodenbestrahlung auf die Prostata. Zeitschr. f. urol. Chirurg. Bd. 1, S. 75. 1913. — ZUCKERKANDL: Über Prostatahypertrophie. Wien. klin.-therapeut. Wochenschr. 1906. Nr. 15 und 16.

Strahlenbehandlung der Induratio penis plastica.

CALLOMON, F.: Induratio penis plastica. Berl. klin. Wochenschr. 1920. S. 1092. — DREYER, A.: Zur Therapie der Induratio penis plastica. Arch. f. Dermatol. u. Syphilis. Bd. 119, S. 372. 1914. — FABRY: Kurze Mitteilungen über unsere Erfahrungen mit Radiumbehandlung. Münch. med. Wochenschr. 1919. S. 128. — GALEWSKY: Über die Heilung der plastischen Induration des Penis mit Radium. Dermatol. Wochenschr. 1916. S. 779. — GALEWSKY und WEISER: Weitere Mitteilungen über die Heilung der plastischen Induration des Penis durch Röntgenbestrahlung. Dermatol. Wochenschr. 1918. S. 575. — HOFFMANN: Über die Bedeutung der Strahlenbehandlung in der Dermatologie. Strahlentherapie. Bd. 7, S. 1. 1916. — SONNTAG: Über Induratio penis plastica nebst einem Beitrag zu ihrer operativen Behandlung. Dtsch. Arch. f. klin. Chirurg. Bd. 117, S. 612. 1921. — ZUR VERTH und K. SCHEELE: Induratio penis plastica. Dtsch. Arch. f. klin. Chirurg. Bd. 121, S. 298. 1913. — WATERS and COLSTON: A report of the cases fibrosclerosis of the penis treated by roentgenoradiation without improvement. Surg., gynecol. a. obstetr. Vol. 20, Nr. 1.. 1915. (Ref. Zentralbl. f. Chirurg. 1915. S. 664.) — WOLLENBERG: Induratio penis plastica. Berl. klin. Wochenschr. 1914. S. 852.

Maligne Tumoren.

ALAMARTINE: Papillome dégénéré de la vessie traité par la curiethérapie. Lyon chirurg. Tome 19, p. 637. 1922. (Ref. Zeitschr. f. urol. Chirurg. Bd. 12, S. 213. 1923.) — ALAMARTINE et CHARLEUX: Papillome dégénéré de la vessie traité par la curiethérapie. Journ. d'urol. Tome 16, p. 291. 1923. (Ref. Zeitschr. f. urol. Chirurg. Bd. 15, S. 189. 1924.) —

ASHCRAFT, L. T.: The treatment of tumors of the urinery bladder. Urol. a. cut. review. Vol. 24, p. 8. 1920. — AYRES, W.: Report of two cases of tumor of the kidney treated by radium. Internat. journ. of surg. Vol. 35, p. 124. 1922. (Ref. Zeitschr. f. urol. Chirurg. Bd. 11, S. 378. 1923.) — BARRINGER, B. S.: Technique and statistics in the treatment of carcinoma of the bladder by radium. Americ. journ. of roentgenol. Vol. 9, p. 757. 1922. (Ref. Zeitschr. f. urol. Chirurg. Bd. 13, S. 190. 1923.) — Radium treatment of carcinoma of the bladder. Ann. of surg. Vol. 74, p. 751. 1921. (Ref. Zeitschr. f. urol. Chirurg. Bd. 9, S. 491. 1922.) — Colloid adenocarcinoma of the bladder. Surg., gynecol. a. obstetr. 1920. Jan. p. 86—87. — Radium versus surgical removal of carcinoma of the bladder. Journ. of the Americ. med. assoc. Vol. 79, p. 1504. 1922. (Ref. Zeitschr. f. urol. Chirurg. Bd. 13, S. 238. 1921.) — Carcinoma of the prostate. Surg., gynecol. a. obstetr. Vol. 34, p. 168 to 176. 1922. — BARRINGER, B. S. and A. L. DEAN, jr.: Radium therapy of teratoid tumors of the testicle. Journ. of the Americ. med. assoc. Vol. 77, p. 1237. 1921. — BARRINGER, B. S. and A. L. DEAN: Radium therapy of teratoid tumors of the testicle. Journ. of the Americ. med. assoc. Vol. 77, p. 1237. 1921. — Epithelioma of the penis. Radium report. of the mem. hosp. II. Ser. 1923. p. 220. — BAYET, A.: La radiumpuncture dans le traitement de cancer. Scalpel. Tome 74, p. 1081. 1921. — Die Behandlung des Krebses mittels Radium. Strahlentherapie. Bd. 3, S. 473. 1913. — BÉCLÈRE, A.: La roentgenthérapie des métastases de l'épithelioma du testicule (Séminome). Bull. de l'assoc. franç. pour l'étude du cancer. Tome 11, p. 533. 1922. (Ref. Zeitschr. f. urol. Chirurg. Bd. 13, S. 192. 1923.) — Radiotherapie der intraabdominellen Neoplasmen testikularen Ursprungs. Strahlentherapie. Bd. 12, S. 1058. 1921. — Die Röntgentherapie der Metastasen des Hodenepithelioms (Seminom). Fortschr. a. d. Geb. d. Röntgenstr. Bd. 30, S. 127. 1923. (Ref. Zeitschr. f. urol. Chirurg. Bd. 13, S. 192. 1923.) — BÉCLÈRE und SIREDEY: Ein Fall von pseudohermaphroditischem Zwitter mit intraabdominalem Tumor. Schnelle Rückbildung des Tumors durch röntgentherapeutische Behandlung. Strahlentherapie. Bd. 13, S. 618. 1922. — BOECKEL, A.: Cancer de la vessie traité avec succès par la radiothérapie profonde. Journ. d'urol. Tome 14, p. 323. 1922. (Ref. Zeitschr. f. urol. Chirurg. Bd. 14, S. 57. 1924.) — BORAK, J.: Röntgenbehandlung metastatischer Knochengeschwülste. Arch. f. klin. Chirurg. Bd. 143, S. 185. 1926. — Röntgenbehandlung von Knochencarcinommetastasen. Wien. klin. Wochenschr. Bd. 39, S. 611. 1926. — Röntgenbehandlung metastatischer Knochengeschwülste. 17. Tag. d. dtsch. Röntgen-Ges. Berlin. April 1928. — BOWING, H. H.: Radium and roentgen-ray treatment in metastatic testicular tumors. Journ. of radiol. Vol. 3, p. 519. 1922. (Ref. Zeitschr. f. urol. Chirurg. Bd. 14, S. 58. 1924.) — BUERGER. L.: A new method of applying radium through the cystoscope. Journ. of urol. Vol. 227. 1923. (Ref. Zeitschr. f. urol. Chirurg. Bd. 14, S. 170. 1924.) — Radium in carcinoma of the bladder. Urol. a. cut. review. Vol. 27, p. 213. 1923. (Ref. Zeitschr. f. urol. Chirurg. Bd. 13, S. 366. 1923.) — Nouvelle méthode d'application du radium au moyen du cystoscope. Journ. d'urol. Tome 14, p. 409. 1922. (Ref. Zeitschr. f. urol. Chirurg. Bd. 13, S. 65. 1923.) — BUGBEE, H. G.: Report of cases of malignant growths of the bladder treated by resection and radium. Journ. of urol. Vol. 10, p. 159. 1923. (Ref. Zeitschr. f. urol. Chirurg. Bd. 15, S. 112. 1924.) — Experimentes with radium in cancer of the prostate. Journ. of urol. Vol. 6, p. 459—486. 1921. (Ref. Zeitschr. f. urol. Chirurg. Bd. 9, S. 506. 1922.) — BUMPUS, H. C.: Roentgen rays and radium in the diagnosis and treatment of carcinoma oft he prostate. Americ. journ. of roentgenol. Vol. 9, p. 269. 1922. (Ref. Zeitschr. f. urol. Chirurg. Bd. 13, S. 123. 1923.) — Carcinom of the prostate. A clinical study of 1000 cases. Surg., gynecol. a. obstetr. Vol. 43, p. 150. 1926. — BUMPUS, H. C. jr.: Cancer of the prostate. A comparison of results obtained by radium and surgical treatment. Surg., gynecol. a. obstetr. Vol. 35, p. 177. 1922. (Ref. Zeitschr. f. urol. Chirurg. Bd. 13, S. 373. 1923.) — Radium in cancer of the prostate. A report of two hundred and seventeen cases. Journ. of the Americ. med. assoc. Vol. 78, p. 1374. 1922. (Ref. Zeitschr. f. urol. Chirurg. Bd. 11, S. 242. 1922.) — BURNAM, C. F. and W. NEILL: The treatment of epithelial tumors of the bladder. Americ. journ. of roentgenol. Vol. 16, p. 219. 1926. — BURNAM, C. and G. WALKER: Cancer of the urinary bladder cured by radium. Journ. of the Americ. med. assoc. Vol. 80, p. 1669. 1923. (Ref. Zeitschr. f. urol. Chirurg. Bd. 14, S. 231. 1924.) — BURROWS, A. A.: Report of the work of the Manchester and District radium institute. Radium. Vol. 16, p. 1. 1920. — CAASA, A.: Über Radiumbehandlung der bösartigen Geschwülste. Münch. med. Wochenschr. 1909. S. 2147. — CAUDIÈRE, M. et J. R. HENRY: Classification histologique des tumeurs du testicule. Gaz. des hôp. civ. et milit. 1923. p. 1505, 1537. (Ref. Zeitschr. f. urol. Chirurg. Bd. 15, S. 397. 1924.) — CHAUVIN: Curiethérapie du cancer de la prostate, premiers résultats. Journ. d'urol. Tome 22, p. 510. 1926. — CHAUVIN, ZUCCARELLI et PAOLI: Cancer de la prostate. Radiumthérapie. Guérison actuelle. Bull. méd. Tome 40, p. 308. 1926. — CLARK, W. L.: New conceptions relative to the treatment of malignant disease with special reference to radium in needles. Americ. journ. of electrotherapeut. a. radiol. Vol. 39, p. 1. 1921. — COLEY, W. B.: Cancer of the testis. Ann. of surg. July 1915. — End-results in malignant disease of the testis. Ann. of surg. 1923. Sept. p. 370. —

Sarcoma of testis. Ann. of surg. Vol. 78, p. 108. 1923. (Ref. Zeitschr. f. urol. Chirurg. Bd. 14, p. 255. 1924.) — CORBUS, B. C.: The treatment of tumors of the bladder without local excision. An experimental and clinical study. Surg., gynecol. a. obstretr. Vol. 33, p. 517. 1921. — CULVER, H. and N. TH. FORSTER: Primary carcinoma of the urethra. Surg., gynecol. a. obstetr. Vol. 36, p. 473. 1923. (Ref. Zeitschr. f. urol. Chirurg. Bd. 14, S. 101. 1924.) — CUNNINGHAM, J. H.: The treatment of carcinoma of the prostate. Boston med. a. surg. journ. Vol. 186, p. 99. 1922. (Ref. Zeitschr. f. urol. Chirurg. Bd. 9, S. 506. 1922.) — DEAVER, J. W. and H. MACKINNEY: Carcinoma of the bladder. Ann. of surg. Vol. 78, p. 254. 1923. (Ref. Zeitschr. f. urol. Chirurg. Bd. 15, S. 234. 1924.) — DEGRAIS und PASTEAU: Die Behandlung der Prostatatumoren durch das Radium. Strahlentherapie. Bd. 3, S. 542. 1913. DEMING, CLYDE, L.: Results in one hundred cases of cancer of the prostate and seminal vesicles treated with radium. Surg., gynecol. a. obstetr. Vol. 34, p. 99—118. 1922. (Ref. Zeitschr. f. urol. Chirurg. Bd. 11, S. 506. 1922.) — DESNOS, PERRIER et LE FUR: Traitement du cancer de la prostate par le radium. Journ. d'urol. Tome 12, p. 283. 1921. — Discussion on radio-therapy and X-ray therapy in diseases of the bladder and prostate. Arch. of the royal. soc. of med. Vol. 18, p. 15. 1925. — DOSSOT, R.: Les origines et les extensions du cancer de la prostate. Arch. urol. de la clin. de Necker. Tome 5, p. 257. 1927. — DUNCAN, R.: Das Radium in der Behandlung maligner Blasen- und Prostataerkrankungen. Rev. españ. de urol. y dermatol. Vol. 33, p. 391. 1921. (Ref. Zeitschr. f. urol. Chirurg. Bd. 11, S. 333. 1923.) — LE FUR, R.: Zur Behandlung der Blasen- und Prostatatumoren mit Radium. Soc. des chirurg. de Paris. April 1914. p. 507—514. (Ref. Strahlentherapie. Bd. 1, S. 230). — GELPI, P. J.: Treatment of a prostatic tumor with deep X-ray therapy. Southern med. journ. Vol. 16, p. 466. 1923. (Ref. Zeitschr. f. urol. Chirurg. Bd. 14, S. 171. 1924.) — GERAGHTY, J. T.: Valor of radium in the treatment of bladder tumors. Southern med. journ. July 1920. — Treatment of malignant disease of the prostate and bladder. Journ. of urol. Vol. 7, p. 33—65. 1922. (Ref. Zeitschr. f. urol. Chirurg. Bd. 9, S. 505. 1922.) — GOOSMANN, CH.: Results with modern radiotherapy in bladder tumors. Americ. journ. of roentgenol. Vol. 10, p. 804. 1923. (Ref. Zeitschr. f. urol. Chirurg. Bd. 15, S. 188. 1924.) — GOTTSTEIN: Sarkome des Urogenitaltraktus. Zentralbl. f. Chirurg. Bd. 54, S. 2092. 1927. — GRAVES, R.: A case of cancer of prostate relieved by radium. Boston med. a. surg. journ. Vol. 189, p. 486. 1923. (Ref. Zeitschr. f. urol. Chirurg. Bd. 15, S. 324. 1924.) — GUNSETT, A. et D. SICHEL: Résultats de la roentgenthérapie profonde du cancer. Cancer de la vessie. Journ. de radiol. et d'électrol. Tome 6, p. 457. 1922. (Ref. Zeitschr. f. urol. Chirurg. Bd. 12, S. 212. 1923.) — HALBERSTÄDTER, L. und A. SIMONS: Experimenteller Beitrag zur postoperativen Strahlenbehandlung bösartiger Geschwülste hinsichtlich Wundheilung und Verhütung örtlicher Rezidive. Acta radiol. Vol. 5, p. 501. 1926. — HEINATZ, W. N.: Über die Behandlung der carcinomatösen Geschwülste mit Radium. Zwei Fälle von Carcinom des Penis mit Radium behandelt. Wratschebnaja Gaseta 1907. Nr. 36. (Ref. Zeitschr. f. Urol. Bd. 2, S. 841. 1908.) — HERBST, R. H.: Papilloma of prostatic urethra, treated with radium and fulguration. Surg. clin. of North America. Vol. 3, p. 1071. 1923. (Ref. Zeitschr. f. urol. Chirurg. Bd. 14, S. 309. 1924.) — HERBST, R. H. and A. THOMPSON: Carcinoma of the prostate. Journ. of the Americ. med. assoc. Vol. 79, p. 1654, 1688. 1922. (Ref. Zeitschr. f. urol. Chirurg. Bd. 14, S. 109. 1924). — HEUSER, C.: Die Radiotherapie bei Prostata, Rectum, Cervix, Vagina, Urethra. Semana méd. 1922. p. 318. (Ref. Zeitschr. f. urol. Chirurg. Bd. 12, S. 213. 1923.) — The results obtained after two years application of deep roentgen therapy in cases of cancer of the prostate and bladder. Americ. journ. of roentgenol. Vol. 11, p. 23. 1924. — HOLFELDER, H.: Die Röntgentiefentherapie der malignen Tumoren und der äußeren Tuberkulose. Strahlentherapie. Bd. 13, S. 438. 1922. — HUNTER, J. W.: The roentgen-ray treatment of hypertrophied prostate. Americ. journ. of the med. sciences. Jan. 1908. — JANEWAY, H. H.: The action of radium on cancer. Surg., gynecol. a. obstetr. Febr. 1918. — JANOWSKI, A. K.: Zur Behandlung von Sarcoma testis mit Röntgenstrahlen. Westnik Chirurgie Bd. 1, S. 165. 1922. (Ref. Zeitschr. f. urol. Chirurg. Bd. 11, S. 333. 1923.) — JÜNGLING, O.: Zur Behandlung des Sarkoms mit Röntgenstrahlen. Strahlentherapie. Bd. 12, S. 178. 1921. — KEYES, E. L.: Recent radium treatment of bladder tumors. Journ. of urol. Vol. 17, p. 205. 1927. — KEYSSER: Zur Radiumbehandlung des operablen Peniscarcinoms. Med.-naturwiss. Ges. Jena. Sitzung vom 13. Dez. 1917. Berl. klin. Wochenschr. 1918. S. 362. — KIDD, F.: A lecture on the treatment of epithelial tumors of the urinary bladder. Based on a consideration of 162 cases personally observed and treated. Lancet. Vol. 204, p. 523, 582, 636. 1923. (Ref. Zeitschr. f. urol. Chirurg. Bd. 14, S. 229. 1924.) — KOLISCHER, G. and H. KATZ: Radium in malignant tumors of the bladder and prostate. Urol. a. cut. review. Vol. 27, p. 218. 1923. (Ref. Zeitschr. f. urol. Chirurg. Bd. 14, S. 57. 1924). — LEGUEU, F., F. MARSAN et P. FLANDRIN: Note sur le traitement des tumeurs malignes de la vessie par le mésothorium. Journ. d'urol. Tome 16, p. 81. 1923. (Ref. Zeitschr. f. urol. Chirurg. Bd. 15, S. 113. 1924.) — LENK, R.: Die biologische Dosierung der Röntgenstrahlen („Haut-Carcinom-Sarkom-Tuberkulose-Dosis") nach SEITZ und WINTZ. Dtsch. med. Wochenschr. 1920. S. 1215. — MARION, G.: De l'action hémostatique du radium dans les tumeurs de la vessie ou de l'urètre. Journ. d'urol. Tome 13, p. 161. 1922. (Ref. Zeitschr. f. urol. Chirurg. Bd. 11, S. 333. 1923.) — MATTI, H.: Erfahrungen mit vorwiegend chirurgisch orientierter Radiumbehandlung. Schweiz. med. Wochenschr. Bd. 57, S. 1113. 1927. — MEYER, F. M.: Über den Einfluß der Röntgen- und Quarzlichtstrahlen auf einige Erkrankungen der Sexualorgane. Zeitschr. f. Urol. Bd. 15, S. 269. 1921. — MORSON, A. CL.: The treatment of vesical carcinoma by radium irradiation. Arch. of radiol. a. electrother. Vol. 32, p. 309. 1927. — MUIR, J.: Radio-active substances and their therapeutic uses and applications. Radiumtherapy of carcinoma of the prostate. Radiology. Vol. 4, p. 492. 1925. — NABIS, DE: Technique curiethérapique mettant en évidence la radiosensibilité du cancer de la prostate. Bull. de l'assoc. franç. pour l'étude du cancer. Tome 15, p. 426. 1926. — NAHMACHER, F.: Radiumtherapie bei bösartigen Erkrankungen. Med. Klinik. 1910. S. 1260. — NEILL, W.: Radium in treatment of new growths of the male bladder. A conveniant and effective method utilizing an open air cystoscope. Journ. of the Americ. med. assoc. Vol. 79, p. 2061. 1922. (Ref. Zeitschr. f. urol. Chirurg. Bd. 13, S. 189. 1923.) — Radium in the treatment of new growth of the male bladder. The journ. of radiol. 1923. p. 603. (Ref. Strahlentherapie. Bd. 17, S. 716. 1924.) — NEMENOW, M.: Über Seminome und ihre Behandlung mit Röntgenstrahlen. Strahlentherapie. Bd. 19, S. 679. 1925. — NICOLICH, G.: Carcinoma della prostata curato col radio. Policlinico 1923. p. 494. (Ref. Zeitschr. f. urol. Chirurg. Bd. 14, S. 57. 1924.) — Considérations d'un vieil urologue sur les récents résultats de la roentgenthérapie. Journ. d'urol. Tome 15, p. 89. 1923. — Considerazioni di un vecchio urologo sui recenti della terapia Roentgen. Policlinico, sez. prat. Vol. 29, p. 1033. 1922. (Ref. Zeitschr. f. urol. Chirurg. Bd. 11, S. 332. 1923.) — D'OLESNITZ-Nizza: Die praktische Anwendung der Heliotherapie bei der Tuberkulose des Kindesalters. L'assoc. franç. de Pédiatrie. Nov. 1913. (Ref. Strahlentherapie. Bd. 1, S. 450.) — ORAISON, J.: Cancer de la prostate et radium. Journ. d'urol. Tome 14, p. 496. 1922. (Ref. Zeitschr. f. urol. Chirurg. Bd. 14, S. 172. 1924.) — Tumeurs de la vessie et radium. Journ. d'urol. Tome 16, p. 50. 1923. (Ref. Zeitschr. f. urol. Chirurg. Bd. 14, S. 308. 1924.) — PAPIN et VERLIAC: Suite de la discussion sur le traitement du cancer de la prostate par les applications de radium. Journ. d'urol. Tome 15, p. 115. 1923. (Ref. Zeitschr. f. urol. Chirurg. Bd. 14, S. 172. 1924.) — PASCHKIS, R. und W. TITTINGER: Radiumbehandlung eines Prostatasarkoms. Wien. klin. Wochenschr. 1910. S. 1715. — PASTEAU: Suite de la discussion sur cancer de la prostate et radium. Journ. d'urol. Tome 15, p. 297. 1923. (Ref. Zeitschr. f. urol. Chirurg. Bd. 15, S. 324. 1924.) — PASTEAU, O. und DEGRAIS: Über den Gebrauch des Radiums bei Behandlung von Krebsgeschwülsten der Prostata. Fortschr. a. d. Geb. d. Röntgenstr. Bd. 21, S. 667, 679. 1913. — PAUCHET, V.: Cancer de la prostate, diagnostic et traitement. Journ. de méd. de Paris 1921. p. 403. — PERRIER, CH. et ANDREAE: Contribution à l'étude du traitement du carcinome de la prostate par le radium. Journ. d'urol. Tome 13, p. 15. 1922. (Ref. Zeitschr. f. urol. Chirurg. Bd. 11, S. 116. 1922.) — PINCH, A. E. H.: A report of the work carried out at the radium institute London in 1919. Radium 1920. — PIRKNER, E. H.: Radium therapy by the cystoscope. Urol. a. cut. review. Vol. 27, p. 348. 1923. (Ref. Zeitschr. f. urol. Chirurg. Bd. 14, S. 170. 1924.) — POMEROY, LAWRENCE A. and F. W. MILWARD: A case of primary carcinoma of the female urethra treated with radium. Surg., gynecol. a. obstetr. Vol. 35, p. 355. 1922. (Ref. Zeitschr. f. urol. Chirurg. Bd. 12, S. 117. 1923.) — PROUST, R.: De la curiethérapie et de la radiothérapie pénétrante dans le cancer du rectum, le cancer de la prostate et le cancer de la vessie. Progr. méd. 1922. p. 378. (Ref. Zeitschr. f. urol. Chirurg. Bd. 14, S. 170. 1924.) — DE QUERVAIN: Anilintumoren der Blase. Demonstr. Med. Ges. Basel. Sitzung vom 24. Mai 1917. (Ref. Korresp.-Blatt f. Schweiz. Ärzte 1918. S. 148.) — RUBENS-DUVAL: Indications respectives de la chirurgie et de la radiumthérapie dans le traitement des tumeurs malignes opérables. Presse méd. Tome 12, Nr. 5, S. 85, 90. 1922. — SCHMITZ, H. and J. E. F. LAIBE: Roentgen-ray treatment of inoperable carcinomas of the urinary bladder. Journ. of the Americ. med. assoc. Vol. 87, p. 1541. 1926. — SCHOLL, A. J. and W. F. BRAASCH: Preoperative treatment of malignant tumors of the bladder by radium. Arch. of surg. Vol. 5, p. 334. 1922. (Ref. Zeitschr. f. urol. Chirurg. Bd. 13, S. 190. 1923.) — SCHREINER, B. F. and L. C. KRESS: A study of eighteen cases of epithelioma of the penis. Journ. of radiol. 1921. — SCOTT, W. W. and R. W. MACKAY: The results obtained by various methods of treatment in 622 cases of bladder tumors. New York state journ. of med. Vol. 27, p. 939. 1927. — SEITZ und WINTZ: Grundsätze der Röntgenbestrahlung des Gebärmutterkrebses und des Carcinoms im allgemeinen. Die Carcinomdosis. Münch. med. Wochenschr. 1918. S. 89. — SIGHINOLFI, G.: Sulla roentgenterapie del carcinoma della vesicca. Policlinico, sez. prat. 1922. p. 1532. (Ref. Zeitschr. f. urol. Chirurg. Bd. 12, S. 213. 1923.) — SLUYS et VAN DEN BRANDEN: Traitement du cancer de la prostate par la curiepuncture. Journ. de radiol. et d'électrol. Tome 11, p. 382. 1922. (Ref. Zeitschr. f. urol. Chirurg. Bd. 13, S. 123. 1923.) — Traitement du cancer de la prostate par la curiethérapie. Scalpel. 1923. p. 57. (Ref. Zeitschr. f. urol. Chirurg. Bd. 13, S. 379. 1923.) — SMITH, G. G.: Radium in cancer of the bladder. Journ. of cancer research. Vol. 6, p. 190—191. 1921. (Ref. Zeitschr. f. urol. Chirurg. Bd. 11, S. 214.) — The treatment of cancer of the bladder by radium implantation. Journ. of urol. Vol. 9, p. 217. 1923. (Ref. Zeitschr. f. urol. Chirurg. Bd. 14, S. 171. 1924.) — Radium in cancer of the bladder. Surg., gynecol. a. obstetr. Vol. 33, p. 570. 1921. — A case of cancer of the bladder apparently well five years after treatment with radium. Boston med. a. surg. journ. Vol. 195, p. 1028. 1926. — SOUTHAM, A. H. and E. A. LINELL: The pathology of neoplasms of the testis. Brit. med. journ. of surg. Vol. 11, p. 223. 1923. (Ref. Zeitschr. f. urol. Chirurg. Bd. 15, S. 254. 1924.) — STERN, S.: X-ray treatment of hypertrophy of the prostate. Americ. journ. of roentgenol. Vol. 8, p. 292. 1921. — STEVENS, J. TH.: The treatment of cancer of the bladder by means of surgery electrothermic coagulation, radium and the roentgen rays. Urol. a. cut. review. Vol. 30, p. 74. 1926. — STICKER, A.: Anwendung des Radiums in der Chirurgie. Aus S. LOEWENTHAL: Grundriß der Radiumtherapie. Wiesbaden: Bergmann 1912. — TANNER, CH. O.: Tumors of the testicle; with analysis of one hundred original cases. Surg., gynecol. a. obstetr. Vol. 35, p. 565. 1922. (Ref. Zeitschr. f. urol. Chirurg. Bd. 12, S. 270. 1923.) — THOMAS, B. A. and G. E. PFAHLER: Technic of the treatment of carcinoma of the bladder and prostate by a combination of surgery electrocoagulation, radium implantation and roentgen-ray. Arch. of surg. Vol. 4, p. 451. 1922. (Ref. Zeitschr. f. urol. Chirurg. Bd. 11, S. 510. 1923.) — WALTER, H. W. E.: Tumors of the bladder. Ann. of surg. 1917. p. 66. — WATERS, CH. A.: The new type of high-voltage roentgen therapy in the treatment of carcinoma. Americ. journ. of roentgenol. Vol. 11, p. 19. 1924. — Four years' experience in the treatment of tumors of the bladder by deep roentgen therapy. Americ. journ. of roentgenol. Vol. 16, p. 203. 1926. — WATERS, C. A. and J. W. PIERSON: Deep X-ray therapy in the treatment of metastatic pain in carcinoma of the prostate. Southern med. journ. Vol. 16, p. 620. 1923. (Ref. Zeitschr. f. urol. Chirurg. Bd. 15, S. 189. 1924.) — WATSON, C. M. and CH. C. HERGER: Certain criteria of management in prostatic carcinoma. New York state journ. of med. Vol. 23, p. 309. 1923. (Ref. Zeitschr. f. urol. Chirurg. Bd. 15, S. 123. 1924.) — WEISER, A.: Beitrag zur Klinik und Chirurgie bösartiger Hodengeschwülste. Zentralbl. f. Urol. u. Chirurg. Bd. 19, S. 201. 1926. — WERNER, R.: Über die Behandlung chirurgischer Carcinome und Sarkome mit radioaktiven Substanzen. Strahlentherapie. Bd. 15, S. 732. 1923. — Die Behandlung von bösartigen Neubildungen mit radioaktiven Substanzen. Strahlentherapie. Bd. 13, S. 500. 1922. — Über die Strahlenbehandlung des Blasenkrebses. Verhandl. d. dtsch. Ges. f. Urol. 1927. S. 332 u. 364. — WIESER, W.: Röntgenbehandlung maligner Tumoren des Urogenitaltraktes. 5. Kongr. d. dtsch. Ges. f. Urol. Wien. Sitzung vom 29. Sept. bis 1. Okt. 1921. — Röntgenbehandlung maligner Tumoren des Urogenitaltraktes. Verhandl. d. dtsch. Ges. f. Urol. 5. Kongr. 1921. S. 299. — WILLIAMS, J. G. and F. W. CURRIN: Radiation therapy in tumors of the bladder. Med. times. Vol. 55, p. 175. 1927. — YOUNG, HUGH H.: Technique of radium treatment of cancer of the prostate and seminal vesicles. Surg., gynecol. a. obstetr. Vol. 34, p. 93—98. (Ref. Zeitschr. f. urol. Chirurg. Bd. 11, S. 509.) — Recent progress in the treatment of cancer of the prostata, seminal vesicles and bladder. Southern med. journ. Vol. 11, p. 11. 1918. — YOUNG, HUGH H. and W. W. SCOTT: The results obtained by varions methods in the treatment of tumors of the bladder. New York med. journ. a. med. record. Vol. 118, p. 262. 1923. (Ref. Dtsch. Zeitschr. f. Chirurg. Bd. 16, S. 187.) — YOUNG, HUGH H. and CH. WATERS: Deep Roentgen-ray and radium therapy in malignant disease of the genitourinary tract. Americ. journ. of surg. Vol. 2, p. 101. 1927.

Nierenentzündungen.

MATUSOVSZKY, A.: Sechs Tage dauernde Anurie nach Radiumbestrahlung. Orvosi Hetilap. 1923. p. 270. (Ref. Zeitschr. f. urol. Chirurg. Bd. 14, S. 169. 1924.) — PORDES: Über die Natur der Wirkung der Röntgenstrahlen, speziell über das Verschwinden von Anurie nach Nierenbestrahlung. Wien. klin. Wochenschr. 1923. Nr. 37, S. 656. — SCHWARZ, G.: Behebung einer reflektorischen Anurie infolge von Röntgentiefenbestrahlung. Wien. klin. Wochenschr. 1923. S. 472. (Ref. Zeitschr. f. urol. Chirurg. Bd. 14, S. 169. 1924.) — STERN, E. A.: Röntgentherapie der Nephrosen und Nephritiden. 4. allruss. Röntgenkongr. Leningrad 1926. — VOLHARD, F.: Über die Behandlung der Nierenkranken. Zeitschr. f. Urol. Bd. 19, S. 5. 1926. — VOLICER, L.: Röntgentherapie bei akuter Glomerulonephritis. Casopis lékaru ceskich. Vol. 65, p. 1446. 1926. — WAGNER, R. und N. HITZENBERGER: Röntgentiefenbestrahlung der Milz bei 2 Fällen von akuter diffuser Glomerulonephritis. Wien. med. Wochenschr. 1922. S. 492.

Namenverzeichnis.

Die kursiv gedruckten Zahlen weisen auf die Literaturverzeichnisse hin, die Zahlen in gewöhnlichem Druck auf die Anführungen im Text.

Sachverzeichnis.

Handbuch der Urologie

Bearbeitet von zahlreichen Fachgelehrten

Herausgegeben von

A. v. Lichtenberg · F. Voelcker · H. Wildbolz

Berlin · Halle a. S. · Bern

Vollständig in fünf Bänden

Aus den Besprechungen: In den ersten Dezennien [illegible] Errungenschaften in der Urologie die [illegible] und therapeutischen Anschauungen wesentlich [illegible] Das frühere Handbuch der Urologie aus der Wiener Schule ist vergriffen [illegible] An seine Stelle tritt das vorliegende Handbuch [illegible] Vertreter des Faches [illegible] ein geschlossenes Ganzes geliefert, das allen [illegible] gerecht wird. Die Ausstattung und die Abbildungen sind vortrefflich.

[illegible]

Erster Band: Allgemeine Urologie. I. Teil: Chirurgische Anatomie. Physiologie. Pathologie. Harnuntersuchung. Bearbeitet von [illegible]. Mit [illegible] zum Teil farbigen Abbildungen. [illegible] Seiten. [illegible] RM [illegible]; gebunden RM [illegible]

Dritter Band: Spezielle Urologie. I. Teil: Spezielle Pathologie und Therapie der Mißbildungen? Verletzungen der Harn- und Geschlechtsorgane. Störungen der Harnentleerung. Nephritis. Eklampsie. Entzündliche Erkrankungen der Harn- und Geschlechtsorgane. Bearbeitet von [illegible]. Mit [illegible] zum Teil farbigen Abbildungen. [illegible] Seiten. 1928. RM [illegible]; gebunden RM 150.—

Vierter Band: Spezielle Urologie. II. Teil: Tuberkulose. Aktinomykose. Syphilis. Steinkrankheiten. Hydronephrose. Wanderniere. [illegible] Fremdkörper. Bearbeitet von [illegible]. Mit [illegible] zum Teil farbigen Abbildungen. [illegible] Seiten. [illegible] RM [illegible]; gebunden RM 123.60

Fünfter Band: Spezielle Urologie. III. Teil: Erkrankungen der [illegible] Gynäkologische Urologie. Bearbeitet von [illegible]. Mit [illegible] zum Teil farbigen Abbildungen. [illegible] Seiten. 1928. RM [illegible]; gebunden RM [illegible]